2019新大纲版

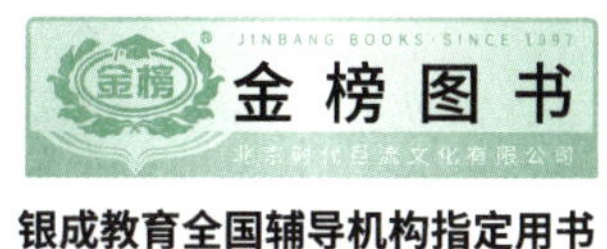

银成教育全国辅导机构指定用书

贺银成

国家临床执业及助理医师资格考试

实践技能应试指南

编著◎武汉大学中南医院 贺银成

西安交通大学出版社
XI'AN JIAOTONG UNIVERSITY PRESS

内容简介

本书作者贺银成是医考辅导顶级名师，多年来应邀在全国各地讲授临床执业及助理医师复习课程，深受考生欢迎。实践技能考试是国家临床执业及助理医师资格考试的重要组成部分，只有通过了实践技能测试的考生才有资格参加医学综合笔试。本书就是在实践技能强化班培训教材的基础上，结合作者多年来对实践技能考试的潜心研究编著而成，以帮助考生轻松过关。本书按2019年新大纲要求重新修订，删除了一些陈旧试题，以便考生掌握最新出题动态。书中例题多为近两年真题重现，以帮助考生迅速抓住重点，掌握难点，熟悉得分点。本书执业医师与助理医师通用，适合所有参加临床执业及助理医师资格考试的考生以及广大医学工作者。

图书在版编目(CIP)数据

贺银成国家临床执业及助理医师资格考试实践技能应试指南/贺银成编著. —西安：西安交通大学出版社，2018.11

ISBN 978-7-5693-0958-4

Ⅰ.①贺… Ⅱ.①贺… Ⅲ.①临床医学—资格考试—自学参考资料 Ⅳ.①R4

中国版本图书馆CIP数据核字(2018)第246772号

书　　名　贺银成国家临床执业及助理医师资格考试实践技能应试指南
编　　著　贺银成
策划编辑　薛伟
责任编辑　问嫒嫒　王坤

出版发行　西安交通大学出版社
　　　　　(西安市兴庆南路10号　邮政编码710049)
网　　址　http://www.xjtupress.com
电　　话　(029)82668357　82667874(发行中心)
　　　　　(029)82668315(总编办)
传　　真　(029)82668280
印　　刷　三河市燕山印刷有限公司

开　　本　787mm×1092mm　1/16　印张　27.75　字数　858千字
版次印次　2018年11月第1版　2018年11月第1次印刷
书　　号　ISBN 978-7-5693-0958-4
定　　价　98.00元

金榜图书天猫官方店
店名：时代巨流图书专营店
(http://sdjlts.tmall.com)

西安交通大学出版社
天猫官方店

西安交通大学出版社
官方微店

前 言

实践技能考试是国家执业及助理医师资格考试的重要组成部分，只有通过了实践技能测试的考生才有资格参加医学综合笔试。实践技能为三站式考试，采用100分制，60分以上为合格，无通过率限制，因此只要三站总分达到60分即可。

由于每年考试大纲、内容、形式等变化不大，因此重复试题、重复知识点很多，只要熟练掌握历年真题、临床工作中的体格检查以及一些常见的基本操作，加上短期强化培训，一般均可轻松过关。本书就是在实践技能强化班培训教材的基础上，结合作者多年来对实践技能考试的潜心研究编著而成，以帮助考生轻松过关。

本书按2019年新大纲要求重新修订，删除了一些陈旧试题，以便考生掌握最新出题动态。书中例题多为近两年真题重现，以帮助考生迅速抓住重点，掌握难点，熟悉得分点。

第二站考试内容为体格检查及基本操作，本站的每个章节均包括详细操作步骤、考生易犯错误、典型例题及评分标准、常考问题四个部分。

为了使同学们能高效复习、轻松地通过实践技能考试，本书配有由我主讲的全套课件《贺银成2019实践技能名师大讲堂》，可对照本《应试指南》，自由听课，轻松复习。如有需要，可通过以下方式联系购买：

本套执业（助理）医师资格考试复习参考书已全部出版，可以选用：

《贺银成2019国家临床执业（助理）医师资格考试辅导讲义》

《贺银成2019国家临床执业（助理）医师资格考试辅导讲义同步练习》

《贺银成2019国家临床执业及助理医师资格考试历年考点精析》

《贺银成2019国家临床执业（助理）医师资格考试全真模拟试卷及精析》

在使用本套图书过程中发现不足或错误之处，请随时指出（heyincheng2002@qq.com），每指出一处错误，奖励10元，多人指出同一处错误者，奖励首位指出者。

最后祝愿大家顺利通过执业（助理）医师资格考试！

贺银成

2018年10月

目　录

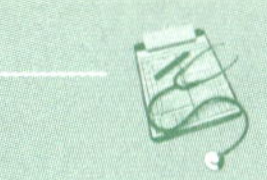

临床执业及助理医师资格考试实践技能应试须知

实践技能考试是国家临床执业及助理医师资格考试的重要组成部分，只有通过了实践技能测试的考生才有资格参加《医学综合笔试》部分的考试。实践技能考试满分为100分，60分为通过线，无比例限制。

一、考试方式

实践技能考试时间为65分钟，为三站式测试。

第一站为病史采集和病例分析，考试方式为笔试。

第二站为体格检查和基本操作技能，考试方式为面试。

第三站为心肺听诊、影像学、心电图、医德医风，考试方式为多媒体机考。执业医师和助理医师的试题内容及分值略有差异。

考站	考试项目	分值	考试时间(分钟)
第一站	病史采集	15分	11
	病例分析	22分	15
第二站	体格检查	20分	13
	基本操作技能	20分	11
第三站	心肺听诊	8分(4分×2题)	15
	影像学(X线、CT、B超)	6分(2分×3题)	
	心电图	7分(3分×1题，4分×1题)	
	医德医风	2分(2分×1题)	
合计		100	65

二、考试大致流程

全国各地考试流程的细节可能不同，但大致步骤相同。进入考场前，核对考生身份信息。在引导员引导下，进入考站进行考试，各考生进入考站的顺序不一定相同。

1. 第一站考试

抽试题题号→进入考场(1~数人)→领考题→考试时间26分钟→交卷→候考大厅等待考官判分。

2. 第二站考试

抽试题题号→进入考场(1~数人)→考试时间24分钟→考官判分。

3. 第三站考试

抽试题题号→进入考场→电脑测试→考试时间15分钟→电脑自动判分。

三、考试注意事项

1. 第一站考试注意事项

第一站考试内容为病史采集与病例分析，考试过程中，应注意以下几点。

(1)抓紧时间　第一站的答题时间比较紧张，很多考生总觉得时间不够用。

因此，建议考生进站后，抓紧时间找到自己题号对应的座位。迅速打开试题袋，可见袋内有三张纸（一张为病史采集和病例分析的试题，另两张为答题纸）和一个小本（考官记录成绩用的）。

在考官宣布考试注意事项时，考生应立即正确填写答题纸和小本上要求填写的项目，如考生姓名、单位、准考证号、题组号、题号，在“医师”或“助理医师”选项的相应括号内划“√”。尤其要注意正确填写题组号和题号。

(2)熟练掌握答题模板与公式 对于后面我们教给大家的病史采集及病例分析的模板、诊断公式，一定要烂熟于心、熟练应用，这样才会忙而不乱，从容应对。

(3)按要求作答 病史采集相对比较简单，只要按模板作答，得分一般都在12分以上。病例分析的诊断书写要主次有序，先写主诊断，再写副诊断。主诊断一定要按我们教给大家的诊断公式作答，不能出错，否则得分会很低。副诊断一定要答全，不能遗漏，可按我们教的副诊断公式一一核对作答。

2. 第二站体格检查考试时注意事项

(1)进入考场时要问候“老师好” 以便给考官留下好的第一印象，即可获得印象分。可采用以下模板：

（面向考官说：）老师好！我叫×××，我操作的项目是“×××”（如血压测量），请老师多指教。

(2)着装整洁 进站前，衣帽应穿戴整洁，记得带好你的四件宝贝——帽子、口罩、白大褂、听诊器。请牢记：穿着脏兮兮的工作服会令考官十分反感，从而影响印象分。

(3)放松心情，不要紧张 否则，以前背的东西全忘了，脑海中一片空白。心情紧张将导致考生回答问题不流畅，“口吃”感；操作时手足震颤，不利于考场发挥。

(4)表现出良好的职业素质 体格检查一般是考生之间的互检，检查者应将被检者当病人看待。检查前要搓热双手，握热听诊器，协助被检者脱下衣服、摆正体位或暴露穿刺部位。可以采用以下模板：

（面向被检者说：）根据您的情况，我要给您“×××”（如测量血压）。这项检查对您没有任何伤害，请您配合，不要紧张。

在第二站体格检查的评分标准中，职业素质分值为2分，其具体的评分标准为：

①体检前能向被检者告知。与被检者沟通时态度和蔼，体检中动作轻柔，能体现爱护被检者的意识。体检结束后能告知，有体现关爱被检者的动作（1分）。

②着装（工作服）整洁，仪表举止大方，语言文明，体检认真细致，表现出良好的职业素质（1分）。

(5)一边操作，一边口述 考生应该明白实践技能考试的原则：不怕做不到，只怕想不到。特别是操作过程中所涉及的得分点，既要做，也要说。让考官知道你已经注意到了这些得分点，这样就不会丢分。尤其是有些试题本身就明确要求口述检查内容和结果，就更应该主动向考官报告了。

(6)向考官报告体检结果 检查完毕，应主动向考官报告体检结果。可以采用以下模板：

（面向考官说：）该被检者××正常，依据是××。

(7)主动向考官报告“检查完毕” 有许多考生完成操作后，不主动报告检查完毕，傻呆呆地站在那里，给考官的感觉是“考生不会了，停下来了”。可以采用以下模板：

（面向考官说：）操作完毕，请老师多指教。

3. 第二站基本操作考试时注意事项

(1)物品准备 各地考场条件不一样，物品准备也不一样。进场后应迅速扫视所需物品，以便胸中有数。

①有些考场是将考试所需物品，全部混放在桌面上，让考生自己找出来。这样对考生的要求较高，考生不仅要记得所需物品，而且还要认得各种器械。

②有些考场准备的是老式套装物品，如导尿包、胸穿包、腹穿包等，考生应牢记包内物品。

③少数考场提供的是一次性物品，如一次性导尿包、一次性胸穿包等，考生在操作前应了解这些一次性物品与老式套装包的细微差别，因为操作步骤可能略有差异。

④应按试题要求准备物品。如有的试题指定使用普通导尿管，有的试题指定使用气囊导尿管。

⑤大的必需物品，在考试时很少遗漏。而有些小的物品容易忘记，如石蜡油、无菌镊子、碘伏、消毒棉

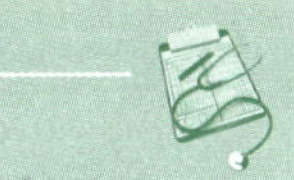

签、棉球、无菌生理盐水、注射器、治疗巾、治疗盘(碗)、压舌板、张口器、牙垫、无菌手套、纱布、胶布等。若考生一开始就显示出清晰的思路,全面而准确地准备所需物品,会给考官留下好的印象,得分自然就高了。

⑥碰到没有的物品,可以口述,表明你注意到了,就不会扣分。

⑦万一在无菌操作过程中,突然意识到遗漏了某物品,可以口述操作步骤,进行补救。不要戴着无菌手套,再去找所需物品,这样说明你没有无菌观点,丢分会更多。

(2)应严格无菌操作 基本操作多在医学模拟人或医用模块上进行,但仍要把它当病人看待,严格无菌操作。从2010年起新的评分标准规定,操作过程中只要违反无菌原则,每处扣2分。**请记住是每处扣2分,而不是整个操作过程扣2分。**

(3)应按试题或考官要求进行操作 本站考查的重点是考生的实际动手操作能力,因此未经考官允许,而以口述或手势比画替代动手操作者,是不能得分的。

(4)实在不能完成的动作,可以口述操作步骤 由于考场条件所限,实在不能完成的操作过程,可以向考官口述步骤。比如在行腰穿操作时,由于大多数考场并 未提供脑压测量表,因此考试时,即可向考官口述:“由助手使用脑压测量表测定脑脊液压力”。

(5)退场前将考场恢复原样 尤其是考试中使用过的物品,如各种穿刺包等,不要扔得到处都是,应按原样收拾整洁,才能退场。永远记住,你刚才使用过的物品,可能下一位考生,还会接着使用。你总不能让考官去为你收拾战场吧!否则,你的印象分会低得可怜。等老师示意可以退场后,鞠躬,携自用物品退场。

4. 第三站考试注意事项

第三站考试内容包括心肺听诊、影像学、心电图、医德医风。

(1)心肺听诊 既是重点,也是难点,考生最易丢分。因此平时要多听、多练,特别是对一些常考的声音,要反复听,形成条件反射。可以在考试之前1~2个月,将其声音转录为mp3、mp4格式,放在手机、mp3机中,坚持每天听10~15分钟,即可熟练掌握。常考点为支气管呼吸音、支气管肺泡呼吸音、舒张期杂音、收缩期杂音、吹风样杂音、隆隆样杂音、胸膜摩擦音、心包摩擦音等。

(2)影像学 包括X线、B超和CT。助理医师不考B超。该部分较简单,有关解题技巧详见后。

(3)心电图 考生失分较多。执业医师需掌握13种,助理医师需掌握11种常见的心电图。记住我们教给大家的口诀,一般均可全部答对。

(4)医德医风 只有1题,2分,都是些常识性的问题,绝大多数考生均可正确作答。

第一站　病史采集与病例分析

第 1 章　病史采集答题技巧

一、答题须知

病史采集是平时接诊、问诊的内容，执业医师考 19 个症状，助理医师考 17 个症状。考试时，从题库中随机抽题，重复题少见。要求考生围绕所给简要病史，按照住院病历要求，将你如何询问患者现病史及相关的内容写在答题纸上。病史采集答题时间为 10 分钟，所占分值为 15 分，答题方式为笔试。

二、答题纸样式

临床类病史采集试题答题纸

姓名：________________________________单位：________________________________

准考证号：____________________________

题组号：______________________________题号：________________________________

医师(　)　　助理医师(　)(请在本人考试级别后括号内划"√")

得分：________________________________考官签名：____________________________

答题：(请用蓝色或黑色钢笔或圆珠笔答题)

问诊内容：

(一)现病史：

(二)相关病史：

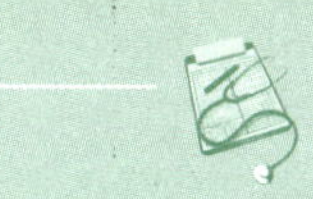

三、答题模板

在实践技能的三站考试中，病史采集相对来说是最简单的，答题要求相当于我们平时作为住院医师书写大病历的现病史和既往史。大纲要求围绕 19 种（助理医师为 17 种）症状询问患者病史，只要按照下列模板答题，一般都可得到 2/3 以上的分数。

病史采集的填空式答题模板

简要病史：××××××××

问诊内容：

（一）现病史（10 分）：

1. 根据主诉及相关鉴别询问（7 分）

①××症状的发病诱因（着凉、淋雨、劳累、饮食、药物、外伤、情绪等）。

② ××症状的特点（强度、类型、部位、性状、次数、缓急、时间、加重或缓解的因素等）。

③伴随症状（与症状相关的变化部分，与鉴别诊断有关的主要阳性症状和阴性症状）。

2. 诊疗经过（2 分）

①是否曾到医院就诊，做过哪些检查（如到医院做过的检查项目，去年的标答已添加细目）。

②治疗情况（具体治疗“药物”、方法、用量、疗效及病情演变过程，疗效如何，去年的标答已添加细目）。

3. 一般情况（1 分）

（发病以来饮食、睡眠、大小便、体重、精神状态等）。

（二）其他相关病史（3 分）：

①有无药物过敏史、手术史、传染病史、冶游史等。

②有无相关病史（有无类似发作史，有无××病史，有无××家族史，必要时女性病人应询问月经史、婴幼儿询问喂养史）。

注意：①请保持卷面整洁，按模板格式书写，否则会扣印象分。

②病史采集总分为 15 分，除以上 13 分外，还包括问诊技巧 2 分。

③问诊技巧的评分标准为：条理性强，能抓住重点（1 分），能够围绕病情询问（1 分）。

④答题时不要将问诊技巧的评分标准写在答题纸上。

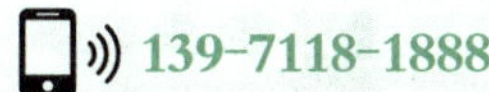

第2章　病史采集

考纲要求

①发热。②皮肤黏膜出血(助理不考)。③疼痛:头痛、胸痛、腹痛、颈肩痛(助理不考)、关节痛、腰痛。④咳嗽与咳痰。⑤咯血。⑥呼吸困难。⑦心悸。⑧水肿。⑨恶心与呕吐。⑩呕血与便血。⑪腹泻与便秘(助理不考便秘)。⑫黄疸。⑬消瘦。⑭无尿、少尿与多尿。⑮尿频、尿急与尿痛。⑯血尿。⑰眩晕(助理不考)。⑱痫性发作与惊厥。⑲意识障碍。

复习要点

一、发热

【例1】简要病史:女性,28岁。发热伴面颊部红斑10天门诊就诊。

要求:作为住院医师,请围绕以上简要病史,将应该询问的现病史及相关病史的内容写在答题纸上。

评分标准(总分15分)

1. 现病史(10分)

(1)根据主诉及相关鉴别询问

①发病诱因:有无外伤、感染、服用药物、日光照射或接触化学试剂(1分)。

②发热:程度、热型,有无寒战(2分)。

③面颊部红斑:外形,大小,两边是否对称,局部有无不适(如疼痛、瘙痒),与日晒的关系。其他部位有无皮疹(2.5分)。

④伴随症状:有无口腔溃疡、脱发,有无关节痛、口干和眼干,有无皮肤黏膜出血(1.5分)。

(2)诊疗经过

①是否曾到医院就诊,做过哪些检查:血常规、尿常规、抗核抗体、皮肤科检查(1分)。

②治疗情况:是否用过退热药物和激素类药物治疗,疗效如何(1分)。

(3)一般情况

发病以来饮食、睡眠、大小便及体重变化情况(1分)。

2. 其他相关病史(3分)

①有无药物过敏史,有无光过敏史(1分)。

②与该病有关的其他病史:有无心脏病、肾病和出血性疾病、风湿性疾病病史,有无皮肤病病史。月经与婚育史。有无遗传性疾病家族史(2分)。

3. 问诊技巧(2分)

①条理性强,能抓住重点(1分);②能够围绕病情询问(1分)。

【例2】简要病史:女性,31岁。发热、间歇性腹痛、腹泻2天急诊就诊。

要求:作为住院医师,请围绕以上简要病史,将应该询问的现病史及相关病史的内容写在答题纸上。

评分标准(总分15分)

1. 现病史(10分)

(1)根据主诉及相关鉴别询问

①发病诱因:有无不洁饮食、饮酒。有无服用药物(1分)。

②发热:程度,有无畏寒或寒战(1分)。

③腹痛:具体部位、性质、程度及持续时间,有无放射,与进食及排便的关系,加重或缓解因素(1.5分)。

④腹泻:大便次数、量、性状、气味,有无脓血、黏液,有无里急后重,加重或缓解因素(1.5分)。

⑤伴随症状:有无恶心、呕吐、腹胀、皮疹,有无口干(2分)。

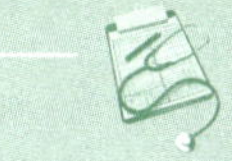

(2)诊疗经过

①是否曾到医院就诊,做过哪些检查:血常规、粪常规及隐血、腹部B超(1分)。

②治疗情况:是否用过抗菌药物和止痛、止泻药物治疗,疗效如何(1分)。

(3)一般情况

发病以来饮食、睡眠、小便及近期体重变化情况(1分)。

2. 其他相关病史(3分)

①有无药物过敏史(0.5分)。

②与该病有关的其他病史:有无类似发作史,有无消化系统疾病病史。有无疫区旅行、居住史。有无与感染性腹泻患者接触史。月经与婚育史(2.5分)。

3. 问诊技巧(2分)

①条理性强,能抓住重点(1分);②能够围绕病情询问(1分)。

【例3】简要病史:女性,30岁。发热、咳嗽1周门诊就诊。

要求:作为住院医师,请围绕以上简要病史,将应该询问的现病史及相关病史的内容写在答题纸上。

评分标准(总分15分)

1. 现病史(10分)

(1)根据主诉及相关鉴别询问

①发病诱因:有无受凉、劳累(1.5分)。

②发热:程度和规律,有无畏寒或寒战(1.5分)。

③咳嗽:性质、音色、程度,发生的时间和规律,加重和缓解因素。有无咳痰,痰的性状和量(2分)。

④伴随症状:有无咽痛、鼻塞、流涕、喷嚏,有无咯血、胸痛、呼吸困难,有无心悸、头痛(2分)。

(2)诊疗经过

①是否曾到医院就诊,做过哪些检查:血常规、胸部X线片(或CT)(1分)。

②治疗情况:是否用过抗菌药物治疗,疗效如何(1分)。

(3)一般情况

发病以来饮食、睡眠、大小便情况及近期体重变化情况(1分)。

2. 其他相关病史(3分)

①有无药物过敏史(0.5分)。

②与该病有关的其他病史:有无鼻炎、鼻窦炎、扁桃体炎及慢性呼吸系统疾病、心脏病、肝肾疾病病史。有无传染病接触史。有无烟酒嗜好。月经与婚育史(2.5分)。

3. 问诊技巧(2分)。

①条理性强,能抓住重点(1分);②能够围绕病情询问(1分)。

注意:问诊技巧为评分标准,考试答题时请勿写在答题纸上。

【例4】简要病史:男性,32岁。发热伴颈部淋巴结肿大半个月门诊就诊。

要求:作为住院医师,请围绕以上简要病史,将应该询问的现病史及相关病史的内容写在答题纸上。

评分标准(总分15分)

1. 现病史(10分)

(1)根据主诉及相关鉴别询问

①发病诱因:有无劳累、外伤、受凉(1分)。

②发热:程度、热型,有无畏寒或者寒战(1.5分)。

③淋巴结肿大:肿大淋巴结如何发现,具体部位、大小和数量,有无疼痛,是否呈进行性肿大。局部皮

肤有无变化。其他部位淋巴结有无肿大(2.5分)。

④伴随症状:有无牙龈肿痛、咽痛、流涕和咳嗽,有无盗汗、体重减轻,有无皮肤瘙痒、出血,有无口腔溃疡、光过敏、关节痛和皮疹(2分)。

(2)诊疗经过

①是否曾到医院就诊,做过哪些检查:血常规、胸部X线片或CT、腹部和浅表淋巴结B超、淋巴结活检、骨髓细胞学检查(1分)。

②治疗情况:是否用过抗菌药物,疗效如何(1分)。

(3)一般情况

发病以来饮食、睡眠及大小便情况(1分)。

2. 其他相关病史(3分)

①有无药物过敏史(0.5分)。

②与该病相关的其他病史:有无血液病、肿瘤、结缔组织病病史,有无结核病和病毒感染史。生活、工作环境情况,有无相关疾病家族史(2.5分)。

3. 问诊技巧(2分)

①条理性强,能抓住重点(1分);②能够围绕病情询问(1分)。

【例5】简要病史:女孩,2岁。发热5天,皮疹2天门诊就诊。

要求:作为住院医师,请围绕以上简要病史,将应该询问的现病史及相关病史的内容写在答题纸上。

评分标准(总分15分)

1. 现病史(10分)

(1)根据主诉及相关鉴别询问

①发病诱因:有无受凉(1分)。

②发热:程度、规律,有无寒战(2分)。

③皮疹:数量、形状、颜色及部位、出现的顺序,有无瘙痒,与体温的关系(2分)。

④伴随症状:有无流涕、咳嗽,有无恶心、呕吐(2分)。

(2)诊疗经过

①是否曾到医院就诊,做过哪些检查:血常规,CRP(1分)。

②治疗情况:是否用过退热药物或抗菌药物,疗效如何(1分)。

(3)一般情况

发病以来精神状态、饮食、睡眠及大小便情况(1分)。

2. 其他相关病史(3分)

①出生史,喂养史,生长发育情况(0.5分);②有无药物过敏史,预防接种史(1分)。

③与该病有关的其他病史:有无类似病史,有无传染病接触史,有无类似疾病家族史(1.5分)。

3. 问诊技巧(2分)

①条理性强,能抓住重点(1分);②能够围绕病情询问(1分)。

二、皮肤黏膜出血(助理不考)

【例6】简要病史:女性,40岁。皮肤出血点、瘀斑伴胸骨压痛10天门诊就诊。

要求:作为住院医师,请围绕以上简要病史,将应该询问的现病史及相关病史的内容写在答题纸上。

评分标准(总分15分)

1. 现病史(10分)

(1)根据主诉及相关鉴别询问

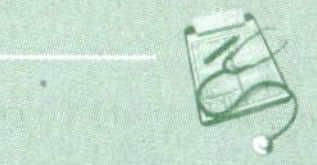

①发病诱因:有无接触放射线、服用药物及外伤(0.5分)。

②皮肤出血点和瘀斑:具体颜色及其变化、部位、数量,有无瘙痒,瘀斑大小,是否高出皮面(2分)。

③胸骨压痛:如何发现,有无自觉疼痛(1.5分)。

④伴随症状:有无便血、尿血、鼻出血、牙龈出血、近期月经量增多(1分);有无头晕、乏力、面色苍白,有无发热、关节痛及其他部位骨骼疼痛(2分)。

(2)诊疗经过

①是否曾到医院就诊,做过哪些检查:血常规、尿常规、粪常规及隐血、骨髓细胞学检查(1分)。

②治疗情况:是否用过止血药物治疗,疗效如何(1分)。

(3)一般情况

发病以来饮食、睡眠和近期体重变化情况(1分)。

2. 其他相关病史(3分)

①有无药物过敏史(0.5分);②与该病有关的其他病史:有无肝病、肾病和出血性疾病及肿瘤病史,生活、工作环境情况。有无不洁性生活史,有无相关疾病家族史(2.5分)。

3. 问诊技巧(2分)

①条理性强,能抓住重点(1分);②能够围绕病情询问(1分)。

【例7】简要病史:女性,22岁。四肢皮肤紫癜5天门诊就诊。

要求:作为住院医师,请围绕以上简要病史,将应该询问的现病史及相关病史的内容写在答题纸上。

评分标准(总分15分)

1. 现病史(10分)

(1)根据主诉及相关鉴别询问

①发病诱因:有无进食鱼、虾、鸡蛋等异种蛋白食物和服用药物,有无感染,有无虫咬、受凉、外伤(1分)。

②皮肤紫癜:起病缓急、程度、具体颜色及其变化、数量、大小、是否高出皮面、有无瘙痒,其他部位皮肤有无类似情况(3分)。

③伴随症状:有无腹痛、腰痛、血便或黑便,有无血尿、四肢关节疼痛,有无发热、鼻出血、牙龈出血(3分)。

(2)诊疗经过

①是否曾经到医院就诊,做过哪些检查:血常规、尿常规、粪常规及隐血、凝血功能(1分)。

②治疗情况:是否用过止血或者抗过敏药物,疗效如何(1分)。

(3)一般情况

发病以来饮食、睡眠情况和近期体重变化情况(1分)。

2. 其他相关病史(3分)

①有无药物过敏史(0.5分);②与该病相关的其他病史:有无类似发作史、有无出血性疾病、过敏性疾病及肝、肾疾病病史。生活、工作环境情况。月经与婚育史。有无出血性疾病家族史(2.5分)。

3. 问诊技巧(2分)

①条理性强,能抓住重点(1分);②能够围绕病情询问(1分)。

【例8】简要病史:男性,26岁。皮肤瘀斑、发热1周门诊就诊。

要求:作为住院医师,请围绕以上简要病史,将应该询问的现病史及相关病史的内容写在答题纸上。

评分标准(总分15分)

1. 现病史(10分)

(1)根据主诉及相关鉴别询问

①发病诱因:有无接触放射线、化学物质等,有无服用药物,有无外伤(1分)。

②皮肤瘀斑:具体颜色及其变化、部位、数量、大小,是否高出皮面(1分)。

③发热:程度、热型,有无畏寒,寒战(1.5分)。

④伴随症状:有无腹泻、便血,有无尿频、尿痛、尿血,有无咳嗽、咳痰,有无鼻出血、牙龈出血。有无头晕、乏力,有无关节痛或其他部位骨骼疼痛(3分)。

(2)诊疗经过

①是否曾到医院就诊,做过哪些检查:血常规、尿常规、粪常规及隐血、胸部X线片、凝血功能、骨髓细胞学检查(1.5分)。

②治疗情况:是否用过止血药物和/或其他药物,疗效如何(1分)。

(3)一般情况

发病以来饮食、睡眠情况和近期体重变化情况(1分)。

2. 其他相关病史(3分)

①有无药物过敏史(0.5分);②与该病相关的其他病史:有无肝病、肾病和出血性疾病及肿瘤病史。生活、工作环境情况。有无相关疾病家族史(2.5分)。

3. 问诊技巧(2分)

①条理性强,能抓住重点(1分);②能够围绕病情询问(1分)。

三、疼痛

(一)头痛

【例9】简要病史:男性,17岁。突发眼前闪光15分钟后左侧头痛1小时急诊就诊。

要求:作为住院医师,请围绕以上简要病史,将应该询问的现病史及相关病史的内容写在答题纸上。

评分标准(总分15分)

1. 现病史(10分)

(1)根据主诉及相关鉴别询问

①发病诱因:有无发热、睡眠障碍、饮酒(1分)。

②头痛:具体部位、性质、程度、持续时间,加重或缓解因素(2.5分)。

③伴随症状:有无畏光、畏声、恶心、呕吐,有无偏瘫、意识障碍,有无视力障碍(3.5分)。

(2)诊疗经过

①是否曾到医院就诊,做过哪些检查:如头颅CT或MRI检查(1分)。

②治疗情况:是否用过止痛药,疗效如何(1分)。

(3)一般情况

发病以来饮食、大小便和体重变化情况(1分)。

2. 其他相关病史(3分)

①有无药物过敏史(0.5分);②与该病有关的其他病史:有无类似头痛发作史,有无脑血管疾病(如脑动脉瘤、脑血管畸形)、脑外伤史,有无精神疾病家族史(2.5分)。

3. 问诊技巧(2分)

①条理性强,能抓住重点(1分);②能够围绕病情询问(1分)。

【例10】简要病史:男性,50岁。阵发性头痛5年,再发伴呕吐4小时,急诊就诊。

要求:作为住院医师,请围绕以上简要病史,将应该询问的现病史及相关病史的内容写在答题纸上。

评分标准(总分15分)

1. 现病史(10分)

(1)根据主诉及相关鉴别询问

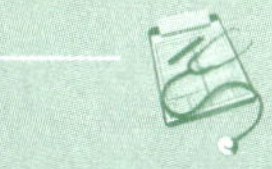

①发病诱因：有无上呼吸道感染、劳累、剧烈运动、精神因素或服用药物（1分）。

②头痛：5年来发作情况：特征，发作频率及持续时间，治疗情况。本次发作情况：具体部位、性质、程度、加重和缓解因素（4分）。

③呕吐：呕吐次数，呕吐物的性状和量，是否喷射性，有无恶心（1.5分）。

④伴随症状：有无畏光和畏声。有无视力减退、暗点、闪光、肢体无力、抽搐、发热、感觉异常（1.5分）。

（2）诊疗经过

①是否曾到医院就诊，做过哪些检查：如头颅CT或MRI（0.5分）。

②治疗情况：是否用过止痛、止吐药物，疗效如何（1分）。

（3）一般情况

近期饮食、睡眠、大小便及体重变化情况（0.5分）。

2. 其他相关病史（3分）

①有无药物过敏史（0.5分）；②与该病相关的其他病史：有无高血压、糖尿病病史，有无烟酒嗜好，有无遗传性疾病及精神神经系统疾病家族史（2.5分）。

3. 问诊技巧（2分）

①条理性强，能抓住重点（1分）；②能够围绕病情询问（1分）。

【例11】简要病史：男性，72岁。间断头痛10年，呼吸困难2天门诊就诊。既往"高血压"病史10年。

要求：作为住院医师，请围绕以上简要病史，将应该询问的现病史及相关病史的内容写在答题纸上。

评分标准（总分15分）

1. 现病史（10分）

（1）根据主诉及相关鉴别询问

①发病诱因：有无劳累、受凉、精神紧张、服用药物（1分）。

②头痛：出现的缓急，部位与范围，性质，程度，发作频率及持续时间，与血压的关系，加重和缓解因素（2分）。

③呼吸困难：发作时间及程度，发病缓急，是阵发性还是持续性，有无夜间发作，加重和缓解因素（与活动及体位的关系）（2分）。

④伴随症状：有无乏力、头晕、耳鸣、呕吐、意识障碍及肢体活动障碍（1分）。有无心悸、胸闷、胸痛、有无双下肢水肿（1分）。

（2）诊疗经过

①是否曾到医院就诊，做过哪些检查：心电图、肾功能（1分）。

②治疗情况：是否用过药物治疗，疗效如何（1分）。

（3）一般情况

发病以来饮食、睡眠、大小便情况及近期体重变化情况（1分）。

2. 其他相关病史（3分）

①有无药物过敏史（0.5分）。

②"高血压"具体情况及治疗情况（0.5分）。

③与该病有关的其他病史：有无慢性肺部疾病、心脏病、脑血管疾病病史，有无慢性肾病、糖尿病病史。有无烟酒嗜好（2分）。

3. 问诊技巧（2分）

①条理性强，能抓住重点（1分）；②能够围绕病情询问（1分）。

（二）胸痛

【例12】简要病史：男性，60岁。汽车撞伤后右侧胸痛伴呼吸困难2小时急诊入院。

要求：作为住院医师，请围绕以上简要病史，将应该询问的现病史及相关病史的内容写在答题纸上。

评分标准(总分 15 分)

1. 现病史(10 分)

(1)根据主诉及相关鉴别询问

①受伤机制:具体受伤部位和受伤经过(如外伤发生的具体情况,受力部位及身体姿势)(1 分)。

②胸痛:具体部位、性质、程度,有无放射,加重和缓解因素(与呼吸、体位及活动的关系),有无皮肤瘀斑或破损(2 分)。

③呼吸困难:程度、性质,加重和缓解因素(与体位及活动的关系)(2 分)。

④伴随症状:有无心悸,有无头晕、头痛、意识障碍,有无咳嗽、咯血,有无腹部及其它部位疼痛,有无肢体感觉及运动障碍(2 分)。

(2)诊疗经过

①是否曾到医院就诊,做过哪些检查:血常规、胸部 X 线片或 CT、心电图、腹部 B 超(1 分)。

②治疗情况:是否接受过急救处理,具体措施及效果如何(1 分)。

(3)一般情况

近期饮食、睡眠及大小便情况(1 分)。

2. 其他相关病史(3 分)

①有无药物过敏史(0.5 分);②与该病有关的其他病史:有无慢性肺部疾病病史,有无心血管疾病病史,有无精神神经系统疾病病史,有无烟酒嗜好(2.5 分)。

3. 问诊技巧(2 分)

①条理性强,能抓住重点(1 分);②能够围绕病情询问(1 分)。

【例 13】简要病史:男性,66 岁。咳嗽、发热 10 天,突发右侧胸痛 1 天急诊就诊。

要求:作为住院医师,请围绕以上简要病史,将应该询问的现病史及相关病史的内容写在答题纸上。

评分标准(总分 15 分)

1. 现病史(10 分)

(1)根据主诉及相关鉴别询问

①发病诱因:有无受凉、劳累(1 分)。

②咳嗽:性质、音色、程度,发生的时间和规律,加重和缓解因素。有无咳痰,痰的性状和量(2 分)。

③发热:程度和规律,有无畏寒或寒战(1.5 分)。

④胸痛:具体部位、性质、程度,有无放射,加重和缓解因素(与呼吸及体位的关系)(1.5 分)。

⑤伴随症状:有无盗汗、乏力,有无咯血、呼吸困难(1 分)。

(2)诊疗经过

①是否曾到医院就诊,做过哪些检查:血常规、胸部 X 线片(或 CT)(1 分)。

②治疗情况:是否用过抗菌药物,疗效如何(1 分)。

(3)一般情况

发病以来饮食、睡眠、大小便情况及近期体重变化情况(1 分)。

2. 其他相关病史(3 分)

①有无药物过敏史(0.5 分);②与该病有关的其他病史:有无慢性呼吸系统疾病病史,有无高血压、心脏病、糖尿病及肝肾疾病病史。工作性质及环境,有无烟酒嗜好(2.5 分)。

3. 问诊技巧(2 分)

①条理性强,能抓住重点(1 分);②能够围绕病情询问(1 分)。

【例 14】简要病史:女性,44 岁。车祸后右侧胸痛伴憋气 1 小时急诊入院。

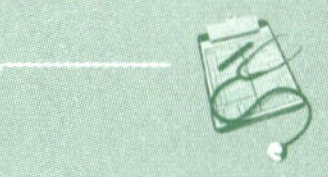

要求：作为住院医师，请围绕以上简要病史，将应该询问的现病史及相关病史的内容写在答题纸上。

评分标准（总分15分）

1. 现病史（10分）

(1)根据主诉及相关鉴别询问

①受伤机制：具体受伤部位和受伤经过（如车祸程度、身体受撞击的具体部位和撞击物）(1分)。

②胸痛：具体部位、性质、程度，有无放射，加重和缓解因素（与呼吸、体位及活动的关系），有无皮肤瘀斑或破损(2分)。

③呼吸困难（憋气）：程度，性质，加重和缓解因素（与体位及活动的关系）(2分)。

④伴随症状：有无心悸，有无头晕、头痛、意识障碍，有无咳嗽、咯血，有无其他部位疼痛或活动受限(2分)。

(2)诊疗经过

①是否曾到医院就诊，做过哪些检查：血常规、胸部X线片或CT、心电图、腹部B超(1分)。

②治疗情况：是否接受过急救处理，具体措施及效果如何(1分)。

(3)一般情况

近期饮食，睡眠及大小便情况(1分)。

2. 其他相关病史（3分）

①有无药物过敏史(0.5分)。

②与该病有关的其他病史：有无慢性肺部疾病、心血管疾病病史，有无烟酒嗜好。月经与婚育史(2.5分)。

3. 问诊技巧（2分）

①条理性强，能抓住重点(1分)；②能够围绕病情询问(1分)。

【例15】简要病史：男性，63岁。反复发作胸痛1年，加重伴呼吸困难1天门诊就诊。

要求：作为住院医师，请围绕以上简要病史，将应该询问的现病史及相关病史的内容写在答题纸上。

评分标准（总分15分）

1. 现病史（10分）

(1)根据主诉及相关鉴别询问

①发病诱因：有无劳累、情绪激动、饱餐、用力排便(1分)。

②胸痛：部位、性质、程度，有无放射，发作频率及持续时间，加重和缓解因素（与活动、体位及呼吸的关系）(2.5分)。

③呼吸困难：发生的缓急，阵发性还是持续性，有无夜间发作，加重和缓解因素（与活动及体位的关系）(1.5分)。

④伴随症状：有无心悸(0.5分)。有无发热、咳嗽、咳痰、咯血(0.5分)。有无反酸、烧心、腹胀(0.5分)。有无头晕、晕厥(0.5分)。有无少尿、双下肢水肿(0.5分)。

(2)诊疗经过

①是否曾到医院就诊，做过哪些检查：心电图，胸部X线片，心肌损伤标志物(1分)。

②治疗情况：是否用过硝酸甘油，疗效如何(1分)。

(3)一般情况

发病以来饮食、睡眠、大便情况以及近期体重变化情况(1分)。

2. 其他相关病史（3分）

①有无药物过敏史(0.5分)；②有无高血压、心律失常、血脂异常、糖尿病病史，有无慢性阻塞性肺疾病病史。有无烟酒嗜好。有无冠心病家族史(2.5分)。

3. 问诊技巧（2分）

①条理性强，能抓住重点(1分)；②能够围绕病情询问(1分)。

【例16】简要病史:男性,64岁。突发胸骨后疼痛2小时急诊就诊。

要求:作为住院医师,请围绕以上简要病史,将应该询问的现病史及相关病史的内容写在答题纸上。

评分标准(总分15分)

1. 现病史(10分)

(1)根据主诉及相关鉴别询问

①发病诱因:有无外伤、劳累、饱餐、情绪激动、用力排便(1分)。

②胸痛:性质、程度,是否为持续性,有无放射,加重或缓解因素(与活动、体位及呼吸的关系)(3分)。

③伴随症状:有无胸闷、心悸、出汗、头晕、晕厥(1.5分)。有无发热、咳嗽、咳痰、咯血、呼吸困难(1分)。有无反酸、烧心(0.5分)。

(2)诊疗经过

①是否曾到医院就诊,做过哪些检查:心电图,胸部X线片,心肌损伤标志物(1分)。

②治疗情况:是否用过硝酸甘油,疗效如何(1分)。

(3)一般情况

近期饮食、睡眠、大小便及体重变化情况(1分)。

2. 其他相关病史(3分)

①有无药物过敏史(0.5分);②与该病有关的其他病史:有无高血压、心脏病、肺部疾病、消化系统疾病、糖尿病、血脂异常病史。有无烟酒嗜好。有无高血压、冠心病家族史(2.5分)。

3. 问诊技巧(2分)

①条理性强,能抓住重点(1分);②能够围绕病情询问(1分)。

【例17】简要病史:男性,58岁。发作性胸痛伴心悸3个月门诊就诊。

要求:作为住院医师,请围绕以上简要病史,将应该询问的现病史及相关病史的内容写在答题纸上。

评分标准(总分15分)

1. 现病史(10分)

(1)根据主诉及相关鉴别询问

①发病诱因:有无精神紧张或剧烈运动,有无劳累、外伤(1分)。

②胸痛:部位、性质、程度,发作频率及持续时间,有无放射,加重或缓解因素(与活动、体位及呼吸的关系)(2分)。

③心悸:与胸痛发作的关系,发作方式,发作频率与持续时间,加重或缓解因素(2分)。

④伴随症状:有无胸闷、气短,有无头晕、晕厥(1分)。有无反酸、嗳气、有无易饥、多汗(1分)。

(2)诊疗经过

①是否曾到医院就诊,做过哪些检查:心电图,胸部X线片,冠脉造影检查(1分)。

②治疗情况:是否用过硝酸甘油,疗效如何(1分)。

(3)一般情况

发病以来饮食、睡眠、大小便及体重变化情况(1分)。

2. 其他相关病史(3分)

①有无药物过敏史(0.5分);②与该病有关的其他病史:有无高血压、心脏病、肺部疾病病史,有无贫血、甲状腺功能亢进症病史。有无烟酒嗜好。有无冠心病家族史(2.5分)。

3. 问诊技巧(2分)

①条理性强,能抓住重点(1分);②能够围绕病情询问(1分)。

【例18】简要病史:男性。65岁。突发压榨性胸痛1小时急诊就诊。

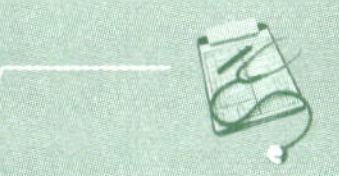

要求：作为住院医师，请围绕以上简要病史，将应该询问的现病史及相关病史的内容写在答题纸上。

评分标准（总分15分）

1. 现病史（10分）

（1）根据主诉及相关鉴别询问

①发病诱因：有无外伤、劳累、饱餐、情绪激动、饮酒、用力排便（1分）。

②胸痛：部位、程度，是否为持续性，有无放射，加重或缓解因素（与活动、体位和呼吸的关系）（2分）。

③伴随症状：有无心悸、出汗，有无头晕、晕厥。有无发热、咳嗽、咳痰、咯血，有无呼吸困难。有无反酸、烧心（1分）。

（2）诊疗经过

①是否曾到医院就诊，做过哪些检查：心电图，胸部X线片，心肌损伤标志物（1分）。

②治疗情况：是否用过硝酸甘油，疗效如何（1分）。

（3）一般情况

发病以来饮食、睡眠、大小便及体重变化情况（1分）。

2. 其他相关病史（3分）

①有无药物过敏史（0.5分）；②与该病有关的其他病史：有无高血压、心脏病、血脂异常、糖尿病病史，有无胃食管反流病、肺部疾病病史。有无烟酒嗜好。有无冠心病家族史（2.5分）。

3. 问诊技巧（2分）

①条理性强，能抓住重点（1分）；②能够围绕病情询问（1分）。

【例19】简要病史：女性，60岁。发热、胸痛1个月。胸部X线片示“右侧少量胸腔积液”。

要求：作为住院医师，请围绕以上简要病史，将应该询问的现病史及相关病史的内容写在答题纸上。

评分标准（总分15分）

1. 现病史（10分）

（1）根据主诉及相关鉴别询问

①发病诱因：有无劳累、受凉（1分）。

②发热：程度和热型，有无畏寒或寒战（1.5分）。

③胸痛：具体部位、性质、程度，有无放射，加重和缓解因素（与呼吸、体位、体力活动的关系）（2.5分）。

④伴随症状：有无咳嗽、咳痰，有无咯血、呼吸困难，有无盗汗，有无心悸、下肢水肿（2分）。

（2）诊疗经过

①是否曾到医院就诊，做过哪些其他检查：血常规、血沉、PPD试验、胸腔积液检查、心电图检查（1分）。

②治疗情况：是否行胸腔穿刺抽液，抽液次数及量，是否用过抗感染或抗结核药物，疗效如何（1分）。

（3）一般情况

发病以来饮食、睡眠、大小便及体重变化情况（1分）。

2. 其他相关病史（3分）

①有无药物过敏史（0.5分）；②与该病有关的其他病史：有无慢性肺部疾病、心脏病、高血压、糖尿病病史。有无肺结核患者接触史。工作性质及环境，有无烟酒嗜好。月经与婚育史。有无肿瘤家族史（2.5分）。

3. 问诊技巧（2分）

①条理性强，能抓住重点（1分）；②能够围绕病情询问（1分）。

（三）腹痛

【例20】简要病史：男性，45岁。腹痛3天，停止排气、排便2天急诊就诊。

要求：作为住院医师，请围绕以上简要病史，将应该询问的现病史及相关病史的内容写在答题纸上。

评分标准（总分15分）

1. 现病史(10分)

(1)根据主诉及相关鉴别询问

①发病诱因:有无进食柿子或黑枣,有无饮酒、剧烈运动(2分)。

②腹痛:性质与程度,有无规律性,有无放射,加重或缓解因素。腹痛与停止排气、排便的关系(2分)。

③大便情况:何时开始停止排气排便,是完全性还是不全性(1分)。

④伴随症状:有无发热、恶心、呕吐、腹胀,有无头晕、心悸、口渴(2分)。

(2)诊疗经过

①是否曾到医院就诊,做过哪些检查:腹部透视或腹部立位X线平片(1分)。

②治疗情况:是否禁饮食、胃肠减压、输液,疗效如何(1分)。

(3)一般情况

发病以来饮食、小便、睡眠及体重变化情况(1分)。

2. 其他相关病史(3分)

①有无药物过敏史(0.5分);②与该病有关的其他病史:有无腹部手术史,有无寄生虫、腹外疝、肠扭转、炎症性肠病、血栓、栓塞、肿瘤病史,有无肿瘤疾病家族史(2.5分)。

3. 问诊技巧(2分)

①条理性强,能抓住重点(1分);②能够围绕病情询问(1分)。

【例21】简要病史:女性,60岁。持续性上腹痛伴呕吐10小时急诊就诊。既往有血脂异常史。

要求:作为住院医师,请围绕以上简要病史,将应该询问的现病史及相关病史的内容写在答题纸上。

评分标准(总分15分)

1. 现病史(10分)

(1)根据主诉及相关鉴别询问

①发病诱因:有无饮食不当(进食油腻或刺激性食物、饱餐)、饮酒、服用药物、劳累及精神因素(1分)。

②腹痛:具体部位、性质、程度,腹痛的时间与进食、活动、体位的关系,有无放射及转移,加重或缓解因素(2.5分)。

③呕吐:次数,呕吐物的性状、气味及量(1分)。

④伴随症状:有无发热、寒战,有无腹胀、腹泻,是否停止排气及排便,有无皮肤黄染(1.5分)。有无胸痛、胸闷、心悸、头晕,有无排尿异常(1分)。

(2)诊疗经过

①是否曾到医院就诊,做过哪些检查:腹部透视、腹部立位X线平片、腹部B超(1分)。

②治疗情况:是否禁饮食、胃肠减压、输液,疗效如何(1分)。

(3)一般情况

发病以来饮食、睡眠、大小便及体重变化情况(1分)。

2. 其他相关病史(3分)

①有无药物过敏史(0.5分);②血脂异常诊治情况(0.5分);③与该病有关的其他病史:有无类似发作史,有无心血管疾病、肝胆胰疾病、消化性溃疡病史。有无手术史(2分)。

3. 问诊技巧(2分)

①条理性强,能抓住重点(1分);②能够围绕病情询问(1分)。

【例22】简要病史:男性,40岁。间断上腹痛10年,加重伴呕吐1天门诊就诊。

要求:作为住院医师,请围绕以上简要病史,将应该询问的现病史及相关病史的内容写在答题纸上。

评分标准(总分15分)

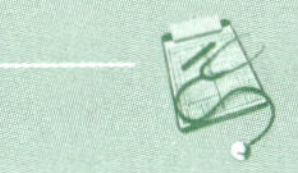

1. 现病史(10分)

(1)根据主诉及相关鉴别询问

①发病诱因:有无劳累、饮食不当(进食不洁饮食、刺激性食物、饱餐)、饮酒及服用药物,有无季节及精神因素(1分)。

②腹痛:具体部位、性质、程度,有无放射及转移,发作频率及规律(与进食的关系),加重和缓解因素(2分)。

③呕吐:发生急缓、次数、性质,呕吐物的颜色、气味和量,有无呕血。与进食的关系,加重和缓解因素(2分)。

④伴随症状:有无发热、畏寒,有无反酸、烧心、腹胀,有无便血、停止排气排便,有无尿黄及皮肤黄染(2分)。

(2)诊疗经过

①是否曾到医院就诊,做过哪些检查:肝、肾功能、血电解质、血常规、粪常规及隐血、上消化道X线钡剂造影或胃镜、腹部B超(1分)。

②治疗情况:是否用过抑酸剂或抗酸剂、胃黏膜保护剂、疗效如何(1分)。

(3)一般情况

发病以来饮食、睡眠、尿量情况及近期体重变化情况(1分)。

2. 其他相关病史(3分)

①有无药物过敏史(0.5分);②与该病有关的其他病史:有无胃食管反流病、消化性溃疡、肝、胆、胰疾病及肿瘤病史。有无手术、外伤史。有无疫区居住史,有无烟酒嗜好。有无肿瘤家族史(2.5分)。

3. 问诊技巧(2分)

①条理性强,能抓住重点(1分);②能够围绕病情询问(1分)。

【例23】简要病史:女性,45岁。右上腹痛并向右肩背部放射3天门诊就诊。

要求:作为住院医师,请围绕以上简要病史,将应该询问的现病史及相关病史的内容写在答题纸上。

评分标准(总分15分)

1. 现病史(10分)

(1)根据主诉及相关鉴别询问

①发病诱因:有无劳累、进食油腻食物、饮酒(1分)。

②腹痛:性质、程度,加重或缓解因素。疼痛部位有无变化(3分)。

③伴随症状:有无腹胀、恶心、呕吐,有无发热、寒战、胸闷、皮肤及巩膜黄染(3分)。

(2)诊疗经过

①是否曾到医院就诊,做过哪些检查:肝肾功能、血常规、胃镜、腹部B超(1分)。

②治疗情况:是否用过抑酸药物、止痛药物、抗菌药物,疗效如何(1分)。

(3)一般情况

发病以来饮食、睡眠、大小便及体重变化情况(1分)。

2. 其他相关病史(3分)

①有无药物过敏史(0.5分);②与该病有关的其他病史:有无消化性溃疡、胆道系统疾病、肝病、心血管疾病病史。有无妇科疾病病史。月经与婚育史(2.5分)。

3. 问诊技巧(2分)

①条理性强,能抓住重点(1分);②能够围绕病情询问(1分)。

【例24】简要病史:女性,29岁。停经40天,持续性下腹痛1小时急诊就诊。

要求:作为住院医师,请围绕以上简要病史,将应该询问的现病史及相关病史的内容写在答题纸上。

评分标准(总分15分)

1. 现病史(10分)

(1)根据主诉及相关鉴别询问

①发病诱因:有无劳累、剧烈运动、外伤、体位突然改变(1分)。

②腹痛:具体部位、性质、程度,有无放射及转移,加重或缓解因素(2分)。

③停经:既往月经情况,停经后有无阴道流血(流血量、性状、时间)(2分)。

④伴随症状:有无晕厥、肛门坠胀感,有无发热、恶心、呕吐、腹泻(2分)。

(2)诊疗经过

①是否曾到医院就诊,做过哪些检查:B超、血常规(1分)。

②治疗情况:是否使用过止痛药物、抗菌药物,疗效如何(1分)。

(3)一般情况

发病以来饮食、小便情况,近期体重变化情况(1分)。

2. 其他相关病史(3分)

①有无药物过敏史(0.5分);②与该病有关的其他病史:有无盆腔包块史,有无盆腔炎病史,有无胃肠道疾病及肝病病史(2.5分)。

3. 问诊技巧(2分)

①条理性强,能抓住重点(1分);②能够围绕病情询问(1分)。

【例25】简要病史:女性,29岁。右下腹痛4小时急诊就诊。

要求:作为住院医师,请围绕以上简要病史,将应该询问的现病史及相关病史的内容写在答题纸上。

评分标准(总分15分)

1. 现病史(10分)

(1)根据主诉及相关鉴别询问

①发病诱因:有无饮食不当(暴饮暴食、进食刺激性食物)、剧烈运动、服用药物、外伤(1分)。

②腹痛:首发部位,疼痛的性质,程度,有无放射及转移,加重和缓解因素(与体位的关系)(3分)。

③伴随症状:有无发热,有无呕吐、腹泻、腹胀、便血,有无腰痛、尿痛、血尿,阴道出血(3分)。

(2)诊疗经过

①是否曾到医院就诊,做过哪些检查:血常规、尿常规、腹部B超、腹部X线片(1分)。

②治疗情况:是否用过止痛药物及抗菌药物,疗效如何(1分)。

(3)一般情况

近期饮食、睡眠及体重变化情况(1分)。

2. 其他相关病史(3分)

①有无药物过敏史(0.5分);②与该病史有关的其他病史:有无消化性溃疡、阑尾炎、泌尿系感染或结石病史,有无妇科疾病病史。有无手术史。有无烟酒嗜好。月经与婚育史(2.5分)。

3. 问诊技巧(2分)

①条理性强,能抓住重点(1分);②能够围绕病情询问(1分)。

【例26】简要病史:女性,60岁。右上腹绞痛3小时急诊就诊。既往血脂异常10余年。

要求:作为住院医师,请围绕以上简要病史,将应该询问的现病史及相关病史的内容写在答题纸上。

评分标准(总分15分)

1. 现病史(10分)

(1)根据主诉及相关鉴别询问

①发病诱因:有无进食油腻食物、暴饮暴食、饮酒、劳累、外伤,有无服用药物(1分)。

②腹痛:程度,有无放射及转移,加重和缓解因素(2分)。

③伴随症状:有无发热、寒战、胸痛、胸闷、心悸、冷汗(2分)。有无皮肤黄染,有无腹胀、恶心、呕吐、

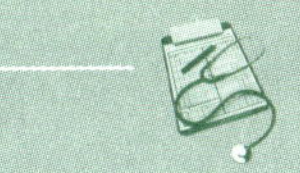

腹泻或停止排气、排便,有无尿痛、尿色及尿量改变(2分)。

(2)诊疗经过

①是否曾到医院就诊,做过哪些检查:血常规、尿常规、肝功能、腹部B超、心电图(1分)。

②治疗情况:是否用过解痉止痛剂,疗效如何(1分)。

(3)一般情况

近期饮食、睡眠及体重变化情况(1分)。

2. 其他相关病史(3分)

①有无药物过敏史(0.5分);②血脂异常的诊治情况(0.5分)。

③与该病有关的其他病史:有无心血管疾病、消化性溃疡、肝胆胰腺疾病、泌尿系统疾病、寄生虫病病史。有无外伤、手术史。有无烟酒嗜好。月经与婚育史(2.5分)。

3. 问诊技巧(2分)

①条理性强,能抓住重点(1分);②能够围绕病情询问(1分)。

【例27】简要病史:男性,20岁。上腹痛伴呕吐、腹泻3天急诊就诊。

要求:作为住院医师,请围绕以上简要病史,将应该询问的现病史及相关病史的内容写在答题纸上。

评分标准(总分15分)

1. 现病史(10分)

(1)根据主诉及相关鉴别询问

①发病诱因:有无受凉、饮酒、进食刺激性或不洁饮食、暴饮暴食、服用药物(1分)。

②腹痛:具体部位、性质、程度、规律、持续时间,有无放射及转移,加重或缓解因素(2分)。

③呕吐:次数,呕吐物性状及量(1.5分)。

④腹泻:次数、性状和量,有无黏液、脓血(1.5分)。

⑤伴随症状:有无腹胀、里急后重,有无发热、头晕、心悸(1分)。

(2)诊疗经过

①是否曾到医院就诊,做过哪些检查:血常规、大便常规、肝功能、腹部B超、心电图(1分)。

②治疗情况:是否用过解痉止痛剂,疗效如何(1分)。

(3)一般情况

发病以来饮食、睡眠、小便及体重变化情况(1分)。

2. 其他相关病史(3分)

①有无药物过敏史(0.5分)。

②与该病有关的其他病史:有无胃肠道及肝胆胰疾病病史。共餐者中有无类似发病史(2.5分)。

3. 问诊技巧(2分)

①条理性强,能抓住重点(1分);②能够围绕病情询问(1分)。

【例28】简要病史:女性,40岁。间断上腹胀、腹痛2年,再发伴呕吐2天门诊就诊。

要求:作为住院医师,请围绕以上简要病史,将应该询问的现病史及相关病史的内容写在答题纸上。

评分标准(总分15分)

1. 现病史(10分)

(1)根据主诉及相关鉴别询问

①发病诱因:有无饮食不当(进食不洁饮食、刺激性食物)、劳累、季节因素、服用药物、精神因素(1分)。

②腹胀:具体部位、程度,与进食、排便排气的关系,加重和缓解因素(1分)。

③腹痛:具体部位、性质、程度,有无节律性(与进食的关系),有无放射,发作频率及持续时间,加重

和缓解因素、腹痛与腹胀及呕吐的关系(2分)。

④呕吐:发生急缓、频率、性质,呕吐物颜色、量、气味,有无宿食,加重和缓解因素(2分)。

⑤伴随症状:有无反酸、烧心。有无腹泻、便血、停止排气排便(0.5分)。有无少尿、尿黄。有无发热、心悸(0.5分)。

(2)诊疗经过

①是否曾到医院就诊,做过哪些检查:血常规、肝肾功能、腹部B超、胃镜(1分)。

②治疗情况:是否用过止吐药、胃黏膜保护剂、抑酸剂治疗,疗效如何(1分)。

(3)一般情况

发病以来饮食、睡眠、小便情况及近期体重变化情况(1分)。

2. 其他相关病史(3分)

①有无药物过敏史(0.5分);②与该病有关的其他病史:有无消化性溃疡或肝、胆、胰疾病及肿瘤病史。有无腹部手术或外伤史。有无疫区居住史。有无烟酒嗜好。月经与婚育史。有无肿瘤家族史(2.5分)。

3. 问诊技巧(2分)

①条理性强,能抓住重点(1分);②能够围绕病情询问(1分)。

【例29】简要病史:女性,45岁。发热、腹痛、呕吐8小时急诊就诊。

要求:作为住院医师,请围绕以上简要病史,将应该询问的现病史及相关病史的内容写在答题纸上。

评分标准(总分15分)

1. 现病史(10分)

(1)根据主诉及相关鉴别询问

①发病诱因:有无饮食不当(进食不洁饮食或暴饮暴食)、饮酒、服用药物、劳累(1分)。

②发热:程度,有无畏寒或寒战。腹痛与发热的先后关系(1分)。

③腹痛:部位、性质、程度、持续时间,有无放射及转移,加重和缓解因素(1.5分)。

④呕吐:发生急缓、次数、性质,呕吐物的颜色、气味和量,加重和缓解因素,与腹痛的关系(2.5分)。

⑤伴随症状:是否停止排气、排便,有无腹胀、腹泻或脓血便、黑便,有无腰痛。有无头晕、心悸、胸闷、皮肤巩膜黄染,有无尿量及尿色改变,有无阴道出血(1分)。

(2)诊疗经过

①是否曾到医院就诊,做过哪些检查:血常规、尿常规、血生化、淀粉酶、B超、立位腹部X线平片(1分)。

②治疗情况:是否用过抗菌药物及止吐药治疗,疗效如何(1分)。

(3)一般情况

近期饮食、睡眠及体重变化情况(1分)。

2. 其他相关病史(3分)

①有无药物过敏史(0.5分)。

②与该病有关的其他病史:有无胆、肝、胰腺疾病及妇科疾病病史,有无泌尿系统感染或结石病史,有无糖尿病病史。有无手术史。有无疫区居住史,有无烟酒嗜好。月经与婚育史(1分)。

3. 问诊技巧(2分)

①条理性强,能抓住重点(1分);②能够围绕病情询问(1分)。

【例30】简要病史:男性,66岁。左上腹痛伴腹胀10小时急诊就诊。

要求:作为住院医师,请围绕以上简要病史,将应该询问的现病史及相关病史的内容写在答题纸上。

评分标准(总分15分)

1. 现病史(10分)

(1)根据主诉及相关鉴别询问

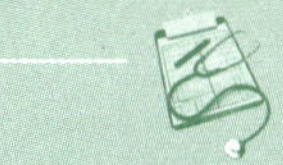

①发病诱因:有无进食油腻食物、饱餐、饮酒、劳累、服用药物(2分)。

②腹痛:性质、程度,有无放射及转移,是否为持续性,加重和缓解因素(2分)。

③腹胀:具体部位、程度,加重和缓解因素(1分)。

④伴随症状:有无发热、寒战,有无反酸、烧心、呕吐、腹泻、停止排气、排便,有无心悸、胸闷、胸痛。有无腰痛、血尿、尿量改变(2分)。

(2)诊疗经过

①是否曾到医院就诊,做过哪些检查:血、尿常规、血淀粉酶、心电图、腹部B超或腹部X线平片(1分)。

②治疗情况:是否用过止痛药物,疗效如何(1分)。

(3)一般情况

近期饮食、睡眠及体重变化情况(1分)。

2. 其他相关病史(3分)

①有无药物过敏史(0.5分);②与该病有关的其他病史:有无消化性溃疡、肝胆及胰腺疾病、肾结石、心血管疾病、肿瘤病史。有无外伤、手术史。有无疫区居住史,有无烟酒嗜好(1分)。

3. 问诊技巧(2分)

①条理性强,能抓住重点(1分);②能够围绕病情询问(1分)。

【例31】简要病史:女性,55岁。反复上腹痛8年,突发加重2小时急诊就诊。

要求:作为住院医师,请围绕以上简要病史,将应该询问的现病史及相关病史的内容写在答题纸上。

评分标准(总分15分)

1. 现病史(10分)

(1)根据主诉及相关鉴别询问

①发病诱因:有无劳累、精神因素、饮酒、饮食不当(进食不洁饮食、刺激性食物、饱餐)、服用药物、剧烈运动(1.5分)。

②以往腹痛:具体部位、性质、程度、规律、发作频率及持续时间,与进食的关系,是否与季节变化有关,加重与缓解因素(3分)。

③本次腹痛:具体部位、性质及程度,是否为持续性,有无放射及转移,加重与缓解因素(1.5分)。

④伴随症状:有无反酸、烧心、呕吐、腹胀、排便及排尿改变,有无发热、寒战、胸痛、心悸(1.5分)。

(2)诊疗经过

①是否曾到医院就诊,做过哪些检查:血尿常规、粪隐血、肝肾功能、心肌损伤标志物、血淀粉酶、立卧位腹部X线平片、腹部B超或CT、心电图、胃镜或上消化道X线钡剂造影(1分)。

②治疗情况:是否用过抑酸剂或抗酸剂、胃黏膜保护剂,疗效如何(0.5分)。

(3)一般情况

近期饮食、睡眠及体重变化情况(1分)。

2. 其他相关病史(3分)

①有无药物过敏史(0.5分);②与该病有关的其他病史:有无消化性溃疡、胆石病、胰腺及心血管疾病病史。有无疫区居住史,有无烟酒嗜好。月经与婚育史。有无肿瘤家族史(2.5分)。

3. 问诊技巧(2分)

①条理性强,能抓住重点(1分);②能够围绕病情询问(1分)。

(四)关节痛

【例32】简要病史:女性,35岁。面部红斑、关节肿痛3个月门诊就诊。

要求:作为住院医师,请围绕以上简要病史,将应该询问的现病史及相关病史的内容写在答题纸上。

评分标准(总分15分)

1. 现病史(10 分)

(1)根据主诉及相关鉴别询问

①发病诱因:有无外伤、感染、服用药物、长时间日光照射或接触化学制剂(1 分)。

②面部红斑:外形、范围、左右是否对称,局部有无不适,与日晒的关系。其他部位有无皮疹(2 分)。

③关节肿痛:部位、性质、程度、出现时间、持续时间、皮温,有无关节变形、皮肤发红,加重与缓解因素(2.5 分)。

④伴随症状:有无发热,有无口腔溃疡、脱发,有无口干、眼干,有无皮肤黏膜出血,有无心悸、水肿(1.5 分)。

(2)诊疗经过

①是否曾到医院就诊,做过哪些检查:血常规、尿常规、类风湿因子、血沉、自身抗体相关检查(1 分)。

②治疗情况:是否用过非甾体抗炎药或糖皮质激素类药物治疗,疗效如何(1 分)。

(3)一般情况

发病发来饮食、睡眠、大小便及体重变化情况(1 分)。

2. 其他相关病史(3 分)

①有无药物过敏史,有无光过敏史(1 分);②与该病有关的其他病史:有无心脏病、肾病和出血性疾病病史,有无皮肤病病史。月经与婚育史。有无遗传性疾病家族史(2 分)。

3. 问诊技巧(2 分)

①条理性强,能抓住重点(1 分);②能够围绕病情询问(1 分)。

【例 33】简要病史:男孩,8 岁。发热,右膝关节痛 2 天门诊就诊。

要求:作为住院医师,请围绕以上简要病史,将应该询问的现病史及相关病史的内容写在答题纸上。

评分标准(总分 15 分)

1. 现病史(10 分)

(1)根据主诉及相关鉴别询问

①发病诱因:有无外伤、过度疲劳、受凉、感染(1 分)。

②发热:程度、规律,有无寒战(2 分)。

③关节痛:有无肿胀,有无局部皮肤发红和皮温升高,与关节活动的关系,病情发展情况,有无功能障碍,加重和缓解因素,有无其他关节肿痛(2 分)。

④伴随症状:有无乏力、咽痛、咳嗽、气促,有无皮疹及出血点(2 分)。

(2)诊疗经过

①是否曾到医院就诊,做过哪些检查:血常规、血沉、C 反应蛋白、膝关节 X 线片(1 分)。

②治疗情况:是否用过抗菌药物及退热、止痛药物,疗效如何(1 分)。

(3)一般情况

发病以来精神状态、饮食、睡眠、大小便情况及近期体重变化情况(1 分)。

2. 其他相关病史(3 分)

①有无药物过敏史(1 分);②与该病有关的其他病史:有无风湿性关节炎病史,有无结核病史或结核病患者接触史。预防接种史(2 分)。

3. 问诊技巧(2 分)

①条理性强,能抓住重点(1 分);②能够围绕病情询问(1 分)。

【例 34】简要病史:女性,44 岁。双手关节痛 2 个月门诊就诊。

要求:作为住院医师,请围绕以上简要病史,将应该询问的现病史及相关病史的内容写在答题纸上。

评分标准(总分 15 分)

1. 现病史(10 分)

(1)根据主诉及相关鉴别询问

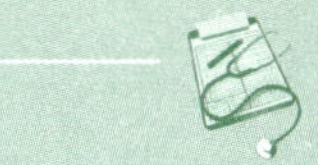

①发病诱因:有无感染、劳累、外伤、受凉或接触有毒物质(1分)。

②关节痛:疼痛发生及持续的时间,起病缓急,加重或缓解因素。有无压痛和活动受限,有无关节红肿和变形,有无晨僵(3分)。其他关节受累情况(1分)。

③伴随症状:有无发热、皮疹、乏力(2分)。

(2)诊疗经过

①是否曾到医院就诊,做过哪些检查:血常规、血沉、C反应蛋白、双手关节X线片(1分)。

②治疗情况:是否用过抗菌药物及止痛药物,疗效如何(1分)。

(3)一般情况

发病以来饮食、睡眠、大小便及体重变化情况(1分)。

2. 其他相关病史(3分)

①有无药物过敏史(0.5分);②与该病有关的其他病史:有无风湿性疾病病史,工作性质和居住环境。有无相关疾病家族史(2.5分)。

3. 问诊技巧(2分)

①条理性强,能抓住重点(1分);②能够围绕病情询问(1分)。

【例35】简要病史:女性,40岁。多关节疼痛半年,加重伴发热1个月门诊就诊。

要求:作为住院医师,请围绕以上简要病史,将应该询问的现病史及相关病史的内容写在答题纸上。

评分标准(总分15分)

1. 现病史(10分)

(1)根据主诉及相关鉴别询问

①发病诱因:有无感染、劳累、外伤、受凉、服用药物及接触有毒物质(2分)。

②关节疼痛:部位、性质、程度、是否对称、出现时间,持续性还是间歇发作,加重和缓解因素。有无关节红肿、变形、运动障碍,有无晨僵。近1个月加重的情况(3分)。

③发热:程度和热型,有无畏寒或寒战(1分)。

④伴随症状:有无皮疹、皮下结节、乏力、胸闷、腹泻和尿痛等(1分)。

(2)诊疗经过

①是否曾到医院就诊,做过哪些检查:血常规、类风湿因子、血沉、降钙素原、自身抗体相关检查(1分)。

②治疗情况:是否用过抗生素、非甾体抗炎药、改变病情抗风湿药治疗,疗效如何(1分)。

(3)一般情况

发病以来饮食、睡眠、大小便及体重变化情况(1分)。

2. 其他相关病史(3分)

①有无药物过敏史(0.5分);②与该病有关的其他病史:有无风湿性疾病(如银屑病关节炎、系统性红斑狼疮、骨关节炎)、甲状腺疾病病史。月经与婚育史。有无相关疾病家族史(2.5分)。

3. 问诊技巧(2分)

①条理性强,能抓住重点(1分);②能够围绕病情询问(1分)。

(五)腰痛

【例36】简要病史:男性,48岁。腰痛半个月,加重伴血尿1天急诊就诊。

要求:作为住院医师,请围绕以上简要病史,将应该询问的现病史及相关病史的内容写在答题纸上。

评分标准(总分15分)

1. 现病史(10分)

(1)根据主诉及相关鉴别询问

①发病诱因:有无剧烈运动、外伤、感染(1分)。

②腰痛:具体部位、性质、程度,有无放射,是持续性或阵发性,加重或缓解因素(2.5分)。

③血尿:具体尿色和量,与腰痛的关系,有无血凝块,是否为全程血尿,呈间歇性或持续性(2分)。

④伴随症状:有无尿频、尿急、尿痛、排尿困难、泡沫尿,有无发热,有无其他部位出血表现(1.5分)。

(2)诊疗经过

①是否曾到医院就诊,做过哪些检查:血常规、尿常规、肾脏B超或CT、泌尿系统造影(1分)。

②治疗情况:是否使用过抗菌药物、解痉药物治疗,疗效如何(1分)。

(3)一般情况

发病以来饮食、睡眠、大便及体重变化情况(1分)。

2. 其他相关病史(3分)

①有无药物过敏史(0.5分)。

②与该病有关的其他病史:有无类似发作史,有无结核病、尿路结石、出血性疾病、肿瘤病史(2.5分)。

3. 问诊技巧(2分)

①条理性强,能抓住重点(1分);②能够围绕病情询问(1分)。

【例37】简要病史:女性,60岁。间断腰痛半年,突发加重10小时急诊就诊。

要求:作为住院医师,请围绕以上简要病史,将应该询问的现病史及相关病史的内容写在答题纸上。

评分标准(总分15分)

1. 现病史(10分)

(1)根据主诉及相关鉴别询问

①发病诱因:有无劳累、负重、剧烈运动、外伤、感染(2分)。

②腰痛:起病缓急,具体部位、性质、程度,有无放射,呈持续性还是阵发性,加重和缓解因素(与体位及活动的关系)(2.5分)。

③腰痛突发加重情况:较前有何变化(0.5分)。

④伴随症状:有无发热,有无双下肢感觉或活动障碍,有无血尿、尿频、尿急、尿痛、尿量变化,有无腹痛,有无其他关节疼痛(2分)。

(2)诊疗经过

①是否曾到医院就诊,做过哪些检查:尿常规、腹部及泌尿系统B超、腰椎X线片或腹部X线平片(1分)。

②治疗情况:是否用过止痛药物,疗效如何(1分)。

(3)一般情况

近期饮食、睡眠、大便及体重变化情况(1分)。

2. 其他相关病史(3分)

①有无药物过敏史(0.5分);②与该病有关的其他病史:有无腹部手术史,有无妇科疾病病史,有无肾脏疾病、尿路结石、腰椎疾病、肿瘤病史。月经与婚育史(2.5分)。

3. 问诊技巧(2分)

①条理性强,能抓住重点(1分);②能够围绕病情询问(1分)。

【例38】简要病史:男性,50岁。间断腰痛2年,加重伴右下肢放射痛1周,门诊就诊。

要求:作为住院医师,请围绕以上简要病史,将应该询问的现病史及相关病史的内容写在答题纸上。

评分标准(总分15分)

1. 现病史(10分)

(1)根据主诉及相关鉴别询问

①发病诱因:有无剧烈运动、负重、久坐、外伤、受凉、咳嗽、用力排便(1分)。

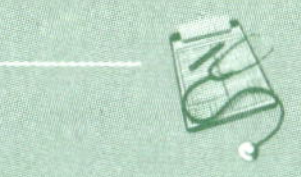

②腰痛:具体部位、性质、程度、持续时间,起病缓急,发作频率及演变过程,加重和缓解因素(2 分)。

③下肢放射痛:具体部位、性质、程度、范围、加重和缓解因素(2 分)。

④伴随症状:有无发热、盗汗,有无鞍区及下肢麻木无力,有无间歇性跛行(1 分)。

(2)诊疗经过

①是否曾到医院就诊,做过哪些检查:腰椎 X 线片(或是 CT、MRI)(1 分)。

②治疗情况:是否用过止痛药或牵引、按摩、封闭治疗,疗效如何(2 分)。

(3)一般情况

发病以来饮食、睡眠、大小便情况及近期体重变化情况(1 分)。

2. 其他相关病史(3 分)

①有无药物过敏史(0.5 分);②与该病有关的其他病史:有无结核、外伤、肿瘤病史,有无手术史,有无泌尿系统疾病病史。职业特点及生活习惯(2.5 分)。

3. 问诊技巧(2 分)

①条理性强,能抓住重点(1 分);②能够围绕病情询问(1 分)。

【例 39】简要病史:男孩,10 岁。发热伴腰痛 2 个月门诊就诊。

要求:作为住院医师,请围绕以上简要病史,将应该询问的现病史及相关病史的内容写在答题纸上。

评分标准(总分 15 分)

1. 现病史(10 分)

(1)根据主诉及相关鉴别询问

①发病诱因:有无外伤、过度疲劳,有无呼吸道感染(1 分)。

②发热:程度,热型(体温变化规律),有无寒战(2 分)。

③腰痛:具体部位、性质、程度,起病缓急,有无放射,加重和缓解因素(2 分)。

④伴随症状:有无乏力、盗汗,有无下肢麻木无力,有无尿频、尿急、尿痛、血尿。有无体重减轻(2 分)。

(2)诊疗经过

①是否曾到医院就诊,做过哪些检查:血常规、尿常规、血沉、PPD 试验、腰椎 X 线片(或 CT、MRI)(1 分)。

②治疗情况:是否用过止痛药物、抗感染药物、退热药物治疗,疗效如何(1 分)。

(3)一般情况

发病以来精神状态、饮食、睡眠及大便情况(1 分)。

2. 其他相关病史(3 分)

①有无药物过敏史(0.5 分);②与该病有关的其他病史:有无尿路感染、结石、肿瘤病史,有无结核病史或与结核病患者接触史。预防接种史(2.5 分)。

3. 问诊技巧(2 分)

①条理性强,能抓住重点(1 分);②能够围绕病情询问(1 分)。

四、咳嗽与咳痰

【例 40】简要病史:男性,30 岁。间断咳嗽、咳痰 9 年,再发伴发热 1 周门诊就诊。

要求:作为住院医师,请围绕以上简要病史,将应该询问的现病史及相关病史的内容写在答题纸上。

评分标准(总分 15 分)

1. 现病史(10 分)

(1)根据主诉及相关鉴别询问

①发病诱因:有无受凉、劳累(1.5 分)。

②咳嗽:性质、音色、程度,发生的时间和规律,加重和缓解因素(1.5 分)。

③咳痰：痰的性状和量，有无异味，有无季节性，加重和缓解因素(1分)。

④发热：程度和规律，有无畏寒或寒战(1.5分)。

⑤伴随症状：有无乏力、盗汗、有无胸痛、咯血、呼吸困难，有无心悸、下肢水肿(1.5分)。

(2)诊疗经过

①是否曾到医院就诊，做过哪些检查：血常规、胸部X线片(或CT)、肺功能、痰病原学检查(1分)。

②治疗情况：是否用过抗菌药物及止咳、祛痰药物治疗，疗效如何(1分)。

(3)一般情况

发病以来饮食、睡眠、大小便情况及近期体重变化情况(1分)。

2. 其他相关病史(3分)

①有无药物过敏史(0.5分)；②与该病有关的其他病史：有无幼年呼吸道感染病史(麻疹、肺炎、百日咳等)，有无结核、慢性鼻炎病史，有无心脏病、肝肾疾病病史。有无烟酒嗜好(2.5分)。

3. 问诊技巧(2分)

①条理性强，能抓住重点(1分)；②能够围绕病情询问(1分)。

【例41】简要病史：男性，35岁。发热、咳嗽、胸痛1个月门诊就诊。

要求：作为住院医师，请围绕以上简要病史，将应该询问的现病史及相关病史的内容写在答题纸上。

评分标准(总分15分)

1. 现病史(10分)

(1)根据主诉及相关鉴别询问

①发病诱因：有无劳累、受凉(1分)。

②发热：程度和热型，有无畏寒或寒战(1分)。

③咳嗽：性质、音色和程度，加重和缓解因素。有无咳痰，痰的性状和量(1.5分)。

④胸痛：具体部位、性质、程度，有无放射，加重和缓解因素(与呼吸及体位的关系)(2分)。

⑤伴随症状：有无乏力、盗汗，有无咯血、胸闷、呼吸困难，有无下肢水肿(1.5分)。

(2)诊疗经过

①是否曾到医院就诊，做过哪些检查：血常规、胸部X线片(或CT)(1分)。

②治疗情况：是否用过抗菌、止咳药物，疗效如何(1分)。

(3)一般情况

发病以来饮食、睡眠、大小便情况及近期体重变化情况(1分)。

2. 其他相关病史(3分)

①有无药物过敏史(0.5分)；②与该病有关的其他病史：有无慢性呼吸系统疾病病史，有无高血压、心脏病、糖尿病及肝肾疾病病史。工作性质及环境，有无烟酒嗜好(2.5分)。

3. 问诊技巧(2分)

①条理性强，能抓住重点(1分)；②能够围绕病情询问(1分)。

【例42】简要病史：女性，64岁。间断咳嗽、咳痰、痰中带血1年，咯血10小时急诊就诊。

要求：作为住院医师，请围绕以上简要病史，将应该询问的现病史及相关病史的内容写在答题纸上。

评分标准(总分15分)

1. 现病史(10分)

(1)根据主诉及相关鉴别询问

①发病诱因：有无受凉、劳累(1分)。

②咳嗽：性质、音色、程度，发生的时间和规律，加重和缓解因素(1.5分)。

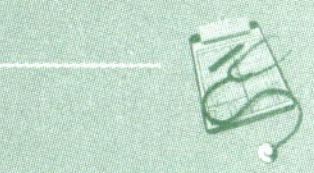

③咳痰:痰的性状和量,有无异味,有无季节性,加重和缓解因素(1分)。

④咯血:1年来痰中带血的性状和量,咯血频率及变化规律,本次咯血的急缓、性状、颜色和量(1.5分)。

⑤伴随症状:有无发热、盗汗、消瘦、胸痛,有无心悸、晕厥、呼吸困难,有无下肢水肿(2分)。

(2)诊疗经过

①是否曾到医院就诊,做过哪些检查:血常规、胸部X线片(或CT)、支气管镜(1分)。

②治疗情况:是否用过抗菌、止咳、祛痰药物,疗效如何(1分)。

(3)一般情况

近期精神、饮食、睡眠、大小便情况(1分)。

2. 其他相关病史(3分)

①有无药物过敏史(0.5分);②与该病有关的其他病史:有无幼年呼吸道感染病史(麻疹、肺炎、百日咳等),有无结核、心脏病、糖尿病、肝肾疾病、肿瘤及血液病病史,有无特殊药物治疗史。工作性质及环境,有无到过疫区,有无烟酒嗜好。月经与婚育史(2.5分)。

3. 问诊技巧(2分)

①条理性强,能抓住重点(1分);②能够围绕病情询问(1分)。

【例43】简要病史:患者,男,75岁。咳粉红色泡沫痰2小时急诊入院。高血压病史30年。

要求:作为住院医师,请围绕以上简要病史,将应该询问的现病史及相关病史的内容写在答题纸上。

评分标准(总分15分)

1. 现病史(10分)

(1)根据主诉及相关鉴别询问

①发病诱因:高血压的程度及治疗情况,有无情绪激动、劳累、感染、输液过多等诱因(2分)。

②咳嗽咳痰:发病、程度、与体位及活动的关系,有无夜间阵发性呼吸困难、缓解或加重的因素(3分)。

③伴随症状:有无发热、胸痛、烦躁不安、头痛、乏力、少尿等(2分)。

(2)诊疗经过

①是否曾到医院就诊,做过哪些检查:如心电图、胸片、心脏B超等(1分)。

②治疗情况:是否用过抗菌、止血药物,疗效如何(1分)。

(3)一般情况

发病以来,患者饮食、睡眠、大小便及体重变化情况(1分)。

2. 其他相关病史(3分)

①有无药物过敏史(0.5分);②高血压情况及治疗情况(0.5分);③与该病有关的其他病史:有无类似发作史,有无其他心脏病、肺结核病史,有无烟酒嗜好。工作环境,家族史(2分)。

3. 问诊技巧(2分)

①条理性强,能抓住重点(1分);②能够围绕病情询问(1分)。

【例44】简要病史:女孩,10岁。咳嗽、咳痰、发热10天门诊就诊。

要求:作为住院医师,请围绕以上简要病史,将应该询问的现病史及相关病史的内容写在答题纸上。

评分标准(总分15分)

1. 现病史(10分)

(1)根据主诉及相关鉴别询问

①发病诱因:有无受凉、疲劳(1分)。

②咳嗽:性质、程度、音色,加重和缓解因素(1.5分)。

③咳痰:痰的性状和量(1.5分)。

④发热:程度、规律,有无寒战(1.5分)。

⑤伴随症状:有无流涕、咽痛、呕吐,有无气促、胸痛、咯血,有无皮疹(1.5分)。

(2)诊疗经过

①是否曾到医院就诊,做过哪些检查:血常规、CRP,胸部X线片(1分)。

②治疗情况:是否用过抗菌药物、退热药物,疗效如何(1分)。

(3)一般情况

发病以来精神状态、饮食、睡眠及大小便情况(1分)。

2. 其他相关病史(3分)

①生长发育情况(0.5分);②有无药物过敏史,预防接种情况(1分)。

③与该病有关的其他病史:有无反复心肺疾病病史,有无传染病接触史,有无类似疾病家族史(1.5分)。

3. 问诊技巧(2分)

①条理性强,能抓住重点(1分);②能够围绕病情询问(1分)。

五、咯血

【例45】简要病史:女性,60岁。间断咳嗽、咳痰1年,痰中带血1周门诊就诊。

要求:作为住院医师,请围绕以上简要病史,将应该询问的现病史及相关病史的内容写在答题纸上。

评分标准(总分15分)

1. 现病史(10分)

(1)根据主诉及相关鉴别询问

①发病诱因:有无受凉、劳累(1分)。

②咳嗽:性质、音色、程度,发生的时间和规律,加重和缓解因素(1.5分)。

③咳痰:痰的性状和量,有无异味,有无季节性,加重和缓解因素(1分)。

④咯血(痰中带血):痰中带血的性状和量(1.5分)。

⑤伴随症状:有无发热、盗汗、胸痛,有无心悸、晕厥、呼吸困难,有无其他部位出血,有无下肢水肿(2分)。

(2)诊疗经过

①是否曾到医院就诊,做过哪些检查:血常规、胸部X线片(或CT)、支气管镜(1分)。

②治疗情况:是否用过抗菌、止咳、祛痰药物,疗效如何(1分)。

(3)一般情况

发病以来饮食、睡眠、大小便情况及近期体重变化情况(1分)。

2. 其他相关病史(3分)

①有无药物过敏史(0.5分)。

②与该病有关的其他病史:有无慢性呼吸系统疾病、心脏病、血液病、肝肾疾病、肿瘤病史。工作性质及环境。有无到过疫区。有无吸烟史,吸烟量。月经与婚育史。有无肿瘤家族史(2.5分)。

3. 问诊技巧(2分)

①条理性强,能抓住重点(1分);②能够围绕病情询问(1分)。

【例46】简要病史:女性,59岁。间断咳嗽、咳痰、痰中带血3年,咯血2天急诊就诊。

要求:作为住院医师,请围绕以上简要病史,将应该询问的现病史及相关病史的内容写在答题纸上。

评分标准(总分15分)

1. 现病史(10分)

(1)根据主诉及相关鉴别询问

①发病诱因:有无受凉、劳累(1分)。

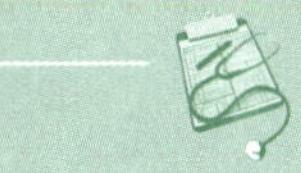

②咯血:痰中带血的性状和量,本次咯血的急缓、性状、颜色和量(1分)。

③咳嗽:性质、音色、程度,发生的时间和规律,加重或缓解因素(1.5分)。

④咳痰:痰的性状和量,有无异味,有无季节性,加重或缓解因素(1.5分)。

⑤伴随症状:有无发热、盗汗、胸痛,有无心悸、晕厥、呼吸困难,有无其他部位出血,有无双下肢水肿(2分)。

(2)诊疗经过

①是否曾到医院就诊,做过哪些检查:血常规、胸部X线片(或CT)、支气管镜(1分)。

②治疗情况:是否用过抗菌、止咳、祛痰及止血药物治疗,疗效如何(1分)。

(3)一般情况

发病以来饮食、睡眠、大小便及体重变化情况(1分)。

2. 其他相关病史(3分)

①有无药物过敏史(0.5分);②与该病有关的其他病史:有无幼年呼吸道感染病史(麻疹肺炎、百日咳等),有无肺结核、心脏病、糖尿病及血液病病史。工作性质及环境,有无烟酒嗜好(2.5分)。

3. 问诊技巧(2分)

①条理性强,能抓住重点(1分);②能够围绕病情询问(1分)。

【例47】简要病史:女性,39岁。间断咯血12年,再发1天急诊入院。

要求:作为住院医师,请围绕以上简要病史,将应该询问的现病史及相关病史的内容写在答题纸上。

评分标准(总分15分)

1. 现病史(10分)

(1)根据主诉及相关鉴别询问

①发病诱因:有无受凉、劳累、上呼吸道感染(1分)。

②咯血:发作频率、性状和量,加重或缓解因素,是否与月经有关,是否与季节有关(2分)。

③本次咯血情况:起病急缓、咯血的性状和量(1.5分)。

④伴随症状:有无咳嗽、咳痰、发热、盗汗,有无胸痛、呼吸困难,有无大汗、心悸、意识障碍,有无下肢水肿,有无皮肤黏膜出血(2.5分)。

(2)诊疗经过

①是否曾到医院就诊,做过哪些检查:如胸部X线片、胸部CT、支气管镜检查(1分)。

②治疗情况:是否使用抗生素、止血药物治疗,疗效如何(1分)。

(3)一般情况

发病以来饮食、睡眠、大小便及体重变化情况(1分)。

2. 其他相关病史(3分)

①有无药物过敏史(0.5分);②与该病有关的其他病史:有无幼年时期下呼吸道感染病史,有无肺结核、心脏病、肝病、肾病、糖尿病、下肢深静脉血栓病史。工作性质及环境,有无烟酒嗜好(2.5分)。

3. 问诊技巧(2分)

①条理性强,能抓住重点(1分);②能够围绕病情询问(1分)。

【例48】简要病史:女性,40岁。间断咳嗽、咳痰、咯血伴低热1周门诊入院。

要求:作为住院医师,请围绕以上简要病史,将应该询问的现病史及相关病史的内容写在答题纸上。

评分标准(总分15分)

1. 现病史(10分)

(1)根据主诉及相关鉴别询问

①发病诱因:有无受凉、劳累、上呼吸道感染(0.5分)。

②咳嗽:性质、音色、程度及昼夜变化规律(1.5 分)。

③咳痰:痰液的性状、量,有无臭味(1 分)。

④咯血:发作频率、性状和量,加重或缓解因素,是否与月经有关,是否与季节有关(1 分)。

⑤低热:每日体温变化,有无畏寒、寒战,有无盗汗(1 分)。

⑥伴随症状:有无头晕、晕厥,有无胸痛、呼吸困难,有无皮肤黏膜出血,有无双下肢水肿(2 分)。

(2)诊疗经过

①是否曾到医院就诊,做过哪些检查:如血常规、血沉、胸部 X 线片或 CT、PPD 试验、痰病原学检查(1 分)。

②治疗情况:有无使用抗生素、止血药物治疗,疗效如何(1 分)。

(3)一般情况

发病以来饮食、睡眠、大小便及体重变化情况(1 分)。

2. 其他相关病史(3 分)

①有无药物过敏史(0.5 分);②与该病有关的其他病史:有无幼年时期下呼吸道感染病史,有无肺结核、心脏病、肝病、糖尿病、下肢深静脉血栓病史。工作性质及环境,有无烟酒嗜好(2.5 分)。

3. 问诊技巧(2 分)

①条理性强,能抓住重点(1 分);②能够围绕病情询问(1 分)。

六、呼吸困难

【例 49】简要病史:男性,73 岁。活动后气短 2 个月门诊就诊。既往有"高血压"病史 10 年。

要求:作为住院医师,请围绕以上简要病史,将应该询问的现病史及相关病史的内容写在答题纸上。

评分标准(总分 15 分)

1. 现病史(10 分)

(1)根据主诉及相关鉴别询问

①发病诱因:有无感染、情绪激动、过度劳累(1 分)。

②呼吸困难(气短):程度,是阵发性还是持续性,有无夜间发作,加重或缓解因素(与体位及活动的关系)(3 分)。

③伴随症状:有无胸痛,有无心悸、晕厥,有无双下肢水肿(1.5 分)。有无发热、咳嗽、咳痰、咯血(1.5 分)。

(2)诊疗经过

①是否曾到医院就诊,做过哪些检查:血常规、胸部 X 线片(或 CT)、支气管镜、心脏彩超(1 分)。

②治疗情况:是否用过洋地黄、利尿剂治疗,疗效如何(1 分)。

(3)一般情况

发病以来饮食、睡眠、大小便及体重变化情况(1 分)。

2. 其他相关病史(3 分)

①有无药物过敏史(0.5 分);②"高血压"的诊治情况(0.5 分)。

③与该病有关的其他病史:有无慢性肺部疾病、心脏病、血脂异常、肾病、糖尿病病史。有无烟酒嗜好。有无冠心病家族史(2 分)。

3. 问诊技巧(2 分)

①条理性强,能抓住重点(1 分);②能够围绕病情询问(1 分)。

【例 50】简要病史:男性,68 岁。气短 1 周门诊就诊。10 年前曾患"急性前壁心肌梗死"。

要求:作为住院医师,请围绕以上简要病史,将应该询问的现病史及相关病史的内容写在答题纸上。

评分标准(总分 15 分)

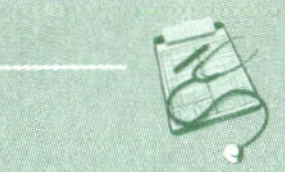

1. 现病史(10分)

(1)根据主诉及相关鉴别询问

①发病诱因:有无劳累、感染、情绪激动(1分)。

②呼吸困难(气短):程度,阵发性还是持续性,有无夜间发作,加重或缓解因素(与体位及活动的关系)(3分)。

③伴随症状:有无心悸、胸痛、出汗,有无发热、咳嗽、咳痰、咯血,有无腹胀、双下肢水肿(3分)。

(2)诊疗经过

①是否曾到医院就诊,做过哪些检查:血常规、胸部X线片、心脏彩超(1分)。

②治疗情况:是否用过洋地黄、利尿剂治疗,疗效如何(1分)。

(3)一般情况

发病以来饮食、睡眠、大小便及体重变化情况(1分)。

2. 其他相关病史(3分)

①有无药物过敏史(0.5分);②"心肌梗死"的诊治情况(0.5分)。

③与该病有关的其他病史:有无高血压病史,有无慢性肺部疾病、肝病、肾病病史。有无烟酒嗜好。有无心脏病家族史(2分)。

3. 问诊技巧(2分)

①条理性强,能抓住重点(1分);②能够围绕病情询问(1分)。

【例51】简要病史:男性,18岁。反复哮喘6年,加重伴发热2天门诊就诊。既往有"鼻炎"病史8年。

要求:作为住院医师,请围绕以上简要病史,将应该询问的现病史及相关病史的内容写在答题纸上。

评分标准(总分15分)

1. 现病史(10分)

(1)根据主诉及相关鉴别询问

①发病诱因:有无接触过敏原、受凉(1分)。

②呼吸困难(喘息):程度、持续时间和发作频率,有无季节性,有无夜间发作,有无喘鸣,加重或缓解因素(与体位及活动的关系)(3分)。

③发热:程度,热型,有无畏寒或寒战(1分)。

④伴随症状:有无咳嗽、咳痰、咯血、胸痛,有无心悸、双下肢水肿,有无大汗、意识障碍(2分)。

(2)诊疗经过

①是否曾到医院就诊,做过哪些检查:血常规、胸部X线片、肺功能、心电图、过敏原试验(1分)。

②治疗情况:是否用过抗菌药物、糖皮质激素和支气管扩张药物治疗,疗效如何(1分)。

(3)一般情况

发病以来饮食、睡眠、大小便及体重变化情况(1分)。

2. 其他相关病史(3分)

①有无药物、食物过敏史(0.5分);②"鼻炎"的具体诊治情况(0.5分);③与该病有关的其他病史:有无慢性肺部疾病、心脏病病史。有无烟酒嗜好。有无过敏性疾病家族史(2.5分)。

3. 问诊技巧(2分)

①条理性强,能抓住重点(1分);②能够围绕病情询问(1分)。

【例52】简要病史:男性,22岁。间断咳嗽、喘息5年,加重4天门诊就诊。

要求:作为住院医师,请围绕以上简要病史,将应该询问的现病史及相关病史的内容写在答题纸上。

评分标准(总分15分)

1. 现病史(10分)

(1)根据主诉及相关鉴别询问

①发病诱因:有无接触过敏原、受凉、劳累(1分)。

②咳嗽:性质、音色和程度,发作的时间和规律,加重和缓解因素。有无咳痰,痰的性状和量(1.5分)。

③呼吸困难(喘息):程度、发作频率和持续时间,有无季节性,有无夜间加重或缓解,有无喘鸣,加重与缓解因素(与体位及活动关系)。本次加重情况(2.5分)。

④伴随症状:有无发热,有无胸痛、咯血,有无心悸、下肢水肿,有无大汗、意识障碍(2分)。

(2)诊疗经过

①是否曾到医院就诊,做过哪些检查:血常规、胸部X线片(或CT)、肺功能(支气管舒张试验)、心电图、过敏原试验(1分);②治疗情况:是否用过抗菌药物、糖皮质激素、支气管舒张药物,疗效如何(1分)。

(3)一般情况

发病以来饮食、睡眠、大小便情况及近期体重变化情况(1分)。

2. 其他相关病史(3分)

①有无药物过敏史(0.5分);②与该病有关的其他病史:有无过敏性疾病病史,有无慢性呼吸系统疾病、心脏病及肝肾疾病病史。生活环境,有无烟酒嗜好。有无过敏性疾病家族史(2.5分)。

3. 问诊技巧(2分)

①条理性强,能抓住重点(1分);②能够围绕病情询问(1分)。

【例53】简要病史:女性,32岁。间断发作喘息8年,加重伴发热1天急诊就诊。

要求:作为住院医师,请围绕以上简要病史,将应该询问的现病史及相关病史的内容写在答题纸上。

评分标准(总分15分)

1. 现病史(10分)

(1)根据主诉及相关鉴别询问

①发病诱因:有无接触过敏原、受凉、劳累(1分)。

②呼吸困难(喘息):程度、持续时间和发作频率,有无季节性,有无夜间发作,有无喘鸣,加重和缓解因素(与体位及活动的关系)(2.5分)。

③发热:程度和规律,有无畏寒和寒战(1分)。

④本次加重情况及病情的发展与演变(0.5分)。

⑤伴随症状:有无咳嗽、咳痰、咯血、胸痛,有无心悸、下肢水肿,有无大汗、意识障碍(2分)。

(2)诊疗经过

①是否曾到医院就诊,做过哪些检查:血常规、胸部X线片、肺功能(支气管舒张试验)、心电图、过敏原试验(1分);②治疗情况:是否用过抗菌药物、糖皮质激素和支气管舒张药物,疗效如何(1分)。

(3)一般情况

发病以来饮食、睡眠、大小便情况及近期体重变化情况(1分)。

2. 其他相关病史(3分)

①有无药物过敏史(0.5分);②与该病有关的其他病史:有无过敏性疾病、慢性呼吸系统疾病、心脏病及肝肾疾病病史。有无烟酒嗜好。月经与婚育史。有无过敏性疾病家族史(2.5分)。

3. 问诊技巧(2分)

①条理性强,能抓住重点(1分);②能够围绕病情询问(1分)。

【例54】简要病史:女性,23岁。胸痛7天,呼吸困难3天,胸部X线片示"左侧中等量胸腔积液"。

要求:作为住院医师,请围绕以上简要病史,将应该询问的现病史及相关病史的内容写在答题纸上。

评分标准(总分15分)

1. 现病史(10分)

(1)根据主诉及相关鉴别询问

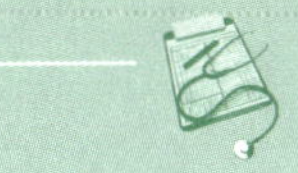

①发病诱因：有无劳累、受凉、上呼吸道感染（1分）。

②胸痛：具体部位、性质、程度、起病急缓、持续时间，有无放射，加重或缓解因素（与呼吸及体位的关系）（2分）。

③呼吸困难：程度，是吸气性还是呼气性，是阵发性还是持续性，有无夜间呼吸困难，加重或缓解因素（与活动和体位的关系）（2分）。

④伴随症状：有无咳嗽、咳痰、咯血，有无盗汗，有无心悸、双下肢水肿（2分）。

（2）诊疗经过

①是否曾到医院就诊，做过哪些检查：血常规、胸部CT、PPD试验、胸腔积液检查（1分）。

②治疗情况：是否行胸腔穿刺抽液，抽液次数及量，是否用过抗感染或抗结核药物治疗，疗效如何（1分）。

（3）一般情况

发病以来饮食、睡眠、大小便及体重变化情况（1分）。

2. 其他相关病史（3分）

①有无药物过敏史（0.5分）；②与该病有关的其他病史：有无慢性肺部疾病、心脏病病史。有无肺结核患者接触史，卡介苗接种史。工作性质及环境，有无烟酒嗜好。月经与婚育史（2.5分）。

3. 问诊技巧（2分）

①条理性强，能抓住重点（1分）；②能够围绕病情询问（1分）。

七、心悸

【例55】简要病史：女性，45岁。发作性心悸1年，双下肢水肿1周门诊就诊。

要求：作为住院医师，请围绕以上简要病史，将应该询问的现病史及相关病史的内容写在答题纸上。

评分标准（总分15分）

1. 现病史（10分）

（1）根据主诉及相关鉴别询问

①发病诱因：有无劳累、剧烈运动、情绪激动、感染，有无饮浓茶、咖啡以及服用药物（1分）。

②心悸：是否突发突止，发作频率及持续时间，发作时的脉率和节律，加重或缓解因素（与活动及体位的关系）（2分）。

③水肿：发生的缓急、程度，开始水肿部位，是否为凹陷性及对称性，其他部位有无水肿，加重或缓解因素（与体位变化及活动的关系）（2分）。

④伴随症状：有无胸痛、呼吸困难，有无头晕、黑矇、晕厥，有无发热、咳嗽、咳痰，有无怕热、乏力、消瘦，有无腹胀、少尿（2分）。

（2）诊疗经过

①是否曾到医院就诊，做过哪些检查：心电图、甲状腺功能测定（1分）。

②治疗情况：是否用过抗心律失常药物治疗，疗效如何（1分）。

（3）一般情况

发病以来饮食、睡眠及大便情况（1分）。

2. 其他相关病史（3分）

①有无药物过敏史（0.5分）；②与该病有关的其他病史：有无高血压、心脏病、贫血、甲状腺功能亢进症病史，有无慢性肾病、肝病、肺部疾病、营养不良性疾病病史。月经与婚育史。有无心脏病家族史（2.5分）。

3. 问诊技巧（2分）

①条理性强，能抓住重点（1分）；②能够围绕病情询问（1分）。

【例56】简要病史：女性，35岁。间断心悸、气短5年，加重1天急诊就诊。既往有“风湿性心脏病”病史10年。

要求：作为住院医师，请围绕以上简要病史，将应该询问的现病史及相关病史的内容写在答题纸上。

评分标准（总分15分）

1. 现病史（10分）

（1）根据主诉及相关鉴别询问

①发病诱因：有无感染、劳累、情绪激动、服用药物或饮用刺激性饮品（1分）。

②心悸：是否突发突止，发作频率及持续时间，发作时的脉率和节律，加重和缓解因素（1分）。

③呼吸困难（气短）：出现和持续时间，程度，有无夜间发作，加重和缓解因素（与心悸、活动及体位的关系）（1.5分）。

④近1天的病情变化特点（1分）。

⑤伴随症状：有无头晕、昏厥（1分）。有无胸痛、腹胀（0.5分）。有无发热、咳嗽、咳痰（0.5分）。有无双下肢水肿，有无易饥、消瘦、多汗（1分）。

（2）诊疗经过

①是否曾到医院就诊，做过哪些检查：胸部X线片、心电图、超声心动图及动态心电图（1分）。

②治疗情况：是否用过抗心律失常药物，疗效如何（1分）。

（3）一般情况

发病以来饮食、睡眠、大小便情况（0.5分）。

2. 其他相关病史（3分）

①有无药物过敏史（0.5分）；②风湿性心脏病具体情况及治疗情况（0.5分）。

③有无冠心病、心律失常、糖尿病、血脂异常，有无甲状腺功能亢进症、慢性肺部疾病病史。有无烟酒嗜好（1.5分）；④月经与婚育史（0.5分）。

3. 问诊技巧（2分）

①条理性强，能抓住重点（1分）；②能够围绕病情询问（1分）。

【例57】简要病史：男性，55岁。发作性心悸3年，再发1小时门诊就诊。

要求：作为住院医师，请围绕以上简要病史，将应该询问的现病史及相关病史的内容写在答题纸上。

评分标准（总分15分）

1. 现病史（10分）

（1）根据主诉及相关鉴别询问

①发病诱因：有无劳累、精神紧张，有无饮用刺激性饮品或服用药物（1分）。

②心悸：发作频率及持续时间，是否突发突止，发作时的脉率和节律，加重和缓解因素。此次再发情况（2.5分）。

③伴随症状：有无胸痛、呼吸困难（1分）。有无头晕、晕厥、抽搐（1分）。有无易饥、消瘦、多汗、脾气急躁（1.5分）。

（2）诊疗经过

①是否曾到医院就诊，做过哪些检查：心电图、动态心电图、甲状腺功能测定（1分）。

②治疗情况：是否用过抗心律失常药物，疗效如何（1分）。

（3）一般情况

近期饮食、睡眠、大小便情况（1分）。

2. 其他相关病史（3分）

①有无药物过敏史（0.5分）；②与该病有关的其他病史：有无高血压、心脏病病史，有无甲状腺功能亢进症、贫血史，有无精神神经系统疾病病史。有无烟酒嗜好。有无心血管疾病家族史（2.5分）。

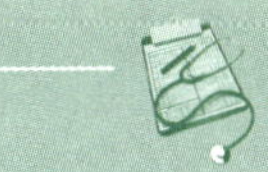

3. 问诊技巧(2分)

①条理性强,能抓住重点(1分);②能够围绕病情询问(1分)。

【例58】简要病史:女性,64岁。心悸、气短6周,加重1天门诊入院。既往曾患有"心脏病"2年。

要求:作为住院医师,请围绕以上简要病史,将应该询问的现病史及相关病史的内容写在答题纸上。

评分标准(总分15分)

1. 现病史(10分)

(1)根据主诉及相关鉴别询问

①发病诱因:有无上呼吸道感染、劳累、剧烈运动、精神紧张(1分)。

②心悸:发作情况,持续时间,加重或缓解因素,是否突发突止(2分)。

③呼吸困难(气短):发生的缓急,是吸气性还是呼气性,是阵发性还是持续性,与活动、体位的关系,有无夜间阵发性呼吸困难,加重或缓解因素(2分)。

④伴随症状:有无头晕、晕厥、胸痛,有无发热、咽部疼痛、咳嗽、咳痰、咯血,有无关节痛,有无易饥、消瘦、多汗,有无双下肢水肿(2分)。

(2)诊疗经过

①是否曾到医院就诊,做过哪些检查:如胸部X线片、心电图、心肌坏死标记物(1分)。

②治疗情况:是否用过抗心律失常药物,疗效如何(1分)。

(3)一般情况

发病以来饮食、睡眠、大小便及近期体重变化情况(1分)。

2. 其他相关病史(3分)

①有无药物过敏史(0.5分);②心脏病的治疗情况(0.5分);③与该病有关的其他病史:有无呼吸系统疾病病史,有无反复扁桃体炎和关节炎病史,有无甲状腺功能亢进症、贫血病史。月经史(2分)。

3. 问诊技巧(2分)

①条理性强,能抓住重点(1分);②能够围绕病情询问(1分)。

八、水肿

【例59】简要病史:男性,75岁。双下肢水肿6个月,突发心悸2小时急诊就诊。既往有高血压、冠心病病史15年。

要求:作为住院医师,请围绕以上简要病史,将应该询问的现病史及相关病史的内容写在答题纸上。

评分标准(总分15分)

1. 现病史(10分)

(1)根据主诉及相关鉴别询问

①发病诱因:有无劳累、精神紧张、感染、服用药物或饮用刺激性饮品(1分)。

②水肿:水肿开始的部位,发生的缓急及程度,是否为凹陷性及对称性,其他部位有无水肿,加重和缓解因素(与体位和活动的关系)(2分)。

③心悸:是阵发性还是持续性,发作时的脉率和节律,加重和缓解因素(2分)。

④伴随症状:有无胸痛,有无头晕、黑矇(0.5分)。有无腹胀、尿量及尿色改变(0.5分)。有无发热、咳嗽、咳痰、呼吸困难(0.5分)。有无消瘦、多汗、易饥(1分)。

(2)诊疗经过

①是否曾到医院就诊,做过哪些检查:血压测量、心电图、动态心电图、超声心动图、甲状腺功能(1分)。

②治疗情况:是否用过利尿剂,疗效如何(0.5分)。

(3)一般情况

近期饮食、睡眠、大便及体重变化情况(0.5分)。

2. 其他相关病史(3分)

①有无药物过敏史(0.5分)。

②“高血压、冠心病”的具体情况及治疗情况(0.5分)。

③与该病有关的其他病史:有无甲状腺功能亢进症、糖尿病、慢性肺部疾病,心律失常、肾病、肝病病史,有无营养不良史。有无烟酒嗜好(1.5分)。

④有无高血压、冠心病家族史(0.5分)。

3. 问诊技巧(2分)

①条理性强,能抓住重点(1分);②能够围绕病情询问(1分)。

【例60】简要病史:男性,55岁。间断心悸1年,双下肢水肿1个月门诊就诊。

要求:作为住院医师,请围绕以上简要病史,将应该询问的现病史及相关病史的内容写在答题纸上。

评分标准(总分15分)

1. 现病史(10分)

(1)根据主诉及相关鉴别询问

①发病诱因:有无劳累、情绪激动、感染,有无饮用刺激性饮品以及服用药物(1分)。

②心悸:发作频率及持续时间,是否突发突止,发作时的脉率和节律,加重和缓解因素(与活动及体位的关系)(2分)。

③水肿:发生的缓急、程度,水肿开始部位,是否为凹陷性及对称性,其他部位有无水肿,加重和缓解因素(与体位变化和活动的关系)(2分)。

④伴随症状:有无胸痛、发热、咳嗽、咳痰、呼吸困难(0.5分)。有无头晕、晕厥(0.5分)。有无腹胀、少尿(0.5分)。有无怕热、多汗、消瘦(0.5分)。

(2)诊疗经过

①是否曾到医院就诊,做过哪些检查:心电图、超声心动图、甲状腺功能测定(1分)。

②治疗情况:是否用过抗心律失常药物、利尿剂,疗效如何(1分)。

(3)一般情况

发病以来饮食、睡眠、大便情况(1分)。

2. 其他相关病史(3分)

①有无药物过敏史(0.5分);②与该病有关的其他病史:有无心血管疾病、贫血、甲状腺功能亢进症病史,有无慢性肾病、肝病、肺部疾病病史,有无营养不良史(2分);③有无心脏病家族史(0.5分)。

3. 问诊技巧(2分)

①条理性强,能抓住重点(1分);②能够围绕病情询问(1分)。

【例61】简要病史:男性,65岁。双下肢水肿半年,气短1周门诊就诊。

要求:作为住院医师,请围绕以上简要病史,将应该询问的现病史及相关病史的内容写在答题纸上。

评分标准(总分15分)

1. 现病史(10分)

(1)根据主诉及相关鉴别询问

①发病诱因:有无劳累、情绪激动、感染、服用药物(0.5分)。

②水肿:最早出现的部位,发生的缓急、程度,是否为凹陷性及对称性,有无其他部位水肿,加重和缓解因素(与活动及体位的关系)(2分)。

③呼吸困难(气短):出现及持续的时间和程度,有无夜间发作,加重和缓解因素(与活动及体位的关

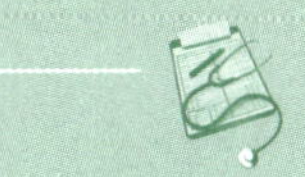

系)(1.5分)。

④伴随症状:有无发热、咳嗽、咳痰、咯血(0.5分)。有无胸痛、胸闷、心悸、晕厥(1分)。有无腹胀、腹痛(0.5分)。有无少尿,尿中有无泡沫(0.5分)。有无关节疼痛、肿胀、皮肤红斑及皮下结节(1分)。

(2)诊疗经过

①是否曾到医院就诊,做过哪些检查:胸部X线片、心电图、超声心动图(1分)。

②治疗情况:是否用过利尿剂,疗效如何(1分)。

(3)一般情况

发病以来饮食、睡眠、大便及体重变化情况(0.5分)。

2. 其他相关病史(3分)

①有无药物过敏史(0.5分);②与该病有关的其他病史:有无高血压、冠心病、风湿性心脏病、心律失常、糖尿病病史,有无反复上呼吸道感染史,有无肝病、肾病、营养不良史。有无烟酒嗜好(2.5分)。

3. 问诊技巧(2分)

①条理性强,能抓住重点(1分);②能够围绕病情询问(1分)。

【例62】简要病史:男性,78岁。双下肢水肿2年,加重1个月门诊就诊。既往有"高血压"病史20年。

要求:作为住院医师,请围绕以上简要病史,将应该询问的现病史及相关病史的内容写在答题纸上。

评分标准(总分15分)

1. 现病史(10分)

(1)根据主诉及相关鉴别询问

①发病诱因:有无劳累、感染、服用药物(1分)。

②水肿:最早出现的部位,发生急缓、程度,是否凹陷性,是否对称性,持续性还是间断性,加重和缓解因素(与活动及体位的关系),此次加重情况(3分)。

③伴随症状:有无心悸、胸痛、呼吸困难,有无咳嗽、咳痰(1分)。有无纳差、皮肤黄染、腹胀,有无怕冷、反应迟钝(1分)。有无少尿及尿色异常(1分)。

(2)诊疗经过

①是否曾到医院就诊,做过哪些检查:尿常规、肝肾功能、心脏超声、腹部B超(1分)。

②治疗情况:是否用过利尿剂,疗效如何(1分)。

(3)一般情况

发病以来饮食、睡眠、大便及体重变化情况(1分)。

2. 其他相关病史(3分)

①有无药物过敏史(0.5分);②"高血压"的具体情况及治疗情况(1分);③与该病有关的其他病史:有无冠心病、肺部疾病,有无肝病、肾病和甲状腺疾病病史,有无营养不良史(1.5分)。

3. 问诊技巧(2分)

①条理性强,能抓住重点(1分);②能够围绕病情询问(1分)。

九、恶心与呕吐

【例63】简要病史:女性,25岁。上腹痛、呕吐半天急诊就诊。

要求:作为住院医师,请围绕以上简要病史,将应该询问的现病史及相关病史的内容写在答题纸上。

评分标准(总分15分)

1. 现病史(10分)

(1)根据主诉及相关鉴别询问

①发病诱因:有无饮食不当(不洁饮食、进食刺激性食物)、饮酒、服用药物、精神因素(1分)。

②腹痛：性质、程度、具体部位，有无规律性，有无放射及转移，加重或缓解因素，腹痛与呕吐的关系（2分）。

③呕吐：发生的时间、频率、呕吐物气味、性状、量，加重或缓解因素（2分）。

④伴随症状：有无反酸、烧心，有无发热、头痛、头晕、心悸、腹泻，有无皮肤黄染（2分）。

（2）诊疗经过

①是否曾到医院就诊，做过哪些检查：血常规、肝肾功能、腹部B超（1分）。

②治疗情况：是否用过止吐药及胃黏膜保护剂治疗，疗效如何（1分）。

（3）一般情况

近期睡眠、饮食、大小便及体重变化情况（1分）。

2. 其他相关病史（3分）

①有无药物过敏史（0.5分）；②与该病有关的其他病史：有无类似发作史，有无胃炎、消化性溃疡、肝胆疾病病史，有无手术史。月经与婚育史（2.5分）。

3. 问诊技巧（2分）

①条理性强，能抓住重点（1分）；②能够围绕病情询问（1分）。

【例64】简要病史：女性，36岁。呕吐伴上腹痛1天门诊就诊。

要求：作为住院医师，请围绕以上简要病史，将应该询问的现病史及相关病史的内容写在答题纸上。

评分标准（总分15分）

1. 现病史（10分）

（1）根据主诉及相关鉴别询问

①发病诱因：有无饮食不当或不洁饮食、饮酒、服药、劳累及精神因素（1分）。

②呕吐：是否为喷射性，呕吐时间，与进食的关系，呕吐物的性质（需询问有无呕血，呕血量，有无宿食），呕吐后腹痛能否缓解（2分）。

③腹痛：具体部位、性质、程度及持续时间，有无放射痛及放射痛的部位，加重或缓解因素（2分）。

④伴随症状：有无寒战、发热、乏力、头痛、头晕、恶心、尿色变化，有无腹泻、便血等大便性状改变（2分）。

（2）诊疗经过

①是否曾到医院就诊，做过哪些检查：如血常规、尿常规、血淀粉酶、尿淀粉酶、腹部B超检查（1分）。

②治疗情况：用药情况，疗效如何（1分）。

（3）一般情况

近期饮食、睡眠及体重变化情况（1分）。

2. 其他相关病史（3分）

①有无药物过敏史（0.5分）；②与该病有关的其他病史：有无高血压、心脏病、胃炎、消化性溃疡、肝胆胰疾病、糖尿病病史及手术史，月经与婚育史（2.5分）。

3. 问诊技巧（2分）

①条理性强，能抓住重点（1分）；②能够围绕病情询问（1分）。

【例65】简要病史：男性，70岁。全腹胀满3天，间歇呕吐1天急诊就诊。

要求：作为住院医师，请围绕以上简要病史，将应该询问的现病史及相关病史的内容写在答题纸上。

评分标准（总分15分）

1. 现病史（10分）

（1）根据主诉及相关鉴别询问

①发病诱因：有无饮食不当（不洁饮食、进食刺激性食物）、体位突然改变（1分）。

②腹胀：程度，加重或缓解因素，是否停止排气、排便（2.5分）。

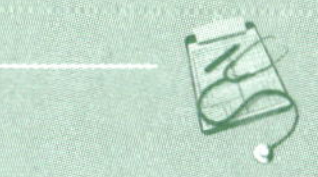

③呕吐:次数,呕吐物的性状和量,与进食的关系,有无胆汁,有无粪臭味(1.5 分)。

④伴随症状:有无发热、头晕、乏力,有无腹痛、腹泻、黏液血便,有无大便习惯改变(2 分)。

(2)诊疗经过

①是否曾到医院就诊,做过哪些检查:腹部 X 线平片、腹部 B 超或 CT、粪常规及隐血、肿瘤标志物(1 分)。

②治疗情况:是否行胃肠减压和输液治疗,疗效如何(1 分)。

(3)一般情况

发病以来饮食、睡眠、小便及近期体重变化情况(1 分)。

2. 其他相关病史(3 分)

①有无药物过敏史(0.5 分);②与该病有关的其他病史:有无类似发作史,有无肿瘤、胃肠道疾病、慢性肝病、腹外疝病史,有无腹部手术史。有无肿瘤家族史(2.5 分)。

3. 问诊技巧(2 分)

①条理性强,能抓住重点(1 分);②能够围绕病情询问(1 分)。

【例 66】简要病史:女性,42 岁。反复发作上腹痛 3 年,加重伴呕吐 1 周门诊就诊。既往有“十二指肠球部溃疡”病史。

要求:作为住院医师,请围绕以上简要病史,将应该询问的现病史及相关病史的内容写在答题纸上。

评分标准(总分 15 分)

1. 现病史(10 分)

(1)根据主诉及相关鉴别询问

①发病诱因:有无劳累、季节变化、精神紧张、饮食不当(不洁饮食、进食刺激性食物)及服用药物(1 分)。

②腹痛:具体部位、性质、程度、发作频率及规律性,有无放射及转移,加重或缓解因素(2 分)。

③呕吐:次数,呕吐物性状、气味、量,与进食的关系,呕吐后腹痛是否减轻(2 分)。

④伴随症状:有无发热、腹胀、便血、大便性状及规律改变(2 分)。

(2)诊疗经过

①是否曾到医院就诊,做过哪些检查:肝功能、肾功能、血电解质、胃镜或上消化道钡餐造影(1 分)。

②治疗情况:是否用过抑酸剂、胃黏膜保护剂治疗,疗效如何(1 分)。

(3)一般情况

发病以来饮食、睡眠、小便及体重变化情况(1 分)。

2. 其他相关病史(3 分)

①有无药物过敏史(0.5 分);②十二指肠球部溃疡诊治情况(0.5 分);③与该病有关的其他病史:有无肠道疾病、胆胰疾病病史。有无手术、外伤史。月经与婚育史。有无肿瘤家族史(2 分)。

3. 问诊技巧(2 分)

①条理性强,能抓住重点(1 分);②能够围绕病情询问(1 分)。

【例 67】简要病史:女性,36 岁。停经 49 天,晨起呕吐 5 天门诊就诊。

要求:作为住院医师,请围绕以上简要病史,将应该询问的现病史及相关病史的内容写在答题纸上。

评分标准(总分 15 分)

1. 现病史(10 分)

(1)根据主诉及相关鉴别询问

①发病诱因:有无饮食不当(进食不洁饮食、刺激性食物)、精神因素、服用药物、接触特定气味的食物(1.5 分)。

②停经与呕吐的关系:既往月经周期、量(1.5 分)。

③呕吐:起病缓急、频率、程度,是否喷射性,呕吐物气味、性状和量,加重和缓解因素(2 分)。

④伴随症状:有无咽痛、发热,有无乏力、头晕、头痛、心悸,有无恶心、腹痛、腹泻,有无精神症状及出血倾向(2分)。

(2)诊疗经过

①是否曾到医院就诊,做过哪些检查:血/尿妊娠试验、妇科B超(1分)。

②诊疗情况:是否用过止吐药物,疗效如何(1分)。

(3)一般情况

发病以来饮食、睡眠、小便及近期体重变化情况(1分)。

2. 其他相关病史(3分)

①有无药物过敏史(0.5分);②与该病相关的其他病史:有无胃肠道疾病及肝病病史,有无精神神经系统疾病病史(1.5分);③婚育史、性生活史(1分)。

3. 问诊技巧(2分)

①条理性强,能抓住重点(1分);②能够围绕病情询问(1分)。

十、呕血与便血

(一)呕血

【例68】简要病史:男性,55岁。间断上腹痛3年,呕血1天急诊就诊。20年前有外伤及输血史。

要求:作为住院医师,请围绕以上简要病史,将应该询问的现病史及相关病史的内容写在答题纸上。

评分标准(总分15分)

1. 现病史(10分)

(1)根据主诉及相关鉴别询问

①发病诱因:有无饮酒、饮食不当(进食刺激性食物或粗糙食物)、服用药物、剧烈呕吐、精神因素、劳累、季节因素(1分)。

②腹痛:具体部位、性质、程度,节律性(与进食的关系),有无放射,发作频率及持续时间,加重和缓解因素(2分)。

③呕血:颜色、次数和量,是否混有食物(2分)。

④伴随症状:有无便血、大便颜色改变、反酸、烧心、腹胀(1分)。有无头晕、黑矇、心悸、意识障碍(1分)。

(2)诊疗经过

①是否曾到医院就诊,做过哪些检查:血常规、粪常规及隐血、肝肾功能、肝炎病毒标志物、胃镜或上消化道钡剂造影、腹部B超(1分)。

②治疗情况:是否用过抑酸剂或止血药等药物治疗,疗效如何(1分)。

(3)一般情况

发病以来饮食、睡眠、小便情况及近期体重变化情况(1分)。

2. 其他相关病史(3分)

①有无药物过敏史(0.5分);②既往外伤及输血的具体情况(0.5分);③与该病有关的其他病史:有无消化性溃疡、慢性肝病、肿瘤病史。有无疫区居住史。有无烟酒嗜好。有无肝炎及肿瘤家族史(2分)。

3. 问诊技巧(2分)

①条理性强,能抓住重点(1分);②能够围绕病情询问(1分)。

【例69】简要病史:男性,75岁。腹胀2年,呕血1次急诊就诊。既往慢性乙型病毒性肝炎病史20年。

要求:作为住院医师,请围绕以上简要病史,将应该询问的现病史及相关病史的内容写在答题纸上。

评分标准(总分15分)

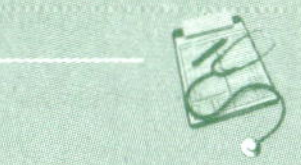

1. 现病史(10分)

(1)根据主诉及相关鉴别询问

①发病诱因:有无饮酒、进食粗糙或刺激性食物、服用药物、劳累、剧烈呕吐、用力排便(1分)。

②腹胀:具体部位、程度,与进食、排便的关系(1.5分)。

③呕血:量、颜色,其中是否混有食物(2分)。

④伴随症状:有无便血、腹痛、反酸,有无发热、皮肤黄染及双下肢水肿,有无其他出血倾向(1.5分)。有无心悸、头晕、黑矇及意识障碍(1分)。

(2)诊疗经过

①是否曾到医院就诊,做过哪些检查:血常规、粪常规及隐血、肝肾功能、凝血功能、肝炎病毒标志物、腹部B超、胃镜(1分)。

②治疗情况:是否补液、使用止血药物,疗效如何(1分)。

(3)一般情况

近期饮食、睡眠、小便及体重变化情况(1分)。

2. 其他相关病史(3分)

①有无药物过敏史(0.5分);②慢性乙型病毒性肝炎的诊治情况(0.5分);③与该病有关的其他病史:有无消化性溃疡、肿瘤病史。有无手术、输血史。有无疫区居住史。有无烟酒等嗜好。有无肿瘤家族史(2分)。

3. 问诊技巧(2分)

①条理性强,能抓住重点(1分);②能够围绕病情询问(1分)。

【例70】简要病史:男性,46岁。乏力、腹胀2年,伴呕血、黑便6小时急诊入院。既往大量饮酒15年。

要求:作为住院医师,请围绕以上简要病史,将应该询问的现病史及相关病史的内容写在答题纸上。

评分标准(总分15分)

1. 现病史(10分)

(1)根据主诉及相关鉴别询问

①发病诱因:发病与饮酒、饮食(需询问是否进食粗糙食物)、服药、劳累的关系(1分)。

②乏力:程度(1分)。

③腹胀:起病急缓,部位,程度(1分)。

④呕血:次数,呕血量,具体颜色(需询问为鲜红色、暗红色,还是咖啡样),是否混有食物(2分)。

⑤黑便:次数,量,具体性状(1分)。

⑥伴随症状:有无腹痛、头晕、心悸、意识障碍(1分)。

(2)诊疗经过

①是否曾到医院就诊,做过哪些检查:如粪常规+隐血、血常规、肝肾功能、腹部B超检查(1分)。

②治疗情况:是否禁食、输液、应用止血药物、输血,疗效如何(1分)。

(3)一般情况

发病以来饮食、睡眠、小便及近期体重变化情况(1分)。

2. 其他相关病史(3分)

①有无药物过敏史(0.5分);②与该病有关的其他病史:有无消化性溃疡、肝病、血液系统疾病及肿瘤病史,有无地方病和流行病区居住史,每日饮酒量,有无肿瘤家族史(2.5分)。

3. 问诊技巧(2分)

①条理性强,能抓住重点(1分);②能够围绕病情询问(1分)。

(二)便血

【例71】简要病史:男性,38岁。上腹痛半年,黑便2天急诊就诊。

要求:作为住院医师,请围绕以上简要病史,将应该询问的现病史及相关病史的内容写在答题纸上。

1. 现病史(10分)

(1)根据主诉及相关鉴别询问

①发病诱因:有无饮食不当(进食刺激性食物)、饮酒、劳累、精神因素、季节因素及服用药物(1分)。

②腹痛:具体部位、性质、程度、规律、持续时间,有无放射,加重或缓解因素(2.5分)。

③黑便:次数,性状及量(2分)。

④伴随症状:有无反酸、呕吐、呕血、腹胀,有无头晕、心悸、意识障碍(1.5分)。

(2)诊疗经过

①是否曾到医院就诊,做过哪些检查:血常规、大便常规、粪隐血、胃镜、纤维结肠镜、钡剂灌肠(1分)。

②治疗情况:是否使用过抑酸剂、止血药物治疗,疗效如何(1分)。

(3)一般情况

发病以来饮食、睡眠、大小便及体重变化情况(1分)。

2. 其他相关病史(3分)

①有无药物过敏史(0.5分);②与该病有关的其他病史:有无类似发作史,有无胃炎、消化性溃疡、慢性肝病病史。有无肿瘤家族史(2.5分)。

3. 问诊技巧(2分)

①条理性强,能抓住重点(1分);②能够围绕病情询问(1分)。

【例72】简要病史:男性,30岁。反复发作脓血便2年,再发5天门诊就诊。

要求:作为住院医师,请围绕以上简要病史,将应该询问的现病史及相关病史的内容写在答题纸上。

评分标准(总分15分)

1. 现病史(10分)

(1)根据主诉及相关鉴别询问

①发病诱因:有无饮酒、饮食不当(不洁饮食、进食刺激性食物)、服用药物、季节及精神因素(1分)。

②脓血便:发作时每日大便次数、量、颜色,有无特殊气味,脓血是否与粪便相混,有无肛门疼痛及肛周肿物,有无里急后重,发作频度及持续时间,加重或缓解因素(3分)。

③伴随症状:有无恶心、呕吐,有无腹痛(1.5分),有无发热、盗汗、乏力、心悸(1分),有无关节痛、皮疹及眼部症状(0.5分)。

(2)诊疗经过

①是否曾到医院就诊,做过哪些检查:血常规、粪常规及隐血、粪病原学检查,肠镜或钡灌肠检查(1分)。

②治疗情况:是否用过抗菌药物治疗,疗效如何(1分)。

(3)一般情况

发病以来饮食、睡眠、小便及体重变化情况(1分)。

2. 其他相关病史(3分)

①有无药物过敏史(0.5分);②与该病有关的其他病史:有无细菌性痢疾、痔、炎症性肠病病史。有无与传染病患者接触史,有无疫区居住史。有无肿瘤家族史(2.5分)。

3. 问诊技巧(2分)

①条理性强,能抓住重点(1分);②能够围绕病情询问(1分)。

【例73】简要病史:男性,48岁。呕血、黑便半小时急诊就诊。

要求:作为住院医师,请围绕以上简要病史,将应该询问的现病史及相关病史的内容写在答题纸上。

评分标准(总分15分)

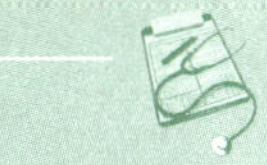

1. 现病史(10分)

(1)根据主诉及相关鉴别询问

①发病诱因:有无劳累、进食粗糙或刺激性食物、饮酒、剧烈呕吐、服用药物(1分)。

②呕血:次数、颜色及量,是否混有食物(2分)。

③黑便:性状、次数、量(2分)。

④伴随症状:有无腹痛、腹胀,有无头晕、心悸、意识障碍(2分)。

(2)诊疗经过

①是否曾到医院就诊,做过哪些检查:血常规、粪常规及隐血、胃镜、肠镜检查(1分)。

②治疗情况:是否用过抑酸药物、止血药物,疗效如何(1分)。

(3)一般情况

发病以来饮食、睡眠、小便及体重变化情况(1分)。

2. 其他相关病史(3分)

①有无药物过敏史(0.5分);②与该病有关的其他病史:有无消化性溃疡、慢性肝病、肿瘤病史,有无手术、输血史及疫区居住史(2.5分)。

3. 问诊技巧(2分)

①条理性强,能抓住重点(1分);②能够围绕病情询问(1分)。

【例74】简要病史:女性,64岁。间断便中带血6个月门诊就诊。

要求:作为住院医师,请围绕以上简要病史,将应该询问的现病史及相关病史的内容写在答题纸上。

评分标准(总分15分)

1. 现病史(10分)

(1)根据主诉及相关鉴别询问

①发病诱因:有无饮酒、饮食不当(进食不洁饮食、刺激性食物)、服用药物、受凉及精神因素(1分)。

②排便情况:有无排便习惯及规律变化,便中血液的颜色、量、有无脓液,血液是否与粪便相混,发作时每日大便次数、量、性状,有无特殊气味,有无肛门疼痛及里急后重。加重和缓解因素(3.5分)。

③伴随症状:有无腹痛,腹痛及排便的关系(1分)。有无发热、盗汗、恶心、呕吐、乏力、心悸。有无其他部位出血倾向(1分)。有无关节痛、皮疹等肠外表现(0.5分)。

(2)诊疗经过

①是否曾到医院就诊,做过哪些检查:血常规、粪常规及隐血、粪病原学检查、肿瘤标志物、腹部B超、肠镜或钡剂灌肠造影检查(1分)。

②治疗情况:是否用过药物治疗,疗效如何(1分)。

(3)一般情况

发病以来饮食、睡眠、小便及体重变化情况(1分)。

2. 其他相关病史(3分)

①有无药物过敏史(0.5分)。

②与该病有关的其他病史:有无细菌性痢疾、痔、炎症性肠病、妇科疾病、肿瘤病史。有无传染病接触史,有无疫区居住史。有无烟酒等嗜好。月经与婚育史。有无肿瘤家族史(2.5分)。

3. 问诊技巧(2分)

①条理性强,能抓住重点(1分);②能够围绕病情询问(1分)。

【例75】简要病史:男性,60岁。便血1周门诊就诊。

要求:作为住院医师,请围绕以上简要病史,将应该询问的现病史及相关病史的内容写在答题纸上。

评分标准（总分15分）

1. 现病史（10分）

(1)根据主诉及相关鉴别询问

①发病诱因：有无劳累、饮食不当（进食不洁饮食、刺激性食物）、饮酒、服用药物（1分）。

②排便情况：每日便血次数、量、性状及变化，血液是否与粪便相混，有无脓液，有无肛门疼痛及里急后重。有无排便习惯及规律变化，加重和缓解因素（4分）。

③伴随症状：有无腹痛，腹痛与排便的关系，有无腹胀、腹泻或便秘（1分）。有无呕吐、呕血，有无发热、头晕、心悸、黑矇。有无其他出血倾向（1分）。

(2)诊疗经过

①是否曾到医院就诊，做过哪些检查：血常规、粪常规及隐血、肿瘤标志物、胃镜、肠镜或消化道钡剂造影检查（1分）；②治疗情况：是否用过药物治疗，疗效如何（1分）。

(3)一般情况

发病以来饮食、睡眠、小便情况及近期体重变化情况（1分）。

2. 其他相关病史（3分）

①有无药物过敏史（0.5分）；②与该病有关的其他病史：有无消化性溃疡、细菌性痢疾、炎症性肠病、痔、肠息肉、肿瘤及出血性疾病病史。有无疫区居住史。有无烟酒嗜好。有无肿瘤家族史（2.5分）。

3. 问诊技巧（2分）

①条理性强，能抓住重点（1分）；②能够围绕病情询问（1分）。

【例76】简要病史：男性，55岁。反复腹痛、黑便1年。

要求：作为住院医师，请围绕以上简要病史，将应该询问的现病史及相关病史的内容写在答题纸上。

评分标准（总分15分）

1. 现病史（10分）

(1)根据主诉及相关鉴别询问

①发病诱因：有无受凉、饮食不当（进食刺激性食物）、饮酒、劳累、服用药物、精神和季节因素（1分）。

②腹痛：具体部位、性质、程度，节律性（与进食的关系），有无放射，发作频率及持续时间，加重和缓解因素。腹痛与排便的关系（2分）。

③黑便：发作时每日排便次数，黑便性状及量，持续时间，有无鲜血便及黏液脓血便（1.5分）。

④伴随症状：有无反酸、呕血、腹泻、腹胀（1.5分）。有无心悸、头晕、意识障碍（1分）。

(2)诊疗经过

①是否曾到医院就诊，做过哪些检查：血常规、粪常规及隐血、肿瘤标志物、胃镜或消化道X线钡剂造影、腹部B超（1分）；②治疗情况：是否用过抑酸剂、抗酸剂或黏膜保护剂治疗，疗效如何（1分）。

(3)一般情况

发病以来饮食、睡眠、小便及近期体重变化情况（1分）。

2. 其他相关病史（3分）

①有无药物过敏史（0.5分）；②与该病有关的其他病史：有无消化性溃疡、慢性肝病、肿瘤病史。有无外伤、手术史。有无疫区居住史。有无烟酒嗜好。有无肿瘤、肝病家族史（2.5分）。

3. 问诊技巧（2分）

①条理性强，能抓住重点（1分）；②能够围绕病情询问（1分）。

十一、腹泻与便秘

(一)腹泻

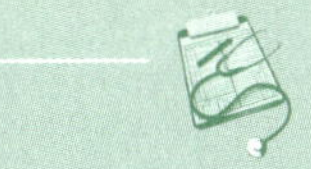

【例77】简要病史：女性，60岁。间断腹泻、黏液血便3年门诊就诊。

要求：作为住院医师，请围绕以上简要病史，将应该询问的现病史及相关病史的内容写在答题纸上。

评分标准（总分15分）

1. 现病史（10分）

（1）根据主诉及相关鉴别询问

①发病诱因：有无饮酒、饮食不当（不洁饮食、进食刺激性食物）、服用药物、季节及精神因素（1分）。

②腹泻：发作时每日腹泻及黏液血便次数、量、性状，有无里急后重，发作频度及持续时间（3分）

③伴随症状：有无恶心、呕吐、腹痛及其具体情况（1.5分），有无发热、盗汗、乏力、心悸、关节痛、皮疹及眼部症状（1.5分）。

（2）诊疗经过

①是否曾到医院就诊，做过哪些检查：血常规、粪常规及隐血、粪便培养、内镜检查及钡剂灌肠检查（1分）。

②治疗情况：是否用过抗菌药物等治疗，疗效如何（1分）。

（3）一般情况

发病以来饮食、睡眠、小便及体重变化情况（1分）。

2. 其他相关病史（3分）

①有无药物过敏史（0.5分）；②与该病有关的其他病史：有无感染性肠炎、痔、炎症性肠病、结核病、心脑血管疾病、肿瘤病史。有无地方病和流行病区居住史。有无肿瘤家族史（2.5分）。

3. 问诊技巧（2分）

①条理性强，能抓住重点（1分）；②能够围绕病情询问（1分）。

【例78】简要病史：男性，44岁。间断腹泻、腹痛1年，再发1周门诊就诊。

要求：作为住院医师，请围绕以上简要病史，将应该询问的现病史及相关病史的内容写在答题纸上。

评分标准（总分15分）

1. 现病史（10分）

（1）根据主诉及相关鉴别询问

①发病诱因：有无饮酒、饮食不当（进食不洁饮食、刺激性食物）、服用药物、受凉及精神因素（1分）。

②腹泻：发作时每天大便次数、量、性状，有无便血、脓液或黏液便，有无特殊气味，有无里急后重。发作频率及持续时间，加重和缓解因素（2分）。

③腹痛：部位、程度、性质、与进食及排便的关系，有无放射。发作频率及持续时间，加重和缓解因素（2分）。

④伴随症状：有无发热、盗汗、心悸、乏力（1分）。有无恶心、呕吐、腹胀（0.5分）。有无关节痛、皮疹等肠外症状（0.5分）。

（2）诊疗经过

①是否曾到医院就诊，做过哪些检查：血常规、粪常规及隐血、肠镜或X线钡剂灌肠造影（1分）。

②治疗情况：是否用过抗菌药物、止泻药物，疗效如何（1分）。

（3）一般情况

发病以来饮食、睡眠、小便情况及近期体重变化情况（1分）。

2. 其他相关病史（3分）

①有无药物过敏史（0.5分）；②与该病有关的其他病史：有无细菌性痢疾、结核病、炎症性肠病、肠寄生虫病、肿瘤及精神神经系统疾病病史。有无地方病和疫区居住史。有无烟酒等嗜好。有无肿瘤家族史（2.5分）。

3. 问诊技巧（2分）

①条理性强，能抓住重点（1分）；②能够围绕病情询问（1分）。

【例79】简要病史：男性，73岁。间断腹泻、便血2年，加重2周门诊就诊。既往有“高血压”病史20年。

要求：作为住院医师，请围绕以上简要病史，将应该询问的现病史及相关病史的内容写在答题纸上。

评分标准（总分15分）

1. 现病史（10分）

（1）根据主诉及相关鉴别询问

①发病诱因：有无受凉、劳累、饮食不当（不洁饮食、进食刺激性食物）、服用药物（1分）。

②腹泻：发作时每日大便次数、量，发作频度及持续时间，粪便中有无脓液，有无里急后重（2分）。

③便血：颜色、性状、次数和量，血是否与大便相混（2分）。

④伴随症状：有无腹痛、恶心、呕吐，有无发热、盗汗、乏力、心悸（2分）。

（2）诊疗经过

①是否曾到医院就诊，做过哪些检查：血常规、粪常规及隐血、肠镜或X线钡剂灌肠造影（1分）。

②治疗情况：是否用过抗菌药物、止泻药物，疗效如何（1分）。

（3）一般情况

发病以来饮食、睡眠、小便及体重变化情况（1分）。

2. 其他相关病史（3分）

①有无药物过敏史（0.5分）；②高血压诊治情况（0.5分）。

③与该病有关的其他病史：有无肠炎、炎症性肠病、肿瘤病史。有无疫区居住史（2分）。

3. 问诊技巧（2分）

①条理性强，能抓住重点（1分）；②能够围绕病情询问（1分）。

【例80】简要病史：男性，30岁。腹痛、腹泻、发热1个月门诊就诊。

要求：作为住院医师，请围绕以上简要病史，将应该询问的现病史及相关病史的内容写在答题纸上。

评分标准（总分15分）

1. 现病史（10分）

（1）根据主诉及相关鉴别询问

①发病诱因：有无劳累、受凉、饮食不当（进食不洁饮食、刺激性食物）、饮酒、精神因素和服用药物（1分）。

②腹痛：部位、性质、程度，有无放射及转移，发作频率及持续时间，加重和缓解因素（2分）。

③腹泻：每日大便次数、量、性状，有无便血及脓血便，有无特殊气味，有无里急后重，加重和缓解因素（2分）。

④发热：程度、规律，有无畏寒或寒战（1分）。

⑤伴随症状：有无恶心、呕吐、腹胀（0.5分）。有无乏力、盗汗、心悸，有无皮疹、关节痛（0.5分）。

（2）诊疗经过

①是否曾到医院就诊，做过哪些检查：血常规、粪常规及隐血、粪病原学检查、血沉、肠镜检查（1分）。

②治疗情况：是否用过抗菌药物、止泻药物，疗效如何（1分）。

（3）一般情况

发病以来饮食、睡眠、小便及体重变化情况（1分）。

2. 其他相关病史（3分）

①有无药物过敏史（0.5分）；②与该病有关的其他病史：有无细菌性痢疾、炎症性肠病、肠寄生虫病、肿瘤病史。有无与结核病患者接触史，有无疫区居住史。有无烟酒等嗜好。有无肿瘤家族史（2.5分）。

3. 问诊技巧（2分）

①条理性强，能抓住重点（1分）；②能够围绕病情询问（1分）。

【例81】简要病史：女性，36岁。腹痛、腹泻、发热2天急诊就诊。

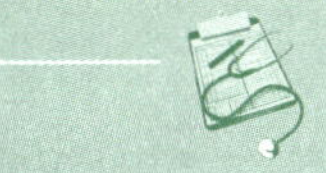

要求：作为住院医师，请围绕以上简要病史，将应该询问的现病史及相关病史的内容写在答题纸上。

评分标准(总分15分)

1. 现病史(10分)

(1)根据主诉及相关鉴别询问

①发病诱因：有无进食不洁饮食、高脂肪食物、饮酒、劳累(1分)。

②腹痛：部位、性质、程度，有无放射和转移痛，与进食及排便的关系，加重和缓解因素(1分)。

③腹泻：大便次数、量、性状、气味，有无便血及脓血便，有无里急后重，加重和缓解因素(1.5分)。

④发热：程度、规律，有无畏寒或寒战(1.5分)。

⑤伴随症状：有无恶心、呕吐、腹胀，有无口干、心悸(2分)。

(2)诊疗经过

①是否曾到医院就诊，做过哪些检查：血常规、粪常规及隐血、腹部B超(1分)。

②治疗情况：是否用过抗菌药物、止泻药物、退热药物，疗效如何(1分)。

(3)一般情况

发病以来饮食、睡眠、小便情况及近期体重变化情况(1分)。

2. 其他相关病史(3分)

①有无药物过敏史(0.5分)；②与该病有关的其他病史：有无细菌性痢疾、炎症性肠病、结核病病史。有无妇科疾病史。有无疫区居住史。共餐人员有无类似发病。有无烟酒嗜好。月经与婚育史(2.5分)。

3. 问诊技巧(2分)

①条理性强，能抓住重点(1分)；②能够围绕病情询问(1分)。

【例82】简要病史：女性，66岁。间断左下腹痛、腹泻伴消瘦2个月门诊就诊。

要求：作为住院医师，请围绕以上简要病史，将应该询问的现病史及相关病史的内容写在答题纸上。

评分标准(总分15分)

1. 现病史(10分)

(1)根据主诉及相关鉴别询问

①发病诱因：有无饮食不当(不洁饮食、进食刺激性食物)、劳累及精神因素，近期服药情况(1分)。

②腹痛：部位、性质、程度，与排便的关系，有无放射痛及放射部位，加重或缓解因素(1.5分)。

③腹泻：每日排便次数、粪便量及性状(需询问有无形状改变、便血及脓液)，有无里急后重(2分)。

④消瘦：体重下降的程度(1分)。

⑤伴随症状：有无发热、盗汗、头晕、乏力，有无腹胀、恶心、呕吐(1.5分)。

(2)诊疗经过

①是否曾到医院就诊，做过哪些检查：血常规、粪常规及隐血、肿瘤标志物、结肠镜或结肠钡剂造影(1分)。

②治疗情况：是否用过抗菌药物治疗，疗效如何(1分)。

(3)一般情况

发病以来饮食、睡眠及小便情况(1分)。

2. 其他相关病史(3分)

①有无药物过敏史(0.5分)；②与该病有关的其他病史：有无结核病、炎症性肠病、细菌性或阿米巴痢疾、肠道肿瘤病史。有无妇科疾病病史。有无疫区居住史。有无手术、外伤史。有无肿瘤家族史(2.5分)。

3. 问诊技巧(2分)

①条理性强，能抓住重点(1分)；②能够围绕病情询问(1分)。

【例83】简要病史：男婴，10个月。发热、腹泻3天门诊就诊。

要求:作为住院医师,请围绕以上简要病史,将应该询问的现病史及相关病史的内容写在答题纸上。

评分标准(总分15分)

1. 现病史(10分)

(1)根据主诉及相关鉴别询问

①发病诱因:有无受凉、喂养不当(1分)。

②发热:程度、规律,有无寒战(1分)。

③腹泻:大便次数,每次大便量,粪便性状(有无脓血及气味)(2分)。

④伴随症状:有无流涕、咳嗽,有无恶心、呕吐,有无皮疹,有无气促、乏力、烦躁、精神萎靡,有无尿量减少,哭时有无眼泪(2分)。

(2)诊疗经过

①是否曾到医院就诊,做过哪些检查:血常规、CRP、粪常规(1分)。

②治疗情况:是否用过退热、补液及抗菌药物,疗效如何(1.5分)。

(3)一般情况

发病以来饮食、睡眠和体重变化情况(1.5分)。

2. 其他相关病史(3分)

①出生史,喂养史,生长发育情况(1分);②有无药物过敏史,预防接种史(1分)。

③与该病有关的其他病史:有无类似疾病发作史,有无传染病接触史(1分)。

3. 问诊技巧(2分)

①条理性强,能抓住重点(1分);②能够围绕病情询问(1分)。

(二)便秘(助理不考)

【例84】简要病史:患者,女性,35岁。产后便秘10年,体重无减轻门诊就诊。

要求:作为住院医师,请围绕以上简要病史,将应该询问的现病史及相关病史的内容写在答题纸上。

评分标准(总分15分)

1. 现病史(10分)

(1)根据主诉及相关鉴别询问

①发病诱因:最早出现便秘前有无感染或较大生活事件,是否分娩后出现,是否顺产,是否行过盆腔手术,是否服用过特殊药物(如抗抑郁药)(2分)。

②排便情况:多久排便1次、量、性状,有无费力感、间断或持续性、肛周情况(3分)。

③伴随症状:有无恶心、呕吐、腹胀、腹痛、腹部包块、肠型、便血、贫血、伴发病等(2分)。

(2)诊疗经过

①是否曾到医院就诊,做过哪些检查:如粪常规、大便隐血、腹部B超、钡灌肠、结肠镜检查等(1分)。

②治疗情况:是否使用过通便药物,疗效如何(1分)。

(3)一般情况

发病以来生活环境、饮食、睡眠及小便情况(1分)。

2. 其他相关病史(3分)

①有无药物过敏史(0.5分);②与该病有关的其他病史:既往有无类似发作史,有无甲低、糖尿病、肠易激综合征等病史。有无烟酒嗜好,有无肿瘤等遗传病家族史(2.5分)。

3. 问诊技巧(2分)

①条理性强,能抓住重点(1分);②能够围绕病情询问(1分)。

十二、黄疸

【例85】简要病史:男性,45岁。皮肤黄染伴食欲减退3天门诊入院。既往发现HBsAg阳性20年。

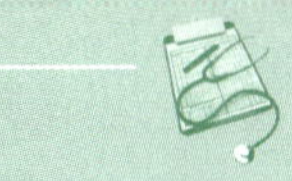

要求:作为住院医师,请围绕以上简要病史,将应该询问的现病史及相关病史的内容写在答题纸上。

评分标准(总分15分)

1. 现病史(10分)

(1)根据主诉及相关鉴别询问

①发病诱因:有无不洁饮食、服用特殊药物、饮酒(1分)。

②黄疸:皮肤黄染开始的部位、速度、程度及大小便颜色(2分)。

③食欲减退:每日饮食量减少多少,饮食情况(2分)。

④伴随症状:有无发热、皮肤瘙痒、恶心、呕吐、厌油腻食物、腹痛(2分)。

(2)诊疗经过

①是否曾到医院就诊,做过哪些检查:血常规、尿常规、粪常规、肝肾功能和腹部B超检查(1分)。

②治疗情况:曾接受过何种治疗,疗效如何(1分)。

(3)一般情况

发病以来睡眠及体重变化情况(1分)。

2. 其他相关病史(3分)

①有无药物过敏史(0.5分);②HBsAg阳性诊治情况(0.5分)。

③与该病有关的其他病史,有无输血史,有无胆道疾病、血吸虫病病史,有无特殊药物服用史、大量饮酒史、疫区旅游与疫水接触史,家族中有无类似疾病史(2分)。

3. 问诊技巧(2分)

①条理性强,能抓住重点(1分);②能够围绕病情询问(1分)。

【例86】简要病史:女婴,生后7天。皮肤黄染4天门诊就诊。

要求:作为住院医师,请围绕以上简要病史,将应该询问的现病史及相关病史的内容写在答题纸上。

评分标准(总分15分)

1. 现病史(10分)

(1)根据主诉及相关鉴别询问

①发病诱因:有无感染、喂养不当(1分)。

②皮肤黄染:部位、颜色、进展情况(3分)。

③伴随症状:有无发热、纳差、呕吐、腹胀、面色苍白,有无尿黄、大便颜色变浅(3分)。

(2)诊疗经过

①是否曾到医院就诊,做过哪些检查:血常规、尿常规、粪常规、肝肾功能、腹部B超检查(1分)。

②治疗情况:曾接受过何种治疗,疗效如何(1分)。

(3)一般情况

发病以来精神反应、睡眠及体重变化情况(1分)。

2. 其他相关病史(3分)

①出生史、喂养方式、父母血型(1分);②与该病有关的其他病史:家族中有无黄疸、贫血、肝病患者(2分)。

3. 问诊技巧(2分)

①条理性强,能抓住重点(1分);②能够围绕病情询问(1分)。

【例87】简要病史:男性,46岁。皮肤、巩膜黄染1周门诊就诊。

要求:作为住院医师,请围绕以上简要病史,将应该询问的现病史及相关病史的内容写在答题纸上。

评分标准(总分15分)

1. 现病史(10分)

(1)根据主诉及相关鉴别询问

①发病诱因：有无饮酒、暴饮暴食、进食油腻食物、服用药物（1分）。

②皮肤、巩膜黄染：程度，有无间歇性或进行性加重（1.5分），有无尿黄，大便陶土色（2分）。

③伴随症状：有无发热、寒战、腹痛、腹胀、恶心、呕吐，有无乏力、鼻出血、牙龈出血，有无皮肤瘙痒（2.5分）。

(2)诊疗经过

①是否曾到医院就诊，做过哪些检查：血常规、尿常规、肝肾功能、抗人球蛋白试验、B超（1分）。

②治疗情况：是否用过糖皮质激素、保肝药物等治疗，疗效如何（1分）。

(3)一般情况

发病以来饮食、睡眠及体重变化情况（1分）。

2. 其他相关病史（3分）

①有无药物过敏史（0.5分）；②与该病有关的其他病史：有无肝脏、胰腺、胆道疾病病史，有无血液病病史，有无寄生虫病病史，有无腹部手术史，有无与传染病患者接触史，有无肿瘤家族史（2.5分）。

3. 问诊技巧（2分）

①条理性强，能抓住重点（1分）；②能够围绕病情询问（1分）。

【例88】简要病史：男性，45岁。皮肤、巩膜黄染伴粪便颜色变浅3周门诊就诊。

要求：作为住院医师，请围绕以上简要病史，将应该询问的现病史及相关病史的内容写在答题纸上。

评分标准（总分15分）

1. 现病史（10分）

(1)根据主诉及相关鉴别询问

①发病诱因：有无进食油腻食物、饮酒、劳累、服用药物（1分）。

②皮肤、巩膜黄染：程度，是否持续加深（1分）。

③大小便：有无腹泻，粪便性状，是否为陶土色大便，尿色是否变深（3分）。

④伴随症状：有无恶心、呕吐、食欲减退、腹痛，有无发热、畏寒、头晕、心悸、乏力，有无皮肤黏膜出血，有无皮肤瘙痒（2分）。

(2)诊疗经过

①是否曾到医院就诊，做过哪些检查：血常规、尿常规、粪常规、肝肾功能、肿瘤标志物、腹部B超（1分）。

②治疗情况：是否用过保肝药物，疗效如何（1分）。

(3)一般情况

发病以来睡眠及体重变化情况（1分）。

2. 其他相关病史（3分）

①有无药物过敏史（0.5分）；②与该病有关的其他病史：有无肝胆疾病、胰腺疾病、血液病、寄生虫病、肿瘤及遗传性疾病病史，有无手术、输血史，有无与病毒性肝炎患者接触史，有无肿瘤家族史（2.5分）。

3. 问诊技巧（2分）

①条理性强，能抓住重点（1分）；②能够围绕病情询问（1分）。

【例89】简要病史：患者，男，50岁。剑突下疼痛伴寒战高热、黄疸2天，血压下降5小时急诊入院。

要求：作为住院医师，请围绕以上简要病史，将应该询问的现病史及相关病史的内容写在答题纸上。

评分标准（总分15分）

1. 现病史（10分）

(1)根据主诉及相关鉴别询问

①发病诱因：有无饱餐，有无进食油腻食物、饮酒史（1分）。

②腹痛：部位、性质及与进食的关系，有无放射痛，腹痛加重或缓解的因素（2分）。

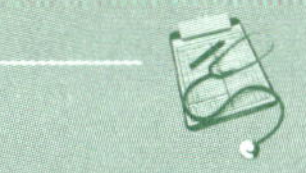

③黄疸：起病急缓，程度，最先出现的部位，是否头晕、心悸，有无尿色加深，大便颜色（2分）。
④血压下降：具体血压，有无神志改变，排尿情况，尿量（1分）。
⑤伴随症状：发热情况，具体体温及热型，有无恶心呕吐，有无神志改变（1分）。

(2)诊疗经过

①是否曾到医院就诊，做过哪些检查：如血常规、血胆红素、尿三胆、腹部B超、肝功能检查等（1分）。
②治疗情况：是否用过抗生素、止痛药物，疗效如何（1分）。

(3)一般情况

发病以来饮食、睡眠、体重变化情况（1分）。

2. 其他相关病史（3分）

①有无药物过敏史（0.5分）。
②与该病有关的其他病史：有无胆道结石、胰腺炎、消化性溃疡、其他部位慢性感染病史（2.5分）。

3. 问诊技巧（2分）

①条理性强，能抓住重点（1分）；②能够围绕病情询问（1分）。

【例90】简要病史：男性，69岁。尿色深伴皮肤瘙痒4周门诊就诊。

要求：作为住院医师，请围绕以上简要病史，将应该询问的现病史及相关病史的内容写在答题纸上。

评分标准（总分15分）

1. 现病史（10分）

(1)根据主诉及相关鉴别询问

①发病诱因：有无进食油腻食物、饮酒、劳累、服用药物（1分）。
②小便：颜色、尿量，有无尿频、尿急、尿痛（2分）。
③皮肤瘙痒：部位、程度，有无皮肤、巩膜黄染（2分）。
④伴随症状：有无恶心、呕吐、食欲减退、腹痛、腹泻，有无发热、畏寒、头晕、心悸，有无皮肤黏膜出血（2分）。

(2)诊疗经过

①是否曾到医院就诊，做过哪些检查：血常规、尿常规、粪常规、肝肾功能、肿瘤标志物、腹部B超（1分）。
②治疗情况：是否用过保肝、利胆类药物，疗效如何（1分）。

(3)一般情况

发病以来食欲、睡眠、大便（需询问粪便颜色有无变浅或呈白陶土样）及体重变化情况（1分）。

2. 其他相关病史（3分）

①有无药物过敏史（0.5分）；②与该病有关的其他病史：有无肝胆疾病、胰腺疾病、血液病、寄生虫病、肿瘤及遗传性疾病病史。有无输血史，有无病毒肝炎患者接触史。有无肿瘤家族史（2.5分）。

3. 问诊技巧（2分）

①条理性强，能抓住重点（1分）；②能够围绕病情询问（1分）。

【例91】简要病史：男性，18岁。发热、皮肤黄染1周门诊就诊。1个月前曾与家人到海边度假。

要求：作为住院医师，请围绕以上简要病史，将应该询问的现病史及相关病史的内容写在答题纸上。

评分标准（总分15分）

1. 现病史（10分）

(1)根据主诉及相关鉴别询问

①发病诱因：有无进食不洁饮食、油腻食物、饮酒、劳累、服用药物（1分）。
②发热：程度、规律，有无畏寒或寒战（1分）。
③皮肤黄染：程度及变化情况，有无皮肤瘙痒。粪便颜色，尿液颜色（2.5分）。

④伴随症状:有无恶心、呕吐、食欲减退、腹痛、腹泻,有无乏力、皮肤黏膜出血(2.5 分)。

(2)诊疗经过

①是否曾到医院就诊,做过哪些检查:血常规、尿常规、粪常规、肝肾功能、肝炎病毒标志物、腹部 B 超(1 分)。

②治疗情况:是否用过保肝药物或其他药物治疗,疗效如何(1 分)。

(3)一般情况

发病以来睡眠、精神状态及体重变化情况(1 分)。

2. 其他相关病史(3 分)

①有无药物过敏史(0.5 分)。

②与该病有关的其他病史:有无急慢性肝炎、胆、胰腺疾病、寄生虫病病史。有无手术、输血史,同行者中有无类似发病。有无疫区居住史,有无烟酒嗜好。有无肝炎、肿瘤及遗传性疾病家族史(2.5 分)。

3. 问诊技巧(2 分)

①条理性强,能抓住重点(1 分);②能够围绕病情询问(1 分)。

十三、消瘦

【例 92】简要病史:女性,48 岁。烦渴多饮、多尿、消瘦 1 年门诊就诊。

要求:作为住院医师,请围绕以上简要病史,将应该询问的现病史及相关病史的内容写在答题纸上。

评分标准(总分 15 分)

1. 现病史(10 分)

(1)根据主诉及相关鉴别询问

①发病诱因:有无精神因素、劳累、服用药物(1 分)。

②烦渴多饮:口渴情况,饮水量增加情况(1 分)。

③多尿:小便频次与尿量,夜尿次数(1 分)。

④消瘦:体重减轻的程度和速度(1 分)。

⑤伴随症状:有无易饥、多食(1 分),有无易情绪激动、心悸、怕热多汗,有无大便次数增加,有无发热、咳嗽、盗汗(2 分)。

(2)诊疗经过

①是否曾到医院就诊,做过哪些检查:血常规、尿常规、尿糖、血糖、糖耐量试验、甲状腺功能(1 分)。

②治疗情况:是否使用过降糖药物治疗,疗效如何(1 分)。

(3)一般情况

发病以来睡眠情况(1 分)。

2. 其他相关病史(3 分)

①有无药物过敏史(0.5 分);②与该病有关的其他病史:有无糖尿病、结核病、消化系统及肿瘤病史。月经与婚育史。有无糖尿病家族史(2.5 分)。

3. 问诊技巧(2 分)

①条理性强,能抓住重点(1 分);②能够围绕病情询问(1 分)。

【例 93】简要病史:男性,20 岁。易饥、多食、消瘦伴心悸半年门诊就诊。

要求:作为住院医师,请围绕以上简要病史,将应该询问的现病史及相关病史的内容写在答题纸上。

评分标准(总分 15 分)

1. 现病史(10 分)

(1)根据主诉及相关鉴别询问

①发病诱因:有无劳累、精神紧张、生活不规律(1 分)。

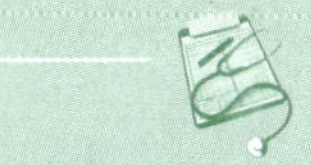

②易饥、多食:易饥的程度,食量增加情况(1分)。

③消瘦:体重下降的程度和速度(1分)。

④心悸:发生的时间与频率,是否突发突止,与活动及休息的关系,加重或缓解因素(2分)。

⑤伴随症状:有无怕热、多汗、情绪改变,有无口渴、多饮、多尿(1.5分),有无咳嗽、咳痰、咯血(0.5分)。

(2)诊疗经过

①是否曾到医院就诊,做过哪些检查:血常规、甲状腺功能、血糖、心电图、甲状腺B超(1分)。

②治疗情况:是否用过抗甲状腺药物治疗,疗效如何(1分)。

(3)一般情况

发病以来睡眠及大便情况(1分)。

2. 其他相关病史(3分)

①有无药物过敏史(0.5分);②与该病有关的其他病史:有无结核病、糖尿病及肿瘤病史。有无甲状腺功能亢进症家族史(2.5分)。

3. 问诊技巧(2分)

①条理性强,能抓住重点(1分);②能够围绕病情询问(1分)。

【例94】简要病史:男性,25岁。多食、体重下降、心悸1年门诊就诊。

要求:作为住院医师,请围绕以上简要病史,将应该询问的现病史及相关病史的内容写在答题纸上。

评分标准(总分15分)

1. 现病史(10分)

(1)根据主诉及相关鉴别询问

①发病诱因:有无精神紧张、劳累、生活不规律,有无服用药物(1分)。

②多食:食量增加的具体情况,有无易饥(1分)。

③体重下降:程度及速度(1分)。

④心悸:发生的时间与频率,是否突发突止,与活动及休息的关系,加重和缓解因素(1.5分)。

⑤伴随症状:有无怕热、多汗、手颤、情绪改变,有无口渴、多饮、多尿(1.5分)。有无发热、咳嗽、咯血,有无腹泻、便血(1.5分)。

(2)诊疗经过

①是否曾到医院就诊,做过哪些检查:血常规、甲状腺功能、血糖、心电图、甲状腺B超(1分)。

②治疗情况:是否用过抗甲状腺药物治疗,疗效如何(1分)。

(3)一般情况

发病以来睡眠情况(0.5分)。

2. 其他相关病史(3分)

①有无药物过敏史(0.5分);②与该病有关的其他病史:有无结核病、糖尿病、消化系统疾病、心脏病病史。有无甲状腺功能亢进症、糖尿病家族史(2.5分)。

3. 问诊技巧(2分)

①条理性强,能抓住重点(1分);②能够围绕病情询问(1分)。

【例95】简要病史:女性,23岁。消瘦伴怕热、多汗及手颤3个月门诊就诊。

要求:作为住院医师,请围绕以上简要病史,将应该询问的现病史及相关病史的内容写在答题纸上。

评分标准(总分15分)

1. 现病史(10分)

(1)根据主诉及相关鉴别询问

①发病诱因:有无劳累、精神紧张、生活不规律,有无服用药物(1分)。

②消瘦:体重下降的程度与速度(1分)。

③怕热、多汗:程度,多汗的部位及发生时间(1分)。

④手颤:手颤时间、程度及加重因素(1分)。

⑤伴随症状:有无多食、易饥、心悸、颈部变粗、眼部不适或突眼,有无情绪改变,有无月经量改变(2分)。有无口渴、多饮、多尿(1分)。

(2)诊疗经过

①是否曾到医院就诊,做过哪些检查:甲状腺功能、血糖、甲状腺B超(1分)。

②治疗情况:是否用过抗甲状腺药物治疗,疗效如何(1分)。

(3)一般情况

发病以来睡眠及大小便情况(1分)。

2. 其他相关病史(3分)

①有无药物过敏史(0.5分);②与该病有关的其他病史:有无结核病、糖尿病、肿瘤、慢性腹泻病史,有无甲状腺功能亢进症家族史(2.5分)。

3. 问诊技巧(2分)

①条理性强,能抓住重点(1分);②能够围绕病情询问(1分)。

【例96】简要病史:女性,30岁。心悸伴消瘦半年门诊就诊。

要求:作为住院医师,请围绕以上简要病史,将应该询问的现病史及相关病史的内容写在答题纸上。

评分标准(总分15分)

1. 现病史(10分)

(1)根据主诉及相关鉴别询问

①发病诱因:有无劳累、精神紧张、生活不规律,有无饮用刺激性饮品及服用药物(1分)。

②心悸:发生的时间与频率,是否突发突止,加重和缓解因素(与活动及休息的关系)(2分)。

③消瘦:体重减轻的程度及速度(0.5分)。

④伴随症状:有无怕热、多汗、手颤、情绪波动,有无易饥、多食(0.5分)。有无口渴、多饮、多尿。有无体力下降、下肢无力(1.5分)。有无发热、咳嗽、咯血,有无腹泻、便血(1分)。有无胸闷、胸痛、呼吸困难(1分)。

(2)诊疗经过

①是否曾到医院就诊,做过哪些检查:心电图、超声心动图,甲状腺功能、血糖、甲状腺B超(1分)。

②治疗情况:是否用过抗甲状腺药物、抗心律失常药物,疗效如何(1分)。

(3)一般情况

发病以来睡眠情况(0.5分)。

2. 其他相关病史(3分)

①有无药物过敏史(0.5分);②与该病有关的其他病史:有无心脏病病史,有无甲状腺功能亢进症病史。有无结核病、糖尿病、肿瘤、慢性腹泻、贫血史。月经与婚育史。有无家族性疾病史(2.5分)。

3. 问诊技巧(2分)

①条理性强,能抓住重点(1分);②能够围绕病情询问(1分)。

十四、无尿、少尿与多尿

(一)无尿

【例97】简要病史:患者,男,60岁。输血后腰痛、无尿6小时急诊入院。

要求:作为住院医师,请围绕以上简要病史,将应该询问的现病史及相关病史的内容写在答题纸上。

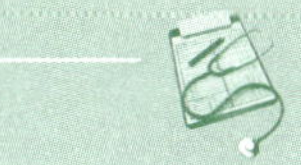

评分标准(总分15分)

1. 现病史(10分)

(1)根据主诉及相关鉴别询问

①发病诱因:发生无尿的诱因、缓急、持续时间、发作情况(1分)。

②输血原因及输血量:有无突然烦躁不安、胸闷、头胀痛,继而腰背部剧痛、呼吸困难、恶心、冷汗、发绀、寒战高热等(3分)。

③无尿:尿量、尿色变化(1分)。

④发病因素:血型是否相符、采血日期、储存情况等(2分)。

(2)诊疗经过

①是否曾到医院就诊,做过哪些检查:血常规、血型、肾功能、电解质(1分)。

②治疗情况:是否用过碳酸氢钠碱化尿液,是否用过糖皮质激素、血液透析等治疗,疗效如何(1分)。

(3)一般情况

发病以来睡眠、饮食、大便及体重变化情况(1分)。

2. 其他相关病史(3分)

①有无药物过敏史(1分)。

②与该病有关的其他病史:有无输血史(注意ABO、Rh血型)、肾病病史(2分)。

3. 问诊技巧(2分)

①条理性强,能抓住重点(1分);②能够围绕病情询问(1分)。

(二)少尿

【例98】简要病史:男性,60岁。水肿半年,少尿1周门诊就诊。

要求:作为住院医师,请围绕以上简要病史,将应该询问的现病史及相关病史的内容写在答题纸上。

评分标准(总分15分)

1. 现病史(10分)

(1)根据主诉及相关鉴别询问

①发病诱因:有无劳累、感染、服用药物(1分)。

②水肿:首发部位、发展顺序、发展速度、累及范围和程度,是否凹陷性,是否对称性,加重和缓解因素(与活动及体位的关系)(2.5分)。

③排尿情况:具体尿量,有无尿色改变,尿中有无泡沫,有无尿频、尿急、尿痛、排尿困难(1.5分)。

④伴随症状:有无心悸、呼吸困难,有无纳差、皮肤黄染、腹胀,有无怕冷、反应迟钝,有无发热、皮疹(2分)。

(2)诊疗经过

①是否曾到医院就诊,做过哪些检查:尿常规、肝肾功能、血电解质、甲状腺功能、腹部B超(1分)。

②治疗情况:是否用过利尿剂,疗效如何(1分)。

(3)一般情况

发病以来饮食(液体摄入量)、睡眠、大便情况及近期体重变化情况(1分)。

2. 其他相关病史(3分)

①有无药物过敏史(0.5分);②与该病有关的其他病史:有无心脏病、肺部疾病、肝病、肾病、甲状腺疾病病史,有无肿瘤、营养不良史。有无烟酒嗜好(2.5分)。

3. 问诊技巧(2分)

①条理性强,能抓住重点(1分);②能够围绕病情询问(1分)。

【例99】简要病史:男性,16岁。血尿10天,尿量减少3天门诊就诊。

要求:作为住院医师,请围绕以上简要病史,将应该询问的现病史及相关病史的内容写在答题纸上。

评分标准(总分15分)

1. 现病史(10分)

(1)根据主诉及相关鉴别询问

①发病诱因:有无感染、剧烈运动、外伤、泌尿道器械检查,服用药物(1分)。

②血尿:具体尿色,有无血凝块,是否为全程血尿,呈间歇性还是持续性(2分)。

③尿量减少:具体尿量(1分)。

④伴随症状:尿中有无泡沫,有无尿频、尿急、尿痛、排尿困难(1分)。有无发热、咯血、腰痛、皮疹、关节痛,有无其他部位出血,有无恶心、呕吐、水肿、心悸、呼吸困难(2分)。

(2)诊疗经过

①是否曾到医院就诊,做过哪些检查:尿常规、血常规、凝血功能、肝肾功能、血电解质、腹部B超(1分)。

②治疗情况:是否用过利尿剂及止血药,疗效如何(1分)。

(3)一般情况

发病以来饮食(包括饮水量)、睡眠、大便情况及近期体重变化情况(1分)。

2. 其他相关病史(3分)

①有无药物过敏史(0.5分);②与该病有关的其他病史:有无高血压、肝病、肾病及尿路结石病史,有无出血性疾病及结缔组织病病史,有无手术、外伤史。有无肾脏疾病及肿瘤家族史(2.5分)。

3. 问诊技巧(2分)

①条理性强,能抓住重点(1分);②能够围绕病情询问(1分)。

【例100】简要病史:男性,40岁。间断尿少2周门诊就诊。

要求:作为住院医师,请围绕以上简要病史,将应该询问的现病史及相关病史的内容写在答题纸上。

评分标准(总分15分)

1. 现病史(10分)

(1)根据主诉及相关鉴别询问

①发病诱因:有无上呼吸道感染、大出血、休克、剧烈腹泻,有无使用(食用)肾毒性药物(食物)(3分)。

②尿少:排尿频度,是否排尿困难,尿量,尿色,有无血尿、脓尿,有无尿频、尿急、尿痛,有无下腹憋胀感(3分)。

③伴随症状:是否发热、盗汗,有无水肿,是否口渴,有无腰痛(1分)。

(2)诊疗经过

①是否曾到医院就诊,做过哪些检查:血尿常规、尿微生物学检查、尿路B超、腹部CT、膀胱镜检查(1分)。

②治疗情况:是否用过利尿剂治疗,疗效如何(1分)。

(3)一般情况

发病以来睡眠、饮食、大便及体重变化情况(1分)。

2. 其他相关病史(3分)

①有无药物过敏史(0.5分);②与该病有关的其他病史:有无心脏病、结核病、高血压、溃疡病、肾炎、尿路结石、泌尿系统肿瘤等病史。是否接受缩血管药物的治疗。手术外伤史,职业、毒物接触史(2.5分)。

3. 问诊技巧(2分)

①条理性强,能抓住重点(1分);②能够围绕病情询问(1分)。

(三)多尿

【例101】简要病史:男性,70岁。尿量增加2个月门诊入院。

要求:作为住院医师,请围绕以上简要病史,将应该询问的现病史及相关病史的内容写在答题纸上。

评分标准(总分15分)

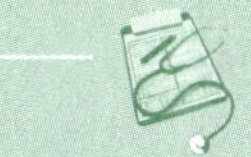

1. 现病史(10分)

(1)根据主诉及相关鉴别询问

①发病诱因:有无使用利尿剂、精神紧张,有无劳累、饮食不规律(1分)。

②尿量增加:排尿次数,具体尿量多少,夜尿量和日尿量的差别(2分)。

③伴随症状:有无血尿、尿频、尿急、尿痛。有无口渴、喜冷饮、喜流食。有无体重下降、心悸、怕热、多汗、手颤、颈部增粗。有无复视、视野缺损、视物模糊。有无听力障碍,有无头晕、头痛(4分)。

(2)诊疗经过

①是否曾到医院就诊,做过哪些检查:尿常规、血尿渗透压、血糖、尿糖、尿路B超、头颅CT、MRI(1分)。

②治疗情况:是否用过药物治疗,疗效如何(1分)。

(3)一般情况

发病以来睡眠和大便情况(1分)。

2. 其他相关病史(3分)

①有无药物过敏史(0.5分);②与该病有关的其他病史:有无结核病、肾脏疾病、尿路结石、泌尿系统肿瘤、中枢神经系统疾病、精神疾病病史,有无糖尿病病史,有无遗传性疾病病史(2.5分)。

3. 问诊技巧(2分)

①条理性强,能抓住重点(1分);②能够围绕病情询问(1分)。

【例102】简要病史:男性,18岁。多饮、多尿1个月,昏迷半小时由家人送来急诊。

要求:作为住院医师,请围绕以上简要病史,将应该询问的现病史及相关病史的内容写在答题纸上。

评分标准(总分15分)

1. 现病史(10分)

(1)根据主诉及相关鉴别询问

①发病诱因:有无感冒、劳累、暴饮暴食、停用药物(1分)。

②多饮、多尿:日饮水量,排尿次数、尿量、尿色(2分)。

③昏迷:是首次发生还是反复多次,起病的急缓、发生过程、历时长短和演化过程(2分)。

④伴随症状:有无恶心、呕吐,呕吐的性状,有无抽搐,有无尿频、尿急、尿痛(1分),有无体重下降,喜冷饮,喜流食,呼气有无烂苹果味(1分)。

(2)诊疗经过

①是否曾到医院就诊,做过哪些检查:如血糖、尿糖及酮体、肝肾功能检查(1分)。

②治疗情况:是否用过药物治疗,疗效如何(1分)。

(3)一般情况

发病以来饮食、睡眠及大便情况(1分)。

2. 其他相关病史(3分)

①有无药物过敏史(0.5分);②与该病有关的其他病史:有无糖尿病病史,有无肝病、甲状腺疾病病史,有无遗传性疾病病史,有无精神、神经系统疾病病史(2.5分)。

3. 问诊技巧(2分)

①条理性强,能抓住重点(1分);②能够围绕病情询问(1分)。

【例103】简要病史:患者,男,55岁。多尿伴多食1年门诊入院。

要求:作为住院医师,请围绕以上简要病史,将应该询问的现病史及相关病史的内容写在答题纸上。

评分标准(总分15分)

1. 现病史(10分)

(1)根据主诉及相关鉴别询问

①发病诱因:有无精神紧张、劳累、用药、饮食不规律等(1 分)。

②多尿:每日排尿次数、量、颜色,是尿量增加先于饮水增加还是饮水增加先于尿量增加,是否用过利尿剂(3 分)。

③多食:每日进食量与体重下降及多尿是否有关(2 分)。

④伴随症状:有无口渴、多饮、怕热、多汗、消瘦、手震颤、颈部变粗、突眼、心悸(1 分)。

(2)诊疗经过

①是否曾到医院就诊,做过哪些检查:如血糖、尿糖、甲状腺功能、心电图等(1 分)。

②治疗情况:是否用过药物治疗,疗效如何(1 分)。

(3)一般情况

发病以来睡眠、大便及体重变化情况(1 分)。

2. 其他相关病史(3 分)

①有无药物过敏史(1 分)。

②与该病有关的其他病史:有无肺结核、肿瘤、肝肾疾病病史,平时饮食习惯,家族史(2 分)。

3. 问诊技巧(2 分)

①条理性强,能抓住重点(1 分);②能够围绕病情询问(1 分)。

十五、尿频、尿急与尿痛

【例 104】简要病史:女性,45 岁。尿频、尿急、尿痛 1 周门诊就诊。

要求:作为住院医师,请围绕以上简要病史,将应该询问的现病史及相关病史的内容写在答题纸上。

评分标准(总分 15 分)

1. 现病史(10 分)

(1)根据主诉及相关鉴别询问

①发病诱因:有无劳累、受凉、憋尿或饮水减少,有无接受导尿、尿道器械检查(1.5 分)。

②尿频:排尿频率,每次排尿量,夜尿次数(1 分)。

③尿急:程度,有无尿失禁(0.5 分)。

④尿痛:部位、性质、程度,有无放射,出现的时间(2 分)。

⑤伴随症状:有无尿色改变、排尿困难,有无发热、寒战、盗汗,有无腰痛、腹痛(2 分)。

(2)诊疗经过

①是否曾到医院就诊,做过哪些检查:血常规、尿常规、尿细菌培养、肾功能(1 分)。

②治疗情况:是否用过抗菌药物,疗效如何(1 分)。

(3)一般情况

发病以来饮食、睡眠、大便情况及近期体重变化情况(1 分)。

2. 其他相关病史(3 分)

①有无药物过敏史(0.5 分);②有无尿路感染反复发作史(0.5 分);③与该病有关的其他病史:有无结核病、糖尿病、尿路结石、盆腔疾病病史,有无外伤、手术史。月经与婚育史(2 分)。

3. 问诊技巧(2 分)

①条理性强,能抓住重点(1 分);②能够围绕病情询问(1 分)。

【例 105】简要病史:女性,60 岁。血尿、尿急、尿痛 4 天门诊就诊。

要求:作为住院医师,请围绕以上简要病史,将应该询问的现病史及相关病史的内容写在答题纸上。

评分标准(总分 15 分)

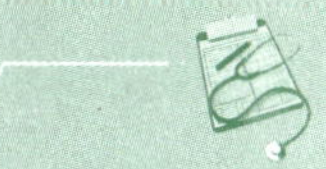

1. 现病史(10分)

(1)根据主诉及相关鉴别询问

①发病诱因:有无劳累、受凉、憋尿或饮水减少,有无接受导尿、尿道器械检查,是否服用药物(1.5分)。

②血尿:具体尿色,有无血凝块,是否为全程血尿,呈间歇性还是持续性(2分)。

③尿急:程度,有无尿失禁(0.5分)。

④尿痛:部位、性质、程度,有无放射,出现的时间(1分)。

⑤伴随症状:有无尿频,伴尿困难、尿量减少,有无发热、盗汗,有无腰痛、腹痛,有无其他部位出血(2分)。

(2)诊疗经过

①是否曾到医院就诊,做过哪些检查:尿常规、血常规、尿培养、腹部及泌尿系统B超(1分)。

②治疗情况:是否用过抗菌药物,疗效如何(1分)。

(3)一般情况

发病以来饮食、睡眠、大便情况及近期体重变化情况(1分)。

2. 其他相关病史(3分)

①有无药物过敏史(0.5分);②有无尿路感染反复发作史(0.5分);③与该病有关的其他病史:有无结核病、糖尿病、尿路结石、出血性疾病、盆腔疾病病史,有无外伤、手术史。月经、婚育史(2分)。

3. 问诊技巧(2分)

①条理性强,能抓住重点(1分);②能够围绕病情询问(1分)。

十六、血尿

【例106】简要病史:男性,48岁。左侧腰痛伴血尿3个月门诊入院。

要求:作为住院医师,请围绕以上简要病史,将应该询问的现病史及相关病史的内容写在答题纸上。

评分标准(总分15分)

1. 现病史(10分)

(1)根据主诉及相关鉴别询问

①发病诱因:有无剧烈活动、腰腹部外伤、泌尿道器械检查,有无前驱感染(1分)。

②腰痛:起病缓急,具体部位、性质、程度,有无放射,持续性或阵发性,与体位的关系,有无规律性(2分)。

③血尿:发现的时间,与腰痛的关系,是否有肉眼血尿或伴有血丝、凝血块(2分)。

④伴随症状:有无尿频、尿急、尿痛、排尿困难、水肿、泡沫尿、发热,其他部位有无出血(2分)。

(2)诊疗经过

①是否曾到医院就诊,做过哪些检查:尿常规、肾功能、尿相差显微镜检查、腹部B超检查(1分)。

②治疗情况:是否用过药物治疗,疗效如何(1分)。

(3)一般情况

发病以来饮食、睡眠、大便及体重变化情况(1分)。

2. 其他相关病史(3分)

①有无药物过敏史(0.5分);②与该病有关的其他病史:有无腹部手术史,有无尿路结石、高尿酸血症、甲旁亢、肿瘤病史(2.5分)。

3. 问诊技巧(2分)

①条理性强,能抓住重点(1分);②能够围绕病情询问(1分)。

【例107】简要病史:男性,19岁。肉眼血尿伴双下肢水肿4天门诊就诊。

要求:作为住院医师,请围绕以上简要病史,将应该询问的现病史及相关病史的内容写在答题纸上。

评分标准(总分15分)

1. 现病史(10 分)

(1)根据主诉及相关鉴别询问

①发病诱因:有无感染、外伤、服用药物或进食特殊食物(1.5 分)。

②血尿:具体尿色和量,有无血凝块,是否为全程血尿,呈间歇性或持续性(1.5 分)。

③水肿:出现部位、时间及程度,是否对称性,是否凹陷性,加重或缓解因素(1.5 分)。

④伴随症状:有无尿量改变,有无尿频、尿急、尿痛及排尿困难(1.5 分),有无发热、腰痛,有无皮疹、关节痛,有无其他部位出血(1 分)。

(2)诊疗经过

①是否曾到医院就诊,做过哪些检查:尿常规、肾功能、尿相差显微镜检查、腹部 B 超检查(1 分)。

②治疗情况:是否用过药物治疗,疗效如何(1 分)。

(3)一般情况

近期饮食、睡眠、大便及体重变化情况(1 分)。

2. 其他相关病史(3 分)

①有无药物过敏史(0.5 分);②与该病有关的其他病史:有无结核病、肝肾疾病、尿路结石、结缔组织病、出血性疾病病史(2.5 分)。

3. 问诊技巧(2 分)。

①条理性强,能抓住重点(1 分);②能够围绕病情询问(1 分)。

【例 108】简要病史:男性,17 岁。颜面及双下肢水肿 1 周,血尿 2 天门诊就诊。

要求:作为住院医师,请围绕以上简要病史,将应该询问的现病史及相关病史的内容写在答题纸上。

评分标准(总分 15 分)

1. 现病史(10 分)

(1)根据主诉及相关鉴别询问

①发病诱因:有无感染、剧烈运动、外伤、服用药物或进食特殊食物(1 分)。

②水肿:首发部位,发展顺序、发展速度、累及范围和程度,是否凹陷性,是否对称性,加重与缓解因素(与活动及体位的关系)(2 分)。

③血尿:具体尿色,有无血凝块,是否为全程血尿,呈间歇性还是持续性(2 分)。

④伴随症状:尿中有无泡沫,有无尿量改变,有无尿频、尿急、尿痛及排尿困难(1 分)。有无发热、咽痛、腰痛,有无皮疹、关节痛,有无其他部位出血,有无呼吸困难、腹胀(1 分)。

(2)诊疗经过

①是否曾到医院就诊,做过哪些检查:尿常规、血常规、肾功能,腹部及泌尿系统 B 超(1 分)。

②治疗情况:是否用过利尿剂和止血药物治疗,疗效如何(1 分)。

(3)一般情况

发病以来饮食、睡眠、大便情况及近期体重变化情况(1 分)。

2. 其他相关病史(3 分)

①有无药物过敏史(0.5 分);②与该病有关的其他病史:有无结核病、肾脏疾病、尿路结石、出血性疾病和结缔组织病病史。有无肾脏疾病家族史(2.5 分)。

3. 问诊技巧(2 分)。

①条理性强,能抓住重点(1 分);②能够围绕病情询问(1 分)。

十七、眩晕(助理不考)

【例 109】简要病史:女性,25 岁。阵发性头晕伴耳鸣、呕吐 5 年,加重 3 小时门诊就诊。

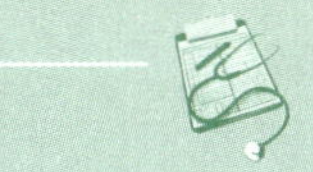

要求:作为住院医师,请围绕以上简要病史,将应该询问的现病史及相关病史的内容写在答题纸上。

评分标准(总分 15 分)

1. 现病史(10 分)

(1)根据主诉及相关鉴别询问

①发病诱因:有无劳累、精神因素、服用药物及外伤(1 分)。

②头晕:发作时间、频率、性质及持续时间,加重或缓解因素(2 分)。

③耳鸣:低音调还是高音调,双侧还是单侧,与头晕的关系(1 分)。

④呕吐:次数、呕吐物的性状和量,是否喷射性,与头晕的关系,加重或缓解因素(1 分)。

⑤伴随症状:有无听力减退、耳痛、视物旋转、视力改变,有无心悸、发热、出汗,有无口周及四肢麻木,站立或行走不稳(2 分)。

(2)诊疗经过

①是否曾到医院就诊,做过哪些检查:血常规、血生化、头颅 CT、颈椎 X 线片(1 分)。

②治疗情况:是否用过抗眩晕和止吐药物治疗,疗效如何(1 分)。

(3)一般情况

发病以来饮食、睡眠、大小便及体重变化情况(1 分)。

2. 其他相关病史(3 分)

①有无药物过敏史(0.5 分);②与该病有关的其他病史:有无晕动病、贫血、中耳炎及高血压、糖尿病病史。月经与婚育史(2.5 分)。

3. 问诊技巧(2 分)。

①条理性强,能抓住重点(1 分);②能够围绕病情询问(1 分)。

【例 110】简要病史:女性,45 岁。阵发性头晕伴呕吐 3 年,再发 5 小时急诊就诊。

要求:作为住院医师,请围绕以上简要病史,将应该询问的现病史及相关病史的内容写在答题纸上。

评分标准(总分 15 分)

1. 现病史(10 分)

(1)根据主诉及相关鉴别询问

①发病诱因:有无劳累、精神因素、体位突然变化(1 分)。

②头晕:起病情况、性质、发作频率和持续时间、加重和缓解因素(与体位的关系)(4 分)。

③呕吐:呕吐物的性状、气味和量,是否为喷射性(1 分)。

④伴随症状:有无听力减退、耳鸣(1 分)。有无复视、肢体感觉或运动障碍、行走不稳、头痛(1.5 分)。

(2)诊疗经过

①是否曾到医院就诊,做过哪些检查:血常规、血生化、头颅 CT、颈椎 X 线片(0.5 分)。

②治疗情况:是否用过抗眩晕和止吐药物,疗效如何(0.5 分)。

(3)一般情况

近期饮食、睡眠、大小便及体重变化情况(0.5 分)。

2. 其他相关病史(3 分)

①有无药物过敏史(0.5 分);②与该病有关的其他病史:有无脑血管疾病、晕动症、偏头痛、贫血、中耳炎、高血压和糖尿病病史。月经与婚育史(2.5 分)。

3. 问诊技巧(2 分)。

①条理性强,能抓住重点(1 分);②能够围绕病情询问(1 分)。

十八、痫性发作与惊厥

【例 111】简要病史:男孩,1 岁。发热 3 天,惊厥 2 次急诊入院。

要求：作为住院医师，请围绕以上简要病史，将应该询问的现病史及相关病史的内容写在答题纸上。

评分标准（总分15分）

1. 现病史（10分）

（1）根据主诉及相关鉴别询问

①发病诱因：有无受凉、劳累、外伤（1分）。

②发热：程度、规律，有无寒战（1分）。

③惊厥：发作时的表现，持续时间，发作时有无意识障碍、大小便失禁、发绀（2分）。

④发热与惊厥的关系：惊厥出现的时间，惊厥发作时的体温（1分）。

⑤伴随症状：有无流涕、咳嗽，有无恶心、呕吐，有无皮疹（1.5分）。

（2）诊疗经过

①是否曾到医院就诊，做过哪些检查：血常规、CRP、头颅CT（MRI）或脑脊液检查（1分）。

②治疗情况：是否用过退热药物、抗菌药物及止惊药物，疗效如何（1分）。

（3）一般情况

发病以来精神状态、饮食、睡眠及大小便情况（1分）。

2. 其他相关病史（3分）

①出生史，喂养史，生长发育情况（1分）；②有无药物过敏史，预防接种史（1分）。

③与该病有关的其他病史：有无类似发作史，有无传染病接触史，有无发热惊厥家族史（1分）。

3. 问诊技巧（2分）。

①条理性强，能抓住重点（1分）；②能够围绕病情询问（1分）。

【例112】简要病史：患者，女，25岁。全身抽搐伴昏迷半小时急诊入院。

要求：作为住院医师，请围绕以上简要病史，将应该询问的现病史及相关病史的内容写在答题纸上。

评分标准（总分15分）

1. 现病史（10分）

（1）根据主诉及相关鉴别询问

①发病诱因：癫痫发作时的环境状态和因素（1分）。

②癫痫发作：有无前驱症状（如特殊感觉的出现等），有无意识障碍、外伤、大小便失禁，发作时刻（清醒时、睡时、饥饿时等），发作持续时间，对环境的反应（4分）。

③抽搐发作后的表现：有无意识障碍、肢体瘫痪、失语、遗忘、头痛等（2分）。

（2）诊疗经过

①是否曾到医院就诊，做过哪些检查：如血钙、血糖、脑电图、脑CT检查等（1分）。

②治疗情况：是否用过抗癫痫药物，疗效如何（1分）。

（3）一般情况

发病以来饮食、睡眠、大小便及体重变化情况（1分）。

2. 其他相关病史（3分）

①有无药物过敏史（0.5分）；②与该病有关的其他病史：既往有无类似发作史，有无脑外伤、脑炎、脑膜炎病史。职业、饮食习惯、寄生虫感染及毒物接触史。有无长期疫区居住史。有无高热惊厥家族史。月经史，月经期间和妊娠期间癫痫发作情况（2.5分）。

3. 问诊技巧（2分）。

①条理性强，能抓住重点（1分）；②能够围绕病情询问（1分）。

十九、意识障碍

【例113】简要病史：男性，66岁。神志不清5小时急诊就诊。既往有2型糖尿病病史5年。

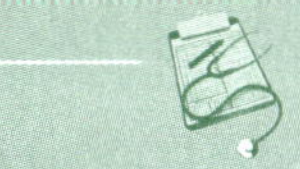

要求：作为住院医师，请围绕以上简要病史，将应该询问的现病史及相关病史的内容写在答题纸上。

评分标准（总分15分）

1. 现病史（10分）

(1)根据主诉及相关鉴别询问

①发病诱因：有无不合理应用降糖药物的情况，有无服用其他药物，有无饮食不当、过度运动、感染等诱因（2分）。

②意识障碍（神志不清）：发生急缓、程度、进展情况（2.5分）。

③伴随症状：意识障碍前有无头痛、头晕，有无呼吸困难、胸闷、胸痛、心悸，有无恶心、呕吐、有无饥饿感、大汗（2.5分）。

(2)诊疗经过

①是否曾到医院就诊，做过哪些检查：血糖、尿常规、酮体、心电图（1分）。

②治疗情况：是否接受过治疗，具体治疗方案及疗效如何（1分）。

(3)一般情况

近期饮食、睡眠、大小便及体重变化情况（1分）。

2. 其他相关病史（3分）

①有无药物过敏史（0.5分）；②糖尿病诊治情况，血糖监测情况（0.5分）；③有无类似发作史，有无心脏病、高血压、脑血管疾病病史，有无肝病、肾病及其他内分泌系统疾病病史（2分）。

3. 问诊技巧（2分）。

①条理性强，能抓住重点（1分）；②能够围绕病情询问（1分）。

【例114】简要病史：女性，55岁。意识障碍伴呕吐1小时急诊就诊，呕吐物有大蒜味。

要求：作为住院医师，请围绕以上简要病史，将应该询问的现病史及相关病史的内容写在答题纸上。

评分标准（总分15分）

1. 现病史（10分）

(1)根据主诉及相关鉴别询问

①发病诱因：近期有无情绪波动、生活事件、精神受刺激，有无接触毒物及服用药物（1分）。

②周围环境：有无药物、农药、空药瓶、遗书（1分）。

③意识障碍：程度，发生、发展的经过（2分）。

④呕吐：次数、量，是否喷射性，呕吐物的性状（1.5分）。

⑤伴随症状：有无流涎、多汗、呼吸困难，有无肌肉震颤，有无大小便失禁（1.5分）。

(2)诊疗经过

①是否曾到医院就诊，做过哪些检查：血常规、肝肾功能、血糖、留取血或呕吐物送毒理学检查（1分）。

②治疗情况：是否接受过催吐、洗胃治疗，是否用过抗胆碱药、胆碱酯酶复能药，疗效如何（1分）。

(3)一般情况

近期饮食、睡眠、大小便及体重变化情况（1分）。

2. 其他相关病史（3分）

①有无药物过敏史（0.5分）；②与该病有关的其他病史：有无心脑血管疾病、肝肾疾病、糖尿病、精神疾病病史。有无外伤史，有无烟酒嗜好。月经与婚育史（2.5分）。

3. 问诊技巧（2分）

①条理性强，能抓住重点（1分）；②能够围绕病情询问（1分）。

【例115】简要病史：男性，40岁。头颅外伤后1天来诊。伤后有短暂神志不清，3小时后意识恢复。

要求:作为住院医师,请围绕以上简要病史,将应该询问的现病史及相关病史的内容写在答题纸上。

评分标准(总分15分)

1. 现病史(10分)

(1)根据主诉及相关鉴别询问

①受伤情况:受伤过程及具体部位、程度(1分)。

②意识障碍:发生时间、程度、具体演变过程,是否伴有失忆(3分)。

③伴随症状:有无抽搐、大小便失禁,有无头痛、恶心、呕吐(是否喷射性),有无言语障碍,有无肢体麻木和活动障碍(3分)。

(2)诊疗经过

①是否曾到医院就诊,做过哪些检查:头颅CT、X线片或MRI(1分)。

②治疗情况:是否接受过治疗,具体治疗方案及疗效如何(1分)。

(3)一般情况

发病以来饮食、睡眠情况及近期体重变化情况(1分)。

2. 其他相关病史(3分)

①有无药物过敏史(0.5分);②与该病相关的其他病史:有无癫痫、高血压、心脏病、糖尿病病史,有无精神神经系统疾病家族史(2.5分)。

3. 问诊技巧(2分)

①条理性强,能抓住重点(1分);②能够围绕病情询问(1分)。

【例116】简要病史:男性,70岁。突然晕厥一次伴四肢无力半小时急诊入院。

要求:作为住院医师,请围绕以上简要病史,将应该询问的现病史及相关病史的内容写在答题纸上。

评分标准(总分15分)

1. 现病史(10分)

(1)根据主诉及相关鉴别询问

①发病诱因:有无饮酒、精神刺激及其与发病时间的关系(2.5分)。

②意识障碍:发生时的情况,持续时间,是否进行性加深(1.5分)。

③四肢无力:程度,与晕厥的关系(1分)。

④伴随症状:有无眼球活动障碍、语言困难、吞咽或呼吸困难(2分)。

(2)诊疗经过

①是否曾到医院就诊,做过哪些检查:头颅CT或MRI检查(1分)。

②治疗情况:曾接受过何种治疗,疗效如何(1分)。

(3)一般情况

近期饮食、睡眠、大小便及体重变化情况(1分)。

2. 其他相关病史(3分)

①有无药物过敏史(0.5分);②与该病有关的其他病史:有无心脑血管疾病、糖尿病病史(2.5分)。

3. 问诊技巧(2分)

①条理性强,能抓住重点(1分);②能够围绕病情询问(1分)。

【例117】简要病史:男性,75岁。意识不清2小时急诊入院。被发现时在煤炉取暖的隔室内。

要求:作为住院医师,请围绕以上简要病史,将应该询问的现病史及相关病史的内容写在答题纸上。

评分标准(总分15分)

1. 现病史(10分)

(1)根据主诉及相关鉴别询问

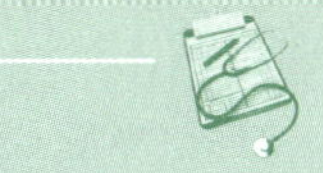

①发病诱因：有无饥饿、大量饮酒，近期有无情绪波动、生活事件，有无接触毒物或服用药物(1分)。

②周围环境：室内通风状态及煤炉燃烧情况。现场有无药瓶和药物。现场有无呕吐物及其性状(2分)。

③意识障碍：程度，发生、发展的经过(1.5分)。

④伴随症状：有无发热、多汗、流涎，有无肢体抽搐，有无大小便失禁(1.5分)。

⑤同住者有无同时发病(1分)。

(2)诊疗经过

①是否曾到医院就诊，做过哪些检查：血常规、肝肾功能、血糖、血气分析，碳氧血红蛋白(COHb)，头颅CT检查等(1分)；②治疗情况：接受了什么治疗，疗效如何(1分)。

(3)一般情况

近期饮食、睡眠、大小便及体重变化情况(1分)。

2. 其他相关病史(3分)

①有无药物过敏史(0.5分)；②与该病有关的其他病史：有无心脑血管疾病、肝病、肾病、糖尿病及精神疾病病史。有无外伤史，有无烟酒嗜好(2.5分)。

3. 问诊技巧(2分)

①条理性强，能抓住重点(1分)；②能够围绕病情询问(1分)。

【例118】简要病史：男性，18岁。突发头痛、呕吐4小时，神志不清3小时门诊就诊。

要求：作为住院医师，请围绕以上简要病史，将应该询问的现病史及相关病史的内容写在答题纸上。

评分标准(总分15分)

1. 现病史(10分)

(1)根据主诉及相关鉴别询问

①发病诱因：有无剧烈运动、咳嗽、用力排便、外伤、情绪激动(1分)。

②头痛：具体部位、性质、持续时间、程度，加重或缓解因素(2分)。

③呕吐：次数、呕吐物的性状和量，是否喷射性，与头痛的关系，加重或缓解因素(1.5分)。

④意识障碍(神志不清)：发生急缓、程度及其演变过程(1.5分)。

⑤伴随症状：有无发热、语言障碍、呼吸困难，有无颈强直、肢体活动障碍，有无抽搐、大小便失禁(1分)。

(2)诊疗经过

①是否曾到医院就诊，做过哪些检查：头颅CT或MRI、脑脊液检查(1分)。

②治疗情况：是否用过止痛、止吐药物治疗，疗效如何(1分)。

(3)一般情况

近期饮食、睡眠及体重变化情况(1分)。

2. 其他相关病史(3分)

①有无药物过敏史(0.5分)；②与该病有关的其他病史：有无类似发作史，有无脑动脉瘤或脑血管畸形、脑外伤、高血压病史，有无烟酒嗜好，有无精神神经系统疾病家族史(2.5分)。

3. 问诊技巧(2分)

①条理性强，能抓住重点(1分)；②能够围绕病情询问(1分)。

第3章　病例分析答题技巧

一、答题须知

1. 应抓紧时间答题

病例分析部分从2010年开始分值由20分增加到22分，考试时间为15分钟。绝大多数考生觉得时间比较紧张。因此，平时复习时，考生应注意速度训练，熟练掌握大纲内容；考试时，抓紧时间答题，快速准确得出主诊断及副诊断（这是许多考生耗时过长的症结所在），然后按照我们所教的答题模板答题。

2. 答题内容

根据题干给出的简单病史，写出诊断（主诊断+副诊断）、诊断依据、鉴别诊断、进一步检查及治疗原则。

3. 诊断

诊断包括主诊断和副诊断，答题时应将主诊断及副诊断全面完整地写出，否则不能得满分。

（1）主诊断　复习时，应牢牢记住大纲要求掌握的疾病种类。只有这样，才能在考试时，根据相关的简单病史，按照我们教给大家的诊断公式，快速而准确地写出主诊断。千万不要将主诊断写成非大纲所要求的疾病，因为医考命题基本没有超纲内容。

（2）副诊断　有些试题，还要求写出副诊断。常常用到的副诊断公式如下。

副诊断	诊断标准	正常值
低钾血症	血钾<3.5mmol/L	3.5~5.5mmol/L
高钾血症	血钾>5.5mmol/L	3.5~5.5mmol/L
高血压	病史+血压>140/90mmHg	血压<120/80mmHg
休克	病史+血压<90/60mmHg	血压>90/60mmHg
贫血	病史+Hb<120(110)g/L(男/女)	Hb120~160g/L(男)，110~150g/L(女)
肾功能衰竭	Scr>186μmol/L	Scr133~177μmol/L
急性腹膜炎	腹肌紧张、压痛反跳痛	无腹肌紧张及压痛反跳痛

注意：①主诊断及副诊断均可按诊断公式答题，主诊断公式下文详述。
②书写主诊断时，应主次有序。主要诊断写在前，次要诊断写在后。
③病例分析的丢分主要是诊断错误及诊断不全面，因此应高度重视。

4. 诊断依据

书写诊断依据，可按照下述模板答题。

答题模板=①性别、年龄、主诉；②临床症状；③体征（包括阳性体征和主要阴性体征）；④特检结果（不要遗漏主要阴性结果）；⑤病史、家族史、外伤史、月经史（有时婴幼儿还需写出生产史、喂养史）。

答题时应注意，若有多个诊断，则每个诊断下，均应分别对应写上诊断依据。

5. 鉴别诊断

只要求写出鉴别诊断的病名，不要求写出鉴别诊断的理由，这样可节省大量时间。答题时可围绕病变部位及特征写出几种疾病，一般有三、四种。如果对相关鉴别诊断一无所知，那就将相近的疾病多写几种。

6. 进一步检查

（1）确立主诊断的检查项目　进一步检查首先必须写出确立主诊断的首选检查项目。如考虑急性心肌梗死，应写急诊心电图、急查肌钙蛋白；如考虑急性胰腺炎，应写血尿淀粉酶、胰腺B超或增强CT。

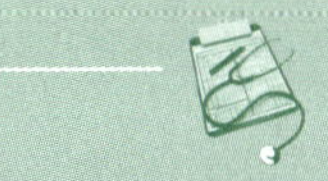

但若题干给出的简单病史中，已经出现这些检查项目结果，则不必赘述。

(2)排除鉴别诊断项目的检查　如排除消化性溃疡穿孔，可行立位腹部X线平片观察膈下有无游离气体。昏迷病人，可测定血糖，以排除低血糖昏迷或糖尿病酮症酸中毒等。

(3)为了解病情发展程度而需进行的检查　如高血压病人，可以进行眼底检查，以了解有无视网膜损害；也可以查血肌酐、血浆尿素氮，以了解有无肾损害。胃癌的病人，可作肝B超检查以了解有无肝转移，也可拍摄胸片以了解有无肺转移。

(4)为疾病的分型需进行的检查　如肾病综合征患者，可行肾脏穿刺活检，以明确病理类型。如肺炎病人，可行痰液细菌培养，以明确细菌学分类。

(5)某些动态观察项目　对于一些需要动态复查的项目，可以进一步检查。如糖尿病病人动态血糖的监测，心绞痛病人动态观察心电图等。

(6)提供治疗依据的检测项目　如脓液的细菌培养+药敏试验。

(7)一无所知时的处理　考生如果对试题要求一无所知，则可写一些与该疾病相关的一般检查项目，如血尿常规、血生化、肝肾功能检查等。这样总比答题纸上一片空白得零分要好得多。

7. 治疗

(1)治疗原则　要重点写明治疗原则，且要主次分明。

(2)具体措施　不能笼统地写“抗感染治疗”，而应该详细写出选用何种抗生素，必要时写出用法。

(3)支持治疗　不要遗漏支持治疗项目。

(4)辅助治疗措施　如化学治疗、放射治疗、中医中药治疗、免疫治疗等。

(5)健康教育　有些疾病的治疗，需写上健康教育、预防复发等。如糖尿病的健康教育、饮食治疗等。

(6)手术治疗　有些内科试题，不要遗漏手术治疗项目。

二、答题纸样式

临床类病例分析试题答题纸

姓名：______________________________**单位：**______________________________

准考证号：___________________________

题组号：____________________________**题号：**______________________________

医师(　　)　　　　助理医师(　　)(请在本人考试级别后括号内划“√”)

得分：______________________________**考官签名：**____________________________

答题：(请用蓝色或黑色钢笔或圆珠笔答题)

一、诊断及诊断依据

二、鉴别诊断

三、进一步检查

四、治疗原则

第4章　病例分析

考纲要求

①呼吸系统：慢性阻塞性肺疾病，支气管哮喘，支气管扩张（助理不考），肺炎，肺结核，肺栓塞，肺癌，呼吸衰竭（助理不考），胸腔积液（恶性、结核性）（助理不考），血胸和气胸，脓胸（助理不考），肋骨骨折。②心血管系统：心力衰竭，心律失常（助理不考），冠状动脉性心脏病，高血压，心脏瓣膜病（助理不考），结核性心包炎（助理不考）。③消化系统：胃食管反流病，食管癌，胃炎，消化性溃疡，消化性溃疡穿孔，消化道出血，胃癌，肝硬化，非酒精性脂肪性肝病（助理不考），肝癌（助理不考），胆石病、胆道感染，急性胰腺炎，溃疡性结肠炎（助理不考），克罗恩病（助理不考），肠梗阻，结直肠癌，肠结核（助理不考），结核性腹膜炎，急性阑尾炎，肛管直肠良性病变，腹外疝，腹部闭合性损伤：肝、脾、肠、肾损伤（助理不考肠损伤）。④泌尿系统：急性肾小球肾炎，慢性肾小球肾炎，尿路感染，尿路结石（助理不考），良性前列腺增生症（助理不考），慢性肾衰竭（助理不考）。⑤女性生殖系统疾病：异位妊娠，盆腔炎性疾病，子宫颈癌（助理不考），子宫肌瘤（助理不考），卵巢癌（助理不考），卵巢囊肿蒂扭转或破裂（助理不考），前置胎盘（助理不考），胎盘早剥（助理不考），妊娠期高血压疾病（助理不考），自然流产（助理不考），子宫内膜癌（助理不考），产后出血（助理不考），子宫内膜异位症（助理不考）。⑥血液系统：缺铁性贫血，再生障碍性贫血，急性白血病，淋巴瘤（助理不考），特发性血小板减少性紫癜（助理不考）。⑦代谢、内分泌系统：甲状腺功能亢进症，甲状腺功能减退症（助理不考），糖尿病。⑧神经系统：脑出血，脑梗死，蛛网膜下腔出血（助理不考），急性硬膜外血肿（助理不考），颅骨骨折（助理不考）。⑨运动系统：四肢长管状骨骨折，大关节脱位，颈椎病（助理不考），腰椎间盘突出症（助理不考）。⑩风湿免疫性疾病：系统性红斑狼疮，类风湿关节炎。⑪儿科疾病：肺炎，腹泻，维生素D缺乏性佝偻病，小儿常见发疹性疾病（麻疹、风疹、幼儿急疹、水痘、手足口病、猩红热）（助理不考风疹、手足口病、猩红热），小儿惊厥（助理不考），新生儿黄疸（助理不考）。⑫传染病：病毒性肝炎（助理只考甲型病毒性肝炎、乙型病毒性肝炎、丙型病毒性肝炎），细菌性痢疾，流行性脑脊髓膜炎、肾综合征出血热，艾滋病。⑬其他：软组织急性化脓性感染，急性乳腺炎，乳腺癌，一氧化碳中毒，急性有机磷农药中毒，镇静催眠药中毒（助理不考）。

复习要点

一、呼吸系统疾病

1. 慢性阻塞性肺疾病（COPD）

（1）诊断公式

慢性阻塞性肺疾病（COPD）= 老年人+长期咳痰喘+桶状胸+$FEV_1/FVC<0.7$。

（FEV_1/FVC 为第一秒用力呼气容积与用力肺活量的比值）。

慢性肺心病=COPD+肺动脉压增高+右室肥大（$P_2>A_2$、颈静脉怒张、肝大、肝颈征阳性、下肢水肿）。

（2）COPD 病程分期　分为急性加重期和稳定期。

①急性加重期　是指在疾病过程中，短期内咳嗽咳痰、气短和（或）喘息加重，痰量增多，呈脓性或黏液脓性，可伴发热等症状。

②稳定期　是指患者咳嗽咳痰、气短等症状稳定或症状轻微。

注意：①COPD=慢性支气管炎+肺气肿（不包括支气管哮喘），故诊断 COPD 后，就不要再写慢支、肺气肿了。
②根据公式很容易诊断 COPD，但应注意是否合并慢性肺心病、心力衰竭、呼吸衰竭，不要遗漏副诊断。
③有时需写出 COPD 的分级、分期。

【例 1】男性，72 岁。反复咳嗽、咳痰 20 年，呼吸困难 5 年，加重 2 天。

患者 20 年前无明确诱因出现咳嗽，咳白色黏痰，量约 5～10ml/日，无痰中带血、发热、盗汗，无胸痛、

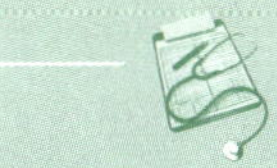

呼吸困难，无双下肢水肿。自服“头孢类”抗生素及止咳祛痰药物，症状可逐渐缓解，此后上述症状每于受凉、感冒后反复发作，秋冬季明显。5年前逐渐出现活动后气短，曾行肺功能检查示“阻塞性通气功能障碍”，呼吸困难逐渐加重。2天前，患者受凉后再次出现咳嗽，咳黄白色黏痰，呼吸困难加重，稍活动即感气短，无胸痛及双下肢水肿。口服“茶碱”并到社区卫生所吸氧治疗后症状无明显缓解。本次发病以来，精神、食欲、睡眠欠佳，大小便正常，体重无变化。否认高血压、心脏病和糖尿病病史，否认传染病接触史。吸烟25年，20支/日，已戒3年。偶饮酒。无遗传病家族史。

查体：T36.8℃，P98次/分，R24次/分，BP136/76mmHg，神志清楚，由他人扶入病房，浅表淋巴结未触及肿大。口唇无发绀。颈静脉无怒张，桶状胸，双肺触觉语颤减弱，叩诊呈过清音，呼吸音减弱，可闻及散在哮鸣音，双肺底少许湿性啰音，未闻及胸膜摩擦音。心界不大，心率98次/分，律齐，各瓣膜听诊区未闻杂音，双下肢无水肿。

实验室检查：动脉血气分析（氧流量2L/min）：pH7.34，$PaCO_2$52mmHg，$PaO_2$70mmHg，HCO_3^-27.5mmol/L。

心电图：窦性心律，电轴右偏。

要求：根据以上病历摘要，请将初步诊断、诊断依据（如有两个或以上诊断，应分别列出各自诊断依据）、鉴别诊断、进一步检查与治疗原则写在答题纸上。

评分标准（总分22分）

1. 初步诊断（4分）

（1）慢性阻塞性肺疾病急性加重期（仅答“慢性阻塞性肺疾病”得1分）（2分）。

（2）Ⅱ型呼吸衰竭（仅答“呼吸衰竭”得1分，答“Ⅰ型呼吸衰竭”不得分）（2分）。

2. 诊断依据（初步诊断错误，诊断依据不得分；未分别列出各自诊断依据，扣1分）（5分）

（1）慢性阻塞性肺疾病急性加重期：

①老年男性，慢性病程，长期大量吸烟史（0.5分）。

②长期反复咳嗽、咳痰，秋冬季明显，进行性呼吸困难，止咳祛痰及抗感染治疗有效（1分）。

③查体：肺气肿体征（桶状胸，双肺触觉语颤减弱，叩诊呈过清音，双肺呼吸音减弱），双肺散在哮鸣音及湿性啰音（1分）。

④肺功能检查：阻塞性通气功能障碍（1分）。

（2）Ⅱ型呼吸衰竭：

①慢性阻塞性肺疾病病史，本次急性加重，呼吸困难（0.5分）。

②动脉血气分析：低氧血症（$PaO_2/FiO_2<300$），$PaCO_2>50$mmHg（1分）。

3. 鉴别诊断（3分）

①支气管哮喘（1分）；②支气管扩张（1分）；③肺结核（1分）。

4. 进一步检查（5分）

①血常规，血电解质，血糖，肝肾功能（1分）。

②痰病原学检查（痰培养+药敏试验、痰涂片抗酸染色）（1分）。

③胸部X线片检查或胸部CT（1分）。

④超声心动图（0.5分）。

⑤病情平稳后复查肺功能（1.5分）。

5. 治疗原则（5分）

①持续低流量吸氧，止咳，祛痰（1分）；②广谱抗生素抗感染治疗（1.5分）。

③联合使用支气管舒张剂+糖皮质激素平喘治疗（1.5分）。

④必要时机械通气（0.5分）；⑤健康教育（0.5分）。

【例2】男性，72岁。间断咳嗽、咳痰10年，活动后气短2年，呼吸困难加重1天。

患者10年前开始多于春季出现咳嗽、咳痰，多为白色黏痰，有时可出现发热、咳黄脓痰。一般经门诊口服“头孢菌素”及止咳化痰中成药后症状可逐步好转。每年持续1月余。2年前开始逐渐出现活动后气短。1个月前，胸部X线片示“双下肺纹理增粗紊乱”，肺功能检查示“中度阻塞性通气功能障碍，FEV_1改善率6%(120ml)”。口服“茶碱缓释片”症状可改善。1天前无明显诱因出现呼吸困难加重，伴左侧胸部不适，无咳嗽、咳痰、咯血，无发热。既往体健，否认高血压、心脏病病史。吸烟30余年，20支/日。子女身体健康，无遗传病家族史。

查体：T36.3℃，P100次/分，R23次/分，BP135/85mmHg。皮肤未见出血点和皮疹，浅表淋巴结未触及肿大。口唇发绀，颈静脉无怒张。左肺叩诊呈鼓音，右肺叩诊呈清音，左肺呼吸音低，双肺未闻及干湿性啰音及胸膜摩擦音。心率100次/分，律齐，各瓣膜听诊区未闻及杂音。腹平软，无压痛，肝脾肋下未触及。双下肢无水肿。

实验室检查：血常规：Hb135g/L，WBC8.5×10^9/L，N0.72，Plt205×10^9/L。

要求：根据以上病历摘要，请将初步诊断、诊断依据(如有两个或以上诊断，应分别列出各自诊断依据)、鉴别诊断、进一步检查与治疗原则写在答题纸上。

评分标准(总分22分)

1. 初步诊断(4分)

(1)慢性阻塞性肺疾病(2分)；(2)左侧自发性气胸(2分)(仅答“自发性气胸”得1.5分)。

2. 诊断依据(初步诊断错误，诊断依据不得分；未分别列出各自诊断依据，扣1分)(6分)

(1)慢性阻塞性肺疾病：

①老年男性，长期大量吸烟史(1分)。

②慢性咳嗽、咳痰，冬春季明显，活动后气短(1分)。

③肺功能示阻塞性通气功能障碍，支气管舒张试验阴性(1.5分)。

④1个月前胸部X线片示双下肺纹理增粗紊乱(0.5分)。

(2)左侧自发性气胸：

①突发呼吸困难加重，伴左胸不适(1分)；②口唇略发绀，左肺叩诊呈鼓音、呼吸音低(1分)。

3. 鉴别诊断(4分)

①支气管哮喘(1分)；②支气管扩张(1分)；③肺栓塞(1分)；④肺大疱(1分)。

4. 进一步检查(3分)

①胸部高分辨CT检查(答“胸部X线片”得0.5分)(1分)；②动脉血气分析检查(1分)。

③心电图，超声心动图检查(1分)。

5. 治疗原则(5分)

①休息、鼻导管吸氧(1.5分)；②胸腔穿刺抽气，必要时闭式引流(2分)。

③应用支气管舒张剂(1分)；④戒烟，健康教育(0.5分)。

【例3】患者，男性，65岁。咳嗽、咳痰、喘憋30年，心悸10年，加重伴双下肢水肿1周。

30年前，患者间断咳嗽、咳痰、喘憋，每年发作3~4个月。10年前，出现劳累后发憋、心悸、呼吸困难，坐起可缓解。1周前因感冒，发热、咳嗽、心悸加重，伴双下肢水肿，抗感染治疗效果不佳，后咳粉红色泡沫样痰。无高血压、冠心病、糖尿病病史。吸烟30年，平均每天2包。

查体：T37.5℃，P102次/分，R24次/分，BP110/70mmHg。神清，皮肤无黄染，肝颈静脉回流征阳性。桶状胸，双肺叩诊过清音，呼吸音粗，两肺可闻及干湿性啰音，心率102次/分，律齐。腹无异常，双下肢水肿。

特检：肺功能：FEV_1/FVC为50%，FEV_1占预计值40%。血常规：WBC5.6×10^9/L，N94%。尿常规(-)。

要求：根据以上病历摘要，请将初步诊断、诊断依据(如有两个或以上诊断，应分别列出各自诊断依据)、鉴别诊断、进一步检查与治疗原则写在答题纸上。

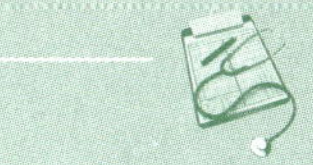

评分标准(总分22分)

1. 初步诊断(4分)

(1)慢性阻塞性肺疾病(COPD)重度;(2)肺源性心脏病;(3)心力衰竭。

2. 诊断依据(初步诊断错误,诊断依据不得分;未分别列出各自诊断依据,扣1分)(5分)

(1)慢性阻塞性肺疾病(COPD)重度:

①慢支:老年男性,咳痰喘30年,长期吸烟史(0.5分)。

②慢支急性加重:近1周症状加重,伴发热、咳痰(0.5分)。

③慢性阻塞性肺气肿:桶状胸,双肺叩诊过清音(0.5分)。

④COPD重度:慢支+肺气肿+肺功能(FEV_1/FVC50%,FEV_1占预计值40%)(1分)。

(2)肺源性心脏病:

①老年男性,咳痰喘30年(0.5分)。

②肝颈征阳性,桶状胸,双肺叩诊过清音,两肺闻及干湿性啰音,双下肢水肿(1分)。

(3)心力衰竭:

①劳累后发憋、心悸、呼吸困难(0.5分)。

②1周前感冒后发热,咳嗽,咳粉红色泡沫痰,双下肢水肿,抗感染治疗无效(0.5分)。

3. 鉴别诊断(3分)

①支气管扩张(1分);②支气管哮喘(1分);③肺结核(0.5分);④肺癌(0.5分)。

4. 进一步检查(5分)

①胸片(2分);②血气分析(1分);③痰涂片及细菌培养+药敏试验(2分)。

5. 治疗原则(5分)

①持续低流量给氧:氧流量1~2L/min,保持氧分压>60mmHg或氧饱和度>90%(2分)。

②控制感染:可选用β内酰胺类、喹诺酮类抗生素,根据痰菌药敏试验结果调整抗生素(1分)。

③支气管舒张剂:可选用抗胆碱药和(或)$β_2$受体激动剂(1分)。

④可短期静脉滴注糖皮质激素(1分)。

2. 支气管哮喘

(1)诊断公式

支气管哮喘=反复发作性哮喘或咳嗽+满肺哮鸣音+过敏史。

哮喘可自行缓解,或使用糖皮质激素、氨茶碱后缓解,为其特点。

(2)分期　支气管哮喘可分为急性发作期和非急性发作期。

注意:①反复发作性哮喘或咳嗽,发作时满肺哮鸣音是支气管哮喘的特点,多有过敏史及家族史。

②应注意鉴别支气管哮喘和心源性哮喘,后者多有高血压、冠心病、风心病病史。

③确诊支气管哮喘首选支气管舒张试验,但应注意重症病人因不能配合,不宜做此试验。

【例4】女性,29岁。间断喘息伴咳嗽、咳痰3年,再发2天。

患者3年来在气候变化时间段发作喘息、咳嗽,咳少许白色黏痰。无发热、盗汗,无咯血,无胸痛、心悸。喘息发作时在当地诊所按"上呼吸道感染"治疗,症状可缓解。每年发作次数不定,缓解期间无明显不适症状。2天前受凉后喘息再次发作,伴咳嗽,无咳痰,轻微活动即感胸闷、气促,夜间症状加重,需高枕卧位。发病以来精神、食欲、睡眠差,大小便正常,体重无明显变化。否认过敏性疾病病史。无烟酒嗜好。否认遗传病家族史。

查体:T36.8℃,P96次/分,R26次/分,BP116/70mmHg。坐位,喘息状,表情焦虑,精神差,皮肤潮湿,口唇无发绀,全身浅表淋巴结未触及。胸廓无畸形,双侧触觉震颤减弱,双肺叩诊过清音,可闻及呼气相哮鸣音,未闻及湿性啰音和胸膜摩擦音。心界不大,心率96次/分,律齐,各瓣膜听诊区未闻及杂音。双下肢无水肿。

实验室检查：动脉血气分析：pH7.45，$PaO_2$70mmHg，$PaCO_2$35mmHg，HCO_3^-23mmol/L，$SaO_2$91%。

要求：根据以上病历摘要，请将初步诊断、诊断依据（如有两个或以上诊断，应分别列出各自诊断依据）、鉴别诊断、进一步检查与治疗原则写在答题纸上。

评分标准（总分 22 分）

1. 初步诊断（3 分）

支气管哮喘急性发作期（仅答出“支气管哮喘”或“哮喘”得 2 分）（3 分）。

2. 诊断依据（初步诊断错误，诊断依据不得分）（4 分）

①青年女性，反复发作喘息伴咳嗽、咳痰，再发伴胸闷、气促 2 天（1 分）。

②症状发作与气候变化、受凉有关。缓解期无不适症状（1.5 分）。

③查体：喘息状，双肺闻及呼气相哮鸣音（1.5 分）。

3. 鉴别诊断（4 分）

①急性左心衰竭（1 分）；②慢性阻塞性肺疾病（1 分）。

③变态反应性肺浸润（1 分）；④支气管结核或气管异物（1 分）。

4. 进一步检查（5 分）

①血常规（嗜酸性粒细胞计数+百分比）（0.5 分）；②心电图，必要时超声心动图（0.5 分）。

③胸部 X 线片（0.5 分）；④肺功能检查（支气管舒张试验）（2.5 分）。

⑤皮肤变应原检测（病情控制后）（0.5 分）；⑥纤维支气管镜（必要时）（0.5 分）。

5. 治疗原则（6 分）

①休息、吸氧，脱离变应原（1 分）；②支气管舒张剂+静脉或口服糖皮质激素缓解症状（2 分）。

③病情稳定后规律使用吸入型糖皮质激素+支气管舒张剂（2 分）。

④必要时机械通气治疗（0.5 分）；⑤哮喘健康教育与管理（0.5 分）。

【例 5】女性，46 岁。间断喘息 5 年，发热、咳嗽、咳痰伴喘息加重 3 天。

患者 5 年前受凉后出现流涕、干咳，后出现喘息，间断发作。曾行“支气管舒张试验”呈阳性，不规律使用“吸入激素”、“沙丁胺醇”治疗，症状控制欠满意。每年均有发作，多在秋季，持续约 3~4 周，使用“吸入激素”及支气管舒张剂后症状可缓解。3 天前无明显诱因出现发热，伴咳嗽、咳少量黄痰，喘息加重，凌晨常憋醒，需多次吸入“沙丁胺醇”后症状方缓解。发病以来，精神、食欲可，大小便正常。患“过敏性鼻炎”7 年，发作时服用“抗过敏药”症状可改善。无烟酒嗜好，无遗传病家族史。

查体：T37.6℃，P95 次/分，R25 次/分，BP125/80mmHg。神志清楚，皮肤黏膜未见出血点及皮疹，浅表淋巴结未触及肿大，口唇无发绀，双肺叩诊呈清音，呼气相延长，双肺可闻及较多哮鸣音。心界不大，心率 95 次/分，律齐，各瓣膜听诊区未闻及杂音。腹平软，无压痛，肝脾肋下未触及，移动性浊音（-），双下肢无水肿。

实验室检查：血常规：Hb156g/L，WBC8.5×10^9/L，N0.88，Plt245×10^9/L。

胸部 X 线片：右下肺少许斑片状阴影。

要求：根据以上病历摘要，请将初步诊断、诊断依据（如有两个或以上诊断，应分别列出各自诊断依据）、鉴别诊断、进一步检查与治疗原则写在答题纸上。

评分标准（总分 22 分）

1. 初步诊断（4 分）

（1）支气管哮喘（3 分）；（2）右下肺炎（仅答“肺炎”得 0.5 分）（1 分）。

2. 诊断依据（初步诊断错误，诊断依据不得分；未分别列出各自诊断依据，扣 1 分）（5 分）

（1）支气管哮喘：

①中年女性，慢性病程（0.5 分）。

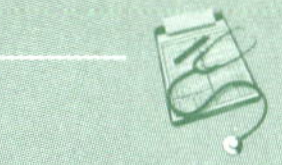

②反复发作性喘息，有时凌晨发作，呈季节性，激素及支气管舒张剂治疗有效(1分)。

③过敏性鼻炎病史(0.5分)。

④双肺可闻及哮鸣音(0.5分)。

⑤支气管舒张试验阳性(1分)。

(2)右下肺炎：

①发热伴咳嗽、咳黄痰(0.5分)；②中性粒细胞比例增高(0.5分)。

③胸部X线片示右下肺斑片状阴影(0.5分)。

3. 鉴别诊断(3分)

①慢性阻塞性肺疾病(1.5分)；②心力衰竭(1分)；③变态反应性肺浸润(0.5分)。

4. 进一步检查(5分)

①动脉血气分析(1分)；②外周血嗜酸性粒细胞分类+计数、血IgE(1分)。

③痰病原学检查(细菌培养+药敏试验)(0.5分)；④血生化(肝肾功能、血糖、电解质)(0.5分)。

⑤症状控制后复查肺功能(1分)；⑥症状控制后行皮肤过敏原试验(1分)。

5. 治疗原则(5分)

①休息、吸氧、止咳、祛痰(0.5分)；②口服或静脉点滴糖皮质激素(1.5分)。

③联合使用支气管舒张剂(1.5分)；④抗感染治疗(1分)。

⑤必要时机械通气治疗(0.5分)。

3. 支气管扩张症(助理不考)

(1)诊断公式

支气管扩张症=慢性病程急性发作+咳嗽咳大量脓痰+胸片示双轨征或卷发样阴影。

干性支气管扩张症=反复咯血+无咳嗽咳痰及肺部体征。

急性肺脓肿=急性病程+咳嗽咳大量脓痰+高热。

(2)鉴别诊断　不要将支气管扩张误诊为急性肺脓肿(大纲不要求掌握肺脓肿)、肺炎(有咳嗽咳痰，但无大量脓痰)。

【例6】男性，54岁。反复咳嗽、咳痰10年，气短2年。再发伴发热6天。

患者10年前始出现阵发性咳嗽、咳黄白色黏痰，偶痰中带血丝。经减少吸烟量及对症治疗后症状减轻。此后上述症状于受凉、劳累后反复发作，体位变换时咳痰较多。曾于当地医院行胸部X线片检查示“肺纹理增粗、紊乱”。2年前逐渐出现活动后气短。6天前受凉后再发咳嗽、咳黄色脓痰。量约100~150ml/d，伴明显气短，发热，体温38.6℃，无咯血、胸痛，自服“阿莫西林”无明显效果。发病以来精神、食欲、睡眠欠佳，大小便正常，近2个月体重下降约2kg。吸烟26年，30支/日，偶有饮酒。否认传染病接触史，无遗传病家族史。

查体：T38.5℃，P80次/分，R22次/分，BP128/86mmHg。体形消瘦，浅表淋巴结未触及肿大。口唇无发绀。胸廓略呈桶状，双侧肋间隙增宽，触觉语颤稍弱，呼吸音减弱，双下肺可闻及中量中细湿啰音，心率80次/分，律齐，各瓣膜听诊区未闻及杂音。腹平软，肝脾肋下未触及。可见杵状指，双下肢无水肿。

实验室检查：血常规：Hb138g/L，RBC4.5×10^{12}/L，WBC11.9×10^{9}/L，N0.88，Plt249×10^{9}/L。血糖、电解质及肝、肾功能正常。

胸部CT：双下肺多发大小不等薄壁囊腔，周围可见斑片状渗出性病变，边缘不清，肺门及纵膈未见异常。

要求：根据以上病历摘要，请将初步诊断、诊断依据(如有两个或以上诊断，应分别列出各自诊断依据)、鉴别诊断、进一步检查与治疗原则写在答题纸上。

评分标准(总分22分)

1. 初步诊断(4分)

(1)双侧支气管扩张(3分)(仅答“支气管扩张”得2分)。

(2)双下肺肺炎(1分)(仅答“肺炎”得0.5分)。

2. 诊断依据(初步诊断错误,诊断依据不得分;未分别列出各自诊断依据,扣1分)(5分)

(1)双侧支气管扩张:

①中年男性,慢性起病,病程长(0.5分)。

②长期反复咳嗽、咳黄白色黏痰、间断痰中带血,咳痰与体位变换有关,量多(1分)。

③双下肺中量中细湿啰音,杵状指(1分)。

④胸部CT示双下肺多发薄壁囊腔(1分)。

(2)双下肺肺炎:

①发热、咳黄色脓痰(0.5分);②血白细胞总数及中性粒细胞比例增高(0.5分)。

③胸部CT示双下肺渗出性病变(0.5分)。

3. 鉴别诊断(4分)

①慢性阻塞性肺疾病(1.5分);②肺结核(1分);③支气管肺癌(1分);④先天性肺囊肿(0.5分)。

4. 进一步检查(5分)

①痰培养+药敏试验,痰细胞学检查(1分);②痰涂片抗酸染色、PPD试验(1分)。

③动脉血气分析检查(1分);④肺功能测定(病情稳定后)(1.5分);⑤必要时支气管镜检查(0.5分)。

5. 治疗原则(4分)

①休息、吸氧、止咳、祛痰、营养支持(1分);②广谱抗生素抗感染治疗(1.5分)。

③支气管舒张剂(1分);④戒烟、健康教育(0.5分)。

【例7】女性,38岁。间断咳嗽、咳痰伴咯血5年,发热、咳脓痰3天。

患者5年前“感冒”后出现咳嗽、咳黄脓痰,伴发热,咯少量鲜血,于当地医院就诊,考虑“右下叶肺炎”,给予“抗感染及止血”治疗后症状消失。其后曾3次因出现类似症状住院治疗。胸部X线片均示“右下肺肺炎”,均经抗感染及对症治疗后好转。3天前受凉后再次出现发热,伴咳嗽、咳脓痰,无咯血、胸痛及呼吸困难。否认肺结核、心脏病及糖尿病病史。无烟酒嗜好。无遗传病家族史。

查体:T37.8℃,P85次/分,R20次/分,BP130/80mmHg。口唇无发绀,皮肤黏膜未见出血点和皮疹,浅表淋巴结未触及,巩膜无黄染。右下肺叩诊呈浊音,右下肺可闻及湿性啰音。心界不大,心率85次/分,律齐,各瓣膜听诊区未闻及杂音。腹平软,无压痛,肝脾肋下未触及,移动性浊音(-),双下肢无水肿。

实验室检查:血常规:Hb126g/L,WBC12.5×10^9/L,N0.85,Plt245×10^9/L。

胸部X线片:右肺下野肺纹理紊乱,伴有斑片状阴影及数个囊状阴影。

要求:根据以上病历摘要,请将初步诊断、诊断依据(如有两个或以上诊断,应分别列出各自诊断依据)、鉴别诊断、进一步检查与治疗原则写在答题纸上。

评分标准(总分22分)

1. 初步诊断(4分)

(1)右下肺支气管扩张(仅答“支气管扩张”得1.5分)(2.5分)。

(2)右下肺炎(仅答“肺炎”得1分)(1.5分)。

2. 诊断依据(初步诊断错误,诊断依据不得分;未分别列出各自诊断依据,扣1分)(5分)

(1)右下肺支气管扩张:

①青年患者,慢性病程(0.5分);②反复咳嗽、咳脓痰、咯血,同一部位反复肺部感染(1分)。

③右下肺湿性啰音(0.5分);④胸部X线片示右肺下野可见囊状阴影(1分)。

(2)右下肺炎:

①发热伴咳嗽、咳脓痰(0.5分)。

②血常规示白细胞及中性粒细胞比例升高(0.5分)。

③胸部X线片示右肺下野斑片状阴影(1分)。

3. 鉴别诊断(4分)

①肺脓肿(1分);②肺结核(1分);③肺囊肿(1分);④支气管肺癌(1分)。

4. 进一步检查(5分)

①血电解质、血糖、肝肾功能(0.5分);②痰涂片抗酸染色,PPD试验(1分)。

③胸部高分辨CT检查(仅答"胸部CT"得1.5分)(2分);④痰培养+药敏试验(1分)。

⑤必要时支气管镜检查(0.5分)。

5. 治疗原则(4分)

①休息、止咳、祛痰(1分);②抗感染治疗(1分)。

③必要时手术治疗(肺叶切除)(1分);④提高机体免疫力(流感疫苗、肺炎球菌疫苗接种等)。

【例8】男性,37岁。间断咳嗽、咳痰、痰中带血5年,咯血2小时。

患者5年前开始间断出现咳嗽、咳痰,痰量不多,为黏痰或脓性痰,有时痰中带血。3年前曾行胸部X线片检查示:"右上肺尖纤维索条影及硬结灶,可见透亮区",多次查痰抗酸杆菌阴性。给予抗感染及止血治疗症状可好转。2小时前突然咯鲜红色血液,量约200ml。无发热、胸痛及呼吸困难,急诊就诊。发病以来食欲、大小便及睡眠正常,体重无明显变化。10年前患右上肺结核,抗结核治疗1年后痊愈。否认高血压、心脏病、糖尿病病史。无烟酒嗜好。否认遗传病家族史。

查体:T36.4℃,P82次/分,R20次/分,BP136/80mmHg。睑结膜无苍白,浅表淋巴结未触及肿大,颈静脉无怒张。右上肺可闻及湿性啰音。心界不大,心率82次/分,律齐,未闻及心脏杂音。腹平软,无压痛,肝脾肋下未触及。未见杵状指。

实验室检查:血常规:Hb123g/L,RBC4.11×10^{12}/L,WBC8.5×10^9/L,N0.78,Plt125×10^9/L。

胸部X线片:右上肺尖纤维索条影及硬结灶,可见数个囊状阴影,与3年前胸片比较无明显变化。

要求:根据以上病历摘要,请将初步诊断、诊断依据(如有两个或以上诊断,应分别列出各自诊断依据)、鉴别诊断、进一步检查与治疗原则写在答题纸上。

评分标准(总分22分)

1. 初步诊断(3分)

(1)支气管扩张(2分);(2)右上肺陈旧性肺结核(1分)。

2. 诊断依据(初步诊断错误,诊断依据不得分;未分别列出各自诊断依据,扣1分)(5分)

(1)支气管扩张:

①间断咳嗽、咳痰,伴痰中带血(1分);②本次大咯血(1分)。

③查体:右上肺湿性啰音(0.5分);④胸部X线片可见数个囊状阴影(1分)。

(2)右上肺陈旧性肺结核:

①胸部X线片示右上肺尖纤维索条影及硬结灶较3年前无明显变化(1分)。

②肺结核病史,多次痰查找抗酸杆菌阴性(0.5分)。

3. 鉴别诊断(4分)

①支气管肺癌(2分);②肺脓肿(或特殊类型肺部感染)(2分)。

4. 进一步检查(5分)

①肝、肾功能,血糖,电解质,肿瘤标志物,血型(1分);②胸部高分辨率CT(1.5分)。

③病原学检查(痰培养+药敏,痰涂片抗酸染色)(1.5分);④必要时支气管镜检查(1分)。

5. 治疗原则(5分)

①休息,吸氧,营养支持,必要时输血(1分);②应用广谱抗生素+抗厌氧菌药物(1.5分)。

③体位引流，应用祛痰药、支气管舒张药（1.5分）；④应用垂体后叶素、氨基己酸等止血药物治疗（0.5分）。⑤必要时手术或支气管动脉栓塞（0.5分）。

4. 肺炎

（1）诊断公式

肺炎＝短期咳嗽咳痰＋发热＋肺部湿啰音＋胸片表现。

肺炎球菌肺炎＝成人＋着凉＋高热＋口角及鼻周单纯疱疹＋咳铁锈色痰。

葡萄球菌肺炎＝突发高热＋胸痛＋肌肉酸痛＋脓血痰＋胸片片状阴影。

肺炎支原体肺炎＝儿童或青年＋刺激性干咳＋肌痛＋青霉素或头孢类抗生素无效＋胸片浸润影。

克雷伯杆菌肺炎＝老年＋高热＋咳砖红色胶冻痰＋胸片空洞。

（2）各类肺炎的鉴别 可按照《贺银成2019国家临床执业（助理）医师资格考试辅导讲义》上讲述的鉴别表，进行鉴别。

注意：①如果考试时无法确定肺炎类型，可以部位进行诊断，如右上肺炎、左下叶肺炎等。
②根据病程长短区分COPD急性发作和肺炎，前者病程多为十余年，甚至几十年，后者多为数天。
③不要将肺炎误诊为急性肺脓肿，考试大纲不要求掌握急性肺脓肿。

【例9】男孩，7岁。发热6天，咳嗽5天。

患儿6天前无明显诱因开始发热，体温最高达39.5℃。5天前开始咳嗽，到医院就诊，化验血常规WBC6.0×10^9/L，中性分叶核粒细胞0.66，淋巴细胞0.34，诊断为“上呼吸道感染”。口服“阿莫西林”治疗无效。几天来患儿持续发热，体温波动在38.5～40℃，咳嗽逐渐加重，有痰，咳嗽时偶伴呕吐，无喘息，无寒战及惊厥。今天再次来诊，拍胸片示右肺中叶片状浸润阴影，为进一步检查收入院。病后进食差，大小便及睡眠均正常。既往体健，否认药物过敏史。按时预防接种，平素无偏食，家族中无类似发热患者。

查体：T39.5℃，P130次/分，R32次/分，BP90/60mmHg。急性病容，皮肤未见出血点及皮疹。浅表淋巴结无肿大。结膜无苍白，巩膜无黄染，咽部充血。双肺未闻及干湿性啰音。心界不大，心率130次/分，律齐，未闻及杂音。腹平软，无压痛，肝脾肋下未触及。双下肢无水肿。颈项软，Kernig征（－），Babinski征（－）。

实验室检查：血常规：Hb126g/L，RBC4.0×10^{12}/L，WBC9.0×10^9/L，中性粒细胞0.73，淋巴细胞0.27，Plt305×10^9/L。C反应蛋白（CRP）56mg/L。

要求：根据以上病历摘要，请将初步诊断、诊断依据（如有两个或以上诊断，应分别列出各自诊断依据）、鉴别诊断、进一步检查与治疗原则写在答题纸上。

评分标准（总分22分）

1. 初步诊断（4分）

肺炎支原体肺炎（4分）（仅答“社区获得性肺炎”或“肺炎”可得3.5分）。

2. 诊断依据（初步诊断错误，诊断依据不得分）（5分）

①学龄前儿童，急性起病，病程6天（1分）；②主要症状：发热、咳嗽、咳痰（1分）。

③肺部体征不明显（0.5分）；④胸部X线片示右肺中叶片状浸润阴影（1分）。

⑤化验血WBC总数正常，中性粒细胞比例高，CRP高（1分）；⑥阿莫西林治疗无效（0.5分）。

3. 鉴别诊断（4分）

①支气管炎（1分）；②病毒性肺炎（1分）；③细菌性或真菌性肺炎（1分）；④肺结核（1分）。

4. 进一步检查（5分）

①血沉检查或痰细菌培养（1分）；②肺炎支原体抗体检查（2分）。

③血生化检查（1分）；④必要时行胸部CT或支气管镜检查（1分）。

5. 治疗原则（4分）

①病原治疗：首选大环内酯类（1.5分）。

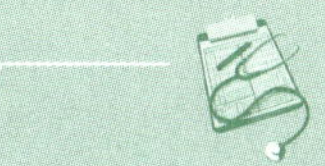

②对症治疗：降温、化痰、雾化(1.5分)。

③一般治疗：合理饮食，注意隔离以防交叉感染(0.5分)。

④并发症治疗：如有肝脏或心脏损害，给予相应治疗(0.5分)。

注意：C反应蛋白(CRP)正常值为<2.87mg/L。CRP升高主要见于细菌性感染等(非细菌性感染不升高)。

【例10】男性，30岁。发热伴咳嗽、咳痰5天。呼吸困难1天。

患者5天前受凉后出现发热，最高体温38.8℃，伴寒战、咳嗽、咳痰，痰为少量黄色黏痰，无臭味，无咯血、胸痛。1天来活动后出现呼吸困难。自服"感冒药"治疗无好转。发病以来精神、饮食正常，大小便正常。既往体健，无烟酒嗜好，无遗传病家族史。

查体：T38.6℃，P95次/分，R22次/分，BP120/75mmHg。皮肤未见出血点和皮疹，浅表淋巴结未触及肿大，巩膜无黄染，右下肺叩诊浊音，可闻及支气管呼吸音，双肺未闻及干湿性啰音，心界不大，心率95次/分，律齐，各瓣膜听诊区未闻及杂音。腹平软，无压痛，肝脾肋下未触及，双下肢无水肿。

实验室检查：血常规：Hb125g/L，WBC14.5×10^9/L，杆状核0.08，N0.85，Plt225×10^9/L。动脉血气分析：pH7.47，$PaCO_2$32mmHg，$PaO_2$58mmHg，HCO_3^-22.5mmol/L。

胸部X线片：右肺下野大片状致密影，未见空洞及胸腔积液征象。

要求：根据以上病历摘要，请将初步诊断、诊断依据(如有两个或以上诊断，应分别列出各自诊断依据)、鉴别诊断、进一步检查与治疗原则写在答题纸上。

评分标准(总分22分)

1. 初步诊断(4分)

(1)右下肺肺炎(3分)(仅答"肺炎"得1.5分)；(2)Ⅰ型呼吸衰竭(1分)。

2. 诊断依据(初步诊断错误，诊断依据不得分；未分别列出各自诊断依据，扣1分)(5分)

(1)右下肺肺炎：

①青年男性，急性发病，发热伴咳嗽、咳黄黏痰(1分)。

②有呼吸困难症状(0.5分)。

③右下肺实变体征(病变部位叩诊浊音，闻及支气管呼吸音)(1分)。

④血白细胞总数及中性粒细胞比例增高，核左移(1分)。

⑤胸部X线片示右肺下野大片状致密影(0.5分)。

(2)Ⅰ型呼吸衰竭：

①有急性呼吸困难症状(0.5分)。

②动脉血气分析 PaO_2 低于60mmHg，$PaCO_2$ 降低(0.5分)。

3. 鉴别诊断(4分)

①肺脓肿(2分)；②肺结核(2分)。

4. 进一步检查(5分)

①血电解质、血糖、肝肾功能(1分)；②痰培养+药敏试验，血培养+药敏试验(1分)。

③痰涂片抗酸染色，PPD试验(1分)；④必要时胸部CT检查(1分)；⑤必要时支气管镜检查(1分)。

5. 治疗原则(4分)

①休息、退热、止咳、祛痰(1分)；②吸氧(1分)。

③广谱抗菌药物抗感染治疗(1.5分)；④必要时机械通气(0.5分)。

【例11】男性，46岁。发热、咳嗽、咳痰4天。

患者4天前劳累后出现发热、咳嗽，咳少量黄脓痰，最高体温38.5℃，并间断出现痰中带血，伴右胸钝痛，咳嗽时明显。自服"阿莫西林、复方甘草合剂"，病情无明显缓解。发病以来精神、食欲、睡眠、大小便正常，体重无明显变化。平素体健，上小学时患"肺结核"，已治愈。吸烟30年，10～20支/日。偶饮酒。

无遗传病家族史。

查体：T38.9℃，P88 次/分，R20 分/次，BP130/82mmHg，浅表淋巴结未触及肿大，口唇无发绀。胸廓无畸形，双侧呼吸动度一致，双肺叩诊呈清音，呼吸音稍粗，右上肺可闻及细湿啰音，未闻及哮鸣音和胸膜摩擦音。心界不大，心率 88 次/分，律齐，各瓣膜听诊区未闻及杂音。腹平软，无压痛，肝脾肋下未触及。双下肢无水肿。

实验室检查：血常规：Hb138g/L，WBC13.2×10^9/L，N0.86，Plt248×10^9/L。血糖、电解质、肝肾功能正常。

胸部 X 线片：右肺上叶斑片状影，其内见支气管充气征，余肺及纵隔未见异常。

要求：根据以上病历摘要，请将初步诊断、诊断依据（如有两个或以上诊断，应分别列出各自诊断依据）、鉴别诊断、进一步检查与治疗原则写在答题纸上。

评分标准（总分 22 分）

1. 初步诊断（4 分）

右上肺炎（仅答“肺炎”得 3 分）（4 分）。

2. 诊断依据（初步诊断错误，诊断依据不得分）（5 分）

①中年男性，急性起病，病前劳累（0.5 分）；②发热，咳嗽，咳黄脓痰，痰中带血，右胸痛（1 分）。

③右上肺细湿啰音（1 分）；④血白细胞总数及中性粒细胞比例升高（1 分）。

⑤胸部 X 线片示右上渗出性病变（实变）（1.5 分）。

3. 鉴别诊断（4 分）

①肺结核（1.5 分）；②肺癌（1.5 分）；③支气管扩张（1 分）。

4. 进一步检查（6 分）

①痰培养+药敏，血培养+药敏（1 分）；②结核菌素（PPD）试验，痰涂片抗酸染色（1 分）。

③痰细胞学检查，血清肿瘤标志物（1 分）；④胸部 CT（2 分）。

⑤必要时支气管镜检查（1 分）。

5. 治疗原则（3 分）

①休息、退热、祛痰止咳（1 分）；②止血治疗（0.5 分）；③广谱抗生素抗感染治疗（1.5 分）。

5. 肺结核

（1）诊断公式

肺结核=青年+长期低热盗汗+咯血+抗生素治疗无效+白细胞不高。

结核性胸膜炎=肺结核+胸腔积液征（胸痛+语颤消失+叩诊实音+呼吸音消失）。

原发型肺结核=儿童+轻微症状+胸片示哑铃状阴影（原发综合征）。

急性粟粒型肺结核=幼儿或青少年+咳嗽+结核中毒症状+胸片大小、密度、分布三均匀的粟粒状结节。

浸润性肺结核=青年+肺结核+肺尖或锁骨下斑片状阴影。

纤维空洞性肺结核=成人+长期低热盗汗+胸片示肺组织严重破坏、厚壁空洞、肺纹理垂柳样。

干酪样肺炎=肺结核+高热+胸片示大叶性密度均匀磨玻璃状阴影。

（2）结核病分类　结核病分为原发型肺结核、血行播散型肺结核（含急性粟粒型肺结核）、继发型肺结核（含浸润性肺结核、纤维空洞性肺结核和干酪样肺炎等）。

注意：①低热盗汗是诊断结核病的重要线索，应牢记在心。

②不要将干酪样肺炎误诊为普通细菌性肺炎。

③肺结核容易引起胸腔积液，因此应注意是否合并胸腔积液，不要遗漏此副诊断。

【例 12】患者，男，23 岁。咳嗽、发热 1 个月。

患者 1 月前无明显诱因出现间断咳嗽，偶痰中带血丝。伴低热，午后明显，体温波动在 37.1～38.4℃。曾口服“头孢菌素”治疗半月无效。发病以来，食欲差，睡眠不佳，夜间盗汗，大小便无明显异

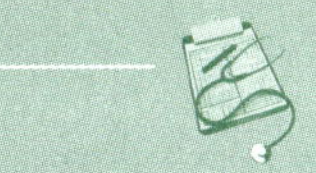

常，体重下降约4kg。无吸烟史。

查体：T37.8℃，P80次/分，R16次/分，BP110/70mmHg。消瘦，皮肤黏膜无出血点。双侧颈部及腋窝可触及数个黄豆大小的淋巴结，质软，无压痛，巩膜无黄染，唇无发绀。双肺呼吸音清晰，未闻及干湿性啰音。心界不大，心率80次/分。腹平软，肝脾肋缘下未触及。双下肢无水肿。

辅助检查：血WBC8.5×10^9/L，N0.64，血钾3.0mmol/L。胸片示双肺均匀弥漫分布直径1~2mm的小结节影。

要求：根据以上病历摘要，请将初步诊断、诊断依据（如有两个或以上诊断，应分别列出各自诊断依据）、鉴别诊断、进一步检查与治疗原则写在答题纸上。

评分标准（总分22分）

1. 初步诊断（4分）

（1）急性粟粒型肺结核（3分）；（2）低钾血症（1分）。

2. 诊断依据（初步诊断错误，诊断依据不得分；未分别列出各自诊断依据，扣1分）（5分）

（1）急性粟粒型肺结核：

①青年男性，咳嗽、发热1个月，家族史及接触史不详（0.5分）。

②长期间断咳嗽，痰中带血丝，低热盗汗，抗生素治疗无效（0.5分）。

③颈部及腋窝淋巴结肿大，双肺无干湿性啰音（1分）。

④外周血白细胞不高（1分）。

⑤胸片示双肺弥漫分布直径1~2mm的小结节影（1分）。

（2）低钾血症：血钾3.0mmol/L（1分）。

3. 鉴别诊断（3分）

①肺转移癌（1分）；②外源性过敏性肺炎、间质性肺炎（1分）；③硅肺等职业性肺病（1分）。

4. 进一步检查（5分）

①肺部高分辨率CT（HRCT）（2分）；②痰涂片+痰培养找结核杆菌、结核抗体、PPD试验（2分）；③血沉（0.5分）；④复查血常规、血糖、肝肾功能（0.5分）。

5. 治疗原则（5分）

①隔离：转结核病院治疗，执行传染病上报制度（2分）。

②一般治疗：休息、对症治疗、营养支持（1分）。

③抗结核治疗：早期、适量、联合、规律、全程（2分）。

【例13】男性，35岁。咳嗽、发热1个月。

患者1个月来无明显诱因出现咳嗽，咳少量白黏痰，偶有痰中带血，伴发热，体温37.6℃~38℃，以下午为著，无畏寒、寒战，无胸痛、呼吸困难，曾自服“阿莫西林”治疗1周，无明显好转。发病以来食欲差，大小便正常，体重下降约5kg，睡眠尚可。吸烟10余年，20支/天，无遗传病家族史。

查体：T37.6℃，P80次/分，R18次/分，BP118/70mmHg。皮肤未见出血点和皮疹，浅表淋巴结未触及肿大，巩膜无黄染。双肺未闻及干湿性啰音。心界不大，心率80次/分，律齐，各瓣膜听诊区未闻及杂音。腹平软，无压痛及反跳痛，肝脾肋下未触及，移动性浊音（-）。双下肢无水肿。

实验室检查：血常规：Hb130g/L，WBC7.5×10^9/L，N0.65，L0.34，Plt220×10^9/L，血沉69mm/h。

胸部X线片如图（2017年真题翻拍，不清晰，见谅）。

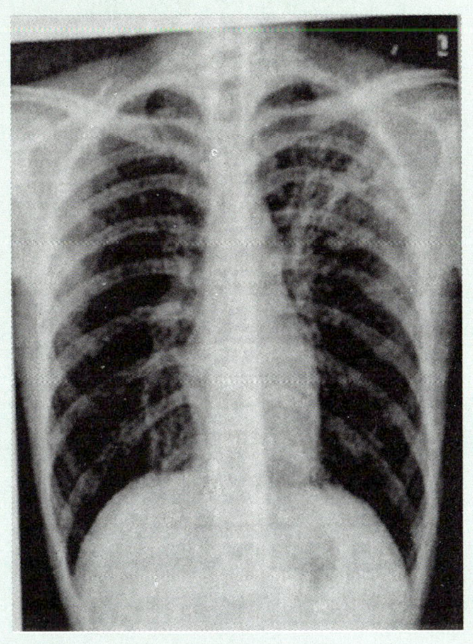

要求：根据以上病历摘要，请将初步诊断、诊断依据(如有两个或以上诊断，应分别列出各自诊断依据)、鉴别诊断、进一步检查与治疗原则写在答题纸上。

评分标准(总分22分)

1.初步诊断(4分)

左上肺结核(仅答"肺结核"得3分)(4分)。

2.诊断依据(初步诊断错误，诊断依据不得分)(5分)

①青年男性，咳嗽、咳痰伴结核中毒症状(低热、体重下降)。抗菌药物治疗效果差(2分)。

②胸部X线片示左上肺斑片状阴影(2分)。

③血沉明显增快(1分)。

3.鉴别诊断(4分)

①肺脓肿(1.5分)；②肺炎(1.5分)。

③肺癌(0.5分)；④肺部真菌感染(0.5分)。

4.进一步检查(5分)

①血电解质、血糖、肝肾功能(1分)；②痰培养+药敏试验、痰涂片找真菌(1分)。

③痰涂片抗酸染色、PPD试验(1分)；④痰脱落细胞学检查、血清肿瘤标志物(0.5分)。

⑤必要时胸部CT检查(1分)；⑥必要时支气管镜检查(0.5分)。

5.治疗原则(4分)

①休息、加强营养(1分)。

②止咳、退热等对症治疗(1分)。

③抗结核治疗(早期、规律、全程、适量、联合)(仅答"抗结核治疗"得1分(2分)。

【例14】男性，28岁。咳嗽伴右侧胸痛10天，加重并活动后气促5天。

患者10天前无明显诱因出现干咳，伴右侧胸部疼痛，多于深吸气时明显，伴盗汗，无咳痰、咯血、发热。经"头孢呋辛"抗感染治疗无效。5天前开始出现活动后气促，休息后可缓解，不伴喘息。自发病以来，精神、食欲正常，睡眠尚可，大小便未见异常，自觉体重有所减轻(未具体称量)。平素体健，否认传染病接触史，无外伤手术史。无烟酒嗜好。无遗传病家族史。

查体：T37.3℃，P93次/分，R20次/分，BP118/71mmHg。全身浅表淋巴结未触及肿大，胸廓基本对称，右侧呼吸动度减小，语颤减弱，右侧肩胛线第8肋间以下叩诊呈浊音，右下肺呼吸音消失，未闻及干湿性啰音和胸膜摩擦音。心率93次/分，律齐，心脏各瓣膜区未闻及杂音。腹平软，无压痛反跳痛，肝脾肋下未触及。双下肢无水肿。

辅助检查：血常规Hb128g/L，RBC4.68×10^{12}/L，WBC7.0×10^{9}/L，N0.68，L0.28，Plt348×10^{9}/L，ESR70mm/h。肝肾功能未见异常。胸部X线片示右侧中等量胸腔积液。胸水常规示外观黄色微混，Rivalta试验(+)，细胞总数9.1×10^{9}/L，有核细胞数1200×10^{6}/L，单核细胞0.86。胸水ADA57U/L。

要求：根据以上病历摘要，请将初步诊断、诊断依据(如有两个或以上诊断，应分别列出各自诊断依据)、鉴别诊断、进一步检查与治疗原则写在答题纸上。

评分标准(总分22分)

1.初步诊断(2分)

右侧结核性渗出性胸膜炎(2分)(仅答出"结核性胸膜炎"得1.5分)。

2.诊断依据(初步诊断错误，诊断依据不得分)(5分)

①青年男性，以咳嗽、胸痛为主要表现，伴盗汗、消瘦等结核中毒症状，抗感染治疗无效(1.5分)。

②体检及胸部X线片均提示右侧胸腔积液(1分)。

③血沉明显增快(0.5分)。

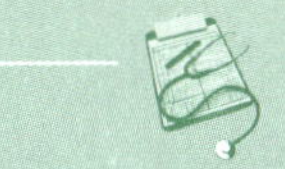

④胸水检查示渗出液,有核细胞分类以单核细胞为主,ADA>45U/L,Rivalta 试验(+)(2 分)。

3. 鉴别诊断(3 分)

①右侧类肺炎性胸腔积液(1.5 分);②右侧恶性胸腔积液(1.5 分)。

4. 进一步检查(5 分)

①PPD 试验(1 分)。

②胸水细菌学检查,包括胸水涂片革兰染色、抗酸染色,胸水培养(2 分)。

③胸水脱落细胞学检查(0.5 分)。

④胸水及血清癌胚抗原(CEA)检测(0.5 分)。

⑤必要时胸膜活检(1 分)。

5. 治疗原则(7 分)

①休息,加强支持治疗(1 分)。

②积极胸腔穿刺抽液(2 分)。

③按"早期、联合、规律、全程、适量"的原则行抗结核治疗(3 分)(仅答出"抗结核治疗"得 2 分,"抗结核治疗五项原则"每少答或错答 1 项扣 0.5 分)。

④定期复查血常规、肝肾功能和胸部 X 线片(1 分)。

6. 肺栓塞

(1)诊断公式

肺栓塞=长期卧床+下床活动+呼吸困难、胸痛、咯血三联征+肺动脉瓣区 P_2 亢进。

(2)临床表现　可有呼吸急促,颈静脉怒张,CT 肺动脉造影(CTPA)示低密度充盈缺损。

【例 15】男性,56 岁。突发右侧胸痛伴咳嗽、憋气 3 小时。

患者 3 小时前突发右侧胸痛伴咳嗽、憋气,为持续性胸痛,于吸气时稍加重。咳嗽,无痰,感呼吸困难。发病后含化硝酸甘油无缓解。无畏寒、发热。发病以来精神、饮食、睡眠无异常,大小便未解。结肠癌术后化疗中,否认传染病接触史。吸烟 10 余年,10 支/日,饮酒 15 年,每日饮白酒约 100g。父亲 5 年前因"肺心病"去世,母亲健在。

查体:T37.2℃,P82 次/分,R20 次/分,BP136/84mmHg。推送病房,神志清楚,皮肤黏膜无黄染,口唇无发绀。浅表淋巴结未触及,胸廓外形正常,右下肺可闻及少许细湿啰音,未闻及胸膜摩擦音。心界不大,心率 82 次/分,律齐,肺动脉瓣区第二心音亢进。腹平软,肝脾肋下未触及,无杵状指,双下肢无水肿。

实验室检查:血常规:Hb120g/L,RBC4.5×10^{12}/L,WBC8.5×10^9/L,N0.76,Plt280×10^9/L。动脉血气分析示:pH7.45,$PaO_2$45mmHg,$PaCO_2$30mmHg。

CTPA:右下肺动脉低密度充盈缺损。

要求:根据以上病历摘要,请将初步诊断、诊断依据(如有两个或以上诊断,应分别列出各自诊断依据)、鉴别诊断、进一步检查与治疗原则写在答题纸上。

评分标准(总分 22 分)

1. 初步诊断(4 分)

肺血栓栓塞症(4 分)

2. 诊断依据(初步诊断错误,诊断依据不得分;未分别列出各自诊断依据,扣 1 分)(5 分)

①老年人,结肠癌术后(1 分)。

②突发胸痛、咳嗽、呼吸困难,使用硝酸甘油无缓解。

③肺动脉压增高,右下肺可闻及少许细湿啰音(1 分)。

④CT 肺动脉造影(CTPA)示肺动脉充盈缺损(2 分)。

⑤动脉血气分析示低氧血症、低碳酸血症、碱中毒(1 分)。

3. 鉴别诊断(4分)

①急性心肌梗死(1分);②急性左心衰竭(1分);③心绞痛(1分)。

④主动脉夹层(0.5分);⑤结肠癌肺转移(0.5分)

4. 进一步检查(4分)

①血电解质、血糖、肝肾功能、凝血全套(1分);②血清肌钙蛋白(1分)。

③血浆D-二聚体(1分);④心电图(1分)。

5. 治疗原则(5分)

①抗凝治疗(肝素、华法林)(2分);②溶栓治疗(重组组织型纤溶酶原激活剂、尿激酶)(1分)。

③必要时行肺动脉导管碎解和抽吸血栓(1分);④必要时肺动脉血栓摘除术(1分)。

7. 肺癌

(1)诊断公式

肺癌=中老年+痰中带血丝+刺激性咳嗽+消瘦+固定局限性湿啰音+吸烟史。

(2)临床表现　咳嗽多为早期症状。血痰或咯血多见于中央型肺癌。可有发热、气短或喘鸣、体重下降。

注意:①肺癌可有低热、消瘦、痰中带血丝,抗生素治疗无效,不要据此误诊为肺结核。
②肺癌多见于老年人,肺结核多见于青年人且常有盗汗。

【例16】男性,43岁。咳嗽、咳痰半年,发热伴痰中带血10天。

患者半年前受凉后出现阵发性咳嗽、咳痰,初为白色黏痰,后逐渐变为黄脓色痰,每日咳痰约10余次,每天量约1~5ml。无畏寒、发热,无胸痛、心悸、呼吸困难,无双下肢水肿。自行口服“消炎药”后病情缓解。此后“感冒”较为频繁,咳嗽、咳痰反复发作,服“抗生素”有一定程度缓解。10天前无诱因再次咳嗽、咳黄痰,同时出现痰中带血,并伴有发热,体温波动在38℃左右,为进一步诊治收入院。发病以来精神、饮食、睡眠、大小便正常,1个月来体重减轻约2kg,既往体健,否认传染病接触史。吸烟20余年,20支/日,饮酒20年,每日饮白酒约100g。父亲2年前因“肺心病”去世,母亲健在。

查体:T37.8℃,P82次/分,R20次/分,BP136/84mmHg,步入病房,神志清楚,体型偏瘦,皮肤黏膜无黄染,口唇无发绀。浅表淋巴结未触及,胸廓外形正常,右下肺叩诊呈浊音,呼吸音减低,余肺叩诊呈清音,呼吸音清晰,未闻及干湿性啰音及胸膜摩擦音。心界不大,心率82次/分,律齐,各瓣膜听诊区未闻及杂音。腹平软,肝脾肋下未触及,无杵状指,双下肢无水肿。

实验室检查:血常规:Hb123g/L,RBC4.0×10^{12}/L,WBC10.5×10^{9}/L,N0.86,Plt280×10^{9}/L。

胸部X线片:右肺门下方团块影,直径约3.5cm,边界尚清晰,周边可见毛刺,右下肺片状阴影。右侧膈肌略抬高。

要求:根据以上病历摘要,请将初步诊断、诊断依据(如有两个或以上诊断,应分别列出各自诊断依据)、鉴别诊断、进一步检查与治疗原则写在答题纸上。

评分标准(总分22分)

1. 初步诊断(4分)

(1)肺癌(右侧)(3分);(2)右下肺阻塞性肺炎(1分)

2. 诊断依据(初步诊断错误,诊断依据不得分;未分别列出各自诊断依据,扣1分)(6分)

(1)肺癌(右侧):

①长期大量吸烟史(1分);②咳嗽、咳痰伴咯血(1分)。

③胸部X线片:右肺直径3.5cm团块影,有毛刺(1分)。

(2)右下肺阻塞性肺炎:

①咳嗽、咳脓痰,伴发热(0.5分);②右下肺叩诊呈浊音,呼吸音减低(1分)。

③血白细胞总数及中性粒细胞比例增加(0.5分);④胸部X线片示右下肺片状影,右膈肌抬高(1分)。

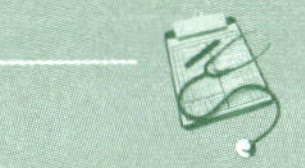

3. 鉴别诊断(3分)

①肺结核(1.5分);②支气管扩张(1.5分)。

4. 进一步检查(5分)

①血电解质、血糖、肝肾功能、凝血功能(0.5分);②血清肺癌肿瘤标志物(0.5分)。

③痰病原学检查:痰培养+药敏试验,痰涂片抗酸染色(1分);④支气管镜(1分)。

⑤胸部CT(平扫+增强)(仅答"胸部CT"得0.5分)(1.5分)。

⑥明确肺癌诊断后应行肿瘤分期相关检查(如骨扫描、腹部CT、头颅CT或PET-CT等)(0.5分)。

5. 治疗原则(4分)

①休息,止咳,祛痰(0.5分);②抗感染治疗(1.5分)。

③根据检查结果选择手术、放化疗或其他治疗(2分)。

8. 呼吸衰竭(助理不考)

(1)诊断公式

呼吸衰竭=PaO_2<60mmHg。

Ⅰ型呼吸衰竭=病程短+PaO_2<60mmHg+$PaCO_2$ 正常(多见于重症肺炎)。

Ⅱ型呼吸衰竭=长期肺病+慢性缺氧+PaO_2<60mmHg+$PaCO_2$>50mmHg(多见于COPD)。

(2)临床表现　呼吸困难是呼吸衰竭最早出现的症状,可表现为频率、节律和幅度的改变。缺氧可致发绀,急性缺氧可出现精神症状。

注意:①呼吸衰竭的诊断标准为血气分析的 PaO_2<60mmHg,并不是临床表现。
②呼吸衰竭的分类标准为血气分析的 $PaCO_2$ 是否升高。

【例17】男性,44岁。咳嗽、咳痰伴发热1周。

患者1周前受凉后出现阵发性咳嗽,咳黄色脓痰,伴畏寒、发热、胸闷,体温最高达39.5℃,无咯血。院外自行口服"复方乙酰氨基酚片、阿莫西林",症状无明显缓解,且逐渐出现气短。自发病以来,精神、食欲差,睡眠可,大小便未见异常,体重无明显变化。平素体健,否认传染病接触史。吸烟20余年,20支/日。偶有饮酒,无遗传病家族史。

查体:T38.8℃,P99次/分,R30次/分,BP118/70mmHg。急性热病容,精神差。口唇轻度发绀,全身浅表淋巴结未触及肿大。扁桃体无肿大。双下肺叩诊稍浊,双肺呼吸音粗,双下肺可闻及细湿啰音,未闻及哮鸣音及胸膜摩擦音。叩诊心界不大,心率99次/分,律齐,心音有力,各瓣膜听诊区未闻及杂音。腹平软,无压痛及反跳痛,肝脾肋下未触及。双下肢无水肿。

辅助检查:血常规:Hb128g/L,RBC4.68×10^{12}/L,WBC10.0×10^9/L,N0.89,Plt291×10^9/L。肝肾功能无异常。胸部X线片:双肺纹理增多,双下肺可见斑片状阴影。

要求:根据以上病历摘要,请将初步诊断、诊断依据(如有两个或以上诊断,应分别列出各自诊断依据)、鉴别诊断、进一步检查与治疗原则写在答题纸上。

评分标准(总分22分)

1. 初步诊断(3分)

(1)双下肺重症(细菌性)肺炎(2分)(仅答"肺炎"得1分);(2)呼吸衰竭?(1分)。

2. 诊断依据(初步诊断错误,诊断依据不得分;未分别列出各自诊断依据,扣1分)(5分)

(1)双下肺重症(细菌性)肺炎:

①中年男性,受凉后急性起病,以咳嗽,咳黄痰伴畏寒、发热为主要表现,体温≥38℃(1分)。

②查体:呼吸频率显著增快,口唇发绀,急性热病容,双肺呼吸音粗,双下肺可闻及细湿啰音(1分)。

③血常规提示白细胞总数及中性粒细胞比例增高(0.5分)。

④胸部X线片示双肺纹理增多,双下肺可见斑片状阴影(1分)。

(2)呼吸衰竭：

①患者拟诊“双下肺炎”(0.5分)；②查体：呼吸频率显著增快，口唇发绀(1分)。

3. 鉴别诊断(3分)

①其他病原体所致肺部感染(1.5分)。

②慢性阻塞性肺疾病急性加重期(1分)。

③非感染性肺部疾病(0.5分)。

4. 进一步检查(6分)

①病原学检查：痰涂片革兰染色、抗酸染色、涂片找真菌，痰培养+药敏(2分)。

②血细菌培养(0.5分)。

③动脉血气分析(1分)。

④胸部CT(HRCT)检查(0.5分)。

⑤必要时行支气管镜检查(1分)。

⑥必要时行肺功能检查(1分)。

5. 治疗原则(5分)

①卧床休息，吸氧，加强支持治疗(1分)。

②经验性抗感染治疗，根据疗效以及病原学药敏试验结果及时调整治疗方案(2分)。

③对症治疗，包括退热、止咳、祛痰等(1分)。

④必要时无创通气或机械通气(1分)。

【例18】男性，72岁。反复咳嗽、咳痰、喘息16年，再发伴发热1周。

患者16年前无明显诱因出现咳嗽，咳白色泡沫痰，喘息。无发热、心悸。此后上述症状反复发作，多以受凉、季节变化为诱因，每年累计发病时间约3个月，经抗炎、止咳、平喘等治疗，病情可逐渐好转。1周前患者因受凉再发咳嗽，咳少量黄脓痰，轻微活动后即感喘息，伴发热，体温最高39.2℃。外院血常规示“WBC9.4×10^9/L，N0.92”。经抗感染治疗后，体温降至37.0~38.0℃，但其他症状缓解不明显。本次发病以来，精神、食欲、睡眠差，需高枕卧位，大小便未见异常，体重无明显变化。平素体健，否认传染病接触史。吸烟50余年，20支/日，饮白酒约40年，100g/日。无遗传病家族史。

查体：T37.5℃，P99次/分，R24次/分，BP135/80mmHg。急性病容，呼吸急促，精神差，口唇轻度发绀，全身浅表淋巴结未触及肿大。桶状胸，叩诊呈过清音，呼吸音稍低，双下肺可闻及散在细湿啰音，偶闻及哮鸣音，未闻及胸膜摩擦音。心界无扩大，心率99次/分，律齐，各瓣膜区未闻及杂音。腹部平软，无压痛，肝脾肋下未触及。双下肢无水肿。

辅助检查：血常规Hb163g/L，RBC5.32×10^{12}/L，WBC7.7×10^9/L，N0.82，Plt291×10^9/L。肝肾功能及电解质未见异常。动脉血气分析(未吸氧)pH7.35，$PaO_2$40mmHg，$PaCO_2$51mmHg，HCO_3^-27.4mmol/L，$SaO_2$84%。

要求：根据以上病历摘要，请将初步诊断、诊断依据(如有两个或以上诊断，应分别列出各自诊断依据)、鉴别诊断、进一步检查与治疗原则写在答题纸上。

评分标准(总分22分)

1. 初步诊断(3分)

(1)慢性阻塞性肺疾病急性发作期(1.5分)(仅答出“慢性阻塞性肺疾病”得1分)。

(2)Ⅱ型呼吸衰竭(1.5分)(仅答出“呼吸衰竭”得1分，答“Ⅰ型呼吸衰竭”不得分)。

2. 诊断依据(初步诊断错误，诊断依据不得分；未分别列出各自诊断依据，扣1分)(6分)

(1)慢性阻塞性肺疾病急性发作期：

①老年男性，长期大量吸烟史(0.5分)。

②临床表现为长期反复咳嗽、咳痰、喘息，多以受凉、季节变化为诱因，每年累计发作至少3个月。此

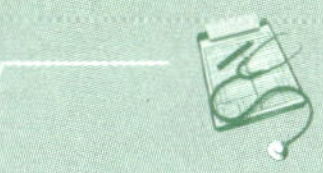

次受凉后再发，并伴发热（1分）。

③查体可见肺气肿体征，双肺可闻及细湿啰音及哮鸣音（1分）。

④血常规提示中性粒细胞比例增高（0.5分）。

（2）Ⅱ型呼吸衰竭：

①COPD病史，此次因受凉再次急性发作（0.5分）。

②有缺氧、呼吸困难的表现，如活动后气促，口唇发绀，呼吸急促，夜间不能平卧位休息等（0.5分）。

③动脉血气分析提示 PaO_2<60mmHg，$PaCO_2$>50mmHg（2分）。

3. 鉴别诊断（3分）

①支气管哮喘（1分）；②支气管扩张（1分）；③左心衰竭（1分）。

4. 进一步检查（4分）

①胸部X线片，必要时行胸部CT检查（1分）。

②痰、血病原学检查：细菌培养+药敏（0.5分）。

③ECG、UCG（0.5分）。

④症状缓解后行肺功能检查，并复查血气分析（2分）。

5. 治疗原则（6分）

①戒烟，避免烟雾刺激（0.5分）。

②持续低流量氧疗（1分）（若未答出“持续低流量”只得0.5分，答“高流量氧疗”不得分）。

③静脉使用广谱抗感染药物（2分）。

④联合使用支气管舒张剂和糖皮质激素（1.5分）。

⑤必要时使用无创通气或机械通气治疗（0.5分）。

⑥对症治疗：祛痰、止咳、营养支持（0.5分）。

9. 胸腔积液（恶性和结核性）（助理不考）

（1）诊断公式

胸腔积液=呼吸困难+患侧胸廓饱满+肺部叩诊浊音+呼吸音减弱或消失+胸片示外高内低弧形影。

（2）良、恶性胸腔积液的鉴别　参阅《贺银成2019国家临床执业（助理）医师资格考试辅导讲义》。

【例19】女性，65岁。发现肺部阴影2年，胸闷2周。

患者2年前体检摄胸片发现左下肺直径约1.5cm的结节影，边缘清晰，未按照医嘱行胸部CT检查及定期复查。2周前自觉左侧胸闷，无发热、咳嗽、咯血、胸痛。于当地医院行胸片检查示中等量胸腔积液，胸腔穿刺抽出约600ml血性液体。发病以来，大小便正常，体重无下降。无烟酒嗜好。子女身体健康，无遗传病家族史。

查体：T37.6℃，P85次/分，R21次/分，BP120/70mmHg。皮肤未见出血点和皮疹，浅表淋巴结未触及肿大，巩膜无黄染，口唇无发绀，左侧肩胛线第8肋间以下叩诊呈实音，呼吸音明显减弱，未闻及干湿性啰音。心界不大，心率85次/分，律齐，各瓣膜区未闻及杂音。腹平软，无压痛，肝脾肋下未触及，移动性浊音（-）。双手未见杵状指，双下肢无水肿。

实验室检查：胸水常规：比重1.026，细胞总数 $12000×10^6$/L，有核细胞数 $1700×10^6$/L，多核细胞0.24，单核细胞0.76，胸水总蛋白35g/L，LDH214U/L，ADA14U/L。

要求：根据以上病历摘要，请将初步诊断、诊断依据（如有两个或以上诊断，应分别列出各自诊断依据）、鉴别诊断、进一步检查与治疗原则写在答题纸上。

评分标准（总分22分）

1. 初步诊断（4分）

（1）左肺肺癌（2.5分）；（2）左侧恶性胸腔积液（胸膜转移癌）（1.5分）。

2. 诊断依据(初步诊断错误,诊断依据不得分;未分别列出各自诊断依据,扣1分)(5分)

(1)左肺肺癌:

①老年女性,慢性病程(0.5分)。

②发现左下肺结节2年,胸闷2周,无发热(0.5分)。

③胸部X线片示左侧胸腔积液(1分)。

④血性胸水,胸水单核细胞比例升高,ADA水平低(1分)。

(2)左侧恶性胸腔积液:

①左侧胸腔积液体征(左侧肩胛线第8肋间以下叩诊呈实音,呼吸音明显减弱)(1分)。

②胸部X线片示左侧胸腔积液(0.5分)。

③血性胸水,胸水单核细胞比例升高,ADA水平低(0.5分)。

3. 鉴别诊断(4分)

①结核性胸膜炎(1.5分);②胸膜间皮瘤(1.5分);③其他原因所致胸腔积液(1分)。

4. 进一步检查(5分)

①胸部CT(1分);②胸水细胞学检查(1.5分)。

③血清及胸水肿瘤标志物(1分);④胸膜活检(1分)。

⑤必要时肺部结节穿刺、支气管镜检查(0.5分)。

5. 治疗原则(4分)

①休息、支持治疗(0.5分);②胸腔穿刺抽液(1分)。

③诊断明确后行胸膜固定术(1.5分);④化疗(1分)。

10. 血胸和气胸

(1)诊断公式

血胸=胸部外伤史+气管偏移+患侧叩诊浊音+呼吸音减弱+胸片示肋膈角消失、弧形高密度影。

闭合性气胸=胸部外伤史+呼吸困难+胸廓饱满+气管偏移+叩诊鼓音+呼吸音减弱+胸片示肺压缩。

张力性气胸=胸部外伤史+极度呼吸困难+皮下气肿(握雪感)+气管偏移+叩诊鼓音+呼吸音消失。

开放性气胸=胸部开放性伤口+明显呼吸困难+气管偏移+纵隔扑动+叩诊鼓音+呼吸音消失。

(2)临床表现与治疗　详见本书配套的《贺银成2019国家临床执业(助理)医师资格考试辅导讲义》。

【例20】女性,76岁。胸部外伤后疼痛、气促、心悸1小时。

患者1小时前乘公交车起身下车时,因车辆急刹车致右前胸剧烈撞在座位硬质靠背上,随即出现胸痛、气促、心悸,急诊抬送入院。既往体健,无肝炎、肺结核等传染病病史。无手术、外伤史及药物过敏史。

查体:T36.5℃,P130次/分,R28次/分,BP68/42mmHg。神志清楚,烦躁,大汗,极度呼吸困难,无三凹征,睑结膜苍白,颈静脉怒张。右侧胸廓饱满,呼吸运动较左侧明显减弱,无反常呼吸,右胸壁腋前线第5、6肋有骨擦音,局部压痛明显,可见大片瘀斑,胸部和上腹部可触及握雪感,右侧上胸部叩诊鼓音,下胸部叩诊实音,与肝脏叩诊区域分界不清,听诊右肺呼吸音消失,左肺呼吸音粗,未闻及干湿性啰音。心界不大,心率130次/分,律齐,未闻及杂音。腹部平软,无压痛反跳痛,肝脾肋下未触及,肠鸣音正常。双下肢无水肿,四肢活动正常,Babinski征阴性。

要求:根据以上病历摘要,请将初步诊断、诊断依据(如有两个或以上诊断,应分别列出各自诊断依据)、鉴别诊断、进一步检查与治疗原则写在答题纸上。

评分标准(总分22分)

1. 初步诊断(4分)

(1)右侧多根(或第5、6肋)肋骨骨折(仅答“肋骨骨折”得0.5分)(1.5分)。

(2)右侧张力性气胸(1分)。

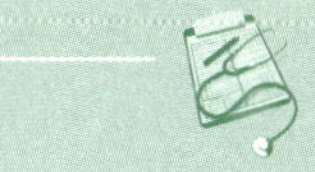

(3)右侧血胸(答“右侧胸腔积液”也得0.5分)(0.5分)。

(4)休克(失血性/创伤性/张力性气胸所致)(仅答“休克”也得1分)(1分)。

2. 诊断依据(初步诊断错误,诊断依据不得分;未分别列出各自诊断依据,扣1分)(5分)

(1)右侧多根肋骨骨折:

①右侧胸壁多根肋骨骨擦音(0.5分);②局部压痛明显(0.5分)。

(2)右侧张力性气胸:

①严重呼吸困难,大汗(0.5分)。

②体征:右侧胸廓饱满,呼吸运动较左侧明显减弱,广泛皮下气肿,右侧上胸部叩诊鼓音,右肺呼吸音消失(0.5分)。

③颈静脉怒张(0.5分)。

(3)右侧血胸:

①有胸部外伤史(0.5分)。

②查体右侧胸腔积液体征:右侧下胸部叩诊实音,右肺呼吸音消失(0.5分)。

(4)休克:

①有外伤史,烦躁,大汗(0.5分)。

②血压下降(<90/60mmHg),心率增快,眼睑膜苍白(1分)。

3. 鉴别诊断(4分)

①心脏压塞(1分);②闭合性气胸(1分)。

③多根多处肋骨骨折伴反常呼吸(连枷胸)(1分);④支气管断裂(1分)。

4. 进一步检查(4分)

①诊断性胸腔穿刺(1分);②超声心动图(1分);③血常规、血生化(1分)。

④病情允许时,行床旁胸片或胸部超声或胸部CT检查(答出其中任何一种均可得1分)(1分)。

5. 治疗原则(5分)

①抗休克治疗(1分)。

②立即行胸腔穿刺减压或/和胸腔闭式引流(未答出“立即”两字得0.5分)(1分)。

③固定胸壁、镇痛(1分)。

④保持呼吸道通畅,鼓励咳嗽排痰,预防并发症(1分)。

⑤使用抗生素预防感染(0.5分)。

⑥必要时开胸探查(0.5分)。

【例21】男性,21岁。外伤后右侧胸痛、呼吸困难、咯血1小时。

患者1小时前在乘坐高速大巴车时,因紧急刹车,右胸撞在座椅靠背上,随即感到右胸剧烈疼痛,咯血数口,呼吸困难,随后呼吸困难逐渐加重,立即送来医院。既往体健。无手术、外伤史及药物过敏史。

查体:T37.3℃,P128次/分,R30次/分,BP92/60mmHg。神志清楚,口唇发绀,气管明显向左侧偏移,颈、胸部可触及广泛握雪感。右胸廓膨隆,轻触痛,无骨擦感,叩诊呈鼓音,呼吸音消失。心界不大,心率128次/分,律齐,各瓣膜听诊区未闻及杂音。腹部平软,无压痛及反跳痛,肝脾肋下未触及,肠鸣音正常。四肢活动正常,Babinski征阴性。

胸部X线片:胸部皮下气肿明显,右肺被压缩90%以上,纵隔明显左移,肋骨未见骨折,双侧肋膈角清晰。

要求:根据以上病历摘要,请将初步诊断、诊断依据(如有两个或以上诊断,应分别列出各自诊断依据)、鉴别诊断、进一步检查与治疗原则写在答题纸上。

评分标准(总分22分)

1. 初步诊断(5分)

(1)右侧张力性气胸(4分)(仅答“气胸”得3分);(2)右肺挫伤(1分)。

2.诊断依据(初步诊断错误,诊断依据不得分;未分别列出各自诊断依据,扣1分)(5分)

(1)右侧张力性气胸:

①右胸外伤史,呼吸困难进行性加重(1分)。

②呼吸频率、心率显著增快,口唇发绀(1分)。

③气管明显向左侧偏移,颈、胸部皮下气肿,右肺叩诊鼓音。呼吸音消失(1分)。

④胸部X线片示:右侧气胸,右肺被压缩90%以上(1分)。

(2)右肺挫伤:

①胸部外伤史(0.5分);②咯血(0.5分)。

3.鉴别诊断(4分)

①开放性气胸(2分);②闭合性气胸(2分)。

4.进一步检查(4分)

①诊断性胸腔穿刺(2分);②病情平稳后行胸部CT检查(2分)。

5.治疗原则(4分)

①立即行右侧胸腔穿刺减压或闭式引流(1分);②应用抗生素(1分)。

③镇痛(0.5分);④保持呼吸道通畅,吸氧(1分);⑤必要时开胸探查(0.5分)。

【例22】女性,42岁。撞伤后胸痛、呼吸困难、咯血2小时。

患者2小时前在乘坐高速行驶的汽车时,因紧急刹车,右胸撞击在汽车的铁杆上,当即感到右前胸疼痛难忍,严重呼吸困难,伴咯血数口,随即送来医院。既往体健,无遗传病病史,无手术外伤史及药物过敏史。

查体:T37.0℃,P120次/分,R30次/分,BP90/60mmHg。神志清楚,口唇发绀,气管明显向左侧偏移。右胸廓稍隆起,皮肤瘀斑,触痛明显,颈、胸部可触及广泛皮下气肿,但无骨摩擦感,语颤消失,叩诊呈鼓音,呼吸音消失。心界不大,心率120次/分,律齐,未闻及杂音。腹部平软,无压痛反跳痛,肝脾肋下未触及,肠鸣音正常。四肢活动正常,病理反射未引出。

辅助检查:胸部X线片示胸部皮下气肿明显,右肺被压缩于肺门并呈“坠落征”,纵隔明显左移,肋骨未见骨折。

要求:根据以上病历摘要,请将初步诊断、诊断依据(如有两个或以上诊断,应分别列出各自诊断依据)、鉴别诊断、进一步检查与治疗原则写在答题纸上。

评分标准(总分22分)

1.初步诊断(5分)

(1)右侧张力性气胸(3.5分);(2)右侧主支气管断裂(1.5分)。

2.诊断依据(初步诊断错误,诊断依据不得分;未分别列出各自诊断依据,扣1分)(5分)

(1)右侧张力性气胸:

①症状:中年女性,胸部外伤史,胸痛,严重呼吸困难(1分)。

②体征:口唇发绀,气管明显向左侧偏移,广泛皮下气肿,右胸叩诊鼓音,呼吸音消失(1分)。

③X线胸片:右肺被压缩于肺门(1分)。

(2)右侧主支气管断裂:

①症状:中年女性,胸部外伤史,咯血(1分)。

②X线胸片:纵隔明显左移,右肺被压缩于肺门并呈“坠落征”(1分)。

3.鉴别诊断(4分)

①开放性气胸(1分);②血胸(2分);③肋骨骨折(1分)。

4.进一步检查(4分)

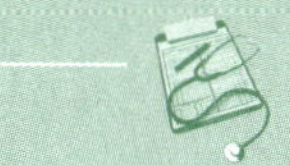

①胸腔穿刺(2分);②病情平稳后行支气管镜和胸部CT检查(2分)。

5.治疗原则(4分)

①立即行胸腔穿刺减压或右胸闭式引流(1分);②使用抗生素预防感染(0.5分)。

③镇痛(1分);④保持呼吸道通畅,吸氧(1分);⑤开胸探查,支气管修补术(0.5分)。

11. 脓胸

(1)诊断公式

脓胸=肺炎或血胸病史+寒战高热+患侧肺部叩诊浊音+呼吸音减弱或消失+外周血WBC增高。

(2)脓胸的治疗　参阅《贺银成2019国家临床执业(助理)医师资格考试辅导讲义》。

【例23】女,45岁。发热、咳嗽、咳黄痰、胸闷、胸痛2周。

2周前患者淋雨后突发寒战高热,最高体温39.2℃。1天后咳嗽,咳痰,初为白色黏液痰,后转为脓性黄痰。伴胸闷、胸痛。在门诊查外周血"白细胞增高",给予"头孢噻肟钠"静脉滴注三天后体温降低,咳嗽减轻,但仍感胸闷。前天开始再次高热,咳嗽无痰,感胸闷。发病以来,精神差,睡眠不佳,食欲减退,大便正常,尿量减少。既往体健,无高血压、糖尿病、心脏病病史及呼吸系统疾病史,无出凝血障碍。无烟酒嗜好。无遗传病家族史。

查体:T39.5℃,P115次/分,R25次/分,BP130/80mmHg。神志清楚,精神差,气管明显左移,右肺语颤减弱,叩诊呈实音,呼吸音消失。心界不大,心率120次/分,律齐,心脏各瓣膜听诊区无杂音。腹平软,无压痛,肝脾肋下未触及,移动性浊音(-),双下肢无水肿。

实验室检查:血常规:Hb110g/L,RBC4.6×10^{12}/L,WBC18.6×10^{9}/L,N0.89,Plt250×10^{9}/L。肝肾功能正常。

胸部B超:右侧胸腔大量液性暗区。

要求:根据以上病历摘要,请将初步诊断、诊断依据(如有两个或以上诊断,应分别列出各自诊断依据)、鉴别诊断、进一步检查与治疗原则写在答题纸上。

评分标准(总分22分)

1.初步诊断(5分)

右侧脓胸(5分)(只答"脓胸"得4分,答"右侧肺炎"得2分)。

2.诊断依据(初步诊断错误,诊断依据不得分)(4分)

①2周前淋雨后寒战高热,咳嗽咳痰,抗生素治疗有效(1分)。

②前天再次高热,咳嗽(0.5分)。

③查体:T39.5℃,右肺语颤减弱,叩诊呈实音,呼吸音消失(0.5分)。

④外周血WBC增高及中性粒细胞比例增高(0.5分);

⑤胸部B超示右侧胸腔液性暗区(1.5分)

3.鉴别诊断(4分)

①肺脓肿(2分);②细菌性肺炎(2分)。

4.进一步检查(4分)

①超声定位及诊断性穿刺(1分);②若抽出脓液,应行细菌培养+药敏试验(1分)。

③血培养,肝肾功能,电解质(0.5分);④血CRP测定(0.5分)。

⑤必要时胸部CT检查(1分)

5.治疗原则(5分)

①应用广谱抗生素,必要时根据药敏试验结果更换抗生素(2分)。

②行右侧胸腔穿刺引流或胸腔闭式引流术(2分)。

③对症治疗:降温,吸氧,镇咳,祛痰(1分)。

12. 肋骨骨折

(1)诊断公式

肋骨骨折=胸部外伤史+胸廓挤压征阳性+骨擦音或骨擦感。

闭合性多根多处肋骨骨折=胸部外伤史+反常呼吸+胸廓挤压征阳性+骨擦音或骨擦感。

(2)临床表现与治疗 参阅《贺银成2019国家临床执业(助理)医师资格考试辅导讲义》。

注意:①反常呼吸为闭合性多根多处肋骨骨折的特征性临床表现。
②颈胸部皮下气肿(握雪感)为张力性气胸的特征性临床表现。
③胸壁伤口+纵隔扑动为开放性气胸的特征性临床表现。

【例24】男性,47岁。跌倒后右胸疼痛2小时,心慌、乏力1小时。

2小时前患者洗澡时滑倒,右侧季肋部撞在浴缸边缘,撞伤时感觉局部有"咔嚓"声,剧烈疼痛,严重影响呼吸。休息1小时疼痛不缓解,逐渐出现心慌、乏力、头晕,眼前发黑,憋气,由他人搀扶步入急诊室就诊。患者受伤后无晕厥,无意识不清,伤后未进食,未排大小便,身体其他部位没有受伤。既往体健,无高血压、糖尿病、心脏病病史及呼吸系统疾病史,无出凝血障碍。无烟酒嗜好。无遗传病家族史。

查体:T37.2℃,P120次/分,R25次/分,BP100/60mmHg。右侧弯腰前屈被动体位,气管居中,右侧季肋部皮肤轻度挫伤,局部可见腋前线至腋后线第7~8肋骨区域面积3cm×3cm皮下瘀血。胸廓挤压试验阳性,可闻及骨摩擦音,无皮下气肿,右下胸部叩诊呈实音,听诊呼吸音减弱,其他各区域叩诊呈清音,听诊呼吸音清晰,未闻及干湿性啰音。心界不大,心率120次/分,律齐,心脏各瓣膜听诊区无杂音。腹平软,无压痛,肝脾肋下未触及,移动性浊音(-),双下肢无水肿。

实验室检查:血常规:Hb120g/L,RBC4.0×10^{12}/L,WBC11.6×10^{9}/L,分类正常,Plt287×10^{9}/L。肝肾功能正常,出凝血功能正常。

胸部正侧位X线片:右侧第八肋骨骨折伴错位,右下肺外高内低致密影。

胸部CT平扫:右侧第八肋骨骨折伴错位,胸腔下部可见弧形致密影。

要求:根据以上病历摘要,请将初步诊断、诊断依据(如有两个或以上诊断,应分别列出各自诊断依据)、鉴别诊断、进一步检查与治疗原则写在答题纸上。

评分标准(总分22分)

1.初步诊断(5分)

(1)右侧第八肋肋骨骨折(2分);(2)右侧血胸(2分);(3)右胸壁软组织挫伤(1分)。

2.诊断依据(初步诊断错误,诊断依据不得分;未分别列出各自诊断依据,扣1分)(4分)

(1)右侧第八肋肋骨骨折:

①明确右胸外伤史(0.5分);②局部有骨摩擦音(0.5分)。

③胸部X线片及CT明确有右侧第八肋肋骨骨折(0.5分)。

(2)右侧血胸:

①右胸外伤后出现进行性心慌、乏力、头晕、心率增快等低血容量症状(0.5分)。

②右下肺叩诊呈实音,呼吸音减低(胸腔积液体征)(0.5分)。

③胸部X线片及CT均提示右侧胸腔积液(0.5分)。

(3)右胸壁软组织挫伤:

①胸外伤史(0.5分);②局部皮肤挫伤,皮下瘀血(0.5分)。

3.鉴别诊断(4分)

①肺挫伤(2分);②腹部闭合性损伤(2分)。

4.进一步检查(3分)

①右侧胸腔积液超声定位及诊断性穿刺(1.5分);②腹部B超(1.5分)。

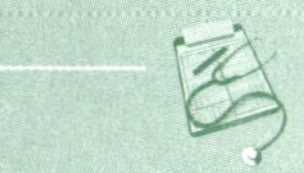

5. 治疗原则(6分)

①胸部包扎固定(1分);②对症治疗:吸氧,镇痛(1分)。

③行右侧胸腔穿刺引流或胸腔闭式引流术(2分);④必要时开胸手术探查(1分)。

⑤应用抗生素预防感染(1分)。

二、循环系统疾病

1. 心力衰竭

(1)诊断公式

慢性左心衰竭=长期心脏病史+心排量减低+肺循环淤血(心源性哮喘、呼吸困难)。

慢性右心衰竭=长期心脏病史+心排量减低+体循环淤血(颈静脉怒张、肝大、腹水、双下肢水肿)。

慢性全心衰竭=慢性左心衰竭+慢性右心衰竭。

急性左心衰=心脏病史+急性肺水肿(咳粉红色泡沫痰)。

(2)心力衰竭的分期

A期　心力衰竭高危期,尚无器质性心脏(心肌)病或心力衰竭症状,如患者有高血压、心绞痛、代谢综合征、使用心肌毒性药物等,可发展为心脏病的高危因素。

B期　已有器质性心脏病变,如左室肥厚,LVEF降低,但无心力衰竭症状。

C期　器质性心脏病,既往或目前有心力衰竭症状。

D期　需要特殊干预治疗的难治性心力衰竭。

(3)心力衰竭的NYHA分级　注意与心泵衰竭的Killip分级相鉴别。

	心力衰竭的NYHA分级	急性心肌梗死泵衰竭的Killip分级
适用证	单纯性左心衰、收缩性心衰	急性心肌梗死患者
Ⅰ级	日常活动不受限	无明显心力衰竭症状,无肺部啰音
Ⅱ级	活动轻度受限	左心衰竭,肺部啰音<50%肺野
Ⅲ级	活动明显受限	急性肺水肿,肺啰音>50%肺野
Ⅳ级	休息时也出现症状	有心源性休克表现(血压<90/60mmHg)

注意:①诊断心力衰竭时,应明确是左心衰竭、右心衰竭,还是全心衰竭;是急性心衰还是慢性心衰。

②心衰往往是各种心脏疾病的终末阶段,故应诊断出基础疾病,如高血压、冠心病、心脏瓣膜病等。

【例25】男性,67岁。突发心悸伴气促5小时。

患者5小时前用力大便时突发心悸、气促,无胸痛,无咳嗽、咯血,送来急诊。既往有"急性广泛前壁心肌梗死"2年,保守治疗。否认糖尿病病史。吸烟40年,每天30支。无遗传病家族史。

查体:T36℃,P96次/分,R24次/分,BP100/60mmHg。神志清楚,半卧位,口唇发绀,颈静脉未见充盈,甲状腺无肿大。双肺可闻及大量湿啰音。心尖搏动位于左侧第五肋间锁骨中线外2cm处,心率136次/分,心律绝对不齐,未闻及心脏杂音。腹平坦,无压痛,肝脾未触及,移动性浊音(-)。双下肢无水肿。

实验室检查:入院后急查CK250 U/L,CK-MB18 U/L。

要求:根据以上病历摘要,请将初步诊断、诊断依据(如有两个或以上诊断,应分别列出各自诊断依据)、鉴别诊断、进一步检查与治疗原则写在答题纸上。

评分标准(总分22分)

1. 初步诊断(4分)

(1)急性左心衰竭(1.5分)。

(2)冠心病,陈旧性广泛前壁心肌梗死,心脏扩大(1.5分)。

(3)快速心房颤动(1分)。

2. 诊断依据(初步诊断错误,诊断依据不得分;未分别列出各自诊断依据,扣1分)(5分)

(1)急性左心衰竭:

①陈旧性心肌梗死病史(1分)。

②用力排便后突发呼吸困难(1分)。

③半卧位,口唇发绀,双肺大量湿性啰音(1分)。

(2)冠心病,陈旧性广泛前壁心肌梗死,心脏扩大:

①老年男性,有吸烟史(0.5分)。

②"广泛前壁心肌梗死"病史2年,心脏扩大(0.5分)。

(3)快速心房颤动:脉搏96次/分,心率136次/分,短绌脉,心律绝对不齐(1分)。

3. 鉴别诊断(4分)

①心绞痛(1分);②主动脉夹层(1分)。

③急性肺栓塞(1分);④支气管哮喘(1分)。

4. 进一步检查(4分)

①BNP(1分)。

②心电图(1分)。

③血常规,动脉血气分析,血糖,肝、肾功能,血脂(1分)。

④胸部X线片,超声心动图(1分)。

5. 治疗原则(5分)

①坐位,双腿下垂,吸氧,控制液体入量(1分);②应用吗啡(0.5分)。

③应用快速利尿剂(1分);④应用血管扩张剂(1分)。

⑤应用洋地黄类药物(1分);⑥冠心病二级预防(0.5分)。

2. 心律失常(助理不考)

(1)诊断公式 仅通过临床表现即可确诊者——房颤、室上性心动过速、三度房室传导阻滞。

房颤=第一心音强弱不等+心律绝对不齐+脉搏短绌(心率>脉率)。

室上性心动过速=阵发性心慌+突发突止。

三度房室传导阻滞=心律规整+心率约40次/分。

(2)心律失常的临床表现及治疗 参阅《贺银成2019国家临床执业(助理)医师资格考试辅导讲义》。

(3)各种心律失常的心电图阅读 详见本书第三站的心电图学部分。

注意:①心律失常常伴有各种心脏疾病,不要遗漏副诊断。

②有些心律失常的试题,需进行心电图阅读才能正确作答,请参阅本书第三站的心电图学部分。

【例26】男性,35岁。反复发作心悸5年,再发半小时。

患者5年前开始多次于运动中出现心悸,呈突发突止,持续约1小时,无胸痛、大汗、黑矇、晕厥,症状可自行终止。近期上述症状发作频繁,半小时前再发心悸,为进一步治疗入院。发病以来,食欲良好,睡眠尚可,大小便正常,体重无变化。无高血压病史,无药物过敏史及手术、外伤史。吸烟10年,5~10支/日。无类似疾病家族史。

查体:T36.2℃,P176次/分,R22次/分,BP110/70mmHg。神志清楚,口唇无发绀。双肺未闻及干湿性啰音。心界不大,心率176次/分,律齐,各瓣膜听诊区未闻及杂音。腹平软,肝脾肋下未触及。双下肢无水肿。

心电图检查(发作时)如下:

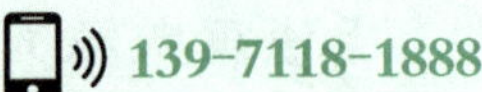

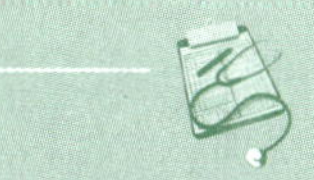

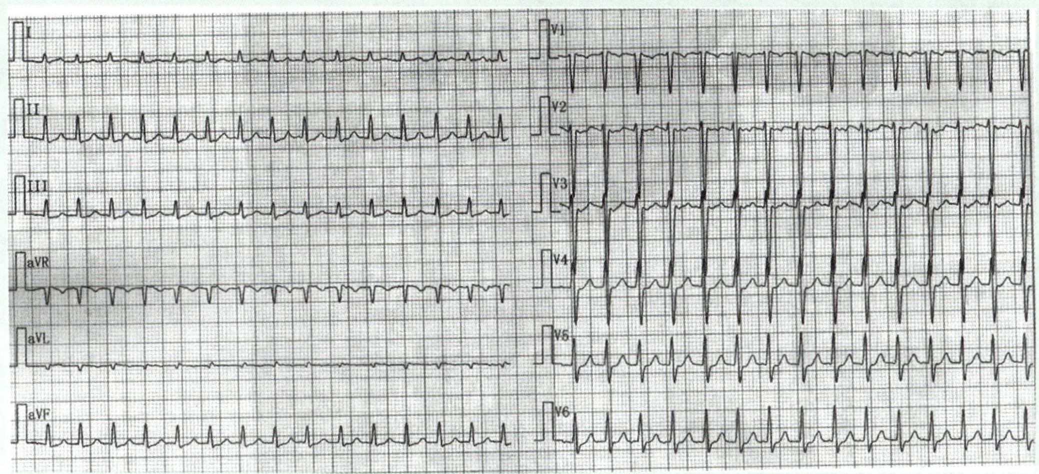

要求:根据以上病历摘要,请将初步诊断、诊断依据(如有两个或以上诊断,应分别列出各自诊断依据)、鉴别诊断、进一步检查与治疗原则写在答题纸上。

评分标准(总分22分)

1. 初步诊断(4分)

阵发性室上性心动过速(仅答"心动过速"得2分)

2. 诊断依据(初步诊断错误,诊断依据不得分)(5分)

①青年男性,反复发作心悸(1分)。

②心悸呈突发突止,症状可自行缓解(2分)。

③发作时心电图提示室上性心动过速(3分)。

3. 鉴别诊断(3分)

①阵发性心房颤动(1分);②窦性心动过速(1分);③心房扑动2:1传导(1分)。

4. 进一步检查(5分)

①血电解质、肝肾功能、血脂、血糖检查(2分);②超声心动图检查(1分)。

③24小时动态心电图检查(1分);④心脏电生理检查(1分)。

5. 治疗原则(5分)

①急性发作时可尝试刺激迷走神经方法(Valsalva动作、诱导恶心等)终止心动过速(3分)。

②药物终止发作(2分)。

③必要时行射频消融术(1分)。

【例27】男性,67岁。反复发作心悸2年,加重1个月。

患者2年前晨练时出现心悸,持续约2小时后自行缓解,以后类似发作反复出现。近1个月心悸发作较前频繁,伴胸闷,持续时间延长至4~6小时方能自行缓解,发作时多次查心电图一致(如下图)。既往高血压病史10余年,最高血压160/100mmHg,坚持服药治疗,血压控制尚可。吸烟30年,15~20支/日。无遗传病家族史。

查体:T36.2℃,P98次/分,R18次/分,BP156/96mmHg。神志清楚,口唇无发绀,甲状腺无肿大。双肺未闻及干湿性啰音。心界不大,心率112次/分,律不齐,各瓣膜听诊区未闻及杂音。腹平软,无压痛,肝脾肋下未触及。双下肢无水肿。

尿蛋白定量:220mg/d。发作时心电图如下:

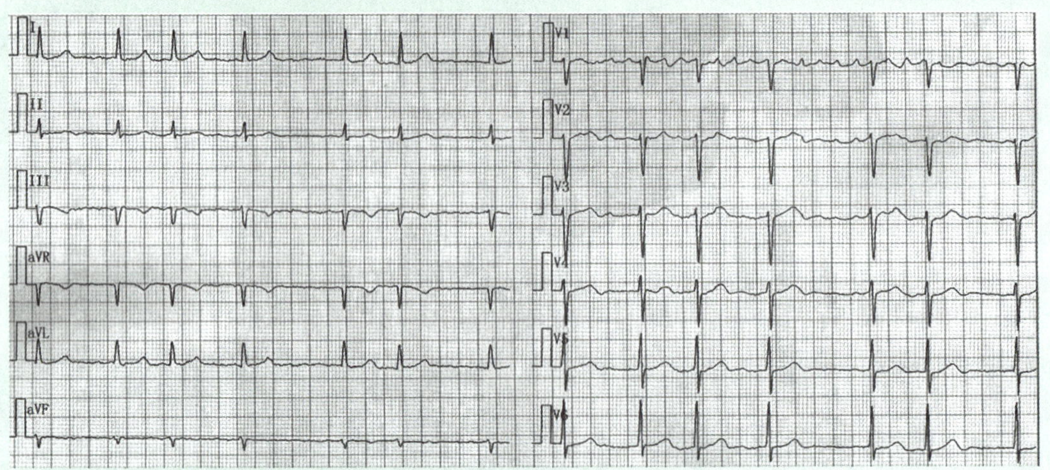

要求：根据以上病历摘要，请将初步诊断、诊断依据（如有两个或以上诊断，应分别列出各自诊断依据）、鉴别诊断、进一步检查与治疗原则写在答题纸上。

评分标准（总分22分）

1. 初步诊断（4分）

（1）心律失常（0.5分），阵发性心房颤动（1.5分）（仅答“心房颤动”得1分）。

（2）高血压2级，高危（2分）。

2. 诊断依据（初步诊断错误，诊断依据不得分；未分别列出各自诊断依据，扣1分）（5分）

（1）心律失常，阵发性心房颤动：

①老年男性，慢性病程（0.5分）。

②反复发作心悸，持续时间较长，伴有胸闷，可自行缓解（1分）。

③发作时心电图提示心房颤动（1分）。

（2）高血压2级，高危：

①高血压病史，最高血压160/100mmHg（1分）；②老年男性，有吸烟史（0.5分）。

③尿蛋白定量220mg/d（1分）。

3. 鉴别诊断（4分）

①冠心病（2分）；②甲状腺功能亢进症（2分）。

4. 进一步检查（5分）

①24小时动态心电图检查（1分）；②甲状腺功能测定（1分）。

③超声心动图、胸部X线片检查（1分）；④血电解质，肝肾功能，血脂，血糖检查（1分）。

⑤必要时冠状动脉造影或冠状动脉CTA检查（1分）。

5. 治疗原则（4分）

①首选药物复律，必要时电复律（1分）。

②可用抗心律失常药物（普罗帕酮或索他洛尔等）预防发作（1分）。

③长期口服抗血小板聚集药物（阿司匹林）或抗凝药物（华法林），预防血栓栓塞（1分）。

④长期药物控制血压（0.5分）。

⑤必要时行射频消融治疗（0.5分）。

3. 冠状动脉性心脏病（冠心病）

（1）诊断公式

冠心病=老年人+阵发性胸骨后疼痛。

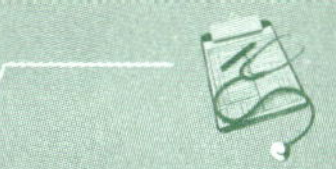

心绞痛=胸骨后疼痛<30min+硝酸甘油可缓解+心电图示ST段水平下移。

急性心肌梗死=胸骨后疼痛>30min+硝酸甘油不能缓解+心电图示ST段弓背向上抬高。

(2)心肌梗死的定位诊断　以异常导联为定位标准。

急性心梗部位	导联改变	急性心梗部位	导联改变
前间壁	$V_1\sim V_3$	局限前壁	$V_3\sim V_5$
前侧壁	$V_5\sim V_7$、aVL	广泛前壁	$V_1\sim V_5$
高侧壁	Ⅰ、aVL	下壁	Ⅱ、Ⅲ、aVF
后壁	V_7、V_8、V_9		

(3)心肌梗死的心功能Killip分级　应注意心力衰竭的NYHA分级与急性心肌梗死心泵功能的Killip分级的区别(如前所述)。

注意:①诊断心绞痛、急性心肌梗死时,试题参考答案常常在前面加上了"冠心病"的主诊断,切勿遗漏。
②冠心病常常合并高血压、糖尿病、高血脂、心律失常等,不要遗漏这些副诊断。
③诊断急性心肌梗死后,别忘了写上心泵功能的Killip分级。

【例28】男性,46岁。突发胸痛1小时。

患者1小时前无诱因突发胸骨后疼痛,伴大汗、恶心,紧急送往医院。途中突然意识丧失,无四肢抽搐,送诊医生立即给予胸外按压后意识恢复,胸痛持续不缓解。起病前精神尚可,饮食正常,睡眠稍差,大小便正常。3年前体检发现血压升高,最高为166/98mmHg,未诊治。否认高血压家族史及猝死家族史。吸烟20年,每天10~15支。

查体:T36.3℃,P96次/分,R18次/分,BP120/70mmHg。神志清楚,口唇无发绀。颈静脉无怒张,甲状腺无肿大。双肺呼吸音清晰。心界无扩大,心率96次/分,律不齐,心音低钝,未闻及心脏杂音,无心包摩擦音。腹平软,无压痛,肝脾未触及。双下肢无水肿。

心电图:$V_1\sim V_6$导联ST段弓背向上抬高0.5mV,并可见提前出现的宽大畸形的QRS波群,其前未见P波,时有连续4个。

要求:根据以上病历摘要,请将初步诊断、诊断依据(如有两个或以上诊断,应分别列出各自诊断依据)、鉴别诊断、进一步检查与治疗原则写在答题纸上。

评分标准(总分22分)

1.初步诊断(4分)

(1)冠心病,急性广泛前壁心肌梗死,短阵室性心动过速,心功能Ⅰ级(Killip分级)(3.5分)。

(2)高血压2级,很高危(0.5分)。

2.诊断依据(初步诊断错误,诊断依据不得分;未分别列出各自诊断依据,扣1分)(5分)

(1)冠心病,急性广泛前壁心肌梗死,短阵室性心动过速,心功能Ⅰ级(Killip分级):

①中年男性,有高血压,吸烟史(0.5分)。

②突发胸痛,持续不缓解,心音低钝(0.5分)。

③心电图示:$V_1\sim V_6$导联ST段弓背向上抬高0.5mV(1分)。

④短阵室性心动过速:听诊心律不齐,心电图提示提前出现宽大畸形的QRS波群,其前未见P波,时有连续4个(1分)。

⑤心功能Ⅰ级(Killip分级):双肺呼吸音清晰(1分)。

(2)高血压2级,很高危:

①高血压病史3年,血压最高为166/98mmHg(0.5分);②吸烟史,合并急性心肌梗死(0.5分)。

3.鉴别诊断(4分)

①急性肺栓塞(1分);②主动脉夹层(1分);③不稳定型心绞痛(1分);④急性脑血管病(1分)。

4. 进一步检查(4分)

①监测心肌坏死标记物及心电图变化(1分);②超声心动图,动态心电图(1分)。

③头颅CT(0.5分);④胸部X线片(0.5分)。

⑤血脂,血糖,肝、肾功能,电解质,动脉血气分析,血常规检查(1分)。

5. 治疗原则(5分)

①绝对卧床,吸氧,心电监护,低脂饮食,戒烟(1分)。

②解除疼痛(如使用硝酸酯类药物)(0.5分)。

③抗凝及抗血小板聚集药物治疗(0.5分)。

④心肌再灌注治疗(静脉溶栓或冠状动脉介入治疗)(1分)。

⑤纠正心律失常(1分);⑥长期降压治疗(0.5分);⑦冠心病二级预防(0.5分)。

【例29】男性,74岁,反复胸痛4天,加重5小时。

患者4天前步行时出现心前区疼痛,为胸骨后闷痛,无放射,持续10分钟,休息后可自行缓解。之后上述症状反复发作。5小时前因情绪激动再发胸痛,程度较前剧烈,无出汗,无恶心、呕吐,无心悸、头晕,急诊入院。发病以来精神、饮食可,睡眠较差,大小便正常,体重无变化。既往糖尿病15年,口服降糖药,空腹血糖控制在8~12mmol/L,餐后2小时血糖12mmol/L。无烟酒嗜好。

查体:T36.5℃,P66次/分,R18次/分,BP110/60mmHg。神志清楚,双侧颈动脉未闻及血管杂音,双肺底可闻及少量细湿啰音。心率66次/分,律齐,心音低钝,心尖部可闻及S_4,$A_2=P_2$。腹软,无压痛反跳痛,肝脾肋下未触及,双下肢无水肿,双足背动脉搏动可触及。

心电图(入院时):见下图。

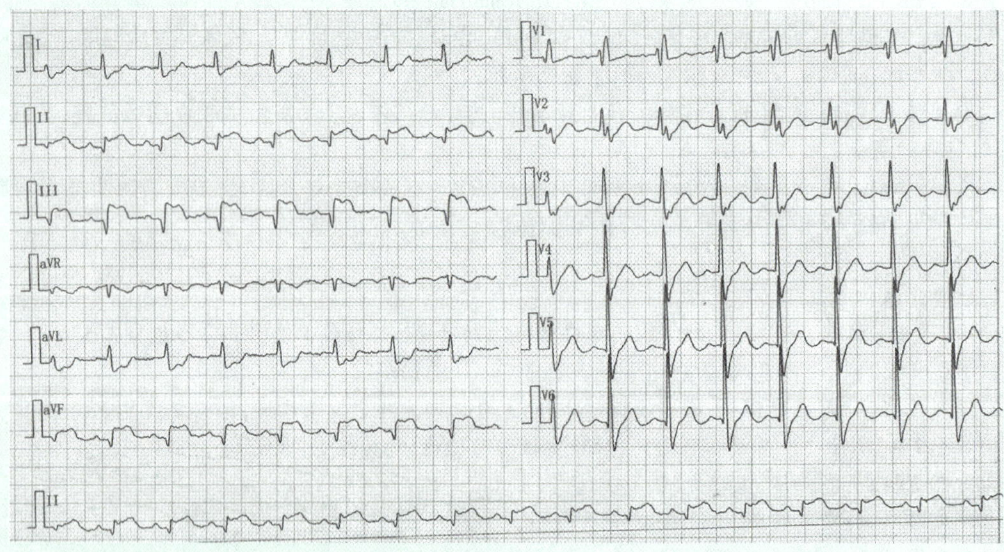

要求:根据以上病历摘要,请将初步诊断、诊断依据(如有两个或以上诊断,应分别列出各自诊断依据)、鉴别诊断、进一步检查与治疗原则写在答题纸上。

评分标准(总分22分)

1. 初步诊断(4分)

(1)冠状动脉粥样硬化性心脏病(0.5分),急性下壁心肌梗死(1.5分)(仅答“心肌梗死”得1分),心功能Ⅱ级(Killip分级)(1分)。

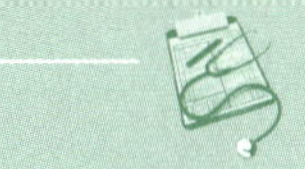

(2)2型糖尿病(1分)。

2. 诊断依据(初步诊断错误,诊断依据不得分;未分别列出各自诊断依据,扣1分)(5分)

(1)冠状动脉粥样硬化性心脏病,急性下壁心肌梗死,心功能Ⅱ级(Killip分级):

①老年男性,急性病程,有糖尿病病史(1分)。

②情绪激动诱发胸痛并加重(0.5分)。

③查体:心音低钝,心尖部可闻及S_4(0.5分)。

④心电图示:窦性心律,Ⅱ、Ⅲ、aVF导联ST段抬高(1分)。

⑤Killip分级:双肺底可闻及少量细湿啰音,考虑心功能Ⅱ级(1分)。

(2)2型糖尿病:有糖尿病病史,空腹血糖及餐后血糖均高于正常(1分)。

3. 鉴别诊断(3分)

①心绞痛(1分);②反流性食管炎(1分);③肺栓塞(1分)。

4. 进一步检查(5分)

①动态监测心电图,心肌损伤标志物(1分)。

②胸部X线片检查(0.5分)。

③超声心动图检查(1分)。

④血电解质,肝肾功能,血脂,凝血功能,血常规,D-二聚体检查(1.5分)。

⑤冠状动脉造影(1分)。

5. 治疗原则(5分)

①卧床休息,持续心电监护,吸氧(0.5分);②镇痛及抗凝治疗(1分)。

③心肌再灌注治疗(静脉溶栓或介入治疗)(1分);④降血糖治疗(1分)。

⑤冠心病的二级预防(抗血小板聚集、ACEI/ARB类,β受体阻滞剂、调脂治疗、改善生活方式)(1.5分)。

【例30】男性,65岁。发作性胸痛3天,加重4小时。

患者3天前劳累后出现发作性心前区钝痛,放射至颈部和左上臂,持续5~10分钟,舌下含化硝酸甘油片后可自行缓解,未就诊。4小时前上述症状加重,呈压榨性剧痛,伴胸闷、心悸、恶心,无呕吐,含硝酸甘油2片后无缓解,遂送来急诊。患病以来无发热及咯血,大小便正常。既往无高血压及糖尿病病史。吸烟史40年,约20支/天。

查体:T36.7℃,P58次/分,R18次/分,BP120/70mmHg。神志清楚,口唇无发绀,颈静脉无怒张,双肺呼吸音清晰,未闻及干湿性啰音。心界不大,心率58次/分,心律不齐,心音减弱,未闻及杂音。腹平软,肝脾肋下未触及,双下肢无水肿。

辅助检查:肌钙蛋白T(cTnT)1.0ng/ml(正常值<0.05ng/ml)。HDL-C0.53mmol/L,LDL-C1.9mmol/L。心电图:窦性心律,PR间期固定,部分P波后无QRS波群,Ⅱ、Ⅲ、aVF导联可见病理性Q波及ST段呈弓背向上抬高。

要求:根据以上病历摘要,请将初步诊断、诊断依据(如有两个或以上诊断,应分别列出各自诊断依据)、鉴别诊断、进一步检查与治疗原则写在答题纸上。

评分标准(总分22分)

1. 初步诊断(4分)

(1)冠心病(0.5分),急性下壁心肌梗死(1.5分);(2)Ⅱ度房室传导阻滞(1分)。

(3)心功能Ⅰ级(Killip分级)(0.5分);(4)血脂代谢异常(0.5分)。

2. 诊断依据(初步诊断错误,诊断依据不得分;未分别列出各自诊断依据,扣1分)(5分)

(1)冠心病,急性下壁心肌梗死:

①老年男性,急性起病,血脂异常及吸烟史(0.5分)。

②和劳累有关的胸痛并逐渐加重,疼痛放射至颈部和左上肢,舌下含服硝酸甘油后症状不能缓解(2分)。

③心电图：Ⅱ、Ⅲ、aVF 导联可见病理性 Q 波及 ST 段呈弓背向上抬高(0.5 分)。

④辅助检查：肌钙蛋白增高(0.5 分)。

(2)Ⅱ度房室传导阻滞：心电图示窦性心律，PR 间期固定，部分 P 波后无 QRS 波群(0.5 分)。

(3)心功能Ⅰ级(Killip 分级)：未闻及干湿性啰音(0.5 分)。

(4)血脂代谢异常：高密度脂蛋白降低(0.5 分)。

3. 鉴别诊断(4 分)

①不稳定型心绞痛(1 分)；②急性肺栓塞(1 分)；③主动脉夹层(1 分)。

④急性心包炎(0.5 分)；⑤急腹症(0.5 分)。

4. 进一步检查(4 分)

①动态监测心电图、心肌坏死标记物(1 分)；②血常规、凝血功能、血生化检查(0.5 分)。

③血气分析及胸部 X 线片(1 分)；④超声心动图及动态心电图(1 分)。

⑤腹部 B 超(0.5 分)。

5. 治疗原则(5 分)

①一般治疗：绝对卧床，吸氧，心电监护，低脂饮食(1 分)；②解除疼痛：如使用吗啡、哌替啶等(1 分)。

③使用抗凝及抗血小板聚集药物(1 分)；④再灌注治疗(1 分)。

⑤处理并发症及冠心病的二级预防(1 分)。

注意：①高密度脂蛋白胆固醇(HDL-C)正常值 0.94~2.0mmol/L。

②低密度脂蛋白胆固醇(LDL-C)正常值 2.07~3.12mmol/L(8 版诊断学 P610)。

③肌酸激酶(CK)正常值男 38~174U/L，女 26~140U/L；肌酸激酶同工酶(CK-MB)正常值<5%。

④肌钙蛋白 T(cTnT)正常值为 0.02~0.13μg/L，>0.5μg/L 可以诊断为急性心梗。

⑤肌钙蛋白 I(cTnI)正常值为阴性或 50~85μg/L。

【例 31】男性，70 岁。间断心悸伴头晕 12 天。

患者 12 天前开始间断于活动时出现心悸，伴有头晕，无胸痛、黑矇及晕厥。无活动后气短和夜间阵发性呼吸困难。自扪脉搏缓慢，遂来院就诊。发病以来精神可，食欲、睡眠差，大小便正常，近期体重未见明显变化。既往有"冠心病"病史 17 年，4 年前因"不稳定型心绞痛"行冠状动脉搭桥手术，术后坚持口服阿司匹林、酒石酸美托洛尔(12.5mg/次，2 次/日)和辛伐他汀治疗，偶有劳累时胸痛，每次发作持续数分钟，含服硝酸甘油 5 分钟内可缓解，每年约发作 1 次。否认高血压、糖尿病病史。否认药物及食物过敏史。吸烟史 50 余年，已戒 4 年。无遗传病家族史。

查体：T36.4℃，P52 次/分，R16 次/分，BP130/80mmHg。神清，精神可。颈静脉无怒张。双肺呼吸音清，未闻及干湿性啰音。心界不大，心率 52 次/分，律齐，$A_2>P_2$，未闻及杂音。腹软，无压痛，肝脾肋下未触及，Murphy 征(-)。双下肢无水肿，双足背动脉搏动对称。

实验室检查：血 CK124U/L，CK-MB14U/L，cTnI0.013ng/ml。

心电图(入院时)：P 波与 QRS 波群无关，P 波频率大于 QRS 波群的频率，QRS 波群时限正常，为交界性逸搏心律，心室率 52 次/分。

要求：根据以上病历摘要，请将初步诊断、诊断依据(如有两个或以上诊断，应分别列出各自诊断依据)、鉴别诊断、进一步检查与治疗原则写在答题纸上。

评分标准(总分 22 分)

1. 初步诊断(4 分)

(1)冠状动脉粥样硬化性心脏病 (1 分)，稳定型心绞痛(仅答"心绞痛"得 0.5 分)(1 分)。

(2)三度房室传导阻滞 (1 分)。

(3)心功能Ⅰ级(NYHA 分级)(0.5 分)。

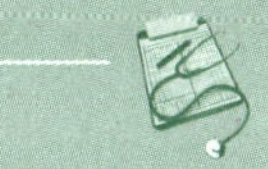

(4)冠状动脉搭桥术后(0.5分)。

2.诊断依据(初步诊断错误,诊断依据不得分;未分别列出各自诊断依据,扣1分)(5分)

(1)冠状动脉粥样硬化性心脏病,稳定型心绞痛:

①老年男性,慢性病程。有吸烟史(0.5分)。

②曾因不稳定型心绞痛行冠状动脉搭桥术(0.5分)。

③偶有劳累时胸痛,持续时间短,含服硝酸甘油可缓解(1分)。

④活动时心悸、头晕(0.5分)。

⑤心电图示:三度房室传导阻滞(0.5分)。

(2)三度房室传导阻滞:心电图示心室率52次/分,P波与QRS波群无关,QRS波群时限正常(1分)。

(3)心功能Ⅰ级(NYHA分级):日常活动不受限制(0.5分)。

(4)冠状动脉搭桥术后 :4年前因“不稳定型心绞痛”行冠状动脉搭桥手术(0.5分)。

3.鉴别诊断(4分)

①药物所致心律失常(1.5分);②电解质紊乱所致心律失常(1.5分)。

③甲状腺功能减退症(0.5分);④脑血管病(0.5分)。

4.进一步检查(5分)

①动态心电图(2分);②超声心动图、胸部X线片(1分)。

③甲状腺功能(0.5分);④头颅CT(0.5分)。

⑤血电解质(0.5分);⑥凝血功能、肝肾功能、血糖、血脂(0.5分)。

5.治疗原则(4分)

①持续心电监护、吸氧(0.5分);②酒石酸美托洛尔减量或停药(1.5分)。

③维持扩冠、抗血小板制剂、调脂治疗(1分);④必要时行电生理检查(0.5分)。

⑤冠心病二级预防(0.5分)。

【例32】男性,70岁。发作性胸痛10年,加重伴喘憋3天。

患者10年前开始出现发作性胸痛,为胸骨后至咽部烧灼样不适,多于劳累时出现,持续几分钟,休息后可以迅速缓解,偶有心悸,无双下肢水肿,曾于外院就诊,心电图示部分导联ST段改变,具体诊断不详,未系统治疗。3天前因受凉后出现胸痛加重,发作次数增多,伴喘憋、气短、全身乏力,夜间不能平卧,活动后加重,并有食欲差、恶心、无呕吐,有咳嗽,咳少量黏痰,小便量少,遂来就诊。发病以来,精神、睡眠尚可,近期体重较前略有增加(具体不详)。既往无高血压、糖尿病及消化性溃疡病史。有吸烟史30年,半包/日,已戒10年,无饮酒史。无高血压、冠心病家族史。

查体:T36.5℃,P102次/分,R25次/分,BP138/86mmHg。半卧位,咽无充血,扁桃体无肿大。未见颈动脉异常搏动,未触及甲状腺肿大。双下肺可闻及少量湿性啰音,无胸膜摩擦音。心界向左下扩大,心率102次/分,律齐,心尖部S_1减弱,可闻及2/6级收缩期吹风样杂音及S_3奔马律,腹平软,无压痛,肝脾肋下未闻及,移动性浊音(-),双下肢无水肿。

实验室检查:Hb125g/L,RBC4.1×10^{12}/L,WBC6.6×10^{9}/L,N0.62,Plt162$\times10^{9}$/L。SCr88μmol/L。BUN22.83mmol/L,K^+4.89mmol/L。

心电图:窦性心律,普遍导联ST-T改变。

要求:根据以上病历摘要,请将初步诊断、诊断依据(如有两个或以上诊断,应分别列出各自诊断依据)、鉴别诊断、进一步检查与治疗原则写在答题纸上。

评分标准(总分22分)

1.初步诊断(5分)

(1)冠心病(1分),不稳定型心绞痛(仅答“心绞痛”得1分)(2分)。

(2)急性左心衰竭(2分)。

2. 诊断依据(初步诊断错误,诊断依据不得分;未分别列出各自诊断依据,扣1分)(4分)

(1)冠心病,不稳定型心绞痛:

①老年男性,慢性病程(0.5分);②劳累相关的胸痛(0.5分)。

③胸痛的发作频率增加(0.5分);④ECG示普遍导联ST-T改变(0.5分)。

(2)急性左心衰竭:

①有渐进性呼吸困难,尿量减少(1分)。

②半卧位,双下肺可闻及少量湿性啰音(0.5分)。

③心界向左下扩大,心率增快,心尖部闻及S_3奔马律(0.5分)。

3. 鉴别诊断(4分)

①心脏瓣膜病(1分);②急性心肌梗死(1分);③心肌病(1分);④慢性阻塞性肺疾病(1分)。

4. 进一步检查(5分)

①NT-proBNP(1分);②心肌损伤标志物(1分)。

③动态观察心电图(0.5分);④超声心动图(1分)。

⑤胸部X线片(0.5分);⑥血脂、血糖、血气分析、凝血功能检查(1分)。

5. 治疗原则(4分)

①卧床休息、吸氧、心电监护(1分);②心肌再灌注治疗,改善心肌供血(1.5分)。

③纠正心衰治疗(利尿剂等),控制液体入量(1分);④冠心病二级预防(0.5分)。

【例33】男性,67岁。反复胸痛7年,伴喘憋、胸闷1个月,加重2天。

患者7年前开始反复出现胸痛,为左侧前胸部针刺样疼痛,每次发作含服硝酸甘油后持续约10分钟可缓解,每周发作1~2次,平素口服中成药治疗(具体不详),日常活动不受影响。近1个月来胸痛发作较前频繁,每日均有发作,含服硝酸甘油后约半小时可缓解,伴活动后喘憋,活动耐力逐渐下降,夜间平卧入睡时常有憋醒,无尿少,无下肢水肿。近2天来上述症状加重,轻微活动后即可喘憋、胸闷,夜间不能平卧入睡。无发热,无咳嗽、咳痰,无腹痛、腹泻。服用硝酸甘油后胸痛、胸闷等症状持续不缓解,遂就诊于急诊。发病以来,精神差,睡眠差,大小便如常,体重未见明显变化。既往无糖尿病、高血压病史。吸烟20年,20支/日。

查体:T36.6℃,P103次/分,R21次/分,BP136/70mmHg。神志清,双下肺可闻及湿啰音。心界不大,心率103次/分,律齐,心尖部可闻及S_3奔马律。腹软,无压痛,肝脾肋下未触及。双下肢无水肿。

实验室检查:CK467U/L,CK-MB39.7U/L,cTnT1.87ng/ml。

心电图:V_1~V_6导联ST段压低。

要求:根据以上病历摘要,请将初步诊断、诊断依据(如有两个或以上诊断,应分别列出各自诊断依据)、鉴别诊断、进一步检查与治疗原则写在答题纸上。

评分标准(总分22分)

1. 初步诊断(4分)

(1)冠心病(1分),急性非ST段抬高型心肌梗死(仅答“急性心肌梗死”得1分)(2分)。

(2)急性左心衰竭(1分)。

2. 诊断依据(初步诊断错误,诊断依据不得分;未分别列出各自诊断依据,扣1分)(5分)

(1)冠心病,急性非ST段抬高型心肌梗死:

①老年男性,长期大量吸烟史(0.5分)。

②劳累相关的胸痛,2天来症状加重,含服硝酸甘油持续不缓解(1.5分)。

③心肌酶及cTnT升高,心电图表现ST段压低(1分)。

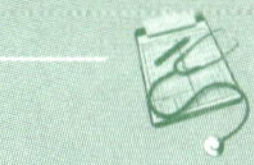

(2)急性左心衰竭：

①有渐进性呼吸困难，夜间不能平卧(1 分)；②双肺可闻及湿性啰音(0.5 分)。

③心尖部可闻及 S_3 奔马律(0.5 分)。

3. 鉴别诊断(4 分)

①不稳定型心绞痛(1.5 分)；②急性肺栓塞(1.5 分)；③慢性阻塞性肺疾病(1 分)。

4. 进一步检查(5 分)

①NT-proBNP(1 分)；②超声心动图(1 分)；③胸部 X 线片(1 分)。

④血脂、血糖、血气分析、D-二聚体(1 分)；⑤冠状动脉造影(1 分)。

5. 治疗原则(4 分)

①休息、吸氧、心电监护(1 分)；②心肌再灌注治疗(1.5 分)。

③纠正心衰治疗(利尿剂等)，控制液体入量(1 分)；④冠心病二级预防(0.5 分)。

4. 高血压

(1)诊断公式

高血压=高血压病史+头晕心慌+收缩压≥140mmHg 和(或)舒张压≥90mmHg。

(2)高血压分级

类别(血压 mmHg)	收缩压	舒张压	类别	收缩压	舒张压
正常血压	<120	<80	正常高值	120~139	80~89
高血压 1 级(轻度)	140~159	90~99	高血压 2 级(中度)	160~179	100~109
高血压 3 级(重度)	≥180	≥110	单纯收缩期高血压	≥140	<90

(3)用于危险度分层的心血管危险因素　①高血压(1~3 级)；②年龄：男>55 岁，女>65 岁；③吸烟；④糖耐量受损和(或)空腹血糖受损；⑤血脂异常：TC≥5.7mmol/L、LDL-C>3.3mmol/L 或 HDL-C<1.0mmol/L；⑥心血管病家族史：一级亲属发病年龄男<55 岁，女<65 岁；⑦腹型肥胖：男性腰围≥90cm、女性≥85cm，或体重指数(BMI)≥28kg/m²；⑧血同型半胱氨酸升高≥10μmol/L。

(4)用于危险度分层的靶器官损害　①心电图或超声心动图提示左心室肥厚；②颈动脉超声示动脉粥样斑块或内膜中层厚度(IMT)≥0.9mm；③颈股动脉 PWV≥12m/s；④ABI<0.9；⑤血肌酐轻度升高(男 115~133μmol/L，女 107~124μmol/L)；⑥尿微量白蛋白 30~300mg/24h，或尿白蛋白/肌酐≥30mg/g。

(5)用于危险度分层的并发症　①脑血管病：脑出血、缺血性脑卒中、TIA；②心脏疾病：心肌梗死、心绞痛、冠脉血运重建、慢性心衰；③肾脏疾病：糖尿病肾病、肾功能受损(血肌酐男≥133μmol/L、女≥124μmol/L，尿蛋白≥300mg/24h)；④周围血管病；⑤视网膜病变：出血、渗出、视盘水肿；⑥糖尿病。

(6)高血压心血管危险度分层标准　以下为 8 版内科学分层标准，与 7 版内科学 P257 不完全相同。

其他危险因素和病史	高血压 1 级	高血压 2 级	高血压 3 级
无其他危险因素	低危	中危	高危
1~2 个其他危险因素	中危	中危	很高危
≥3 个其他危险因素或靶器官损害	高危	高危	很高危
临床并发症或合并糖尿病	很高危	很高危	很高危

注意：①高血压的诊断比较简单，但还应写出分级及分层，否则会丢分，因此，应牢记分级分层标准。

②若以收缩压和舒张压为标准，分属不同级别，则应诊断为高级别。如血压 165/95mmHg，若以收缩压为标准应为高血压 2 级，若以舒张压为标准应为高血压 1 级，此时应诊断为高血压 2 级。

③有些试题同时给出了既往最高血压值及入院时血压值，高血压分级应以其最大值作为判断依据。

④高血压危险度分层最常考的危险因素为年龄、血糖、血脂及靶器官损害，这些指标应牢记。

【例 34】男性,65 岁。反复头晕、头痛 20 年,劳累后气短 1 年,加重 3 天。

患者 20 年前开始于工作中出现头晕、头痛,呈胀痛,无黑矇、晕厥、视物旋转,无肢体麻木、乏力,无恶心、呕吐。曾在当地医院就诊,测血压为 180/100mmHg,间断服用"倍他乐克"治疗,未监测血压。头晕、头痛时有发作。近 1 年来常感劳累后气短,偶有夜间阵发性呼吸困难。3 天前因情绪激动再次感头晕、头痛,轻度活动时有气短,休息后无明显好转,无心悸、胸痛,测血压 190/110mmHg,为进一步诊治入院。发病以来食欲较好,睡眠差,夜尿次数增多,大便正常。既往无糖尿病病史。无烟酒嗜好。无高血压家族史。

查体:T36.6℃,P92 次/分,R22 次/分,BP170/90mmHg。体型稍胖,神志清楚。眼睑无水肿,无颈静脉充盈,甲状腺无肿大。双肺底可闻及少量湿啰音,心尖搏动点位于第 6 肋间左锁骨中线外 1cm,心率 92 次/分,律齐,心尖部可闻及 3/6 级收缩期吹风样杂音,向左腋下传导。腹软,无压痛,肝脾肋下未触及。双下肢无水肿。

实验室检查:尿常规:蛋白(+),红细胞 0~5/HP。

要求:根据以上病历摘要,请将初步诊断、诊断依据(如有两个或以上诊断,应分别列出各自诊断依据)、鉴别诊断、进一步检查与治疗原则写在答题纸上。

评分标准(总分 22 分)

1. 初步诊断(4 分)

高血压 3 级,很高危(仅答"高血压"得 1 分)(2 分)。

心脏扩大(1 分),心功能Ⅲ级(NYHA 分级)(1 分)。

2. 诊断依据(初步诊断错误,诊断依据不得分)(5 分)

①老年男性,慢性起病,病程较长(0.5 分)。

②有头晕、头痛,渐进性呼吸困难,夜尿增多(1 分)。

③血压增高,最高血压 190/110mmHg(1 分)。

④有心功能不全、肾功能受损,提示很高危(0.5 分)。

⑤查体:双肺底可闻及少量湿啰音,心界扩大,心尖部可闻及 3/6 级收缩期吹风样杂音,向左腋下传导(1 分)。

⑥尿常规:蛋白(+),红细胞 0~5/HP(0.5 分)。

⑦心功能Ⅲ级:体力活动明显受限(0.5 分)。

3. 鉴别诊断(4 分)

①继发性高血压(1 分);②脑血管病(1 分);③冠心病(1 分);④心脏瓣膜病(1 分)。

4. 进一步检查(5 分)

①24 小时尿蛋白定量(0.5 分);②胸部 X 线片、心电图(1 分)。

③超声心动图(1 分);④肾及肾上腺 B 超、肾动脉血管超声检查(0.5 分)。

⑤头颅 CT(0.5 分);⑥眼底检查(0.5 分)。

⑦血电解质、肝肾功能、血糖、血脂(1 分)。

5. 治疗原则(4 分)

①低钠盐、低脂肪饮食,控制体重(0.5 分);②降压药物长期治疗(2 分)。

③改善心功能治疗(1 分);④保护肾功能治疗(0.5 分)。

【例 35】男性,60 岁。头晕 10 年,加重伴心悸、气短 3 个月。

患者 10 年前因"感冒"出现头晕、头痛,就诊时测血压 160/100mmHg,间断服用"罗布麻"治疗。10 年来间断头晕或头痛,偶测血压,最高 200/120mmHg,能胜任体力劳动。近 3 年规律服用"复方降压片",血压波动于 160~180/90~100mmHg。3 个月前开始出现耕地时感头晕、心悸、气短,休息 5~10 分钟即可好转,为进一步治疗入院。既往无糖尿病、肾病病史,无药物过敏史。吸烟 30 年,20~30 支/日,不饮酒。其母患高血压,数年前死于"脑出血",子女身体健康。

查体:T36.4℃,P65 次/分,R22 次/分,BP170/96mmHg。神志清楚,体型偏胖(身高 162cm,体重 76kg),

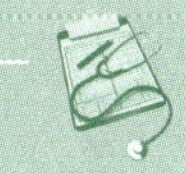

自动体位。甲状腺无肿大，颈静脉无怒张。双肺底可闻及少许湿性啰音。心尖搏动位于第6肋间左锁骨中线外1.0cm处，呈抬举性搏动，心率65次/分，律齐，$A_2>P_2$，心尖部可闻及2/6级收缩期吹风样杂音及S_3。腹平软，无压痛，肝脾肋下未触及，腹部未闻及血管杂音。双下肢无水肿。

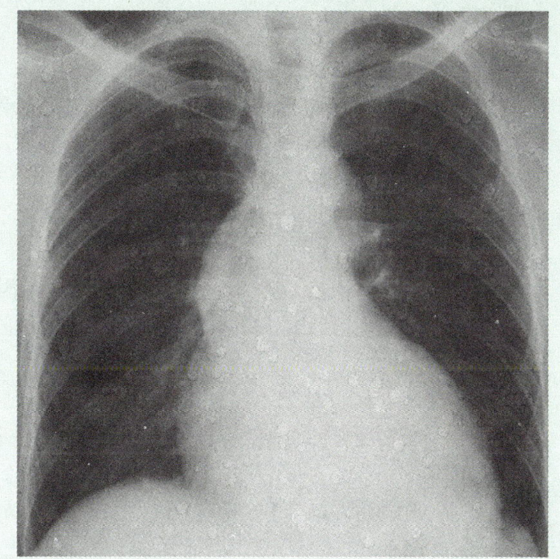

实验室检查：Cr116μmol/L，BUN9mmol/L，血K^+ 4.1mmol/L，Na^+ 136mmol/L，Glu12.2mmol/L（空腹），血脂TG4.2mmol/L，LDL-C3.3mmol/L，HDL-C0.7mmol/L。尿常规：蛋白(+)，尿糖(++)。

胸部X线片：如图所示。

要求：根据以上病历摘要，请将初步诊断、诊断依据（如有两个或以上诊断，应分别列出各自诊断依据）、鉴别诊断、进一步检查与治疗原则写在答题纸上。

评分标准（总分22分）

1. 初步诊断（4分）

(1)高血压3级，很高危（1.5分），心脏扩大（0.5分），心功能Ⅱ级（NYHA分级）（0.5分）。

(2)2型糖尿病（1分）。

(3)血脂异常（0.5分）。

2. 诊断依据（初步诊断错误，诊断依据不得分；未分别列出各自诊断依据，扣1分）（5分）

(1)高血压3级，很高危，心脏扩大，心功能Ⅱ级：

①老年男性，慢性病程，有吸烟史及高血压家族史（0.5分）。

②头晕、心悸、气短，劳累时加重，最高血压≥180/110mmHg（0.5分）。

③查体：血压增高，体型肥胖，双肺底可闻及少许湿性啰音。心界向左下扩大，抬举性搏动，$A_2>P_2$，心尖部可闻及2/6级收缩期吹风样杂音及S_3（1.5分）。

④胸部X线片示靴型心（0.5分）。

⑤尿蛋白(+)，血Cr116μmol/L，提示肾损害（0.5分）。

⑥心功能Ⅱ级：体力活动受到轻度限制，休息无自觉症状（0.5分）。

(2)2型糖尿病：空腹血糖12.2mmol/L，尿糖(++)（0.5分）。

(3)血脂异常：TG、LDL-C升高，HDL-C降低（0.5分）。

3. 鉴别诊断（4分）

①冠心病（1分）；②脑血管病（1分）；③肾实质性高血压（1分）；④心脏瓣膜病（1分）。

4. 进一步检查（5分）

①眼底检查（1分）；②24小时尿蛋白定量及腹部B超检查（1分）。

③超声心动图及颈动脉超声检查（1分）；④24小时动态心电图检查（0.5分）。

⑤糖化血红蛋白检测（0.5分）；⑥头颅CT检查（0.5分）。

⑦BNP或NT-proBNP（0.5分）。

5. 治疗原则（4分）

①低钠盐、低脂、糖尿病饮食，控制体重，戒烟（1分）。

②长期降压治疗，首选ACEI/ARB（1分）。

③改善心功能（可用β受体阻滞剂等）（1分）。

④降糖治疗（可首选口服降糖药）(0.5 分)。
⑤调脂治疗（贝特类药物）(0.5 分)。

【例 36】女性，75 岁。间断心悸 10 年，加重 4 天。

10 年前起无明显诱因间断出现心悸，自觉心脏停搏数秒后恢复，劳累后及天气闷热时多发，每次发作持续 5 分钟左右，伴胸闷，含服速效救心丸后症状减轻，未进一步诊治。2 年前起患者心悸症状逐渐加重，且发作次数增加，持续时间延长，最长可达 1 小时，伴胸闷、乏力、头晕。发作时血压时高时低。无夜间阵发性呼吸困难，无胸背痛，无黑矇、晕厥，无发热、咳嗽、咳痰，无腹痛、反酸、烧心，无恶心、呕吐及其他不适。4 天前患者于 1 天内发作心悸 5 次，每次持续 10 余分钟，遂于门诊就诊。患者自发病以来精神可，食欲、睡眠较差，大小便如常，体重无明显变化。既往高血压史 20 年，血压最高达 180/90mmHg，口服硝苯地平缓释片 10mg，2 次/日，血压控制在 130/65mmHg 左右。无糖尿病、慢性肺疾病、慢性肾病等病史。无吸烟、饮酒史。

查体：T36.4℃，P98 次/分，R22 次/分，BP160/70mmHg。营养较差，神志清楚。全身皮肤无黄染及出血点。甲状腺无肿大，双肺呼吸音清晰，心尖搏动位于左侧第五肋间锁骨中线外 0.5cm，无弥散，听诊心率 108 次/分，心率不齐，心音强弱不等。各瓣膜听诊区未闻及额外心音及杂音，未闻及心包摩擦音。腹软，无压痛、反跳痛及肌紧张，肝脾肋下未触及，移动性浊音(-)，肠鸣音 4 次/分，双侧肾动脉未闻及杂音。双下肢无水肿。

实验室检查：TG1.74mmol/L，HDL-C1.82mmol/L，LDL-C4.2mmol/L。

要求：根据以上病历摘要，请将初步诊断、诊断依据（如有两个或以上诊断，应分别列出各自诊断依据）、鉴别诊断、进一步检查与治疗原则写在答题纸上。

评分标准（总分 22 分）

1. 初步诊断（4 分）

(1) 高血压 3 级，很高危（仅答“高血压”得 1 分）(2 分)，心脏扩大(0.5 分)，心房颤动(0.5 分)。
(2) 血脂异常(1 分)。

2. 诊断依据（初步诊断错误，诊断依据不得分；未分别列出各自诊断依据，扣 1 分）(5 分)

(1) 高血压 3 级，很高危，心脏扩大，心房颤动：
①老年女性(0.5 分)；②血脂异常(0.5 分)。
③血压最高达 180/90mmHg，心脏扩大(1.5 分)；④发作性心悸(0.5 分)。
⑤心律不齐，心音强弱不等，脉短绌(1 分)。
(2) 血脂异常：LDL-C 升高(1 分)。

3. 鉴别诊断（4 分）

①冠心病(1.5 分)；②心肌病(1 分)；③甲状腺功能亢进症(1.5 分)。

4. 进一步检查（5 分）

①心电图(1 分)；②24 小时动态心电图(1 分)。
③超声心动图(1 分)；④血糖、电解质、肝肾功能(1 分)。
⑤甲状腺功能(1 分)。

5. 治疗原则（4 分）

①控制高血压治疗(1 分)。
②调脂治疗（他汀类）(1.5 分)。
③华法林抗凝(1 分)。
④控制心室率，必要时复律(0.5 分)。

5. 心脏瓣膜病（助理不考）

(1) 诊断公式 主要根据特征性心脏杂音，来诊断心脏瓣膜病。

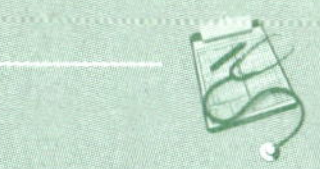

心脏瓣膜病	听诊部位	特征性杂音
二尖瓣狭窄	心尖部	隆隆样舒张中晚期杂音，伴震颤，心尖区第一心音亢进，开瓣音
二尖瓣关闭不全	心尖部	全收缩期吹风样高调一贯型杂音，第一心音减弱
主动脉瓣狭窄	主动脉瓣区	递增-递减型喷射性收缩期杂音，沿颈动脉传导，伴收缩期震颤
主动脉瓣关闭不全	主动脉瓣二区	递减型叹息样舒张期杂音

(2)其他临床表现　这些临床表现有助于诊断心脏瓣膜病。

①二狭　呼吸困难(劳力性、阵发性、夜间、端坐呼吸、急性肺水肿)+急性大咯血、粉红色泡沫痰+梨形心。

②二闭　急性左心衰竭或全心衰竭。

③主狭　呼吸困难+心绞痛+晕厥(三联征)。

④主闭　心悸+心绞痛+Austin-Flint杂音+周围血管征。

周围血管征包括水冲脉、点头征、颈动脉搏动征、毛细血管搏动征、枪击音、Duroziez征。

【例37】女性，43岁。间断发作心悸5年，加重4小时。

患者5年前受凉后出现心悸，就诊当地医院，发现"心脏杂音"，心电图检查未见异常。3年来间断劳累时感心悸，无胸闷，并逐渐出现乏力，易疲劳。2个月来心悸发作加重，每次持续2分钟~20分钟不等，能自行缓解，可胜任一般体力活动。3天前再次受凉，咳少量白痰，时有咯血，自服"阿奇霉素"症状好转。4小时前在清扫自家院落时再次发作，且伴胸闷、气短，多次服用"丹参滴丸"，症状无明显缓解而收入院。发病以来，睡眠较差，饮食、大小便正常，体重无明显变化。既往间断膝关节肿痛多年，未诊治，易患感冒。否认传染病接触史。无烟酒嗜好，已婚未育，月经正常。

查体：T36.5℃，P96次/分，R24次/分，BP114/80mmHg。神志清楚，巩膜无黄染，口唇无发绀。甲状腺Ⅰ度肿大，无血管杂音。双肺叩诊呈清音，双肺底可闻及少许湿性啰音。各瓣膜区未触及震颤，心界不大，心率140次/分，心律绝对不齐，心音强弱不等，于左侧卧位心尖部可闻及中度舒张期隆隆样杂音。$P_2>A_2$。腹平软，肝脾肋下未触及。无杵状指(趾)，双下肢无水肿。

实验室检查：血常规：Hb124g/L，WBC9.6×10^9/L，N0.68，Plt142×10^9/L。血生化：K^+3.8mmol/L，Na^+140mmol/L，Cr86μmol/L，肝功能正常。NT-proBNP804pg/ml，cTnI0.015ng/ml。

心电图(真题图片翻拍，不清晰，见谅)：

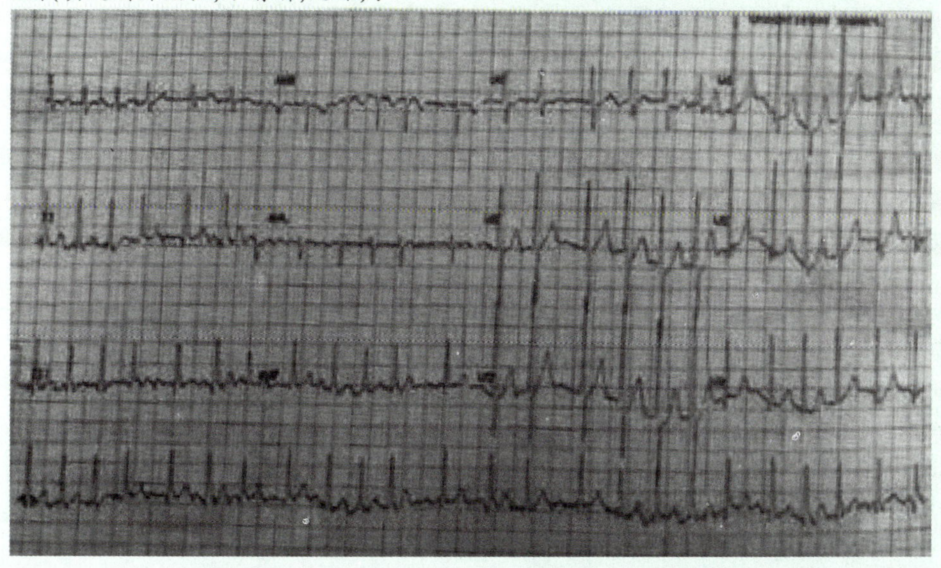

要求：根据以上病历摘要，请将初步诊断、诊断依据（如有两个或以上诊断，应分别列出各自诊断依据）、鉴别诊断、进一步检查与治疗原则写在答题纸上。

评分标准（总分22分）

1.初步诊断（3分）

（1）风湿性心脏瓣膜病（仅答"心脏瓣膜病"得0.5分）（1分）；二尖瓣狭窄（1分）。

（2）心房颤动（0.5分）。

（3）心功能Ⅱ级（NYHA分级）（0.5分）

2.诊断依据（初步诊断错误，诊断依据不得分；未分别列出各自诊断依据，扣1分）（5分）

（1）风湿性心脏瓣膜病，二尖瓣狭窄：

①中年女性，慢性起病，急性加重（0.5分）。

②间断发作劳累性心悸，反复上呼吸道感染及膝关节肿痛（1分）。

③心尖部闻及舒张期隆隆样杂音，P_2亢进（1分）。

（2）心房颤动：①脉短绌，心律绝对不齐，心音强弱不等（1分）；②心电图提示房颤（1分）。

（3）心功能Ⅱ级（NYHA分级）：体力活动轻度受限（0.5分）。

3.鉴别诊断（3分）

①肺栓塞（1分）；②肺炎（1分）；③甲状腺功能亢进症（1分）。

4.进一步检查（5分）

①超声心动图检查（2分）；②胸部X线片及肺部增强CT检查（1分）。

③心电图及动态心电图（1分）；④血沉、抗"O"、血气分析及D-二聚体检测（0.5分）。

⑤经食道超声心动图（0.5分）。

5.治疗原则（6分）

①休息，吸氧，避免过劳，心电监护，限制钠盐摄入（1分）。

②预防血栓栓塞（2分）。

③药物复律，控制心室率（2分）。

④手术治疗（1分）。

【例38】女性，33岁。活动后胸闷、气急3年余，加重伴发热半个月。

患者3年前开始于活动后感胸闷、气急，偶有夜间憋醒，需坐起方能缓解，伴有咳嗽。半个月前因受凉而发热，体温波动于37.5℃～38.5℃，轻咳，当地医院给予抗生素治疗4天后体温正常。停药后又发热，伴关节痛，且胸闷、气急症状加重，伴有咳嗽、咳白色黏痰。曾在小学时期有过膝关节红、肿、痛，未行规范治疗，家族史无特殊。

查体：T38.9℃，P90次/分，R22次/分，BP110/68mmHg。半靠位，轻度贫血貌，皮肤无黄染，双手指甲床有针尖样出血点，无皮疹，颈静脉充盈，双下肺可闻及少量湿性啰音，心界向左扩大，心率90次/分，律齐，P_2亢进，心尖部可闻及4/6级收缩期杂音、中度舒张期杂音，主动脉瓣第二听诊区可闻及舒张期叹气样杂音，腹平软，肝肋下未触及，脾肋下可触及，双下肢水肿（+）。

实验室检查：血常规：Hb96g/L，WBC13.0×10^9/L，N0.86，Plt210×10^9/L。尿常规：尿红细胞30～40/HP，尿蛋白（+）。

要求：根据以上病历摘要，请将初步诊断、诊断依据（如有两个或以上诊断，应分别列出各自诊断依据）、鉴别诊断、进一步检查与治疗原则写在答题纸上。

评分标准（总分22分）

1.初步诊断（4分）

（1）风湿性心脏瓣膜病，二尖瓣狭窄伴关闭不全，主动脉瓣关闭不全，心功能Ⅳ级（NYHA分级）（3分）。

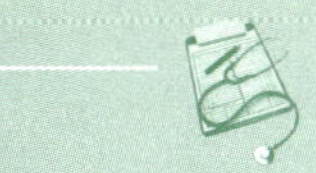

(2)感染性心内膜炎(1分)。

2. 诊断依据(初步诊断错误,诊断依据不得分;未分别列出各自诊断依据,扣1分)(5分)

(1)风湿性心脏瓣膜病,二尖瓣狭窄伴关闭不全,主动脉瓣关闭不全,心功能Ⅳ级:

①青年女性,慢性病程。既往膝关节红肿痛史(0.5分)。

②活动后胸闷、气急,偶有夜间憋醒,需坐起方能缓解,伴有咳嗽。此次因发热症状加重(1分)。

③查体:心率90次/分,P_2亢进,心尖部可闻及4/6级收缩期杂音、中度舒张期杂音,主动脉瓣第二听诊区可闻及舒张期叹气样杂音(1.5分)。

(2)感染性心内膜炎:

①有心脏瓣膜病,持续发热伴关节痛(0.5分)。

②查体:T38.9℃,轻度贫血貌,双手指甲床有针尖样出血点,脾肋下可触及(1分)。

③血白细胞及中性粒细胞比例升高,中度贫血,尿红细胞30~40/HP,尿蛋白(+)(0.5分)。

3. 鉴别诊断(4分)

①风湿热(2分);②先天性心脏病(1分);③肺结核 (1分)。

4. 进一步检查(5分)

①血沉、抗"O"、肝肾功能、NT-proBNP(1分)。

②血培养+药物敏感试验、免疫学检查(类风湿因子、血清补体)(1分)。

③胸部X线片(1分);④超声心动图(1分);⑤心电图(1分)。

5. 治疗原则(4分)

①一般治疗:减轻体力活动,限制钠盐摄入(0.5分)。

②心衰治疗:扩血管、利尿(0.5分)。

③抗微生物治疗:经验用药或根据血培养及药物敏感试验结果用药,应早期、足量、长疗程(2分)。

④必要时手术治疗(0.5分)。

⑤对症治疗,必要时行瓣膜置换术(0.5分)。

注意:这类试题不要遗漏"风湿性心脏瓣膜病"的主诊断。

【例39】男性,28岁,劳累后胸闷、气促2年,夜间不能平卧1个月。

患者2年前开始劳累后感胸闷、气促,休息片刻能缓解,日常工作和生活不受影响,未重视。近1个月来"感冒"后稍活动感胸闷、气促,伴心悸,夜间不能平卧,时有夜间憋醒,无发热。既往有反复上呼吸道感染史。无烟酒嗜好。无遗传病家族史。

查体:T36.5℃,P110次/分,R20次/分,BP130/60mmHg。皮肤未见出血点和皮疹,巩膜无黄染,口唇轻度发绀,浅表淋巴结未触及,甲状腺无肿大。双肺可闻及少量湿性啰音。心界向左下扩大,心率110次/分,可闻及奔马律,A_2减弱,胸骨左缘第3肋间可闻及舒张期高调递减型叹气样杂音,向心尖部传导,心尖部可闻及舒张中期低调的隆隆样杂音,局限。腹软,无压痛,肝脾未触及,移动性浊音(-)。双下肢无水肿,可触及水冲脉。

要求:根据以上病历摘要,请将初步诊断、诊断依据(如有两个或以上诊断,应分别列出各自诊断依据)、鉴别诊断、进一步检查与治疗原则写在答题纸上。

评分标准(总分22分)

1. 初步诊断(4分)

(1)风湿性心脏瓣膜病(0.5分),主动脉瓣关闭不全(2分)。

(2)心脏扩大(0.5分);(3)心功能Ⅳ级(NYHA分级)(1分)。

2. 诊断依据(初步诊断错误,诊断依据不得分;未分别列出各自诊断依据,扣1分)(5分)

(1)风湿性心脏瓣膜病,主动脉瓣关闭不全:

①青年男性,起病缓、病程长(0.5 分)。

②有反复上呼吸道感染史,考虑为风湿性心脏病(0.5 分)。

③口唇轻度发绀,触及水冲脉(0.5 分)。

④劳累后胸闷、气促(0.5 分)。

⑤主闭特征性杂音:胸骨左缘第 3 肋间闻及舒张期叹气样杂音,向心尖部传导(1 分)。

⑥Austin-Flint 杂音:心尖部可闻及舒张期低调隆隆样杂音(1 分)。

(2)心脏扩大:心界向左下扩大(0.5 分)。

(3)心功能Ⅳ级:稍活动感胸闷、气促伴心悸,夜间呼吸困难(0.5 分)。

3. 鉴别诊断(4 分)

①先天性心脏病(1 分);②心肌炎(1 分);③心肌病(1 分);④支气管哮喘(1 分)。

4. 进一步检查(4 分)

①超声心动图(1.5 分);②心电图、胸部 X 线片(1 分);③血沉、抗“O”,病毒抗体(0.5 分)。

④血糖、肝肾功能、电解质、血脂(0.5 分);⑤肺功能检查(0.5 分)。

5. 治疗原则(5 分)

①休息,低钠盐饮食,控制液体入量(1 分)。

②纠正心功能不全:利尿剂,血管扩张剂,必要时使用洋地黄(2 分)。

③必要时行心脏瓣膜外科手术(1 分)。

④预防上呼吸道感染(1 分)。

6. 结核性心包炎(助理不考)

(1)诊断公式

结核性心包炎=结核+心包积液征(呼吸困难+心前区疼痛+心界扩大+肝大+腹水+下肢水肿)。

(2)症状

①呼吸困难　是心包积液最突出的症状。患者可呈端坐位,呼吸浅快,面色苍白,可有发绀。

②心前区疼痛　为尖锐性,与呼吸运动有关,可放射到颈部、左肩、上腹部等。

③结核中毒症状　低热、盗汗等。

④心脏压塞　当心包积液迅速增多时,可出现心动过速、血压下降、脉压变小、静脉压明显上升,产生急性循环衰竭、休克等。若心包积液发展较慢,可出现亚急性或慢性心脏压塞,表现为体循环静脉淤血、颈静脉怒张、静脉压升高、奇脉等。

⑤其他浆膜腔积液　如胸水、腹水等。

⑥心包缩窄　常见于急性心包炎后 1 年内,多表现为呼吸困难、疲乏、食欲不振、上腹胀满等。

(3)体征

①心包摩擦音　胸骨左缘第 3、4 肋间可闻及心包摩擦音,双相性,坐位、身体前倾、深吸气时易听到。心包摩擦音为纤维素性心包炎的特征性体征。

②心包积液征　心脏浊音界向两侧扩大,心尖搏动弱,心音遥远而低沉。大量心包积液时可于左肩胛骨下出现浊音及左肺受压迫所引起的支气管呼吸音,称心包积液征。

③心包叩击音　少数患者于胸骨左缘第 3、4 肋间可闻及心包叩击音。

④心脏压塞　表现为颈静脉怒张、肝大、腹水、下肢水肿、奇脉等。

⑤心包缩窄　表现为颈静脉怒张、肝大、腹水、下肢水肿、心率增快,可见 Kussmaul 征。

注意:①看到呼吸困难+心界扩大+心音遥远+心包积液,应想到结核性心包炎。

②由于大纲不要求掌握急性病毒性心肌炎、其他原因所致的心包炎等,因此不能误诊为此类疾病。

③结核性心包炎一般会出现大量心包积液,因此不要遗漏“心包积液”的副诊断。

④心包摩擦音于呼气末增强(8 版诊断学 P162),于深吸气时增强(8 版内科学 P316)。

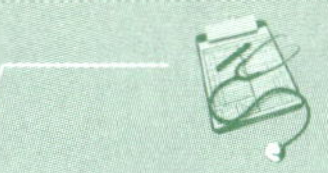

【例40】男性，29岁。咳嗽伴发热3个月，加重伴气短10天。

患者3个月前受凉后出现发热，体温38℃，伴咳嗽、咳少量白痰，无胸痛、气短，当地医院按“上感”治疗，咳嗽未见好转，体温波动在37.3℃~37.8℃。10天前咳嗽加重，干咳为主，偶有痰中带血丝，伴气短、乏力、轻微胸痛，不能平卧，无腹胀、腹痛。发病以来精神差，食欲欠佳，大便正常，尿量减少。既往无肝病和肺结核病史，无高血压、心脏病、风湿免疫性疾病病史。无烟酒嗜好。家族史无特殊。

查体：T37.5℃，P116次/分，R22次/分，BP96/70mmHg。半卧位，口唇无发绀，颈静脉怒张。双肺未闻及干湿性啰音。心尖搏动不能触及，心界向两侧扩大，心率116次/分，律齐，心音低而遥远，未闻及心脏杂音。腹平软，肝肋下2cm，无压痛，脾未触及，移动性浊音阴性。双下肢轻度凹陷性水肿。吸气时脉搏减弱。

胸部X线片：左上肺可见小片状及斑点状阴影，心影明显向两侧扩大。

要求：根据以上病历摘要，请将初步诊断、诊断依据（如有两个或以上诊断，应分别列出各自诊断依据）、鉴别诊断、进一步检查与治疗原则写在答题纸上。

评分标准（总分22分）

1. 初步诊断（4分）

（1）左上肺浸润性肺结核（2.5分）（仅答“肺结核”得1分）。

（2）结核性心包炎（1.5分），大量心包积液（0.5分）。

2. 诊断依据（初步诊断错误，诊断依据不得分；未分别列出各自诊断依据，扣1分）（5分）

（1）左上肺浸润性肺结核：

①青年男性，有低热、干咳、痰中带血、乏力等肺结核表现（1分）。

②胸部X线片符合左上肺浸润性肺结核改变（1分）。

（2）结核性心包炎，大量心包积液：

①有肺结核感染证据（0.5分）。

②气短，不能平卧（0.5分）。

③大量心包积液的体征（颈静脉怒张，心尖搏动不能触及，心界向两侧扩大，心音低而遥远，肝大，奇脉），双下肢轻度凹陷性水肿（1.5分）。

④胸部X线片提示心影向两侧扩大（0.5分）。

3. 鉴别诊断（3分）

①左上肺炎（1分）；②心力衰竭（1分）；③扩张型心肌病（1分）。

4. 进一步检查（5分）

①痰病原学检查（涂片抗酸染色、细菌培养+药敏）（1分）。

②PPD试验、结核抗体（0.5分）；③超声心动图检查（1分）；④心包穿刺液检查（0.5分）。

⑤血电解质、肝肾功能、ESR测定（1分）；⑥胸部CT检查（1分）。

5. 治疗原则（5分）

①休息，加强营养，支持治疗（1分）；②心包穿刺引流（2分）。

③抗结核治疗（早期、规律、全程、适量、联合）（仅答“抗结核治疗”得1分）（2分）。

【例41】男，26岁。发热、胸闷3周，加重1周。

患者3周前受凉后出现发热，最高体温39.5℃，轻咳，无痰。间断伴有前胸钝痛。当地诊所曾间断给予输液抗感染治疗，但胸闷逐渐加重，上午体温37℃，午后体温38℃左右。1周前出现持续性胸闷，明显乏力，前胸压迫感，平卧即出现咳嗽而被迫坐起。1天前到当地医院行超声心动图检查提示中量心包积液，经超声心动图定位下进行诊断性心包穿刺，抽出淡黄色液体100ml，为进一步诊治收入院。发病以来睡眠差，体重无下降，大、小便正常。既往体健，否认肝炎等传染病史，否认外伤史，无烟酒嗜好，无遗传病家族史。

查体：T37.5℃，P98/分，R22次/分，BP130/90mmHg。神志清，半卧位，浅表淋巴结未触及肿大，可见颈静脉轻度充盈，甲状腺不大。双肺呼吸音粗，未闻及干湿性啰音。心界向两侧扩大，心率98次/分，律齐，心音遥远，未闻及心脏杂音及心包摩擦音。腹软，无压痛，肝肋下1.5cm，质软，无压痛，脾未及。双下肢无水肿，无奇脉。

实验室检查：心包积液常规：黏蛋白定性（Rivalta）试验（+），不凝固，有核细胞计数 2400×10^6/L，ADA60U/L，LDH250U/L。

要求：根据以上病历摘要，请将初步诊断、诊断依据（如有两个或以上诊断，应分别列出各自诊断依据）、鉴别诊断、进一步检查与治疗原则写在答题纸上。

评分标准（总分22分）

1. 初步诊断（3分）

急性渗出性心包炎（1.5分）；心包积液（结核性可能性大）（仅答"心包积液"得1分）（1.5分）。

2. 诊断依据（初步诊断错误，诊断依据不得分）（8分）

①青年男性，急性病程（1分）。

②发热，胸闷3周，加重1周（1分）。

③查体：半卧位，颈静脉轻度充盈，心界向两侧扩大，心音遥远（3分）。

④超声心动图检查示中量心包积液（1分）。

⑤心包积液为渗出液，ADA增高，LDH增高（2分）。

3. 鉴别诊断（3分）

①病毒性心肌炎（1分）；②甲状腺功能减退症（1分）；③心力衰竭（1分）。

4. 进一步检查（5分）

①胸部X线片（0.5分）；②血常规，肝肾功能，血沉，抗结核抗体，PPD试验（1.5分）。

③病毒学检查（1分）；④心电图（0.5分）；⑤心肌坏死标记物，BNP检查（1分）。

⑥甲状腺功能（血清TSH、TT_4、FT_4、TPOAb、TgAb）（0.5分）。

5. 治疗原则（3分）

①休息，对症治疗（0.5分）；②心包穿刺，缓解压迫症状（1.5分）。

③按"早期、规律、全程、适量、联合"原则抗结核治疗（仅答"抗结核治疗"得0.5分）（1分）

三、消化系统疾病

1. 胃食管反流病

（1）诊断公式

胃食管反流病=烧心反流（反酸）+胸骨后疼痛+胃镜示反流性食管炎。

（2）临床表现　包括食管症状和食管外症状。

①食管症状　分典型症状和非典型症状。典型症状以烧心和反流最常见，具有特征性。反流是指胃内容物在无恶心和不用力的情况下涌入咽部或口腔的感觉。含酸味或仅有酸水时，称为反酸。烧心和反流常在餐后1小时出现。非典型症状是指除烧心和反流之外的食管症状，如胸痛、吞咽困难、吞咽疼痛等。

②食管外症状　是反流物刺激食管以外的组织或器官引起的症状，如咽喉炎、慢性咳嗽、哮喘、癔球症等。

注意：①不要将胃食管反流病误诊为消化性溃疡、慢性胃炎及心绞痛。

②消化性溃疡常表现为上腹隐痛，有周期性。胃食管反流病常表现为烧心和反流，无周期性。

③慢性胃炎常表现为上腹不适、胀满、嗳气、恶心等，胃食管反流病典型症状为烧心和反流（反酸）。

【例42】男性，67岁。间断反酸、烧心6年，症状频繁发作伴胸痛1个月。

患者6年前开始间断出现反酸、烧心，夜间或进食后明显，自服"雷尼替丁"治疗，症状可缓解。未系统诊治。近一个月来上述症状频繁发作伴胸骨后疼痛，疼痛于进食后明显，时有咽部异物感，自服"雷尼

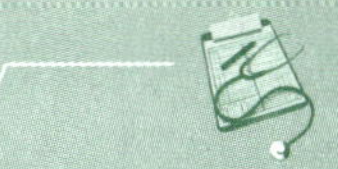

替丁"后症状未完全缓解。发病以来食欲可，睡眠及尿、便正常，体重无明显变化。既往体健，无特殊用药史。吸烟40余年，20支/天。

查体：T36.2℃，P78次/分，R17次/分，BP135/85mmHg。身高155cm，体重78kg。浅表淋巴结未触及肿大。双肺呼吸音清，未闻及干湿性啰音，心界不大，心律齐，各瓣膜听诊区未闻及杂音。腹平软，全腹无压痛，肝脾肋下未触及，未触及包块，Murphy征(-)。双下肢无水肿。

实验室检查：血常规：Hb125g/L，RBC4.3×10^{12}/L，WBC4.9×10^9/L，分类正常，Plt175×10^9/L。粪常规：镜检(-)，隐血(-)。

ECG：窦性心律，大致正常心电图。

要求：根据以上病历摘要，请将初步诊断、诊断依据(如有两个或以上诊断，应分别列出各自诊断依据)、鉴别诊断、进一步检查与治疗原则写在答题纸上。

评分标准(总分22分)

1. 初步诊断(4分)

胃食管反流病(仅答"反流性食管炎"得3分)(4分)。

2. 诊断依据(初步诊断错误，诊断依据不得分)(4分)

①老年男性，肥胖，慢性病程近期加重（1分)。

②间断反酸、烧心，夜间或进食后明显，加重伴胸骨后疼痛(2分)。

③以往服用雷尼替丁后症状可缓解(0.5分)。

④心电图大致正常(0.5分)。

3. 鉴别诊断(4分)

①冠状动脉粥样硬化性心脏病(1分)；②贲门失弛缓症(1分)。

③食管癌(1分)；④消化性溃疡(1分)。

4. 进一步检查(5分)

①胃镜(必要时黏膜活检病理检查)(2.5分)；②上消化道X线钡剂造影检查(1分)。

③必要时行食管pH监测及食管动力检查(1分)；④酌情查血糖，胸部X线片，超声心动图(0.5分)。

5. 治疗原则(5分)

①调整生活方式，减轻体重，戒烟(1.5分)；②首选质子泵抑制剂(2分)。

③抑酸剂按需治疗或维持治疗(0.5分)；④酌情应用促胃肠动力药或黏膜保护药(0.5分)。

⑤酌情抗反流手术治疗(0.5分)。

2. 食管癌

(1)诊断公式

食管癌=进食哽噎感(早期)+进行性吞咽困难(中晚期)+钡餐或内镜检查结果阳性。

(2)治疗　参阅《贺银成2019国家临床执业(助理)医师资格考试辅导讲义》。

【例43】男性，66岁。胸骨后疼痛10个月，吞咽困难半年。

患者10个月前无明显诱因出现胸骨后隐痛不适，进食时明显，无放射痛，未就诊。半年前开始出现吞咽困难，开始为进食馒头出现，近2个月进食米粥亦有困难，近日进食后呕吐，胸骨后疼痛加重。无反酸、烧心、口苦，自服莫沙必利无缓解。发病以来食欲减退，睡眠及大小便可，体重下降8kg。吸烟，每天20支，不饮酒。喜食热烫食物。

查体：T36.7℃，P85次/分，R18次/分，BP130/80mmHg。左侧锁骨上可触及蚕豆大淋巴结，质地较硬。睑结膜苍白。双肺呼吸音清，未闻及干湿性啰音。心界不大，心率85次/分，律齐。腹平软，无压痛、反跳痛。肝脾肋下未触及。双下肢轻度凹陷性水肿。

实验室检查：血常规：Hb80g/L，RBC2.8×10^{12}/L，WBC8.5×10^9/L，N0.66，Plt280×10^9/L。粪常规：镜

检(-),隐血(+)。尿常规(-)。

要求:根据以上病历摘要,请将初步诊断、诊断依据(如有两个或以上诊断,应分别列出各自诊断依据)、鉴别诊断、进一步检查与治疗原则写在答题纸上。

评分标准(总分22分)

1. 初步诊断(4分)

食管癌(进展期)(仅答"食管癌"得3分,答"贲门癌或交界部肿瘤"得3分)(4分)。

2. 诊断依据(初步诊断错误,诊断依据不得分)(5分)

①老年男性,喜食热烫食物,有吸烟史(1分)。

②进行性吞咽困难,胸骨后疼痛,伴消瘦、呕吐(2分)。

③睑结膜苍白,左锁骨上可触及肿大淋巴结(1分)。

④实验室检查提示贫血,粪隐血阳性(1分)。

3. 鉴别诊断(5分)

①贲门失弛缓症(1.5分);②胃食管反流病(1.5分)。

③食管良性肿瘤(1分);④其他原因引起的食管良性狭窄(1分)。

4. 进一步检查(4分)

①胃镜+黏膜活组织病理学检查(2分)。

②胸部CT(1分)。

③腹部B超或上腹部增强CT,血肿瘤标志物(0.5分)。

④必要时左锁骨上淋巴结病理检查(0.5分)。

5. 治疗原则(4分)

①酌情放疗、化疗(1.5分);②酌情手术治疗(1分)。

③内镜介入治疗(如内镜下食管支架置入)(1分);④对症支持治疗(0.5分)

3. 胃炎

(1)诊断公式

急性胃炎=急性病程+不洁饮食/非甾体抗炎药服用史+上腹不适或隐痛+黑便。

慢性胃炎=慢性病程+上腹不适+嗳气、恶心。

(2)确诊依据 无论急性胃炎,还是慢性胃炎,临床表现均无特异性,需胃镜确诊。

注意:①不要将慢性胃炎误诊为消化性溃疡,前者无周期性腹痛,后者有周期性上腹隐痛。
②急性胃炎胃镜表现为弥漫分布的多发性糜烂、出血灶和浅表溃疡。
③单纯萎缩性胃炎胃镜表现为胃黏膜红白相间、血管显露、皱襞变平、色泽灰暗。

【例44】男性,68岁。黑便2天。

患者2天前出现排黑色成形便,共2次,每次量约100g。近1天排黑色糊状便2次,总量约200g。感乏力,活动后心悸,由卧位站起后头晕。无明显上腹痛,近期体重无明显变化。既往血脂异常病史5年,1周前遵医嘱开始口服"阿司匹林",每日100mg。否认胃肠及肝病病史。

查体:T36.9℃,P88次/分,R22次/分,BP100/70mmHg。未见肝掌及蜘蛛痣,浅表淋巴结未触及。睑结膜苍白,巩膜无黄染。双肺呼吸音清,未闻及干湿性啰音。心率88次/分,律齐。腹平坦,上腹深压痛,无反跳痛及肌紧张,肝脾未触及,未触及包块,肠鸣音活跃。双下肢无水肿。

实验室检查:血常规:Hb80g/L,RBC3.7×10^{12}/L,WBC9.8×10^9/L,N0.80,Plt116×10^9/L。粪常规:黑色糊状便,镜检(-),隐血(+)。总胆固醇6.2mmol/L,甘油三酯2.7mmol/L。

要求:根据以上病历摘要,请将初步诊断、诊断依据(如有两个或以上诊断,应分别列出各自诊断依据)、鉴别诊断、进一步检查与治疗原则写在答题纸上。

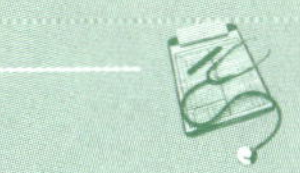

评分标准(总分22分)

1. 初步诊断(4分)

(1)急性胃黏膜病变(仅答"急性糜烂性胃炎"或"出血性胃炎"得3分,答"上消化道出血"得2分)(3分)。

(2)血脂异常(1分)。

2. 诊断依据(初步诊断错误,诊断依据不得分;未分别列出各自诊断依据,扣1分)(5分)

(1)急性胃黏膜病变:

①老年患者,急性起病。病前曾服用"阿司匹林",无明显上腹痛及胃肠病、肝病病史(1分)。

②黑便及体循环血容量不足表现(1分)。

③有贫血体征,上腹压痛,肝脾未触及,肠鸣音活跃(1分)。

④血红蛋白降低,粪隐血阳性(1分)。

(2)血脂异常:既往血脂异常病史,实验室检查示血脂增高(1分)。

3. 鉴别诊断(3分)

①胃癌合并出血(1分);②消化性溃疡合并出血(1分);③肝硬化合并出血(1分)。

4. 进一步检查(答出"上消化道X线钡剂造影"额外扣1分)(5分)

①胃镜(2.5分);②复查粪常规、隐血、血常规(0.5分)。

③肝肾功能、血型、凝血常规检查(0.5分);④腹部B超(0.5分);⑤择期行幽门螺杆菌检测(1分)。

5. 治疗原则(5分)

①暂停用阿司匹林(0.5分)。

②限制饮食,卧床休息(1分)。

③补液,营养支持,必要时输血(0.5分)。

④应用抑酸药(PPI),可口服胃黏膜保护药(2分)。

⑤若有幽门螺杆菌感染,择期行抗幽门螺杆菌治疗(1分)。

【例45】患者,女,45岁。发作性上腹胀痛不适6年。

患者于6年前过量进食后出现上腹部胀痛,伴恶心,无发热、呕吐及腹泻,自服中成药后症状缓解。此后每饮食不当即感上腹隐痛,胀满,症状时轻时重,可伴嗳气,偶有胃灼热、反酸。患病以来,食欲正常,无剧烈腹痛发作,也无呕血、黑便及体重下降等症状。既往体健,无慢性肝炎、糖尿病和高血压病史,无手术史,无烟酒嗜好。

查体:T36.9℃,P70次/分,R14次/分,BP135/80mmHg。一般情况好,浅表淋巴结无肿大,睑结膜无苍白,巩膜无黄染。心肺未见异常。腹部平坦,无胃型及蠕动波,腹壁柔软,剑突下偏左轻压痛,无反跳痛,胆囊区无压痛,肝脾肋下未触及,移动性浊音阴性,肝浊音界存在,肠鸣音正常。

辅助检查:胃镜检查示胃窦黏膜充血,色泽红白相间,以红相为主,可见散在出血点和少量糜烂面。腹部超声检查示肝胆胰脾肾大致正常。

要求:根据以上病历摘要,请将初步诊断、诊断依据(如有两个或以上诊断,应分别列出各自诊断依据)、鉴别诊断、进一步检查与治疗原则写在答题纸上。

评分标准(总分22分)

1. 初步诊断(4分)

慢性浅表性胃炎(4分,仅答"胃炎"得1分)。

2. 诊断依据(初步诊断错误,诊断依据不得分)(5分)

①中年女性,慢性发病(1分);②发作性上腹胀痛不适6年(1分);

③心肺未见异常,剑突下偏左轻压痛(1分);④胃镜检查示胃窦黏膜充血,红白相间(2分)。

3. 鉴别诊断(3分)

①慢性胆囊炎,胆石症(1分);②胃溃疡(1分);③慢性活动性肝炎(1分)。

4.进一步检查(5分)

①幽门螺杆菌(Hp)检测(2分)。

②肝炎病毒标志物检测、肝功能(1分);

③血清学检测:促胃液素、抗壁细胞抗体、抗内因子抗体、维生素 B_{12}(2分)。

5.治疗原则(5分)

①消除病因,解除症状,防治复发(2分)。

②若Hp阳性,则应行根除幽门螺杆菌治疗(3分)。

4. 消化性溃疡

(1)诊断公式

胃溃疡=慢性周期性饱餐痛。

十二指肠溃疡=慢性周期性饥饿痛、夜间痛。

消化性溃疡并出血=胃/十二指肠溃疡+呕血黑便+血压下降。

十二指肠溃疡并幽门梗阻=十二指肠溃疡+上腹饱满+呕吐宿食+振水音。

(2)并发症 消化性溃疡的并发症包括出血(最常见)、穿孔、梗阻、癌变等。

注意:①消化性溃疡的前三种并发症常考,不要仅满足于消化性溃疡的主诊断,而遗漏并发症的副诊断。
②胃溃疡很少出现梗阻并发症,十二指肠溃疡无癌变并发症。

【例46】男性,41岁。间断上腹痛5年,呕吐3天。

患者5年前开始反复出现上腹痛,曾于医院就诊,上消化道X线钡餐造影检查如图所示(2016年真题图片翻拍,不清晰,见谅)。自服"庆大霉素"及"法莫替丁"症状可缓解,但上述症状于秋末冬初季节反复发作,未正规治疗。3天来感上腹部胀满,反复呕吐,呕吐物含大量宿食,呕吐后症状可缓解。发病以来,食欲减退,有排气,但排便量减少,体重略减轻。

查体:T36.5℃,P70次/分,R16次/分,BP120/80mmHg。浅表淋巴结未触及,巩膜无黄染。双肺查体无异常。心率70次/分,律齐。腹软,未见胃肠型及蠕动波,上腹压痛(+),无反跳痛,肝脾未触及,振水音阳性。双下肢无水肿。

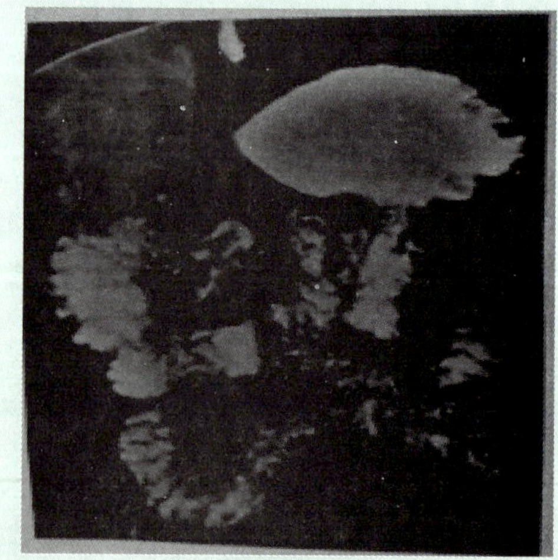

实验室检查:血常规:Hb126g/L,RBC4.9×10^{12}/L,WBC8.5×10^{9}/L,分类正常,Plt300×10^{9}/L。粪常规:镜检(-),隐血(-)。

要求:根据以上病历摘要,请将初步诊断、诊断依据(如有两个或以上诊断,应分别列出各自诊断依据)、鉴别诊断、进一步检查与治疗原则写在答题纸上。

评分标准(总分22分)

1.初步诊断(4分)

(1)幽门梗阻(2分)。

(2)十二指肠溃疡(答"消化性溃疡"得1.5分)(2分)。

2.诊断依据(初步诊断错误,诊断依据不得分;未分别列出各自诊断依据,扣1分)(6分)

(1)幽门梗阻:

①在十二指肠溃疡基础上,反复呕吐宿食,呕吐后症状缓解(1分)。

②振水音阳性(1分)。

(2)十二指肠溃疡:

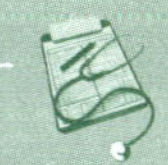

①中年男性，慢性病程，发病与季节有关（1 分）。

②上腹痛，抗菌药物及 H_2 受体拮抗剂治疗有效（1 分）。

③上腹压痛（+）（1 分）。

④上消化道造影检查符合十二指肠溃疡改变（1 分）。

3. 鉴别诊断（3 分）

①胃溃疡（1 分）；②胆石病、胆囊炎（1 分）；③胃癌（1 分）。

4. 进一步检查（答出"上消化道 X 线钡餐造影"扣 2 分）（5 分）

①胃镜及活组织病理检查（2.5 分）。

②肝肾功能，血电解质，动脉血气分析，肿瘤标志物（1.5 分）。

③腹部 B 超（0.5 分）。

④择期幽门螺杆菌检测（0.5 分）。

5. 治疗原则（4 分）

①胃肠减压，禁饮食，休息（0.5 分）；②静脉补液、肠外营养（0.5 分）。

③静脉应用抑酸剂（H_2 受体拮抗剂、PPI）（1.5 分）；④必要时外科治疗（1 分）。

⑤若有 Hp 感染，择期行根除幽门螺杆菌治疗（PPI 或 铋制剂+二种以上抗菌药物）（0.5 分）。

【例 47】男性，48 岁。间断上腹部隐痛 10 年，再发伴呕吐 3 天。

患者 10 年前开始无明显诱因反复出现上腹部隐痛，以剑突下为著，伴反酸、嗳气、腹胀，疼痛多于季节交替、夜间发生。自服"雷尼替丁"、"铝碳酸镁"后症状可缓解。3 天来症状再发，伴腹胀、反复呕吐隔夜食物，呕吐物量大。发病以来食欲、睡眠欠佳，大便量减少，尿正常，体重无明显变化。有吸烟史，不饮酒。

查体：T36.5℃，P90 次/分，R18 次/分，BP110/70mmHg。巩膜无黄染，浅表淋巴结未触及肿大。双肺呼吸音清，未闻及干湿性啰音。心率 90 次/分，律齐。腹平软，上腹深压痛，肝脾肋下未触及，未触及包块，振水音（+），移动性浊音（-）。双下肢无水肿。

实验室检查：血常规：Hb131g/L，RBC4.7×10^{12}/L，WBC6.2×10^9/L，N0.65，PlT195×10^9/L。粪常规：镜检（-），隐血（-）。肝肾功能正常。

要求：根据以上病历摘要，请将初步诊断、诊断依据（如有两个或以上诊断，应分别列出各自诊断依据）、鉴别诊断、进一步检查与治疗原则写在答题纸上。

评分标准（总分 22 分）

1. 初步诊断（4 分）

十二指肠溃疡（仅答"消化性溃疡"得 2.5 分）（3 分），幽门梗阻（1 分）。

2. 诊断依据（初步诊断错误，诊断依据不得分）（4 分）

①中年男性，慢性病程，反复发作（1 分）。

②节律性上腹痛，夜间发作为主，抑酸药物及胃黏膜保护药治疗有效，此次发作伴有腹胀，呕吐宿食（2 分）。

③上腹深压痛，振水音（+）（1 分）。

3. 鉴别诊断（4 分）

①胃癌（1.5 分）；②肠梗阻（1 分）。

③胆石病、胆囊炎（1 分）；④慢性胃炎、胃溃疡（答出一项即得分）（0.5 分）。

4. 进一步检查（答出"上消化道 X 线钡餐造影扣 1 分"）（6 分）

①胃镜，必要时胃黏膜组织病理检查（2 分）；②血糖、电解质、动脉血气分析（1 分）。

③立卧位腹部 X 线平片（1 分）；④幽门螺杆菌相关检测（0.5 分）。

⑤腹部 B 超或上腹部 CT 检查（1 分）；⑥肿瘤标志物检测（0.5 分）。

5. 治疗原则（4 分）

①禁食(1分);②营养支持治疗,维持水电解质平衡(0.5分)。

③胃肠减压(0.5分);④静脉应用抑酸剂治疗(1.5分);⑤必要时手术治疗(0.5分)。

5. 消化道穿孔

(1)诊断公式

消化性溃疡穿孔=有或无消化性溃疡病史+突发剧烈上腹痛+板状腹+X线检查示膈下游离气体。

(2)治疗 参阅《贺银成2019国家临床执业(助理)医师资格考试辅导讲义》。

【例48】男性,45岁。突发腹痛6小时。

患者6小时前进食麻辣火锅后突发上腹痛,腹痛剧烈,向右下腹扩展,逐渐发展为全腹疼痛,伴恶心,无呕吐。发病以来,精神差,未排大便,小便正常。既往有十二指肠溃疡病史3年,服药不规律。父母身体健康,无遗传病家族史。

查体:T37.7℃,P100次/分,R20次/分,BP130/75mmHg。神志清楚,表情痛苦,屈曲体位,四肢皮肤温暖。双肺呼吸音清,未闻及干湿性啰音。心率100次/分,律齐,心音有力。全腹肌紧张,压痛、反跳痛明显,肝浊音界消失,移动性浊音可疑,肠鸣音未闻及。

实验室检查:血常规:Hb135g/L,RBC4.5×10^{12}/L,WBC15.9×10^9/L,N0.92,Plt215×10^9/L;尿常规(-)。

要求:根据以上病历摘要,请将初步诊断、诊断依据(如有两个或以上诊断,应分别列出各自诊断依据)、鉴别诊断、进一步检查与治疗原则写在答题纸上。

评分标准(总分22分)

1. 初步诊断(4分)

(1)十二指肠溃疡穿孔(3分);(2)急性弥漫性腹膜炎(1分)。

2. 诊断依据(初步诊断错误,诊断依据不得分;未分别列出各自诊断依据,扣1分)(6分)

(1)十二指肠溃疡穿孔:

①中年男性,进食刺激性食物后突发腹痛(1分)。

②既往十二指肠溃疡病史,服药不规律(1分)。

③肝浊音界消失(1分)。

(2)急性弥漫性腹膜炎:

①突发上腹痛,弥漫至全腹部(1分)。

②查体:发热,屈曲体位,全腹肌紧张,压痛反跳痛明显,移动性浊音可疑,肠鸣音未闻及(1分)。

③血白细胞总数及中性粒细胞比例升高(1分)。

3. 鉴别诊断(4分)

①胃癌穿孔(1分);②急性阑尾炎并穿孔(1分)。

③急性胰腺炎(1分);④急性胆囊炎并穿孔(1分)。

4. 进一步检查(答出"胃镜"或"上消化道X线钡餐造影"扣1分)(5分)

①立位腹部X线平片检查(2分);②腹部B超或CT检查(1分)。

③血、尿淀粉酶检查(1分);④诊断性腹腔穿刺(1分)。

5. 治疗原则(3分)

①半卧位,禁食,胃肠减压(1分)。

②急诊手术(1分)。

③补液,维持水电解质平衡,应用抗生素治疗(1分)。

【例49】男性,30岁。餐后突发上腹部剧痛12小时。

12小时前晚餐后突然出现上腹部"刀割"样疼痛,呈持续性,伴恶心、呕吐。30分钟后腹痛波及右下腹,逐渐弥漫至全腹,自服止痛药无效。发病以来未进饮食,未排尿、排便。既往有十二指肠溃疡病史4

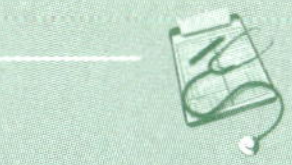

年，未正规治疗。无药物过敏史及手术、外伤史。无烟酒嗜好。

查体：T38.9℃，P118次/分，R26次/分，BP135/80mmHg。神志清楚，痛苦面容，屈曲体位。浅表淋巴结未触及肿大，巩膜无黄染，口唇无发绀。心肺检查未见异常。腹平坦，腹式呼吸消失，全腹明显压痛、反跳痛、肌紧张呈板样，肝脾触诊不满意，肝浊音界消失，移动性浊音(±)，听诊未闻及肠鸣音。

实验室检查：血常规：Hb126g/L，WBC21.0×10^9/L，N0.88，Plt280×10^9/L。

要求：根据以上病历摘要，请将初步诊断、诊断依据（如有两个或以上诊断，应分别列出各自诊断依据）、鉴别诊断、进一步检查与治疗原则写在答题纸上。

评分标准（总分22分）

1. 初步诊断（4分）

(1)急性弥漫性腹膜炎（1分）；(2)十二指肠溃疡穿孔（答“消化性溃疡穿孔”得2分）（3分）。

2. 诊断依据（初步错误诊断，诊断依据不得分；未分别列出各自诊断依据，扣1分）（5分）

(1)急性弥漫性腹膜炎：

①体温38.9℃，腹式呼吸消失，板样腹，全腹有压痛、反跳痛，肠鸣音消失(1分)。

②血白细胞总数及中性粒细胞比例增高(1分)。

(2)十二指肠溃疡穿孔：

①餐后突发上腹部“刀割”样疼痛，腹痛很快波及右下腹、全腹(1分)。

②十二指肠溃疡病史，未正规治疗(1分)。

③查体：肝浊音界消失，腹膜炎体征(1分)。

3. 鉴别诊断（4分）

①急性阑尾炎（1分）；②急性胆囊炎（1分）；③急性肠梗阻（1分）；④急性胰腺炎（1分）。

4. 进一步检查（5分）

①立位腹部X线平片（2分）；②腹部B超或CT（1分）。

③血、尿淀粉酶测定（1分）；④诊断性腹腔穿刺（1分）。

5. 治疗原则（4分）

①禁饮食，胃肠减压（0.5分）；②补液，维持水电解质平衡（0.5分）。

③急症手术治疗（溃疡穿孔修补术）（1.5分）；④抗菌药物治疗（1分）。

⑤术后正规抗溃疡药物治疗（0.5分）。

6. 消化道出血

(1)诊断公式

消化道出血=呕血和(或)便血+失血性休克表现或慢性贫血表现+大便潜血试验阳性。

(2)、下上消化道出血的鉴别 参阅《贺银成2019国家临床执业(助理)医师资格考试辅导讲义》。

【例50】女性，58岁。头晕、乏力、活动后心悸2月余，加重1周。

患者2月余前无明显诱因出现头晕、乏力，上三层楼时出现心悸，需要中途休息，同时家人发现其面色苍白，无出血表现，一直未予诊治。近1周来头晕、乏力加重。发病以来饮食和睡眠正常，无挑食，大、小便正常，体重下降5kg。既往体健，无胃病和肝、肾疾病史。无烟酒嗜好。5年前绝经，无阴道出血，育有1子，无流产和早产史，无遗传病家族史。

查体：T36.5℃，P105次/分，R22次/分，BP130/80mmHg。贫血貌，皮肤未见出血点和皮疹，浅表淋巴结未触及肿大，睑结膜苍白，巩膜未见黄染，口唇苍白，舌乳头正常。双肺未见异常。心界不大，心率105次/分，律齐。腹软，上腹中部轻压痛，肝脾肋下未触及。双下肢无水肿。

实验室检查：血常规：Hb76g/L，RBC3.1×10^{12}/L，MCV72fl，MCH24pg，MCHC28%，WBC7.8×10^9/L，N0.70，L0.25，M0.05，Plt325×10^9/L，网织红细胞0.013。尿常规(-)，粪常规：黄色成形，镜检(-)，粪隐

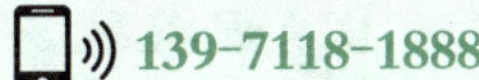

血(+)。血清铁蛋白5μg/L,血清铁6μmol/L,总铁结合力88μmol/L。

要求:根据以上病历摘要,请将初步诊断、诊断依据(如有两个或以上诊断,应分别列出各自诊断依据)、鉴别诊断、进一步检查与治疗原则写在答题纸上。

评分标准(总分22分)

1.初步诊断(4分)

(1)缺铁性贫血(仅答"贫血待查"得2分)(3分)。

(2)上消化道出血(胃癌所致可能性大)(仅答"上消化道出血"得0.5分)(1分)。

2.诊断依据(初步诊断错误,诊断依据不得分;未分别列出各自诊断依据,扣1分)(5分)

(1)缺铁性贫血:

①病史:头晕、乏力、活动后心悸、面色苍白等贫血症状(1分)。

②查体:贫血貌,睑结膜、口唇苍白,心率快(1分)。

③实验室检查:小细胞低色素性贫血,血小板轻度增高,网织红细胞正常;粪隐血(+);血清铁、铁蛋白明显减低,总铁结合力升高(2分)。

(2)上消化道出血(胃癌所致可能性大):

①上腹中部轻压痛,体重下降,已出现缺铁性贫血(0.5分)。

②实验室检查:粪镜检(-),隐血(+);血清铁和铁蛋白降低(0.5分)。

3.鉴别诊断(3分)

①地中海贫血(1分);②慢性病贫血(1分);③铁粒幼细胞性贫血(1分)。

4.进一步检查(6分)

①复查粪常规+隐血(0.5分);②骨髓细胞学+铁染色(仅答"骨穿"得1分)(2分)。

③胃镜、肠镜(1.5分);④消化道X线钡剂造影(0.5分)。

⑤腹部B超(0.5分);⑥肝肾功能(0.5分)。

⑦血清癌胚抗原(CEA)(0.5分)。

5.治疗原则(4分)

①补充铁剂,口服铁剂不能耐受时选用注射铁剂(仅答"补充铁剂"得1.5分)(2分)。

②针对病因治疗,应尽快查明病因(1分)。

③加强营养,症状明显时输注浓缩红细胞(1分)。

注意:①外周血网织红细胞(Ret)的正常值——百分数为0.5%~1.5%,绝对值为(24~84)×10^9/L。

②正常值:血清铁男性11~30μmol/L,女性9~27μmol/L;铁蛋白男性15~200μmol/L,女性12~150μmol/L;总铁结合力男性50~77μmol/L,女性54~77μmol/L;转铁蛋白28.6~51.9μmol/L;转铁蛋白饱和度33%~55%。

③血液病的标答中一般不会出现"××贫血"的副诊断,如本题标答中即无"中度贫血"的副诊断。

7. 胃癌

(1)诊断公式

胃癌=老年人+上腹不适+黑便+左锁骨上淋巴结肿大。

(2)晚期肿瘤的共同症状　消瘦、低热、局部肿块、转移浸润性症状等。

【例51】女性,70岁。反复中上腹痛1年,加重伴纳差、乏力、消瘦6个月。

1年前无明显诱因出现中上腹隐痛,疼痛无规律,无放射痛,可自行缓解,伴嗳气,无反酸。近6个月腹痛加重,出现纳差、乏力。发病以来大便量少,体重下降约10kg。既往体健,无饮酒嗜好。吸烟史50年,10支/天。

查体:T36.2℃,P90次/分,R19次/分,BP115/65mmHg。神志清楚,贫血貌,浅表淋巴结未触及肿大,巩膜无黄染,双肺呼吸音清,未闻及干湿性啰音,心率90次/分,各瓣膜听诊区未闻及杂音,腹平软,剑突

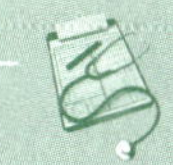

下压痛(+),无反跳痛,中上腹部可触及包块,大小约4cm×3cm,质硬、边界不清、不固定,肝脾肋下未触及,Murphy征(-),移动性浊音(-),肠鸣音3次/分,双下肢无水肿。

实验室检查:血常规:Hb75g/L,RBC2.9×10^{12}/L,WBC7.8×10^{9}/L,N0.65,L0.34,Plt220×10^{9}/L。粪常规:镜检(-),隐血(++)。

要求:根据以上病历摘要,请将初步诊断、诊断依据(如有两个或以上诊断,应分别列出各自诊断依据)、鉴别诊断、进一步检查与治疗原则写在答题纸上。

评分标准(总分22分)

1.初步诊断(4分)

进展期胃癌(答"胃恶性肿瘤"或"胃癌"得3分)(4分)。

2.诊断依据(初步诊断错误,诊断依据不得分)(5分)

①老年女性,长期吸烟史(1分)。

②反复中上腹隐痛,纳差,消瘦(1分)。

③上腹部可触及包块、边界不清、质硬、不固定,剑突下压痛(+)(1分)。

④贫血貌,血常规示小细胞贫血,Hb 75g/L(1分)。

⑤粪隐血(++)(1分)。

3.鉴别诊断(3分)

①消化性溃疡(1分);②肠道恶性肿瘤(0.5分);③胆囊癌(0.5分)。

④胰腺癌(0.5分);⑤肝癌(0.5分)。

4.进一步检查(5分)

①胃镜+活组织病理检查(2分);②腹部CT(答"腹部超声"得0.5分)(1分)。

③胸部X线片或胸部CT(1分);④血肿瘤标志物(1分)。

5.治疗原则(4分)

①补液、营养支持治疗(1分);②纠正贫血(1分)。

③酌情行胃癌根治术(2分);④酌情化疗(1分)。

8. 肝硬化

(1)诊断公式

肝硬化=肝病史+门脉高压(脾大、腹水)+肝功能减退+B超肝脏缩小。

(2)并发症　上消化道出血、肝性脑病(最严重)、胆石症、感染、门静脉血栓形成、电解质和酸碱平衡紊乱、肝肾综合征、肝肺综合征、原发性肝癌等。

注意:①不要将肝硬化误诊为病毒性肝炎,虽然病毒性肝炎也是大纲需要掌握的内容。
②肝硬化一般有肝炎病史,且有门脉高压症的症状,肝功能正常或轻度异常,病程较长。
病毒性肝炎一般无门脉高压症的症状,肝功能显著异常,病程较短。

【例52】男性,42岁。乏力、腹胀2年,加重伴发热3天。

患者2年前无明显诱因出现乏力、腹胀,进食后加重,伴纳差,有时牙龈出血,无腹痛、呕吐、黑便。尚能坚持工作,未到医院诊治。3天前腹胀加重,伴发热,体温38℃~38.5℃,偶有腹部隐痛。发病以来食欲减退,睡眠不佳,尿色黄,大便可,体重无明显变化。

查体:T38℃,P104次/分,R18次/分,BP100/70mmHg。慢性病容,浅表淋巴结未触及肿大,巩膜黄染,颈部可见蜘蛛痣。双肺呼吸音正常。心率104次/分,律齐,各瓣膜听诊区未闻及杂音。腹部膨隆,腹肌稍紧张,全腹压痛(+),轻度反跳痛,肝肋下未触及,脾肋下2cm,移动性浊音(+)。双下肢无水肿。

实验室检查:血常规:Hb110g/L,RBC3.5×10^{12}/L,WBC9.5×10^{9}/L,N0.85,Plt65×10^{9}/L。肝功能:总胆红素38.5μmol/L,直接胆红素23.2μmol/L,白蛋白30g/L,球蛋白36g/L,ALT38U/L,AST28U/L。PT17.7s(对照

13s),HBsAg(+)。BUN10.5mmol/L,Cr76.5μmol/L。AFP18ng/ml。粪常规:镜检(-),隐血(-)。

要求:根据以上病历摘要,请将初步诊断、诊断依据(如有两个或以上诊断,应分别列出各自诊断依据)、鉴别诊断、进一步检查与治疗原则写在答题纸上。

评分标准(总分22分)

1. 初步诊断(4分)

(1)乙肝肝硬化失代偿期(2分);(2)自发性腹膜炎(1.5分);(3)脾功能亢进(0.5分)。

2. 诊断依据(初步诊断错误,诊断依据不得分;未分别列出各自诊断依据,扣1分)(5分)

(1)乙肝肝硬化失代偿期:

①中年男性,慢性病程,腹胀,乏力伴纳差,牙龈出血,3天来加重伴发热(0.5分)。

②慢性病容,巩膜黄染,可见蜘蛛痣,脾肿大,腹水征阳性(1分)。

③外周血血红蛋白及血小板减少,HBsAg阳性,白/球蛋白倒置,PT延长(1分)。

(2)自发性腹膜炎:

①乙肝肝硬化失代偿期患者,3天前腹胀加重,偶有腹部隐痛,腹水征阳性(0.5分)。

②腹膜刺激征阳性(0.5分);③中性粒细胞比例升高(0.5分)。

(3)脾功能亢进:

①乙肝肝硬化失代偿期患者,脾肿大(0.5分);②血红蛋白及血小板减少(0.5分)。

3. 鉴别诊断(4分)

①结核性腹膜炎(1.5分);②原发性肝癌(1.5分);③其他原因所致腹水(如心、肾疾病)(1分)。

4. 进一步检查(5分)

①腹部B超或CT(1.5分);②腹腔穿刺,腹水常规、生化、ADA、培养+药敏试验及细胞学检查(2分)。

③胃镜检查或上消化道X线钡餐造影(1分);④血HBV DNA(0.5分)。

5. 治疗原则(4分)

①低盐饮食,休息(0.5分);②应用广谱抗菌药物治疗(1.5分)。

③护肝、利尿及补充白蛋白(1分);④必要时放腹水(0.5分);⑤酌情抗病毒治疗(0.5分)。

【例53】男性,46岁。腹胀半年,加重伴双下肢水肿1个月。

患者半年前开始出现腹胀,劳累后明显,偶有心悸、胸闷、乏力,未诊治。近1个月上述症状加重,并出现双下肢水肿,于门诊就诊。发病以来食欲减退,大便不成形,尿色黄,近3天尿量为500ml/日,体重无明显变化。既往2年前体检时发现"脂肪肝",未治疗。否认传染性疾病史。无手术外伤史,大量饮酒25年,不吸烟,否认遗传病家族史。

查体:T36.8℃,P80次/分,R22次/分,BP130/70mmHg。神志清楚,慢性病容,面部可见皮肤毛细血管扩张,浅表淋巴结未触及肿大。双肺呼吸音清,未闻及干湿性啰音。心界不大,心率80次/分,律齐,各瓣膜听诊区未闻及杂音。全腹膨隆,无压痛及反跳痛,肝脾触诊不满意,液波震颤(+)。双下肢凹陷性水肿。

实验室检查:血常规:Hb90g/L,RBC3.1×10^{12}/L,WBC6.9×10^{9}/L,N0.68,Plt85×10^{9}/L。AST85U/L,ALT58U/L,总蛋白65g/L,白蛋白24g/L,Cr110μmol/L。

要求:根据以上病历摘要,请将初步诊断、诊断依据(如有两个或以上诊断,应分别列出各自诊断依据)、鉴别诊断、进一步检查与治疗原则写在答题纸上。

评分标准(总分22分)

1. 初步诊断(4分)

酒精性肝硬化失代偿期(仅答"肝硬化"得2分)(3分);腹水(0.5分);脾功能亢进(0.5分)。

2. 诊断依据(初步诊断错误,诊断依据不得分)(6分)

①中年男性,慢性病程,有脂肪肝及长期大量饮酒史(1分)。

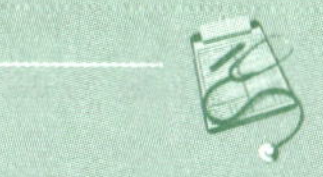

②腹胀、乏力、食欲减退、尿量减少，双下肢水肿(1分)。

③慢性病容，可见皮肤毛细血管扩张，全腹膨隆，腹部无压痛及反跳痛，腹水征(+)(1.5分)。

④实验室检查：血中性粒细胞比例正常，血红蛋白浓度、红细胞及血小板计数减少。转氨酶升高，白蛋白减少，白/球蛋白倒置(1.5分)。

3. 鉴别诊断(3分)

①其他病因导致的肝硬化(如病毒性肝炎肝硬化，自身免疫性肝硬化)(0.5分)。

②结核性腹膜炎(0.5分)；③心源性水肿(1分)。

④肾性水肿(0.5分)；⑤布-加综合征(0.5分)。

4. 进一步检查(5分)

①血脂，血电解质，凝血功能，肝炎病毒标志物及自身抗体(1分)。

②腹部及血管B超或CT检查(1.5分)。

③腹腔穿刺，腹水常规、生化、ADA、病原学及细胞学检查(1.5分)。

④心电图及超声心动图检查(0.5分)。

⑤胃镜检查(0.5分)。

5. 治疗原则(5分)

①休息，戒酒，限盐限水，避免粗糙及刺激性食物(0.5分)。

②输注白蛋白(1.5分)。

③联合应用排钾及保钾型利尿剂(1分)。

④酌情放腹水，维持水电解质酸碱平衡(1分)。

⑤应用保肝及降门脉压药物(1分)。

9. 非酒精性脂肪性肝病（助理不考）

(1)诊断公式

非酒精性脂肪性肝病=肥胖+右上腹隐痛+B超示肝脏回声增强，后部衰减。

(2)确诊 肝穿刺活组织检查是确诊非酒精性脂肪肝的主要方法。

【例54】男，45岁。右上腹隐痛1个月。

患者1个月前开始，自觉劳累后出现右下腹隐痛，偶有腹泻，大便1~2次/日，呈糊状，未见脓血便。无畏寒发热，曾于当地医务室检查粪常规，镜检(-)，隐血(-)，未治疗。今来院检查血清各项病毒学指标及自身免疫抗体均为“阴性”。发病以来，精神好，食欲、小便正常。无烟酒嗜好。既往无慢性胃肠疾病。无肿瘤家族史。

查体：T36.8℃，P70次/分，R18次/分，BP125/80mmHg。身高170cm，体重90kg。浅表淋巴结未触及肿大，皮肤巩膜无黄染。双肺未闻及干湿性啰音。心界不大，心率70次/分，律齐。腹部平软，无压痛反跳痛，未触及腹部包块，肝脾肋下未触及，移动性浊音(-)。双下肢无水肿。

辅助检查：血常规：Hb120g/L，RBC4.7×10^{12}/L，WBC6.0×10^{9}/L，Plt280×10^{9}/L。尿常规正常。

腹部B超：肝脏回声增强，后部衰减。

要求：根据以上病历摘要，请将初步诊断、诊断依据(如有两个或以上诊断，应分别列出各自诊断依据)、鉴别诊断、进一步检查与治疗原则写在答题纸上。

评分标准(总分22分)

1. 初步诊断(4分)

非酒精性脂肪性肝病(4分)。

2. 诊断依据(初步诊断错误，诊断依据不得分)(5分)

①中年男性，肥胖体型，无烟酒嗜好(0.5分)。

②右上腹隐痛，偶有腹泻，无便血(1分)。

③查体：腹平软，腹部无压痛反跳痛，未触及腹部包块，移动性浊音(-)(0.5分)。

④实验室检查：血清病毒学指标及自身免疫抗体阴性(1分)。

⑤B超示肝脏回声增强，后部衰减(2分)。

3. 鉴别诊断(4分)

①酒精性脂肪性肝病(1.5分)；②肝硬化(1分)；③病毒性肝炎(1分)；④肠易激综合征(0.5分)。

4. 进一步检查(5分)

①肝肾功能、电解质、血糖、血脂(1分)；②肝脏CT(1分)。

③肝脏穿刺活组织检查(2分)；④复查血清病毒标记物(1分)。

5. 治疗原则(4分)

①病因治疗(0.5分)。

②改变生活方式：健康饮食，体育运动(1分)。

③减重手术：对改变生活方式和药物治疗无效者(1分)。

④病人教育：控制饮食、增加运动，禁酒，定期复查肝功能(1分)。

⑤药物治疗：单纯性脂肪性肝病一般无需药物治疗(0.5分)。

10. 肝癌（助理不考）

(1)诊断公式

肝癌=乙肝病史+右上腹痛+肝大+右上腹压痛、肿块硬+AFP增高+B超肝脏占位性病变。

(2)治疗　参阅《贺银成2019国家临床执业(助理)医师资格考试辅导讲义》。

【例55】男性，57岁。右上腹疼痛3个月，发热10天。

患者3个月前开始无明显诱因出现右上腹疼痛，呈持续性胀痛，无放射，逐渐加重，未诊治。10天来发热，体温最高达37.8℃，伴乏力、腹胀、纳差、尿少、尿黄。无咳嗽、咳痰。近日自觉腹围较前增加。发病以来食欲差，睡眠不佳，大便如常，体重下降4kg。既往发现HBsAg(+)10年，无烟酒嗜好。无遗传病家族史。

查体：T37.4℃，P90次/分，R18次/分，BP100/70mmHg。巩膜轻度黄染，前胸部可见蜘蛛痣，浅表淋巴结未触及肿大，双肺未闻及干湿性啰音，心界不大，心率90次/分，律齐，腹部膨隆，脐周可见静脉曲张，无压痛及反跳痛，肝肋下3cm，剑突下4cm，质硬，无触痛，Murphy征(-)，脾肋下3cm，移动性浊音(+)，双下肢凹陷性水肿。

实验室检查：血常规：Hb128g/L，RBC4.7×10^{12}/L，WBC2.4×10^{9}/L，N0.65，Plt60×10^{9}/L。粪常规：镜检(-)，隐血(-)。血总胆红素38.5μmol/L，直接胆红素23.2μmol/L，白蛋白28g/L，球蛋白38g/L，ALT60U/L，AST98U/L，PT14.5秒(对照13秒)，HBsAg(+)，AFP412ng/ml。

腹部B超：肝右叶近肝门见一大小约7.0cm×5.5cm病灶，边界不清，内部回声不均匀。

要求：根据以上病历摘要，请将初步诊断、诊断依据(如有两个或以上诊断，应分别列出各自诊断依据)、鉴别诊断、进一步检查与治疗原则写在答题纸上。

评分标准(总分22分)

1. 初步诊断(4分)

(1)原发性肝癌(2分)；(2)乙型肝炎肝硬化失代偿期(1.5分)，脾功能亢进(0.5分)。

2. 诊断依据(初步诊断错误，诊断依据不得分；未分别列出各自诊断依据，扣1分)(5分)

(1)原发性肝癌：

①中年男性，慢性病程(0.5分)；②持续性右上腹疼痛、低热、体重下降(0.5分)。

③黄疸，肝大、质硬(0.5分)；④血AFP增高(0.5分)；⑤B超提示肝脏占位性病变(0.5分)。

(2)乙型肝炎肝硬化失代偿期，脾功能亢进：

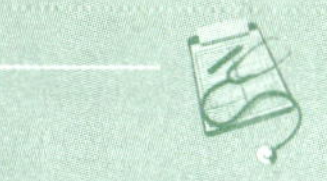

①长期 HBsAg(+)(0.5 分)。

②巩膜黄染、蜘蛛痣、腹壁静脉曲张、脾大、腹水征阳性(1 分)。

③白细胞减少,血小板减少,低白蛋白血症、白/球蛋白倒置(1 分)。

3. 鉴别诊断(4 分)

①肝脓肿(1.5 分);②转移性肝癌(1.5 分)。

③其他肝脏肿瘤或病变(答出其中任意一项即得分)(0.5 分);④胆囊炎(0.5 分)。

4. 进一步检查(5 分)

①上腹部增强 CT 或 MRI 检查(1.5 分);②血 HBV DNA、其他肿瘤标志物(如 CEA)(1 分)。

③胸部 X 线片或胸部 CT(0.5 分);④腹腔穿刺,腹水常规、生化、细胞学、病原学检查(1 分)。

⑤肝脏肿物穿刺活组织病理检查、肝动脉造影、胃镜检查(答出其中一项即可得分)(1 分)。

5. 治疗原则(4 分)

①经肝动脉栓塞、化疗(1.5 分);②酌情考虑手术治疗(0.5 分);③酌情抗病毒治疗(0.5 分)。

④放射及其他局部治疗(0.5 分);⑤保肝、利尿、纠正低蛋白血症、对症治疗(1 分)。

11. 胆石病与胆道感染

(1)诊断公式

胆石症=阵发性右上腹绞痛+有或无黄疸+B 超示强回声光团、后伴声影。

胆囊结石=阵发性右上腹绞痛+墨菲征阳性+无黄疸+B 超示胆囊内强回声光团、后伴声影。

胆管结石=阵发性右上腹绞痛+黄疸+B 超示胆管内强回声光团、后伴声影。

急性胆囊炎=阵发性右上腹绞痛+墨菲征阳性+B 超示胆囊增大、壁增厚(双边征)。

急性胆管炎=夏柯三联征(右上腹痛+寒战高热+黄疸)。

急性梗阻性化脓性胆管炎(AOSC)=雷诺五联征(夏柯三联征+血压下降+精神神经症状)。

(2)胆囊结石的病情演变　有很多试题涉及胆囊结石的排石过程。

胆囊细小结石→胆囊颈管→胆总管→胆胰共同通道→Vater 壶腹→十二指肠。

在胆囊结石的排出过程中,可导致急性胆囊炎、胆管炎、急性梗阻性化脓性胆管炎、急性胰腺炎等。

注意:①试题所给条件为胆囊细小结石时,要注意是否合并急性胆囊炎、胆管炎、AOSC、急性胰腺炎。
②若出现雷诺五联征,应诊断为 AOSC;若出现夏柯三联征,则应诊断为急性胆管炎。
③若仅有右上腹绞痛及墨菲征阳性,而无黄疸,则诊断为急性胆囊炎,而不要诊断为急性胆管炎。

【例 56】患者,女性,55 岁。阵发性右上腹绞痛伴呕吐 1 天。

患者于 1 天前无明显诱因突发右上腹绞痛,向右肩部放射,呕吐胃内容物数次,伴发热,体温 T38℃,无寒战,大小便正常。患者曾于 3 个月前因“重症胰腺炎”行完全胃肠外营养(TPN)治疗 1 月。

查体:T37.9℃,P112 次/分,BP120/90mmHg。神志清楚,全身皮肤及巩膜无黄染。腹部对称,腹式呼吸存在。上腹腹肌紧张,右上腹有压痛及反跳痛,Murphy 征阳性,肝胆脾未触及。移动性浊音阴性,肠鸣音减弱。

辅助检查:血 WBC15.0×10^9/L,N88%。B 超示胆囊 9cm×5cm,壁厚 0.4cm,呈“双边征”,周围有液性暗区,内无结石声影,胆总管直径 0.6cm。

要求:根据以上病历摘要,请将初步诊断、诊断依据(如有两个或以上诊断,应分别列出各自诊断依据)、鉴别诊断、进一步检查与治疗原则写在答题纸上。

评分标准(总分 22 分)

1. 初步诊断(4 分)

(1)急性胆囊炎(3 分);(2)局限性腹膜炎(1 分)。

2. 诊断依据(初步诊断错误,诊断依据不得分;未分别列出各自诊断依据,扣 1 分)(5 分)

(1)急性胆囊炎:

①40岁以上女性，急性起病。阵发性右上腹绞痛伴呕吐1天，伴发热，无寒战(1分)。

②查体：T37.9℃，无黄疸，上腹腹肌紧张，右上腹有压痛及反跳痛，Murphy征阳性(1.5分)。

③白细胞计数及中性粒细胞比例均增高。B超示胆囊9cm×5cm，壁厚呈“双边征”，内无结石声影(1分)。

(2)局限性腹膜炎：

①急性胆囊炎诊断成立(0.5分)。

②上腹腹肌紧张，右上腹有压痛及反跳痛(0.5分)。

③B超示胆囊周围有液性暗区(0.5分)。

3. 鉴别诊断(4分)

①急性胰腺炎(1分)；②消化道穿孔(1分)。

③输尿管结石(1分)；④高位阑尾炎(0.5分)。

⑤右侧肺炎或胸膜炎(0.5分)。

4. 进一步检查(4分)

①腹部及胸部X线片(2分)；②血、尿淀粉酶测定(1分)；③肝功能检查(1分)。

5. 治疗原则(5分)

①非手术治疗：禁食、胃肠减压、联合使用抗生素、对症治疗(2分)。

②手术治疗：胆囊切除术(2分)。

③引流术：对难以耐受手术者，可采用经皮胆囊穿刺造口引流手术(1分)。

注意：①B超测量胆囊正常大小为8~12cm×3~5cm；胆总管直径0.6~0.8cm，>1.0cm称为胆总管增粗。
②本题不要遗漏“局限性腹膜炎”的副诊断。

【例57】男性，62岁，反复发作性右上腹绞痛2年，腹痛加重伴皮肤黄染、发热1天。

患者2年前出现右上腹绞痛，当地医院诊断为“急性胆囊炎，胆囊结石”行胆囊切除术，术后绞痛症状一度缓解。之后又出现右上腹疼痛，多于进食油腻食物后发生，无发热及黄疸。1天前突感右上腹绞痛，伴寒战、发热，皮肤、巩膜黄染，急诊入院。既往体健。

查体：T39.5℃，P98次/分，R20次/分，BP130/80mmHg。神清合作，皮肤、巩膜黄染。浅表淋巴结未触及肿大。心肺未见异常。腹部平坦，可见右上腹旁正中切口瘢痕，未见肠型及蠕动波，右上腹压痛，无肌紧张、反跳痛，未触及肿物，肝脾肋下未触及，肠鸣音正常。

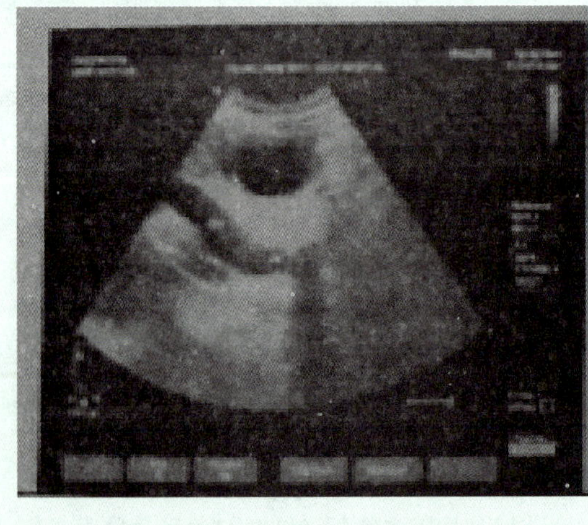

实验室检查：总胆红素36μmol/L，直接胆红素19.90μmol/L，肝功、电解质均在正常范围。血常规：Hb150g/L，WBC29.4×10^9/L，N0.89。

腹部B超检查见图(真题翻拍，不清晰，见谅)。

要求：根据以上病历摘要，请将初步诊断、诊断依据(如有两个或以上诊断，应分别列出各自诊断依据)、鉴别诊断、进一步检查与治疗原则写在答题纸上。

评分标准(总分22分)

1. 初步诊断(4分)

(1)急性梗阻性化脓性胆管炎(2.5分)。

(2)胆总管结石(1分)。

(3)胆囊切除术后(0.5分)。

2. 诊断依据(初步诊断错误，诊断依据不得分；未分别列出各自诊断依据，扣1分)(6分)

(1)急性梗阻性化脓性胆管炎：

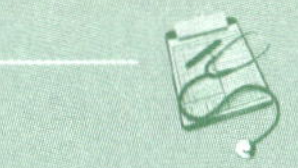

①反复发作右上腹绞痛，近期出现 Charcot 三联征（腹痛、黄疸、寒战发热）（1.5 分）。

②皮肤、巩膜黄染，右上腹压痛（1 分）。

③直接胆红素、白细胞总数及中性粒细胞比例升高（1 分）。

（2）胆总管结石：

①有胆囊切除手术史（0.5 分）。

②腹部 B 超显示胆总管扩张，胆总管内有结石（1.5 分）。

（3）胆囊切除术后：2 年前行胆囊切除术，查体可见右上腹旁正中切口瘢痕（0.5 分）。

3. 鉴别诊断（4 分）

① 胆道损伤导致的狭窄、梗阻（2 分）；② 胆道下段肿瘤（1 分）；③ 胆道蛔虫症（1 分）。

4. 进一步检查（4 分）

①腹部 CT 或 MRCP（磁共振胰胆管造影）（1.5 分）。

②尿常规和凝血功能检查（1 分）。

③必要时 ERCP（内镜逆行胰胆管造影）检查（1 分）。

④血肿瘤标志物（CEA、CA199 等）检查（0.5 分）。

5. 治疗原则（4 分）

① 抗感染治疗（2 分）。

② 急诊开腹探查，胆总管切开、探查、引流，或内镜下行 Oddi 括约肌切开、引流、取石（2 分）。

注意：目前急性梗阻性化脓性胆管炎（AOSC）的诊断均采用 1983 年中华医学会重庆胆道外科会议制定的标准，即临床上出现休克或下列 6 项中的 2 项：①精神症状，如表情淡漠、嗜睡、反应迟钝或谵语；②脉搏>120 次/分；③体温>39℃或<36℃；④WBC>20×10^9/L；⑤术中探查胆总管时，胆管压力明显增高，且为脓性胆汁；⑥血培养阳性。可见，诊断 AOSC 并不一定要求具备 Reynolds 五联征。此题为去年真题，不要因为没有血压降低、神志改变而误诊为急性胆管炎。

【例 58】女性，38 岁。腹痛伴高热 20 小时。

患者 20 小时前进食油腻食物后出现上腹疼痛，逐渐加重，随即发生寒战、高热，伴恶心、呕吐。发病以来，小便量少、色深。近期体重无明显改变。既往“胃病”10 余年，中医药治疗。3 年前因“胆囊结石、急性胆囊炎”行开腹胆囊切除术。无高血压、肝病病史。无烟酒嗜好。无遗传病家族史。

查体：T39.1℃，P120 次/分，R24 次/分，BP90/70mmHg。急性病容，皮肤未见出血点和皮疹，浅表淋巴结未触及肿大，皮肤、巩膜黄染，甲状腺不大。双肺未闻及干湿性啰音。心界不大，心率 120 次/分，律齐，各瓣膜听诊区未闻及杂音。腹平，右侧肋下可见手术瘢痕，右上腹明显压痛、反跳痛及肌紧张，肝脾肋下未触及，肝叩击痛（+），肝脏浊音界存在，移动性浊音（-）。双下肢无水肿。

实验室检查：血常规：Hb130g/L，RBC4.3×10^{12}/L，WBC23.1×10^9/L，N0.88，Plt295×10^9/L。尿胆红素（+），尿胆原（-）。

要求：根据以上病历摘要，请将初步诊断、诊断依据（如有两个或以上诊断，应分别列出各自诊断依据）、鉴别诊断、进一步检查与治疗原则写在答题纸上。

评分标准（总分 22 分）

1. 初步诊断（4 分）

（1）急性梗阻性化脓性胆管炎（3 分）；（2）胆囊切除术后（1 分）。

2. 诊断依据（初步诊断错误，诊断依据不得分；未分别列出各自诊断依据，扣 1 分）（5 分）

（1）急性梗阻性化脓性胆管炎：

①中年女性，进食油腻食物后出现急性腹痛伴寒战、高热（1 分）。

②查体：T39.1℃，黄疸，右上腹明显压痛、反跳痛及肌紧张，肝区叩击痛（+）（1 分）。

③尿胆红素(+),尿胆原(-)(1分)。

④血白细胞总数及中性粒细胞比例增高(1分)。

(2)胆囊切除术后:3年前行胆囊切除术,右侧肋下可见手术瘢痕(1分)。

3. 鉴别诊断(4分)

①肝脓肿(1分);②急性胰腺炎(1分);③急性肠梗阻(1分);④急性消化道穿孔(1分)。

4. 进一步检查(5分)

①腹部B超或CT或MRCP(2分);②立位腹部X线平片(1分)。

③肝功能,血电解质(1分);④血、尿淀粉酶(1分)。

5. 治疗原则(4分)

①急症胆管减压引流手术或ENBD或PTCD(2分)。

②积极抗感染,抗休克治疗(1分)。

③有条件可内镜介入治疗(1分)。

【例59】女性,56岁。反复右上腹胀痛3年,加重伴发热2天。

3年前因右上腹痛被诊断为胆石症,于外院行"保胆取石"手术。术后症状一度缓解。约半年后腹痛复发,逐渐加重,多于油腻饮食后发作,无发热及黄疸。2天前午饭后即感右上腹胀痛,向后背放射,伴恶心,未呕吐,自觉发热伴寒战,前来就诊。既往无心脏、肝、肾病史。

查体:T39℃,P90次/分,R24次/分,BP130/80mmHg。神清合作,皮肤、巩膜轻度黄染,浅表淋巴结未触及肿大,心肺未见异常。腹平坦,可见右肋缘下小切口瘢痕,未见肠型及蠕动波,右上腹轻度压痛,无肌紧张或反跳痛,Murphy征(+),肝脾肋下未触及,全腹未触及肿物,肠鸣音3次/分。

实验室检查:血常规:Hb140g/L,WBC12.1×10^9/L,N0.90,Plt126×10^9/L。

腹部B超:胆囊稍缩小,壁增厚、粗糙,内可见多个细小沙粒样结石影,部分位于胆囊颈;肝外胆管稍增粗,有小结石影;胰腺未见明显异常。

要求:根据以上病历摘要,请将初步诊断、诊断依据(如有两个或以上诊断,应分别列出各自诊断依据)、鉴别诊断、进一步检查与治疗原则写在答题纸上。

评分标准(总分22分)

1. 初步诊断(4分)

(1)胆石病:胆囊结石、胆管结石(仅答"胆囊结石"得1分,仅答"胆管结石"得1分)(2分)。

(2)胆道感染:急性胆囊炎,急性胆管炎(仅答"急性胆囊炎"得1分,仅答"急性胆管炎"得1分)(2分)。

2. 诊断依据(初步诊断错误,诊断依据不得分;未分别列出各自诊断依据,扣1分)(6分)

(1)胆石病:胆囊结石、胆管结石:

①右上腹反复胀痛3年。有"保胆取石"手术史(1分)。

②腹部B超显示胆囊壁增厚,粗糙,囊内可见细小结石影(1分)。

③腹部B超显示肝外胆管增粗,有小结石影(1分)。

(2)胆道感染:急性胆囊炎,急性胆管炎:

①近期出现右上腹胀痛,向后背放射,伴恶心,并发热伴寒战(1分)。

②查体:T39℃,皮肤、巩膜轻度黄染,右上腹压痛,Murphy征(+)(1分)。

③血白细胞总数及中性粒细胞比例升高(1分)。

3. 鉴别诊断(3分)

①消化性溃疡(1分);②急性胰腺炎(1分);③肝脓肿(1分)。

4. 进一步检查(4分)

①CT或者MRCP(磁共振胆胰管造影)(2分)。

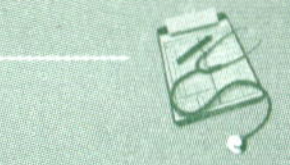

②肝功能、血尿淀粉酶、尿常规(尿三胆)检查(1.5分)。

③必要时胃镜检查(0.5分)。

5. 治疗原则(5分)

①禁食,输液(1分);②应用抗生素,术前准备(2分)。

③手术治疗:胆囊切除术,胆总管探查术(或鼻胆管引流)(2分)。

12. 急性胰腺炎

(1)诊断公式

急性胰腺炎=饱餐(脂肪餐)+上腹痛+腹膜刺激征+血尿淀粉酶增高。

(2)临床分型　分轻型和重型两型。

①轻型　多为水肿性胰腺炎,表现为上腹痛、恶心、呕吐;腹膜炎局限于上腹,体征轻;血尿淀粉酶增高。

②重型　多为出血坏死性胰腺炎。除上述症状外,腹膜炎范围广,体征重,腹胀明显,肠鸣音减弱或消失;可有腹部包块、腰胁部或脐周皮下瘀斑征;腹水呈血性或脓性;可伴休克;血 WBC$\geq 16\times 10^9$/L,血糖>11.1 mmol/L,血钙<1.87mmol/L。

【例60】女性,65岁。持续性上腹痛2天,伴发热、少尿5小时。

患者2天前进油腻食物后出现上腹部持续性疼痛,疼痛剧烈,不能平卧,服用“酵母片”及“颠茄合剂”无效。近5小时感发热,尿量不足50ml。既往曾患胆石病多年,间断口服药物治疗。

查体:T38.5℃,P108次/分,R26次/分,BP86/60mmHg。神志恍惚,四肢皮温低,巩膜黄染,浅表淋巴结未触及。肺肝界于右锁骨中线第6肋间,双肺听诊无异常。心率108次/分,律齐。腹部膨隆,腹肌紧张,全腹有压痛及反跳痛,肝脾触诊不满意,移动性浊音阳性,肠鸣音减弱。

实验室检查:血常规:Hb122g/L,RBC4.0$\times 10^{12}$/L,WBC19.5$\times 10^9$/L,N0.90,Plt250$\times 10^9$/L。CK-MB20U/L,TnT0.01ng/ml(正常值<0.05ng/ml)。血淀粉酶365U/L。

腹部B超:胆囊多发性结石,胆管扩张。胰腺肿大,弥漫性低回声改变,腹腔积液。

要求:根据以上病历摘要,请将初步诊断、诊断依据(如有两个或以上诊断,应分别列出各自诊断依据)、鉴别诊断、进一步检查与治疗原则写在答题纸上。

评分标准(总分22分)

1. 初步诊断(3分)

(1)重症急性胰腺炎(答出“急性胰腺炎”得1.5分)(2.5分);(2)胆石病(0.5分)。

2. 诊断依据(初步诊断错误,诊断依据不得分;未分别列出各自诊断依据,扣1分)(6分)

(1)重症急性胰腺炎:

①老年患者,急性病程,既往有胆石病史(0.5分)。

②进油腻食物后出现剧烈的持续性上腹部疼痛,伴发热及少尿。(1分)。

③体温达38.5℃,脉搏增快,呼吸急促,血压下降,四肢皮温低,全腹压痛及反跳痛,肌紧张,腹水征阳性,肠鸣音减弱(1.5分)。

④血淀粉酶升高,白细胞总数及中性粒细胞比例均增高,心肌坏死标记物正常(1.5分)。

⑤腹部B超:胆囊结石,胆管扩张,胰腺肿大,弥漫性低回声改变,腹腔积液(1分)。

(2)胆石病:既往病史及腹部B超检查所见(0.5分)。

3. 鉴别诊断(3分)

① 消化性溃疡穿孔(1分);② 急性肠梗阻(1分);③ 急性心肌梗死(1分)。

4. 进一步检查(4分)

① 血脂肪酶、血尿淀粉酶、腹水淀粉酶测定(1分)。

② 肝、肾功能,血胆红素,电解质(尤其血钙)及动脉血气分析(1分)。

③ 腹部 CT(1 分);④ 立位腹部 X 线平片(0.5 分);⑤ 心电图(0.5 分)。

5. 治疗原则(6 分)

① 重症监护,禁饮食,胃肠减压(1 分)。

② 扩容、补液,营养支持疗法,维持水电解质酸碱平衡(1 分)。

③ 合理应用抗菌药物(1 分)。

④ 抑制胰腺外分泌及胰酶活性,如抑酸剂、生长抑素等(1 分)。

⑤ 酌情考虑内镜治疗(1 分)。

⑥ 中医中药治疗及对症治疗(镇痛解痉)(0.5 分)。

⑦ 可酌情考虑外科治疗(0.5 分)。

【例 61】男性,67 岁。持续性腹痛 2 天。

患者 2 天前高脂餐后出现上腹部疼痛,后逐渐蔓延至全腹,难以忍受,疼痛向腰背部放射。于社区医院经禁食、补液、静脉应用雷尼替丁治疗后症状不缓解,1 天前转来我院。发病后有排气,未排便,半天来未排尿,近期体重无明显变化,既往“胃溃疡”病史 8 年,已治愈。间断饮酒,不吸烟。无手术及外伤史。

查体:T38.2℃,P125 次/分,R26 次/分,BP85/50mmHg。巩膜无黄染,双肺未闻及干湿性啰音,心界不大,心率 125 次/分,律齐,心音低钝,各瓣膜听诊区未闻及杂音。腹部膨隆,明显肌紧张,全腹压痛及反跳痛(+),肝脾触诊不清,移动性浊音(±),肠鸣音消失。双下肢无水肿。

实验室检查:血常规:Hb140g/L,RBC4.5×10^{12}/L,WBC16.5×10^{9}/L,N0.92,Plt320×10^{9}/L。血淀粉酶 180U/L,血钙 1.65 mmol/L,血糖 13.2mmol/L。腹水淀粉酶 786U/L。

要求:根据以上病历摘要,请将初步诊断、诊断依据(如有两个或以上诊断,应分别列出各自诊断依据)、鉴别诊断、进一步检查与治疗原则写在答题纸上。

评分标准(总分 22 分)

1. 初步诊断(3 分)

重症急性胰腺炎(仅答“急性胰腺炎”得 2 分)(3 分)。

2. 诊断依据(初步诊断错误,诊断依据不得分)(5 分)

①老年男性,急性病程(0.5 分)。

②高脂餐后持续性剧烈腹痛,自上腹部逐渐蔓延至全腹,疼痛向腰背部放射,经一般治疗不缓解,病情进展伴尿量减少(1 分)。

③发热、心率快,呼吸急促,血压低,腹部膨隆,全腹压痛、反跳痛及肌紧张(+),移动性浊音(±),肠鸣音消失(1.5 分)。

④血白细胞总数及中性粒细胞比例增高,血钙降低,血糖升高(1 分)。

⑤腹水淀粉酶升高(1 分)。

3. 鉴别诊断(4 分)

①消化性溃疡穿孔(1 分);② 急性肠梗阻(1 分)。

③急性胆管炎(0.5 分);④胆石病(0.5 分);⑤急性心肌梗死(1 分)。

4. 进一步检查(5 分)

①腹部 B 超(0.5 分);②上腹部增强 CT(1 分)。

③心电图,心肌损伤标志物(1 分);④立卧位腹部 X 线平片、胸部 X 线片或胸部 CT(1 分)。

⑤肝肾功能、电解质、血脂肪酶、血脂、CRP、动脉血气分析(1.5 分)。

5. 治疗原则(5 分)

①重症监护,氧疗,禁食,胃肠减压,营养支持(1 分)。

②积极补液扩容,维持水电解质、酸碱平衡(1.5 分)。

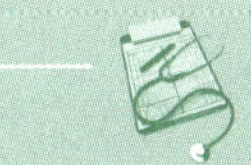

③静脉应用抑制胰液分泌、胰酶活性及抑制胃酸分泌的药物(0.5 分)。

④静脉应用抗菌药物(1 分)。

⑤对症处理,中医中药治疗(答出一项即得分)(0.5 分)。

⑥必要时外科治疗(0.5 分)。

13. 溃疡性结肠炎(助理不考)

(1)诊断公式

溃疡性结肠炎=左下腹痛+黏液脓血便+抗生素治疗无效+肠镜提示黏膜颗粒状。

(2)临床类型　分为初发型、慢性复发型、慢性持续型、急性暴发型 4 型。

(3)临床严重程度分型

①轻度　腹泻<4 次/日,便血轻或无,无发热、脉速,贫血无或轻,血沉正常。

②中度　介于轻度与重度之间。

③重度　腹泻>6 次/日,有明显黏液脓血便,体温>37.5℃,脉率>90 次/分,Hb<100g/L,ESR>30mm/h。

注意:不要将溃疡性结肠炎误诊为急性细菌性痢疾,两者均有左下腹痛、里急后重、脓血便。但溃疡性结肠炎无不洁饮食史、病程长且反复发作,急性细菌性痢疾则否。

【例 62】女性,33 岁。间断脓血便 1 年,加重 1 个月。

患者 1 年来间断脓血便,每日 2~5 次,每次量约 50~100 克,无发热,无明显腹痛。曾口服诺氟沙星及甲硝唑治疗 2 周无效。1 个月来无明显诱因症状加重,脓血便 8~10 次/天,血量较前增多,伴阵发性左下腹痛,里急后重,乏力,头晕,发热。体重下降 3 公斤。服用利福昔明等治疗 1 周效果不佳。否认疫水接触史。无药物及食物过敏史。无烟酒嗜好。无肿瘤家族史。

查体:T38.1℃,P96 次/分,R20 次/分,BP120/76mmHg。轻度贫血貌,皮肤未见出血点和皮疹,浅表淋巴结未触及肿大。双肺未闻及干湿性啰音,心界不大,心率 96 次/分,律齐,未闻及杂音。腹平软,左下腹深压痛,无反跳痛及肌紧张,未触及包块,肝脾肋下未触及,移动性浊音(-),肠鸣音活跃。双下肢无水肿。

实验室检查:血常规:Hb90g/L,WBC7.5×10^9/L,Plt125×10^9/L。血沉 50mm/h。粪常规:外观黏液脓血便,WBC 满视野/HP,RBC 成堆/HP,脓细胞可见。粪培养无致病菌生长。

要求:根据以上病历摘要,请将初步诊断、诊断依据(如有两个或以上诊断,应分别列出各自诊断依据)、鉴别诊断、进一步检查与治疗原则写在答题纸上。

评分标准(总分 22 分)

1. 初步诊断(4 分)

溃疡性结肠炎(慢性持续性,重度,活动期)(仅答"溃疡性结肠炎"得 3 分)(4 分)。

2. 诊断依据(初步诊断错误,诊断依据不得分)(6 分)

①慢性病程,反复不愈(1 分)。

②间断腹泻、脓血便、加重伴里急后重,抗菌药物治疗无效(1.5 分)。

③此次症状加重后脓血便次数及血量明显增加伴发热、腹痛(1.5 分)。

④查体:T>37.5℃,P>90 次/分,贫血貌,左下腹压痛,肠鸣音活跃(1 分)。

⑤粪常规:黏液脓血便,可见多量的红、白细胞,未见病原体(0.5 分)。

⑥贫血、血沉增快(0.5 分)。

3. 鉴别诊断(4 分)

①慢性细菌性痢疾 (1.5 分);②阿米巴肠炎(1 分);③结肠癌(0.5 分)。

④克罗恩病(0.5 分);⑤肠结核或其他感染性腹泻 (0.5 分)。

4. 进一步检查(答出"上消化道 X 线钡餐造影"扣 1 分)(4 分)

①结肠镜+黏膜活组织病理检查(2 分);②血 CRP、肝肾功能、电解质、肿瘤标志物(1 分)。

③血自身抗体(如p-ANCA)(0.5分);④进一步病原学及病因学检查(0.5分)。

5. 治疗原则(4分)

①一般治疗:适当休息,限制饮食(0.5分)。

②对症,营养支持治疗(0.5分)。

③静脉应用糖皮质激素治疗(1分);④合理应用抗生素治疗(1分)。

⑤氨基水杨酸制剂治疗(0.5分);⑥视病情变化,必要时手术治疗(或生物制剂治疗)(0.5分)。

14. 克罗恩病(助理不考)

(1)诊断公式

克罗恩病=反复发作右下腹痛+肠镜示节段性结肠病变+纵行溃疡+鹅卵石外观+肠腔狭窄。

(2)鉴别诊断　克罗恩病与溃疡性结肠炎的鉴别参阅《贺银成2019国家临床执业(助理)医师资格考试辅导讲义》。

【例63】女性,33岁。右下腹痛、腹泻1年。

患者1年前开始无明显诱因出现右下腹隐痛,常伴腹泻,大便1~3次/日,呈糊状,未见脓血便。间断低热,口服“头孢类抗生素”效果不佳。发病以来,食欲稍减退,小便正常,体重下降约5kg。既往无慢性胃肠疾病病史,无肿瘤家族史。

查体:T37.1℃,P88次/分,R18次/分,BP125/75mmHg。浅表淋巴结未触及肿大,巩膜无黄染。双肺未闻及干湿性啰音。心界不大,心率88次/分,律齐。腹部平软,右下腹深压痛,无反跳痛,未触及腹部包块,肝脾肋下未触及,移动性浊音(-)。双下肢无水肿。

辅助检查:血常规:Hb110g/L,RBC4.2×10^{12}/L,WBC6.0×10^9/L,Plt260×10^9/L。粪常规:镜检(-),隐血(-)。尿常规正常。

纤维结肠镜检查:升结肠节段性纵行溃疡,卵石样外观,无肠腔狭窄。

要求:根据以上病历摘要,请将初步诊断、诊断依据(如有两个或以上诊断,应分别列出各自诊断依据)、鉴别诊断、进一步检查与治疗原则写在答题纸上。

评分标准(总分22分)

1. 初步诊断(4分)

结肠克罗恩病(4分)。

2. 诊断依据(初步诊断错误,诊断依据不得分)(5分)

①中年女性,慢性病程(1分)。

②右下腹痛,腹泻,口服头孢类抗生素疗效不佳(1分)。

③查体见腹平软,右下腹深压痛,无反跳痛,未触及腹部包块,肝脾未触及,移动性浊音阴性(1分)。

④纤维结肠镜检查示升结肠节段性纵行溃疡,卵石样外观(2分)。

3. 鉴别诊断(4分)

①溃疡性结肠炎(1.5分);②慢性阑尾炎(1分);③结肠癌(1分);④慢性细菌性痢疾(0.5分)。

4. 进一步检查(5分)

①PPD试验(1分);②结肠镜检+病理学检查(2分);③粪便病原学检查(1分)。

④结核菌相关检查(0.5分);⑤肿瘤相关检查(0.5分)。

5. 治疗原则(4分)

①药物治疗(氨基水杨酸类、糖皮质激素、免疫抑制剂等)(2分)。

②缓解期给予硫唑嘌呤、英夫利昔单抗(1分)。

③对症治疗(0.5分)。

④若出现并发症,有手术指征时,可行手术治疗(0.5分)

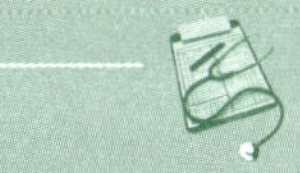

15. 肠梗阻

(1)诊断公式

肠梗阻=腹痛+恶心呕吐+腹胀+肛门停止排气排便(即痛、吐、胀、闭)+腹部平片示“阶梯状”液平。

(2)鉴别诊断　各种类型肠梗阻的鉴别《贺银成 2019 国家临床执业(助理)医师资格考试辅导讲义》。

【例 64】女性,48 岁。腹痛、腹胀、呕吐伴停止排便排气 2 天。

2 天前无明显诱因突发中下腹痛,为阵发性,逐渐加重,伴腹胀、恶心、呕吐和停止排便排气。1 天前腹痛加重,呈持续性。在社区诊所“保守治疗”无效急诊入院。发病以来,未进食,无便血,小便量少,体重无明显变化。2 年前行开腹子宫肌瘤切除术。

查体:T38℃,P90 次/分,R20 次/分,BP120/80mmHg。急性病容,神志清楚,检查合作。心肺检查未见异常。腹股沟区未见包块,全部膨隆,未见胃蠕动波,可见肠型,全腹有压痛、反跳痛、肌紧张、右下腹部明显,移动性浊音(±),未闻及肠鸣音。直肠指诊未及异常。

实验室检查:血常规:Hb126g/L,WBC15.0×10^9/L,N0.92,Plt215×10^9/L。血淀粉酶 64U/L。

诊断性腹腔穿刺:抽出少量血性腹水。

要求:根据以上病历摘要,请将初步诊断、诊断依据(如有两个或以上诊断,应分别列出各自诊断依据)、鉴别诊断、进一步检查与治疗原则写在答题纸上。

评分标准(总分 22 分)

1. 初步诊断(4 分)

(1)绞窄性肠梗阻(答“肠梗阻”得 2 分)(3 分)。(2)急性弥漫性腹膜炎(1 分)。

2. 诊断依据(初步诊断错误,诊断依据不得分;未分别列出各自诊断依据,扣 1 分)(5 分)

(1)绞窄性肠梗阻:

①突发腹痛、腹胀、呕吐、停止排便排气 2 天,有腹部手术史(1 分)。

②急性病容,全腹膨隆,可见肠型(1 分)。

③腹腔穿刺抽出少量血性腹水(1 分)。

(2)急性弥漫性腹膜炎:

①体温 38℃,全腹有压痛、反跳痛、肌紧张,未闻及肠鸣音(1 分)。

②血白细胞总数及中性粒细胞比例升高(1 分)。

3. 鉴别诊断(4 分)

①急性阑尾炎(1 分);②急性胰腺炎(1 分);③急性胆囊炎(1 分);④消化道穿孔(1 分)。

4. 进一步检查(5 分)

①立位腹部 X 线平片(2 分);②腹部 B 超(1 分)。

③心电图(1 分);④急查肝肾功能、电解质、凝血功能、动脉血气分析(1 分)。

5. 治疗原则(4 分)

①禁食,胃肠减压(1 分);②开放静脉,输液,应用抗生素(1 分)。

③手术治疗:急症手术行剖腹探查术,根据术中情况决定术式(2 分)。

【例 65】男性,68 岁。乏力、消瘦 8 个月,腹胀、停止排气排便 2 天。

患者 8 个月来无明显诱因出现乏力,偶见大便中混有暗红色血液,2 天前进食后出现腹胀,伴呃逆,未呕吐。腹胀进行性加重,2 天来未排气、排便,来院就诊。发病以来食欲、睡眠差,体重下降 10kg。否认传染病接触史,无烟酒嗜好,无遗传病家族史。

查体:T36.8℃,P100 次/分,R24 次/分,BP100/75mmHg。消瘦,神志清楚,浅表淋巴结未触及肿大,口唇及睑结膜苍白。双肺呼吸音清,未闻及干湿性啰音。心界不大,心率 100 次/分,律齐,各瓣膜听诊区未闻及杂音。腹膨隆,无压痛,肝脾肋下未触及,移动性浊音(-),肠鸣音亢进,呈金属调。双下肢无水肿。

实验室检查：血常规：Hb69g/L，RBC2.3×10^{12}/L，WBC9.6×10^9/L，N0.78，Plt310×10^9/L。

腹部B超：结肠肝曲可疑占位性病变。

要求：根据以上病历摘要，请将初步诊断、诊断依据（如有两个或以上诊断，应分别列出各自诊断依据）、鉴别诊断、进一步检查与治疗原则写在答题纸上。

评分标准（总分22分）

1. 初步诊断（4分）

（1）机械性肠梗阻（2.5分）；（2）结肠占位性病变（答"结肠肿瘤"或"结肠癌"均得1.5分）（1.5分）。

2. 诊断依据（初步诊断错误，诊断依据不得分；未分别列出各自诊断依据，扣1分）（5分）

（1）机械性肠梗阻：

①腹胀，停止排气、排便2天（1分）。

②查体：腹膨隆，肠鸣音亢进，呈金属调（1分）。

③B超示结肠肝曲占位性病变（1分）。

（2）结肠占位性病变：

①老年男性，乏力、消瘦、便血、贫血，进行性加重（1分）。

②机械性肠梗阻表现，B超显示结肠肝曲可疑占位性病变（1分）。

3. 鉴别诊断（3分）

①肠结核（1分）；②粪石梗阻（1分）；③溃疡性结肠炎（答"炎症性肠病"也得1分）（1分）。

4. 进一步检查（5分）

①血电解质，肝肾功能检查，肿瘤标志物（1分）。

②结肠镜+活组织病理学检查（2分）。

③胸部X线片（1分）；④腹部CT（1分）。

5. 治疗原则（5分）

①禁食，胃肠减压（1分）；②输液，维持水电解质酸碱平衡（1分）。

③剖腹探查，手术治疗（2分）；④适当输血（1分）。

16. 结直肠癌

（1）诊断公式

结肠癌=老年人+腹部隐痛+左或右侧腹包块+大便性状改变。

直肠癌=青年或老年+脓血便+直肠刺激征+直肠指检触及肿块+血染指套。

（2）晚期肿瘤的共同症状 消瘦、低热、局部肿块、转移浸润性症状等。

【例66】女性，38岁。腹胀、乏力、消瘦3个月。

患者3个月前开始出现腹胀、乏力，近2个月来偶有右侧腹部隐痛。发病以来食欲减退，逐渐消瘦，无鲜血便，但有时大便色黑，小便正常，体重下降约5kg。既往体健，月经规律，量正常。无烟酒嗜好。无遗传病家族史。

查体：T36.4℃，P88次/分，R22次/分，BP120/70mmHg。贫血貌，睑结膜和口唇略苍白。双肺未闻及干湿性啰音。心界不大，心率88次/分，律齐。腹平软，肝脾肋下未触及，右侧腹扪及一5.5cm×3cm纵行肿块，无压痛，活动度小，移动性浊音（-），肠鸣音正常。直肠指诊未见异常。

实验室检查：血常规：Hb90g/L，RBC3.5×10^{12}/L，WBC4.5×10^9/L，N0.68，Plt210×10^9/L。大便隐血阳性。尿常规（-）。

要求：根据以上病历摘要，请将初步诊断、诊断依据（如有两个或以上诊断，应分别列出各自诊断依据）、鉴别诊断、进一步检查与治疗原则写在答题纸上。

评分标准（总分22分）

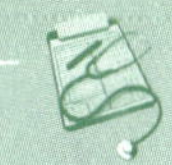

1. 初步诊断(4分)

(1)结肠癌(3分);(2)失血性贫血(1分)。

2. 诊断依据(初步诊断错误,诊断依据不得分;未分别列出各自诊断依据,扣1分)(5分)

(1)结肠癌:

①中年女性,腹胀伴乏力,右侧腹部隐痛,体重下降(1分)。

②右侧腹部扪及纵行肿块(1分)。

③大便隐血阳性(1分)。

(2)失血性贫血:

①有上消化道出血的症状:有时大便色黑(0.5分)。

②体征:贫血貌,睑结膜和口唇略苍白(0.5分)。

③Hb90g/L,RBC3.5×10^{12}/L,大便隐血阳性(1分)。

3. 鉴别诊断(3分)

① 炎症性肠病(1分);② 阑尾周围脓肿(1分);③ 肠结核(1分)。

4. 进一步检查(5分)

① 结肠镜及活组织病理检查(答"X线钡剂造影"得1分)(2分);②腹部B超或CT(1分)。

③ 血清癌胚抗原(CEA),PPD试验(1分);④ 胸部X线片(1分)。

5. 治疗原则(5分)

① 结肠癌根治性手术(2分);② 化疗(1分)。

③ 其他治疗,如免疫治疗、分子靶向治疗(1分);④ 必要时输血(1分)。

【例67】男性,71岁。大便习惯改变3个月,便血1周。

患者3个月前无明显诱因出现大便习惯改变,大便次数由原来1次/2~3日增多至1~3次/日,成形便,无腹痛及里急后重。1周来大便偶带暗红色血,量不多,成形,无腹痛,无低热、盗汗。3个月来体重下降约4kg。既往体健,无痔疮、结核病史,无药物过敏史。无烟酒嗜好。

查体:T36.5℃,P90次/分,R18次/分,BP130/90 mmHg。体型消瘦,轻度贫血貌,黏膜稍苍白,巩膜无黄染,浅表淋巴结未触及肿大。双肺未闻及干湿性啰音。心界不大,心率90次/分,律齐。腹软,腹部未触及异常包块,肝脾未触及,肠鸣音5次/分。双下肢不肿。

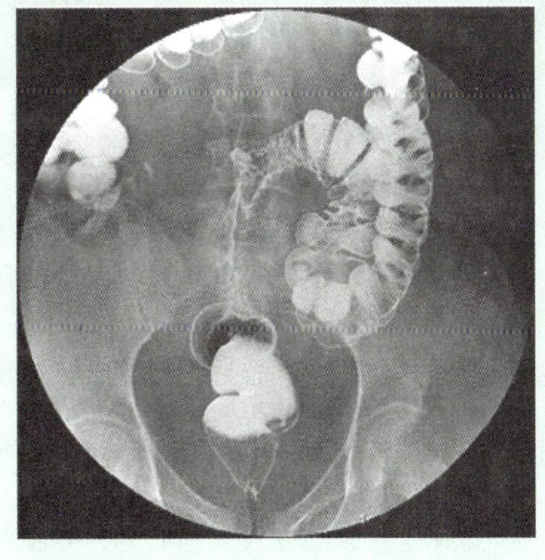

实验室检查:血常规 Hb108g/L,RBC4.0×10^{12}/L,WBC5.6×10^{9}/L,N0.67,L0.33。粪常规:黄软便,带血,镜检RBC20~30/HP。血CEA13ng/ml。

X线钡剂灌肠检查结果如图。

要求:根据以上病历摘要,请将初步诊断、诊断依据(如有两个或以上诊断,应分别列出各自诊断依据)、鉴别诊断、进一步检查与治疗原则写在答题纸上。

评分标准(总分22分)

1. 初步诊断(5分)

(1)乙状结肠癌(3分)(答"结肠癌"得2分)。

(2)失血性贫血(2分)(答"贫血"得1分)。

2. 诊断依据(初步诊断错误,诊断依据不得分;未分别列出各自诊断依据,扣1分)(5分)

(1)乙状结肠癌:

①老年男性,大便规律改变及便血,体重下降(1分)。

②大便镜检 RBC20~30/HP,CEA 值增高(1分)。

③钡剂灌肠示乙状结肠段有充盈缺损,狭窄(1分)。

(2)失血性贫血:①有消化道出血病史,体型消瘦,轻度贫血貌(1分);②血常规轻度贫血(1分)。

3. 鉴别诊断(4分)

①慢性细菌性痢疾(1分);②肠阿米巴病(1分);③炎症性肠病(1分);④肠结核(1分)。

4. 进一步检查(4分)

①结肠镜+活检(2分);②大便找阿米巴滋养体,粪便培养(1分);③腹部B超,胸部X线片(1分)。

5. 治疗原则(4分)

①手术治疗,根治性手术(2分)。

②化疗(1.5分)。

③其他辅助治疗:中医中药治疗、免疫治疗、放射治疗等(0.5分)。

【例68】男性,66岁。大便习惯改变1个月,伴血便3天。

1个月前开始大便由每日或隔日1次,逐渐变为每日1~2次,每次量不多。近2周大便每日可多达3次,量少,且伴有下坠和便不尽感觉。3天前排便后发现有少量暗红色血便。发病以来,进食、睡眠及小便正常,体重无明显下降。既往体健,无胃病和"痔疮"史,无高血压、肝病和心脏病史。无烟酒嗜好。

查体:T36℃,P82次/分,R18次分,BP135/80mmHg。一般情况可,无明显贫血貌,皮肤未见出血点和皮疹,浅表淋巴结未触及肿大,甲状腺不大,双肺未闻及干湿性啰音,心界不大,心率82次/分,律齐,未闻及杂音。腹稍膨隆,腹软,肝脾肋下未触及,左下腹近盆腔部轻度压痛,稍饱满,未触及明显肿物,移动性浊音(-),双下肢无水肿。

直肠指诊:于膝胸卧位11点处指尖刚能触及隆起肿物边缘。

实验室检查:血常规:Hb116g/L,RBC3.5×10^{12}/L,WBC7.8×10^{9}/L,N0.68,Plt206×10^{9}/L。血清CEA升高。粪常规:镜检偶见红细胞,隐血(+)。尿常规(-)。

肛门镜检查:距肛门约8cm处,可见菜花状肿物。

要求:根据以上病历摘要,请将初步诊断、诊断依据(如有两个或以上诊断,应分别列出各自诊断依据)、鉴别诊断、进一步检查与治疗原则写在答题纸上。

评分标准(总分22分)

1. 初步诊断(4分)

直肠癌(4分)。

2. 诊断依据(初步诊断错误,诊断依据不得分)(6分)

①老年男性,大便习惯改变1个月伴血便3天(1分);②直肠指诊触及隆起肿物(2分)。

③粪隐血(+)(1分);④血清CEA升高(1分);⑤肛门镜可见菜花状肿物(1分)。

3. 鉴别诊断(4分)

①痔(1分);②直肠息肉(1.5分);③炎症性肠病(1.5分)。

4. 进一步检查(4分)

①结肠镜+活组织病理检查(1分);②胸部X线片或CT(1分);③腹部B超、CT或MRI检查(2分)。

5. 治疗原则(4分)

①术前准备(1分);②手术治疗(经腹直肠癌切除术)(2分);③术后辅助化疗(1分)。

17. 肠结核(助理不考)

(1)诊断公式

肠结核=低热盗汗+腹痛+腹泻与便秘交替+右下腹包块+钡剂灌肠示激惹征。

(2)临床表现 肠结核好发于回盲部,表现为右下腹或脐周间歇痛,于进餐后加重,排便或排气后缓

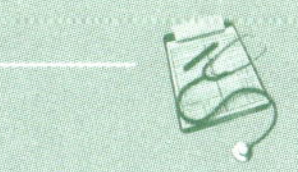

解。溃疡型肠结核多有腹泻、结核毒血症状。增生型肠结核多有便秘、腹部肿块，一般情况较好。

【例69】女性，37岁。右下腹痛、腹泻4个月，伴低热20天。

患者4个月前开始，自觉劳累后出现右下腹隐痛，常伴腹泻，大便3~5次/日，呈糊状，未见脓血便。曾于公社卫生院检查粪常规，镜检(-)，隐血(-)，未治疗。近20天出现发热，于午后多见，体温在37.5~38℃之间，口服"头孢类抗生素"效果不佳，为进一步诊治收入院。发病以来，食欲减退，小便正常，体重下降约5kg。既往无慢性胃肠疾病、妇科病。近半年月经不规律，无肿瘤家族史。

查体：T37.6℃，P88次/分，R18次/分，BP105/60mmHg。贫血貌，未见皮疹，浅表淋巴结未触及肿大，巩膜无黄染。双肺未闻及干湿性啰音。心界不大，心率88次/分，律齐。腹部平软，右下腹深压痛，无反跳痛，未触及腹部包块，肝脾肋下未触及，移动性浊音(-)。双下肢无水肿。

辅助检查：血常规：Hb110g/L，RBC3.7×10^{12}/L，WBC9.0×10^9/L，L0.55，Plt280×10^9/L。粪常规：镜检(-)，隐血(+)。尿常规正常。血沉52mm/h。钡剂灌肠检查见回盲部激惹征象。

要求：根据以上病历摘要，请将初步诊断、诊断依据(如有两个或以上诊断，应分别列出各自诊断依据)、鉴别诊断、进一步检查与治疗原则写在答题纸上。

评分标准(总分22分)

1.初步诊断(3分)

肠结核(3分)。

2.诊断依据(初步诊断错误，诊断依据不得分)(6分)

①中年女性，慢性病程(0.5分)。

②右下腹痛，腹泻伴午后低热，口服头孢类抗生素疗效不佳(2分)。

③查体：腹平软，右下腹深压痛，无反跳痛，未触及腹部包块，移动性浊音(-)(1.5分)。

④实验室检查：血淋巴细胞升高，粪隐血阳性，血沉增快。钡灌肠检查示回盲部激惹征象(2分)。

3.鉴别诊断(4分)

①炎症性肠病(1.5分)；②慢性阑尾炎(1分)；③肠道肿瘤(1分)；④肠寄生虫病(0.5分)。

4.进一步检查(5分)

①PPD试验(1分)；②结肠镜检+病理学检查(2分)；③粪便病原学检查(1分)。

④结核菌相关检查(0.5分)；⑤血CRP、肿瘤相关检查(0.5分)。

5.治疗原则(4分)

①营养和休息(1分)；②合理应用抗结核药物(2.5分)；③对症处理(0.5分)。

18. 结核性腹膜炎

(1)诊断公式

结核性腹膜炎=低热盗汗+腹痛+腹水+腹部包块+腹壁柔韧感。

(2)临床表现 结核毒血症、腹水常见。腹部包块多见于粘连型或干酪型。

注意：①肠结核及结核性腹膜炎的确诊并不容易。
②钡剂灌肠"激惹征"是诊断溃疡型肠结核的重要依据，确诊有赖于肠镜检查+活检。
③抽腹水找抗酸杆菌可确诊结核性腹膜炎，但阳性率极低，确诊有赖于腹腔镜检查+活检。

【例70】女性，36岁。腹胀伴低热2个月。

患者2个月来无明显诱因出现全腹胀，无恶心、呕吐，伴发热，体温波动于37.3℃~37.8℃。大便1~3次/日，呈糊状，无脓血便，无里急后重，自服"黄连素"治疗无效。发病以来食欲、睡眠可，小便正常，体重减轻2kg。15年前曾患"肺结核"。否认传染病接触史，父母体健，无遗传病家族史。

查体：T37.6℃，P88次/分，R16次/分，BP112/66mmHg。神志清楚，浅表淋巴结未触及肿大。双肺呼吸音清，未闻及干湿性啰音。心界不大，心率88次/分，律齐，各瓣膜听诊区未闻及杂音。腹部膨隆，触诊柔韧感，脐周压痛，无反跳痛，肝脾肋下未触及，移动性浊音(+)。双下肢无水肿。

实验室检查：血常规：Hb120g/L，RBC4.2×10^{12}/L，WBC5.2×10^{9}/L，N0.42，L0.55，Plt185×10^{9}/L。血沉 38mm/h。

要求：根据以上病历摘要，请将初步诊断、诊断依据（如有两个或以上诊断，应分别列出各自诊断依据）、鉴别诊断、进一步检查与治疗原则写在答题纸上。

评分标准（总分 22 分）

1. 初步诊断（3 分）

结核性腹膜炎（仅答"腹膜炎"得 2 分）。

2. 诊断依据（初步诊断错误，诊断依据不得分）（5 分）

①青年女性，亚急性病程（1 分）；②既往"肺结核"病史（0.5 分）。

③腹胀伴低热，消瘦（1 分）；④腹部柔韧感，脐周压痛，移动性浊音(+)（1.5 分）。

⑤血淋巴细胞比例增高，血沉增快（1 分）。

3. 鉴别诊断（3 分）

①恶性腹水（或肿瘤性腹水）（1 分）；②肝硬化腹水（1 分）；③其他疾病所致腹水（1 分）。

4. 进一步检查（5 分）

①PPD 试验或 T 淋巴细胞干扰素试验（T-SPOT.TB）（1 分）。

②腹水检查：常规、生化、ADA、抗酸染色及细胞学检查（1.5 分）。

③肝肾功能，抗核抗体谱，肿瘤标志物（1 分）。

④腹部 B 超、CT 检查，胸部 X 线片（1 分）。

⑤必要时肠镜、腹腔镜检查（0.5 分）。

5. 治疗原则（6 分）

①休息，加强营养，维持水电解质平衡（1 分）。

②按"早期、规律、全程、适量、联合"原则应用抗结核药物治疗（仅答"抗结核治疗"得 2 分）（3 分）。

③酌情放腹水（1 分）。

④对症治疗及健康教育（1 分）。

19. 急性阑尾炎

(1) 诊断公式

急性阑尾炎=转移性右下腹痛+麦氏点压痛。

(2) 注意事项　大纲不要求掌握特殊类型的阑尾炎。

【例 71】男性，53 岁。中上腹痛 2 天，右下腹痛 1 天。

2 天前晨起后出现上腹胀痛，自服"胃药"及卧床休息后略减轻，仅少量进食。1 天前出现右下腹持续疼痛，伴恶心，无呕吐，未进食。发病以来睡眠稍差，食欲差，排大便 1 次，无异常，尿少色深，近期体重无明显变化。既往体健。否认传染病接触史，无烟酒嗜好。

查体：T38.1℃，P102 次/分，R24 次/分，BP130/85mmHg。急性病容，浅表淋巴结未触及肿大，口唇无发绀，胸廓无畸形，双肺呼吸音清，未闻及干湿性啰音，心率 102 次/分，律齐，各瓣膜听诊区未闻及杂音，腹平，肝脾肋下未触及，麦氏点有固定压痛、反跳痛、肌紧张，余无压痛，全腹未触及包块，移动性浊音(-)，肠鸣音减弱，双下肢无水肿。

实验室检查：血常规：Hb124g/L，WBC18.7×10^{9}/L，N0.90，Plt240×10^{9}/L。

要求：根据以上病历摘要，请将初步诊断、诊断依据（如有两个或以上诊断，应分别列出各自诊断依据）、鉴别诊断、进一步检查与治疗原则写在答题纸上。

评分标准（总分 22 分）

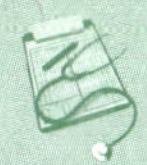

1. 初步诊断(3分)

急性阑尾炎(答“阑尾炎”得2分)(3分)。

2. 诊断依据(初步诊断错误,诊断依据不得分)(5分)

①中年男性,急性起病(0.5分);②转移性右下腹痛(1分)。

③发热(1分);④麦氏点固定压痛、反跳痛、肌紧张(2分)。

⑤血白细胞总数及中性粒细胞比例增加(1分)。

3. 鉴别诊断(4分)

①急性胆囊炎 (1分);②急性胃肠炎(1分)。

③上消化道穿孔(1分);④泌尿系结石(1分)。

4. 进一步检查(5分)

① 立位腹部X线平片(2分);②腹部B超或CT(2分);③尿常规(1分)。

5. 治疗原则(5分)

①禁食水,输液,对症治疗(1分);②静脉应用抗生素(2分);③急症行阑尾切除术(2分)。

20. 肛管直肠良性病变

(1)诊断公式

内痔=无痛+鲜血便+肛诊不能触及。

外痔=无痛+鲜血便+痔核。

血栓性外痔=剧痛+鲜血便+痔核缺血肿胀、触痛明显+肛周小肿物。

肛裂=便时便后两次疼痛+肛裂三联征。

肛瘘=间断少量脓血黏液从瘘管溢出+外口-瘘管-内口。

肛周脓肿=肛周疼痛+局部刺激征+有或无发热。

直肠脱垂=肿物(直肠)自肛门脱出+直肠指检感肛门括约肌无力。

(2)肛裂三联征 是指肛乳头肥大+前哨痔+肛裂。前哨痔并不是痔,而是肛裂时,下端皮肤因炎症、水肿及静脉、淋巴回流受阻,向下突出于肛门外形成的袋状皮垂。

【例72】男性,50岁。大便时肛门脱出肿物2年。

患者2年前开始每于大便干燥时排便引起肛门口脱出小肿物,伴有鲜血滴出,无疼痛,便后脱出物可自行回纳。近3个月来肛门脱出肿物逐渐增大,便后不能完全自行回纳,常常需要用手回纳。发病以来,经常便秘,睡眠好,体重无明显减轻。

查体:T36.7℃,P78次/分,R18次/分,BP110/70mmHg。心、肺、腹部检查未见异常。肛门直肠检查:膝胸位,肛门1、5、9点处可见肿物脱出,肿物突出于黏膜,质软,呈暗红色,挤压可变形。肛门未见皮肤裂口。直肠指诊:肛门括约肌松弛,直肠黏膜光滑,指套表面可见新鲜血迹。

实验室检查:血常规:Hb126g/L, WBC6.4×10^9/L,N0.68,Plt225×10^9/L。

要求:根据以上病历摘要,请将初步诊断、诊断依据(如有两个或以上诊断,应分别列出各自诊断依据)、鉴别诊断、进一步检查与治疗原则写在答题纸上。

评分标准(总分22分)

1. 初步诊断(4分)

内痔(3分),脱出(1分)。

2. 诊断依据(初步诊断错误,诊断依据不得分)(5分)

①老年男性,大便时肛门脱出肿物伴便血,无疼痛(1分)。

②便后脱出物可回纳(1分)。

③脱出肿物膝胸位在肛门1、5、9点处(1分)。

④直肠指诊:肛门括约肌松弛,直肠黏膜光滑,指套表面可见新鲜血迹(1分)。

⑤肿物突出于黏膜,质软,呈暗红色,挤压可变形(1分)。

3. 鉴别诊断(4分)

① 直肠癌(1分);② 直肠息肉(1分)。

③ 直肠脱垂(1分);④ 血栓性外痔(1分)。

4. 进一步检查(3分)

① 直肠镜(2分);② 粪常规、血 CEA(1分)。

5. 治疗原则(6分)

① 保持大便通畅,防止便秘和腹泻(1分)。

② 肛管内应用药物(1分)。

③ 硬化剂注射疗法、红外线凝固疗法等(2分)。

④ 必要时手术治疗(胶圈套扎、痔单纯切除术等)(2分)。

【例 73】患者,女,20岁。肛门疼痛、便血3天。

患者于3天前无明显诱因出现便血,为鲜血便,于便后滴出或喷射状流出,每次量约数滴至数毫升。伴肛门周围异物感及排便疼痛感。发病以来食欲正常,喜辣食,体重无变化。既往有便秘史5年。

查体:一般情况好。心肺腹(-)。肛门直肠检查:肛门口有直径1cm暗紫色肿物,表面光滑,边界清楚,质硬,触痛明显。

实验室检查:大便潜血阳性。

要求:根据以上病历摘要,请将初步诊断、诊断依据(如有两个或以上诊断,应分别列出各自诊断依据)、鉴别诊断、进一步检查与治疗原则写在答题纸上。

评分标准(总分22分)

1. 初步诊断(4分)

血栓性外痔(4分)。

2. 诊断依据(初步诊断错误,诊断依据不得分)(5分)

①女,20岁,肛门疼痛、便血3天(1分)。

②诱因为大便干结,便秘(1分)。

③查体:肛门口有直径1cm暗紫色肿物,表面光滑,边界清楚,质硬,触痛明显(2分)。

④大便潜血阳性(1分)。

3. 鉴别诊断(4分)

①外痔(1分);②肛裂(1分);③直肠息肉(0.5分)。

④直肠脱垂(0.5分);⑤直肠癌(1分)。

4. 进一步检查(4分)

①直肠镜检查(2分);②血清肿瘤标记物(CEA等)(2分)。

5. 治疗原则(5分)

①一般治疗:调整饮食,保持大便通畅,坐浴等(1分)。

②硬化剂注射、冷冻治疗等(2分)。

③手术治疗:痔切除术、环形痔切除术、血栓性外痔剥离术(2分)。

【例 74】女性,35岁。排便时及便后肛门疼痛6个月。

患者6个月来常出现排便时及排便后肛门疼痛,疼痛较剧烈,持续可达数小时,逐渐缓解,偶伴大便表面鲜红色血迹。排便时,肛门处有黄豆大小组织脱出肛门外。发病以来,进食正常,睡眠差,大便较干结,小便正常,体重无改变。既往体健,无烟酒嗜好,无遗传病家族史。

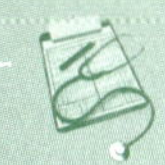

查体：T36.5℃，P75次/分，R18次/分，BP120/70mmHg。神志清楚。双肺呼吸音清，未闻及干湿性啰音。心率75次/分，律齐，各瓣膜听诊区未闻及杂音。腹平软，无压痛，肝脾肋下未触及。截石位肛门6点处可见皮赘及齿状线下方纵行皮肤破损，底面灰白，略硬。

实验室检查：血常规：Hb132g/L，RBC4.5×10^{12}/L，WBC7.5×10^9/L，N0.70，Plt220×10^9/L。尿常规(-)。

要求：根据以上病历摘要，请将初步诊断、诊断依据（如有两个或以上诊断，应分别列出各自诊断依据）、鉴别诊断、进一步检查与治疗原则写在答题纸上。

评分标准（总分22分）

1. 初步诊断（4分）

肛裂（4分）。

2. 诊断依据（初步诊断错误，诊断依据不得分）（4分）

①排便时及排便后肛门疼痛，偶伴大便表面鲜红色血迹（2分）。

②查体：截石位，肛门6点处可见皮赘及齿状线下方纵行皮肤破损，底面灰白，略硬（2分）。

3. 鉴别诊断（6分）

①炎症性肠病（2分）（答"溃疡性结肠炎"或"克罗恩病"均得1分）。

②肛周肿瘤（2分）；③痔（2分）。

4. 进一步检查（4分）

①粪常规检查（2分）；②必要时麻醉下直肠指诊（2分）。

5. 治疗原则（4分）

①排便后1:5000高锰酸钾温水坐浴，保持肛门清洁（2分）。

②口服缓泻剂，保持大便通畅（1分）。

③必要时手术治疗（1分）。

【例75】男性，30岁。肛周肿胀、疼痛10天。

患者10天前自觉肛门周围胀痛，疼痛逐渐加重，坠胀不适，排大便时疼痛加剧。无发热、畏寒，自行坐浴治疗，无明显好转。发病以来精神、饮食正常，睡眠差，大小便正常，体重无改变。既往体健，无高血压、糖尿病、肝病和心脏病病史，无烟酒嗜好，无遗传病家族史。

查体：T37.1℃，P76次/分，R18次/分，BP126/70mmHg，双肺呼吸音清，未闻及干湿性啰音，心率76次/分，律齐，各瓣膜听诊区未闻及杂音。腹软，无压痛，肝脾肋下未触及。膝胸位肛周3点距肛门约1cm处可见一6cm×4cm隆起，红肿，触痛明显。直肠指诊：直肠黏膜光滑完整，肠壁右侧可触及肿块，有压痛及波动感。

实验室检查：血常规：Hb135g/L，RBC4.5×10^{12}/L，WBC13.8×10^9/L，N0.88，Plt166×10^9/L。

要求：根据以上病历摘要，请将初步诊断、诊断依据（如有两个或以上诊断，应分别列出各自诊断依据）、鉴别诊断、进一步检查与治疗原则写在答题纸上。

评分标准（总分22分）

1. 初步诊断（3分）

肛周脓肿（3分）。

2. 诊断依据（初步诊断错误，诊断依据不得分）（6分）

①肛门周围胀痛，排大便时疼痛加剧（2分）。

②肛门右侧隆起，红肿，触痛明显；直肠指诊：肠壁右侧可触及肿块，有压痛及波动感（2分）。

③血白细胞总数及中性粒细胞比例升高（2分）。

3. 鉴别诊断（4分）

①肛瘘（1分）；②肛裂（1分）。

③痔(1分);④肛周恶性肿瘤并感染(1分)。

4. 进一步检查(4分)

①诊断性穿刺,脓液细菌培养+药敏试验(2分)。

②血清肿瘤标志物(如CEA)检测(1分)。

③盆腔B超,或CT或MRI(1分)。

5. 治疗原则(5分)

①脓肿切开引流(2分);②定期换药,坐浴(2分);③应用抗生素(1分)。

【例76】男性,35岁。肛门旁反复红肿痛2年,再发2天。

2年前因"肛旁脓肿"在当地医院行脓肿切开后好转,但局部留有小口。随后,每间隔几个月肛门左侧即红肿痛,局部清洗、坐浴、服用抗生素,肛旁小口流出脓液后疼痛缓解。2年来发作多次。近2天,因局部又有红肿痛前来就诊。既往体健,无慢性腹泻史,无结核病史。

查体:T37℃,P80次/分,R18次/分,BP130/80mmHg。一般情况良好,浅表淋巴结未触及肿大,甲状腺不大,双肺未闻及干湿性啰音,心界不大,心率80次/分,律齐,未闻及杂音。腹平软,无压痛,肝脾肋下未触及,移动性浊音(-),双下肢无水肿。

外科情况:肛门左侧红肿,局部可见瘘口,在膝胸位8点距肛门约1.5cm处挤压有脓液流出。直肠指诊于相应部位可触及结节和条索样物,有轻度压痛。肛门镜于相应的肛窦处可见内口。

实验室检查:血常规:Hb130g/L,WBC9.8×10^9/L,N0.64,Plt123×10^9/L。尿常规(-)。

要求:根据以上病历摘要,请将初步诊断、诊断依据(如有两个或以上诊断,应分别列出各自诊断依据)、鉴别诊断、进一步检查与治疗原则写在答题纸上。

评分标准(总分22分)

1. 初步诊断(4分)

低位单纯性肛瘘(仅答"低位肛瘘"或"单纯性肛瘘"得3分,仅答"肛瘘"得2分)(4分)。

2. 诊断依据(初步诊断错误,诊断依据不得分)(5分)

①2年来反复发作肛门部红肿痛,从肛旁小口流出脓液(2分)。

②既往无慢性腹泻史,无结核病史(1分)。

③查体:肛门左侧红肿,有外瘘口,挤压有脓液流出;在膝胸位8点,肛窦处可见内口(2分)。

3. 鉴别诊断(5分)

①复杂性肛瘘(1分);②肛裂(1分);③痔(1分)。

④肛管肿瘤 (1分);⑤皮脂腺囊肿继发感染(1分)。

4. 进一步检查(4分)

①肠镜检查,必要时活检(2分);②软质探针探查或MRI检查(2分)。

5. 治疗原则(4分)

①坐浴,局部清洗(1分)。

②应用抗生素(1分)。

③手术治疗:瘘管切开、瘘管切除或挂线疗法(2分)。

21. 腹外疝

(1)诊断公式

腹股沟斜疝=幼儿+可复性腹股沟包块+可进入阴囊。

腹股沟直疝=老年男性+腹股沟区半球形包块+很少进入阴囊。

股疝=40岁以上妇女+腹股沟韧带下方包块+决不进入阴囊+急性肠梗阻。

(2)斜疝、直疝和股疝的鉴别

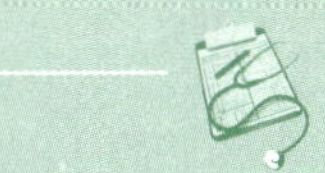

	腹股沟斜疝	腹股沟直疝	股疝
发病年龄	儿童与青壮年多见	多见于老年	40岁以上妇女
突出途径	经腹股沟管突出	由直疝三角突出	经股管突出
进入阴囊	可进入	很少进入	决不进入
疝块外形	椭圆形或梨形,有蒂	半球形,基底较宽	半球形,位于卵圆窝处
回纳疝块后压住内环	疝块不再突出	疝块仍可突出	疝块仍可突出
精索与疝囊的关系	精索在疝囊后方	精索在疝囊前外方	—
疝囊颈与腹壁下动脉关系	疝囊颈在腹壁下动脉外侧	疝囊颈在腹壁下动脉内侧	—
嵌顿机会	较多	极少	最易嵌顿(占60%)

【例77】男性,66岁。右下腹坠胀半年,加重1天。

患者半年来,时常发生右下腹坠胀感,无腹泻,无黏液脓血便,未予诊治。1天前搬重物时突感右下腹胀痛,无恶心、呕吐、腹泻。腹痛后未进食,未排大便,小便正常。发病以来精神、食欲可,体重无明显变化。既往体健,近5年体检,血压在160/90mmHg,未进一步检查及治疗。无外伤及腹部手术史,无肝病和心脏病病史。吸烟50余年,10~20支/日。无遗传病家族史。

查体:T37.3℃,P90次/分,R18次/分,BP170/90mmHg。皮肤未见出血点和皮疹,浅表淋巴结未触及肿大,结膜无苍白,巩膜无黄染,甲状腺未触及肿大。双肺未闻及干湿性啰音。心界不大,心率90次/分,律齐,各瓣膜听诊区未闻及杂音。腹平软,无压痛,肝脾肋下未触及,移动性浊音(-),肠鸣音亢进。右腹股沟区可触及8cm×4cm包块,触痛明显,无法还纳。双下肢无水肿。

实验室检查:血常规:Hb130g/L,RBC4.0×10^{12}/L,WBC10.5×10^{9}/L,N0.65,Plt195×10^{9}/L。尿常规(-)。

要求:根据以上病历摘要,请将初步诊断、诊断依据(如有两个或以上诊断,应分别列出各自诊断依据)、鉴别诊断、进一步检查与治疗原则写在答题纸上。

评分标准(总分22分)

1. 初步诊断(4分)

(1)右侧腹股沟疝(2分),嵌顿(1分)。

(2)高血压2级,中危(1分)。

2. 诊断依据(初步诊断错误,诊断依据不得分;未分别列出各自诊断依据,扣1分)(5分)

(1)右侧腹股沟疝嵌顿:

①老年男性,右下腹坠胀半年,搬重物诱发右下腹胀痛1天(2分)。

②查体:右腹股沟包块,触痛明显,无法还纳,肠鸣音亢进(2分)。

(2)高血压2级,中危:

①老年男性,有吸烟史,近5年血压偏高(0.5分)。

②查体血压170/90mmHg(0.5分)。

3. 鉴别诊断(4分)

①鞘膜积液(1.5分);②腹股沟淋巴结肿大(1.5分);③急性肠扭转(1分)。

4. 进一步检查(5分)

①包块透光试验(2分);②腹部(含包块)B超检查(1分)。

③立位腹部X线平片检查(1分);④急诊腹部CT(1分)。

5. 治疗原则(4分)

①急诊手术(2分);②祛除诱因(戒烟)(1.5分);③控制高血压(0.5分)。

【例 78】男孩，1 岁 6 个月。左侧腹股沟区包块 8 个月。

8 个月前哭闹时发现左腹股沟处隆起包块，安静后消失。此后包块渐增大，每于哭闹或咳嗽时出现。发病以来饮食、睡眠及大小便均正常，体重增长正常。无遗传病家族史。

查体：T36.4℃，P86 次/分，R24 次/分，BP90/60mmHg。双肺未闻及干湿性啰音，心界不大，心率 86 次/分，律齐，未闻及杂音。左腹股沟区可见约 3.5cm×2.5cm 包块，平卧后包块消失。腹平软，无压痛，肝脾肋下未触及，移动性浊音(-)，肠鸣音活跃。按住左腹股沟管深环处，让幼儿咳嗽，包块不再复出。

实验室检查：血常规：Hb126g/L，WBC6.8×10^9/L，N0.62，Plt108×10^9/L。粪常规(-)，尿常规(-)。

要求：根据以上病历摘要，请将初步诊断、诊断依据（如有两个或以上诊断，应分别列出各自诊断依据）、鉴别诊断、进一步检查与治疗原则写在答题纸上。

评分标准（总分 22 分）

1. 初步诊断（4 分）

(1) 左侧腹股沟斜疝（答"腹股沟疝"得 2 分）(3 分)；(2) 易复性疝(1 分)。

2. 诊断依据（初步诊断错误，诊断依据不得分；未分别列出各自诊断依据，扣 1 分）(5 分)

(1) 左侧腹股沟斜疝：

①男性幼儿，哭闹时发病(1 分)。

②左腹股沟包块，平卧后包块可消失(1 分)。

③按住左腹股沟管深环处，包块不再复出(2 分)。

(2) 易复性疝：左腹股沟包块于哭闹或咳嗽时出现，平卧后可消失(1 分)。

3. 鉴别诊断（5 分）

①鞘膜积液(2 分)；②隐睾(2 分)；③腹股沟肿大淋巴结(1 分)。

4. 进一步检查（4 分）

①包块透光试验(2 分)；②腹部 B 超(2 分)。

5. 治疗原则（4 分）

①避免慢性咳嗽、哭闹等(2 分)；②行疝囊高位结扎术(2 分)。

【例 79】患者，女性，45 岁。左大腿根部包块 1 年，肿大疼痛 4 小时。

患者于 1 年前洗澡时无意中发现左大腿根部有一半球形软性包块，无红肿疼痛，在长时间站立或咳嗽时包块可增大，平卧后可缓慢变小。未行任何治疗。4 小时前包块突然增大，变硬，疼痛。感下腹阵发性疼痛，恶心，呕吐胃内容物 2 次，量约 500ml。

查体：T37.1℃，P72 次/分，R20 次/分，BP130/90mmHg。体态略胖。心肺未见异常。腹部稍隆起，下腹可见肠型，腹肌紧张，压痛(+)，无反跳痛，移动性浊音阴性，肠鸣音亢进。左大腿根部可见 3cm×4cm 大小之半球形肿块，压痛明显，活动度差，平卧位不能消失。

辅助检查：血红蛋白 110g/L，白细胞 12×10^9/L，红细胞 4.0×10^{12}/L。腹部平片未见膈下游离气体，肠间可见多个液气平面。

要求：根据以上病历摘要，请将初步诊断、诊断依据（如有两个或以上诊断，应分别列出各自诊断依据）、鉴别诊断、进一步检查与治疗原则写在答题纸上。

评分标准（总分 22 分）

1. 初步诊断（4 分）

(1) 左股疝嵌顿(3 分)；(2) 急性机械性肠梗阻(1 分)。

2. 诊断依据（初步诊断错误，诊断依据不得分；未分别列出各自诊断依据，扣 1 分）(5 分)

(1) 左股疝嵌顿：

①中年女性，左大腿根部可复性包块 1 年，嵌顿 4 小时(0.5 分)。

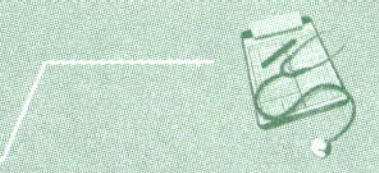

②查体：左大腿根部可见3cm×4cm大小之半球形肿块，压痛明显，活动度差，平卧位不能消失（2分）。

（2）急性机械性肠梗阻：

①左股疝嵌顿4小时（0.5分）。

②查体：腹部稍隆起，下腹可见肠型，腹肌紧张，压痛（+），移动性浊音阴性，肠鸣音亢进（1.5分）。

③腹部平片可见肠间多个液气平面（0.5分）。

3. 鉴别诊断（4分）

①腹股沟斜疝（1分）；②腹股沟直疝（1分）；③腹股沟淋巴结肿大（1分）；④脂肪瘤（1分）。

4. 进一步检查（4分）

①B超检查（2分）；②心电图（1分）；③三大常规、肝肾功能、电解质、血糖（1分）。

5. 治疗原则（5分）

①术前准备（1分）。

②急诊手术治疗，可行嵌顿肠管还纳、疝囊高位结扎+修补术。如术中发现肠管坏死，则应行坏死肠管切除+肠吻合术（4分）。

3. 腹部闭合性损伤（肝、脾、肠、肾损伤）（助理不考肠损伤）

（1）诊断公式

肝破裂＝右上腹部外伤史+血压下降+腹膜刺激征。

脾损伤＝左上腹部外伤史+腹腔内出血（血压降低）。

肠破裂＝腹部外伤史+剧烈腹痛+腹膜刺激征（助理不考）。

肾损伤＝腹部/腰部外伤史+血尿。

（2）实质性脏器损伤的临床表现 脾、胰、肾等实质性脏器或大血管损伤主要表现为腹腔内（或腹膜后）出血，包括面色苍白、脉率加快，严重时脉搏细弱，血压不稳，甚至休克。一般腹痛不剧烈，腹膜刺激征不严重。移动性浊音为腹腔内出血的有力证据，但属晚期体征。

（3）空腔脏器损伤的临床表现 胃肠道、胆道、膀胱等空腔脏器破裂的主要临床表现是弥漫性腹膜炎，最突出的表现为腹膜刺激征。

注意：①解题时，若为左上腹外伤史+腹腔内出血（血压降低、心率增快），则诊断为脾破裂。

②若为中腹部外伤史+腹膜刺激征（腹部压痛反跳痛肌紧张），则诊断为肠破裂。

③若为右上腹外伤史+腹腔内出血+腹膜刺激征，则诊断为肝破裂。

④书写诊断时，别忘了加上“腹部闭合性损伤、失血性休克”等主/副诊断。

【例80】患者，男性，24岁。高处坠落伤伴右上腹痛4小时。

患者于4小时前不慎从3米高架上跌落，右侧下胸部着地。伤后自觉右上腹部胀痛难忍，不敢大口呼吸。感口渴、咽干、心悸，四肢发凉，被同事送入医院救治。

查体：T37.2℃，P120次/分，BP80/50mmHg。神志清楚，面色苍白，表情痛苦，头部冷汗，四肢发凉。胸廓无畸形，右下胸部局限性压痛明显，有片状淤血，未触及骨擦音和骨擦感。腹部外形基本正常，全腹压痛、反跳痛、肌紧张，以右上腹明显，移动性浊音阳性，肠鸣音减弱。

辅助检查：外周血血红蛋白90g/L，白细胞12×10^9/L，血小板300×10^9/L。B超示肝右膈面有液性暗区，肠间隙增宽。立位腹部平片未见膈下游离气体。

要求：根据以上病历摘要，请将初步诊断、诊断依据（如有两个或以上诊断，应分别列出各自诊断依据）、鉴别诊断、进一步检查与治疗原则写在答题纸上。

评分标准（总分22分）

1. 初步诊断（4分）

（1）腹部闭合性损伤（1分）；（2）肝破裂（2分）；（3）失血性休克（1分）。

2. 诊断依据(初步诊断错误,诊断依据不得分;未分别列出各自诊断依据,扣1分)(5分)

(1)腹部闭合性损伤:肝破裂?

①年轻男性,右下侧胸部及上腹部外伤4小时,伤后感右上腹疼痛(1分)。

②查体:P120次/分,BP80/50mmHg,全腹压痛反跳痛肌紧张,以右上腹明显,移动性浊音阳性,肠鸣音减弱(2分)。

③Hb90g/L,白细胞升高。B超示肝右膈面有液性暗区,肠间隙增宽(1分)。

(2)失血性休克:

①上腹部外伤史,拟诊为肝破裂(0.5分)。

②脉搏增快,BP<90/60mmHg,面色苍白,头部冷汗,四肢发凉(0.5分)。

3. 鉴别诊断(4分)

①脾破裂(1分);②肠破裂(1分);③胸部闭合性损伤,肋骨骨折(1分);④胸腹联合性损伤(1分)。

4. 进一步检查(4分)

①诊断性腹腔穿刺(1分);②胸部X线检查(1分);③必要时腹部CT检查(1分);④尿常规(1分)。

5. 治疗原则(5分)

①严密观察病情,监测生命体征(1分)。

②抗生素预防感染(1分)。

③扩容抗休克,行输液输血治疗(1分)。

④边抗休克,边准备手术——行剖腹探查,肝破裂止血、清除积血等(2分)。

【例81】男性,27岁。外伤后腹痛3小时。

患者3小时前在足球场踢球时,不慎被球友踹伤左上腹部,当即感到左上腹部疼痛,为持续性胀痛,无头晕、头痛、意识障碍,无胸痛、咳嗽、咯血、呼吸困难,无大小便失禁。就近送医,行腹部B超检查示:腹腔积液,左膈下明显。给予补液治疗,病情未缓解,紧急转送入院,途中患者诉口渴、心慌、全身发冷。伤后患者精神差,未进食,未解大小便。既往体健,无烟酒嗜好,无遗传病家族史。

查体:T37.0℃,P130次/分,R25次/分,BP82/55mmHg。意识淡漠,贫血貌,浅表淋巴结未触及肿大,双侧瞳孔等大等圆,直径约3mm,对光反射灵敏,结膜苍白,巩膜无黄染,口唇苍白,伸舌居中,甲状腺不大。胸廓挤压征阴性,双肺未闻及干湿性啰音。心界不大,心率130次/分,律齐,心尖部未闻及病理性杂音。腹略膨隆,未见肠型及蠕动波,未见腹壁浅静脉怒张,腹肌略紧张,全腹有压痛,左上腹明显,有反跳痛,肝脾肋下均未触及,Murphy征(-),双肾区无叩痛,移动性浊音(+),听诊肠鸣音2次/分。脊柱、骨盆、四肢无异常。

实验室检查:血常规:Hb72g/L,RBC2.85×10^{12}/L,WBC11.5×10^9/L,N0.80,Plt120×10^9/L。尿常规(-)。

要求:根据以上病历摘要,请将初步诊断、诊断依据(如有两个或以上诊断,应分别列出各自诊断依据)、鉴别诊断、进一步检查与治疗原则写在答题纸上。

评分标准(总分22分)

1. 初步诊断(4分)

(1)腹部闭合性损伤(1分),脾破裂(1.5分);(2)失血性休克(1.5分)。

2. 诊断依据(初步诊断错误,诊断依据不得分;未分别列出各自诊断依据,扣1分)(6分)

(1)腹部闭合性损伤,脾破裂:

①踢球时被踹伤,左上腹为直接受力点(1分)。

②腹部持续疼痛,左上腹部显著(1分)。

③腹肌略紧张,全腹压痛,左上腹明显,移动性浊音(+)(1分)。

④腹部超声提示:腹腔积液,左膈下明显(1分)。

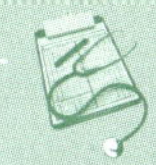

(2)失血性休克:

①外伤史明确(0.5分)。

②出现口渴、心慌、全身发冷(0.5分)。

③P130次/分,BP82/55mmHg,意识淡漠,贫血貌(0.5分)。

④腹部超声提示腹腔积液,血常规示Hb72g/L(0.5分)。

3.鉴别诊断(4分)

①胸部损伤(肋骨骨折或血气胸)(1分);②肝破裂(1分)。

③胃肠损伤(1分);④胰腺损伤(0.5分);⑤肾脏损伤(0.5分)。

4.进一步检查(4分)

①诊断性腹腔穿刺(2分);②胸腹部X线或CT检查(1分);③尿常规及血、尿淀粉酶检查(1分)。

5.治疗原则(4分)

①严密监测生命体征,禁食水(1分);②输血、输液,补充血容量,抗休克(2分)。

③应用抗生素等(1分);④急诊手术(1分)。

【例82】患者,男性,20岁。右腰部外伤、肉眼血尿4小时。

患者于4小时前不慎从2楼摔下,右腰部撞在地上一根木桩上。当即感右腰部疼痛难忍,伴恶心未呕吐。伤后排尿1次,颜色鲜红,有血块,来院急诊。平素体健,否认肝炎、结核病病史,无药物过敏史。

查体:T37.2℃,P120次/分,BP85/60mmHg。神志清楚,痛苦面容。心肺无异常发现。腹部稍膨隆,右上腹部压痛(+),未触及包块,移动性浊音阴性,肠鸣音减弱。右腰部大片皮下瘀斑,局部肿胀,触痛明显。膀胱区叩诊浊音,尿道口有血迹。

辅助检查:血常规:Hb98g/L,WBC10.2×10^9/L。尿常规:RBC满视野,WBC0~2个/HP。B超:右肾影增大,结构不清,肾内回声失常,包膜不完整,肾周呈现大片环状低回声。胸片正常。

要求:根据以上病历摘要,请将初步诊断、诊断依据(如有两个或以上诊断,应分别列出各自诊断依据)、鉴别诊断、进一步检查与治疗原则写在答题纸上。

评分标准(总分22分)

1.初步诊断(4分)

(1)右肾外伤(挫裂伤)(2分);(2)失血性休克(1分);(3)失血性贫血(1分)。

2.诊断依据(初步诊断错误,诊断依据不得分;未分别列出各自诊断依据,扣1分)(5分)

(1)右肾外伤(挫裂伤):

①青年男性,右腰部外伤4小时。伤后右腰部疼痛,肉眼血尿(1分)。

②体征:腹部膨隆,右上腹压痛,右腰部皮下瘀斑,局部肿胀,触痛明显。膀胱区叩诊浊音,尿道口有血迹(1分)。

③尿常规:RBC满视野。B超所见(1分)。

(2)失血性休克:

①右腰部外伤4小时,拟诊为右肾挫裂伤(0.5分);②P120次/分,BP85/60mmHg(0.5分)。

(3)失血性贫血:

①右腰部外伤4小时,拟诊为右肾挫裂伤(0.5分);②Hb98g/L(0.5分)。

3.鉴别诊断(3分)

①肝破裂(2分);②肠破裂(1分)。

4.进一步检查(5分)

①腹部CT(2分);②排泄性尿路造影(3分)。

5.治疗原则(5分)

①一般治疗:绝对卧床休息,观察生命体征,同时明确有无其他脏器合并伤(1分)。

②保守治疗:抗休克、抗感染、止血及对症处理(2分)。
③必要时手术治疗:手术探查(1分)。
④B超监测腰部肿块范围有无增大(1分)。

四、泌尿系统疾病

1. 急性肾小球肾炎

(1)诊断公式

急性肾小球肾炎=儿童+病前链球菌感染史+肾炎综合征+C_3↓+ASO↑+一过性肾功能受损。

(2)临床表现 急性肾炎多见于儿童,表现为急性肾炎综合征,即血尿、水肿、高血压、一过性肾功能损害。

注意:①急性肾炎常因β-溶血性链球菌感染所致,所以试题常设计为病前1~3周上呼吸道感染史。
②血浆尿素氮(BUN)正常值成人为3.2~7.1mmol/L,儿童为1.8~6.5mmol/L。
血肌酐(Scr)正常值76~88.41μmol/L,补体C_3正常值0.8~1.5g/L。

【例83】男性,17岁。水肿1周,尿量减少1天。

患者1周前无明显诱因晨起发现双眼睑水肿,进行性加重,1天后出现双下肢水肿,伴尿中泡沫增多,尿色基本正常。1天来自觉尿量较前减少,约500~600ml。无夜尿增多,无发热、皮疹、关节痛。2周前曾患"急性扁桃体炎",经当地医院抗感染治疗后好转。否认肝炎、结核病病史,无高血压、糖尿病、肾脏病史及家族史。

查体:T36.8℃,P72次/分,R18次/分,BP145/95mmHg。皮肤未见出血点和皮疹,浅表淋巴结未触及肿大,双眼睑水肿,双肺未闻及干湿性啰音,心界不大,心率72次/分,律齐,各瓣膜听诊区未闻及杂音,腹平软,无压痛,肝脾肋下未触及,移动性浊音(-),双下肢中度凹陷性水肿。

实验室检查:血常规:Hb141g/L,WBC6.5×10^9/L,N0.65,Plt263×10^9/L。尿常规:蛋白(++),RBC25~30/HP。SCr96μmol/L,BUN7.3mmol/L,Alb38g/L。

要求:根据以上病历摘要,请将初步诊断、诊断依据(如有两个或以上诊断,应分别列出各自诊断依据)、鉴别诊断、进一步检查与治疗原则写在答题纸上。

评分标准(总分22分)

1. 初步诊断(4分)

急性肾小球肾炎(4分)。

2. 诊断依据(初步诊断错误,诊断依据不得分)(5分)

①青少年男性,急性病程,起病3周内有前驱感染(1.5分)。
②水肿,尿量较前减少(1分)。
③查体示BP145/95mmHg,眼睑及双下肢水肿(1分)。
④尿液检查示镜下血尿及蛋白尿(1.5分)。

3. 鉴别诊断(4分)

①慢性肾小球肾炎(1.5分)。
②急进性肾小球肾炎(1.5分)。
③继发性肾小球疾病(或答"系统性疾病肾脏受累")(1分)。

4. 进一步检查(5分)

①尿相差显微镜检查,24小时尿蛋白定量(1分)。
②监测肾功能(0.5分)。
③血补体、抗链球菌溶血素"O"、乙肝病毒免疫标志物、抗核抗体谱检查(2分)。

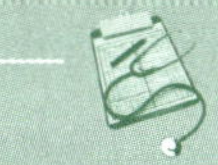

④肾脏B超检查(1分)。

⑤必要时肾穿刺活检(0.5分)。

5. 治疗原则(4分)

①休息,限制水、盐摄入(1分)。

②对症治疗:利尿消肿、降血压(2分)。

③如肾功能进行性恶化发生急性肾损伤,必要时可采用透析治疗(1分)。

2. 慢性肾小球肾炎

(1)诊断公式

慢性肾小球肾炎=慢性肾病史+血尿+蛋白尿+水肿+高血压+肾功能减退。

(3)临床表现　慢性肾炎的临床表现多样,基本临床表现为血尿、蛋白尿、高血压、水肿、肾功能损害等,病情迁延,逐渐发展为慢性肾衰竭。

注意:①"慢性肾炎"和"高血压肾损害"两者均有肾功能损害及高血压。

②前者主要表现为长期肾病史+血压的轻度增高,后者主要表现为长期高血压病史+轻度肾损害。

③有些试题所给病史虽短,但可能为慢性肾炎的隐匿性表现,不要误诊为急性肾炎。

【例84】男性,35岁。反复肉眼血尿伴尿泡沫增加5年,间断头晕、头痛1个月。

患者5年前"感冒"后突然出现全程肉眼血尿,呈洗肉水样,伴尿中泡沫增加,当地医院查尿常规示:红细胞满视野/HP,蛋白(++),予"青霉素"抗感染1周,尿色恢复正常。此后上述情况又出现2次,均发生在"上呼吸道感染"后,肉眼血尿持续1~2天可消失,无尿量减少,无尿频、尿急、尿痛,无发热、皮疹、关节痛。1个月前因工作劳累,间断感头晕、头痛,并发现双下肢凹陷性水肿,自测血压达150/95mmHg。发病以来食欲、睡眠如常,大便正常,体重无明显变化。既往体健,无高血压、肾脏疾病家族史。

查体:T36.2℃,P67次/分,R18次/分,BP155/90mmHg。皮肤未见出血点和皮疹,浅表淋巴结未触及肿大。双肺未闻及干湿性啰音。心界不大,律齐,各瓣膜听诊区未闻及杂音。腹平软,无压痛,肝脾肋下未触及,移动性浊音(-)。双下肢轻度凹陷性水肿。

实验室检查:血常规:Hb116g/L,WBC7.5×10^9/L,N0.65,Plt305×10^9/L。血生化:Cr87μmol/L,BUN6.8mmol/L。尿常规:RBC25~30个/HP,Pro(++)。尿相差显微镜检查:80%为变形红细胞。

要求:根据以上病历摘要,请将初步诊断、诊断依据(如有两个或以上诊断,应分别列出各自诊断依据)、鉴别诊断、进一步检查与治疗原则写在答题纸上。

评分标准(总分22分)

1. 初步诊断(4分)

慢性肾小球肾炎(4分)。

2. 诊断依据(初步诊断错误,诊断依据不得分)(5分)

①青年男性,慢性病程,无高血压家族史(1分)。

②反复肉眼血尿伴尿泡沫增加,水肿、头晕、头痛(2分)。

③查体:血压高(155/90mmHg),双下肢水肿(1分)。

④尿常规提示血尿、蛋白尿,尿相差显微镜检查提示肾小球源性血尿(1分)。

3. 鉴别诊断(4分)

①继发性肾小球肾炎(如狼疮性肾炎、过敏性紫癜性肾炎、乙肝病毒相关性肾炎)(1.5分)。

②高血压肾损害(1.5分);③无症状性血尿和蛋白尿(1分)。

4. 进一步检查(5分)

①24小时尿蛋白定量(1分);②肾脏B超检查(1分);③肾穿刺活检(1分)。

④血抗链球菌溶血素O、补体、乙肝病毒免疫标志物、抗核抗体谱检查(2分)。

5. 治疗原则(4分)

①低盐饮食(1分)。

②控制血压:首选血管紧张素转换酶抑制剂(1.5分)。

③根据肾穿刺结果,必要时予免疫抑制治疗(1分)。

④避免感染、劳累和肾毒性药物的应用(0.5分)。

3. 尿路感染

(1)诊断公式

急性肾盂肾炎=女性+膀胱刺激征+发热+肾区叩痛+脓尿(白细胞管型)。

急性膀胱炎=女性+膀胱刺激征(无发热、无肾区叩痛、无白细胞管型,但可有脓尿)。

慢性肾盂肾炎急发=尿路结石+反复膀胱刺激征+静脉肾盂造影示肾盂肾盏变形+肾小管损害。

(2)慢性肾盂肾炎的诊断

①病因　如尿路结石(试题中最常见)、尿路畸形、肿瘤等。

②病程　超过半年。

③检查　a. 肾外形凹凸不平、两肾大小不等;b. 静脉肾盂造影可见肾盂肾盏变形、缩窄;c. 持续性肾小管功能损害。具备a、b项的任何一项,再加c项可诊断为慢性肾盂肾炎。

【例85】女,48岁。发热伴腰痛、尿频、尿急、尿痛3天。

患者3天前劳累后突起畏寒、发热,体温最高39.2℃,同时伴右侧腰部胀痛及尿频、尿急、尿痛,无肉眼血尿及排尿困难,伴恶心,无呕吐。自服"左氧氟沙星"(0.2g,每日3次),症状无缓解,体温波动于37.8℃~38.8℃。发病以来食欲减退,睡眠欠佳,尿量正常,大便如常,体重无明显变化。既往1年前体检发现血糖升高(空腹7.8mmol/L),未进一步诊治。3个月前憋尿后曾发作一次尿频、尿急、尿痛,自服"左氧氟沙星"2天后好转。母亲患糖尿病。

查体:T38.5℃,P98次/分,R20次/分,BP135/80mmHg。皮肤未见出血点和皮疹,浅表淋巴结未触及肿大,双眼睑无水肿,巩膜无黄染,咽部无充血,双扁桃体无肿大,双肺未闻及干湿性啰音,心界不大,心率98次/分,律齐,各瓣膜听诊区未闻及杂音,腹平软,无压痛,肝脾肋下未触及,移动性浊音(-),右侧肾区叩击痛阳性,双下肢无水肿。

实验室检查:血常规:Hb120g/L,WBC13.4×10^9/L,N0.82,Plt168×10^9/L。尿常规:糖(+++),WBC40~50/HP,RBC3~5/HP,亚硝酸盐阳性。SCr78μmol/L,BUN5.8mmol/L,空腹血糖11.3mmol/L,TP72g/L,Alb40g/L,血钾4.2mmol/L。

要求:根据以上病历摘要,请将初步诊断、诊断依据(如有两个或以上诊断,应分别列出各自诊断依据)、鉴别诊断、进一步检查与治疗原则写在答题纸上。

评分标准(总分22分)

1. 初步诊断(4分)

(1)急性肾盂肾炎(答"尿路感染"得2分)(3分);(2)2型糖尿病(答"糖尿病"得0.5分)(1分)。

2. 诊断依据(初步诊断错误,诊断依据不得分;未分别列出各自诊断依据,扣1分)(4分)

(1)急性肾盂肾炎:

①中年妇女,急性病程,有尿路感染的易感因素(高血糖)(1分)。

②发热伴腰痛、尿频、尿急、尿痛(0.5分)。

③体温高,右肾区叩痛阳性(0.5分)。

④血常规示白细胞总数及中性粒细胞比例升高。尿常规示白细胞显著增多,亚硝酸盐阳性(1分)。

(2)2型糖尿病:有糖尿病家族史,2次空腹血糖大于7mmol/L,尿糖(+++)(1分)。

3. 鉴别诊断(4分)

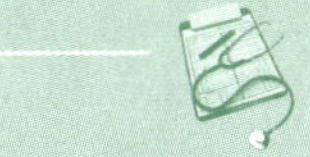

①急性膀胱炎(1分);②尿道综合征(1分)。

③泌尿系统结核(1分);④慢性肾盂肾炎急性发作(1分)。

4. 进一步检查(5分)

①清洁中段尿培养+药物敏感试验(1.5分)。

②尿NAG、β_2微球蛋白(答出其中一个可得1分)(1分)。

③尿沉渣涂片找结核菌(1分)。

④泌尿系统B超(1.5分)。

5. 治疗原则(5分)

①休息、对症、多饮水、必要时补液(1分)。

②胰岛素控制血糖(1分)。

③抗感染治疗:未取得尿培养结果前,经验性选择对革兰阴性杆菌有效的药物(1分);治疗72小时显效者无需换药,否则根据药敏结果更换抗生素(1分);抗生素总疗程2周(1分)(3分)。

4. 尿路结石(助理不考)

(1)诊断公式

尿路结石=阵发性腰背部或上腹绞痛+血尿。

(2)尿路结石的临床特点

①上尿路结石 主要表现为疼痛和血尿,可为肉眼血尿或镜下血尿。

②下尿路结石(膀胱结石) 典型症状为排尿突然中断,改变体位后可继续排尿。

③体征 可有患侧肾区叩痛。

【例86】患孩,男性,13岁。排尿困难3天。

患孩于3天前无明显诱因突然出现排尿时尿流中断,伴疼痛不适。活动变换体位后,可以继续排尿。因为不影响学习,当时并未介意。此后排尿时尿流中断不断出现,并伴有轻度尿频、尿急、尿痛。发病以来,食欲、睡眠未受影响。

体格检查:T36.8℃,P70次/分,R14次/分,BP100/68mmHg。心肺无异常发现。腹部略隆起,全腹柔软,无压痛,肝脾未及,肠鸣音正常。外科情况:排尿后膀胱区无触痛,未叩及膀胱浊音区。尿道口正常,未见红肿,未见异常分泌物流出。

辅助检查:血常规正常。尿液常规检查:RBC10~15/HP。

要求:根据以上病历摘要,请将初步诊断、诊断依据(如有两个或以上诊断,应分别列出各自诊断依据)、鉴别诊断、进一步检查与治疗原则写在答题纸上。

评分标准(总分22分)

1. 初步诊断(4分)

下尿路结石(膀胱结石)(4分)。

2. 诊断依据(初步诊断错误,诊断依据不得分)(5分)

①男性儿童,排尿困难3天(1分)。

②排尿时尿流中断,变换体位后,可以继续排尿,伴尿频、尿急、尿痛(2分)。

③心肺无异常发现,排尿后膀胱区无触痛,未叩及膀胱浊音区(1分)。

④尿常规检查提示血尿(1分)。

3. 鉴别诊断(3分)

①上尿路结石(1分);②急性膀胱炎(1分);③膀胱肿瘤(1分)。

4. 进一步检查(5分)

①B超(2分);②腹部X线平片(0.5分);③膀胱镜检查(2分);④直肠指检(0.5分)。

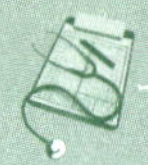

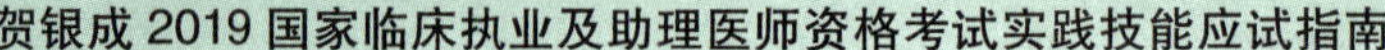

5. 治疗原则(5 分)

①病因治疗:找到尿路结石的成因,针对病因治疗(1 分)。

②药物治疗:膀胱严重感染时,可应用抗生素治疗(1 分)。

③经尿道膀胱镜取石或碎石:适用于结石<2~3cm 者(2 分)。

④耻骨上膀胱切开取石术:为传统的开放手术方式(1 分)。

【例 87】男性,38 岁。间断右侧腰背部疼痛 2 周。

患者 2 周前开始无明显诱因间断出现右侧腰背部疼痛,呈胀痛,不向周围放射,变换体位无缓解,伴恶心,未呕吐。伴有尿频、尿急、尿痛,无肉眼血尿。无畏寒、发热。发病以来,食欲欠佳,大便正常。否认高血压、心脏病、糖尿病、肝炎、结核病病史。吸烟 10 余年,20 支/天。无遗传病家族史。

查体:T36.9℃,P86 次/分,R21 次/分,BP130/80mmHg。神志清楚,痛苦面容,发育正常,营养良好,皮肤巩膜无黄染,浅表淋巴结不大,双肺呼吸音清,未闻及干湿性啰音,心律齐,未闻及杂音,腹平软,肝脾、双肾未触及,右肾区压痛(+),右肋脊角叩痛(+),双侧输尿管走行区无压痛。双下肢无水肿。

实验室检查:血常规:Hb125g/L,RBC4.0×10^{12}/L,WBC9.2×10^9/L,N0.65,Plt305×10^9/L。血生化:BUN4.90mmol/L,SCr82.8mmol/L,血尿酸(UA)392.1μmol/L。尿常规:尿蛋白(±),pH7.0,红细胞 5~8/HP,白细胞 20~30/HP。

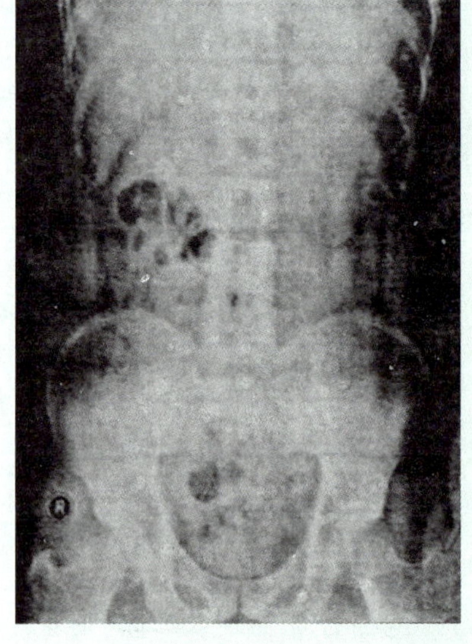

腹部 B 超:右侧肾区可见强回声影,后方伴声影;轻度肾积水。

腹部 X 线平片如图(2017 年真题翻拍,不清晰,见谅)。

要求:根据以上病历摘要,请将初步诊断、诊断依据(如有两个或以上诊断,应分别列出各自诊断依据)、鉴别诊断、进一步检查与治疗原则写在答题纸上。

评分标准(总分 22 分)

1. 初步诊断(4 分)

(1)右肾结石(仅答"肾结石"得 2.5 分)(3 分)。

(2)尿路感染(1 分)。

2. 诊断依据(初步诊断错误,诊断依据不得分;未分别列出各自诊断依据,扣 1 分)(5 分)

(1)右肾结石:

①青年男性,间断右侧腰痛伴镜下血尿(1 分)。

②右肾区压痛、叩击痛阳性(1 分)。

③腹部 B 超检查提示右侧肾区强回声影,后方伴声影;轻度肾积水(1 分)。

④腹部 X 线平片见右肾区高密度影(21 分)。

(2)尿路感染:

①尿频、尿急、尿痛(0.5 分);②尿常规:红细胞 5~8/HP,白细胞 20~30/HP(0.5 分)。

3. 鉴别诊断(4 分)

①消化道溃疡或穿孔(1 分);②急性胆囊炎(1 分)。

③胆石病(1 分);④急性阑尾炎(1 分)。

4. 进一步检查(3 分)

①泌尿系 CT 或 IVP 检查(1 分);②尿细菌培养+药物敏感试验(3 分)。

5. 治疗原则(6 分)

①解痉止痛(1 分);②抗感染治疗(2 分)。

③微创或开放手术取石(2 分);④术后采取预防结石复发的措施(1 分)。

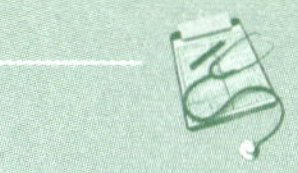

5. 良性前列腺增生症（助理不考）

(1)诊断公式

前列腺增生症=老年男性+尿频+夜尿增多+进行性排尿困难+直肠指检发现前列腺增大。

(2)前列腺增生症的临床特点

①尿频　是前列腺增生症最常见的早期症状，以夜间更为明显，可出现急迫性尿失禁。

②进行性排尿困难　为最重要症状。典型表现是排尿迟缓、断续、尿流细而无力、射程短、排尿时间延长。

③尿潴留　当尿路梗阻严重时，可发生尿潴留并出现尿失禁。

注意：①前列腺增生症和前列腺癌均可有下尿路梗阻的症状，不要将前列腺增生症误诊为前列腺癌。
②前列腺癌患者前列腺特异性抗原(PSA)增高，大纲不要求掌握前列腺癌。

【例88】男性，74岁。排尿困难5年，加重3个月。

患者5年前开始无明显诱因自感排尿费力、尿流中断、尿不尽感，偶有尿急，夜尿3~4次。无血尿和腰痛等。近3个月来自觉症状加重，夜尿5~8次。发病以来大便正常，体重无明显减轻，曾因“泌尿系感染”在当地医院输液治疗3次(具体用药不详)。既往无高血压、心脏病、糖尿病病史。无烟酒嗜好。否认遗传病家族史。

查体：T37℃，P82次/分，R20次/分，BP126/80mmHg。神清，发育正常，营养中等，全身皮肤、巩膜无黄染，浅表淋巴结无肿大，双肺呼吸音清，未闻及干湿性啰音，心律齐，未闻及杂音，腹软，无压痛，肝脾肋下未触及，肠鸣音正常。

专科查体：双肾区无叩击痛。膀胱区隆起，叩诊呈浊音。外生殖器正常。直肠指诊：前列腺增大，中央沟消失，表面光滑，无结节，无压痛，质地中等，肛门括约肌张力正常，直肠黏膜未触及肿物，指套无染血。

实验室检查：血常规：Hb144g/L，RBC4.0×10^{12}/L，WBC7.0×10^{9}/L，分类正常，Plt123×10^{9}/L。肝肾功能正常。血清PSA检测正常。

膀胱前列腺B超：前列腺大小为5.5cm×5.2cm×4.8cm，向膀胱腔内突出，无异常回声。

要求：根据以上病历摘要，请将初步诊断、诊断依据(如有两个或以上诊断，应分别列出各自诊断依据)、鉴别诊断、进一步检查与治疗原则写在答题纸上。

评分标准(总分22分)

1. 初步诊断(2分)

良性前列腺增生症(仅答“前列腺增生症”得1分)(2分)。

2. 诊断依据(初步诊断错误，诊断依据不得分)(7分)

①老年男性，进行性排尿困难，伴尿急、夜尿增多(2分)。

②直肠指检：前列腺增大，中央沟消失，表面光滑，质韧，无触痛，肛门括约肌张力正常(2分)。

③膀胱前列腺B超：前列腺大小为5.5cm×5.2cm×4.8cm，向膀胱腔内突出，无异常回声(2分)。

④血清PSA检查正常(1分)。

3. 鉴别诊断(5分)

①膀胱颈挛缩(1.5分)；②前列腺癌(1.5分)；③神经源性膀胱(1分)；④尿道狭窄(1分)。

4. 进一步检查(3分)

①尿流率检查(1.5分)；②泌尿系B超+残余尿检查(仅答“残余尿检查”亦得分)(1.5分)。

5. 治疗原则(5分)

①α-受体拮抗剂(2分)；②5α-还原酶抑制剂(2分)。

③手术治疗：经尿道前列腺切除术、耻骨上经膀胱或耻骨后前列腺切除术(1分)。

4. 慢性肾脏病（助理不考）

(1)诊断公式

慢性肾衰竭=多年肾病史+血肌酐(Scr)↑+血尿素氮(BUN)↑。

(2)我国分期 7版内科学以前的教材,根据血肌酐值(Scr),我国可将慢性肾衰竭分4期:

①肾功能代偿期:Scr133~177μmol/L; ②肾功能失代偿期:Scr186~442μmol/L;

③肾功能衰竭期:Scr451~707μmol/L; ④尿毒症期:Scr≥ 707μmol/L。

(3)美国肾脏病基金会分期 根据估算肾小球滤过率(GFR)将慢性肾脏病(CKD)分为5期:

CKD1期GFR≥90ml/min·1.73m^2(单位下同),CKD2期GFR60~89,CKD3a期GFR45~59,CKD3b期GFR30~44,CKD4期GFR15~29,CKD5期GFR<15。

注意:①Scr正常值76~88.41μmol/L,BUN正常值成人为3.2~7.1mmol/L,儿童为1.8~6.5mmol/L。
②标准碳酸氢盐(SB)正常值为22~27(平均24)mmol/L,实际碳酸氢盐(AB)正常值为22~27mmol/L。
③慢性肾衰竭时,可合并电解质、酸碱平衡紊乱及肾性贫血、肾性高血压,不要遗漏这些副诊断。
④慢性肾衰竭的诊断依据为血肌酐值或肾小球滤过率,而不是临床表现及各种影像学检查结果。

【例89】男性,30岁。发现血压升高1年,发热伴咳嗽1周,恶心、呕吐3天。

患者1年前查体时发现血压升高,达160/100mmHg,未规律服用降压药物。半年前出现夜尿增多,每夜2~3次,不伴尿色改变。1周前患者受凉后出现发热,体温最高38℃,伴咳嗽、咳黄白色黏痰。就诊于附近卫生所,给予"阿奇霉素"口服3天,症状无明显缓解。近3天患者出现恶心、呕吐、食欲明显下降,伴乏力、头晕。发病以来睡眠稍差,大便正常,体重无明显变化。既往10余年前因水肿于当地医院查尿蛋白阳性(具体不详),服中药治疗半年后水肿消退,此后未再复查。否认传染病接触史,无遗传病家族史。

查体:T37.8℃,P100次/分,R20次/分,BP165/100mmHg。神志清楚,贫血貌,浅表淋巴结未触及肿大,睑结膜略苍白。双肺呼吸音粗,右下肺可闻及中量细湿啰音。心界不大,心率100次/分,律齐,各瓣膜听诊区未闻及杂音。腹平软,无压痛,肝脾肋下未触及。双下肢轻度凹陷性水肿。

实验室检查:血常规:Hb91g/L,RBC3.01×10^{12}/L,MCV88fl,WBC11.2×10^9/L,N0.85,Plt300×10^9/L。尿常规:比重1.010,蛋白(++),RBC15~20/HP。血生化:TP68g/L,Alb34g/L,Cr565μmol/L,BUN 24.3mmol/L,钙1.67mmol/L,磷2.31mmol/L,估算肾小球滤过率10ml/min·1.73m^2。

要求:根据以上病历摘要,请将初步诊断、诊断依据(如有两个或以上诊断,应分别列出各自诊断依据)、鉴别诊断、进一步检查与治疗原则写在答题纸上。

评分标准(总分22分)

1.初步诊断(4分)

(1)CKD(慢性肾脏病)5期(答"慢性肾衰竭尿毒症期"亦得2分,仅答"慢性肾衰竭"得1分)(2分)。

(2)慢性肾小球肾炎(1分)。

(3)右下肺炎(仅答"肺炎"得0.5分)(1分)。

2.诊断依据(初步诊断错误,诊断依据不得分;未分别列出各自诊断依据,扣1分)(5分)

(1)CKD5期(慢性肾衰竭尿毒症期):

①青年男性,慢性病程(0.5分)。

②高血压1年,夜尿增多半年,感染后出现恶心、呕吐、纳差(0.5分)。

③血压升高,贫血貌,睑结膜略苍白,双下肢轻度凹陷性水肿(1分)。

④正细胞正色素贫血,血Cr及BUN升高,高磷及低钙血症,估算肾小球滤过率<15ml/min·1.73m^2(1分)。

(2)慢性肾小球肾炎:

①青年起病,水肿、蛋白尿病史10余年,高血压1年,查体下肢水肿(0.5分)。

②尿常规检查显示血尿、蛋白尿、低比重尿(0.5分)。

(3)右下肺炎:

①受凉后发热、咳嗽、咳痰,查体右下肺可闻及中量细湿啰音(0.5分)

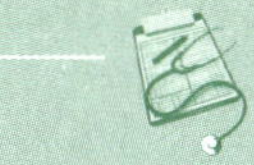

②血白细胞总数及中性粒细胞比例升高(0.5分)。

3. 鉴别诊断(3分)

①急性肾衰竭(或答“急性肾损伤”)(1分);②高血压肾病(1分)。

③其它继发性肾脏病:狼疮性肾炎、过敏性紫癜肾炎、血管炎相关肾损害等(答出其中1个即得分)(1分)。

4. 进一步检查(5分)

①尿红细胞位相,24小时尿蛋白定量(1.5分)。

②动脉血气分析、血全段甲状旁腺激素(1.5分)。

③痰培养+药物敏感试验(1分)。

④胸部X线片(0.5分)。

⑤肾脏B超(0.5分)。

5. 治疗原则(5分)

①低盐优质低蛋白饮食(1分);②抗感染治疗(1分)。

③降压治疗(1分);④纠正贫血:补充造血原料及促红细胞生成素(1分)。

⑤纠正水、电解质紊乱及酸碱失衡(0.5分);⑥必要时血液净化治疗(0.5分)。

注意:①本例若按血肌酐值应诊断为肾功能衰竭期,若按美国肾脏病基金会分期,应为CKD5期。
②7版内科学P549:肾衰竭期相当于CKD4期,标答为CKD5期,说明标答以国际标准为准。

【例90】女性,58岁。夜尿增多5年,伴恶心、呕吐半个月。

患者5年前无明显诱因出现夜尿增多,3~4次/夜,每次尿量较多(具体不详),夜间尿量多于白天尿量。无水肿、尿色变化,无尿频、尿急、尿痛及排尿困难。3年前发现血压升高,最高160/90mmHg,规律服用“硝苯地平控释片”,血压控制于130~140/70~80mmHg。近半月来自觉食欲减退,恶心、间断呕吐胃内容物,无呕血及黑便,伴全身乏力,上楼梯时感气短,不伴夜间阵发性呼吸困难。发病以来,无发热、脱发、皮疹及关节痛,大便如常。近1个月体重下降约1公斤。20余年前曾间断服用“龙胆泻肝丸”3年。无烟酒嗜好。无高血压及肾脏疾病家族史。

查体:T36.8℃,P90次/分,R19次/分,BP155/100mmHg。贫血貌,皮肤未见出血点和皮疹,浅表淋巴结未触及肿大,颜面无水肿,睑结膜苍白,巩膜无黄染,咽无充血,扁桃体无肿大,甲状腺不大,双肺未闻及干湿性啰音,心界不大,心率90次/分,律齐,二尖瓣听诊区闻及2/6级收缩期吹风样杂音,腹平软,无压痛,肝脾肋下未触及,移动性浊音(-),双下肢无水肿。

实验室检查:血常规:Hb77g/L,RBC2.5×10^{12}/L,MCV84fl,MCH28pg,WBC7.1×10^{9}/L,N0.65,Plt162$\times10^{9}$/L。SCr848μmol/L,BUN37.5mmol/L,TP64g/L,Alb37g/L,钾5.8mmol/L,钙1.72mmol/L,磷2.43mmol/L,CO_2CP16mmol/L。eGFR5ml/(min·1.73m^2)。尿常规:RBC0~1/HP,蛋白(+)。尿蛋白定量0.3g/24h。

要求:根据以上病历摘要,请将初步诊断、诊断依据(如有两个或以上诊断,应分别列出各自诊断依据)、鉴别诊断、进一步检查与治疗原则写在答题纸上。

评分标准(总分22分)

1. 初步诊断(4分)

慢性肾衰竭尿毒症期(答“慢性肾脏病5期”也可得2.5分,仅答“慢性肾衰竭”或“尿毒症”得2分)(2.5分),肾性贫血(0.5分),代谢性酸中毒(0.5分),高钾血症(0.5分)。

2. 诊断依据(初步诊断错误,诊断依据不得分)(5分)

①中年女性,慢性病程,逐渐进展,有肾毒性药物的长期应用史(1分)。

②夜尿增多、乏力、恶心、呕吐(1分)。

③血压高、贫血貌、二尖瓣听诊区2/6级收缩期吹风样杂音(1分)。

④实验室检查:少量蛋白尿、正细胞正色素性贫血、血肌酐显著升高、高磷低钙血症、血钾>5.5mmol/L、

肾小球滤过滤<15ml/(min·1.73m²)(2分)。

3. 鉴别诊断(4分)

①急性肾损伤(3分);②消化系统疾病(0.5分);③心功能不全(0.5分)。

4. 进一步检查(5分)

①尿渗透压、粪隐血(0.5分);②血清铁、铁蛋白、总铁结合力(1分)。

③血全段甲状旁腺激素(0.5分);④双肾B超(2分)。

⑤胸部X片、超声心动图(1分)。

5. 治疗原则(4分)

①营养治疗:充分热量摄入、优质低蛋白低磷饮食(0.5分)。

②降压治疗(0.5分)。

③纠正贫血:补充造血原料及促红细胞生成素(0.5分)。

④纠正钙磷代谢紊乱:使用磷结合剂、合理使用维生素D(1分)。

⑤纠正电解质及酸碱平衡紊乱(0.5分)。

⑥肾脏替代治疗(1分)。

五、女性生殖系统疾病

1. 异位妊娠

(1)诊断公式

异位妊娠破裂=已婚妇女+停经史+阴道出血+下腹痛+腹腔内出血休克+HCG阳性。

(2)鉴别诊断　参阅《贺银成2019国家临床执业(助理)医师资格考试辅导讲义》。

【例91】女,32岁,停经41天。阴道流血5天,下腹痛2小时。

患者停经41天,5天前出现阴道淋漓流血,深咖啡色,2小时前突然出现左下腹剧烈疼痛,自觉头晕、肛门坠胀,急诊就诊。既往体健,月经规律,15岁初潮。月经周期28~30天,持续4~5天。结婚2年未避孕,未孕。

查体:T36℃,P120次/分,R22次/分,BP80/50mmHg。贫血貌,睑结膜苍白,巩膜无黄染,口唇苍白。双肺未闻及干湿性啰音。心界不大,心率120次/分,律齐,各瓣膜听诊区未闻及杂音。腹稍膨隆,全腹压痛(+),以左下腹为著。无明显肌紧张,反跳痛。肝脾肋下未触及,移动性浊音(+)。四肢皮肤湿冷。

妇科检查:外阴已婚未产式;阴道有少许血性分泌物,后穹隆饱满;宫颈举痛(+);宫体稍大稍软;左侧附件区可触及不规则包块,边界不清,触痛(+)。

实验室检查:血常规:Hb67g/L,RBC2.2×10^{12}/L,WBC4.2×10^9/L,Plt105×10^9/L。

要求:根据以上病历摘要,请将初步诊断、诊断依据(如有两个或以上诊断,应分别列出各自诊断依据)、鉴别诊断、进一步检查与治疗原则写在答题纸上。

评分标准(总分22分)

1. 初步诊断(4分)

(1)异位妊娠(2.5分,答"左输卵管妊娠破裂或流产"得2.5分,答"宫外孕"得2分)。

(2)失血性休克(1分)。

(3)失血性贫血(0.5分)。

2. 诊断依据(初步诊断错误,诊断依据不得分;未分别列出各自诊断依据,扣1分)(6分)

(1)异位妊娠

①青年女性,结婚2年不孕(0.5分)。

②既往月经规律,出现停经、阴道流血、突发下腹剧痛,肛门坠胀(1分)。

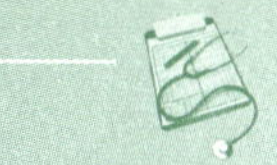

③查体:全腹压痛(+),以左下腹为著,移动性浊音(+)(1分)。

④妇科检查:阴道有少许血性分泌物,后穹隆饱满,宫颈举痛(+),宫体稍大、稍软;左侧附件区可触及不规则包块,边界不清,触痛(+)(1分)。

(2)失血性休克

①腹痛、阴道流血,头晕(1分)。

②心率快(120次/分),血压低(80/50mmHg),贫血貌。睑结膜和口唇苍白,腹部移动性浊音(+),四肢皮肤湿冷。Hb 67g/L(1分)。

(3)失血性贫血

阴道流血,贫血貌,睑结膜和口唇苍白,Hb 67g/L(0.5分)。

3. 鉴别诊断(4分)

①黄体破裂(1分);②急性阑尾炎(1分);③流产(1分)。

④盆腔炎性疾病(0.5分,答"急性盆腔炎"亦得0.5分);⑤卵巢囊肿蒂扭转(0.5分)。

4. 进一步检查(4分)

①血或尿hCG检测(1分);②妇科B超检查(1分)。

③阴道后穹隆穿刺或B超引导下穿刺(1分);④复查血常规(0.5分),血型和交叉配血(0.5分)。

5. 治疗原则(4分)

①积极纠正休克,纠正贫血(补液、输血、扩容)(1.5分)。

②尽快(急诊)手术治疗(2.5分)。

2. 盆腔炎性疾病

(1)诊断公式

盆腔炎性疾病=已婚妇女+人流史/剖宫产术后+白带增多+下腹痛+宫颈举痛+阴道脓性分泌物。

(2)鉴别诊断 参阅《贺银成2019国家临床执业(助理)医师资格考试辅导讲义》。

【例92】女,34岁。下腹痛伴发热1天。

患者平素月经规律,无痛经,末次月经6天前。1天前出现下腹持续性坠痛,向腰骶部放射,伴发热,体温最高39.6℃,无恶心、呕吐,无腹泻,无阴道流血,小便正常。自服"阿莫西林胶囊"2粒,无改善,急诊入院。既往体健。否认传染病接触史。G_1P_1,无遗传病家族史。

查体:T39.2℃,P100次/分,R20次/分,BP110/60mmHg,营养中等,皮肤黏膜无黄染和瘀点,浅表淋巴结未触及肿大。双肺未闻及干湿性啰音。心界不大,心率100次/分,律齐,未闻及杂音。腹软,肝脾肋下未触及,下腹有压痛,无反跳痛,未触及包块,移动性浊音(-),肠鸣音正常。

妇科检查:外阴:经产式;阴道:脓性分泌物多,有异味;宫颈:充血,举痛(+),宫颈管有脓性分泌物;宫体:前位,稍大,质中,活动可,有压痛;附件:右侧增厚,有压痛,左侧未触及明显异常。

实验室检查:血常规:Hb110g/L,RBC4.3×10^{12}/L,WBC14.8×10^{9}/L,N0.90,Plt210×10^{9}/L。尿hCG检测(-)。

要求:根据以上病历摘要,请将初步诊断、诊断依据(如有两个或以上诊断,应分别列出各自诊断依据)、鉴别诊断、进一步检查与治疗原则写在答题纸上。

评分标准(总分22分)

1. 初步诊断(3分)

盆腔炎性疾病(3分,答"急性盆腔炎"得3分,答"盆腔炎"得2.5分)。

2. 诊断依据(初步诊断错误,诊断依据不得分)(5分)

①育龄女性,下腹坠痛伴发热(1分)。

②查体:T39.2℃,下腹部有压痛。妇科检查:阴道见脓性分泌物,有异味。宫颈充血,举痛(+),宫颈管有脓性分泌物;宫体稍大,有压痛;右侧附件增厚,有压痛(3分)。

③血白细胞总数及中性粒细胞比例增高(1分)。

3. 鉴别诊断(3分)

①急性阑尾炎(1分);②异位妊娠(1分);③卵巢囊肿蒂扭转或破裂(1分)。

4. 进一步检查(5分)

①阴道分泌物湿片检查白细胞(1分);②宫颈管分泌物涂片检查淋病奈瑟菌(1分)。

③宫颈管分泌物培养和药物敏感试验(2分);④C-反应蛋白(CRP)或血沉(0.5分)。

⑤腹部B超(0.5分)。

5. 治疗原则(6分)

①支持治疗:半卧位休息,对症治疗,物理降温(1.5分)。

②抗菌药物治疗:静脉应用广谱抗菌药物(2分);药物敏感试验结果报告后,选用敏感抗菌药物(2分)。

③中药治疗(0.5分)。

3. 子宫颈癌(助理不考)

(1)诊断公式

宫颈癌=中老年女性+接触性出血(或阴道不规则出血)+宫颈菜花样肿物。

(2)宫颈癌FIGO分期

Ⅰ期 ⅠA ⅠB	肿瘤局限于子宫颈(扩展至宫体将被忽略) 镜下浸润癌(所有肉眼可见的病灶,包括表浅浸润,均为ⅠB),间质浸润深度<5mm,宽度≤7mm (ⅠA1:间质浸润深度≤3mm,宽度≤7mm;ⅠA2:间质浸润深度>3mm且<5mm,宽度≤7mm) 临床癌灶局限于宫颈,或者镜下病灶>ⅠA(ⅠB1:临床癌灶≤4cm;ⅠB2:临床癌灶>4cm)
Ⅱ期 ⅡA ⅡB	肿瘤超越子宫,但未达骨盆壁或未达阴道下1/3 肿瘤侵犯阴道上2/3,无明显宫旁浸润(ⅡA1:临床可见癌灶≤4cm;ⅡA2:临床癌灶>4cm) 有明显宫旁浸润,但未达盆壁
Ⅲ期 ⅢA ⅢB	肿瘤已扩展到骨盆壁和(或)累及阴道下1/3和(或)引起肾盂积水或肾无功能 肿瘤累及阴道下1/3,没有扩展到骨盆壁 肿瘤扩展到骨盆壁和(或)引起肾盂积水或肾无功能
Ⅳ期 ⅣA ⅣB	肿瘤超过了真骨盆范围,或侵犯膀胱和(或)直肠黏膜 肿瘤侵犯邻近的盆腔器官 远处转移

【例93】女性,37岁。月经紊乱5个月。

患者5个月前开始出现月经不规律,周期10~15天,经期10~15天,量时多时少,无腹痛及腰骶部疼痛,未在意。1个月前出现阴道流液,米泔样,量多,有臭味,伴腰骶部坠胀不适,到当地医院就诊,给予止血药物及消炎药(具体不详),效果欠佳。病后进食正常,睡眠及大小便正常,体重下降5kg。既往体健,无高血压、肝病、心脏病及血液病病史。无烟酒嗜好。既往月经规律,15岁初潮,周期28天,经期7天,经量中等,无痛经。生育史:1-0-2-1。人工流产2次,12年前顺产1子,子身体健康,无遗传病家族史。

查体:T36.2℃,P85次/分,R20次/分,BP120/80mmHg。神志清楚,精神好。皮肤未见出血点和皮疹,浅表淋巴结未触及肿大,睑结膜无苍白,巩膜无黄染,口唇无苍白,甲状腺不大,双肺未闻及干湿性啰音,心界不大,心率85次/分,律齐,各瓣膜听诊区未闻及杂音,腹平软,无压痛,肝脾肋下未及,移动性浊音(-),双下肢无水肿。

妇科检查:外阴经产式;阴道后穹隆消失;宫颈后唇可见一3cm×3cm×2cm小菜花样赘生物,质脆,触血阳性;宫体稍大、中等硬度,活动,无压痛;双侧附件未及明显异常。三合诊:双侧骶主韧带无增厚。

实验室检查:尿妊娠试验阴性。

要求:根据以上病历摘要,请将初步诊断、诊断依据(如有两个或以上诊断,应分别列出各自诊断依

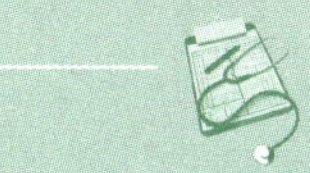

据)、鉴别诊断、进一步检查与治疗原则写在答题纸上。

评分标准(总分22分)

1. 初步诊断(4分)

子宫颈癌ⅡA期(仅答"子宫颈癌"得3分)(4分)。

2. 诊断依据(初步诊断错误,诊断依据不得分)(5分)

①生育年龄女性,不规则阴道流血,体重下降(1分)。

②妇科检查阴道后穹隆消失,宫颈可见菜花样赘生物,质脆,触血阳性(2分)。

③三合诊示双侧骶主韧带无增厚(1分)。

④尿妊娠试验阴性(1分)。

3. 鉴别诊断(4分)

①宫颈良性病变(子宫颈息肉、子宫颈结核等,答出一项即得分)(2分)。

②子宫黏膜下肌瘤(2分)。

4. 进一步检查(5分)

①宫颈活组织病理检查(2分).

②盆腔B超、CT、MRI、PET-CT检查(答出其中一项即得分)(1分)。

③分段诊刮(1分)。

5. 治疗原则(4分)

依据病理结果及临床分期,行手术治疗(4分)。

注意:①生育史中"1-0-2-1"的4个数字,分别表示"足月产-早产-流产-现存活"数。
②G_3P_1表示3次妊娠1次分娩,即2次流产,1次分娩。

【例94】女,50岁。阴道不规则流血伴分泌物增多4个月,加重半个月。

患者4个月前出现阴道不规则流血伴分泌物增多,当地医院就诊,给予阴道栓剂治疗,效果欠佳。近半个月阴道流血增多,伴有烂肉样物排出,有恶臭味。既往体健,月经规律。G_5P_1。多年未行妇科查体。

查体:T36.6℃,P80次/分,R20次/分,BP130/80mmHg。贫血貌,巩膜无黄染,双肺未闻及干湿性啰音。心界不大,心率80次/分,律齐,各瓣膜听诊区未闻及杂音。腹平软,无压痛,肝脾肋下未触及。

妇科检查:阴道流畅,黏膜光滑,分泌物呈洗肉水样,有恶臭味。阴道右侧穹隆变浅,结节状。宫颈明显增大,菜花状,触血明显,中央有一直径约3cm的溃疡,呈火山口状。子宫大小正常,活动差。双附件区增厚,无压痛,三合诊检查右侧主韧带呈结节状增厚,达右侧盆壁。左侧骶韧带、主韧带增厚,未达盆壁。

实验室检查:血常规:Hb87g/L,RBC3.5×10^{12}/L,WBC9.5×10^{9}/L,N 0.70,Plt385×10^{9}/L。

要求:根据以上病历摘要,请将初步诊断、诊断依据(如有两个或以上诊断,应分别列出各自诊断依据)、鉴别诊断、进一步检查与治疗原则写在答题纸上。

评分标准(总分22分)

1. 初步诊断(4分)

(1)子宫颈癌ⅢB期(3分,仅答"子宫颈癌"得2分)。

(2)失血性贫血(1分,仅答"贫血"得0.5分)。

2. 诊断依据(初步诊断错误,诊断依据不得分,未分别列出各自诊断依据,扣1分)(6分)

(1)子宫颈癌ⅢB期:

①中年女性,阴道不规则流血伴分泌物增多4个月,加重半个月,伴有烂肉样物排出(1分)。

②妇科检查:阴道右侧穹隆变浅,结节状;宫颈明显增大,菜花状,触血明显,中央有一直径约3cm的溃疡,呈火山口状;三合诊检查右侧主韧带呈结节状增厚,已达盆骨侧壁(3分)。

(2)失血性贫血:

①阴道不规则流血 4 个月(1 分);②贫血貌(0.5 分);③Hb87g/L,RBC3.5×10^{12}/L(0.5 分)。

3. 鉴别诊断(3 分)

①子宫黏膜下肌瘤(伴感染)(1 分);②子宫颈良性疾病(炎症、息肉、尖锐湿疣、结核、宫颈子宫内膜异位、肌瘤、乳头状瘤)(1 分,答出 1 项即得 1 分)。

③子宫颈其他恶性肿瘤(肉瘤、黑色素瘤、淋巴瘤、转移瘤)(1 分,答出 1 项即得 1 分)

4. 进一步检查(5 分)

①宫颈活组织病理检查(2 分)。

②妇科 B 超检查(1 分)。

③盆、腹腔 CT 和/或 MRI 检查(1 分,答出 1 项得 0.5 分,最高得 1 分)。

④泌尿系统造影、膀胱镜、直肠镜检查、胸部 CT 等(1 分,答出 1 项得 0.5 分,最高得 1 分)。

5. 治疗原则(4 分)

①放化疗(3 分,只答"放疗"得 2 分,只答"化疗"得 1.5 分)。

②纠正贫血(1 分)。

4. 子宫肌瘤(助理不考)

(1)诊断公式

子宫肌瘤=育龄女性+经量增多或经期延长+子宫增大+贫血貌。

(2)鉴别诊断 参阅《贺银成 2019 国家临床执业(助理)医师资格考试辅导讲义》。

【例 95】女,43 岁,月经周期缩短,经期延长,经量增多 2 年。

患者 2 年前开始月经周期缩短至 23 天,经期延长至 10 天,经量明显增多,不伴痛经。5 个月前开始感头晕、乏力。4 年前体检发现子宫增大,未予治疗。既往体健,月经正常,3~4/30 天,经量中等,无痛经,G_2P_1,为足月顺产,放置宫内节育器 13 年。

查体:T36.2℃,P79 次/分,R20 次/分,BP110/70mmHg。贫血貌,头颈双肺未见异常,心率 79 次/分,律齐,未闻及病理性杂音。腹平软,全腹无压痛。

妇科检查:外阴(-),阴道(-);宫颈光滑,子宫如孕 12 周大小,表面凹凸不平,质软,双附件(-)。

实验室检查:血常规:Hb76g/L,RBC2.8×10^{12}/L,WBC6.5×10^{9}/L,N0.68,Plt190×10^{9}/L。

要求:根据以上病历摘要,请将初步诊断、诊断依据(如有两个或以上诊断,应分别列出各自诊断依据)、鉴别诊断、进一步检查与治疗原则写在答题纸上。

评分标准(总分 22 分)

1. 初步诊断(4 分)

(1)子宫肌瘤(多发性)(2.5 分)。

(2)宫内节育器(IUD)(0.5 分)。

(3)慢性失血性贫血(1 分,仅答"贫血"得 0.5 分)。

2. 诊断依据(初步诊断错误,诊断依据不得分;未分别列出各自诊断依据,扣 1 分)(5 分)

(1)子宫肌瘤(多发性):

①经期延长,经量增多,无痛经(1 分)。

②妇科检查:子宫如孕 12 周大小,表面凹凸不平,质硬(2.5 分)。

(2)宫内节育器(IUD):放置宫内节育器 13 年(0.5 分)。

(3)慢性失血性贫血:月经周期缩短、经期延长,经量增多、头晕、乏力,贫血貌,血红蛋白低(1 分)。

3. 鉴别诊断(4 分)

①子宫腺肌病(1.5 分);②卵巢肿瘤(1 分)。

③子宫恶性肿瘤:如子宫肉瘤、子宫内膜癌(1.5 分,答出 1 项得 1 分,满分 1.5 分)。

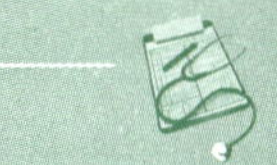

4. 进一步检查(5分)

①妇科B超检查(1分)。

②宫颈细胞学检查HPV检测(1分)。

③取环(0.5分)和分段诊刮(1分),刮出物送病理活检(0.5分)。

④术前检查:血型、凝血功能、心电图等(1分,答出1项得0.5分,最高得1分)。

5. 治疗原则(4分)

①积极纠正贫血(1分)。

②择期手术治疗(3分,答术式:子宫肌瘤切除术或子宫切除术亦得3分)。

【例96】女性,40岁。月经周期缩短,经期延长,经量增多1年。

患者1年来月经周期缩短,经期延长,7~8/24~25天,经量明显增多,不伴痛经。白带正常。既往月经正常,3~4/30天,经量中等,无痛经。生育史:孕$_3$产$_1$,足月顺产,放置宫内节育器8年。

查体:T36.7℃,P86次/分,R18次/分,BP100/70mmHg。贫血貌。心肺检查未见异常。肝脾肋下未触及。妇科检查:外阴已产式,阴道光滑通畅,宫颈光滑;宫体如11周妊娠大,表面凹凸不平、质硬、活动度较差;双附件(-)。

实验室检查:血常规:Hb65g/L,MCV68fl, WBC7.9×10^9/L,N0.75。尿妊娠试验(-)。

要求:根据以上病历摘要,请将初步诊断、诊断依据(如有两个或以上诊断,应分别列出各自诊断依据)、鉴别诊断、进一步检查与治疗原则写在答题纸上。

评分标准(总分22分)

1. 初步诊断(5分)

(1)子宫肌瘤(3分);(2)缺铁性贫血(1分);(3)宫内节育器(1分)。

2. 诊断依据(初步诊断错误,诊断依据不得分;未分别列出各自诊断依据,扣1分)(5分)

(1)子宫肌瘤:

①中年女性,月经周期缩短,经期延长,经量增多1年(1分)。

②妇科检查:宫体如11周妊娠大,表面凹凸不平,质硬,活动度较差(1分)。

③尿妊娠试验(-)(1分)。

(2)缺铁性贫血:①月经量增多,贫血貌(0.5分);②血常规Hb65g/L,MCV低于正常(0.5分)。

(3)宫内节育器:放置宫内节育器8年(1分)。

3. 鉴别诊断(3分)

①子宫腺肌病(1分);②卵巢肿瘤(1分);③妊娠子宫(1分)。

4. 进一步检查(5分)

①妇科B超(2分)。

②取环及分段诊刮,刮出物送病理检查(2分)。

③血清铁、铁蛋白和总铁结合力测定(1分)。

5. 治疗原则(4分)

①剖腹探查,子宫肌瘤剔除或子宫切除(2分)。

②纠正贫血(1分)。

③围手术期预防性使用抗生素(1分)。

5. 卵巢癌(助理不考)

(1)诊断公式

卵巢癌=老年女性+腹胀+腹部包块+直肠子宫凹处可触及囊实性包块。

(2)治疗　参阅《贺银成2019国家临床执业(助理)医师资格考试辅导讲义》。

【例97】女性，68岁。腹胀伴消瘦3个月。

患者3个月前无明显诱因出现腹胀，逐渐加重，伴食欲减退、消瘦。无明显腹痛，无反酸、嗳气，无发热。大、小便正常。既往体健。已绝经16年。28岁结婚，G_1P_1。

查体：T37.2℃，P92次/分，R20次/分，BP130/80mmHg。身高1.65m，体重52kg。全身浅表淋巴结未触及肿大。双乳腺、心肺检查未发现异常。腹部膨隆，无压痛，肝脾肋下未触及，移动性浊音(+)。

妇科检查：外阴经产型；阴道光滑通畅；宫颈萎缩，表面光滑；宫体萎缩；左侧附件区可触及8cm×7cm囊实性肿物，实性为主，形状不规则，活动差，无压痛，右附件区稍厚，未及明显肿物，无压痛。三合诊：子宫直肠陷凹可触及成片结节状物，无触痛；直肠黏膜光滑，指套无染血。

要求：根据以上病历摘要，请将初步诊断、诊断依据（如有两个或以上诊断，应分别列出各自诊断依据）、鉴别诊断、进一步检查与治疗原则写在答题纸上。

评分标准（总分22分）

1. 初步诊断（4分）

晚期卵巢癌（答“卵巢恶性肿瘤”或“输卵管癌”亦得分，未答“晚期”扣0.5分）（4分）。

2. 诊断依据（初步诊断错误，诊断依据不得分）（5分）

①老年绝经后妇女，主诉腹胀伴消瘦（2分）。

②左侧附件区触及囊实性肿物，实性为主，形状不规则，活动差，子宫直肠陷凹可触及成片结节状物，无触痛（2分）。

③腹部膨隆，移动性浊音(+)（1分）。

3. 鉴别诊断（5分）

①子宫内膜异位症（答“子宫内膜异位囊肿”亦得分）（2分）。

②盆腔结核（答“输卵管结核”或“结核性腹膜炎”亦得分）（1分）。

③卵巢良性肿瘤（1分）。

④生殖道以外的肿瘤（腹膜后肿瘤或肠道肿瘤等）（1分）。

4. 进一步检查（4分）

①腹部及妇科B超检查、MRI、CT、PET-CT（仅答其中一项即得分）（1分）。

②血清CA125检测（0.5分）；③腹水细胞学检查（1分）。

④腹腔镜检查、胃镜、结肠镜（仅答其中一项即得分）（1分）；⑤结核菌素试验（0.5分）。

5. 治疗原则（4分）

①手术治疗（2分）；②术后辅以化疗（2分）。

【例98】女，68岁，腹胀伴食欲减退、消瘦1个月。

患者1个月前无明显诱因出现腹胀、逐渐加重，伴食欲减退、消瘦。无阴道流血，已绝经15年。28岁结婚，G_1P_1。1年前妇科查体无明显异常。否认消化、呼吸、心血管系统疾病及结核病史。

查体：T37.0℃，P68次/分，R20次/分，BP110/70mmHg。一般状况差。全身浅表淋巴结未触及。心肺检查未见异常。腹部膨隆，左下腹触之饱满，深压痛(+)。无反跳痛，肝脾肋下未触及，移动性浊音(+)。

妇科检查：外阴已产式，阴道光滑通畅，宫颈及宫体缩小。左附件区可触及6cm×5cm×4cm实性肿物，表面凹凸不平，活动差，右附件区未触及异常，宫骶韧带有散在结节状物，无触痛。直肠黏膜光滑，指套无染血。

要求：根据以上病历摘要，请将初步诊断、诊断依据（如有两个或以上诊断，应分别列出各自诊断依据）、鉴别诊断、进一步检查与治疗原则写在答题纸上。

评分标准（总分22分）

1. 初步诊断（4分）

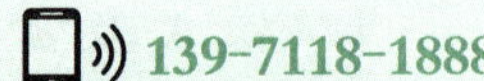

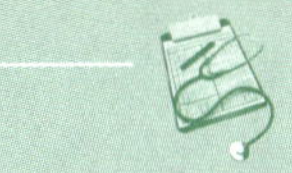

(1)卵巢癌(3分);(2)腹水(1分)。

2. 诊断依据(初步诊断错误,诊断依据不得分;未分别列出各自诊断依据,扣1分)(5分)

(1)卵巢癌:

①绝经后女性,病程短(1分);②食欲减退、消瘦,一般情况差(1分)。

③左附件区可触及6cm×5cm×4cm实性肿物,表面凹凸不平,活动差,右附件区未触及异常,宫骶韧带有散在结节状物,无触痛。伴腹水(2分)。

(2)腹水:

①腹胀(0.5分);②腹部膨隆,移动性浊音(+)(0.5分)

3. 鉴别诊断(3分)

①子宫内膜异位症(1分);②盆腔结核(1分);③转移性卵巢肿瘤(1分)。

4. 进一步检查(5分)

①妇科B超检查(1分)。

②血清肿瘤标志物检测(CA125、AFP、CEA、CA199等)(1分)。

③腹部B超监测、盆腹腔CT/MRI检查,胸部CT检查(1分,答出1项得0.5分,最高得1分)。

④腹腔穿刺(腹水常规、生化及细胞学检查)(1分,仅答"腹水穿刺"得0.5分)。

⑤胃镜检查或上消化道X线钡剂造影检查(0.5分)。

⑥血常规、肝肾功能、凝血功能、血电解质检查(0.5分,答对2项即可得0.5分)。

5. 治疗原则(5分)

①剖腹探查术(3分);②术中依据冰冻病理结果及分期选择手术范围(1分)。

③术后根据病理类型辅以化疗(0.5分);④支持及对症治疗(0.5分)。

6. 卵巢囊肿蒂扭转或破裂(助理不考)

(1)诊断公式

卵巢囊肿蒂扭转=中年妇女+体位改变+突发左/右下腹痛+囊性肿物。

卵巢囊肿破裂=突发左或右下腹部剧痛+腹膜刺激征+腹水征。

(2)鉴别诊断 参阅《贺银成2019国家临床执业(助理)医师资格考试辅导讲义》。

注意:①卵巢囊肿蒂扭转无休克、贫血、停经史、阴道流血。

②异位妊娠破裂可有腹腔内出血、休克、停经史、阴道出血。

③卵巢囊肿破裂因囊液多,刺激性大,腹痛剧烈,下腹部腹膜刺激征明显,宫颈举痛,后穹隆饱满。

【例99】女性,28岁。发现左侧卵巢囊性肿物6个月,左下腹阵发性绞痛3天。

患者6个月前在外院放置宫内节育器时发现左侧卵巢有一囊性肿物,约8cm×7cm×7cm大小。因无特殊不适,未做任何治疗。3天前右侧卧位时,突发左下腹剧痛,平卧后稍缓解,口服"甲硝唑片"2次,未见明显好转。既往体健,否认传染病接触史。月经规律,末次月经10天前。生育史:1-1-0-1。宫内节育器避孕半年,无遗传病家族史。

查体:T38℃,P98次/分,R24次/分,BP100/60mmHg。一般情况可,神志清,双肺呼吸音清,心率98次/分,律齐,未闻及杂音。下腹膨隆,左下腹有压痛,无明显肌紧张、反跳痛,移动性浊音(-)。

妇科检查:外阴已产式;阴道黏膜光滑,后穹隆饱满;宫颈有举痛;子宫正常大小,子宫左侧可触及包块,约11cm×9cm×8cm,囊实性,表面光滑,活动受限,有压痛;右侧附件未见异常。

实验室检查:血常规Hb110g/L,WBC8.1×10^9/L,N0.72,Plt118×10^9/L。尿妊娠试验(-)。

要求:根据以上病历摘要,请将初步诊断、诊断依据(如有两个或以上诊断,应分别列出各自诊断依据)、鉴别诊断、进一步检查与治疗原则写在答题纸上。

评分标准(总分22分)

1. 初步诊断(4分)

(1)左侧卵巢囊肿蒂扭转(仅答“卵巢囊肿蒂扭转”得2分)(3分);(2)宫内节育器(1分)。

2. 诊断依据(初步诊断错误,诊断依据不得分;未分别列出各自诊断依据,扣1分)(5分)

(1)左侧卵巢囊肿蒂扭转:

①青年女性,急性起病,有左侧卵巢囊性肿物病史(1分)。

②右侧卧位时突发左下腹痛(1.5分)。

③妇科检查:阴道后穹隆饱满,宫颈有举痛,左侧附件巨大囊实性包块,活动受限,有压痛(1.5分)。

(2)宫内节育器:宫内节育器避孕半年(1分)。

3. 鉴别诊断(4分)

①卵巢肿瘤破裂(1.5分);②异位妊娠(0.5分)。

③子宫浆膜下肌瘤扭转(1分);④盆腔炎性包块(1分)。

4. 进一步检查(5分)

①妇科B超(3.5分);②卵巢肿瘤标志物(1.5分)。

5. 治疗原则(4分)

手术治疗(4分)。

【例100】患者,女,28岁。左下腹疼痛8小时,加重1小时。

患者于8小时前无明显诱因出现左下腹阵发性疼痛,每2~3小时发作1次,每次持续约半小时,可自行缓解。1小时前,翻身起床时,左下腹突然撕裂样剧痛,难以忍受,伴恶心,呕吐胃内容物2次,量共约500ml,呕吐后腹痛无缓解。患者已婚,平素月经规则,3~4/28天,无痛经,末次月经8天前。G_2P_1。上环避孕。3年前,曾因下腹痛作B超检查,提示左侧附件囊肿,直径6.5cm,当时保守治疗缓解。无外伤史及药物过敏史。

体检:T36.8℃,P90次/分,BP120/80mmHg。心肺未见异常。腹部压痛反跳痛,肌紧张,以左下腹为甚,移动性浊音(+),肠鸣音减弱。

妇科检查:宫颈光滑,举痛(-);子宫后位,大小正常,可活动;后穹隆饱满;子宫左侧可触及囊性包块,边界不清,压痛明显;右侧附件未触及异常。

辅助检查:Hb120g/L,WBC12×10^9/L,N0.92,L0.08。尿HCG(-)。

要求:根据以上病历摘要,请将初步诊断、诊断依据(如有两个或以上诊断,应分别列出各自诊断依据)、鉴别诊断、进一步检查与治疗原则写在答题纸上。

评分标准(总分22分)

1. 初步诊断(4分)

(1)左侧卵巢囊肿破裂(答“卵巢囊肿”得1分,答“卵巢囊肿蒂扭转”不得分)(3分)。

(2)宫内节育器(1分)。

2. 诊断依据(初步诊断错误,诊断依据不得分)(5分)

(1)左侧卵巢囊肿破裂:

①年轻已婚妇女,左下腹疼痛8小时,加重1小时(1分)。

②改变体位(翻身起床)后左下腹突然撕裂样剧痛,伴恶心呕吐(1分)。

③左下腹明显压痛反跳痛肌紧张,移动性浊音(+),子宫左侧可触及囊性包块,压痛明显(1分)。

④有左侧附件囊肿史(1分)。

(2)宫内节育器:上环避孕(1分)。

3. 鉴别诊断(3分)

①异位妊娠破裂(1分);②卵巢囊肿蒂扭转(1分);③急性肠梗阻(1分)。

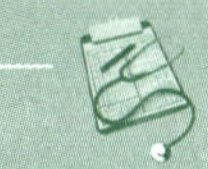

4. 进一步检查(5分)

①腹部及盆腔B超(2分)。

②腹部X线检查,以鉴别肠梗阻(1分)。

③后穹隆穿刺,抽出盆腔积液有助于诊断(2分)。

5. 治疗原则(5分)

①完善相关检查,输液,积极行术前准备(1分)。

②急诊剖腹探查,行卵巢囊肿切除术(4分)。

7. 前置胎盘(助理不考)

(1)诊断公式

前置胎盘=妊娠晚期无痛性阴道流血。

(2)鉴别诊断　胎盘早剥的典型临床表现是妊娠晚期有痛性阴道流血。

【例101】某孕妇,32岁,孕$_3$产$_0$,孕35周。阴道流血2天。

患者,孕35周,前天开始无明显诱因出现阴道流血,出血量相当于月经量,无血凝块,不伴腹痛。无头痛、头晕、心慌、心悸、气急,未行特殊治疗。发病以来饮食、睡眠正常,大小便无异常,体重无明显变化。孕$_3$产$_0$,自然流产、过期流产各1次。月经初潮13岁,5天/30天。无药物过敏史,无遗传病家族史。

查体:T36.5℃,P92次/分,R18次/分,BP120/70mmHg。皮肤黏膜无出血点,浅表淋巴结未触及肿大,巩膜无黄染,口唇无发绀,双肺未闻及干湿性啰音,心界不大,心率92次/分,律齐,心尖部可闻及2/6级收缩期吹风样杂音,腹膨隆,肝脾肋下未触及,双下肢无水肿。

产科检查:骨盆外测量正常。子宫软,无宫缩,枕左前位,胎头高浮,胎心148次/分,耻骨联合上方可闻及胎盘杂音。阴道少量流血。

实验室检查:血常规:Hb120g/L,RBC4.6×10^{12}/L,WBC5.8×10^9/L,N0.68,Plt320×10^9/L。尿蛋白(-),尿镜检(-)。粪常规和隐血(-)。

要求:根据以上病历摘要,请将初步诊断、诊断依据(如有两个或以上诊断,应分别列出各自诊断依据)、鉴别诊断、进一步检查与治疗原则写在答题纸上。

评分标准(总分22分)

1. 初步诊断(4分)

前置胎盘(4分)。

2. 诊断依据(初步诊断错误,诊断依据不得分)(5分)

①孕妇,孕35周,妊娠晚期无痛性阴道流血,出血量相当于月经量(2分)。

②查体无宫缩,胎头高浮,耻骨联合上方可闻及胎盘杂音,阴道少量流血(2分)。

③三大常规正常(1分)。

3. 鉴别诊断(4分)

①胎盘早剥(1分);②先兆早产(1分);③先兆临产(1分);④胎盘边缘血窦破裂(1分)。

4. 进一步检查(4分)

①产科B超(1分);②子宫MRI(1分)。

③胎儿电子监护(1分);④心电图(0.5分)。

⑤肝肾功能、电解质、血糖、出凝血时间、血型、备血(0.5分)。

5. 治疗原则(5分)

①卧床休息,禁止肛门检查和不必要的阴道检查(1分);②输液、止血,必要时输血(1分)。

③促胎肺成熟(糖皮质激素)(1分);④若出血量大,紧急行剖宫产(2分)。

8. 胎盘早剥(助理不考)

(1)诊断公式

胎盘早剥=妊娠晚期有痛性阴道流血。

(2)鉴别诊断 前置胎盘的典型临床表现是妊娠晚期无痛性阴道流血。

【例102】初孕妇,28岁,孕40周。持续性剧烈腹痛5小时。

患者,孕40周。5小时前无明显诱因出现剧烈下腹疼痛,为持续性痛,无阵发性加剧,有少量阴道流血,出血量相当于月经量,无血凝块。感头晕、心慌、气急。发病以来饮食、睡眠、大小便无异常。孕$_1$产$_0$。月经初潮12岁,3~5天/30天。无药物过敏史,无遗传病家族史。

查体:T37.1℃,P120次/分,R18次/分,BP130/80mmHg。贫血貌,皮肤黏膜无出血点,浅表淋巴结未触及肿大,巩膜无黄染,口唇苍白,双肺未闻及干湿性啰音,心界不大,心率120次/分,律齐,心尖部未闻及杂音,腹膨隆,双下肢无水肿。

产科检查:子宫硬,不松弛,有局限性压痛,胎位不清,胎头高浮,胎心未闻及,阴道少量流血。肛查宫口未开。

实验室检查:血常规:Hb100g/L,RBC3.6×10^{12}/L,WBC8.8×10^9/L,N0.68,Plt300×10^9/L。

要求:根据以上病历摘要,请将初步诊断、诊断依据(如有两个或以上诊断,应分别列出各自诊断依据)、鉴别诊断、进一步检查与治疗原则写在答题纸上。

评分标准(总分22分)

1.初步诊断(4分)

胎盘早剥(4分)。

2.诊断依据(初步诊断错误,诊断依据不得分)(5分)

①初孕妇,孕40周,妊娠晚期有痛性阴道流血(2分)。

②子宫硬,不松弛,有局限性压痛,胎位不清,胎头高浮,胎心未闻及,阴道流血,宫口未开(2分)。

③Hb降低(1分)。

3.鉴别诊断(4分)

①前置胎盘(1分);②先兆临产(1分);③先兆子宫破裂(1分);④正常产程(1分)。

4.进一步检查(4分)

①产科B超(1分);②子宫MRI(1分)。

③胎儿电子监护(1分);④心电图(0.5分)。

⑤肝肾功能、电解质、血糖、出凝血时间、血型、备血(0.5分)。

5.治疗原则(5分)

①补液输血,抗休克治疗(2分);②紧急作术前准备(1分);③急诊剖宫产(2分)。

9. 妊娠期高血压疾病(助理不考)

(1)诊断公式

妊娠期高血压疾病=妊娠20周以后+血压≥140/90mmHg+蛋白尿+子痫。

(2)分类 妊娠期高血压疾病分为妊娠期高血压、子痫前期、子痫等类型,应注意区分。

【例103】初孕妇,26岁,孕37周。头痛、眼花1周。

初孕妇,孕37周。1周前出现头痛、眼花,无心慌、心悸、气急,无腹痛,无阴道流血。发病以来饮食、睡眠、大小便无异常。孕$_1$产$_0$。月经初潮13岁,3~4天/30天。孕31周产前检查正常。否认肝炎、肾病、糖尿病、高血压病史,无药物过敏史,无遗传病家族史。

查体:T36.8℃,P90次/分,R18次/分,BP170/110mmHg。皮肤黏膜无出血点,浅表淋巴结未触及肿大,巩膜无黄染,口唇无发绀,双肺未闻及干湿性啰音,心界不大,心率90次/分,律齐,心尖部未闻及杂音,腹膨隆,双下肢水肿(++)。眼底检查A/V=1:2。

产科检查:骨盆外测量正常。子宫软,无宫缩,枕左前位,胎头入盆,胎心150次/分。

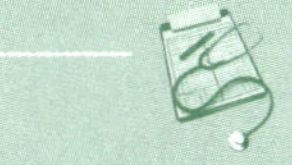

实验室检查：Hb120g/L，RBC4.2×10^{12}/L，WBC8.8×10^9/L，N0.70，Plt290×10^9/L。尿蛋白2.6g/24h。

要求：根据以上病历摘要，请将初步诊断、诊断依据（如有两个或以上诊断，应分别列出各自诊断依据）、鉴别诊断、进一步检查与治疗原则写在答题纸上。

评分标准（总分22分）

1.初步诊断（4分）

重度子痫前期（4分）（答“妊娠高血压疾病”得2分）。

2.诊断依据（初步诊断错误，诊断依据不得分）（5分）

①初孕妇，妊娠晚期感头痛、眼花（1分）。

②血压170/110mmHg，双下肢水肿（++），眼底检查阳性（1分）。

③无高血压病史，孕31周产前检查血压正常，产科检查无异常（2分）。

④尿蛋白2.6g/24h（1分）。

3.鉴别诊断（4分）

①轻度子痫前期（1分）；②子痫（1分）；③妊娠期蛋白尿（1分）；④妊娠合并高血压（1分）。

4.进一步检查（4分）

①随机尿蛋白/肌酐、肝肾功能、电解质、凝血功能（1分）；②产科B超、脐动脉血流（1分）。

③胎儿电子监护（1分）；④心电图（1分）。

5.治疗原则（5分）

①降压治疗（拉贝洛尔、硝苯地平）（1分）；②解痉治疗（硫酸镁静脉滴注）（2分）。

③镇静（地西泮）（1分）；④若发生抽搐，应在控制子痫后考虑终止妊娠（1分）。

10. 自然流产（助理不考）

（1）诊断公式

自然流产=妊娠28周之前阴道流血+有或无下腹痛+宫口开大或闭合。

（2）鉴别诊断

	先兆流产	难免流产	不全流产	完全流产
出血量	少	中→多	少→多	少→无
下腹痛	无或轻	加剧	减轻	无
组织排出	无	无	部分排出	全部排出
宫颈口	闭	扩张或有妊娠物堵塞	扩张或有妊娠物堵塞	闭
子宫大小	与妊娠周数相符	相符或略小	小于妊娠周数	正常或略大

鉴别：①先兆流产——宫口未开。

②难免流产——宫口已扩张，胚胎组织堵塞于宫颈口，子宫大小与停经周数相符或略小。

③不全流产——宫颈口扩张，宫颈口有妊娠物堵塞，子宫大小小于停经周数。

④稽留流产——早孕反应消失，宫颈口未开，子宫不再增大反而缩小。

【例104】女性，28岁，停经9周，阴道流血1日。

患者9周前停经，无不适。2周前B超检查提示“宫内早孕”。1天前阴道少量流血，伴轻微下腹痛，半天前腹痛加剧，阴道大量流血，并诉在家中排出一块肉样组织物。发病以来饮食、睡眠、大小便无异常。孕$_1$产$_0$。月经初潮14岁，3~5天/28天。否认肝炎、肾病、高血压病史，无药物过敏史，无遗传病家族史。

查体：T36.8℃，P115次/分，R18次/分，BP80/60mmHg。皮肤黏膜无出血点，浅表淋巴结未触及肿大，巩膜无黄染，口唇苍白，双肺未闻及干湿性啰音，心界不大，心率90次/分，律齐，心尖部未闻及杂音，肝脾肋下未触及，双下肢无水肿。

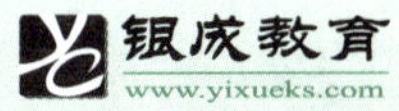

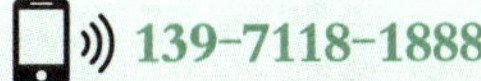

产科检查:子宫增大,如孕 2 个月大小,宫颈口见组织物堵塞,并有活动性出血。

实验室检查:血常规:Hb100g/L,RBC3.6×10^{12}/L,WBC6.8×10^9/L,N0.65,Plt250×10^9/L。

要求:根据以上病历摘要,请将初步诊断、诊断依据(如有两个或以上诊断,应分别列出各自诊断依据)、鉴别诊断、进一步检查与治疗原则写在答题纸上。

评分标准(总分 22 分)

1. 初步诊断(4 分)

不全流产(4 分)(答"流产"得 2 分,答其他类型流产不得分)。

2. 诊断依据(初步诊断错误,诊断依据不得分)(5 分)

①女性,停经 9 周,阴道流血 1 日,伴下腹痛,有妊娠组织物排出(2 分)。

②失血性休克表现:脉搏增快,血压 80/60mmHg(1 分)。

③宫口扩张,宫颈口有妊娠物堵塞,子宫大小小于停经周数(2 分)。

3. 鉴别诊断(4 分)

①先兆流产(1 分);②难免流产(1 分);③完全流产(1 分);④稽留流产(1 分)。

4. 进一步检查(4 分)

①肝肾功能、电解质、凝血功能、血型、备血(1 分);②产科 B 超(2 分);③心电图(1 分)。

5. 治疗原则(5 分)

①补液输血,抗休克(1 分);②作必要术前准备(1 分)。

③急诊刮宫术(2 分);④刮出物送病理检查(1 分)。

11. 子宫内膜癌(助理不考)

(1)诊断公式

子宫内膜癌=绝经后或绝经过渡期子宫异常出血。

(2)鉴别诊断　参阅《贺银成 2019 国家临床执业(助理)医师资格考试辅导讲义》。

【例 105】女性,56 岁。阴道少量流血 3 个月。

3 个月前患者无明显诱因出现阴道水样白带,近半月出现阴道间断流血,量较少,无血凝块,无臭味,无腹痛。发病以来饮食、睡眠、大小便无异常。孕$_2$产$_1$。已绝经 5 年。否认肝炎、肾病、糖尿病病史,无药物过敏史,无遗传病家族史。

查体:T37.1℃,P75 次/分,R14 次/分,BP138/82mmHg。皮肤黏膜无出血点,浅表淋巴结未触及肿大,巩膜无黄染,口唇无发绀,双肺未闻及干湿性啰音,心界不大,心率 75 次/分,律齐,心尖部未闻及杂音,腹部平软,肝脾肋下未触及,双下肢无水肿。

妇科检查:宫颈光滑,宫体稍大且软,附件未扪及。刮宫时刮出较多量较脆内膜。

要求:根据以上病历摘要,请将初步诊断、诊断依据(如有两个或以上诊断,应分别列出各自诊断依据)、鉴别诊断、进一步检查与治疗原则写在答题纸上。

评分标准(总分 22 分)

1. 初步诊断(4 分)

子宫内膜癌(4 分)。

2. 诊断依据(初步诊断错误,诊断依据不得分)(5 分)

①绝经期妇女,不规则阴道流血 3 个月(2 分)。

②宫颈光滑,宫体稍大且软,附件未扪及(1 分)。

③刮宫时刮出较多量较脆内膜(2 分)。

3. 鉴别诊断(4 分)

①子宫颈癌(1 分);②子宫息肉(1 分);③子宫内膜增生(1 分);④宫颈管腺癌(1 分)。

4. 进一步检查(4 分)

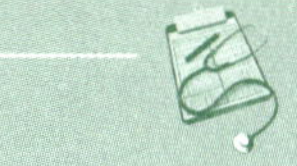

①肝肾功能、电解质、凝血功能、血型、备血(1分);②产科B超(1分)。
③心电图(1分);④分段诊刮,刮出物送病理检查(1分)。
5. 治疗原则(5分)
①手术治疗(2分);②术后行放化疗(1分)。
③孕激素治疗(1分);④随访观察(1分)。

12. 产后出血(助理不考)

(1)诊断公式
产后出血=胎儿娩出后经阴道分娩者出血量≥500ml或剖宫产出血量≥1000ml。
(2)常见病因　包括子宫收缩乏力、胎盘滞留、胎盘植入、胎盘残留、软产道损伤、凝血功能障碍等。
【例106】初产妇,26岁。产后阴道流血20分钟。
初产妇,产程进展顺利,20分钟前胎儿胎盘经阴道娩出后阴道流血,量约800ml,为暗红色血液,有少量血凝块。感头晕、心慌、心悸、气急。发病以来大小便未解。孕$_2$产$_1$。否认肝炎、肾病、糖尿病病史,无药物过敏史,无遗传病家族史。
查体:T36.6℃,P120次/分,R14次/分,BP80/65mmHg。贫血貌,皮肤黏膜无出血点,浅表淋巴结未触及肿大,巩膜无黄染,口唇苍白,双肺未闻及干湿性啰音,心界不大,心率120次/分,律齐,心尖部未闻及杂音,腹部平软,肝脾肋下未触及,双下肢无水肿。
妇科检查:子宫轮廓不清,按压宫底可见大量血块及暗红色血液流出。胎盘胎膜完整,软产道无损伤。
要求:根据以上病历摘要,请将初步诊断、诊断依据(如有两个或以上诊断,应分别列出各自诊断依据)、鉴别诊断、进一步检查与治疗原则写在答题纸上。
评分标准(总分22分)
1. 初步诊断(4分)
宫缩乏力性产后出血(4分)。
2. 诊断依据(初步诊断错误,诊断依据不得分)(5分)
①初产妇,经阴道分娩,胎儿胎盘娩出后大量阴道流血(2分)。
②子宫轮廓不清,按压宫底可见大量血块及暗红色血液流出;胎盘胎膜完整,软产道无损伤(2分)。
③失血性休克状态:贫血貌,P120次/分,BP80/65mmHg(1分)。
3. 鉴别诊断(4分)
①胎盘残留(1分);②凝血功能障碍(1分);③产道损伤(1分);④羊水栓塞(1分)。
4. 进一步检查(4分)
①血常规、凝血功能、血型、备血、肝肾功能、电解质(1分)。
②产科B超(1分);③心电图(1分);④DIC检测(1分)。
5. 治疗原则(5分)
①输液输血,抗休克治疗(1分);②按摩或按压子宫(1分)。
③应用缩宫素加强子宫收缩(2分);④宫腔填塞(0.5分)。
⑤必要时手术治疗(0.5分)。

13. 子宫内膜异位症(助理不考)

(1)诊断公式
子宫内膜异位症=中年女性+继发性痛经进行性加重+月经异常+卵巢异位囊肿。
(2)鉴别诊断　子宫腺肌病的痛经症状与子宫内膜异位症相似,但子宫呈均匀性增大,质地较硬。且大纲不做要求,不要误诊。
【例107】女性,结婚3年未孕,经期腹痛2年。
女性,3年前结婚,婚后未采取避孕措施,但一直未孕。2年来常有经期下腹疼痛,表现为经前1~2

日开始下腹疼痛,经后逐渐消失,近1年来腹痛进行性加重,需服用“止痛药物”才能坚持工作。月经周期及经量正常,无血凝块。发病以来,饮食、大小便无异常。月经初潮13岁,平时月经规则,3~5日/30天。否认肝炎、肾病、糖尿病病史,无药物过敏史,无遗传病家族史。

查体:T37.0℃,P80次/分,R14次/分,BP130/80mmHg。皮肤黏膜无出血点,浅表淋巴结未触及肿大,巩膜无黄染,口唇无发绀,双肺未闻及干湿性啰音,心界不大,心率80次/分,律齐,心尖部未闻及杂音,腹部平软,肝脾肋下未触及,双下肢无水肿。

妇科检查:子宫大小正常,后倾,不活动,压痛,双侧附件均可触及5cm×5cm×5cm大小之囊性包块,不活动,阴道后穹窿处有一紫蓝色小结节。

实验室检查:血常规:Hb120g/L,RBC4.6×10^{12}/L,WBC6.8×10^{9}/L,N0.65,Plt250×10^{9}/L。

要求:根据以上病历摘要,请将初步诊断、诊断依据(如有两个或以上诊断,应分别列出各自诊断依据)、鉴别诊断、进一步检查与治疗原则写在答题纸上。

评分标准(总分22分)

1.初步诊断(4分)

子宫内膜异位症(4分)。

2.诊断依据(初步诊断错误,诊断依据不得分)(5分)

①女性,婚后3年未孕,继发性痛经进行性加重2年(2分)。

②子宫正常大小,后倾,不活动,压痛,双侧附件异位囊肿,阴道有紫蓝色小结节(2分)。

③血常规正常(1分)。

3.鉴别诊断(4分)

①子宫腺肌病(1分);②子宫肌瘤(1分).

③卵巢癌(1分);④盆腔炎性包块(1分)。

4.进一步检查(4分)

①血常规、凝血功能、肝肾功能、电解质(1分);②妇科B超(1分)。

③腹腔镜检查(1分);④心电图(0.5分)。

⑤血清CA125、HE4测定(0.5分)。

5.治疗原则(5分)

①药物治疗(非甾体抗炎药、孕激素等)(2分)。

②保留生育能力的腹腔镜手术治疗(3分)。

六、血液系统疾病

1. 缺铁性贫血

(1)诊断公式

缺铁性贫血=女性月经过多(或男性痔出血)+贫血貌+骨髓红系增生活跃+肝脾淋巴结不大。

(2)贫血的共同临床表现

①神经系统　表现为头昏、耳鸣、头痛、失眠、多梦、记忆力减退、注意力不集中等。

②皮肤黏膜　苍白是贫血时皮肤、黏膜的主要表现。

③呼吸循环系统　由于缺血缺氧,可有呼吸加深加快、心悸、心率增快等。

④消化系统　贫血时消化腺分泌减少,可导致消化功能减退、消化不良、食欲减退等。

⑤泌尿生殖内分泌系统　长期贫血可影响睾酮和雌激素的分泌。

(3)贫血的诊断标准　在我国海平面地区,成年男性血红蛋白(Hb)<120g/L,成年女性(非妊娠)Hb<110g/L,孕妇Hb<100g/L,可诊断为贫血。

(4)贫血的严重度划分标准　Hb<30g/L为极重度贫血,30g/L≤Hb<60g/L为重度贫血,60g/L≤Hb

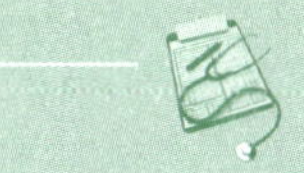

<90g/L 为中度贫血，90g/L≤Hb<120(男)或110(女)g/L为轻度贫血。

(5)贫血的红细胞形态分类

	大细胞性贫血	正常细胞性贫血	小细胞低色素性贫血
红细胞平均体积 MCV(fl)	>100	80~100	<80
红细胞平均血红蛋白浓度 MCHC(%)	32~35	32~35	<32
常见疾病	巨幼细胞贫血	再障、溶血性贫血	缺铁性贫血

【例108】女性，26岁。面色苍白、头晕、乏力半年，加重伴心悸1周。

患者半年前无明显诱因出现头晕、乏力，家人发现面色略苍白，能照常上班，近1周来加重伴活动后心悸，无鲜血便和黑便，尿色正常，无鼻衄和牙龈出血，曾到医院检查示血红蛋白低(具体不详)。发病以来进食和睡眠正常，不挑食，大小便正常，体重无明显变化。既往体健，无药物过敏史。结婚2年，婚后一直避孕。月经初潮13岁，6天/30天，近1年来每次月经均提前7天左右，每次持续约10天，开始几天量多，最近两次更明显。无遗传病家族史。

查体：T36.5℃，P105次/分，R18次/分，BP120/70mmHg。贫血貌，皮肤黏膜无出血点，浅表淋巴结未触及肿大，睑结膜苍白，巩膜无黄染，口唇苍白，舌乳头正常，双肺无异常，心界不大，心率105次/分，律齐，心尖部可闻及2/6级收缩期吹风样杂音，腹平软，肝脾肋下未触及，双下肢无水肿。

实验室检查：血常规：Hb72g/L，RBC3.6×10^{12}/L，Ret0.013，MCV69fl，MCH24pg，MCHC29%，WBC5.8×10^9/L，N0.68，L0.29，M0.03，Plt360×10^9/L。尿蛋白(-)，镜检(-)。粪常规和隐血(-)。血清铁4.5μmol/L。

要求：根据以上病历摘要，请将初步诊断、诊断依据(如有两个或以上诊断，应分别列出各自诊断依据)、鉴别诊断、进一步检查与治疗原则写在答题纸上。

评分标准(总分22分)

1. 初步诊断(4分)

(1)缺铁性贫血(答出"贫血待查"得2分)(3分)；(2)异常子宫出血(1分)。

2. 诊断依据(初步诊断错误，诊断依据不得分；未分别列出各自诊断依据，扣1分)(5分)

(1)缺铁性贫血：

①有乏力、头晕、面色苍白、活动后心悸等贫血症状(1分)。

②有缺铁原因：1年来每次月经提前，每次持续时间长，量多(0.5分)。

③查体：贫血貌，睑结膜、口唇苍白，心率快，心尖部闻及2/6级收缩期吹风样杂音(1分)。

④实验室检查：小细胞低色素性贫血，血小板轻度增高，白细胞和网织红细胞正常，血清铁降低(1.5分)。

(2)异常子宫出血：月经周期缩短，每次持续时间长，量多(1分)。

3. 鉴别诊断(2分)

①地中海贫血(1分)；②慢性病贫血(1分)；③铁粒幼细胞性贫血(1分)。

4. 进一步检查(5分)

①血涂片观察红细胞形态(0.5分)；②血清铁蛋白和总铁结合力测定(1.5分)。

③骨髓细胞学检查(仅答"骨穿"得1分)(1.5分)；④骨髓铁染色(0.5分)。

⑤妇科检查：包括B超、必要时诊刮(1分)。

5. 治疗原则(5分)

①去除病因：治疗妇科病(2分)；②口服铁剂(2分)。

③口服铁剂不能耐受时应注射铁剂(0.5分)；④必要时输注悬浮红细胞(0.5分)。

2. 再生障碍性贫血

(1)诊断公式

再生障碍性贫血=贫血+出血倾向+感染+骨髓三系减少+肝脾淋巴结不大。

(2)鉴别诊断　参阅《贺银成2019国家临床执业(助理)医师资格考试辅导讲义》。

注意:①缺铁性贫血——血清铁和铁蛋白均减低,呈小细胞低色素性贫血,铁剂治疗有效。
②再生障碍性贫血——全血细胞减少,骨髓各系增生低下。

【例109】男性,53岁。面色苍白、头晕、乏力5个月,加重伴心悸、皮肤黏膜出血10天。

5个月前开始家人发现其面色变白,无明显原因逐渐出现头晕、乏力,活动后加重,未到医院检查。10天来加重伴心悸,刷牙时牙龈出血,有时见四肢皮肤有出血点。发病以来,进食好,不挑食,睡眠及大小便正常,无酱油色尿,体重无明显变化。既往有高血压病史5年,常规体检时发现血压最高达150/100mmHg,一直服用"硝苯地平控释片"治疗。无胃病、糖尿病和肝肾疾病病史,无放射线和毒物接触史,无药物过敏史。无烟酒嗜好。母亲有高血压。

查体:T36.5℃,P106次/分,R20次/分,BP130/85mmHg。贫血貌,双下肢皮肤可见出血点,浅表淋巴结未触及肿大,睑结膜苍白,巩膜无黄染,口唇苍白,舌乳头正常,甲状腺不大,胸骨无压痛,双肺无异常,心界不大,心率106次/分,律齐,腹平软,肝脾肋下未触及,双下肢无水肿。

实验室检查:血常规:Hb57g/L,RBC1.9×10^{12}/L,MCV86fl,MCH32pg,MCHC35%,WBC3.0×10^{9}/L,N0.30,L0.65,M0.05,Plt30×10^{9}/L,Ret0.001。粪常规和隐血(-),尿常规(-),尿Rous试验阴性,血清铁蛋白320μg/L,血清铁50μmol/L,总铁结合力40μmol/L。

要求:根据以上病历摘要,请将初步诊断、诊断依据(如有两个或以上诊断,应分别列出各自诊断依据)、鉴别诊断、进一步检查与治疗原则写在答题纸上。

评分标准(总分22分)

1.初步诊断(4分)

(1)再生障碍性贫血(仅答"全血细胞减少"得1.5分)(3分)。

(2)高血压2级,中危(仅答"高血压"得0.5分)(1分)。

2.诊断依据(初步诊断错误,诊断依据不得分;未分别列出各自诊断依据,扣1分)(5分)

(1)再生障碍性贫血:

①慢性病程,有贫血、出血表现(0.5分)。

②查体:贫血貌,双下肢可见出血点,睑结膜、口唇苍白,胸骨无压痛,心率快,肝脾不大(1分)。

③血常规示血细胞减少,正细胞正色素性贫血,网织红细胞减低,白细胞分类淋巴细胞比例增高(1.5分)。

④尿Rous试验阴性(0.5分)。

⑤血清铁、铁蛋白增高,总铁结合力降低(0.5分)。

(2)高血压2级,中危:

①血压最高为150/100mmHg,一直服用降压药物治疗(0.5分)。

②家族史中母亲有高血压(0.5分)。

3.鉴别诊断(3分)

①巨幼细胞贫血(1分);②阵发性睡眠性血红蛋白尿(1分);③骨髓增生异常综合征(1分)。

4.进一步检查(5分)

①多部位(髂后上棘、胸骨)骨髓细胞学检查和铁染色(仅答"骨穿"得1分)(1.5分)。

②骨髓细胞流式细胞学检查(1分);③血清叶酸、维生素B_{12}水平(0.5分)。

④淋巴细胞亚群(0.5分);⑤必要时骨髓活检(0.5分)。

⑥Ham试验,血细胞CD55、CD59测定(0.5分);⑦肝、肾功能检查(0.5分)。

5.治疗原则(5分)

①对症支持治疗:如成分输血(0.5分)。

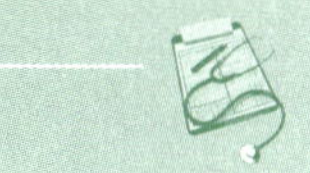

②促进造血:雄激素、造血生长因子(2分)。

③免疫抑制治疗:ATG/ALG、环孢素等(1分)。

④治疗无效时可考虑造血干细胞移植(1分)。

⑤积极控制高血压并监测血压(0.5分)。

注意:①外周血网织红细胞(Ret)的正常值——百分数为0.5%~1.5%,绝对值为(24~84)×10^9/L。②再障外周血网织红细胞计数减低。③缺铁性贫血、溶血性贫血外周血网织红细胞比例增高。

3. 急性白血病

(1)诊断公式

急性白血病=贫血+出血+感染+骨髓增生活跃(原始细胞≥30%)+肝脾淋巴结肿大。

(2)细胞组织化学染色检查

	急淋白血病	急粒白血病	急单白血病
髓过氧化物酶(MPO) (8版诊断学P272为POX)	-	分化差的原始细胞(-)~(+) 分化好的原始细胞+~+++	(-)~(+)
糖原染色(PAS)	(+)成块 或粗颗粒状	(-)或(+) 弥漫性淡红色或细颗粒状	(-)或(+),弥漫性淡红色或细颗粒状
非特异性酯酶(NSE/NEC)	-	(-)或(+),NaF抑制<50%	+,NaF抑制≥50%
中性粒细胞碱性磷酸酶(NAP)	增加	减少或(-)	正常或增加
Auer小体	-	+	+

注意:①急性白血病——贫血、感染(发热)、出血+浸润症状(肝脾淋巴结肿大)+骨髓增生活跃。

②再生障碍性贫血——贫血、感染(发热)、出血+骨髓造血功能低下(无浸润症状)。

③缺铁性贫血——贫血+骨髓红系增生活跃(无感染、出血及浸润症状)。

④特发性血小板减少性紫癜——出血+骨髓巨核系增生活跃、成熟障碍(无贫血、感染及浸润症状)。

⑤骨髓增生活跃,原始细胞≥30%为急性白血病的诊断金标准。

【例110】男性,25岁。发热、全身酸痛伴咳嗽1周,加重伴乏力、皮肤黏膜出血3天。

患者1周前无明显诱因开始发热,伴全身酸痛、轻度咳嗽,无痰,最高体温38.2℃,无寒战,曾在当地化验血常规异常(具体不详),给予"感冒药"等治疗无效。3天来上述症状加重伴乏力,有两次鼻出血和刷牙时牙龈出血。发病以来进食减少,睡眠差,大小便正常,体重无明显变化。既往体健,无肺结核、肝炎病史,无药物过敏史。无遗传病家族史。

查体:T38.7℃,P105次/分,R20次/分,BP120/80mmHg。轻度贫血貌,前胸和四肢皮肤有出血点,两侧颈部和右腹股沟区均可触及数个肿大淋巴结,最大为2.5cm×2.0cm,均活动好,无压痛,巩膜无黄染,口唇稍苍白,甲状腺不大。胸骨压痛(+),双肺叩诊清音,左下肺可闻及少许湿性啰音。心界不大,心率105次/分,律齐。腹平软,无压痛,肝肋下1.5cm,脾肋下1cm,移动性浊音(-),双下肢无水肿。

实验室检查:血常规:Hb80g/L,RBC2.7×10^{12}/L,WBC1.5×10^9/L,分类见原始细胞0.28,POX(或MPO)染色(-),Plt20×10^9/L。网织红细胞0.001。尿常规(-)。

要求:根据以上病历摘要,请将初步诊断、诊断依据(如有两个或以上诊断,应分别列出各自诊断依据)、鉴别诊断、进一步检查与治疗原则写在答题纸上。

评分标准(总分22分)

1.初步诊断(4分)

(1)急性淋巴细胞白血病(仅答"急性白血病"得2分)(3分)。

(2)左下肺炎(仅答"肺炎"或"肺感染"得0.5分)(1分)。

2. 诊断依据(初步诊断错误,诊断依据不得分;未分别列出各自诊断依据,扣1分)(5分)

(1)急性淋巴细胞白血病:

①青年男性,急性病程,有感染(发热、咳嗽)、出血(鼻出血和牙龈出血)、贫血(乏力)症状(1分)。

②贫血貌,前胸和四肢皮肤有出血点,多处浅表淋巴结肿大,无压痛,口唇苍白,胸骨压痛,肝脾大(1分)。

③血常规示全血细胞减少,网织红细胞明显减低(0.5分)。

④血白细胞分类见较多原始细胞,POX(或MPO)染色(-)(1.5分)。

(2)左下肺炎:①急性病程,发热、咳嗽(0.5分);②T38.7℃,左下肺可见闻及湿性啰音(0.5分)。

3. 鉴别诊断(3分)

①急性白血病类型鉴别 (1分);②再生障碍性贫血(1分);③骨髓增生异常综合征(1分)。

4. 进一步检查(5分)

①骨髓细胞学检查和组织化学染色检查(仅答"骨穿"得0.5分)(1.5分)。

②骨髓细胞免疫学(流式细胞术)检查(1分);③染色体和分子生物学检查(0.5分)。

④胸部X线片(1分);⑤腹部B超(0.5分);⑥血生化、凝血功能(0.5分)。

5. 治疗原则(5分)

①成分输血、防治高尿酸、加强营养(1分);②消毒隔离、抗菌药物控制感染(1分)。

③首选DVLP方案化疗(1分);④脑膜白血病防治(1分)。

⑤符合条件者可考虑异基因造血干细胞移植(1分)。

【例111】男性,26岁。全身不适、乏力1周,伴间断牙龈及鼻出血2天。

患者于1周前无明显诱因感全身不适、乏力,未就诊。2天前上述症状加重,并出现间断鼻出血和牙龈出血,刷牙时牙龈出血明显。病后进食略减少,大、小便正常,无尿血和便血,体重无明显变化。既往体健,无高血压、糖尿病、肝炎和结核病病史。无烟酒嗜好。无遗传病家族史。

查体:T36.9℃,P95次/分,R21次/分,BP120/80mmHg。轻度贫血貌,前胸和腹部皮肤散在出血点,双下肢有几处瘀斑,浅表淋巴结未触及肿大,睑结膜稍苍白,巩膜未见黄染,双鼻孔有血迹,口唇稍苍白,牙龈有少量出血,颈软。胸骨压痛(+),心肺未见异常。腹平软,无压痛,肝脾肋下未触及。双下肢无水肿,双侧Babinski征(-)。

实验室检查:血常规:Hb85g/L,WBC13.9×10^9/L,分类见原幼细胞0.20,Plt15×10^9/L。尿常规:蛋白(-),沉渣镜检RBC10~15个/HP,WBC2~3个/HP。骨髓细胞学检查:增生明显活跃,可见胞浆中有较多颗粒及POX染色强阳性的细胞,部分胞浆中有成堆Auer小体,计数此种细胞达0.55,红系明显受抑,未见巨核细胞。细胞免疫表型:CD13(+),CD33(+),HLA-DR(-)。凝血功能:PT25秒(对照13秒),INR2.0,纤维蛋白原1.2g/L。

要求:根据以上病历摘要,请将初步诊断、诊断依据(如有两个或以上诊断,应分别列出各自诊断依据)、鉴别诊断、进一步检查与治疗原则写在答题纸上。

评分标准(总分22分)

1. 初步诊断(4分)

(1)急性早幼粒细胞白血病(仅答"急性白血病"得2分)(3分)。

(2)弥散性血管内凝血(1分)。

2. 诊断依据(初步诊断错误,诊断依据不得分;未分别列出各自诊断依据,扣1分)(5分)

(1)急性早幼粒细胞白血病:

①急性起病,全身不适,乏力,多部位出血表现(0.5分)。

②查体:轻度贫血貌,皮肤见出血点和瘀斑,双鼻孔见血迹,睑结膜、口唇稍苍白,牙龈出血,胸骨压痛(1分)。

③血常规:贫血,血小板明显减少,白细胞增高,分类见原幼细胞(0.5分)。

④骨髓细胞学检查:增生明显活跃,可见胞浆中有较多颗粒及POX染色强阳性的细胞,部分胞浆中

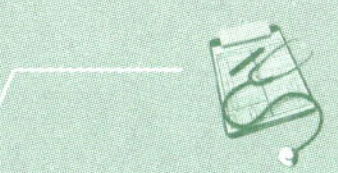

有成堆 Auer 小体，计数此种细胞达 0.55，红系明显受抑，未见巨核细胞(1 分)。

⑤骨髓细胞免疫表型：CD13 和 CD33 阳性支持髓系，HLA-DR 阴性支持早幼粒细胞白血病(0.5 分)。

(2)弥散性血管内凝血：

①急性早幼粒细胞白血病的常见并发症(0.5 分)。

②多部位出血(皮肤见出血点和瘀斑，牙龈、鼻出血，镜下血尿)(0.5 分)。

③PT 延长，纤维蛋白原降低(<1.5g/L)(0.5 分)。

3. 鉴别诊断(3 分)

①急性白血病类型鉴别(1 分)；②再生障碍性贫血(1 分)；③骨髓增生异常综合征(1 分)。

4. 进一步检查(5 分)

①骨髓细胞流式细胞学检查(1 分)；②骨髓细胞染色体和分子生物学检查(1 分)。

③纤溶检查(FDP、D-二聚体)(1 分)；④复查凝血功能(1 分)。

⑤血生化(0.5 分)；⑥腹部 B 超(0.5 分)。

5. 治疗原则(5 分)

①诱导分化治疗：亚砷酸和/或维甲酸(2 分)。

②可酌情应用小剂量肝素抗凝，新鲜冰冻血浆输注(2 分)。

③支持对症处理：卧床休息，成分输血，注意预防感染等(0.5 分)

④完全缓解后可加用化疗(0.5 分)。

4. 淋巴瘤（助理不考）

(1)诊断公式　淋巴瘤=无痛性颈或锁骨上淋巴结肿大+淋巴结活检确诊。

(2)WHO 分型方案中较常见的淋巴瘤亚型

淋巴瘤类型	染色体易位	免疫标记	临床特点
边缘区淋巴瘤	t(11;18)	$CD5^+$、$bcl\text{-}2^+$	B 细胞性，属惰性淋巴瘤
滤泡性淋巴瘤	t(14;18)	$CD10^+$、$bcl\text{-}2^+$、$bcl\text{-}6^+$	B 细胞性，化疗反应好，不能治愈
套细胞性淋巴瘤	t(11;14)	$CD5^+$、$bcl\text{-}1^+$	B 细胞性，发展快，化疗效果差
弥漫性大 B 细胞淋巴瘤	t(3;14)	$bcl\text{-}6^+$、$bcl\text{-}2^+$	最常见的侵袭性 NHL
Burkitt 淋巴瘤	t(8;14)、MYC	$CD20^+$、$CD22^+$、$CD5^-$	B 细胞性，高度恶性
间变性大细胞淋巴瘤	t(2;5)	$CD30^+$、Ki-1(+)	T 细胞性，常有皮肤侵犯
周围性 T 细胞淋巴瘤	—	$CD4^+$、$CD8^+$	侵袭性淋巴瘤，化疗效果较差
蕈样肉芽肿-Sezary 综合征	—	$CD3^+$、$CD4^+$、$CD8^-$	属惰性淋巴瘤

【例 112】女性，53 岁。双侧颈部淋巴结肿大伴发热 1 周。

患者 1 周前发现双侧颈部淋巴结肿大，无疼痛，同时伴发热，无盗汗、咳嗽，自服“抗感冒药”3 天无明显改善。4 天前到本院门诊就诊，测体温 37.8℃，行右侧颈部淋巴结活检，今日收入院诊治。发病以来进食、睡眠好，大小便正常，体重无明显变化。既往体健，否认传染病病史及其接触史，无烟酒嗜好，家族中无类似患者。

查体：T37.5℃，P85 次/分，R18 次/分，BP130/80mmHg。皮肤未见出血点和皮疹，右侧颈部有手术瘢痕，左侧颈部和右侧腹股沟区各触及 2 个肿大淋巴结，最大者约 2.5cm×1.5cm 大小，均活动，无压痛，其余浅表淋巴结未触及肿大。巩膜无黄染，咽无充血，扁桃体不大，颈软，甲状腺不大。心肺检查未见异常。腹平软，肝脾肋下未触及，移动性浊音阴性。双下肢无水肿。

实验室检查：血常规：Hb132g/L，WBC6.5×10^9/L，N0.56，L0.39，M0.05，Plt214×10^9/L。尿常规(-)，粪隐血(-)。

右侧颈部淋巴结活检结果:淋巴结结构破坏,在多种细胞成分(淋巴细胞、浆细胞、嗜酸粒细胞和原纤维细胞等)中,见多个R-S细胞伴坏死,细胞免疫表型为CD30(+)、CD15(+)。

要求:根据以上病历摘要,请将初步诊断、诊断依据(如有两个或以上诊断,应分别列出各自诊断依据)、鉴别诊断、进一步检查与治疗原则写在答题纸上。

评分标准(总分22分)

1. 初步诊断(4分)

(1)霍奇金淋巴瘤(2分);(2)经典霍奇金淋巴瘤混合细胞型(1分);(3)Ⅲ期A组(1分)。

2. 诊断依据(初步诊断错误,诊断依据不得分;未分别列出各自诊断依据,扣1分)(5分)

(1)霍奇金淋巴瘤:

①中年女性,双侧颈部淋巴结无痛性肿大伴发热(1分)。

②查体:左侧颈部和右侧腹股沟区淋巴结肿大,均活动,无压痛(1分)。

③右侧颈部淋巴结病检:淋巴结构破坏,在多种细胞成分中,见多个R-S细胞伴坏死(1分)。

(2)经典霍奇金淋巴瘤混合细胞型:

淋巴结活检见淋巴结构破坏,多个R-S细胞伴坏死,细胞免疫表型为CD30(+)、CD15(+)(1分)。

(3)Ⅲ期A组:病变在横膈两侧,发热未超过38.0℃,无盗汗,体重无下降(1分)。

3. 鉴别诊断(4分)

①淋巴结结核(1.5分);②系统性红斑狼疮(1.5分);③坏死性淋巴结炎(1分)。

4. 进一步检查(5分)

①骨髓细胞学检查(1分);②胸部X线片和(或)CT检查(1分)。

③腹部B超和(或)CT检查(1分);④正电子发射计算机体层显像CT(PET/CT)检查(0.5分)。

⑤ANA谱检查(0.5分);⑥肝肾功能检查(0.5分)。

⑦血清乳酸脱氢酶,β_2微球蛋白、免疫球蛋白及C反应蛋白检查(0.5分)。

5. 治疗原则(4分)

①首选ABVD方案化疗(仅答“化疗”得1.5分)(3分)。

②复发难治者可考虑行造血干细胞移植治疗(1分)。

【例113】女性,38岁。乏力2个月,加重伴左颈部淋巴结肿大半个月,发热1周。

患者于2个月前无明显原因逐渐感乏力,因进食好、大小便均正常而未予重视。半个月前乏力加重,并在洗脸时无意中发现左颈部淋巴结肿大,因无任何不适,一直未到医院检查。1周来无明显原因发热,每日下午明显,体温最高达38.8℃,无寒战、盗汗,无咽痛、咳嗽,自服“感冒药”无好转。发病以来进食好,睡眠可,大小便正常,体重无明显变化。既往体健,无高血压、糖尿病、胃病、肝炎和结核病病史,无药物过敏史。月经正常,育一男孩,11岁。无遗传病家族史。

查体:T38.2℃,P90次/分,R20次/分,BP120/80mmHg。轻度贫血貌,无皮疹和出血点,左颈部可触及1个3cm×2cm大小淋巴结,右颈部可触及2个2cm×1cm大小淋巴结,右腹股沟区可触及1个2.5cm×2cm大小淋巴结,均质韧、活动、无压痛,余浅表淋巴结不大,巩膜轻度黄染,舌乳头正常,口腔颊黏膜无出血点和溃疡,咽无异常,甲状腺不大,心肺未见异常,腹平软,肝肋下0.5cm,脾肋下2cm,Murphy征(-),移动性浊音(-),肠鸣音5次/分,双下肢无水肿。

实验室检查:血常规:Hb80g/L,RBC2.7×10^{12}/L,WBC8.5×10^9/L,N0.65,L0.30,M0.05,Plt260×10^9/L,Ret0.052。尿常规:蛋白(-),镜检(-),隐血(-),尿胆红素(-),尿胆原(++)。粪常规及隐血检查未见异常。

左颈部淋巴结活检病理:结构破坏,见弥漫性大细胞浸润,CD5(-),CD20(+++),CD56(-),CD79a(++),CyclinD$_1$(-)。

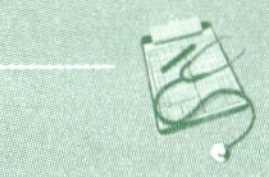

要求:根据以上病历摘要,请将初步诊断、诊断依据(如有两个或以上诊断,应分别列出各自诊断依据)、鉴别诊断、进一步检查与治疗原则写在答题纸上。

评分标准(总分22分)

1. 初步诊断(4分)

(1)非霍奇金淋巴瘤(仅答"淋巴瘤"得2分)(3分),弥漫性大B细胞型(0.5分),Ⅲs期B组(0.5分)。

(2)继发性自身免疫性溶血性贫血(仅答"溶血性贫血"得0.5分)(1分)。

2. 诊断依据(初步诊断错误,诊断依据不得分;未分别列出各自诊断依据,扣1分)(5分)

(1)非霍奇金淋巴瘤:

①无痛性进行性浅表淋巴结肿大,无原因发热(0.5分)。

②两侧颈部和右腹股沟区淋巴结肿大,均活动好、无压痛,脾大(0.5分)。

③左颈部淋巴结病理证实为淋巴瘤(1分)。

④病理见弥漫性大细胞浸润,CD5(-),CD20(+++),CD79a(++),CyclinD$_1$(-),证实为弥漫大B细胞型(1分)。

⑤根据目前资料,肿瘤病变在横膈两侧,脾大,发热超过38.0℃,证实为Ⅲs期B组(1分)。

(2)继发性自身免疫性溶血性贫血:

①有溶血性贫血表现(乏力、轻度贫血貌、巩膜轻度黄染),实验室检查提示血红蛋白低、网织红细胞增高、尿胆红素阴性和尿胆原强阳性(0.5分)。

②原发病是非霍奇金淋巴瘤(0.5分)。

3. 鉴别诊断(3分)

①淋巴结结核(或答"淋巴结炎")(1分)。

②系统性红斑狼疮(1分)。

③慢性淋巴细胞白血病(1分)。

4. 进一步检查(5分)

①骨髓细胞学检查(仅答"骨穿"得0.5分)(1.5分);②胸部X线片或CT(1分)。

③腹部B超或CT(1分);④抗人球蛋白试验(Coombs试验)(0.5分)。

⑤正电子发射计算机体层显像CT(PET/CT)或全身增强CT(0.5分)。

⑥肝肾功能检查(0.5分)。

5. 治疗原则(4分)

①化疗:首选CHOP方案(1.5分)。

②免疫治疗:抗CD20单抗(利妥昔单抗)(1分)。

③化疗期间小剂量糖皮质激素维持治疗(0.5分)。

④必要时加局部放疗(0.5分)。

⑤必要时考虑造血干细胞移植(0.5分)。

5. 特发性血小板减少性紫癜(助理不考)

(1)诊断公式

特发性血小板减少性紫癜(ITP)=出血+骨髓巨核细胞增多、产板型减少+血小板减少+出血时间延长。

(2)诊断标准 ①至少2次化验血小板计数减少,血细胞形态无异常;②体检脾脏一般不增大;③骨髓检查巨核细胞正常或增多,有成熟障碍;④排除其他继发性血小板减少症。

注意:①外周血小板(PLT)正常值为(100~300)×10^9/L。

②出血时间(BT)正常值为(6.9±2.1)min,超过9min为延长。

③凝血时间(CT)试管法正常值为4~12min。

④特发性血小板减少性紫癜患者出血时间延长,凝血时间正常。

【例114】男性，48岁。皮肤出血点伴牙龈出血1周，加重1天。

患者1周前无意中发现四肢皮肤散在出血点，刷牙时牙龈少量出血，无任何不适，未治疗。1天来刷牙时牙龈出血较前加重，并发现下肢有数处瘀斑，无其他部位出血，无发热、关节痛和口腔溃疡。发病以来，精神、饮食、睡眠、大小便正常。既往有高血压病史3年，血压最高达150/100mmHg，一直服用“硝苯地平控释片”治疗，无糖尿病和肝肾疾病病史，无药物过敏史。无烟酒嗜好。父亲患高血压。

查体：T36.5℃，P72次/分，R20次/分，BP130/85mmHg。胸部和四肢皮肤有多个出血点，双下肢可见数处瘀斑，均不高出皮面，未见皮疹，浅表淋巴结未触及肿大，巩膜无黄染，左侧口腔颊黏膜见1个血疱，未见溃疡，数处牙龈有少量渗血。胸骨无压痛，心肺查体未见异常，腹平软，肝脾肋下未触及，关节无异常，双下肢无水肿。

实验室检查：血常规：Hb136g/L，WBC8.5×10^9/L，N0.65，L0.32，M0.03，Plt12×10^9/L。尿常规(-)。

要求：根据以上病历摘要，请将初步诊断、诊断依据（如有两个或以上诊断，应分别列出各自诊断依据）、鉴别诊断、进一步检查与治疗原则写在答题纸上。

评分标准（总分22分）

1. 初步诊断（4分）

（1）特发性血小板减少性紫癜（仅答“血小板减少性紫癜”得2分）（3分）。

（2）高血压2级，中危（仅答“高血压”得0.5分）（1分）。

2. 诊断依据（初步诊断错误，诊断依据不得分；未分别列出各自诊断依据，扣1分）（5分）

（1）特发性血小板减少性紫癜：

①有皮肤出血和牙龈出血（1分）。

②无发热、关节痛和口腔溃疡等自身免疫性疾病表现（0.5分）。

③皮肤见出血点和瘀斑，口腔颊黏膜见血疱，未见溃疡，牙龈有出血，肝脾不大，关节无异常（1.5分）。

④实验室检查：血小板明显减少，血红蛋白及白细胞和分类正常（1分）。

（2）高血压2级，中危：

①中年男性，血压最高为150/100mmHg，无其他危险因素和病史（0.5分）。

②家族史中父亲有高血压（0.5分）。

3. 鉴别诊断（3分）

①继发免疫性血小板减少性紫癜（如自身免疫性疾病）（1.5分）。

②药物免疫性血小板减少性紫癜（1.5分）。

4. 进一步检查（5分）

①骨髓细胞学检查（仅答“骨穿”得1分）（2分）；②血清ANA谱、免疫球蛋白、补体（1.5分）。

③肝、肾功能（0.5分）；④胸部X线片（0.5分）；⑤腹部B超（0.5分）。

5. 治疗原则（5分）

①休息、低钠盐饮食（0.5分）；②糖皮质激素治疗（1.5分）。

③静脉输注大剂量免疫球蛋白（1分）；④血小板输注（1分）。

⑤上述治疗无效时可加用免疫抑制剂或脾切除治疗（0.5分）。

⑥积极控制高血压并监测血压水平（0.5分）。

七、代谢与内分泌系统疾病

1. 甲状腺功能亢进症（甲亢）

（1）诊断公式

甲亢=女性+高代谢（发热多汗心悸、易激动、手颤）+突眼+两侧甲状腺弥漫性肿大+T_3、T_4增高。

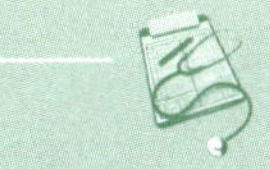

(2)含义 甲状腺功能亢进症(甲亢)是指甲状腺腺体本身产生甲状腺激素过多而引起的甲状腺毒症,其病因主要是弥漫性毒性甲状腺肿(Graves 病)、多结节性毒性甲状腺肿和自主高功能腺瘤(Plummer 病)。

Graves 病是甲状腺功能亢进症的最常见病因,约占全部甲亢的 80%~90%,好发于 20~50 岁的中青年女性,主要临床表现为:甲状腺毒症、弥漫性甲状腺肿、眼征和胫前黏液性水肿。

【例 115】女性,25 岁。多食、消瘦 3 个月,发热、咽痛 2 天,神志不清半小时。

患者 3 个月前无明显诱因出现易饥、多食及明显消瘦,伴怕热、多汗及心悸。约 1 个月前在外院经检查诊断为"甲亢",给予药物治疗(具体方案不详),但患者服药不规律,病情无明显好转。2 天前患者着凉后出现发热、咽痛,伴轻咳、流清涕,自服药物(具体不详)后症状无改善,逐渐出现烦躁、焦虑不安。半小时前神志不清。既往体健,月经规律,无相关疾病家族史(病史由患者家属提供)。

查体:T39.5℃,P145 次/分,R26 次/分,BP130/60mmHg。昏迷,急性病容,呼吸急促,皮肤湿润,大汗淋漓。突眼(-),双侧瞳孔等大等圆,直径约 3mm,对光反射存在,口唇、甲床无发绀。咽红,双侧扁桃体无肿大。颈软,气管居中,颈动脉无异常搏动,颈静脉无怒张。甲状腺弥漫性Ⅲ度肿大,质软,无结节,双侧上极均可闻及明显血管杂音。双肺呼吸音清晰,未闻及干湿性啰音。心界不大,心率 145 次/分,律齐,各瓣膜听诊区未闻及杂音。腹部未见明显异常。生理反射存在,病理反射未引出。

实验室检查:甲状腺功能(1 个月前)示:FT_3、FT_4 及 TRAb 明显升高,TSH 明显下降。

心电图:窦性心动过速。

要求:根据以上病历摘要,请将初步诊断、诊断依据(如有两个或以上诊断,应分别列出各自诊断依据)、鉴别诊断、进一步检查与治疗原则写在答题纸上。

评分标准(总分 22 分)

1. 初步诊断(4 分)

(1)弥漫性毒性甲状腺肿(或 Graves 病),甲状腺危象(答"甲亢"或"甲状腺功能亢进症"得 1.5 分)(3 分)。

(2)上呼吸道感染(1 分)。

2. 诊断依据(初步诊断错误,诊断依据不得分;未分别列出各自诊断依据,扣 1 分)(5 分)

(1)Graves 病,甲状腺危象:

①症状:青年女性,易饥多食,心悸,怕热,多汗,消瘦;上呼吸道感染后出现昏迷(1 分)。

②查体:高热,急性病容,昏迷;皮肤湿润,大汗淋漓;甲状腺弥漫性肿大,无结节,可闻及血管杂音;呼吸急促;心率增快>140 次/分(2 分)。

③辅助检查:甲状腺功能示 FT_3、FT_4 升高,TSH 下降,TRAb 升高;心电图示窦性心动过速(1 分)。

(2)上呼吸道感染:

①症状:发热、咽痛、咳嗽、流清涕(0.5 分);②查体:咽红(0.5 分)。

3. 鉴别诊断(2 分)

①甲状腺炎(1 分);②甲状腺肿瘤(1 分)。

4. 进一步检查(5 分)

①血常规,血培养(1 分);②血生化检查(肝、肾功能,电解质)(1 分)。

③动脉血气分析(1 分);④胸部 X 线片检查,必要时行胸部 CT 检查(1 分)。

⑤头颅 CT 或 MRI(1 分)。

5. 治疗原则(6 分)

①抗感染治疗(1 分);②应用丙硫氧嘧啶治疗(1 分)。

③应用碘剂(1 分);④应用 β 受体阻滞剂(1 分)。

⑤糖皮质激素治疗(1 分)。

⑥如常规治疗不满意,可考虑行血液透析治疗(0.5 分)。

⑦对症支持治疗(0.5 分)。

注意：①不要将甲状腺功能亢进症与糖尿病混淆，因两者均有多食、消瘦等症状。
②应准确书写甲亢、原发性甲亢、继发性甲亢、弥漫性毒性甲状腺肿(Graves 病)、高功能腺瘤等诊断。
③本题无“窦性心动过速”的副诊断，因为“窦速”为 Graves 病的临床表现之一。

【例 116】女性，24 岁。心悸、怕热、多汗 3 个月。

患者 3 个月来无明显诱因出现心悸、怕热、多汗，伴易饥、多食，大便次数增多到 2~3 次/日，成形，无心前区疼痛、呼吸困难，无口干、多饮、多尿，无发热、颈前区疼痛，未诊治。发病以来精神好，睡眠较差，小便正常，体重下降约 4kg。既往体健，无烟酒嗜好。月经周期正常，经量减少，未婚，未育。

查体：T36.9℃，P112 次/分，R18 次/分，BP120/70mmHg。皮肤温暖潮湿，浅表淋巴结未触及肿大。睑结膜无苍白，眼球无突出，眼裂增宽。甲状腺Ⅱ度弥漫肿大，质软，无压痛，未触及结节，双上极可闻及血管杂音。双肺未闻及干湿性啰音。心界不大，心率 112 次/分，律齐，各瓣膜听诊区未闻及杂音。腹平软，无压痛，肝脾肋下未触及。双下肢无水肿，双手平举有细微震颤。

实验室检查：血常规：Hb120g/L，RBC4.0×10^{12}/L，WBC3.4×10^9/L，中性粒细胞绝对值 1.5×10^9/L，Plt202×10^9/L。

甲状腺功能：$TT_3$5.6nmol/L，$TT_4$182.5nmol/L，$FT_3$9.5pmol/L，$FT_4$38.5pmol/L，TSH0.003μIU/ml。肝功能正常。

要求：根据以上病历摘要，请将初步诊断、诊断依据（如有两个或以上诊断，应分别列出各自诊断依据）、鉴别诊断、进一步检查与治疗原则写在答题纸上。

评分标准(总分 22 分)

1. 初步诊断(4 分)

(1)弥漫性毒性甲状腺肿(或 Graves 病)(仅答“甲状腺功能亢进症”或“甲亢”得 2 分)(3 分)。

(2)白细胞减少症(1 分)。

2. 诊断依据(初步诊断错误，诊断依据不得分；未分别列出各自诊断依据，扣 1 分)(6 分)

(1)弥漫性毒性甲状腺肿(或 Graves 病)：

①青年女性，心悸，怕热，多汗，消瘦，易饥，多食，大便次数增多，月经量减少(2.5 分)。

②查体：皮肤温暖潮湿，眼裂增宽，甲状腺Ⅱ度弥漫性肿大，未触及结节，可闻及血管杂音，心率增快，双手细微震颤(1.5 分)。

③甲状腺功能：FT_3、FT_4、TT_3、TT_4 均升高，TSH 降低(1 分)。

(2)白细胞减少症：血常规示白细胞总数及中性粒细胞绝对值降低(1 分)。

3. 鉴别诊断(4 分)

①结节性毒性甲状腺肿(1 分)；②亚急性甲状腺炎(1 分)。

③甲状腺高功能腺瘤 (1 分)；④桥本甲状腺炎(1 分)。

4. 进一步检查(4 分)

①甲状腺自身抗体检查：TRAb、TGAb，TPOAb(1.5 分)。

②甲状腺摄^{131}I 率测定(1 分)。

③甲状腺 B 超检查(1 分)。

④心电图(0.5 分)。

5. 治疗原则(4 分)

①低碘饮食，休息，加强营养(1 分)。

②抗甲状腺药物治疗(甲巯咪唑或丙硫氧嘧啶)(2 分)。

③β 受体阻滞剂治疗(1 分)。

2. 甲状腺功能减退症(助理不考)

(1)诊断公式

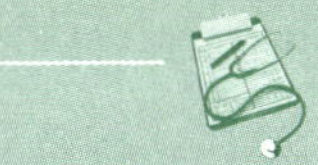

甲状腺功能减退症(甲减)= 各系统代谢减低的表现+血清 TT_4、FT_4 降低及 TSH 增高。

(2)病因鉴别　甲状腺过氧化物酶抗体(TPOAb)、甲状腺球蛋白抗体(TgAb)是确定原发性甲减病因、诊断自身免疫性甲状腺炎的主要指标。

【例 117】女性,70 岁。畏寒、乏力、嗜睡 1 年。

患者 1 年前无明显诱因出现畏寒、乏力、嗜睡,无发热,一直未予以治疗。发病以来,精神差、食欲减退、大便 1~3 日 1 次。既往体健,否认高血压、高血脂、心脏病病史,无烟酒嗜好。无遗传病家族史。

查体:T36.5℃,P56 次/分,R18 次/分,BP120/80mmHg。毛发稀疏,皮肤干燥,未见出血点和皮疹,浅表淋巴结未触及肿大,眼睑无水肿,眼球无突出及活动受限,巩膜无黄染,甲状腺无肿大,双肺呼吸音清,未闻及干湿性啰音,心界不大,心率 56 次/分,律齐,各瓣膜听诊区未闻及杂音,腹软,无压痛,肝脾肋下未触及,移动性浊音阴性,双下肢非凹陷水肿,双手平举无震颤。

实验室检查:甲状腺功能 $T_3$1.0nmol/L,$T_4$45nmol/L,$FT_3$4.0pmol/L,$FT_4$9.2pmol/L,TSH13mU/L。

要求:根据以上病历摘要,请将初步诊断、诊断依据(如有两个或以上诊断,应分别列出各自诊断依据)、鉴别诊断、进一步检查与治疗原则写在答题纸上。

评分标准(总分 22 分)

1. 初步诊断(4 分)

甲状腺功能减退症(4 分)。

2. 诊断依据(初步诊断错误,诊断依据不得分)(4 分)

①老年女性,畏寒、乏力、嗜睡 1 年(1 分)。

②毛发稀疏,皮肤干燥,心率减慢,非凹陷水肿(1 分)。

③甲功检查示血清 T_3、T_4 降低,TSH 增高(2 分)。

3. 鉴别诊断(6 分)

①桥本甲状腺炎(1 分);②原发性肾上腺皮质功能减退症 (2 分)。

③腺垂体功能减退症 (2 分);④特发性水肿(1 分)。

4. 进一步检查(4 分)

①甲状腺 B 超(1 分);②甲状腺球蛋白抗体、甲状腺过氧化物酶抗体测定(1 分)。

③促甲状腺激素受体抗体检测(1 分);④基础代谢率测定(1 分)。

5. 治疗原则(4 分)

①甲状腺激素替代治疗(左旋甲状腺素片)(2 分)。

②黏液性水肿昏迷的预防与治疗:补充甲状腺激素(2 分)。

记忆:①正常值 $FT_3$6.0~11.4pmol/L,$FT_4$10.3~25.7pmol/L,$TT_3$1.6~3.0nmol/L,$TT_4$65~155nmol/L,TSH2~10mU/L。②甲减时 FT_3 和 FT_4 减低,TSH 增高。

3. 糖尿病

(1)诊断公式

糖尿病=三多一少症状+血糖诊断标准(空腹血糖>7.0mmol/L,随机血糖>11.1mmol/L)。

1 型糖尿病=青少年+典型三多一少症状+发病急+血糖诊断标准+易发生酮症酸中毒。

2 型糖尿病=中老年+典型三多一少症状不典型+慢性发病+血糖诊断标准+不易发生酮症酸中毒。

注意:①三多一少症状——多饮、多食、多尿、体重减轻。
②千万不要将糖尿病与甲状腺功能亢进症的诊断相互混淆。
③诊断糖尿病时,还应注意是否合并酮症酸中毒,不要遗漏此副诊断。

(2)糖尿病的分型诊断

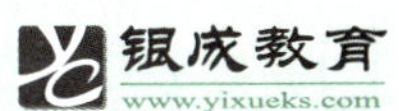

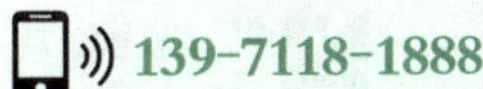

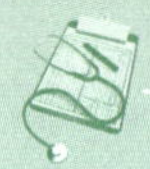

	1 型糖尿病	2 型糖尿病
曾用名	胰岛素依赖型糖尿病	非胰岛素依赖型糖尿病
发病机理	胰岛β细胞破坏,胰岛素分泌绝对不足	胰岛素抵抗或分泌缺陷,胰岛素正常或增多
起病年龄	多<30 岁(12 ~ 14 岁)	多>40 岁(60~65 岁)
三多一少	典型	不典型或无症状
发病	急	缓慢
急性并发症	易发生酮症酸中毒	不易发生酮症酸中毒,>50 岁易发生高渗性昏迷

【例 118】男孩,15 岁。多饮 1 周,恶心、呕吐 2 天,意识模糊 2 小时。

患者 1 周前无明显诱因出现口干,多饮,每日饮水约 3500ml,饮可乐约 1500ml,尿量增多,夜尿 2~3 次。2 天前出现恶心、呕吐,呕出物为胃内容物,无腹痛、腹泻,无发热。2 小时前家属发现患者意识模糊,急诊就诊。发病以来精神差,睡眠尚可,大便正常,体重下降约 5 公斤。既往体健,无烟酒嗜好,喜饮含糖碳酸饮料,无遗传病家族史。

查体:T36.8℃,P112 次/分,R28 次/分,BP90/60mmHg。身高 165cm,体重 50kg。神志淡漠,问答不应题。眼窝稍凹陷,皮肤干燥,弹性较差,浅表淋巴结未触及肿大,巩膜无黄染,甲状腺不大。呼吸深大,双肺未闻及干湿性啰音。心界不大,心率 112 次/分,律齐,各瓣膜听诊区未闻及杂音。腹平软,无压痛,肝脾肋下未触及。双下肢无水肿。

实验室检查:血常规:Hb150g/L,WBC10.5×10^9/L,N0.78,Plt200×10^9/L。随机血糖 28.0mmol/L。尿常规:尿糖(+++),酮体(+++),尿蛋白(-),尿亚硝酸盐(++),沉渣镜检 WBC20~30/HP。呕吐物隐血(-)。

要求:根据以上病历摘要,请将初步诊断、诊断依据(如有两个或以上诊断,应分别列出各自诊断依据)、鉴别诊断、进一步检查与治疗原则写在答题纸上。

评分标准(总分 22 分)

1. 初步诊断(4 分)

(1)1 型糖尿病(2 分)(答“糖尿病”得 1 分,答“2 型糖尿病”不得分),糖尿病酮症酸中毒(1.5 分)。

(2)尿路感染(0.5 分)。

2. 诊断依据(初步诊断错误,诊断依据不得分;未分别列出各自诊断依据,扣 1 分)(5 分)

(1)1 型糖尿病,糖尿病酮症酸中毒:

①青少年男性,起病较急(1 分);②口干、多饮、多尿、体重较轻、恶心、呕吐(0.5 分)。

③意识障碍(0.5 分);④眼窝稍凹陷,皮肤干燥,弹性较差,呼吸深大(1 分)。

⑤血糖明显升高,尿糖、尿酮体阳性(1 分)。

(2)尿路感染:

①血白细胞总数及中性粒细胞百分比升高(0.5 分);②尿白细胞增多,亚硝酸盐阳性(0.5 分)。

3. 鉴别诊断(3 分)

①2 型糖尿病(2 分);②其他特殊类型糖尿病 (1 分)。

4. 进一步检查(5 分)

①动脉血气分析(1 分);②肝肾功能、电解质、心电图(1 分)。

③空腹及餐后 2 小时胰岛素、C 肽(1 分);④胰岛自身抗体(1 分)。

⑤尿细菌培养+药物敏感试验(1 分)。

5. 治疗原则(5 分)

①静脉滴注生理盐水大量补液(1.5 分)。

②小剂量胰岛素静脉滴注治疗(0.1U/kg · h),根据血糖情况调整剂量(1.5 分)。

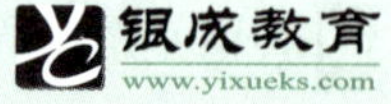

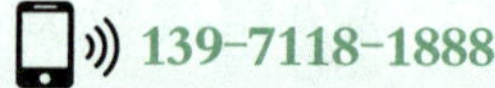

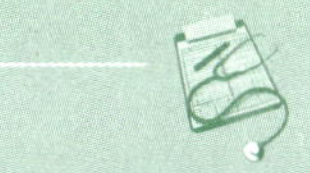

③维持电解质、酸碱平衡(1分);④糖尿病教育和饮食治疗(0.5分);⑤抗感染治疗(0.5分)。

【例119】男,45岁。消瘦3个月。

患者3个月前开始无明显诱因出现消瘦,体重在3个月内下降10公斤,伴烦渴、多饮,日饮水约3000ml,日间无明显尿量增多,夜间排尿次数较前增加,约2~4次,无尿急、尿痛及排尿困难。无怕热、多汗,无明显多食善饥。大便正常。平素工作紧张、应酬多、运动少,喜甜食和油腻食物。既往体健,无药物过敏及手术、外伤史。父亲患有2型糖尿病。

查体:T36.3℃,P76次/分,P16次/分,BP130/80mmHg。身高165cm,体重78kg。神志清楚,自主体位,查体合作。皮肤巩膜无黄染,浅表淋巴结未触及肿大,口唇及黏膜较干燥,甲状腺不大,甲状腺区未闻及杂音,双肺呼吸音清晰,未闻及干湿性啰音。心率76次/分,律齐,心音正常,各瓣膜听诊区未闻及病理性杂音。腹部检查未见明显异常。双下肢皮肤未见色素沉着,足部未见皮损。

实验室检查:尿糖(++),尿酮体(-),尿蛋白(-)。

要求:根据以上病历摘要,请将初步诊断、诊断依据(如有两个或以上诊断,应分别列出各自诊断依据)、鉴别诊断、进一步检查与治疗原则写在答题纸上。

评分标准(总分22分)

1. 初步诊断(3分)

2型糖尿病(3分,答"糖尿病"得2分,答"1型糖尿病"不得分)。

2. 诊断依据(初步诊断错误,诊断依据不得分)(5分)

①中年男性,起病隐匿(1分);②消瘦、烦渴、多饮、夜尿多(1分)。

③平素工作紧张,应酬多,运动少,喜食甜品和油腻食物(1分);④有糖尿病家族史(其父亲)(0.5分)。

⑤查体:体型肥胖,口唇及舌黏膜较干燥(1分);⑥尿糖(++)(0.5分)。

3. 鉴别诊断(4分)

①1型糖尿病(1.5分);②肾性糖尿(1分);③甲状腺功能亢进症(0.5分)。

④引起消瘦的其他常见疾病(1分,结核、慢性肝病,肿瘤等,答出1个即得1分)。

4. 进一步检查(5分)

①OGTT(或空腹和餐后2小时血糖)(1.5分)。

②血糖化血红蛋白测定(1.5分)。

③胰岛素释放试验或C肽释放试验(1分)。

④糖尿病慢性并发症的检查(0.5分,眼底、肾、血管等各答出1项即得0.5分)。

⑤血T_3、T_4、TSH或其他消瘦相关的合理检查(0.5分)。

5. 治疗原则(5分)

①药物治疗:口服降糖药(1分),首选双胍类降糖药(1分)。

②糖尿病健康教育(0.5分)。

③医学营养治疗(或答"饮食治疗")(1分)。

④体育锻炼(或答"运动治疗")(1分)。

⑤病情检测(0.5分)。

八、神经系统疾病

1. 脑出血

(1)诊断公式

脑出血=老年+高血压病史+情绪激动或活动+急性发作+意识障碍+定位体征+脑CT阳性。

(2)鉴别诊断

	脑血栓形成	脑栓塞	脑出血	蛛网膜下腔出血
年龄	多为60岁以上	多为青壮年	多为中老年	不定
发病	安静或睡眠中发病	不定	活动、情绪激动时发病	活动、情绪激动时发病
起病	较慢(数h~2d)	急骤(数秒~数分)	较急(数分~数小时)	急(数分)
头痛	多无	多无	常有,早期呕吐	剧烈头痛和呕吐
意识	无或较轻意识障碍	无或较轻意识障碍	常有意识障碍,进行性加重	无意识障碍或有谵妄
局灶症状	明显,常为患者主诉	明显,常为患者主诉	常有,但不易检出因有意识障碍	常无,偶有轻偏瘫及动眼神经麻痹
体征	多无脑膜刺激征	多无脑膜刺激征	可有脑膜刺激征	明显脑膜刺激征
头颅CT	脑内低密度区	脑内低密度区	脑内高密度区	蛛网膜下腔或脑室内高密度区
头颅MRI	T_1 加权像呈低信号 T_2 加权像呈高信号	T_1 加权像呈低信号 T_2 加权像呈高信号	T_1 加权像呈高信号 T_2 加权像呈高信号	T_1 加权像呈蛛网膜下腔或脑室内高信号
DSA	可见阻塞的血管	可见阻塞的血管	不一定	动静脉畸形或动脉瘤

【例120】男性,67岁。突发右侧肢体麻木、无力1小时。

患者1小时前进早餐时突感右侧肢体麻木,活动不灵,家人见其口角向左侧歪斜,遂急送医院。有高血压病史10年,不规范服用降压药物。无药物过敏、手术及外伤史。

查体:T36.3℃,P86次/分,R18次/分,BP180/110mmHg。神清,查体合作,双眼球运动正常,未见眼球震颤,两侧瞳孔直径均为3mm,对光反射灵敏。额纹对称,右侧鼻唇沟变浅,伸舌偏右,颈软。双肺呼吸音清晰,未闻及干湿性啰音。心界不大,心率86次/分,律齐,未闻及杂音。腹部平软,肝脾肋下未触及。右上肢肌力3级,右下肢4级。左侧肢体肌力5级。右侧Babinski征阳性。右偏身痛觉减退。

急症头颅CT检查见图(2017年真题翻拍,不清晰,见谅)。

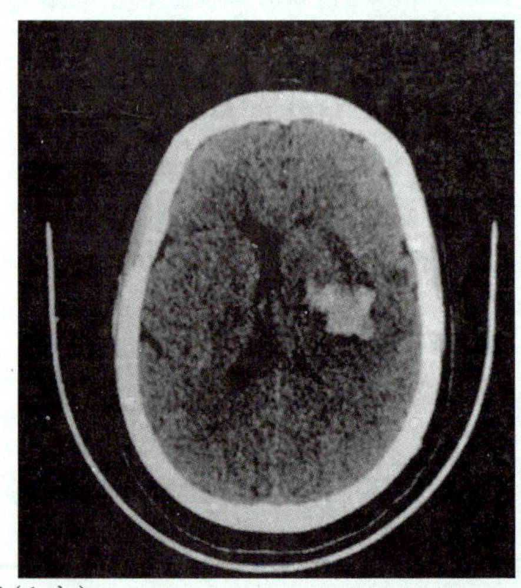

要求:根据以上病历摘要,请将初步诊断、诊断依据(如有两个或以上诊断,应分别列出各自诊断依据)、鉴别诊断、进一步检查与治疗原则写在答题纸上。

评分标准(总分22分)

1.初步诊断(4分)

(1)脑出血(左侧基底节)(仅答"脑出血"得2分,答"左侧基底节出血"或"左侧豆状核出血"得3分)(3分)。

(2)高血压3级,很高危(仅答"高血压"得0.5分)(1分)。

2.诊断依据(初步诊断错误,诊断依据不得分;未分别列出各自诊断依据,扣1分)(4分)

(1)脑出血:

①危险因素:老年,有高血压病史10年(1分)。

②急性起病,右侧中枢性面舌瘫和偏瘫,右侧偏身痛觉减退(1分)。

③头颅CT检查:左侧基底节区高密度灶(1分)。

(2)高血压3级,很高危:

①既往高血压病史10年(0.5分)。

②本次发病时BP180/110mmHg,本次诊断脑出血(0.5分)。

3.鉴别诊断(3分)

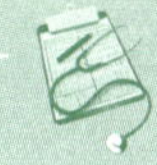

①缺血性卒中(或急性脑梗死)(1分);②蛛网膜下腔出血(1分);③脑肿瘤或转移瘤(1分)。

4. 进一步检查(3分)

①头颅MRI检查(1分)。

②脑血管检查:MRA、CTA、DSA(1分)。

③凝血功能、血电解质、血脂检查(1分)。

5. 治疗原则(8分)

①密切监测生命体征,保持呼吸道通畅(1分);②降低颅内压,维持内环境稳定,营养(2分)。

③对症处理,防治并发症(2分);④血压管理(1分)。

⑤必要时手术治疗(1分);⑥康复治疗(1分)。

2. 脑梗死

(1)诊断公式

脑梗死=老年+高血压病史+激动或安静+急性发作+偏瘫+急诊脑CT阴性。

(2)鉴别诊断　如前所述。

【例121】男性,67岁。突发言语不利伴右侧肢体无力2小时。

2小时前,患者于日常活动时突发右侧肢体无力,跌倒在地,伴言语含糊,尚能回答切题。无意识丧失、四肢抽搐、恶心、呕吐、大小便失禁。症状持续无好转就诊。高血压病史30年,最高血压150/110mmHg,未规律服药。"脑梗死"病史4年,未遗留肢体瘫痪。无糖尿病、冠心病病史,无输血、手术、外伤史及药物食物过敏史。不吸烟,已戒酒5年。否认心脑血管病家族史。

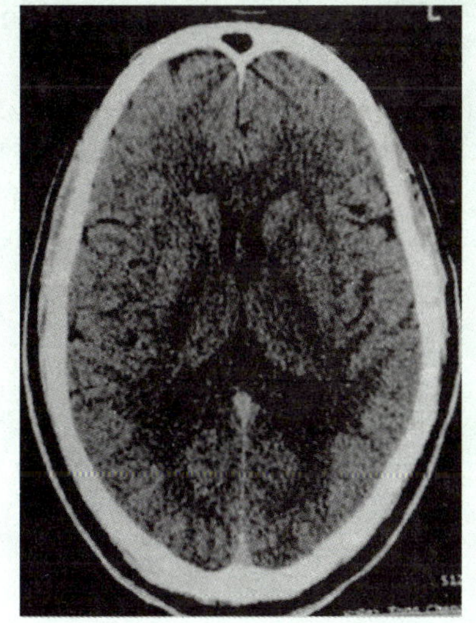

查体:T36.8℃,P78次/分,R18次/分,BP130/80mmHg(左),140/80mmHg(右)。嗜睡,构音不清,可回答简单问题。双侧额纹对称,右侧鼻唇沟浅,伸舌偏右。心肺腹查体未见明显异常。右上肢肌力近端3级、远端2级,右下肢肌力3级,左侧肢体肌力5级。肌张力正常,四肢腱反射存在,右侧病理征阳性,深浅感觉正常。

实验室检查:血常规和凝血功能正常,随机血糖5.91mmol/L,血电解质正常。血甘油三酯3.09mmol/L,低密度脂蛋白胆固醇3.2mmol/L,高密度脂蛋白胆固醇0.96mmol/L。

急诊心电图:未见明显异常。

头颅CT如图(2017年真题翻拍,不清晰,见谅)。

要求:根据以上病历摘要,请将初步诊断、诊断依据(如有两个或以上诊断,应分别列出各自诊断依据)、鉴别诊断、进一步检查与治疗原则写在答题纸上。

评分标准(总分22分)

1. 初步诊断(4分)

(1)急性缺血性卒中(或答"急性脑梗死")(3分)。

(2)高血压3级,很高危(0.5分);(3)血脂异常(0.5分)。

2. 诊断依据(初步诊断错误,诊断依据不得分;未分别列出各自诊断依据,扣1分)(4分)

(1)急性缺血性卒中:

①老年患者,安静状态下起病(1分);②急性起病,右侧中枢性面舌瘫、肢瘫(1分)。

③头颅CT未见明显异常,可排除脑出血(0.5分)。

(2)高血压3级,很高危:①血压最高150/110mmHg(0.5分);②脑卒中病史(0.5分)。

(3)血脂异常:甘油三酯3.09mmol/L,低密度脂蛋白胆固醇3.2mmol/L,高密度脂蛋白胆固醇0.96mmol/L(0.5分)。

3.鉴别诊断(2分)

脑出血(2分)。

4.进一步检查(4分)

①头颅MRI(1分);②超声心动图、下肢动脉超声(1分);③同型半胱氨酸、CRP(0.5分)。

④头颅血管检查:颈动脉超声、经颅多普勒超声、MRA或CTA或DSA等(1.5分)。

5.治疗原则(8分)

①血管再通治疗:rt-PA或血管内取栓治疗(1分)。

②抗血小板治疗:阿司匹林、联合抗血小板治疗(1分)。

③对症处理(1分);④营养、吞咽、感染等管理(1分);⑤康复评估和治疗(1分)。

⑥及时启动二级预防:抗栓,调整血脂治疗,血压管理(3分)。

【例122】女性,74岁。突发左侧肢体无力3小时。

3小时前,患者在晨练时突发左侧肢体无力,跌倒在地,当时左上肢不能抬举,左侧下肢不能站立,左侧口角流涎。无意识丧失、四肢抽搐、恶心、呕吐及二便失禁。高血压病史40年,最高血压达160/100mmHg,规律服药,平时血压正常。有心房颤动史10余年,未规律服药。否认糖尿病病史,否认输血、药物食物过敏、手术或外伤史。否认吸烟饮酒史。否认遗传病家族史及类似疾病史。

查体:BP120/80mmHg(左),130/80mmHg(右);嗜睡,构音不清,额纹对称,左侧鼻唇沟浅,伸舌左偏;左上肢近端肌力2级、远端1级,左下肢肌力3级,右侧肢体正常,左侧肢体肌张力低,左侧病理征阳性,深浅感觉正常。心脏听诊心律不规则,两肺及腹部查体未见明显异常。

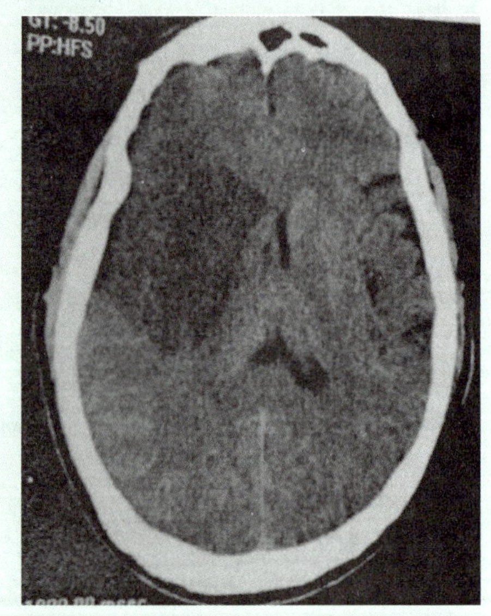

实验室检查:血常规、凝血功能、血脂均正常。随机血糖5.56mmol/L。

心电图:房颤,心率73次/分。

头颅CT如图(2017年真题翻拍,不清晰,见谅)。

要求:根据以上病历摘要,请将初步诊断、诊断依据(如有两个或以上诊断,应分别列出各自诊断依据)、鉴别诊断、进一步检查与治疗原则写在答题纸上。

评分标准(总分22分)

1.初步诊断(4分)

(1)急性脑梗死(2分),心源性(1分)。

(2)高血压2级,很高危(0.5分)。

(3)心房颤动(0.5分)。

2.诊断依据(初步诊断错误,诊断依据不得分;未分别列出各自诊断依据,扣1分)(5分)

(1)急性脑梗死(心源性):

①老年女性,有心房颤动史(1分)。

②急性起病,左侧中枢性面舌瘫,左侧肢体中枢性瘫痪(1分)。

③头颅CT示右侧大脑半球大片低密度灶(1分)。

(2)高血压2级,很高危:①规律服用降压药,最高血压160/100mmHg(0.5分);②脑卒中发作(0.5分)。

(3)心房颤动:心房颤动史10余年,心脏听诊心律不规则,心电图显示为房颤(1分)。

3.鉴别诊断(2分)

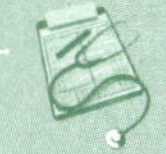

①脑出血（1分）；②脑炎（0.5分）；③颅内占位性病变（0.5分）。

4. 进一步检查（3分）

①头颅MRI（1分）；②超声心动图、下肢动脉超声（0.5分）；③甲状腺功能（0.5分）。

④头颅血管检查：颈动脉超声、经颅多普勒超声、MRA或CTA或DSA等（1分）。

5. 治疗原则（8分）

①血管再通治疗：rt-PA或血管内取栓治疗（2分）；②抗血小板治疗：阿司匹林（1分）。

③对症处理（1分）；④营养、吞咽、感染等管理（1分）。

⑤康复评估和治疗（1分）；⑥早期二级预防：血压管理，抗凝治疗（2分）。

【例123】男性，67岁。左侧肢体无力、麻木3天。

患者于3天前无明显诱因逐渐出现左侧肢体无力，无法行走，左手无法持物，伴麻木感，言语不清，无头晕、头痛，无恶心、呕吐，无视物模糊，无饮水呛咳。1天前上述症状无缓解，并出现饮水呛咳、左侧口角流涎，口角向右歪斜，来急诊就诊。查头颅CT提示右侧顶叶及右侧基底节-放射冠区多发低密度灶。否认其他病史。饮酒30余年，目前已戒酒，吸烟30余年，每天约2包。

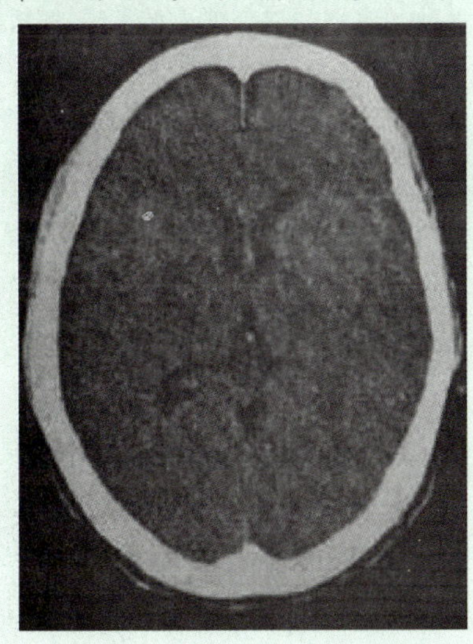

查体：T36.5℃，P67次/分，R18次/分，BP122/69mmHg。神志清楚，精神可。双肺呼吸音清，未闻及干湿性啰音。心率67次/分，律齐，各瓣膜听诊区未闻及杂音。腹软，肝脾肋下未触及，肠鸣音正常。

专科查体：左侧中枢性面瘫，伸舌左偏，左上肢肌力2级，左下肢肌力3级，右侧肢体肌力5级，左侧偏身感觉减退，左侧Babinski征（+）。

头颅CT如图（2016年真题翻拍，不清晰，见谅）。

要求：根据以上病历摘要，请将初步诊断、诊断依据（如有两个或以上诊断，应分别列出各自诊断依据）、鉴别诊断、进一步检查与治疗原则写在答题纸上。

评分标准（总分22分）

1. 初步诊断（5分）

右侧大脑半球梗死（答"右侧大脑中动脉血栓形成"或"右侧大脑半球脑血栓形成"均得5分，未答出"右侧"得4分，答"左侧"不得分（5分）。

2. 诊断依据（初步诊断错误，诊断依据不得分）（5分）

①老年男性，逐渐左侧肢体无力、麻木3天，吸烟史30余年（1分）。

②查体：左侧中枢性面瘫，伸舌左偏，左侧肢体肌力减退，左侧偏身感觉减退，左侧病理征阳性（2分）。

③急诊头颅CT提示右侧顶叶及右侧基底节-放射冠区多发低密度灶（脑梗死）（2分）。

3. 鉴别诊断（3分）

①脑出血（1分）；②脑栓塞（1分）；③脑肿瘤或转移瘤（1分）。

4. 进一步检查（4分）

①头颅MRI（1分）；②头颅CTA、MRA或DSA检查（1分）。

③血常规、出凝血时间、血脂、血糖检查（1分）；④心电图检查（0.5分）。

⑤经颅多普勒超声（TCD）检查（0.5分）。

5. 治疗原则（5分）

①抗血小板聚集治疗（1分）；②维持生命体征稳定（1分）。

③脑保护治疗（1分）；④预防控制脑水肿，降颅压，防止并发症（1分）。

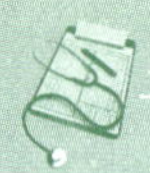

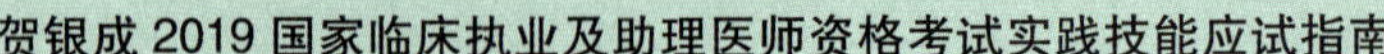

⑤戒烟，二级预防，康复锻炼（1分）。

3. 蛛网膜下腔出血（助理不考）

（1）诊断公式

蛛网膜下腔出血=年龄不定+激动+急性发作+剧烈头痛+明显脑膜刺激征。

（2）鉴别诊断　如前所述。

【例124】男性，40岁。突发头痛、呕吐伴神志模糊1小时。

患者1小时前聚餐饮酒后突感剧烈枕顶部炸裂样痛，伴恶心呕吐、面色苍白、全身冷汗，呕吐呈喷射状，之后很快出现神志模糊，就近急诊就诊。患者既往体健，家属否认患者有头痛、高血压史，吸烟10余年，20支/天，偶饮酒，无遗传性疾病家族史。

查体：T36.1℃，P82次/分，R24次/分，BP140/90mmHg。体型肥胖，被动体位，查体不合作。双肺呼吸音清，未闻及干湿性啰音。心率82次/分，律齐，各瓣膜听诊区未闻及杂音。腹平软，肝脾肋下未触及。

专科查体：浅昏迷，双侧瞳孔等大等圆，直径约2.5mm，直接和间接对光反射存在但略迟钝，双侧眼球向左凝视。双侧腱反射减弱，颈项强直，Kernig征阳性。

急诊头颅CT（如图）：环池高密度影。

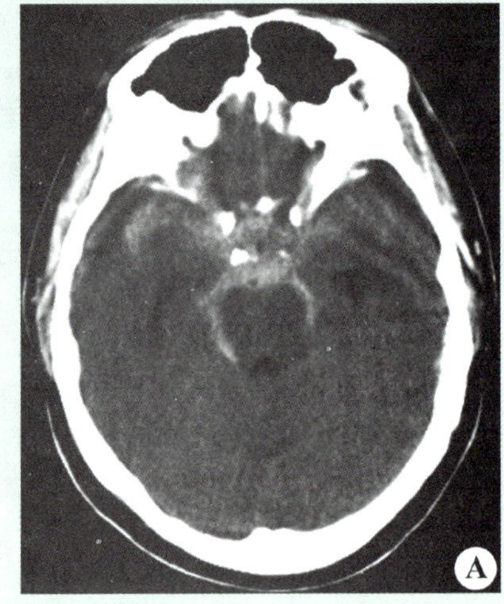

要求：根据以上病历摘要，请将初步诊断、诊断依据（如有两个或以上诊断，应分别列出各自诊断依据）、鉴别诊断、进一步检查与治疗原则写在答题纸上。

评分标准（总分22分）

1. 初步诊断（4分）

蛛网膜下腔出血（4分）。

2. 诊断依据（初步诊断错误，诊断依据不得分）（5分）

①症状：突发剧烈头痛、喷射性呕吐伴意识障碍（1.5分）。

②查体：浅昏迷，颈项强直，Kernig征阳性（1.5分）。

③急诊头颅CT检查结果：环池高密度影（2分）。

3. 鉴别诊断（4分）

①脑出血（1分）；②急性脑膜炎（1分）。

③脑梗死（1分）；④颅脑外伤（1分）。

4. 进一步检查（3分）

①血常规、尿常规、肝肾功能、电解质、血糖、出凝血时间（1分）。

②腰椎穿刺、脑脊液常规和生化检查（1分）。

③头颅CTA、MRA或数字减影血管造影（DSA）（1分）。

5. 治疗原则（6分）

①密切监护意识状态、生命体征（呼吸、血压、心率/律），保持呼吸道通畅，维持生命体征稳定（1分）。

②保持安静，尽量减少搬动，卧床休息3~4周。避免情绪激动，保持大便通畅（1分）。

③防治再出血：抗纤溶治疗（1分）。

④降低颅内压：应用脱水剂如甘露醇、人血白蛋白等（1分）。

⑤防治迟发型血管痉挛：钙拮抗剂如尼莫地平等（1分）。

⑥外科治疗：DSA检查发现动脉瘤适合手术治疗者，应争取在发病后24~72小时内进行手术（1分）。

4. 急性硬膜外血肿与颅骨骨折（助理不考）

（1）诊断公式

急性硬膜外血肿=头颅外伤史+中间清醒期（昏迷→清醒→昏迷）+颅内高压征+CT示梭形血肿影。

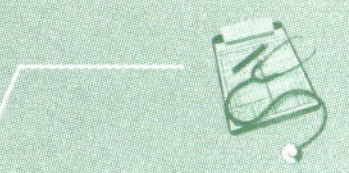

脑震荡=头颅外伤史+短暂意识丧失(数分钟)+颅内高压征+逆行性遗忘(执业、助理均不考)。

急性硬膜下血肿=头颅外伤史+伤后持续昏迷+颅内高压征(执业、助理均不考)。

脑疝=头颅外伤史+瞳孔大小变化+呼吸心跳骤停(执业、助理大纲不要求,但常考)。

颅骨骨折=脑外伤史+颅骨畸形+可伴有颅底骨折(出现脑脊液鼻漏或耳漏)。

(2)注意事项 执业(助理)医师大纲不要求掌握脑震荡、急性硬膜下血肿等,不要误诊为这些疾病。颅内压增高的三主征为头痛、喷射性呕吐、视神经乳头水肿。。

【例125】女性,50岁。高处落下摔伤头部9小时,意识不清1小时。

患者9小时前自3米高处落下摔伤左侧头部,伤后有4分钟的短暂性意识障碍,清醒后患者四肢活动尚可,感头痛、头晕及恶心,无呕吐。此后头痛逐渐加重,并出现烦躁及呕吐,呕吐呈喷射性,呕吐物为胃内容物,无胆汁及血液。2小时前患者逐渐感到困乏,1小时前再次出现意识不清。否认肝炎、结核病史,无药物过敏史及手术史,无烟酒嗜好。

查体:T36.8℃,P96次/分,R26次/分,BP135/83mmHg。双肺呼吸音清晰。心界不大,心率96次/分,律齐,未闻及杂音。腹部平软,全腹无压痛反跳痛,肝脾肋下未触及,肠鸣音正常。神经科检查:神志不清,呈浅昏迷状态。左侧颞顶部可触及8cm×5cm大小头皮血肿,未触及颅骨骨折。双侧瞳孔不等大,左侧5mm,对光反射消失,右侧3mm,对光反射存在。右侧上下肢肌力1级,疼痛刺激有回缩,左侧肢体肌力正常。右侧Babinski征阳性,颈项有抵抗。

辅助检查:头颅CT表现为左侧颅骨内板下凸透镜形高密度占位病变,病灶附近的颅骨有骨折线,未见脑膜中断。

要求:根据以上病历摘要,请将初步诊断、诊断依据(如有两个或以上诊断,应分别列出各自诊断依据)、鉴别诊断、进一步检查与治疗原则写在答题纸上。

评分标准(总分22分)

1. 初步诊断(4分)

(1)左侧硬脑膜外血肿(闭合性颅脑损伤)(2分);(2)小脑幕切迹疝(1分)。

(3)颅骨骨折(0.5分);(4)左侧头皮血肿(0.5分)。

2. 诊断依据(初步诊断错误,诊断依据不得分;未分别列出各自诊断依据,扣1分)(8分)

(1)左侧硬脑膜外血肿(闭合性颅脑损伤):

①中老年女性,头部外伤后意识不清1小时(1分)。

②有昏迷、清醒、再昏迷的意识障碍过程(1分)。

③有头痛、恶心、喷射状呕吐(1分)。

④体征:左侧头皮血肿,右侧肢体偏瘫,右侧Babinski征阳性,颈项有抵抗(1分)。

⑤头颅CT:示左侧颅骨内板下凸透镜形高密度占位病变,未见脑膜中断(1分)。

(2)小脑幕切迹疝:①拟诊为硬脑膜外血肿(0.5分);②双侧瞳孔不等大,左侧对光反射消失(0.5分)。

(3)颅骨骨折:①头部外伤;②头颅CT示颅骨骨折(1分)。

(4)左侧头皮血肿:左侧颞顶部可触及8cm×5cm大小之头皮血肿(1分)。

3. 鉴别诊断(3分)

①硬膜下血肿(1分);②脑挫裂伤(1分);③脑干损伤(1分)。

4. 进一步检查(2分)

①复查头颅CT或MRI(1分);②头颅急诊手术前的常规检查:如血常规、凝血功能、心电图等(1分)。

5. 治疗原则(5分)

①保持呼吸道通畅(1分);②急诊手术清除血肿(2分)。

③术后给予止血、脱水、降颅压和抗生素治疗(2分)。

注意：虽然大纲上不要求掌握脑疝，但若有脑疝症状时，不要遗漏此副诊断。

九、运动系统疾病

1. 四肢长管状骨骨折

(1)诊断公式

四肢长管状骨骨折=外伤史+骨折专有体征(骨擦音/骨擦感、局部畸形、反常活动)。

(2)诊断依据

骨折	诊断依据
肱骨外科颈骨折	肩部外伤史，肩部疼痛、肿胀、瘀斑，肩关节活动障碍
肱骨干骨折	上肢外伤史，局部肿胀、畸形，垂腕(合并桡神经损伤)
肱骨髁上骨折	儿童手着地受伤史，局部肿胀，肘部半屈位，肘后三角关系正常
伸直型桡骨下端骨折	手掌着地受伤史，“银叉”(侧面)或“枪刺样”(正面)畸形
骨盆骨折	外伤史，会阴部瘀斑，两侧肢体不等长，骨盆分离试验与挤压试验阳性，失血性休克
股骨颈骨折	中老年髋部外伤史，患肢缩短、屈曲、外旋 45°~60°
股骨干骨折	大腿外伤史，局部肿胀畸形，腘动脉、腘静脉或胫神经、腓总神经损伤表现
胫腓骨骨折	小腿外伤史，局部肿胀畸形，胫后动脉损伤表现，骨筋膜室综合征

注意：①肱骨髁上骨折——局部肿胀，畸形，肘关节活动障碍，肘后三角关系正常。
②肘关节脱位——局部肿胀，肘后突畸形，肘关节活动障碍，肘后三角关系改变。

【例 126】男性，19 岁。汽车撞伤致左上臂肿痛、畸形、活动障碍 5 小时。

患者 5 小时前被汽车撞伤左上臂，伤后即感左上臂肿痛、畸形、活动受限。无昏迷、呕吐，无心悸气促。既往体健，无高血压、心脏病史。

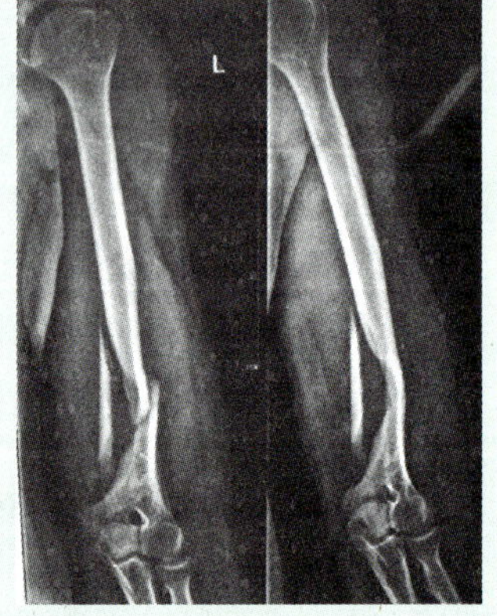

查体：T37℃，P76 次/分，R18 次/分，BP105/70mmHg。急性痛苦病容，皮肤未见出血点及皮疹，浅表淋巴结未触及肿大。双肺未闻及干湿性啰音。心界不大，心率 76 次/分，律齐，未闻及杂音。腹平软，无压痛，肝脾肋下未触及，移动性浊音(-)。左上臂中下段肿胀、畸形，有异常活动，伴骨摩擦感，左腕关节、掌指关节不能背伸，左拇指不能伸，左手背桡侧皮肤感觉减弱。

辅助检查：血常规、尿常规均未见异常。左上臂 X 线片如右图。

要求：根据以上病历摘要，请将初步诊断、诊断依据(如有两个或以上诊断，应分别列出各自诊断依据)、鉴别诊断、进一步检查与治疗原则写在答题纸上。

评分标准(总分 22 分)

(1)初步诊断(4 分)

(1)左肱骨中下段骨折(3 分)；(2)左侧桡神经损伤(1 分)。

2. 诊断依据(初步诊断错误，诊断依据不得分；未分别列出各自诊断依据，扣 1 分)(6 分)

(1)左肱骨中下段骨折：

①青年男性，左上臂外伤史(1 分)。

②左上臂中下段肿痛、畸形、活动障碍，左上臂中下段有异常活动，伴骨摩擦感(2 分)。

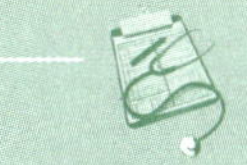

③左上臂X线片显示左肱骨中下段骨皮质连续性中断(1分)。

(2)左侧桡神经损伤:

①左上臂外伤史,拟诊为“左肱骨中下段骨折”(1分)。

②左腕关节、掌指关节不能背伸,左拇指不能伸,左手背桡侧皮肤感觉减退(1分)。

3. 鉴别诊断(3分)

①左肘关节脱位(2分);②左臂丛神经损伤(1分)。

4. 进一步检查(5分)

①左腕上肢肌电图(3分);②术前凝血功能、心电图检查(2分)。

5. 治疗原则(4分)

①左肱骨骨折切开复位、内固定(1.5分);②左上臂桡神经探查(1.5分);③康复治疗(1分)。

【例127】男性,36岁。摔伤后右上臂肿胀、疼痛4小时。

患者4小时前从2米高处坠落,右上肢着地,伤后右上臂肿胀疼痛,功能障碍,无意识障碍,急诊就诊。发病以来未进食水,未排小便大便。既往体健。无手术、外伤史及药物过敏史。无遗传病家族史。

查体:T36.9℃,P100次/分,R20次/分,BP138/76mmHg。神志清楚,痛苦面容,浅表淋巴结未触及肿大,双肺呼吸音清,未闻及干湿性啰音,心界不大,心率100次/分,律齐,各瓣膜听诊区未闻及杂音,腹平软,无压痛,肝脾肋下未触及。右上臂中下段肿胀,皮肤可见散在瘀斑,局部触痛,异常活动(+),右腕关节略肿胀,压痛(+),活动正常。

右肱骨正侧位X线片:右肱骨中下段骨皮质不连续,伴移位。

要求:根据以上病历摘要,请将初步诊断、诊断依据(如有两个或以上诊断,应分别列出各自诊断依据)、鉴别诊断、进一步检查与治疗原则写在答题纸上。

评分标准(总分22分)

1. 初步诊断(4分)

右肱骨干骨折(4分)。

2. 诊断依据(初步诊断错误,诊断依据不得分)(6分)

①高处坠落史,右上肢着地(1分)。

②右上臂肿胀疼痛,功能障碍(1分)。

③查体:右上臂中下段肿胀,皮肤可见散在瘀斑,局部触痛,异常活动(+)(2分)。

④右肱骨正侧位X线片:右肱骨中下段骨皮质不连续,伴移位(2分)。

3. 鉴别诊断(4分)

①右肱骨干病理性骨折(2分)。

②右腕关节骨折(1分)。

③合并桡神经损伤(1分)。

4. 进一步检查(2分)

右腕关节正侧位X线片(2分)。

5. 治疗原则(6分)

①复位(2分);②内固定或外固定(2分);③康复治疗(2分)。

【例128】女性,70岁。跌倒后右腕部疼痛,活动障碍3小时。

患者3小时前走路时不慎跌倒,右手掌着地,伤后即感右腕部疼痛,活动受限,急诊来院。病程中无昏迷、呼吸困难,无心悸、气促。既往体健,无高血压、心脏病病史,无手术、外伤史及药物过敏史,无遗传病家族史。

查体:T37℃,P80次/分,R20次/分,BP135/70mmHg。急性痛苦病容。双肺未闻及干湿性啰音,心界不大,心率80次/分,律齐,未闻及杂音。腹平软,无压痛,肝脾肋下未触及,移动性浊音(-)。骨科检查:

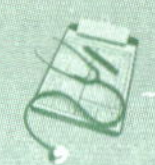

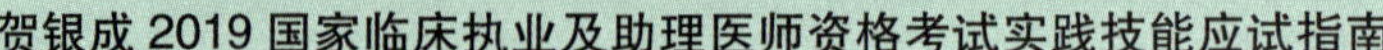

右腕部肿胀，呈"枪刺"畸形，右桡骨远端、尺骨茎突压痛(+)。

右腕部正位X线片如图(翻拍于2016真题，不清晰，见谅)。

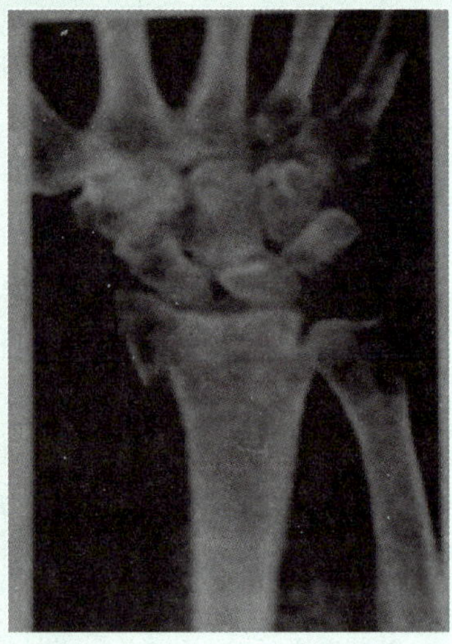

要求：根据以上病历摘要，请将初步诊断、诊断依据(如有两个或以上诊断，应分别列出各自诊断依据)、鉴别诊断、进一步检查与治疗原则写在答题纸上。

评分标准(总分22分)

1. 初步诊断(3分)

(1)右桡骨远端骨折(Colles骨折)(2分)。

(2)右尺骨茎突骨折(1分)。

2. 诊断依据(初步诊断错误，诊断依据不得分；未分别列出各自诊断依据，扣1分)(6分)

(1)右桡骨远端骨折(Colles骨折)：

①老年女性，跌倒外伤史(1分)。

②右腕部活动受限，呈"枪刺"畸形，右桡骨远端压痛(+)(1分)。

③右腕部X线片显示：右桡骨远端骨皮质连续性中断(1分)。

(2)右尺骨茎突骨折：

①老年女性，跌倒外伤史(1分)。

②右腕部肿胀，活动受限，右尺骨茎突压痛(+)(1分)。

③右腕部X线平片显示：尺骨茎突骨皮质连续性中断(1分)。

3. 鉴别诊断(4分)

①右腕部软组织挫伤(2分)；②右腕骨骨折(2分)。

4. 进一步检查(4分)

①右腕部侧位X线片(2分)；②心电图(2分)。

5. 治疗原则(5分)

①在局麻或臂丛麻醉下手法复位(2分)。

②复位后复查X线片，石膏托或小夹板外固定(2分)。

③康复治疗(1分)。

【例129】患者，女，30岁。车祸致左髋部外伤后疼痛2小时。

患者2小时前因车祸被摩托车压伤左髋部，伤后局部剧痛，下肢不能活动，即送医院救治。送医院途中，自解小便1次，尿色正常。

查体：T36.8℃，P120次/分，R20次/分，BP80/60mmHg。神志清楚，表情痛苦，面色苍白。心肺检查未见异常。腹部平坦，腹式呼吸不受限，左下腹压痛，无反跳痛及肌紧张，无移动性浊音，肠鸣音稍减弱。左髂前上棘处瘀斑10cm×6cm，局部触痛明显，骨盆挤压征及分离征均阳性。

辅助检查：血Hb80g/L。

要求：根据以上病历摘要，请将初步诊断、诊断依据(如有两个或以上诊断，应分别列出各自诊断依据)、鉴别诊断、进一步检查与治疗原则写在答题纸上。

评分标准(总分22分)

1. 初步诊断(4分)

(1)骨盆骨折(2分)；(2)失血性休克(1分)；(3)失血性贫血(1分)。

2. 诊断依据(初步诊断错误，诊断依据不得分；未分别列出各自诊断依据，扣1分)(5分)

(1)骨盆骨折：

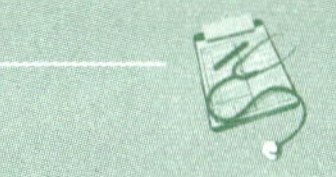

①青年女性，左髋部外伤后疼痛2小时。伤后局部剧痛，下肢不能活动(1分)。

②查体：左髂前上棘处巨大瘀斑，局部触痛明显，骨盆挤压征及分离征均阳性(2分)。

(2)失血性休克：

①左髋部外伤史，拟诊为骨盆骨折(0.5分)；②P120次/分，BP80/60mmHg，面色苍白(0.5分)。

(3)失血性贫血：

①左髋部外伤史，拟诊为骨盆骨折(0.5分)；②面色苍白，Hb80g/L(0.5分)。

3. 鉴别诊断(3分)

①股骨颈骨折(1分)；②髋关节损伤(1分)；③腹部闭合性损伤(1分)。

4. 进一步检查(5分)

①骨盆X线片(3分)；②腹部立位X线片(1分)；③复查外周血象(1分)。

5. 治疗原则(5分)

①扩容、抗休克，如输液、输血等(2分)。

②根据X线摄片确定骨折类型，采用相应的治疗方案(3分)。

【例130】患者，女性，75岁。摔伤后右髋部疼痛不能行走1小时。

患者1小时前走路时不慎摔倒，即感右髋部剧烈疼痛，不能站立行走。平时体健，生活可自理。伤后由家属送来急诊。

查体：T37.5℃，P72次/分，R14次/分，BP130/70mmHg。痛苦面容，一般情况好。心肺腹无异常发现。右髋部压痛，右下肢较左下肢缩短约2cm，外旋约45°。

要求：根据以上病历摘要，请将初步诊断、诊断依据(如有两个或以上诊断，应分别列出各自诊断依据)、鉴别诊断、进一步检查与治疗原则写在答题纸上。

评分标准(总分22分)

1. 初步诊断(4分)

右股骨颈骨折(4分)。

2. 诊断依据(初步诊断错误，诊断依据不得分)(5分)

①老年女性，右髋部外伤1小时，感右髋部疼痛，不能站立行走(2分)。

②体征：右髋部压痛，右下肢较左下肢缩短约2cm，外旋约45°(3分)。

3. 鉴别诊断(3分)

①髋关节脱位(1分)；②股骨转子间骨折(1分)；③股骨干骨折(1分)。

4. 进一步检查(5分)

①X线片(3分)；②如需手术，则查三大常规、肝肾功能、电解质、血糖、血型、心电图等(2分)。

5. 治疗原则(5分)

①牵引治疗：老年病人，不能耐受手术时可以选用(1分)。

②内固定术：以防止并发症(2分)。

③全髋置换术：如为股骨颈头下型骨折，则发生缺血坏死的可能性大，可以选用(2分)。

【例131】女性，23岁。车祸致左大腿疼痛、活动障碍1小时。

患者1小时前被汽车撞击左大腿，伤后左大腿疼痛、活动障碍，有一创口，出血较多，急诊就诊。伤后无意识障碍，无恶心、呕吐。既往体健，无手术、外伤史，无药物过敏史，无遗传病家族史。

查体：T36.5℃，P120/分，R20次/分，BP80/60mmHg。神志尚清楚，表情淡漠，口唇苍白。胸部压痛(−)，双肺未闻及干湿性啰音。心界不大，心率120次/分，律齐。腹平软，无压痛，肝脾肋下未触及，移动性浊音(−)。

专科查体：左大腿中段畸形，外侧可见一长约4cm创口，有活动性出血，局部肿胀，压痛(+)，创口内可见骨折断端和多个骨碎片，有异常活动，左足背动脉搏动弱。

要求：根据以上病历摘要，请将初步诊断、诊断依据（如有两个或以上诊断，应分别列出各自诊断依据）、鉴别诊断、进一步检查与治疗原则写在答题纸上。

评分标准（总分22分）

1. 初步诊断（4分）

（1）左股骨开放性粉碎性骨折（仅答“左股骨骨折”得1分）（2分）。

（2）失血性休克（仅答“休克”得1分）（2分）。

2. 诊断依据（初步诊断错误，诊断依据不得分；未分别列出各自诊断依据，扣1分）（6分）

（1）左股骨开放性粉碎性骨折：

①左大腿外伤史（0.5分）。

②左大腿中段畸形，4cm创口，创口内可见骨折断端，局部肿胀，压痛（+），有异常活动（1.5分）。

③左大腿创口内可见多个骨碎片（1分）。

（2）失血性休克：

①左大腿外伤史，左侧创口有活动性出血（1分）。

②血压低（80/60mmHg），脉率快（120次/分）（1分）。

③表情淡漠，口唇苍白（1分）。

3. 鉴别诊断（2分）

左股骨病理性骨折（2分）。

4. 进一步检查（5分）

①左股骨正侧位X线片（2分）；②左下肢血管超声（2分）；③血常规（1分）。

5. 治疗原则（5分）

①抗休克治疗（1.5分）；②局部止血包扎，骨折临时外固定（1分）。

③急诊手术治疗（1.5分）；④康复治疗（1分）。

【例132】男性，40岁。车祸后右小腿疼痛、活动障碍3小时。

患者3小时前骑自行车时与汽车相撞，事故后右小腿疼痛，无法活动，急诊入院。伤后无意识障碍，无恶心、呕吐。既往体健，无高血压、心脏病病史，无手术、外伤史，无药物过敏史，无遗传病家族史。

查体：T36.4℃，P95次/分，R18次/分，BP130/70mmHg。神志清楚，胸部压痛（-），双肺未闻及干湿性啰音。心界不大，心率95次/分，律齐。腹平软，无压痛，肝脾肋下未触及，移动性浊音（-）。

专科查体：右小腿中下段局部肿胀，压痛（+），有异常活动。右小腿正侧位X线片见图。

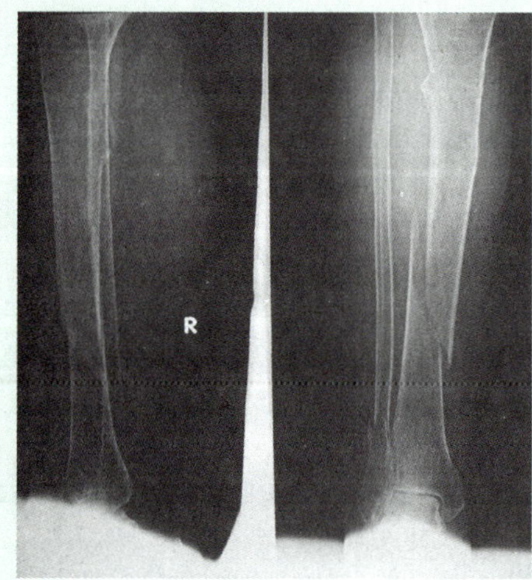

要求：根据以上病历摘要，请将初步诊断、诊断依据（如有两个或以上诊断，应分别列出各自诊断依据）、鉴别诊断、进一步检查与治疗原则写在答题纸上。

评分标准（总分22分）

1. 初步诊断（4分）

右胫腓骨骨折（4分）。

2. 诊断依据（初步诊断错误，诊断依据不得分）（7分）

①右小腿外伤史。伤后右小腿疼痛，无法活动（2分）。

②右小腿中下段局部肿胀，压痛（+），有异常活动（3分）。

③右小腿正侧位X线片：右胫骨和腓骨骨皮质不连续伴移位（2分）。

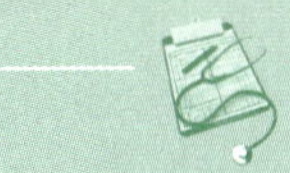

3. 鉴别诊断(2分)

右胫腓骨病理性骨折(2分)。

4. 进一步检查(4分)

右下肢动脉彩超(4分)。

5. 治疗原则(5分)

①手法整复外固定或切开复位内固定(3分);②康复治疗(2分)。

2. 大关节脱位

(1)诊断公式

大关节脱位=外伤史+关节脱位专有体征(关节固定、关节盂空虚)。

(2)诊断依据

关节脱位	诊断依据
肩关节脱位	上肢外展受伤史,局部肿胀,肩关节活动受限,关节盂空虚,Dugas 征阳性
髋关节后脱位	髋部外伤史,患肢缩短、屈曲、内收、内旋
桡骨头半脱位	小儿上肢突然向上牵拉史,肘部疼痛、活动受限,X 线表现阴性

【例133】男性,40岁。高处坠落后右肩疼痛,不敢活动2小时。

患者2小时前从2米高处坠落,右手掌着地。伤后右肩关节疼痛,不敢活动,以左手托住右前臂,自行步入急诊。伤后意识清楚,未进食水。既往体健,无高血压、心脏病史。无手术、外伤史及药物过敏史。父母身体健康,无遗传病家族史。

查体:T36.2℃,P90次/分,R16次/分,BP125/75mmHg。双肺未闻及干湿性啰音,心界不大,心率90次/分,律齐,未闻及杂音。腹平软,无压痛,肝脾肋下未触及。双下肢感觉运动正常。骨科专科检查:右肩呈方肩畸形,肩胛盂处空虚感,右肩活动受限,Dugas征阳性,右手感觉运动正常。

右肩正位X线片:右肱骨头离开肩胛盂窝,位于喙突的下方,大结节处骨皮质不连续伴移位。

要求:根据以上病历摘要,请将初步诊断、诊断依据(如有两个或以上诊断,应分别列出各自诊断依据)、鉴别诊断、进一步检查与治疗原则写在答题纸上。

评分标准(总分22分)

1. 初步诊断(4分)

(1)右肩关节前脱位(3分);(2)右肱骨大结节撕脱骨折(1分)。

2. 诊断依据(初步诊断错误,诊断依据不得分;未分别列出各自诊断依据,扣1分)(5分)

(1)右肩关节前脱位:

①中年男性,高处坠落后右肩疼痛、不敢活动2小时(1分)。

②查体:右肩呈方肩畸形,肩胛盂空虚,右肩活动受限,Dugas征阳性(1分)。

③右肩正位X线片显示右肱骨头离开肩胛盂窝,位于喙突的下方(1分)。

(2)右肱骨大结节撕脱骨折:

①中年男性,高处坠落伤后右肩疼痛(1分)。

②右肩正位X线片显示右肱骨大结节处骨皮质不连续伴移位(1分)。

3. 鉴别诊断(4分)

①右肱骨外科颈骨折(2分);②肩部软组织损伤(2分)。

4. 进一步检查(4分)

①右肩关节CT(2分);②心电图及心肺功能检查(2分)。

5. 治疗原则(5分)

①局麻下手法复位(2分);②复查X线片,三角巾固定4~5周(2分);③康复治疗(1分)。

【例134】男性,22岁。车祸后左髋关节疼痛、活动障碍1小时。

患者1小时前坐公共汽车时,发生车祸,伤后左髋关节疼痛,活动障碍,急诊入院。伤后无意识障碍,无恶心、呕吐。既往体健,无高血压、心脏病病史,无手术、外伤史,无药物过敏史,无遗传病家族史。

查体:T36.3℃,P90次/分,R18次/分,BP135/70mmHg。神志清楚,胸部压痛(-),双肺未闻及干湿性啰音。心界不大,心率90次/分,律齐。腹平软,无压痛,肝脾肋下未触及,移动性浊音(-)。

专科查体:左髋关节弹性固定、压痛(+),左髋关节呈屈曲、内收、内旋畸形,左下肢短缩,左足感觉、运动正常。

骨盆正位X线片:左髋关节失去正常解剖关系,左股骨头向后方移位。

要求:根据以上病历摘要,请将初步诊断、诊断依据(如有两个或以上诊断,应分别列出各自诊断依据)、鉴别诊断、进一步检查与治疗原则写在答题纸上。

评分标准(总分22分)

1.初步诊断(4分)

左髋关节后脱位(4分)(仅答"左髋关节脱位"得2分)。

2.诊断依据(初步诊断错误,诊断依据不得分)(6分)

①左髋关节外伤史(2分)。

②查体:左髋关节弹性固定,压痛(+),左髋关节呈屈曲、内收、内旋畸形,左下肢短缩(2分)。

③骨盆正位X线片:左髋关节失去正常解剖关系,左股骨头向后方移位(2分)。

3.鉴别诊断(4分)

①左髋关节软组织损伤(2分);②左髋关节骨折(2分)。

4.进一步检查(4分)

髋关节CT(或骨盆CT)检查(4分)。

5.治疗原则(4分)

①全身麻醉或椎管内麻醉下手法复位(2分);②康复治疗(2分)。

【例135】女性,58岁。摔倒后右肘关节疼痛、功能障碍2小时。

患者2小时前骑自行车时不小心摔倒,右手着地,伤后右肘关节疼痛,功能障碍,急诊就诊。伤后无意识障碍,无恶心、呕吐,大、小便正常。既往体健,无手术、外伤史及药物过敏史。无遗传病家族史。

查体:T36.7℃,P100次/分,R20次/分, BP135/75mmHg。神志清楚,浅表淋巴结未触及肿大,口唇无发绀,双肺未闻及干湿性啰音,心界不大,心率100次/分,律齐,腹平软,无压痛,肝脾肋下未触及,移动性浊音(-)。右肘关节肿胀,弹性固定,压痛(+),肘后空虚感,可触及凹陷,右腕关节略肿胀,压痛(+),活动正常,右手感觉和运动正常。

右肘关节正侧位X线片:右尺骨鹰嘴相对于肱骨髁后移。

要求:根据以上病历摘要,请将初步诊断、诊断依据(如有两个或以上诊断,应分别列出各自诊断依据)、鉴别诊断、进一步检查与治疗原则写在答题纸上。

评分标准(总分22分)

1.初步诊断(4分)

右肘关节后脱位(仅答"右肘关节脱位"得3分)(4分)。

2.诊断依据(初步诊断错误,诊断依据不得分)(6分)

①右肘关节外伤史。伤后右肘关节疼痛,功能障碍(2分)。

②查体:右肘关节肿胀,弹性固定,压痛(+),肘后空虚感(2分)。

③右肘关节正侧位X线片:右尺骨鹰嘴相对于肱骨髁后移(2分)。

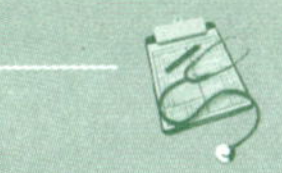

3. 鉴别诊断(5 分)

①右肘关节软组织损伤(1 分);②右尺骨、桡骨、肱骨髁部骨折(2 分)。

③右肘部血管神经损伤(1 分);④腕关节骨折(1 分)。

4. 进一步检查(2 分)

①右肘关节 CT(1 分);②右腕关节正侧位 X 线片(1 分)。

5. 治疗原则(5 分)

①手法复位(2 分);②外固定(2 分);③康复治疗(1 分)。

3. 颈椎病(助理不考)

(1)诊断公式

颈椎病=临床表现各异+MRI 检查 T_1WI 示椎间盘突出,T_2WI 示硬膜外腔消失,脊髓受压。

(2)诊断依据　4 种基本类型颈椎病的临床表现为:

①神经根型颈椎病　常表现为颈肩痛,并向上肢放射,上肢肌力下降,皮肤麻木、感觉过敏。

②脊髓型颈椎病　常表现为四肢感觉、运动、反射、二便功能障碍,双足踩棉花感,病理征阳性。

③椎动脉型颈椎病　常表现为头晕、恶心、耳鸣、偏头痛、转动颈椎时突然猝倒。

④交感神经型颈椎病　常表现为颈项痛,头痛,头晕,面部或躯干麻木,心悸,心律失常等。

【例 136】男,50 岁。左肩、上臂、前臂外侧放射痛 3 个月。

患者 3 个月来无明显诱因出现左肩、上臂、前臂外侧放射痛,活动上肢时疼痛加重,无低热盗汗,无心悸、气短。发病以来,精神和食欲欠佳,大便正常,未测体重。既往体健。无高血压、冠心病、糖尿病病史。否认传染病接触史。无手术、外伤史。无烟酒嗜好。无遗传病家族史。

查体:T36.6℃,P80 次/分,R18 次/分,BP110/65mmHg。神志清楚,浅表淋巴结未触及肿大。双肺呼吸音清,未闻及干湿性啰音。心界不大,心率 80 次/分,律齐,各瓣膜听诊区未闻及杂音。腹平软,无压痛,肝脾肋下未触及,移动性浊音(-)。肩关节活动正常,四肢关节无肿胀,上肢感觉及肌力均正常。Eaton 试验和 Spurling 试验阳性。

实验室检查:血常规:Hb110g/L,RBC4.1×10^{12}/L,WBC4.2×10^{9}/L,N0.65,Plt185×10^{9}/L。

要求:根据以上病历摘要,请将初步诊断、诊断依据(如有两个或以上诊断,应分别列出各自诊断依据)、鉴别诊断、进一步检查与治疗原则写在答题纸上。

评分标准(总分 22 分)

1. 初步诊断(4 分)

神经根型颈椎病(答"颈椎病"得 2 分,答其他类型颈椎病不得分)。

2. 诊断依据(初步诊断错误,诊断依据不得分)(5 分)

①中年男性,左肩、上臂、前臂外侧放射痛 3 个月(2 分)。

②四肢关节无肿胀,上肢感觉及肌力均正常,Eaton 试验和 Spurling 试验阳性(2 分)。

③血常规正常(1 分)。

3. 鉴别诊断(4 分)

①胸廓出口综合征(1 分);②肘管综合征(1 分)。

③粘连性肩关节囊炎(1 分);④脊髓型颈椎病(1 分)。

4. 进一步检查(4 分)

①X 线片检查(1 分);②颈椎 CT 或 MRI(2 分);③椎动脉造影(1 分)

5. 治疗原则(5 分)

①物理治疗:颈椎牵引、颈部制动、颈部理疗、改善不良工作体位(2 分)。

②药物治疗:非甾体抗炎药、肌肉松弛剂、神经营养药(2 分)。

③手术治疗:必要时手术治疗(1分)。

4. 腰椎间盘突出症(助理不考)

(1)诊断公式

腰椎间盘突出症=中老年人+腰痛+腿痛+下肢皮肤感觉异常。

(2)定位诊断 参阅《贺银成2019国家临床执业(助理)医师资格考试辅导讲义》。

【例137】男性,56岁。腰痛伴右下肢放射痛2个月。

患者2个月前弯腰搬重物后出现腰痛,后逐渐感右下肢放射痛,反复发作,与劳累有关,咳嗽、用力排便时可加重疼痛。病程中无寒战高热、低热盗汗。发病以来,神志清楚,大小便及睡眠均正常。既往体健,否认肝肾疾病病史,无烟酒嗜好,无遗传病家族史。

查体:T36.8℃,P70次/分,R16次/分,BP120/70mmHg。皮肤未见出血点和皮疹,浅表淋巴结未触及肿大,结膜无苍白,巩膜无黄染。双肺未闻及干湿性啰音,心界不大,心率70次/分,律齐,未闻及杂音。腹平软,无压痛,肝脾肋下未触及。双下肢无感觉异常。右直腿抬高试验40度阳性,加强试验阳性。

腰椎X线片:$L_{4\sim5}$椎间隙变窄。

要求:根据以上病历摘要,请将初步诊断、诊断依据(如有两个或以上诊断,应分别列出各自诊断依据)、鉴别诊断、进一步检查与治疗原则写在答题纸上。

评分标准(总分22分)

1. 初步诊断(4分)

腰椎间盘突出症(4分)。

2. 诊断依据(初步诊断错误,诊断依据不得分)(5分)

①中老年男性,弯腰搬重物后出现腰腿痛,反复发作(1分)。

②右直腿抬高试验40度阳性,加强试验阳性(2分)。

③腰椎X线片示$L_{4\sim5}$椎间隙变窄(2分)。

3. 鉴别诊断(4分)

①急性腰扭伤(1分);②腰椎椎管狭窄症(1分)。

③腰$_3$横突综合征(1分);④梨状肌综合征(1分)。

4. 进一步检查(4分)

①腰椎CT(2分);②腰椎MRI(1分);③腰椎造影(1分);④肌电图(1分)。

5. 治疗原则(5分)

①非甾体抗炎药缓解症状(1分)。

②卧床休息3周,骨盆牵引,理疗(2分)。

③有指征时,可手术治疗(2分)。

十、风湿免疫性疾病

1. 系统性红斑狼疮(SLE)

(1)诊断公式

系统性红斑狼疮=多系统症状(关节肿痛+蝶形红斑+光过敏+狼疮肾炎)+ANA阳性。

(2)诊断标准 我国普遍采用美国风湿病学会1997年推荐的诊断标准。以下诊断标准共11项,符合4项或4项以上者,在除外感染、肿瘤和其他结缔组织病后,可诊断为SLE。

①颊部红斑 固定红斑,扁平或高起,在两颧突出部位。

②盘状红斑 片状高起于皮肤的红斑,黏附有角质脱屑和毛囊栓,陈旧病变可发生萎缩性瘢痕。

③光过敏 对日光有明显的反应,引起皮疹,从病史中得知或医生观察到。

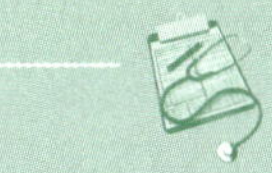

④口腔溃疡　经医生观察到的口腔或鼻咽部溃疡，一般为无痛性。

⑤关节炎　非侵蚀性关节炎，累及2个或更多的外周关节，有压痛、肿或积液。

⑥浆膜炎　胸膜炎或心包炎。

⑦肾脏病变　尿蛋白>0.5g/24h或+++，或管型（红细胞、血红蛋白、颗粒或混合管型）。

⑧神经病变　癫痫发作或精神病，除外药物或已知的代谢紊乱。

⑨血液学疾病　溶血性贫血，或白细胞减少，或淋巴细胞减少，或血小板减少。

⑩免疫学异常　抗ds-DNA抗体阳性，或抗Sm抗体阳性，或抗磷脂抗体阳性。

⑪抗核抗体（ANA）　在任何时候和未用药物诱发"药物性狼疮"的情况下，抗核抗体滴度异常。

注意：①对诊断SLE有意义——多个关节肿痛、颊部蝶形红斑、光过敏、口腔溃疡、狼疮肾、ANA阳性。

②不要将SLE与类风湿关节炎相混淆，后者多表现为小关节对称性肿痛、类风湿因子阳性。

③不要误诊为骨关节炎、强直性脊柱炎、银屑病性关节炎等，这些都是大纲不要求掌握的内容。

【例138】女性，40岁。发热半年，双下肢水肿2周。

患者半年来无明显诱因出现发热，发热以下午明显，体温最高38℃，伴反复口腔溃疡。无咽痛、咳嗽、咳痰，无寒战，无面部红斑、脱发、光过敏、口眼干燥及肢端遇冷变白、变紫，未就诊。2周前出现双下肢水肿，自觉手指关节疼痛，无心悸、气短，无明显尿量改变。发病以来，精神和食欲欠佳，大便正常，未测体重。既往体健。无高血压、冠心病、糖尿病病史。否认传染病接触史。无手术、外伤史。无烟酒嗜好。无遗传病家族史。

查体：T37.5℃，P80次/分，R18次/分，BP110/65mmHg。营养中等，神志清楚，慢性病容。浅表淋巴结未触及肿大。舌尖及边缘可见多个圆形溃疡，直径最大10mm。双肺呼吸音清，未闻及干湿性啰音。心界不大，心率80次/分，律齐，各瓣膜听诊区未闻及杂音。腹平软，无压痛，肝脾肋下未触及，移动性浊音（-）。双手第二、三近端指间关节压痛，轻度肿胀，无畸形及发红。双下肢轻度凹陷性水肿。四肢肌力正常，病理反射未引出。

实验室检查：血常规：Hb101g/L，RBC3.1×10^{12}/L，WBC3.2×10^9/L，N0.69，Plt85×10^9/L。ANA1∶320均质型，抗dsDNA抗体70IU/ml，血白蛋白30g/L，尿蛋白（++）。

要求：根据以上病历摘要，请将初步诊断、诊断依据（如有两个或以上诊断，应分别列出各自诊断依据）、鉴别诊断、进一步检查与治疗原则写在答题纸上。

评分标准（总分22分）

1. 初步诊断（4分）

系统性红斑狼疮（2分），狼疮性肾炎（1分），免疫性全血细胞减少（1分）。

2. 诊断依据（初步诊断错误，诊断依据不得分）（5分）

①育龄女性，发热，反复多发口腔溃疡（1分）。

②关节压痛及肿胀（1分）。

③肾脏受累：双下肢水肿，尿蛋白（++）（1分）。

④造血系统受累：血常规提示全血细胞减少（1分）。

⑤ANA阳性，抗dsDNA抗体阳性（1分）。

3. 鉴别诊断（3分）

①抗磷脂抗体综合征（1分）；②类风湿关节炎（1分）。

③肾小球肾炎（0.5分）；④贝赫切特病（白塞病）（0.5分）。

4. 进一步检查（6分）

①尿沉渣镜检及24小时尿蛋白定量（1分）；②血沉、CRP、类风湿因子、抗CCP抗体（1分）。

③抗ENA抗体、C3、C4（1分）；④抗心磷脂抗体、抗β_2-糖蛋白1抗体、狼疮抗凝物（1分）。

⑤肾穿刺活检(1分);⑥头颅MRI(1分)。

5. 治疗原则(4分)

①宣教:休息,避免日光照射和染发等(1分);②大剂量糖皮质激素治疗(1分)。

③联合使用免疫抑制剂如环磷酰胺(1分);④对症处理(1分)。

2. 类风湿关节炎(助理不考)

(1)诊断公式 类风湿关节炎=小关节肿痛+类风湿因子(RF)阳性。

(2)7版内科学诊断标准 有下列7项中4项者可诊断为类风湿关节炎(要求①~④项至少持续6周):①关节晨僵持续至少每天1小时;②至少同时有3个关节区软组织肿或积液;③腕、掌指、近端指间关节区中,至少1个关节区肿胀;④对称性关节炎;⑤有类风湿结节;⑥血清类风湿因子阳性;⑦X线片改变(至少有骨质疏松和关节间隙狭窄)。

(3)8版内科学诊断标准 2010年美国风湿病学会和欧洲抗风湿病联盟提出了新的分类标准。患者按表中所示的标准评分,6分以上可确诊类风湿关节炎,<6分目前不能确诊。该标准提高了诊断的敏感性,为早期诊断和早期治疗提供了依据。

项目		评分
关节受累情况	1个中到大关节	0分
	2~10个中大关节	1分
	1~3个小关节	2分
	4~10个小关节	3分
	超过10个小关节	5分
血清学	RF和抗CCP抗体均阴性	0分
	RF或抗CCP抗体低滴度阳性	2分
	RF或抗CCP抗体高滴度阳性	3分
急性期反应物	CRP和ESR均正常	0分
	CRP或ESR异常	1分
症状持续时间	<6周	0分
	≥6周	1分

受累关节是指关节肿胀疼痛。小关节包括掌指关节、近端指间关节、第2~5跖趾关节、腕关节,不包括第一腕掌关节、第1跖趾关节、远端指间关节。大关节包括肩、肘、髋、膝和踝关节。血清学高滴度阳性是指>3倍正常值。RF为类风湿因子,CCP为环瓜氨酸多肽,CRP为C反应蛋白,ESR为血沉。

注意:①类风湿关节炎=小关节(腕、掌指关节、近端指间关节)肿痛+双侧对称性受累+RF阳性。

②风湿性关节炎=大关节(膝、踝、肩、肘)肿痛+单侧性受累。

③系统性红斑狼疮=大小关节(指、掌、膝关节)肿痛+双侧对称性受累+多系统损害+ANA阳性。

【例139】女性,45岁。反复多关节肿痛6年,加重伴乏力1周。

患者6年前无明显诱因出现多关节肿痛,伴双手晨僵,持续约1小时,未诊治。1周来出现双手、双腕关节肿痛加重,无发热。发病以来大小便及睡眠均正常,体重无明显变化。既往体健,无外伤史,无烟酒嗜好,无遗传病家族史。

查体:T36.8℃,P90次/分,R18次/分,BP135/70mmHg。轻度贫血貌,皮肤未见出血点和皮疹,浅表淋巴结未触及肿大,睑结膜苍白,巩膜无黄染,口唇略苍白,舌面正常,甲状腺不大。双肺未闻及干湿性啰音。心界不大,心率90次/分,律齐。腹平软,无压痛,肝脾肋下未触及,移动性浊音(-)。双手近端指间关节肿胀,双手指轻度尺偏畸形,双腕活动受限,双膝关节肿胀,双膝浮髌试验(-),双下肢无水肿。

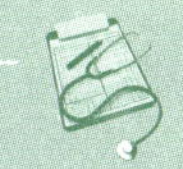

实验室检查：血常规：Hb80g/L，RBC3.3×10^{12}/L，WBC7.5×10^{9}/L，分类正常，Plt345×10^{9}/L，血清 RF(+)，肝、肾功能正常。粪常规(-)，尿常规(-)。

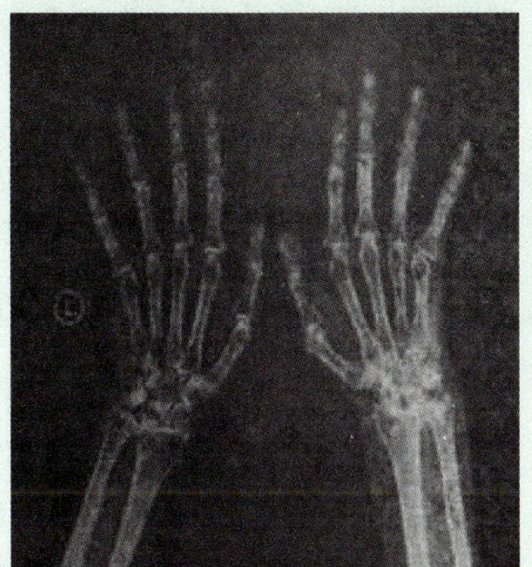

双手关节 X 线片如图：双手近侧指间关节间隙变窄(真题翻拍图片，不清晰，见谅)。

要求：根据以上病历摘要，请将初步诊断、诊断依据(如有两个或以上诊断，应分别列出各自诊断依据)、鉴别诊断、进一步检查与治疗原则写在答题纸上。

评分标准(总分 22 分)

1. 初步诊断(4 分)

(1)类风湿关节炎(2.5 分)；(2)慢性病性贫血(1.5 分)。

2. 诊断依据(初步诊断错误，诊断依据不得分；未分别列出各自诊断依据，扣 1 分)(5 分)

(1)类风湿关节炎：

①中年女性，慢性起病(0.5 分)。

②多关节肿痛，对称性关节炎，晨僵持续 1 小时(1 分)。

③血清 RF(+)(0.5 分)。

④手关节 X 线片示双手近侧指间关节间隙变窄(1 分)。

(2)慢性病性贫血：

①慢性病病史(0.5 分)。

②贫血貌，睑结膜和口唇苍白，心率增快(0.5 分)。

③血红蛋白低于正常，呈小细胞性贫血(Hb80g/L，RBC3.3×10^{12}/L)(1 分)。

3. 鉴别诊断(4 分)

①系统性红斑狼疮(2 分)；②强直性脊柱炎(1 分)；③骨关节炎(1 分)。

4. 进一步检查(5 分)

①抗 CCP 抗体，HLA-B27(2 分)；②ANA，抗 ENA 抗体(2 分)。

③血清铁蛋白、血清铁、总铁结合力测定(1 分)。

5. 治疗原则(4 分)

①非甾体抗炎药治疗(1 分)。

②改变病情抗风湿药治疗(2 分)。

③必要时糖皮质激素及生物制剂治疗(1 分)。

【例 140】男性，56 岁。双手背肿痛 3 周。

患者 3 周前劳累后出现双手背肿胀、疼痛，以右手背为主。1 周前曾到医院检查，诊断为关节炎(具体不详)，未予治疗。追问病史，患者 4 年前即出现双手晨僵，时间约 80 分钟。病后无发热，无皮疹，无口腔溃疡，无光过敏，偶腰痛，活动后无改善。大、小便及睡眠均正常。既往体健，无银屑病史，无外伤病史。喜饮酒，不偏食。一子身体健康，无遗传病家族史。

查体：T36℃，P66 次/分，R18 次/分，BP120/70mmHg。皮肤未见出血点和皮疹，浅表淋巴结未触及肿大，结膜无苍白，巩膜无黄染，甲状腺无肿大。双肺未闻及干湿性啰音，心界不大，心率 66 次/分，律齐，未闻及杂音。腹平软，无压痛，肝脾肋下未触及，移动性浊音(-)。双手远端指间关节 Heberden 结节，双手 2~4 掌指关节肿胀，压痛阳性。双手腕关节肿胀，压痛阳性。双膝关节无水肿及骨摩擦感。余关节正常。

实验室检查：血常规：Hb120g/L，WBC7.5×10^{9}/L，Plt330×10^{9}/L。尿常规(-)，类风湿因子 69IU/ml(正常值 0~30IU/ml)。血沉 80mm/h。

双手 X 线片：双手远端指间关节骨质增生，双手第 2 掌指关节、左腕关节可见小囊性变。双膝 X 线片：双膝关节间隙狭窄，多发骨刺。

要求:根据以上病历摘要,请将初步诊断、诊断依据(如有两个或以上诊断,应分别列出各自诊断依据)、鉴别诊断、进一步检查与治疗原则写在答题纸上。

评分标准(总分22分)

1. 初步诊断(4分)

(1)类风湿关节炎(3分);(2)骨关节炎(1分)。

2. 诊断依据(初步诊断错误,诊断依据不得分;未分别列出各自诊断依据,扣1分)(5分)

(1)类风湿关节炎:

①中老年男性,多关节、小关节、对称性关节肿痛,晨僵大于1小时(1.5分)。

②类风湿因子阳性,血沉快(1分)。

③双手X线片:双手第2掌指关节,左腕关节可见小囊性变(1分)。

(2)骨关节炎:

①中老年男性,双手掌指关节肿胀,压痛,双手Heberden结节(0.5分)。

②X线片:双手远端指间关节骨质增生,双膝关节间隙狭窄,多发骨刺(1分)。

3. 鉴别诊断(4分)

①血清阴性脊柱关节病(1.5分);②痛风(1.5分);③筋膜炎(1分)。

4. 进一步检查(4分)

①抗环瓜氨酸肽抗体,CRP(2分);②HLA-B27,血尿酸(1分);③骶髂关节X线片(1分)。

5. 治疗原则(5分)

①非甾体抗炎药缓解症状(1分)。

②可使用小剂量糖皮质激素缓解症状(1分)。

③使用慢作用抗风湿药(或改变病情抗风湿药)治疗(1.5分)。

④必要时免疫及生物治疗(0.5分)。

⑤骨关节炎治疗(氨基葡萄糖等)(1分)。

【例141】男性,58岁。双手关节肿痛3年,加重2个月。

患者3年前开始无明显诱因出现双手掌指关节肿痛,伴晨僵,晨僵超过1小时。服中药(具体不详)治疗,疼痛无缓解,病变逐渐累及双手指间关节和双腕关节。2个月前开始上述受累关节肿痛加重,双手活动明显受限。无口干、眼干、皮疹、脱发、光过敏、发热和消瘦。发病以来大、小便及睡眠均正常。既往体健。无手术、外伤史。否认传染病接触史。已婚,无遗传病家族史。

查体:T36℃,P70次/分,R18次/分,BP130/80mmHg。神志清楚,浅表淋巴结未触及肿大。甲状腺不大。双肺呼吸音清,未闻及干湿性啰音。心界不大,心率70次/分,律齐,各瓣膜听诊区未闻及杂音。腹平软,无压痛,肝脾肋下未触及。双手第二、三掌指关节肿胀、压痛,双腕关节肿胀,活动受限,双膝关节浮髌试验阴性,"4"字试验阴性,双侧髋关节活动正常,无压痛。双下肢无水肿。

实验室检查:血常规:Hb140g/L,WBC7.5×10^9/L,Plt345×10^9/L。粪常规(-)。尿蛋白(-)。RF220IU/ml,ESR50mm/h,CRP16mg/L。

要求:根据以上病历摘要,请将初步诊断、诊断依据(如有两个或以上诊断,应分别列出各自诊断依据)、鉴别诊断、进一步检查与治疗原则写在答题纸上。

评分标准(总分22分)

1. 初步诊断(3分)

类风湿关节炎(3分)。

2. 诊断依据(初步诊断错误,诊断依据不得分)(6分)

①中年男性,慢性病程(1分);②对称性多关节肿痛,累及双手掌指关节和双腕关节(2分)。

③晨僵>1小时(1分);④RF(+)(1分);⑤ESR50mm/h,CRP16mg/L(1分)

3. 鉴别诊断(3分)

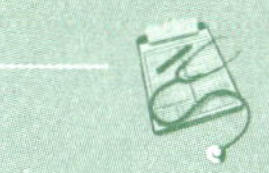

①骨关节炎(1分);②血清阴性脊柱关节炎(1分);③系统性红斑狼疮(1分)。

4. 进一步检查(5分)

①肝肾功能、复查血常规、尿常规(1分);②抗CCP抗体(1分)。

③HLA-B27,抗核抗体谱(1.5分);④双手X线片,骶髂关节X线片(1.5分)。

5. 治疗原则(5分)

①宣教:休息、功能锻炼(1分)。

②对症治疗:非甾体抗炎药(1分)。

③控制不佳者可用生物制剂(1分)。

④改变病情抗风湿药(如甲氨蝶呤、羟氯喹、柳氮磺吡啶、来氟米特,答出1项得1分,最高得2分)(2分)。

十一、儿科疾病

1. 肺炎

(1)诊断公式

肺炎=咳嗽咳痰+肺部啰音+胸片示浸润阴影。

(2)各种肺炎的鉴别诊断 参阅《贺银成2019国家临床执业(助理)医师资格考试辅导讲义》。

【例142】女孩,3岁半。发热4天,咳嗽、气促2天。

患儿4天前受凉后出现发热,体温最高达40.1℃,无寒战、惊厥,服用退热药体温可暂时下降,很快又升高,2天前开始出现咳嗽,有痰,随之出现气促,无呕吐、腹泻。发病以来,精神差,进食减少,小便正常。既往体健,足月顺产,否认产伤、窒息史,按时添加辅食,生长发育同正常同龄儿。按时预防接种,否认遗传病家族史。

查体:T39.2℃,P140次/分,R40次/分,BP90/60mmHg。急性热病容,精神差,皮肤未见出血点和皮疹,浅表淋巴结未触及肿大,口周微发绀,咽部充血,扁桃体Ⅰ度肿大,未见分泌物。胸廓对称,呼吸急促,双下肺可闻及中细湿啰音。心界不大,心率140次/分,律齐,心音有力,未闻及杂音。肝肋下2cm,质软,脾未触及。双下肢无水肿,神经系统检查无异常。

实验室检查:血常规Hb120g/L,RBC4.2×10^{12}/L,WBC17.8×10^{9}/L,N0.78,L0.22,Plt212×10^{9}/L。C反应蛋白28mg/L(正常值≤10mg/L)。粪常规(-)。尿常规(-)。

要求:根据以上病历摘要,请将初步诊断、诊断依据(如有两个或以上诊断,应分别列出各自诊断依据)、鉴别诊断、进一步检查与治疗原则写在答题纸上。

评分标准(总分22分)

1. 初步诊断(4分)

支气管肺炎(细菌感染可能性大)(仅答"支气管肺炎"或"肺炎"得3分)(4分)。

2. 诊断依据(初步诊断错误,诊断依据不得分)(6分)

①学龄前儿童,急性起病(0.5分)

②呼吸系统表现:咳嗽、咳痰、气促(1分)

③全身中毒症状:发热、精神差、进食减少(1分)

④呼吸急促,口周微发绀(1分)

⑤双下肺可闻及中细湿啰音(1分)

⑥血白细胞总数及中性粒细胞比例增高,C反应蛋白(CRP)增高(0.5分)

3. 鉴别诊断(4分)

①急性支气管炎(1分);②支气管异物(1分)。

③其他病原体所致肺炎(1分);④肺结核或支气管哮喘(1分)。

4. 进一步检查(4分)

①胸部X线片检查(1分)。

②痰或血细菌培养+药敏试验(1分)。

③肝肾功能、血电解质检查(1分)。

④动脉血气分析或前降钙素(PCT)(1分)。

5. 治疗原则(4分)

①保持室内空气流通,营养丰富易消化饮食,维持水电解质平衡(1分)。

②吸氧,必要时吸痰(1分)。

③应用抗菌药物(1分)。

④退热,止咳,雾化吸入(1分)。

【例143】男孩,6岁。发热6天,咳嗽4天。

患儿6天前受凉后出现发热,体温38℃,服用"感冒药"后无好转,其间温度升高至39℃,到医院就诊,诊断为"上呼吸道感染",给予"小儿感冒冲剂、对乙酰氨基酚"治疗。6天来患儿反复发热,体温波动在38℃~40℃,无寒战,不伴皮疹,无呕吐、惊厥。4天前开始咳嗽,主要为干咳,不伴喘息,无咯血。近2天咳嗽逐渐加重,连声咳,有少许白痰。发病以来食欲、睡眠较差,大小便正常,体重无变化。既往体健,否认传染病接触史,现读小学一年级,学习成绩优良,平时无偏食,无遗传病家族史。

查体:T38.9℃,P110次/分,R30次/分,BP100/76mmHg。神志清楚,自动体位,发育良好,浅表淋巴结未触及肿大,口唇无发绀。右侧肺部触觉语颤略增强,叩诊呈浊音,呼吸音低,右下肺可闻及少许中细湿啰音和痰鸣音。心界不大,心率110次/分,律齐,各瓣膜听诊区未闻及杂音。腹平软,无压痛,肝脾肋下未触及。双下肢无水肿。

实验室检查:血常规 Hb125g/L,RBC4.5×10^{12}/L,WBC7.9×10^9/L,N0.75,Plt305×10^9/L。CRP45mg/L(正常值≤10mg/L)。

胸部X线片:右中下肺大片状阴影,心影不大。

要求:根据以上病历摘要,请将初步诊断、诊断依据(如有两个或以上诊断,应分别列出各自诊断依据)、鉴别诊断、进一步检查与治疗原则写在答题纸上。

评分标准(总分22分)

1. 初步诊断(4分)

右侧肺炎(支原体感染可能性大)(仅答"肺炎"得3分)(4分)。

2. 诊断依据(初步诊断错误,诊断依据不得分)(5分)

①学龄前儿童,急性起病(1分)。

②主要表现发热、咳嗽(1分)。

③查体示肺实变体征(右侧触觉语颤略增强,叩诊呈浊音,呼吸音低),右下肺可闻及少许中细湿啰音和痰鸣音(1分)。

④血中性粒细胞比例增高,CRP增高(1分)。

⑤胸部X线片:右中下肺大片状阴影,心影不大(1分)。

3. 鉴别诊断(3分)

①细菌性或病毒性肺炎(1分);②肺不张或胸腔积液(1分);③肺结核(1分)。

4. 进一步检查(4分)

①血清电解质、肝肾功能(0.5分)。

②痰或血细菌培养+药敏试验(1分)。

③必要时胸部CT检查(1分)。

④支原体抗体检测(1分)。

⑤必要时PPD试验或痰查抗酸杆菌(0.5分)。

5. 治疗原则(6分)

①营养丰富饮食,保持呼吸道通畅,勤拍背(1分)。

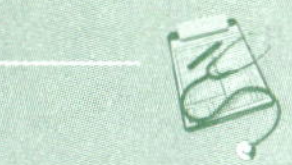

②首选大环内酯类抗生素治疗(2分)。
③必要时吸氧,雾化吸入(1分)。
④退热、止咳、祛痰(1分)。
⑤必要时应用糖皮质激素(1分)。

【例144】男孩,9个月。因“发热、咳嗽3天,加重1天”于2016年2月3日入院。

患儿3天前无明显诱因出现发热,体温波动在38.3~38.8℃,伴咳嗽,为连声咳,有痰,咳嗽剧烈时有呕吐。无腹泻及抽搐。当地医院诊断为“上呼吸道感染”,服药效果不佳。1天前咳嗽加重,伴明显气促。发病以来患儿精神差,食欲下降,为进一步诊治收入院。患儿平时体健,生长发育同正常儿。否认药物过敏史,出生后按计划接种疫苗。

查体:T38.6℃,P150次/分,R50次/分,体重9kg。急性热病容,精神差,无皮疹,前囟1.0×1.0cm,张力正常,口唇发绀,咽部充血,三凹征阳性。双肺呼吸音粗糙,双肺底可闻及固定中细湿性啰音。心率150次/分,律齐,心音有力,未闻及杂音。肝肋下1.5cm,质软,脾肋下未触及,移动性浊音阴性。双下肢无水肿,颈无抵抗,病理征阴性。

实验室检查:血常规Hb130g/L,RBC4.9×10^{12}/L,WBC14.6×10^9/L,N0.69,L0.31,Plt256×10^9/L。CRP30mg/L(正常值≤8mg/L)。

要求:根据以上病历摘要,请将初步诊断、诊断依据(如有两个或以上诊断,应分别列出各自诊断依据)、鉴别诊断、进一步检查与治疗原则写在答题纸上。

评分标准(总分22分)

1.初步诊断(4分)

支气管肺炎(细菌性可能性大)(仅答出“肺炎”得2分,答出“支气管肺炎”得3分)(4分)。

2.诊断依据(初步诊断错误,诊断依据不得分)(5分)

①婴儿,急性起病(1分)。
②发热、咳嗽、咳痰、气促(1分)。
③精神差,口唇发绀,三凹征阳性,双肺底固定中细湿性啰音(1分)。
④血常规示白细胞总数及中性粒细胞比例增高(1分)。
⑤C反应蛋白增高(1分)。

3.鉴别诊断(4分)

①急性支气管炎(1.5分);②毛细支气管炎(1.5分);③支气管异物(1分)。

4.进一步检查(4分)

①胸部X线片(2分);②动脉血气分析及血清电解质(1分);③痰细菌培养+药敏试验(1分)。

5.治疗原则(5分)

①合理饮食,变换体位拍背,维持水、电解质、酸碱平衡(1分)。
②青霉素类或头孢菌素类抗菌药物治疗(2分)。
③祛痰、雾化、吸氧、退热(2分)。

2. 腹泻

(1)诊断公式 应注意脱水分度、脱水性质、是否合并代谢性酸中毒。

小儿腹泻=6~24个月小儿+秋冬季+发热+腹泻+黄色水样或蛋花样大便。

注意:①轮状病毒肠炎——秋冬季最常见,为黄色水样便或蛋花汤样大便,带少量黏液,无腥臭味。
②诺沃克病毒性肠炎——年长儿多见,好发季节9月~4月,为稀便或水样便,伴腹痛。
③产毒性细菌引起的肠炎——夏季好发,为水样或蛋花汤样便,混有黏液,量多。
④侵袭性细菌引起的肠炎——夏季好发,为黏液状大便,带脓血,有腥臭味,伴腹痛、里急后重。
⑤出血性大肠杆菌肠炎——开始为黄色水样便,后转为血水样便,常有特殊腥臭味。

(2)小儿脱水程度分度 按脱水程度,分为轻、中、重三度。

	轻度脱水	中度脱水	重度脱水
失水量	30~50ml/kg体重	50~100ml/kg体重	100~120ml/kg体重
失水量占%	占体重3%~5%	占体重5%~10%	占体重>10%
精神状态	精神稍差,略烦躁不安	精神萎靡,或烦躁不安	精神极度萎靡,表情淡漠 昏睡,甚至昏迷
皮肤黏膜	皮肤稍干燥,弹性尚可	皮肤苍白干燥,弹性较差	皮肤极度干燥,发灰或有花纹 弹性极差
前囟、眼窝	稍凹陷	明显凹陷	深度凹陷,眼睑不能闭合
眼泪	哭时有泪	哭时泪少	哭时无泪
四肢末梢	温暖	稍凉	厥冷
休克体征	血压正常,无休克	血压正常,无休克	血压降低,有休克
尿量	稍减少	明显减少	极少或无尿

(3)小儿脱水性质　按脱水性质,分为等渗性、低渗性和高渗性脱水三类。

	等渗性脱水	低渗性脱水	高渗性脱水
血浆渗透压	290~310mmol/L	<290mmol/L	>310mmol/L
血钠浓度	130~150mmol/L	<130mmol/L	>150mmol/L
发病率	最常见	次常见	少见
病理生理	细胞内、外无渗透压梯度 细胞内容量保持原状	水从细胞外向细胞内转移 使循环容量更少	水从细胞内向细胞外转移 细胞内容量降低
休克发生率	与脱水程度一致	常发生休克,且程度严重	休克少见,无明显循环障碍
体温	与原发病有关	常低	升高
口渴感	一般无	早期无口渴	强烈口渴
精神状态	与脱水程度一致	萎靡,嗜睡明显	嗜睡,但肌张力高、反射活跃
皮肤	与脱水程度一致	湿冷,弹性极差	明显干燥,弹性可
临床特点	临床症状与脱水程度一致	细胞外液明显减少,易休克 临床症状较严重	细胞外液减少不显著 循环衰竭和氮质血症较轻

【例145】男婴,11个月。发热3天,呕吐、腹泻1天,于2016年11月26日入院。

患儿3天前受凉后开始发热,体温39℃,不伴流涕、咳嗽。1天前开始出现呕吐,共3次,为胃内容物,非喷射性,伴腹泻10余次,呈蛋花汤样,量多,无黏液及脓血,无腥臭味,偶有轻咳。发病以来,食欲差,1天来尿量减少,5小时内无尿。生后混合喂养,按时添加辅食,生长发育同正常儿,按时预防接种,否认药物过敏。家族中无慢性腹泻患者,无遗传病家族史。

查体:T37.8℃,P134次/分,R40次/分,BP75/50mmHg,体重9.5kg。精神萎靡,皮肤弹性差,未见皮疹及出血点,浅表淋巴结未触及,前囟1.0cm×1.0cm,明显凹陷。眼窝明显凹陷,结膜无充血,巩膜无黄染,哭时无泪。口唇樱红色,咽部略充血,扁桃体不大,乳牙5颗。呼吸深且急促,双肺呼吸音清,未闻及啰音。心率134次/分,律齐,心音低钝,未闻及杂音。腹稍胀,肝肋下1.5cm,质软,脾肋下未触及,肠鸣音存在。四肢末端凉,皮肤可见花斑。神经系统检查无异常。

实验室检查:血常规:Hb120g/L,WBC8.3×10^9/L,N0.33,L0.52,M0.14,Plt215×10^9/L,CRP<8mg/L。

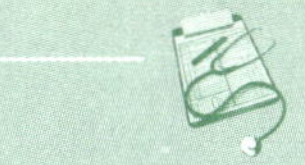

血 Na^+ 126mmol/L，K^+ 4.6mmol/L，Cl^- 96mmol/L，HCO_3^- 10mmol/L。粪常规(-)。

要求：根据以上病历摘要，请将初步诊断、诊断依据（如有两个或以上诊断，应分别列出各自诊断依据）、鉴别诊断、进一步检查与治疗原则写在答题纸上。

评分标准（总分22分）

1. 初步诊断（4分）

（1）腹泻病，轮状病毒肠炎可能性大（仅答"腹泻病"得1分）（2分）。

（2）重度低渗性脱水（1分）。

（3）代谢性酸中毒（1分）。

2. 诊断依据（初步诊断错误，诊断依据不得分；未分别列出各自诊断依据，扣1分）（6分）

（1）腹泻病，轮状病毒肠炎可能性大：

①婴儿，秋冬季急性起病（1分）。

②发热，呕吐，腹泻（0.5分）。

③大便蛋花汤样，量多，无黏液及脓血，无腥臭味（0.5分）。

④血常规正常，CRP 正常（1分）。

⑤粪常规(-)（1分）。

（2）重度低渗性脱水：

①重度脱水表现：少尿至无尿，皮肤弹性差，前囟和眼窝明显凹陷，哭时无泪，四肢末端凉，皮肤可见花斑（0.5分）。

②低渗性脱水：血 Na^+ 126mmol/L（0.5分）。

（3）代谢性酸中毒：

①口唇樱红色。呼吸深且急促（0.5分）。

② HCO_3^- 10mmol/（0.5分）。

3. 鉴别诊断（3分）

①生理性腹泻（1分）。

②乳糖酶缺乏或过敏性腹泻（1分）。

③细菌性腹泻（1分）。

4. 进一步检查（4分）

①粪病原学检查（1.5分）。

②肝肾功能、心肌损伤标志物（1分）。

③监测电解质（K^+、Na^+、Cl^-）、碳酸氢根（1.5分）。

5. 治疗原则（5分）

①饮食疗法，加强口腔及臀部护理（1分）。

②给予退热、止吐等对症处理（1分）。

③肠黏膜保护剂（蒙脱石散），肠道微生态疗法，补锌治疗（1分）。

④液体疗法：纠正脱水（扩容、补充累积损失量、继续损失量、生理需要量）（1分）。

⑤纠正酸中毒，纠正电解质紊乱（1分）。

3. 营养性维生素D缺乏性佝偻病（助理不考）

（1）诊断公式

维生素D缺乏性佝偻病=小婴儿+喂养不当+性情烦躁+骨骼改变+血钙↓、血磷↓。

注意：①维生素D缺乏性佝偻病——无惊厥、抽搐、喉痉挛。
②维生素D缺乏性手足抽搦症——有惊厥、抽搐、喉痉挛+佝偻病症状。

(2)**骨骼改变** 骨骼改变常常在生长最快的部位最明显,不同年龄的患儿有不同的骨骼表现。

	病变	患儿年龄	临床表现
头部	颅骨软化	3~6个月	枕骨或顶骨软化呈乒乓球样(最早的体征),6月龄后颅骨软化消失
	方颅	7~8个月	由于额骨和顶骨中心增厚,双侧对称性隆起,呈方颅,头围增大
	前囟增大	迟于1.5岁	前囟增大,闭合延迟,重者可延迟至2~3岁方闭合
	出牙延迟	1岁出牙	可晚至1岁出牙,2.5岁仍未出齐。出牙顺序颠倒,牙齿缺乏釉质,易患龋齿
胸部	肋骨串珠	1岁左右	又称佝偻病串珠,以两侧第7~10肋最明显
	鸡胸	1岁左右	因肋骨骺部内陷,致使胸骨向前突出,形成鸡胸
	漏斗胸	1岁左右	胸骨剑突部向内凹陷,形成漏斗胸
	肋膈沟	1岁左右	膈肌附着处的肋骨牵拉而内陷形成的一条横沟,又称郝氏沟
四肢	手、足镯	>6个月	手腕、足踝部形成的钝圆形环状隆起
	下肢畸形	>1岁	站立行走后,可出现"O"形(膝内翻)、"X"形(膝外翻)、"K"形腿
脊柱	后弯侧弯	>1岁	会坐会站立后,因韧带松弛可致脊柱后凸畸形,严重者可伴骨盆畸形

【例146】男婴,6个月。烦躁、多汗、夜惊2个月。

患儿2个月前无明显诱因逐渐出现烦躁,入睡后汗多,易被轻微响动惊醒,醒后啼哭持续数小时。无发热、咳嗽、呕吐、腹泻,未给予治疗。发病以来进食正常,大小便正常。足月顺产,出生体重3.2kg,否认出生窒息史。生后母乳喂养,未添加辅食及鱼肝油。生长发育基本同正常儿。按时预防接种,否认药物过敏史,否认遗传病家族史。

查体:T36.7℃,P119次/分,R32次/分,体重7kg。皮肤未见出血点和皮疹,浅表淋巴结未触及肿大。头形正常,可见枕秃,前囟2.5cm,平软,按压顶骨有乒乓球感。尚未出牙。胸廓对称,可见肋缘外翻,双肺未闻及干湿性啰音。心界不大,心率119次/分,律齐,心音有力,各瓣膜听诊区未闻及杂音。腹软,肝脾不大。双下肢无水肿,颈无抵抗,病理征阴性。

实验室检查:血常规Hb110g/L,RBC3.9×10^{12}/L,WBC8.1×10^{9}/L,Plt285×10^{9}/L。血清钙1.52mmol/L,血清磷0.9mmol/L(正常值1.45~2.1mmol/L),血清碱性磷酸酶355U/L(正常值125~250U/L)。粪常规(-)。尿常规(-)。

要求:根据以上病历摘要,请将初步诊断、诊断依据(如有两个或以上诊断,应分别列出各自诊断依据)、鉴别诊断、进一步检查与治疗原则写在答题纸上。

评分标准(总分22分)

1.初步诊断(4分)

营养性维生素D缺乏性佝偻病(2.5分),活动期(1.5分)。

2.诊断依据(初步诊断错误,诊断依据不得分)(6分)

①6个月婴儿,起病缓慢(1分)。

②未及时添加鱼肝油和辅食(1分)。

③有烦躁、易激怒、多汗、夜惊等临床表现(1.5分)。

④枕秃,按压顶骨有乒乓球感,前囟增大,肋缘外翻(1.5分)。

⑤血清钙磷降低,碱性磷酸酶增高(1分)。

3.鉴别诊断(4分)

①先天性甲状腺功能减低症或脑积水(1分)。

②低血磷性抗维生素D佝偻病(家族性低磷血症)(1分)。

③维生素D依赖性佝偻病(1分)。

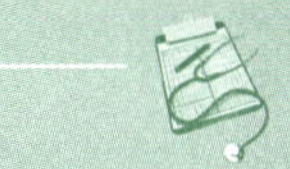

④肾性佝偻病、肝性佝偻病(1分)。

4. 进一步检查(4分)

①骨骼X线片检查(1.5分)。

②血清25-(OH)D_3测定(1.5分)。

③肝肾功能、甲状旁腺素检查(1分)。

5. 治疗原则(4分)

①及时添加辅食,尤其含维生素D较多的食物(1分)。

②口服或肌注维生素D制剂,补充钙剂(1.5分)。

③加强户外活动,勿使患儿久坐(1.5分)。

【例147】女婴,10个月。多汗、睡眠不安3个月。

患儿3个月前无明显诱因出现多汗、易惊、夜间睡眠不安,很容易醒。无发热、咳嗽,无惊厥。发病以来精神较差,饮食、大小便正常,体重3个月来增长1.2kg。既往体健。否认传染病接触史。孕35^{+4}周早产,出生体重2.3kg,母乳喂养,添加少量蛋黄、米粥及水果。现会坐,可以站立,不会走。会叫爸爸妈妈,会表示再见。否认遗传病家族史。

查体:T36.5℃,P122次/分,R34次/分,BP86/50mmHg。体重8.0kg。出牙2颗,可见肋缘外翻,手镯脚镯征阳性。前囟1.5cm×1.5cm。浅表淋巴结未触及,口唇、面色略苍白,无发绀。双侧呼吸动度一致,双肺叩诊呈清音,未闻及干湿性啰音。心界不大,心率122次/分,律齐,心音有力,未闻及杂音。腹部平软,肝肋下2cm,脾肋下未触及。无杵状指(趾),双下肢无水肿。神经系统检查无异常。

实验室检查:血常规:Hb94g/L,RBC4.5×10^{12}/L,MCV76fl,MCH23pg,MCHC28%,WBC7.5×10^{9}/L,分类正常,Plt245×10^{9}/L。

要求:根据以上病历摘要,请将初步诊断、诊断依据(如有两个或以上诊断,应分别列出各自诊断依据)、鉴别诊断、进一步检查与治疗原则写在答题纸上。

评分标准(总分22分)

1. 初步诊断(4分)

(1)营养性维生素D缺乏性佝偻病(仅答"维生素D缺乏性佝偻病"得1.5分)(2分)。

(2)缺铁性贫血(仅答"贫血"得1分)(2分)。

2. 诊断依据(初步诊断错误,诊断依据不得分;未分别列出各自诊断依据,扣1分)(5分)

(1)营养性维生素D缺乏性佝偻病:

①10个月婴儿,慢性病程(0.5分);②主要表现为多汗,易惊,夜间睡眠不安(1分)。

③早产儿,母乳喂养,辅食添加不足(1分);④佝偻病体征(肋缘外翻,手镯脚镯征)(1分)。

(2)缺铁性贫血:

①口唇、面色略苍白(0.5分);②血常规示小细胞低色素性贫血(1分)。

3. 鉴别诊断(3分)

①先天性甲状腺功能减退症、软骨营养不良、黏多糖病(答出任2个得1.5分,答出1个得1分)(1.5分)。

②肝性佝偻病、肾性佝偻病、远端肾小管性酸中毒、维生素D依赖性佝偻病、低血磷抗维生素D佝偻病(答出任3个得1.5分,答出1个得0.5分)(1.5分)。

4. 进一步检查(4分)

①骨骼X线片检查(1分);②血清25-(OH)D_3测定(1分)。

③血钙、血磷、碱性磷酸酶检查(1分);④必要时肝肾功能、血清铁代谢检查(1分)。

5. 治疗原则(6分)

①加强营养,及时添加辅食(添加含维生素D、钙、铁丰富的辅食)(1分)。

②坚持户外活动,多晒太阳(1分)。

③勿使患儿多坐、多站,防止骨骼畸形(1分)。

④补充VitD制剂,补充钙剂(1.5分)。

⑤补充铁剂+维生素C(1.5分)。

4. 小儿常见发疹性疾病

(1)诊断公式

麻疹=发热+上呼吸道感染+全身丘疹+口腔黏膜麻疹斑(Koplik斑)。

水痘=接触史+低热+瘙痒性水疱疹+皮疹向心性分布(斑疹、丘疹、疱疹、结痂“四世同堂”)。

风疹=低热+上呼吸道感染+红色丘疹+耳后淋巴结肿大、触痛(助理不考)。

幼儿急疹=突发高热+热退出疹。

猩红热=发热+咽痛+草莓舌+皮疹在皮肤皱褶受摩擦部位更密集(助理不考)。

手足口病=上呼吸道感染+发热+手、足、口、臀四个部位出现斑丘疹和疱疹(四部曲)+皮疹不痛、不痒、不结痂、不结疤(四不特征)(助理不考)。

(2)小儿常见发疹性疾病的鉴别

	麻疹	水痘	风疹	幼儿急疹	猩红热
病原体	麻疹病毒	水痘-带状疱疹病毒	风疹病毒	人疱疹病毒6型	A组乙型溶链
全身症状	呼吸道卡他性炎	全身症状轻	全身症状轻	一般情况好 可有高热惊厥	中毒症状重 可有高热
其他症状	结膜炎,口腔黏膜麻疹斑	低热、不适、厌食	耳后、枕后淋巴结肿大及压痛	耳后、枕后淋巴结肿大,轻度腹泻	咽炎,扁桃体炎 颈部淋巴结肿大
出疹时间	发热3~4天出疹	发热1~2天出疹	发热1~2天出疹	热退出疹	发热1~2天出疹
皮疹特点	红色斑丘疹 疹间皮肤正常	斑疹、丘疹 疱疹、结痂	斑丘疹 疹间皮肤正常	红色细小 密集斑丘疹	皮肤充血,上有针尖大小丘疹
出疹顺序	头面部→颈→躯干→四肢	头面部→躯干→四肢	面部→躯干→四肢	头面颈躯干多 四肢少,1天出齐	颈腋下腹股沟→24h遍及全身
疹退后	有色素沉着 有细小脱屑	一般不留瘢痕	无色素沉着 无脱屑	无色素沉着 无脱屑	大片状脱皮
皮疹发热	出疹时高热	低热出疹	发热后出疹	热退出疹	出疹时高热
治疗原则	无特异治疗	无特异,阿昔洛韦	无特异治疗	无特异治疗	青霉素
隔离至	出疹后5天 合并肺炎者为10天	皮疹全部结痂	出疹后5天	—	患儿痊愈 咽拭子培养阴性

注意:①水痘、风疹、猩红热均为发热1~2天出疹,麻疹为发热3~4天出疹,幼儿急疹为热退出疹。
②水痘的皮疹呈向心性分布、四世同堂。手足口病皮疹呈四不特征(不痛、不痒、不结痂、不结疤)。
③水痘、风疹、幼儿急疹的特点为疹退后无色素沉着、无脱皮。麻疹的特点为疹退后有色素沉着、细小脱皮。猩红热的特点为疹退后大片脱皮。

【例148】女孩,8岁。发热3天,皮疹2天。

患儿3天前受凉后出现发热,体温38.9℃,伴有流涕、鼻塞,自服抗病毒冲剂治疗,缓解不明显。2天前头颈部、躯干出现红色皮疹,昨天已遍布全身。无呕吐,无寒战、惊厥。食欲及精神尚可,大小便及睡眠均正常。既往体健,否认药物过敏史,按时进行预防接种。家庭中无发热患者。

查体:T38.7℃,P110次/分,R25次/分,BP105/65mmHg,体重24kg。急性热病容,精神可。全身皮肤可见散在充血性斑丘疹,疹间皮肤正常,双耳后、枕部、颈部可触及多个淋巴结,最大1cm×1cm,触痛(+),

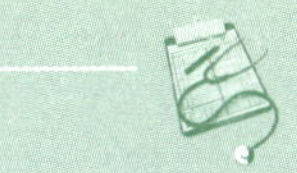

活动度好,结膜无充血,咽部充血。双肺未闻及干湿性啰音,心界不大,心率110次/分,律齐,未闻及杂音。腹平软,无压痛,肝脾肋下未触及。双下肢无水肿。颈无抵抗,病理征阴性。

实验室检查:血常规:Hb125g/L,RBC4.6×10^{12}/L,WBC3.8×10^9/L,N0.38,L0.60,Plt200×10^9/L。CRP正常。

要求:根据以上病历摘要,请将初步诊断、诊断依据(如有两个或以上诊断,应分别列出各自诊断依据)、鉴别诊断、进一步检查与治疗原则写在答题纸上。

评分标准(总分22分)

1.初步诊断(4分)

风疹(4分)。

2.诊断依据(初步诊断错误,诊断依据不得分)(6分)

①学龄儿童,急性起病(1分)。

②发热1天后出现皮疹,24小时皮疹遍及全身,上呼吸道轻度炎症表现(1.5分)。

③皮肤可见散在充血性斑丘疹,双耳后、枕部、颈部淋巴结肿大,触痛(+)(2分)。

④血WBC低,淋巴细胞比例增高,CRP正常(1.5分)。

3.鉴别诊断(4分)

①麻疹(1分);②猩红热(1分);③手足口病(1分);④水痘或药物疹(1分)。

4.进一步检查(4分)

①血清学检查(病毒IgM抗体检测)(2分);②病毒抗原检查(2分)。

5.治疗原则(4分)

①合理饮食,注意休息,注意隔离(2分);②高热时退热处理(2分)。

【例149】男孩,8个月。发热4天,皮疹1天。

患儿4天前无鲜明诱因出现发热,体温38.9℃~39.8℃,持续不退,伴轻咳,进食减少,不伴呕吐,精神尚可。曾在当地医院给予"青霉素"治疗,症状无明显改善,仍发热。1天前热退,即发现面部及躯干有散在皮疹,1天之内皮疹布满全身。既往常有多汗、夜惊,睡眠不安。足月顺产,生后无窒息,人工喂养,生长发育同正常同龄儿,按时进行预防接种,家族中无类似患者。

查体:T36.3℃,P126次/分,R38次/分,BP80/50mmHg,体重8.5kg。精神尚可,轻度烦躁,皮肤可见散在充血性斑丘疹,皮疹主要集中于头颈部及躯干,右耳后可触及黄豆大小淋巴结1个,轻度方颅,前囟1.5cm×1.5cm,平软,无鼻翼扇动,口唇无发绀,尚未出牙,咽部略充血。可见轻度郝氏沟及肋缘外翻,双肺未闻及干湿性啰音。心率126次/分,律齐,心音有力,未闻及杂音。腹平软,肝肋下1.0cm,肠鸣音正常。神经系统检查无异常。

实验室查:血常规:Hb126g/L,WBC5.4×10^9/L,L0.50,M 0.13,Plt196×10^9/L。

要求:根据以上病历摘要,请将初步诊断、诊断依据(如有两个或以上诊断,应分别列出各自诊断依据)、鉴别诊断、进一步检查与治疗原则写在答题纸上。

评分标准(总分22分)

1.初步诊断(4分)

(1)幼儿急疹(2分)。

(2)营养性维生素D缺乏性佝偻病(活动期)(仅答"营养性维生素D缺乏性佝偻病"或"佝偻病"得1分)(2分)。

2.诊断依据(初步诊断错误,诊断依据不得分;未分别列出各自诊断依据,扣1分)(6分)

(1)幼儿急疹:

①婴儿,急性起病(1分)。

②发热4天,皮疹1天,抗生素治疗无效,热退疹出,1天之内皮疹布满全身(1分)。

③皮肤可见散在充血性斑丘疹,主要集中于头颈部及躯干,右耳后淋巴结肿大(1 分)。

④血常规正常(1 分)。

(2)营养性维生素 D 缺乏性佝偻病(活动期):

①人工喂养,有多汗、夜惊、睡眠不安症状(1 分)。

②轻度方颅,前囟 1.5cm×1.5cm,轻度郝氏沟及肋缘外翻(1 分)。

3. 鉴别诊断(4 分)

①麻疹(1 分);②水痘(1 分);③风疹(1 分);④药物疹或手足口病(1 分)。

4. 进一步检查(4 分)

①病毒特异性抗体及抗原检测、肝肾功能(1 分)。

②检测血钙、血磷、碱性磷酸酶(1 分)。

③血清 25-(OH)D_3 检测(1 分)。

④骨骼 X 线片(1 分)。

5. 治疗原则(4 分)

①注意休息,多饮水,保持皮肤清洁(1 分);②对症治疗(1 分)。

③增加富含钙、磷、维生素 D 的食物,户外活动(1 分);④补充维生素 D 制剂和钙剂(1 分)。

【例 150】男孩,3 岁 3 个月。发热 5 天,皮疹伴咳嗽 2 天。

患儿 5 天前受凉后出现发热,体温 38.7℃~39.8℃,无寒战,无咳嗽、呕吐、腹泻,自服中成药效果不佳。2 天前出现红色皮疹,以耳后为主,逐渐蔓延至头面部、颈部及躯干,体温达 39℃以上,同时出现连声咳嗽,有痰,无气促。发病以来精神尚可,食欲略下降,大小便如常。既往体健,生长发育同正常儿。否认药物过敏史,按期接种卡介苗、百白破和脊髓灰质炎疫苗。否认遗传代谢性疾病家族史。

查体:T38.9℃,P120 次/分,R35 次/分。急性病容,神志清。头颈部及躯干可见充血性红色斑丘疹,压之褪色,疹间皮肤正常,唇红无发绀,咽部充血,扁桃体Ⅰ度肿大,颊黏膜可见灰白色小点。双肺呼吸音粗,双下肺闻及固定中细湿啰音,心率 120 次/分,律齐,心音有力,未闻及杂音,肝脾肋下未触及,双下肢无水肿,神经系统检查无异常。

实验室检查:血常规:Hb118g/L,RBC4.4×10^{12}/L,WBC3.3×10^9/L,N0.11,L0.79,M0.10,Plt312×10^9/L。尿常规(-),粪常规(-)。

要求:根据以上病历摘要,请将初步诊断、诊断依据(如有两个或以上诊断,应分别列出各自诊断依据)、鉴别诊断、进一步检查与治疗原则写在答题纸上。

评分标准(总分 22 分)

1. 初步诊断(4 分)

(1)麻疹(2 分);(2)肺炎(2 分)。

2. 诊断依据(初步诊断错误,诊断依据不得分;未分别列出各自诊断依据,扣 1 分)(7 分)

(1)麻疹:

①学龄前儿童,急性起病(1 分)。

②发热 3 天后出现皮疹,出疹时体温更高。有咳嗽、咳痰等呼吸道症状(1 分)。

③出疹顺序从耳后蔓延至头面、颈部、躯干(1 分)。

④查体见头颈部及躯干红色斑丘疹,口腔见麻疹黏膜斑。(1 分)。

⑤血常规白细胞计数减低,淋巴细胞比例增高(1 分)。

(2)肺炎:

①患儿发热 3 天后出现皮疹,拟诊为麻疹(1 分)。

②双肺呼吸音粗,双下肺闻及固定中细湿啰音(1 分)。

3. 鉴别诊断(4 分)

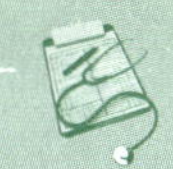

①猩红热(1分);②水痘(1分);③风疹(0.5分)。
④药物疹(1分);⑤其它病原体肺炎(0.5分)。

4. 进一步检查(3分)
①胸部X线片(1分)。
②病原学检查(抗原检测、抗体检测)(1分)。
③血CRP、肝肾功能、电解质(1分)。

5. 治疗原则(4分)
①休息,多饮水,注意皮肤及眼、鼻、口腔清洁(1分)。
②退热,补充维生素(1分)。
③祛痰止咳,雾化吸入,继发细菌感染时可给予抗生素(1分)。
④隔离至出疹后10天(1分)。

【例151】男孩,6岁。发热2天,皮疹1天。

患儿2天前开始无明显诱因出现发热,体温波动在38.5℃~39.5℃,口服"布洛芬"后体温暂时下降,几小时后体温再次升高。伴咽痛,时有腹痛,无呕吐及腹泻,无寒战。口服"小儿感冒冲剂、利巴韦林"治疗,无明显效果。1天前持续发热并开始出现全身红斑及皮疹,不伴痒感,体温达到39℃。病后患儿无抽搐,无咳嗽,进食差,小便量少,睡眠尚可,未测量体重。既往体健。按时预防接种,否认药物过敏。家族中无类似患者,无遗传病家族史。

查体:T39℃,P122次/分,R30次/分,BP90/60mmHg。皮肤弥漫性充血,并可见红色细小粟粒样皮疹,呈鸡皮样,压之暂呈苍白,触之似砂纸感。结膜无苍白,巩膜无黄染,口唇红润,舌乳头红肿突起,咽部充血,扁桃体Ⅰ度肿大,可见白色分泌物,甲状腺不大。双肺未闻及干湿性啰音。心界不大,心率122次/分,律齐,各瓣膜听诊区未闻及杂音。腹平软,无压痛,肝脾肋下未触及。双下肢无水肿。

实验室检查:血常规:Hb122g/L,RBC4.0×10^{12}/L,WBC17.5×10^{9}/L,N0.87,L0.13,Plt305×10^{9}/L。CRP35mg/L。粪常规(-),尿常规(-)。

要求:根据以上病历摘要,请将初步诊断、诊断依据(如有两个或以上诊断,应分别列出各自诊断依据)、鉴别诊断、进一步检查与治疗原则写在答题纸上。

评分标准(总分22分)

1. 初步诊断(4分)
猩红热(4分)。

2. 诊断依据(初步诊断错误,诊断依据不得分)(5分)
①6岁儿童,急性起病(1分)。
②发热1天出现皮疹,出疹时高热(1分)。
③皮肤弥漫性充血,并可见细小粟粒样皮疹(1分)。
④咽部充血,杨梅舌,扁桃体Ⅰ度肿大,可见白色分泌物(1分)。
⑤血白细胞总数及中性粒细胞比例升高,CRP增高(1分)。

3. 鉴别诊断(4分)
①麻疹(1分);②水痘(1分);③风疹(1分);④幼儿急疹(0.5分);⑤药物疹(0.5分)。

4. 进一步检查(4分)
①咽拭子培养(2分);②复查血常规(1分);③2周后查尿常规(1分)。

5. 治疗原则(5分)
①一般治疗:呼吸道隔离,休息,皮肤护理等(1分)。
②对症治疗:退热、补液等(2分)。
③抗生素治疗:使用青霉素等(2分)。

【例 152】男孩，3 岁 10 个月。发热伴皮疹 2 天。

患儿 2 天前无明显诱因出现发热，体温高达 39.6℃，口服退热药后可退热，但 4~5 小时后再次发热。同时伴有淡红色皮疹，以躯干部为主，轻度瘙痒。无咳嗽、呕吐、腹泻，服用“抗病毒冲剂”效果不佳。1 天前皮疹加重，面部亦出现类似皮疹并伴有水疱。发病以来精神欠佳，食欲下降，大小便如常。既往体健，生长发育同正常龄儿。幼儿园同班有类似疾病出现。否认药物过敏史，生后按计划接种疫苗。无遗传病家族史。

查体：T39.6℃，P110 次/分，R32 次/分，BP90/60mmHg。急性病容，神志清楚，精神稍差。头面部及躯干散在红色充血性斑丘疹，面部及躯干部有水疱，背部可见少数水疱溃破，疹间皮肤正常。口唇红，咽部充血，扁桃体Ⅰ度肿大，咽部可见水疱样疹。双肺呼吸音清，未闻及啰音。心率 110 次/分，律齐，心音有力，未闻及杂音。肝脾肋下未触及。双下肢无水肿。颈无抵抗，病理征阴性。

实验室检查：血常规：Hb115g/L，RBC3.9×10^{12}/L，WBC5.0×10^9/L，N0.20，L0.73，M0.07，未见异型淋巴细胞，Plt315×10^9/L。尿常规(-)，粪常规(-)。

要求：根据以上病历摘要，请将初步诊断、诊断依据（如有两个或以上诊断，应分别列出各自诊断依据）、鉴别诊断、进一步检查与治疗原则写在答题纸上。

评分标准（总分 22 分）

1. 初步诊断（4 分）

水痘（4 分）。

2. 诊断依据（初步诊断错误，诊断依据不得分）（6 分）

①学龄前儿童，急性起病（1 分）。

②以发热、皮疹为主要临床表现（1 分）。

③查体可见头面部及躯干红色斑丘疹及水疱，少数水疱溃破，咽部可见疱疹（2 分）。

④血白细胞总数正常，淋巴细胞比例增高（1 分）。

⑤患儿接触人群中有类似病例（1 分）。

3. 鉴别诊断（4 分）

①麻疹（1 分）；②风疹（1 分）；③药物疹或猩红热（1 分）；④手足口病（1 分）。

4. 进一步检查（3 分）

①疱疹刮片（细胞核内包涵体或病毒抗原）（1 分）。

②血清学检查：水痘病毒抗体检测（1 分）。

③病原学检查（1 分）。

5. 治疗原则（5 分）

①休息，多饮水，易消化饮食（1 分）。

②抗病毒治疗，可选用阿昔洛韦（1 分）。

③退热等对症治疗（1 分）。

④隔离至皮疹全部结痂（1 分）。

⑤加强皮肤护理，避免抓伤，皮疹局部用药（1 分）。

【例 153】男孩，2 岁 3 个月。发热 3 天，皮疹 1 天。

患儿 3 天前在幼儿园出现发热，最高体温 39.1℃，流清涕，无咳嗽、咳痰，无腹泻，呕吐，无抽搐。当地医院诊断为“急性上呼吸道感染”予以治疗（具体不详），体温每天波动在 37.6℃~39.1℃。1 天前，手掌、脚掌及臀部出现红色皮疹和小疱疹，精神不佳，进食量减少，诉口腔疼痛，发热仍持续不退。发病以来，睡眠、大小便正常。既往体健，班上有类似发热患儿多名，家族史无异常。

查体：T38.8℃，P148 次/分，R38 次/分，体重 13kg。急性热病容，烦躁，哭闹。双手掌、脚掌及臀部散在丘疹和疱疹，皮疹周围有炎性红晕。浅表淋巴结不大。唇无发绀、口腔内多处溃疡，咽充血，胸廓对称，

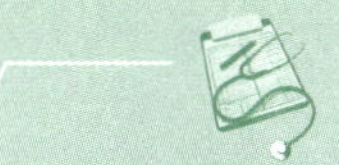

未见三凹征，双肺呼吸音清，未闻及干湿性啰音。心率148次/分，律齐，心音有力，未闻及杂音。腹软，肝脾肋下未触及，肠鸣音存在。颈无抵抗，病理征阴性。

实验室检查：血常规：Hb118g/L，RBC4.0×10^{12}/L，WBC5.5×10^{9}/L，N0.32，L0.67，Plt212×10^{9}/L。尿常规(-)，粪常规(-)。

要求：根据以上病历摘要，请将初步诊断、诊断依据（如有两个或以上诊断，应分别列出各自诊断依据）、鉴别诊断、进一步检查与治疗原则写在答题纸上。

评分标准（总分22分）

1.初步诊断（4分）

手足口病（4分）。

2.诊断依据（初步诊断错误，诊断依据不得分）（6分）

①幼儿，急性起病（1分）。

②发热后出现皮疹，有可疑流行病学史（1分）。

③皮疹为散在丘疹、疱疹，分布在手脚掌、臀部（1.5分）。

④口腔疼痛、咽部充血，口腔溃疡（1.5分）。

⑤血白细胞总数正常，淋巴细胞比例升高（1分）。

3.鉴别诊断（4分）

①麻疹（1分）；②风疹（1分）；③水痘（1分）；④猩红热或药物疹（1分）。

4.进一步检查（4分）

①病原学检测：CoxA16、EV71（1分）；②血清检查：病毒抗体检测（1分）。

③必要时血生化检查（1分）；④必要时胸部X线片检查（1分）。

5.治疗原则（4分）

①休息，清淡饮食，做好口腔和皮肤护理（1分）。

②注意隔离，避免交叉感染（1分）。

③必要时降温等对症治疗（1分）。

④必要时应用糖皮质激素或免疫球蛋白（1分）。

5. 小儿惊厥

(1)诊断公式　以热性惊厥最常考。

小儿惊厥=高热+惊厥阵发性发作（5分钟之内可自行缓解）。

(2)注意事项　不要误诊为维生素D缺乏性佝偻病手足搐搦症。

【例154】女孩，1岁。咳嗽1天，发热3小时

1天前受凉后出现咳嗽，偶有白色黏液痰，伴流涕，无呕吐及腹泻。3小时前突然开始发热，体温最高达39.5℃。就诊过程中突然双眼上翻，肢体强直，持续1分钟自行缓解。患病期间大小便正常，睡眠增多。既往体健。足月顺产，按时添加辅食，按时预防接种，否认传染病接触史及遗传代谢性疾病家族史。

查体：T39.3℃，P132次/分，R32次/分，体重9.5kg。精神差，烦躁不安。全身未见皮疹，浅表淋巴结未触及，巩膜无黄染，咽部充血发红。双肺未闻及干湿性啰音，心界不大，心率132次/分，律齐，未闻及杂音，腹平软，无压痛，肝脾肋下未触及，双下肢无水肿。颈抵抗(-)，Kernig征(-)，Babinski征(-)。

实验室检查：血常规：Hb116g/L，RBC4.2×10^{12}/L，WBC7.5×10^{9}/L，分类正常，Plt305×10^{9}/L。尿常规(-)，粪常规(-)。

要求：根据以上病历摘要，请将初步诊断、诊断依据（如有两个或以上诊断，应分别列出各自诊断依据）、鉴别诊断、进一步检查与治疗原则写在答题纸上。

评分标准（总分22分）

1.初步诊断（4分）

(1)高热惊厥(3分)。(2)上呼吸道感染(1分)。

2. 诊断依据(初步诊断错误,诊断依据不得分;未分别列出各自诊断依据,扣1分)(5分)

(1)高热惊厥:

①幼儿,急性起病(1分)。

②高热时突发惊厥,持续1分钟可自行缓解(1分)。

③发作时突然双眼上翻,肢体强直。(1分)。

④颈抵抗(-),Kernig 征(-),Babinski 征(-)(0.5分)。

⑤血常规未见异常(0.5分)。

(2)上呼吸道感染:

①患儿受凉后出现咳嗽,3小时前发热(0.5分)。

②查体咽部充血发红,双肺未闻及干湿性啰音(0.5分)。

3. 鉴别诊断(4分)

①癫痫(1分);②低钙惊厥(1分);③中毒性脑病(1分);④化脓性脑膜炎(1分)。

4. 进一步检查(4分)

①胸部 X 线片、心电图、脑电图(1分);②肝肾功能、血糖(1分)。

③头颅 CT(1分);④脑超声波检查(1分)。

5. 治疗原则(5分)

①严密观察患儿生命体征(1分)。

②保持呼吸道通畅,防止窒息(0.5分)。

③若惊厥超过5分钟,应给予止惊药物治疗,首选地西泮(2分)。

④病因治疗(1分)。

⑤对症治疗(0.5分)。

6. 新生儿黄疸

(1)诊断公式 。

新生儿病理性黄疸=足月新生儿血清胆红素>221μmol/L,早产儿>257μmol/L。

新生儿生理性黄疸=足月新生儿血清胆红素<221μmol/L,早产儿<257μmol/L。

(2)鉴别诊断 新生儿生理性黄疸和病理性黄疸的鉴别如下表。

	新生儿生理性黄疸	新生儿病理性黄疸
出现时间	足月儿——2~3天出现,4~5天达高峰,5~7天消退 早产儿——3~5天出现,5~7天达高峰,7~9天消退	生后24小时内出现
持续时间	足月儿最迟2周消退,早产儿最迟3~4周消退	黄疸于足月儿>2周,早产儿>4周消退
血清胆红素	足月儿<221μmol/L,早产儿<257μmol/L 每日升高<85μmol/L,或每小时<8.5μmol/L	足月儿>221μmol/L,早产儿>257μmol/L 每日升高>85μmol/L,或每小时>8.5μmol/L
其他条件	一般情况好	黄疸退而复现;血清结合胆红素>34μmol/L

【例155】男婴,7天。生后第3天面部出现黄染,逐渐加重。

1周前,男婴孕38周经阴道顺产,出生体重3.2kg,生后母乳喂养,一般情况好。生后第3天面部出现黄染,逐渐加重。吃奶好,哭声响亮。无发热。按时预防接种,否认传染病接触史及遗传病家族史。

查体:T36.8℃,P120次/分,R28次/分。精神好,全身未见皮疹,面部轻度黄染,浅表淋巴结未触及,结膜无苍白,巩膜黄染(±)。双肺未闻及干湿性啰音,心率120次/分,律齐,未闻及杂音,腹平软,无压痛,双下肢无水肿。

实验室检查:血常规:Hb152g/L,RBC5.2×10^{12}/L,WBC7.5×10^{9}/L,Plt305×10^{9}/L。尿常规(-),粪常

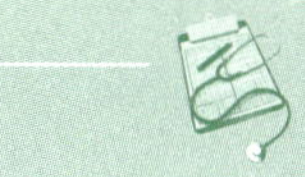

规(-)。血清总胆红素171μmol/L,直接胆红素3.4μmol/L。

要求:根据以上病历摘要,请将初步诊断、诊断依据(如有两个或以上诊断,应分别列出各自诊断依据)、鉴别诊断、进一步检查与治疗原则写在答题纸上。

评分标准(总分22分)

1. 初步诊断(4分)

新生儿生理性黄疸(4分)。

2. 诊断依据(初步诊断错误,诊断依据不得分)(5分)

①新生儿,足月顺产,7天,黄疸4天(1分)。

②一般情况好,面部轻度黄染,巩膜黄染(±),心肺腹(-)(2分)。

③血清总胆红素<221μmol/L(2分)。

3. 鉴别诊断(4分)

①新生儿溶血病(1分);②新生儿败血症(1分);③病理性黄疸(2分)。

4. 进一步检查(4分)

①胸部X线片、心电图(1分);②肝肾功能、血糖(1分);③血型(1分);④血细菌培养(1分)。

5. 治疗原则(5分)

①加强新生儿护理(1分);②单纯新生儿黄疸无需特殊治疗(4分)。

十二、传染病

1. 病毒性肝炎

(1)诊断公式

甲型病毒性肝炎=乏力纳差、恶心呕吐+肝功能异常+抗HAV-IgM阳性。

乙型病毒性肝炎=乏力纳差、恶心呕吐+肝功能异常+抗HBc-IgM阳性。

丙型病毒性肝炎=乏力纳差、恶心呕吐+肝功能异常+抗HCV-IgM阳性。

(2)潜伏期　甲型肝炎为2~6周,乙型肝炎为1~6个月,丙型肝炎为2周~6个月。

(3)临床分型

①急性肝炎　又分为急性黄疸型肝炎和急性无黄疸型肝炎。急性肝炎起病急,常见症状为乏力、食欲不振、厌油腻、恶心、呕吐、右季肋部疼痛等。

②慢性肝炎　又分为轻度、中度和重度。慢性肝炎病程常超过半年,表现为乏力、纳差、腹胀、尿黄、便秘等,体征有肝病面容、肝掌、蜘蛛痣、脾大等。急性乙型肝炎、丙型肝炎可以迁延不愈,而形成慢性肝炎和病毒携带者。

③重型肝炎　又分为急性重型肝炎、亚急性重型肝炎和慢性重型肝炎。

(4)确诊依据

甲型肝炎　有以下任何一项,可确诊为甲型肝炎病毒(HAV)近期感染:①血清抗HAV-IgM阳性;②抗HAV-IgG急性期阴性,恢复期阳性;③粪便中检查HAV颗粒、抗原或HAV-RNA。

乙型肝炎　有以下任何一项阳性者,可诊断为乙型肝炎病毒(HBV)感染:①血清HBsAg阳性;②血清HBV-DNA阳性;③血清抗HBc-IgM阳性;④肝内HBcAg或HBsAg阳性,或HBV-DNA阳性。

血清HBsAg从阳性转为阴性,并出现抗HBs者,可诊断为急性乙型肝炎,临床上少见。

临床符合慢性肝炎,并有一种现症感染标志阳性者,可诊断为慢性乙型肝炎。

无任何临床症状和体征,肝功能正常,HBsAg持续阳性6个月以上者,可诊断为慢性HBsAg携带者。

丙型肝炎　临床表现为急性或慢性肝炎,血清HCV-RNA或抗HCV阳性。

【例156】女性,46岁。恶心、纳差、尿黄2周。

患者2周前无明显诱因出现恶心、纳差,食量为平时1/3,伴乏力,厌油腻饮食,时有呕吐,为非喷射性,呕吐物为胃内容物,小便深黄至浓茶样,无发热、头痛、腹痛、腹泻等其他不适。当地医院就诊,查肝功能:ALT1230U/L,AST320U/L,TBil102μmol/L,DBil85μmol/L,给予保肝对症处理,5天后复查肝功能较前无好转,现为进一步诊治来院。发病以来,精神欠佳,睡眠稍差,大便正常,体重较前略有下降(具体未测)。既往体健,否认胃病、高血压、肝肾疾病和心脏病史。无肝损伤药物应用史及药物、食物过敏史。无烟酒嗜好。无疫区接触史。子女身体健康,患者母亲及哥哥分别死于"乙型肝炎后肝硬化"和"肝癌",否认其他传染性疾病及遗传病家族史。

查体:T36.5℃,P78次/分,R18次/分,BP125/75mmHg。神志清,精神欠佳。全身皮肤黏膜明显黄染,未见瘀点、瘀斑、皮疹,肝掌(+),胸前可见数枚蜘蛛痣,浅表淋巴结未触及肿大,巩膜黄染。双肺未闻及干湿性啰音。心界不大,心率78次/分,律齐,各瓣膜听诊区未闻及病理性杂音。腹平软,无压痛及反跳痛,肝脾肋下未及,肝区叩击痛(+),移动性浊音(-)。双下肢无水肿。

实验室检查:肝功:ALT1580U/L,AST380U/L,TBil152μmol/L,DBil124μmol/L,TP80g/L,Alb45g/L。尿胆红素(+),尿胆原(++),尿隐血(-),尿蛋白(-)。HBsAg(+),HBsAb(-),HBeAg(-),HBeAb(+),HBcAb(+)。

要求:根据以上病历摘要,请将初步诊断、诊断依据(如有两个或以上诊断,应分别列出各自诊断依据)、鉴别诊断、进一步检查与治疗原则写在答题纸上。

评分标准(总分22分)

1. 初步诊断(4分)

乙型病毒性肝炎,急性重度(仅答"乙型肝炎"或"黄疸型肝炎"得2分)。

2. 诊断依据(初步诊断错误,诊断依据不得分)(5分)

①中年女性,有"乙型病毒性肝炎"家族史(0.5分)。

②临床表现为纳差、恶心、乏力、呕吐、厌油食、小便浓茶样(1.5分)。

③全身皮肤黏膜黄染,肝掌(+),胸前可见数枚蜘蛛痣,肝区叩击痛(+)(1分)。

④HBsAg(+),HBeAb(+),HBcAb(+)(1分)。

⑤转氨酶>正常值3倍,总胆红素>正常值5倍,尿胆红素及尿胆原呈阳性(1分)。

3. 鉴别诊断(4分)

①其他肝炎病毒或非嗜肝病毒引起的病毒性肝炎(2分)。

②自身免疫性肝炎(2分)。

4. 进一步检查(5分)

①复查肝功能,凝血功能(1分);②其他肝炎病毒免疫标志物检查、肝病自身抗体(1.5分)。

③HBV-DNA定量检测(1.5分);④腹部B超(1分)。

5. 治疗原则(4分)

①一般治疗:注意休息、清淡饮食、严禁烟酒、避免肝损害药物(1.5分)。

②对症支持治疗:保肝、降酶、退黄(1.5分).

③如HBV DNA阳性则行抗病毒治疗(1分)。

【例157】男性,45岁。乏力、腹胀3个月,加重伴发热1周。

患者3个月前无明显诱因感乏力、腹胀,伴食欲下降,无恶心、呕吐。1周前上述症状加重,伴腹痛及发热,体温最高达38.5℃,遂来门诊就诊。发病以来尿量少,尿色深,大便正常,体重增加5kg。

20年前体检时发现HBsAg(+),抗HBc(+),抗HBe(+)。无高血压、心脏病及慢性肾脏病史。无长期服药史,无烟酒嗜好。母亲死于"慢性乙肝、肝硬化",无遗传病家族史。

查体:T38.2℃,P95次/分,R20次/分,BP120/70mmHg。神志清楚,查体合作,面色灰暗,皮肤和巩膜轻度黄染,颈部及前胸见数个蜘蛛痣,肝掌阳性,浅表淋巴结未触及肿大。双肺呼吸音清晰。心界不大,心率95次/分,律齐,各瓣膜区未闻及杂音。腹部膨隆,有压痛及反跳痛,肝脏未触及肿大,脾肋下3cm,

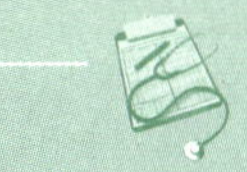

移动性浊音(+),肠鸣音4次/分。双下肢轻度凹陷性水肿,神经系统检查无异常。

实验室检查:血常规 Hb105g/L,WBC6.5×10^9/L,N0.85,L0.15,Plt33×10^9/L。肝功能:ALT62U/L,AST85U/L,A30g/L,G38g/L,TBil45.3μmol/L,DBil35.5μmol/L。HBV-DNA6.25×10^9copies/ml。腹水检查:外观为黄色,稍浑浊,比重1.016,WBC660×10^6/L,中性粒细胞0.75。腹水细菌培养鉴定为大肠埃希菌,抗酸染色(-),未见肿瘤细胞。

要求:根据以上病历摘要,请将初步诊断、诊断依据(如有两个或以上诊断,应分别列出各自诊断依据)、鉴别诊断、进一步检查与治疗原则写在答题纸上。

评分标准(总分22分)

1. 初步诊断(2分)

(1)慢性乙型肝炎、肝硬化(失代偿期)(1分);(2)脾功能亢进(0.5分);(3)自发性腹膜炎(0.5分)。

2. 诊断依据(初步诊断错误,诊断依据不得分;未分别列出各自诊断依据,扣1分)(7分)

(1)慢性乙型肝炎、肝硬化(失代偿期):

①中年男性,有乙肝家族史,慢性乏力、腹胀(0.5分)。

②20年前体检发现:HBsAg(+),抗HBc(+),抗HBe(+)(1分)。

③慢性病容,皮肤和巩膜轻度黄染,肝掌,蜘蛛痣,脾大,移动性浊音(+),双下肢水肿(1.5分)。

④肝功能:ALT、AST升高,胆红素升高,A/G倒置。HBV-DNA阳性(0.5分)。

(2)脾功能亢进:

①拟诊为乙肝肝硬化(0.5分);②血红蛋白及血小板降低(0.5分)。

(3)自发性腹膜炎:

①肝硬化患者继发腹水加重,出现发热伴腹痛(0.5分)。

②查体:体温升高,移动性浊音(+),腹部有压痛、反跳痛(1分)。

③中性粒细胞比例增高,腹水提示渗出液,以多核白细胞为主,细菌培养鉴定为大肠埃希菌(1分)。

3. 鉴别诊断(3分)

①其他类型肝硬化:丙肝肝硬化、酒精性肝硬化、药物性肝硬化等(1.5分)。

②引起腹水的其他疾病:肿瘤性疾病、结核性腹膜炎等(1.5分)。

4. 进一步检查(5分)

①尿常规、粪常规、粪隐血、肾功能、电解质、血气分析、血氨(1.5分)。

②甲胎蛋白(AFP)(1分);③丙肝病毒标志物(1分);④腹部B超或CT(1.5分)。

5. 治疗原则(5分)

①一般治疗:选择高热量、富含维生素且易消化的食物及优质蛋白质,软食(1分)。

②应用抗菌药物(1分)。

③腹水的治疗:限钠、利尿、输注白蛋白,必要时腹腔穿刺抽液(1分)。

④抗病毒治疗(1分)。

⑤保肝治疗及对症处理(1分)。

注意:①丙氨酸氨基转移酶(ALT)正常值10~40U/L,天门冬酸氨基转移酶(AST)为10~40U/L,ALT/AST≤1。
②血清总蛋白(TP)正常值为60~80g/L,清蛋白(A)40~55g/L,球蛋白20~30g/L,A/G=(1.5~2.5):1。
③血清总胆红素(TBil)正常值为3.4~17.1μmol/L,直接胆红素(DBil、结合胆红素)为0~6.8μmol/L,间接胆红素(IBil、非结合胆红素)为1.7~10.2μmol/L。

【例158】男性,18岁。发热、乏力、厌油腻食物2周,皮肤、巩膜黄染1周。

患者于2周前无明显诱因出现乏力、厌油腻食物、食欲减退、恶心、发热,体温最高38.3℃,服用退热药2天后体温恢复正常。有时感右上腹部不适,无畏寒、寒战,无皮肤瘙痒,无咳嗽、咳痰。1周前家人发现皮肤和巩膜发黄,尿色加深,呈浓茶水样。发病以来睡眠稍差,大便正常,体重无明显变化。既往体健,无药物过敏史。1 个月前曾在“大排档”生食海鲜。无输血史，无疫区居住、旅行史，无慢性肝病家族史。

查体：T36.7℃，P82 次/分，R18 次/分，BP120/80mmHg。皮肤和巩膜黄染，未见皮疹和出血点，无肝掌和蜘蛛痣，全身浅表淋巴结未触及肿大。心肺检查未见异常。腹平软，肝肋下 3cm，质软，压痛(+)，脾肋下未触及，肝区叩击痛(+)，移动性浊音(-)。双下肢无水肿。

实验室检查：肝功能：ALT425U/L，AST160U/L，TBil129μmol/L，DBil92μmoliL，Alb45g/L。血常规：Hb126g/L，WBC5.2×10^9/L，N0.65，L0.30，Plt200×10^9/L。尿胆红素(+)，尿胆原(+)。抗 HAV-IgG 和抗 HAV-IgM 均(+)。

要求：根据以上病历摘要，请将初步诊断、诊断依据(如有两个或以上诊断，应分别列出各自诊断依据)、鉴别诊断、进一步检查与治疗原则写在答题纸上。

评分标准(总分 22 分)

1. 初步诊断(3 分)

急性甲型黄疸型肝炎(仅答“甲型病毒性肝炎”得 2 分)(3 分)。

2. 诊断依据(初步诊断错误，诊断依据不得分)(6 分)

①青年男性，1 个月前有生食海鲜史，急性病程，既往体健(1 分)。

②症状：有乏力、厌油腻食物、恶心伴发热、右上腹不适、尿呈浓茶水样(1.5 分)。

③查体：皮肤、巩膜黄染，肝大，肝区压痛和叩击痛(+)(1.5 分)。

④实验室检查：转氨酶、总胆红素及直接胆红素升高，尿胆红素(+)，尿胆原(+)。抗 HAV-IgG 和抗 HAV-IgM 均(+)(2 分)。

3. 鉴别诊断(4 分)

①其他类型病毒性肝炎(乙肝、丙肝、戊肝)(1.5 分)。

②梗阻性黄疸(1.5 分)；③溶血性黄疸(1 分)。

4. 进一步检查(5 分)

①网织红细胞，肾功能，血电解质(1 分)；②凝血功能(1 分)。

③乙、丙、戊型肝炎病毒免疫标志物(1.5 分)；④腹部 B 超(1.5 分)。

5. 治疗原则(4 分)

①注意休息，清淡、高热量优质蛋白饮食，避免应用肝损害药物(1.5 分)。

②保肝、降酶、退黄治疗(2.5 分)。

【例 159】男性，54 岁。发热、乏力、纳差 1 周，呕吐、尿色深 2 天。

患者 1 周前无明显诱因出现乏力、纳差、恶心，伴发热，最高体温 38℃，未给予治疗。2 天来体温恢复正常，但出现呕吐，呕吐物为胃内容物。尿色如浓茶。发病以来精神、饮食差，大便稀。既往体健。1 个月前曾有不洁饮食史。否认手术、外伤、输血史，近期无服药史。不饮酒。无遗传病家族史。

查体：T36.1℃，P80 次/分，R18 次/分，BP120/70mmHg。神清，精神稍差，皮肤巩膜明显黄染，未见肝掌及蜘蛛痣。双肺呼吸音清，未闻及干湿性啰音。心界不大，心率 80 次/分，律齐，各瓣膜听诊区未闻及杂音。腹平软，未见腹壁静脉曲张，全腹无压痛及反跳痛，肝肋下 1.5cm，Murphy 征(-)，脾肋下未及，肝区叩击痛(+)，移动性浊音(-)，双下肢无水肿。

实验室检查：血常规：Hb146g/L，RBC4.7×10^{12}/L，WBC6.8×10^9/L，N0.62，L0.38，Plt280×10^9/L。血 ALT1813U/L，AST865U/L，ALP159U/L，GGT362U/L，TBA187μmol/L，TBil210.9μmol/L，DBil145.1μmol/L。尿胆红素(+++)，尿胆原(+)，PTA92.6%。抗-HAV IgM(-)，HBsAg(-)，抗-HBs(-)，HBeAg(-)，抗-HBe(-)，抗-HBc(-)。抗-HCV(-)。抗-HEV IgM(+)，抗-HEV IgG(+)。

腹部 B 超：肝脏光点增粗，体积增大，肝内外胆管无扩张，脾脏不大。

要求：根据以上病历摘要，请将初步诊断、诊断依据(如有两个或以上诊断，应分别列出各自诊断依据)、鉴别诊断、进一步检查与治疗原则写在答题纸上。

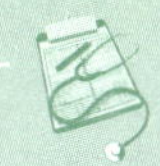

评分标准(总分22分)

1. 初步诊断(5分)

病毒性肝炎,戊型,急性黄疸型(仅答“戊型肝炎”或“黄疸型肝炎”得3分)(5分)。

2. 诊断依据(初步诊断错误,诊断依据不得分)(7分)

①中年男性,急性起病(0.5分)。

②有不洁饮食史,既往体健(1分)。

③乏力、纳差、尿黄(0.5分)。

④皮肤巩膜黄染明显,肝大,肝区叩击痛(+)(1分)。

⑤抗-HEV IgM(+),抗-HEV IgG(+)(1.5分)。

⑥ALT、AST明显增高,TBil及DBil均升高。尿胆红素(+++),尿胆原(+)(1.5分)。

⑦腹部B超:肝脏光点增粗,体积增大,肝内外胆管无扩张,脾脏不大(1分)。

3. 鉴别诊断(5分)

①梗阻性黄疸(2分);②溶血性黄疸(2分);③其他类型肝损害(1分)。

4. 进一步检查(3分)

①腹部CT或MRI(0.5分)。

②血AFP、网织红细胞计数(1分)。

③自身免疫性肝病相关抗体(0.5分)。

④其他病毒检测(CMV-IgM、EBV-IgM,EBV-DNA,答出其中任意一项得0.5分,最高得1分)(1分)。

5. 治疗原则(2分)

①卧床休息、清淡饮食(0.5分);②护肝、降酶、退黄及支持、对症治疗(1.5分)。

2. 细菌性痢疾

(1)诊断公式　细菌性痢疾=不洁饮食史+腹痛腹泻+脓血便+里急后重。

(2)临床分型　急性菌痢分普通型(典型)、轻型、重型和中毒性菌痢4型。

	急性普通型(典型)菌痢	急性轻型菌痢	急性重型菌痢
起病缓急	急性起病	急性起病	急性起病
自然病程	1~2周	数天~1周	短期内可导致病人死亡
疾病转归	多数自行恢复,少数转为慢性	多数自愈,少数转为慢性	多数治愈,少数死亡
全身症状	畏寒发热,体温39℃ 头痛,乏力,食欲不振	全身症状轻微 可无发热或仅有低热	全身中毒症状明显 体温不升,心肾功能不全
腹痛腹泻	有,每日10余次~数十次	有,每日10次以内	有,每日30次以上
大便性状	稀水样便→黏液脓血便	稀便,有黏液,无脓血	稀水脓血便,偶有片状假膜
里急后重	明显	较轻或缺如	明显
体格检查	左下腹压痛,肠鸣音亢进	左下腹轻压痛	严重腹胀及中毒性肠麻痹,衰竭征

中毒性菌痢多见于2~7岁儿童,其特点为:起病急,全身中毒症状严重,但肠道症状轻微。

【例160】男性,20岁。因腹痛、腹泻伴发热2天,于9月1日来诊。

患者2天前饮用不洁水后出现腹痛,伴腹泻,每日十余次至数十次,为少量脓血便,以脓为主,无特殊恶臭味,里急后重感明显,无恶心、呕吐。伴发热,畏寒,体温最高39.8℃。发病以来,胃纳差,进食少,睡眠稍差,体重无明显下降,小便正常。既往体健,无溃疡性结肠炎、克罗恩病等慢性消化系统疾病史。无疫区疫水接触史。未婚未育,无遗传病家族史。

查体:T39.1℃,P96次/分,R18次/分,BP115/75mmHg。急性热病容,皮肤未见瘀点瘀斑、皮疹,浅表淋巴结未触及肿大，巩膜无黄染，双肺未闻及干湿性啰音，心界不大，心率96次/分，律齐，各瓣膜听诊区未闻及杂音，腹平软，左下腹有压痛，无肌紧张及反跳痛，未触及包块，肝脾肋下未触及，移动性浊音(-)，肠鸣音亢进，双下肢无水肿。

实验室检查：血常规：Hb132g/L，WBC15.3×10^9/L，N0.90，L0.10，Plt230×10^9/L。粪常规：脓血便，WBC50~100/HP，RBC4~6/HP。

要求：根据以上病历摘要，请将初步诊断、诊断依据（如有两个或以上诊断，应分别列出各自诊断依据）、鉴别诊断、进一步检查与治疗原则写在答题纸上。

评分标准（总分22分）

1. 初步诊断（4分）

急性细菌性痢疾（仅答"细菌性痢疾"得3分）（4分）。

2. 诊断依据（初步诊断错误，诊断依据不得分）（5分）

①青年男性，饮用不洁水史，秋季发病（0.5分）。

②急性病程，发热、腹痛、腹泻，脓血便（1分）。

③左下腹有压痛，肠鸣音亢进（1分）。

④血白细胞总数及中性粒细胞比例升高（1分）。

⑤粪常规可见大量白细胞及红细胞（1分）。

⑥无慢性消化系统疾病史及疫区疫水接触史（0.5分）。

3. 鉴别诊断（4分）

①急性阿米巴痢疾（2分）；②细菌性食物中毒（1分）；③其他急性肠道细菌感染（1分）。

4. 进一步检查（5分）

①血电解质（1分）；②粪便培养及药敏试验（2分）；③粪便找溶组织阿米巴滋养体（2分）。

5. 治疗原则（4分）

①病原治疗：经验性首选氟喹诺酮类药物，并应根据药敏试验选药（2分）。

②对症治疗：补液，保持水、电解质平衡，高热时适当予以退热药及物理降温（2分）。

【例161】男孩，7岁。高热、抽搐伴腹泻2天。

患者2天前（8月2日）突发高热，体温最高达40℃，伴畏寒、寒战、抽搐、呕吐，呕吐呈喷射性，呕吐物为胃内容物，出现腹泻，每日4~8次，含黏液和血丝，轻微腹痛，无咳嗽、咳痰。发病以来，进食少，精神萎靡、嗜睡，小便量少。既往体健。无疫区、疫水接触史。无遗传病家族史。

查体：T39.8℃，P132次/分，R24次/分，BP78/55mmHg。神志模糊，家属抱进病房。面色苍白，皮肤未见出血点和皮疹，浅表淋巴结未触及肿大，巩膜无黄染。双肺未闻及干湿性啰音。心界不大，心率132次/分，律齐，心音低钝。腹平软，左下腹轻压痛，无肌紧张及反跳痛，未触及包块，肝脾肋下未触及，移动性浊音(-)，肠鸣音8~10次/分。四肢发凉，双下肢无水肿。颈抵抗(+)。Kernig征(+)，双侧Babinski征(+)。

实验室检查：血常规：Hb126g/L，WBC17.5×10^9/L，N0.88，Plt200×10^9/L。粪常规：黏液脓血便，WBC满视野/HP，RBC3~5个/HP。

要求：根据以上病历摘要，请将初步诊断、诊断依据（如有两个或以上诊断，应分别列出各自诊断依据）、鉴别诊断、进一步检查与治疗原则写在答题纸上。

评分标准（总分22分）

1. 初步诊断（4分）

急性中毒性细菌性痢疾（4分）（仅答"细菌性痢疾"得3分）。

2. 诊断依据（初步诊断错误，诊断依据不得分）（5分）

①夏季发病，急性病程，高热，呕吐，腹痛，腹泻，抽搐（2分）。

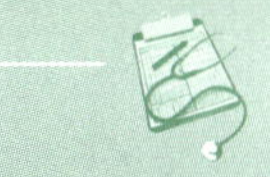

②查体：高热，血压低，神志模糊，面色苍白，心率快，四肢发凉，脑膜刺激征(颈抵抗、Kernig征)阳性，病理征阳性(2分)。

③实验室检查：血白细胞总数及中性粒细胞百分比升高，粪常规可见大量白细胞及少量红细胞(1分)。

3. 鉴别诊断(4分)

①急性阿米巴痢疾(1.5分)；②其他细菌性肠道感染(1.5分)；③细菌性胃肠型食物中毒(1分)。

4. 进一步检查(5分)

①粪培养+药敏试验(1.5分)；②粪找溶组织阿米巴滋养体(1分)。

③血常规+生化，肠道病毒检测(1.5分)；④特异性病原体核酸检测(0.5分)。

⑤血气分析、肝肾功能、血电解质检查(0.5分)。

5. 治疗原则(4分)

①病原治疗首选匹美西林或第三代头孢菌素，并根据药物敏感试验调整(1.5分)。

②补液、使用血管活性药物等抗休克治疗(1分)。

③维持水、电解质平衡，高热时适当退热及物理降温(1分)。

④消化道隔离至粪培养连续两次阴性(0.5分)。

3. 流行性脑脊髓膜炎(流脑)(助理不考)

(1)诊断公式

流行性脑脊髓膜炎(流脑)= 儿童+突发高热+剧烈头痛、频繁呕吐+皮肤瘀斑+脑膜刺激征。

(2)临床特点　流脑的潜伏期一般为2~3天，分为以下4期。

	前驱期(上感期)	败血症期	脑膜脑炎期	恢复期
持续时间	1~2天	1~2天	2~5天	1~3周
临床表现	上呼吸道感染症状 低热、鼻塞、咽痛	全身中毒症状 寒战高热头痛 出现皮肤黏膜瘀点	败血症，中毒症状 颅内压增高三主征 脑膜刺激征	体温逐渐下降至正常 皮肤瘀点瘀斑结痂愈合 神经系统检查恢复正常
临床特点	发病急，进展快 易被忽视	四肢、软腭、眼结膜 出现瘀点为其特征	婴儿无脑膜刺激征 前囟隆起有诊断意义	病程中10%的患者可 有口周疱疹

注意：①不要将流行性脑脊髓膜炎误诊为结核性脑膜炎、乙脑等，大纲不要求掌握结脑和乙脑。
②也不要因颅内高压及脑膜刺激征，而将流脑误诊为蛛网膜下腔出血。

【例162】女孩，5岁。发热3天，加重伴寒战、频繁呕吐半天。

3天前(12月28日)受凉后突起发热，最高体温39.2℃，在家服用“感冒药”无好转，半天前出现寒战，体温40℃，伴头痛、恶心、频繁喷射性呕吐，呕吐物为胃内容物，急来医院就诊。既往体健。否认肝炎、结核病史。无遗传病家族史。所在幼儿园有类似病例发生。

查体：T39.1℃，P130次/分，R25次/分，BP120/70mmHg。意识模糊，急性热病容，四肢及躯干部皮肤可见散在瘀点及瘀斑，浅表淋巴结未触及，皮肤巩膜无黄染。咽轻度充血，双侧扁桃体不大，颈强直，双肺呼吸音清，未闻及干湿性啰音。心界不大，心率130次/分，律齐，各瓣膜听诊区未闻及杂音。腹平软，无压痛及反跳痛，肝脾肋下未触及，移动性浊音(-)，双下肢无水肿。Brudzinski征(+)，Kernig征(+)，Babinski征(-)。

实验室检查：血常规：Hb115g/L，RBC3.9×10^{12}/L，WBC18.2×10^9/L，N0.87，L0.13，Plt162×10^9/L。大便常规(肛门拭子)：(-)。结核抗体(-)。脑脊液常规：外观混浊，压力>200mmH_2O，白细胞>1000×10^6/L，蛋白2g/L，葡萄糖1.5mmol/L，氯化物90mmol/L。脑脊液涂片：见G^-双球菌。

心电图：窦性心动过速。

要求：根据以上病历摘要，请将初步诊断、诊断依据(如有两个或以上诊断，应分别列出各自诊断依据)、鉴别诊断、进一步检查与治疗原则写在答题纸上。

评分标准(总分22分)

1. 初步诊断(5分)

流行性脑脊髓膜炎(5分)。

2. 诊断依据(初步诊断错误,诊断依据不得分)(7分)

①女孩,5岁,冬季发病(1分)。

②发热3天,加重伴寒战、频繁呕吐半天(1分)。

③所在幼儿园有类似病例发生(1分)。

④查体:T39.1℃,急性热病容,意识模糊,四肢及躯干部皮肤可见散在瘀点及瘀斑,颈强直,Brudzinski征(+),Kernig征(+),Babinski征(-)(2分)。

⑤血常规示白细胞总数增高,中性粒细胞比例增高(1分)。

⑥脑脊液涂片:见G^-双球菌。脑脊液常规:外观混浊,压力>200mmH_2O,白细胞>1000×10^6/L,蛋白升高,糖和氯化物降低(1分)。

3. 鉴别诊断(4分)

①结核性脑膜炎(2分);②其他细菌性化脓性脑膜炎(2分)。

4. 进一步检查(1分)

①血电解质(0.5分);②肝、肾功能(0.5分)。

5. 治疗原则(5分)

①抗生素抗感染治疗(2分);②甘露醇脱水降颅压(1分)。

③物理降温(1分);④流质饮食(1分)。

4. 肾综合征出血热(助理不考)

(1)诊断公式

肾综合征出血热=病前2个月内进入疫区+皮肤三红征(颜面、颈、胸发红)+黏膜三红征(眼结膜、软腭、咽部发红)+三痛征(头痛、腰痛、眼眶痛)+肾损害(大量蛋白尿)+外周血异型淋巴细胞增多。

(2)治疗原则 参阅《贺银成2019国家临床执业(助理)医师资格考试辅导讲义》。

【例163】男性,45岁。发热伴全身不适、头痛4天,少尿半天。

患者无明显诱因发热4天于1月20日来诊。体温波动于39℃~40℃,伴发冷、乏力、全身不适,口服"感冒药"2天无效。家中卫生条件差,有老鼠。半天前小便量少,约100ml/12h,尿色较深,无肉眼血尿,无腰痛。发病以来精神、饮食、睡眠较差。否认食物及药物过敏史。无肝肾疾病病史,无遗传病家族史。

查体:T39℃,P120次/分,R28次/分,BP70/50mmHg,神志清楚,急性病容,精神萎靡,腋下皮肤散在出血点,面颈部充血,眼睑水肿。双肺呼吸音粗糙,未闻及干湿性啰音。心界不大,心率120次/分,律齐,各瓣膜听诊区未闻及杂音。腹平软,无压痛,肝脾肋下未触及,移动性浊音(-)。双下肢无水肿。颈无抵抗,Kernig征(-)。

实验室检查:血常规:Hb125g/L,RBC4.1×10^{12}/L,WBC20×10^9/L,N0.6,L0.24,异型淋巴细胞0.15,Plt80×10^9/L。尿常规:尿蛋白(+++),镜检有红细胞及管型。

要求:根据以上病历摘要,请将初步诊断、诊断依据(如有两个或以上诊断,应分别列出各自诊断依据)、鉴别诊断、进一步检查与治疗原则写在答题纸上。

评分标准(总分22分)

1. 初步诊断(4分)

肾综合征出血热(4分)。

2. 诊断依据(初步诊断错误,诊断依据不得分)(5分)

①1月为肾综合征出血热的好发季节(1分)。

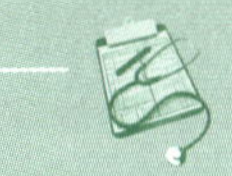

②家中卫生条件差,有老鼠(1分)。
③高热,少尿,腋下皮肤散在出血点,面颈部充血,眼睑水肿(2分)。
④外周血异型淋巴细胞增多,大量蛋白尿(1分)。

3. 鉴别诊断(4分)
①钩端螺旋体病(1分);②流行性脑脊髓炎(1分)。
③流行性感冒(1分);④伤寒(1分)。

4. 进一步检查(4分)
①肝肾功能、电解质、凝血功能、心电图(1分);②抗汉坦病毒IgM抗体检测(2分)。
③应用PCR技术行汉坦病毒RNA检测(0.5分);④汉坦病毒分离培养(0.5分)。

5. 治疗原则(5分)
①抗病毒治疗(利巴韦林、干扰素)(1分);②减轻外渗(路丁、维生素C),改善中毒症状(1分)。
③预防DIC(低分子右旋糖酐)(1分);④维持内环境稳态,必要时透析治疗(1分)。
⑤少尿期利尿,多尿期注意维持水和电解质平衡(1分)。

5. 艾滋病(助理不考)

(1)诊断公式
艾滋病=冶游史+免疫系统受损表现+抗HIV阳性。

(2)诊断标准 艾滋病的诊断标准为:流行病学史+HIV抗体阳性+以下任何一项:
①原因不明的持续不规则发热1个月以上,体温>38℃;②慢性腹泻1个月以上,次数>3次/日;
③6个月内体重下降10%以上;④反复发作的口腔白色念珠菌感染;
⑤反复发作的单纯疱疹病毒感染或带状疱疹感染;⑥肺孢子菌肺炎;
⑦反复发生的细菌性肺炎;⑧活动性结核或非结核分枝杆菌病;⑨深部真菌感染;
⑩中枢神经系统占位性病变;⑪中青年出现痴呆;⑫活动性巨细胞病毒感染;⑬弓形虫脑病;
⑭马尔尼菲青霉菌感染;⑮反复发生的败血症;⑯皮肤黏膜或内脏的卡波西肉瘤、淋巴瘤。

【例164】男性,48岁。发热、腹泻、体重下降4个月,呼吸困难2天。

患者4个月来发热,体温最高达39℃,常感畏寒,偶有寒战,伴每日干咳、无痰。时有腹泻,无黏液和脓血。体重下降约20公斤。曾在多家医院就诊,服用中药与多种抗菌药物治疗无效。近2天感呼吸困难。发病以来饮食及睡眠差,小便正常。否认食物及药物过敏史。离异,有同性性行为史20年余,前后有数十名同性性伴侣。

查体:T38.7℃,P116次/分,R28次/分,BP114/70mmHg。消瘦,皮肤未见出血点,双腋窝及腹股沟可触及数枚淋巴结,最大者1.8cm×1.4cm,质中,无压痛,可移动。巩膜无黄染,口唇发绀,口腔黏膜满布白斑,舌面见白色毛状苔。颈软,甲状腺不大。双肺呼吸音粗糙,未闻及干湿性啰音。心界不大,心率116次/分,律齐,各瓣膜听诊区未闻及杂音。腹平软,无压痛,肝脾肋下未触及,移动性浊音(-)。双下肢无水肿。神经系统查体(-)。

实验室检查:血常规:Hb125g/L,RBC4.1×10^{12}/L,WBC3.0×10^9/L,Plt100×10^9/L。淋巴细胞分类计数:CD4计数125/μl(正常值410~1590/μl),CD8计数918/μl(正常值190~1140/μl),CD4/CD8比值0.14(正常值0.9~3.6)。HIV-1抗体初筛试验阳性。

要求:根据以上病历摘要,请将初步诊断、诊断依据(如有两个或以上诊断,应分别列出各自诊断依据)、鉴别诊断、进一步检查与治疗原则写在答题纸上。

评分标准(总分22分)

1. 初步诊断(4分)
(1)艾滋病(获得性免疫缺陷综合征)(2.5分);(2)肺孢子菌肺炎(1分);(3)口腔真菌感染(0.5分)。

2. 诊断依据(初步诊断错误,诊断依据不得分)(5分)

(1)艾滋病(获得性免疫缺陷综合征):

①中年男性,有同性性行为史(0.5 分)。

②持续发热 4 个月,伴腹泻、体重明显下降,浅表淋巴结肿大(1 分)。

③HIV-1 抗体初筛试验阳性,CD4 计数低,CD4/CD8 比值倒置(1 分)。

④肺孢子菌肺炎,口腔真菌感染(1 分)。

(2)肺孢子菌肺炎:发热,干咳,呼吸困难,口唇发绀,呼吸音粗(1 分)。

(3)口腔真菌感染:口腔黏膜满布白斑,舌面白色毛状苔(0.5 分)。

3. 鉴别诊断(4 分)

①原发免疫缺陷病(1 分);②其他病因引起的继发免疫功能缺陷(1 分)。

③其他原因肺炎(1 分);④其他原因引起的慢性腹泻(1 分)。

4. 进一步检查(4 分)

①HIV-1 抗体确认试验(1 分)。

②胸部 X 线片或 CT 检查(1 分)。

③痰涂片染色+培养(痰真菌、细菌、结核杆菌),支气管镜灌洗液银染色找肺孢子菌(1 分)。

④粪常规+粪隐血及寄生虫等病原学检查(0.5 分)。

⑤HIV 病毒载量(0.5 分)。

5. 治疗原则(5 分)

①尽早给予高效抗反转录病毒治疗(HAART,即“鸡尾酒”疗法)(2 分)。

②SMZco 治疗 PCP(1 分)。

③口服抗真菌药(1 分)。

④营养支持,对症治疗(1 分)。

【例 165】男性,43 岁。左侧腰骶部及臀部皮疹 5 天。

患者 5 天前受凉后出现轻度乏力、纳差,伴低热,38.1℃左右,左侧腰骶部、臀部和左大腿上半部出现大量红色疱疹,呈带状排列,局部皮肤充血,伴有患处疼痛,持续无好转,故前来就诊。发病以来,精神、食欲、睡眠欠佳,大小便基本正常,体力、体重无明显下降。曾有静脉应用毒品史,3 年前确诊 HIV 感染,一直给予抗 HIV 治疗,2 个月前因血细胞减少而调整抗 HIV 治疗方案。不嗜烟酒。无遗传病家族史。

查体:T37.6℃,P70 次/分,R21 次/分,BP115/75mmHg。步入病房,神志清楚,精神稍差,左侧腰骶部、臀部和左大腿上半部可见大量红色疱疹,伴局部皮肤充血,巩膜皮肤无黄染,未见肝掌及蜘蛛痣。双肺呼吸音清,未闻及干湿性啰音。心界不大,心率 70 次/分,律齐,各瓣膜听诊区未闻及杂音。腹平软,肝脾肋下未触及,全腹无压痛及反跳痛,移动性浊音(-),双下肢无水肿。

实验室检查:血常规 Hb145g/L,RBC4.6×10^{12}/L,WBC5.2×10^{9}/L,N0.89,Plt136×10^{9}/L。降钙素原 0.05ng/ml。

心电图:正常心电图。

要求:根据以上病历摘要,请将初步诊断、诊断依据(如有两个或以上诊断,应分别列出各自诊断依据)、鉴别诊断、进一步检查与治疗原则写在答题纸上。

评分标准(总分 22 分)

1. 初步诊断(5 分)

(1)AIDS(仅答“HIV 感染”得 2 分)(3 分);(2)带状疱疹(2 分)。

2. 诊断依据(初步诊断错误,诊断依据不得分)(6 分)

(1)AIDS:①曾有静脉应用毒品史(1 分);②3 年前确诊 HIV 感染,一直给予抗 HIV 治疗(2 分)。

(2)带状疱疹:①AIDS 患者(1 分);②疱疹单侧分布,呈带状排列,伴有疼痛(2 分)。

3. 鉴别诊断(4 分)

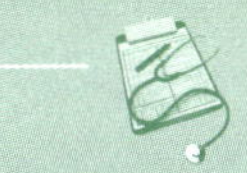

①单纯疱疹(2分);②药物疹(2分)。

4. 进一步检查(4分)

①CD4$^+$T淋巴细胞计数(2分);②HIV RNA病毒载量(2分)。

5. 治疗原则(3分)

①抗病毒治疗(阿昔洛韦、更昔洛韦、泛昔洛韦均可)(1分)。

②根据HIV RNA载量调整抗HIV治疗(HAART治疗)方案(1分)。

③对症、支持治疗(止痛、预防继发感染)(1分)。

十三、其他

1. 软组织急性化脓性感染

(1)诊断公式

痈=发热+颈背部红肿热痛+溃破后疮口+多有糖尿病病史。

急性蜂窝织炎=发热+局部红肿热痛+波动感或脓肿已溃破。

丹毒=发热+下肢皮肤红疹、中间色淡、境界清楚+不化脓。

脓性指头炎=发热+指/趾头红肿剧痛。

急性淋巴管炎/淋巴结炎=发热+局部红肿热痛+皮下红线+淋巴结肿大及压痛。

(2)脓性指头炎的治疗 早期应悬吊前臂,平置患手,避免下垂以减轻疼痛。给予青霉素等抗感染,以金黄散等敷贴患指。若患指剧烈疼痛、肿胀明显、伴有全身症状,应及时切开引流,以免感染侵入指骨。

【例166】女性,87岁。项部肿痛伴发热2周。

于2周前出现项部皮肤红肿、疼痛,红肿范围逐渐增大,疼痛加重,伴有畏寒、发热、乏力、食欲差。体温38℃~39.5℃,无恶心、呕吐,无咳嗽、咳痰。既往糖尿病病史30年,口服降糖药物治疗。

查体:T39.3℃,P106次/分,R26次/分,BP135/85mmHg。身高158cm,体重60kg,神志清楚,皮肤巩膜无黄染,双肺未闻及干湿性啰音,心率106次/分,律齐。腹部、脊柱四肢检查未见异常。

外科情况:颈部可见约6cm×5.5cm暗红色类圆形皮肤隆起区,表面多处破溃流脓,触痛明显。

实验室检查:血常规:Hb110g/L,WBC17.6×10^9/L ,N0.90,Plt270×10^9/L。

要求:根据以上病历摘要,请将初步诊断、诊断依据(如有两个或以上诊断,应分别列出各自诊断依据)、鉴别诊断、进一步检查与治疗原则写在答题纸上。

评分标准(总分22分)

1. 初步诊断(4分)

(1)项部痈(3分);(2)2型糖尿病(仅答"糖尿病"得1分,答"1型糖尿病"不得分)(1分)。

2. 诊断依据(初步诊断错误,诊断依据不得分;未分别列出各自诊断依据,扣1分)(5分)

(1)项部痈:

①老年病人,有糖尿病病史(1分)。

②项部皮肤红肿疼痛,伴畏寒、发热、乏力2周(1分)。

③查体见项部类圆形皮肤隆起区,色暗红,表面多处破溃流脓,触痛明显(1分)。

④血白细胞总数和中性粒细胞比例明显升高(1分)。

(2)2型糖尿病:老年患者,有糖尿病病史(1分)。

3. 鉴别诊断(4分)

①疖或疖病(2分);②急性蜂窝织炎(2分)。

4. 进一步检查(4分)

①血糖、糖化血红蛋白及血、尿酮体检测(2分)。

②肝肾功能(1分);③脓液细菌培养+药敏试验(1分)。

5. 治疗原则(5分)

①抗生素治疗(1.5分)。

②控制血糖(1.5分)。

③手术治疗:麻醉下行“+”或“++”形切开引流(2分)。

【例167】男性,50岁。右拇指肿痛4天。

患者4天前中午洗鱼时被鱼刺扎伤右手拇指末节掌侧,当时无明显活动性出血,未予处理。当天晚上出现右拇指肿痛,疼痛不重,能够入睡。近2天来,疼痛逐渐加重,夜间无法入睡,出现搏动性跳痛。近1天来搏动性跳痛消失,出现患指麻木,无发热。发病以来饮食、大小便正常。既往体健,无烟酒嗜好,无遗传病家族史。

查体:T37.2℃,P90次/分,R18次/分,BP135/70mmHg。皮肤未见出血点和皮疹,浅表淋巴结未触及肿大,结膜无苍白,巩膜无黄染,口唇、舌面正常,甲状腺不大。双肺未闻及干湿性啰音。心界不大,心率90次/分,律齐,各瓣膜听诊区未闻及杂音。腹平软,无压痛,肝脾肋下未触及,移动性浊音(-)。双下肢无水肿。右拇指肿胀,张力高,触痛不明显,局部有“麻木”感,未触及波动感。

要求:根据以上病历摘要,请将初步诊断、诊断依据(如有两个或以上诊断,应分别列出各自诊断依据)、鉴别诊断、进一步检查与治疗原则写在答题纸上。

评分标准(总分22分)

1. 初步诊断(4分)

右拇指脓性指头炎(4分)。

2. 诊断依据(初步诊断错误,诊断依据不得分)(5分)

①右拇指被鱼刺扎伤史(1分)。

②右拇指肿痛,逐渐加重,搏动性跳痛转为麻木(2分)。

③右拇指肿胀,张力高(2分)。

3. 鉴别诊断(4分)

①甲沟炎(1分);②右拇指指骨骨髓炎(3分)。

4. 进一步检查(4分)

①血常规(1分);②血生化,血糖(1分);③指骨X线片检查(2分)。

5. 治疗原则(5分)

①患指切开减压,引流(3分)。

②定期换药,保持引流通畅、创面清洁(1分)。

③应用抗生素(1分)。

【例168】患者,男性,30岁。右小腿皮肤红疹、疼痛3天。

患者于3天前自觉畏寒发热,头痛,全身不适。同时发现右小腿皮肤出现红疹、灼热、疼痛。今见病变范围扩大,出现水疱,来院诊治。

查体:T38.9℃,P110次/分,R16次/分,BP120/78mmHg。心肺腹(-)。右小腿伸侧片状皮肤红疹,范围约5cm×6cm,稍隆起,色鲜红,中心处红色变淡,皮损边缘界限清楚,可见散在小水疱,右侧腹股沟淋巴结肿大,触痛。

辅助检查:血RBC4.2×10^{12}/L,WBC15.6×10^9/L,N90%。

要求:根据以上病历摘要,请将初步诊断、诊断依据(如有两个或以上诊断,应分别列出各自诊断依据)、鉴别诊断、进一步检查与治疗原则写在答题纸上。

评分标准(总分22分)

1. 初步诊断(4分)

右下肢丹毒(4分)。

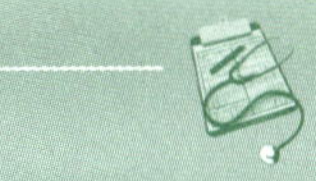

2. 诊断依据(初步诊断错误,诊断依据不得分)(5分)

①青年男性,右小腿皮肤红疹、疼痛3天,伴畏寒发热、头痛,全身不适(1分)。

②查体:右小腿伸侧片状皮肤红疹,中心变淡,皮损界限清楚,散在小水疱,右腹股沟淋巴结肿大,触痛(3分)。

③外周血象提示白细胞总数及中性粒细胞比例增高(1分)。

3. 鉴别诊断(3分)

①急性蜂窝织炎(1分);②过敏性皮炎(1分);③昆虫叮咬(1分)。

4. 进一步检查(5分)

①肝肾功能、尿常规(2分);②胸部透视(1分);③血糖(2分)。

5. 治疗原则(5分)

①抬高患肢(1分)。

②局部用50%硫酸镁溶液湿敷(2分)。

③抗生素治疗(2分)。

2. 急性乳腺炎

(1)诊断公式

急性乳腺炎=哺乳期初产妇+乳房红肿热痛+腋窝淋巴结肿大。

(2)治疗　治疗原则是清除感染、排空乳汁。

①脓肿未形成时,给予抗生素治疗　首选青霉素,对青霉素过敏者改用红霉素。

②诊断性穿刺　穿刺抽得脓液即可确诊,脓液作细菌培养及药敏试验。

③脓肿形成后应作切开引流　为避免术后发生乳瘘,应采用沿乳头的放射状切口。乳晕下脓肿沿乳晕边缘作弧形切口。深部脓肿或乳房后脓肿沿乳房下缘作弧形切口,经乳房后间隙引流。脓肿切开后应以手指分离脓肿间隔,以利引流。脓肿较大时,可作低位对口引流。

④一般不停止哺乳　因停止哺乳不仅影响婴儿的喂养,而且提供了乳汁淤积的机会。但患侧乳房应停止哺乳,并以吸乳器吸空乳汁。停止哺乳的指征:感染严重,脓肿引流术后并发乳瘘。

【例169】女性,29岁。产后26天,右乳房疼痛伴发热3天。

患者26天前足月剖宫产,产后乳汁少,给予按摩催乳治疗。3天前开始感右侧乳房胀痛,疼痛逐日加重,伴发热及乏力。既往无乳房疾病史。无糖尿病史,无药物过敏及手术、外伤史,无肿瘤家族史。

查体:T39.5℃,P108次/分,R22次/分,BP120/70mmHg。神志清楚,皮肤巩膜无黄染,心、肺、腹、脊柱四肢检查未见异常。双肺未闻及啰音。心界不大,心率108次/分,律齐,未闻及杂音。腹平软,肝脾肋下未触及。乳腺检查:右乳房外侧红肿,皮温高,压痛明显,右腋窝可触及2枚肿大淋巴结,约2cm×1cm大小。左乳及左腋窝未见异常。

实验室检查:血常规:Hb110g/L,WBC13.5×10^9/L,N0.86,Plt200×10^9/L。

要求:根据以上病历摘要,请将初步诊断、诊断依据(如有两个或以上诊断,应分别列出各自诊断依据)、鉴别诊断、进一步检查与治疗原则写在答题纸上。

评分标准(总分22分)

1. 初步诊断(4分)

急性乳腺炎(4分)。

2. 诊断依据(初步诊断错误,诊断依据不得分)(5分)

①产后1个月内,右乳房疼痛伴发热、乏力(1分)。

②右乳房外侧红肿,皮温高,压痛明显,右腋窝淋巴结肿大(2分)。

③白细胞计数和中性粒细胞比例升高(2分)。

3. 鉴别诊断(4分)

①乳房皮肤、皮下组织感染(疖、丹毒)(2分)。

②炎性乳腺癌(1分);③乳腺囊性增生症(1分)。

4. 进一步检查(4分)

①乳腺B超(2分)。

②右乳红肿区诊断性穿刺,脓液细菌培养+药敏(2分)。

5. 治疗原则(5分)

①排空乳汁,局部热敷(1.5分)。

②脓肿形成前行抗生素治疗(1.5分)。

③脓肿形成后行切开引流(2分)。

【例170】女性,36岁。左乳房疼痛伴发热5天。

患者5天前出现左乳外侧疼痛,疼痛逐渐加重,且局部出现肿块伴发热,体温最高达39℃,自行热敷治疗,未见好转,并出现局部皮肤红肿、跳痛。发病以来食欲、睡眠差,大小便正常,体重无变化。既往体健,无烟酒嗜好。初产妇,产后22天,产后恢复良好,自行哺乳,发病后停止哺乳。

查体:T39.5℃,P90次/分,R20次/分,BP120/70mmHg。双肺呼吸音稍粗,未闻及干湿性啰音。心界不大,心率90次/分,律齐,各瓣膜听诊区未闻及杂音。腹平软,无压痛,肝脾肋下未触及,移动性浊音(-)。双下肢无水肿。左乳房外侧红肿,皮温增高,局部触及波动感。右乳未见异常。左侧腋窝可触及肿大淋巴结,活动度好,压痛明显。

实验室检查:血常规:Hb120g/L,RBC4.0×10^{12}/L,WBC14.8×10^{9}/L,N0.88,Plt166×10^{9}/L。粪常规(-),尿常规(-)。

要求:根据以上病历摘要,请将初步诊断、诊断依据(如有两个或以上诊断,应分别列出各自诊断依据)、鉴别诊断、进一步检查与治疗原则写在答题纸上。

评分标准(总分22分)

1. 初步诊断(4分)

左乳急性乳腺炎(3分),脓肿形成(1分)。

2. 诊断依据(初步诊断错误,诊断依据不得分)(5分)

①产后22天,哺乳期(1分)。

②左乳房疼痛伴发热(1分)。

③T39.5℃,左乳房外侧红肿、皮温增高、局部有波动感。左侧腋窝可触及肿大淋巴结,活动度好,压痛明显(2分)。

④血白细胞总数及中性粒细胞比例升高(1分)。

3. 鉴别诊断(3分)

①炎性乳腺癌(2分);②乳房皮肤感染(0.5分);③左胸壁结核性脓肿(0.5分)。

4. 进一步检查(5分)

①乳房B超检查(2分)。

②诊断性穿刺,穿刺液细菌培养+药敏试验(2分)。

③必要时胸部X线片或CT检查(1分)。

5. 治疗原则(5分)

①切开引流(2分)。

②吸净乳汁,保持乳汁通畅排出(1.5分)。

③静脉应用抗生素(1.5分)。

3. 乳腺癌

(1)诊断公式　乳腺癌=中老年女性+无痛性乳房肿块+腋窝淋巴结肿大。

(2)常见乳房肿块的鉴别

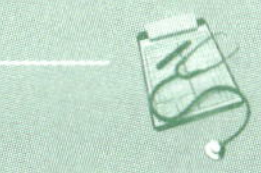

	乳房纤维腺瘤	乳腺囊性增生病(乳腺病)	乳癌
好发年龄	20~25 岁	25~40 岁	40~60 岁
病程	缓慢	缓慢	快
疼痛	无	周期性(月经前痛,月经后减轻)	无
肿块	常单个,边界清楚,活动不受限	多数成串,边界不清,活动不受限	常单个,边界不清,活动受限
乳头溢液	无	血性、棕色、黄色	血性、黄色、黄绿色
转移病灶	无	无	局部淋巴结
治疗	手术切除	对症治疗,必要时手术	手术为主

【例 171】女性,48 岁。右乳肿块半年。

半年前无意中发现右乳房肿块,约花生米大小,无疼痛,未就诊。肿块逐渐增大,伴偶发针刺样疼痛,无发热。发病以来饮食正常,睡眠及大小便均正常,体重无下降。既往体健,月经正常,无烟酒嗜好。无恶性肿瘤家族史。

查体:T36.2℃,P68 次/分,R20 次/分,BP115/75mmHg。皮肤、巩膜无黄染,双侧颈部、锁骨上、左侧腋窝未触及肿大淋巴结,右侧腋窝可触及 1 枚质硬淋巴结,大小约 1.5cm×1cm,可推动。右乳头内侧触及质硬肿块,大小约 3.5cm×3cm,边界不清,与表面皮肤轻度粘连,对侧乳房未触及肿物。双肺未闻及干湿性啰音,心律齐。腹平软,无压痛,肝脾肋下未触及。

实验室检查:血常规:Hb110g/L,WBC6.6×10^9/L,N0.68,Plt190×10^9/L。粪常规(-),尿常规(-)。

要求:根据以上病历摘要,请将初步诊断、诊断依据(如有两个或以上诊断,应分别列出各自诊断依据)、鉴别诊断、进一步检查与治疗原则写在答题纸上。

评分标准(总分 22 分)

1. 初步诊断(4 分)

右乳腺癌(4 分)。

2. 诊断依据(初步诊断错误,诊断依据不得分)(3 分)

①中年女性,右乳肿块,逐渐增大伴针刺样痛(1 分)。

②右乳质硬肿块,边界不清,与皮肤粘连(1 分)。

③右侧腋窝可触及肿大、质硬的淋巴结(1 分)。

3. 鉴别诊断(4 分)

①乳房纤维腺瘤(1 分);②乳腺囊性增生症(1 分);③急性乳腺炎(1 分)。

④乳管内乳头状瘤 (0.5 分);⑤乳房肉瘤 (0.5 分)。

4. 进一步检查(5 分)

①乳房 X 线片(钼靶)或 B 超检查(3 分);②针吸细胞学检查或空芯针穿刺活检(1 分)。

③胸部 X 线片(0.5 分);④腹部 B 超(0.5 分)。

5. 治疗原则(6 分)

①手术治疗(右乳腺癌根治术或改良根治术)(2 分)。

②化疗(1 分)。

③放疗(1 分)。

④根据病理应用内分泌治疗(1 分)。

⑤其他辅助治疗:免疫治疗、靶向治疗等(1 分)。

【例 172】女性,57 岁。右乳头皮肤脱屑、结痂半年。

患者半年前开始无明显诱因出现右乳头脱屑、结痂,自行去除痂皮后,痂下呈糜烂样创面,有渗血,然后又会形成新的痂皮。局部无瘙痒、疼痛,无发热。自行涂抹治疗皮肤湿疹的药膏,无明显疗效。发病以来饮食、睡眠、大小便均正常,体重无下降。既往体健,无烟酒嗜好,无遗传病家族史。

查体:T36.8℃,P80 次/分,R18 次/分,BP130/80mmHg。浅表淋巴结未触及肿大,结膜无苍白,巩膜无黄染,甲状腺不大。双肺未闻及干湿性啰音。心界不大,心率 80 次/分,律齐,各瓣膜听诊区未闻及杂音。腹平软,无压痛,肝脾肋下未触及,移动性浊音(-)。双下肢无水肿。右乳头表面皮肤结痂,去除痂皮,其深面呈糜烂样,有渗血,未扪及肿块。左乳未见异常。

实验室检查:血常规:Hb110g/L,RBC3.4×10^{12}/L,WBC7.5×10^{9}/L,分类正常,Plt105×10^{9}/L。粪常规:镜检(-),隐血(-)。尿常规(-)。

要求:根据以上病历摘要,请将初步诊断、诊断依据(如有两个或以上诊断,应分别列出各自诊断依据)、鉴别诊断、进一步检查与治疗原则写在答题纸上。

评分标准(总分 22 分)

1. 初步诊断(4 分)

右乳湿疹样乳腺癌(4 分)(答"乳腺癌"得 3 分)。

2. 诊断依据(初步诊断错误,诊断依据不得分)(5 分)

①乳头皮肤脱屑、结痂半年(2 分)。

②去除痂皮后,痂下呈糜烂样创面(2 分)。

③按皮肤湿疹治疗无效(1 分)。

3. 鉴别诊断(3 分)

①乳头皮肤湿疹(2 分);②乳头外伤炎症(1 分)。

4. 进一步检查(5 分)

①乳头糜烂面刮片细胞学检查或活组织病理检查(3 分)。

②乳房 X 线片检查(1 分)。

③乳房 B 超检查(1 分)。

5. 治疗原则(5 分)

①手术治疗(乳房切除术)(3 分)。

②术后辅助治疗(2 分)。

4. 一氧化碳中毒

(1)诊断公式

CO 中毒=煤气炉(或长时间呆在密闭空间)+口唇樱桃红+CNS 受损表现+血液碳氧血红蛋白(COHb)↑。

注意:①病史为诊断有机磷农药中毒、一氧化碳中毒的主要依据,只要抓住此特点,则容易确诊。
②大蒜味、口唇樱桃红分别为有机磷农药中毒、CO 中毒的特征性临床表现。

(2)急性有机磷农药中毒和一氧化碳中毒分度 鉴别比较如下表。

	有机磷农药中毒	一氧化碳中毒
正常值	血液胆碱酯酶(ChE)活力 100%	血液碳氧血红蛋白(COHb)5%~10%
轻度中毒	ChE 活力 70%~50%	COHb10%~20%
中度中毒	ChE 活力 50%~30%	COHb30%~40%
重度中毒	ChE 活力<30%	COHb40%~60%

【例 173】女性,24 岁。被发现意识障碍 3 小时。

3 小时前(21:00),因洗澡半小时未出,被家人发现昏倒于使用燃气热水器的浴室内,呼之不应,无呕

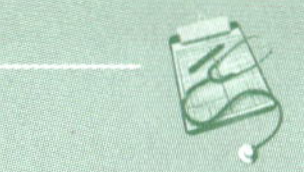

吐，无呼吸困难，无大小便失禁。立即送当地医院，行胸部X线片检查未见明显异常，予以吸氧、输液治疗，患者出现谵妄状态，立即转来本院。患者病前无不适表现，无情绪或精神异常。近期睡眠可，大小便正常，体重无明显变化。既往体健，无高血压、心脏病和糖尿病病史。无烟酒嗜好。无遗传病家族史。

查体：T36℃，P106次/分，R26次/分，BP115/65mmHg。发育正常，浅昏迷。皮肤未见出血点及皮疹，浅表淋巴结未触及肿大。球结膜无充血、水肿，巩膜无黄染，瞳孔等大等圆，直径3.5mm，对光反射灵敏。双侧额纹、鼻唇沟对称，口角无歪斜，口唇黏膜呈樱桃红色。颈静脉无怒张，颈软，气管居中，甲状腺不大。双肺呼吸音清晰对称，未闻及干湿性啰音。心界不大，心率106次/分，心律齐，心脏各瓣膜听诊区未闻及杂音。腹平软，肝脾肋下未触及，Murphy征阴性，移动性浊音阴性，肠鸣音4~6次/分，双下肢无水肿。肱二头肌反射、膝反射正常，病理反射未引出。

实验室检查：血常规：Hb121g/L，RBC4.5×10^{12}/L，WBC15.5×10^{9}/L，N0.79。血肌钙蛋白0.085μg/L。动脉血气分析（吸氧5升/分）：pH7.41，$PaCO_2$31.9mmHg，$PaO_2$142mmHg，HCO_3^-20.6mmol/L，BE-1mmol/L。SCr75μmol/L，BUN12.5mmol/L，K^+ 3.96mol/L，Na^+ 142mmol/L，Cl^- 101mmol/L，Ca^{2+} 2.35mmol/L，血糖5.35mmol/L。

头颅CT：未见明显异常。

心电图：窦性心动过速。

要求：根据以上病历摘要，请将初步诊断、诊断依据（如有两个或以上诊断，应分别列出各自诊断依据）、鉴别诊断、进一步检查与治疗原则写在答题纸上。

评分标准（总分22分）

1. 初步诊断（4分）

急性一氧化碳中毒（4分）。

2. 诊断依据（初步诊断错误，诊断依据不得分）（5分）

①青年女性，起病急，在洗澡时昏迷，可能有一氧化碳接触史（1分）。

②突然发生意识障碍（1分）。

③既往无特殊疾病史（0.5分）。

④查体：浅昏迷，口唇黏膜呈樱桃红色（0.5分）。

⑤头颅CT无异常发现（1分）。

3. 鉴别诊断（4分）

①脑血管意外（1分）；②颅脑外伤（1分）；③中枢神经系统感染（1分）；④药物中毒（1分）。

4. 进一步检查（4分）

①血碳氧血红蛋白（COHb）检测（2.5分）；②脑电图检查（1.5分）。

5. 治疗原则（5分）

①吸氧、高压氧仓治疗（2分）；②防治脑水肿（1分）。

③促进脑细胞代谢（1分）；④防治并发症及后发症（1分）。

5. 有机磷农药中毒

（1）诊断公式

有机磷农药中毒=农药接触史+大蒜味+肌颤动+针尖样瞳孔+肺部湿啰音+胆碱酯酶活力降低。

（2）有机磷农药中毒的M样（毒蕈碱样）症状　表现为平滑肌痉挛（瞳孔缩小、胸闷、呼吸困难、恶心呕吐、腹痛腹泻）、括约肌松弛（大小便失禁）、腺体分泌增加（大汗、流泪、流涎）、气管分泌物增加（咳嗽、气促、肺部湿啰音）。

（3）有机磷农药中毒的N样（烟碱样）症状　表现为肌纤维颤动。

（4）急性有机磷农药中毒的诊断分级　分为3级：

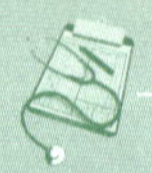

	临床表现	胆碱酯酶活力
轻度中毒	仅有 M 样症状	70%～50%
中度中毒	M 样症状+N 样症状出现	50%～30%
重度中毒	M 样+N 样症状+肺水肿、抽搐、昏迷，呼吸肌麻痹和脑水肿	<30%

【例 174】女性，32 岁。被发现意识障碍伴呼吸困难 1 小时。

患者 1 小时前被家人发现倚墙半躺在自家厨房，呼之不应，口吐白沫，呼吸急促。家人描述 3 小时前患者曾与丈夫发生激烈争吵。家人紧急送医院。患者病前饮食、睡眠及大小便正常，体重无明显变化。既往体健，无心脏病、高血压，肝病、糖尿病病史。无烟酒嗜好，无遗传病家族史。

查体：T36.8℃，P72 次/分，R32 次/分，BP92/58mmHg。浅昏迷，全身皮肤潮湿，未见出血点和皮疹，浅表淋巴结未触及肿大，巩膜无黄染，双侧瞳孔等大等圆，直径 1mm。口角无偏斜，流涎，呼出气有明显蒜味，双肺可闻及广泛湿性啰音，心界不大，心率 72 次/分，律齐，心尖部未闻及杂音，腹平软，无压痛，肝脾肋下未触及，移动性浊音(-)，四肢远端发绀、花斑样改变，四肢可见肌束颤动，肌张力略高，肌力无法查及，双下肢无水肿。角膜反射、腹壁反射、肱二头肌腱反射、肱三头肌腱反射、膝腱反射等均正常，巴氏征、克氏征、布氏征均未引出。

实验室检查：血常规：Hb121g/L，RBC3.9×10^{12}/L，WBC12.4×10^{9}/L，N0.89，Plt146×10^{9}/L。动脉血气分析(吸氧 5 升/分)：pH7.52，$PaCO_2$28.5mmHg，$PaO_2$44mmHg，BE－7mmol/L，SCr85μmol/L，BUN 12.4 mmol/L，K^+4.10mmol/L，Na^+142mmol/L，Cl^-99mmol/L，Ca^{2+}2.22mmol/L，血糖 5.8mmol/L。

心电图：窦性心律，大致正常心电图。

要求：根据以上病历摘要，请将初步诊断、诊断依据(如有两个或以上诊断，应分别列出各自诊断依据)、鉴别诊断、进一步检查与治疗原则写在答题纸上。

评分标准(总分 22 分)

1. 初步诊断(4 分)

(1)急性有机磷杀虫药中毒(重度)(仅答"急性有机磷杀虫药中毒"得 2 分)(3 分)。

(2)急性Ⅰ型呼吸衰竭(仅答"急性呼吸衰竭"得 0.5 分)(1 分)。

2. 诊断依据(初步诊断错误，诊断依据不得分；未分别列出各自诊断依据，扣 1 分)(4 分)

(1)急性有机磷杀虫药中毒(重度)：

①青年女性，急性起病，有服毒诱因(1 分)。

②双瞳孔缩小，全身皮肤潮湿，流涎，双肺可闻及广泛湿性啰音，呼吸困难(1 分)。

③浅昏迷，四肢肌颤明显(0.5 分)。

④呼出气味有明显蒜味(1 分)。

(2)急性Ⅰ型呼吸衰竭：

①呼吸急促，R32 次/分(0.5 分)。

②血气分析(吸氧)：$PaCO_2$28.5mmHg，$PaO_2$44mmHg(0.5 分)。

3. 鉴别诊断(4 分)

①急性脑血管病(1.5 分)；②颅内感染(1.5 分)；③其他药物中毒(1 分)。

4. 进一步检查(5 分)

①全血胆碱酯酶活力测定(2 分)；②血有机磷杀虫药测定(1 分)。

③头颅 CT(1 分)；④胸部 X 线片或 CT 检查(0.5 分)。

⑤肝功能、凝血功能、尿常规、复查心电图(0.5 分)。

5. 治疗原则(5 分)

①迅速清除毒物(洗胃、导泻、补液、利尿)(1 分)。

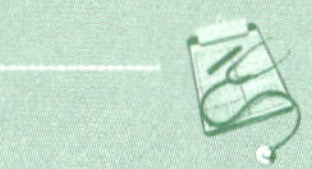

②紧急复苏(气管插管机械通气,氧疗)(1分)。

③应用胆碱酯酶复能药物(如解磷定、氯磷定)(1分)。

④应用胆碱受体拮抗剂(如阿托品)(1分)。

⑤对症及支持治疗(1分)。

6. 镇静催眠药中毒

(1)诊断公式

镇静催眠药中毒=镇静催眠药服用史+中枢神经系统抑制症状(嗜睡、头晕、共济失调、昏迷)。

(2)治疗原则 包括维持重要脏器的功能、清除毒物、使用特效解毒药、对症治疗。

【例175】女性,20岁。被发现意识障碍半小时。

患者半小时前被家人发现昏迷在床,呼之不应,床边有“舒乐安定”空药瓶。家人描述昨天晚上患者曾与男朋友发生激烈争吵。家人紧急送医院。患者病前饮食、睡眠及大小便正常,体重无明显变化。既往体健,无心脏病、高血压,肝病、糖尿病病史。无遗传病家族史。

查体:T37.2℃,P72次/分,R18次/分,BP92/58mmHg。浅昏迷,未见出血点和皮疹,浅表淋巴结未触及肿大,巩膜无黄染,双侧瞳孔等大等圆,直径3mm。口角无偏斜,无流涎,呼出气无异味,右肺底闻及散在湿性啰音,心界不大,心率72次/分,律齐,心尖部未闻及杂音,腹平软,无压痛,肝脾肋下未触及,移动性浊音(-),肌张力及肌力正常,双下肢无水肿。膝腱反射正常,巴氏征未引出。

实验室检查:血常规:Hb115g/L,RBC4.2×10^{12}/L,WBC9.4×10^{9}/L,N0.65,Plt146×10^{9}/L。K^+ 4.10mmol/L,Na^+ 142mmol/L,Cl^- 99mmol/L,Ca^{2+} 2.22mmol/L,血糖5.8mmol/L。

心电图:窦性心律,正常心电图。

要求:根据以上病历摘要,请将初步诊断、诊断依据(如有两个或以上诊断,应分别列出各自诊断依据)、鉴别诊断、进一步检查与治疗原则写在答题纸上。

评分标准(总分22分)

1.初步诊断(4分)

苯二氮䓬类中毒(4分)。

2.诊断依据(初步诊断错误,诊断依据不得分)(5分)

①青年女性,急性起病,有服毒诱因(1分)。

②床边有“舒乐安定”空药瓶(1分)。

③浅昏迷,右肺底闻及散在湿性啰音,浅反射正常,病理反射未引出(2分)。

④正常心电图(1分)。

3.鉴别诊断(4分)

①急性脑血管病(1.5分);②颅内感染(1.5分);③其他药物中毒(1分)。

4.进一步检查(5分)

①血、尿、胃液药物浓度测定(2分);②动脉血气分析(1分)。

③头颅CT(1分);④胸部X线片或CT检查(0.5分)。

⑤肝功能、凝血功能、尿常规、复查心电图(0.5分)。

5.治疗原则(4分)

①维持昏迷病人重要脏器功能,保持呼吸道通畅(0.5分)。

②清除毒物:洗胃、活性炭、碱化尿液、血液净化等(1分)。

③应用特效解毒药:苯二氮䓬类中毒的特效解毒药是氟马西尼(2分)。

④对症及支持治疗(0.5分)。

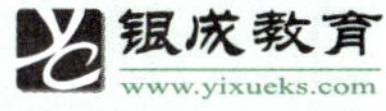

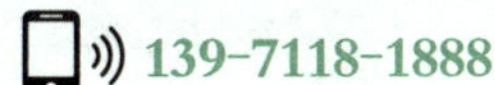

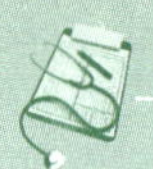

第二站　体格检查与基本操作

第 1 章　体格检查

考纲要求

①全身情况：生命体征（体温、脉搏、呼吸、血压），发育（包括身高、体重、头围），体型，营养状态，意识状态，面容，体位，姿势，步态，皮肤，淋巴结。②眼：外眼检查（包括眼睑、巩膜、结膜、眼球运动），瞳孔的大小与形状，对光反射（直接、间接），集合反射。③口：咽部，扁桃体。④颈部：血管，甲状腺，气管。⑤胸部视诊：胸部的体表标志（包括骨骼标志、垂直线标志、自然陷窝、肺和胸膜的界限），胸壁、胸廓、胸围，呼吸运动、呼吸频率、呼吸节律。⑥胸部触诊：胸廓扩张度，语音震颤，胸膜摩擦感。⑦胸部叩诊：叩诊方法，肺界叩诊，肺下界移动度。⑧胸部听诊：听诊方法，正常呼吸音，异常呼吸音，啰音，胸膜摩擦音。⑨乳房检查：视诊，触诊。⑩心脏视诊：心前区隆起与凹陷，心尖搏动，心前区异常搏动。⑪心脏触诊：心尖搏动及心前区异常搏动，震颤，心包摩擦感。⑫心脏叩诊：心界叩诊及左锁骨中线距前正中线距离的测量。⑬心脏听诊：心脏瓣膜听诊区，听诊顺序，听诊内容（心率、心律、心音、心音改变、额外心音、心脏杂音、心包摩擦音）。⑭外周血管检查：脉搏（脉率、脉律），血管杂音（静脉杂音、动脉杂音），周围血管征。⑮腹部视诊：腹部的体表标志和分区，腹部外形，腹围，呼吸运动，腹壁静脉，胃肠型及蠕动波。⑯腹部触诊：腹壁紧张度，压痛及反跳痛，肝脾触诊及测量方法，腹部包块，液波震颤，振水音。⑰腹部叩诊：腹部叩诊音，肝浊音界，移动性浊音，肋脊角叩击痛，膀胱叩诊。⑱腹部听诊：肠鸣音，血管杂音。⑲脊柱检查：脊柱弯曲度，脊柱活动度，脊柱压痛与叩击痛。⑳四肢、关节检查。㉑直肠指检。㉒神经反射：深反射（跟腱反射、肱二头肌反射、膝反射），浅反射（腹壁反射）。㉓病理反射（Babinski 征）。㉔脑膜刺激征：颈强直，Kernig 征，Brudzinski 征。

复习要点

体格检查是临床医生的基本功，因此执医考生和助理考生的考纲要求相同，以下内容均需全面掌握。

体格检查是指医生运用自己的感官和借助于一些简单的检查工具，客观地了解和评估被检者身体状况的一系列最基本的检查方法。体格检查的方法有五种，即视、触、叩、听、嗅，但考试只涉及视、触、叩、听。

体格检查包括一般检查、头颈部检查、胸腹部检查、直肠肛门检查、脊柱与四肢检查、神经系统检查等。

一、一般检查

一般检查包括全身状态检查、皮肤和淋巴结检查。全身状态包括生命体征（体温、脉搏、呼吸、血压）、发育（身高、体重、头围）、体型、营养状况、意识状态、面容、体位、姿势、步态。

1. 体温测量

体温测量方法包括腋测法、口测法和肛测法，以腋测法最常考。

①向被检者交代测量体温的目的，以取得配合。

②测量前让被检者安静休息 30 分钟。移走附近冷热物体。

③取出体温计，确认水银柱读数低于 35℃。若高于 35℃，应甩到 35℃以下。

④擦干腋窝，将体温计水银头端置于被检者腋窝顶部夹紧。

⑤上臂紧贴胸壁夹紧体温计，10 分钟后读数。

⑥测量完毕，帮助被检者穿好衣袖。

⑦主动向考官报告：该被检者体温×℃，属于正常体温。

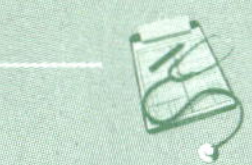

考生易犯错误

①检查前、后无关爱意识。

②检查前体温计读数>35℃。

③未擦干腋窝。

④不会读数或读数错误。

典型例题及评分标准

【例 1】体格检查考试项目：测体温（腋测法，口述测量时间，报告体温度数）。

1. 体格检查（4 分）

（1）检查方法（3 分）

①取消毒后体温计，观察并确认体温计水银柱是否处于低温位置（0.5 分），如高于 35℃，则甩到 35℃以下（1 分）。

②考生先用手触摸被检者腋窝（查影响体温的因素：汗液、有无致热或降温物品）（0.5 分），将体温计头端置于被检者腋窝深处夹紧（0.5 分）。

③考生口述测量时间（应为 10 分钟）（0.5 分）。

（2）报告检查结果（1 分）

考官取出已准备好的体温计，让考生读数（读数正确得分，不正确不能得分）。

（考官可事先准备三支不同体温的体温计，执考时选择其中一支体温计让考生当场读数）。

2. 提问（2 分）

①何谓稽留热？常见于哪些疾病（1 分）？

答：稽留热是指患者体温维持在 39~40℃以上的高水平达数天或数周，24 小时内体温波动范围不超过 1℃（0.5 分）。常见于大叶性肺炎、斑疹伤寒及伤寒高热期（答出 1 项即可，0.5 分）。

②指出 Murphy 征检查时胆囊点的位置及其阳性的临床意义（1 分）。

答：Murphy 征检查时，胆囊点在右锁骨中线与肋缘交界处或者右腹直肌外缘与肋缘交界处，阳性多见于急性胆囊炎。

3. 职业素质（2 分）

①体检前能向被检者告知。与被检者沟通时态度和蔼，体检中动作轻柔，能体现爱护被检者的意识。体检结束后能告知，有体现关爱被检者的动作（1 分）。

②着装（工作服）整洁，仪表举止大方，语言文明，体检认真细致，表现出良好的职业素质（1 分）。

记忆：①体温正常值为 36~37℃。体温高于正常为发热。

②体温 37.3~38℃为低热；38.1~39℃为中度发热；39.1~41℃为高热；41℃以上为超高热。

2. 脉搏测量

检查脉搏主要用触诊，可选择桡动脉、肱动脉、股动脉、颈动脉及足背动脉等。考试时，一般选用桡动脉进行测量。在检查脉搏时应注意脉搏的脉率、节律、紧张度和动脉壁弹性、强弱及波形变化。

典型例题及评分标准

【例 2】体格检查考试项目：测脉搏（腕部）（须口述检查结果）。

1. 体格检查（2 分）

（1）检查手法、部位（1 分）

考生示、中、环指三指并拢，指腹置于被检者腕部桡动脉处，以适当压力触诊桡动脉搏动。

（2）检查方法（1 分）

触诊时间至少 15~30 秒钟，数其脉率，以每分钟多少次表示，并向考官报告检查结果（0.5 分）。双侧桡动脉进行对比检查（0.5 分）。

2. 提问（2 分）

①脉搏检查哪些内容(1分)?

答:脉搏检查其脉率、节律、紧张度和强弱情况。

②男性,25岁。1天来呕吐咖啡样液体约100毫升,黑便2次。既往十二指肠溃疡,病史5年。最可能提示该患者持续消化道出血的腹部体征是什么(1分)?

答:肠鸣音活跃(答肠鸣音亢进得0.5分)

3. 职业素质(2分)

①体检前能向被检者告知。与被检者沟通时态度和蔼,体检中动作轻柔,能体现爱护被检者的意识。体检结束后能告知,有体现关爱被检者的动作(1分)。

②着装(工作服)整洁,仪表举止大方,语言文明,体检认真细致,表现出良好的职业素质(1分)。

3. 呼吸频率测量

正常成人在静息状态下呼吸运动稳定而有节律,每分钟12~20次,呼吸与脉搏之比为1:4。

呼吸频率>20次/分称为呼吸过速,呼吸频率<12次/分称为呼吸过缓。

①被检者取舒适体位,暴露其胸部以便观察。

②至少观察30秒,向考官报告被检者呼吸频率。

典型例题及评分标准

【例3】体格检查考试项目:测呼吸频率(须口述检查结果)。

1. 体格检查(2分)

(1)检查方法(1分)

告知被检者取舒适体位,暴露其胸部以便观察(1分)。

(2)报告检查结果(1分)

至少观察30秒,向考官报告被检者呼吸频率(1分)。

2. 提问(2分)

①三凹征的特征及临床意义是什么(1分)?

答:“三凹征”即吸气时出现胸骨上窝、锁骨上窝和肋间隙向内凹陷,常见于喉、气管、大支气管的狭窄与阻塞。

②浮髌试验阳性表现是什么?其临床意义是什么(1分)?

答:浮髌试验阳性常表现为按压髌骨时有浮动感,提示膝关节积液。

3. 职业素质(2分)

①体检前能向被检者告知。与被检者沟通时态度和蔼,体检中动作轻柔,能体现爱护被检者的意识。体检结束后能告知,有体现关爱被检者的动作(1分)。

②着装(工作服)整洁,仪表举止大方,语言文明,体检认真细致,表现出良好的职业素质(1分)。

4. 血压测量

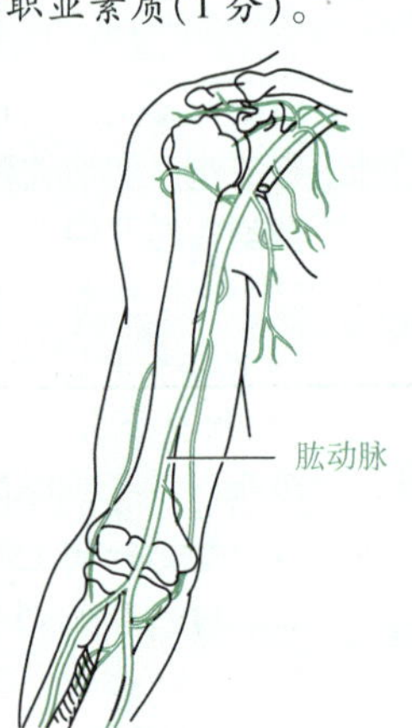

血压的测量方法包括直接测量法和间接测量法,考试中一般选取肱动脉进行间接血压测量。

①测量血压前向被检者交代操作目的,让其在安静环境中休息5~10min。

②被检者取坐位或仰卧位,脱去衣袖。肘部与右心房等高,坐位时在第4肋软骨水平,卧位时在腋中线水平。

③直立放置血压计,读数归于0点。

④将血压计袖带紧贴皮肤缠于上臂,其下缘在肘窝以上2~3cm,袖带的松紧以能放进一个手指为宜。

⑤考生在肘窝处触摸肱动脉搏动,将听诊器体件置于肱动脉表面。

⑥向袖带内充气,边充气边听诊,待听诊肱动脉搏动消失,再将水银柱升高20~

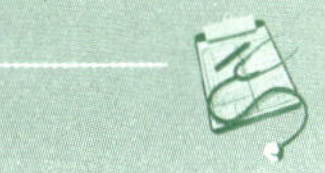

30mmHg,缓慢放气。听到第一声声响的数值为收缩压,声音消失的数值为舒张压。

⑦松开袖带,帮助被检者穿好衣袖。收拾、关闭血压计。

⑧向考官报告:"血压测量完毕,被检者血压为×/×mmHg,属于正常血压"。

考生易犯错误

①检查前后无关爱意识——未帮助被检者脱/穿衣服。

②未打开血压计,水银柱未归0。

③气袖放置位置不正确,松紧度不适宜。

④听诊器体件放置不正确——塞在气袖下。

⑤找肱动脉花费时间太长,显得测量过程不流畅。

⑥未听清楚肱动脉搏动音,而直接编撰读数。

⑦测量完毕,不向考官报告血压值。

注意:①肱动脉并不在肘窝正中央,而是在肘窝中央偏尺侧约1cm。
②很多考生在考试中,总是在肘窝正中摸来摸去。

典型例题及评分标准

【例4】体格检查考试项目:测量血压(间接测量法,报告测量结果)。

1. 体格检查(4分)

(1)测量血压(2.5分)

①检查血压计水银柱是否在"0"点,被检者取坐位,保持肘部、血压计"0"点与心脏在同一水平(0.5分)。

②气袖均匀紧贴皮肤,缠于上臂,其下缘在肘窝以上约2~3cm,气袖的中央位于肱动脉表面,其松紧度适宜(0.5分)。

③考生触诊肘部确定肱动脉搏动位置后,将听诊器体件置于肱动脉搏动处听诊动脉搏动音,不能将体件塞于气袖下(0.5分)。

④向袖带内充气,边充气边听诊至肱动脉搏动音消失后,水银柱再升高30mmHg(0.5分),然后缓慢放气(水银柱下降速度约为2~6mmHg/秒),双眼平视观察水银柱,根据听诊动脉搏动音变化和水银柱位置读出收缩压、舒张压数值(0.5分)。

(2)报告测量结果(1.5分)

①要求测量两次,取平均值(考生口述)(0.5分)。

②报告测得实际血压,读数正确(考官复测,验证考生测定的血压值是否正确)(0.5分)。

③先报收缩压,后报舒张压(0.5分)。

2. 提问(2分)

①请说出成人(上肢)血压的正常值是多少?低血压、高血压的界限值是多少(1分)?

答:成人血压正常值范围为90~139/60~89mmHg。血压低于90/60mmHg称为低血压。高血压是指收缩压≥140mmHg和/或舒张压≥90mmHg。

②正常成人肺下界移动度范围是多少(1分)?

答:正常成人肺下界移动度6~8厘米。

3. 职业素质(2分)

①体检前能向被检者告知。与被检者沟通时态度和蔼,体检中动作轻柔,能体现爱护被检者的意识。体检结束后能告知,有体现关爱被检者的动作(1分)。

②着装(工作服)整洁,仪表举止大方,语言文明,体检认真细致,表现出良好的职业素质(1分)。

常考问题

①语音共振检查发现增强的临床意义是什么(1分)?

答：语音共振增强常见于大范围肺实变等。

②瞳孔检查有哪些内容？

答：观察瞳孔大小、形状、双侧瞳孔是否对称、集合反射、对光反射。

③瞳孔扩大常见于哪些临床病症？

答：瞳孔扩大常见于外伤、颈交感神经刺激、青光眼绝对期、视神经萎缩、阿托品等药物反应。

④液波震颤阳性提示腹水量约为多少？

答：约3000~4000ml以上。

5. 身高测量

身高的测量虽然简单，但也偶尔考到。测量身高前，一定要记得嘱被检者脱鞋，身高的读数应以厘米表示，不要以米表示，否则与考试要求不符。

典型例题及评分标准

【例5】体格检查考试项目：测身高（须报告测量结果）。

1. 体格检查（2分）

(1) 测定方法（1分）

告知被检者脱鞋，站立于体重身高测量仪上（背靠站立），头部、臀部、足跟三点紧靠于测量仪立柱（0.5分），头顶最高点与测量仪立柱垂直直线的交叉点即身高读数（0.5分）。

(2) 报告结果（1分）

报告所测身高，以厘米表示（1分）。

2. 提问（2分）

①女性，26岁，突发剧烈头痛2小时，初步诊断为蛛网膜下腔出血，既往体健，体检时可能有哪些神经系统体征（1分）？

答：颈项强直（0.5分），Kernig征阳性、Brudzinski征阳性（0.5分）。

②甲状腺功能亢进症的脉压有何特点（1分）？

答：脉压增大（答“收缩压升高，舒张压降低”亦得分）。

3. 职业素质（2分）

①体检前能向被检者告知。与被检者沟通时态度和蔼，体检中动作轻柔，能体现爱护被检者的意识。体检结束后能告知，有体现关爱被检者的动作（1分）。

②着装（工作服）整洁，仪表举止大方，语言文明，体检认真细致，表现出良好的职业素质（1分）。

6. 体重测量

测量体重前要求被检者脱鞋，体重读数应以公斤表示。测量完毕，应主动向考官报告结果。

典型例题及评分标准

【例6】体格检查考试项目：测体重（须报告测量结果）。

1. 体格检查（2分）

(1) 测定方法（1分）

告知被检者脱鞋，单衣站立于体重身高测量仪底座上，站立位置正确，身体站直，观察测量仪上指针读数。

(2) 报告测量结果（1分）

报告测得体重，以公斤表示。

2. 提问（2分）

①测量血压时，为什么听诊器胸件不能塞入袖下（1分）？

答：听诊器胸件放于袖带下，相当于给血管额外附加了一个压力，将导致血压测值偏高。

②女性，56岁。患风湿性心脏病15年，心脏超声检查提示二尖瓣狭窄。在体检听诊心尖区时可能

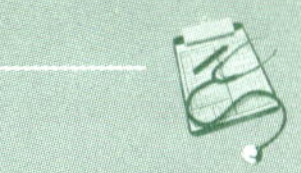

有什么杂音(1分)?

答:心尖区可听到舒张中晚期、隆隆样杂音(答舒张期杂音得0.5分)。

3. 职业素质(2分)

①体检前能向被检者告知。与被检者沟通时态度和蔼,体检中动作轻柔,能体现爱护被检者的意识。体检结束后能告知,有体现关爱被检者的动作(1分)。

②着装(工作服)整洁,仪表举止大方,语言文明,体检认真细致,表现出良好的职业素质(1分)。

7. 头围测量

除儿科外,头围测量临床上少用,因此很多考生在考试中不知所措。测量完毕,应主动向考官报告结果。

典型例题及评分标准

【例7】体格检查考试项目:测头围(须报告检查结果)。

1. 体格检查(2分)

(1)测定方法(1分)

嘱被检者坐位或立位,用皮尺从被检者头枕骨粗隆部经耳颞部,至前额以水平围成一圈(头围最大径)。

(2)报告检查结果(1分)

向考官报告测得头围值,以厘米表示。

2. 提问(2分)

①测量血压时,肘窝的正确位置在哪(1分)?(坐、卧位时)

答:肱动脉应与右心房同高。相当于坐位时在第4肋软骨水平,卧位时在腋中线水平。

②男性,46岁。慢性乙型肝炎病史多年,腹胀、尿少1个月,腹部视诊时可能有哪些发现(1分)?

答:可能有腹部膨隆、腹壁静脉曲张。

3. 职业素质(2分)

①体检前能向被检者告知。与被检者沟通时态度和蔼,体检中动作轻柔,能体现爱护被检者的意识。体检结束后能告知,有体现关爱被检者的动作(1分)。

②着装(工作服)整洁,仪表举止大方,语言文明,体检认真细致,表现出良好的职业素质(1分)。

8. 体型

根据身体各部发育的外观,成年人体型分为三种:

(1)正力型　被检者体型匀称,腹上角约为90°。

(2)无力型　被检者体型瘦长,腹上角小于90°。

(3)超力型　被检者体型矮胖,腹上角大于90°。

腹上角也称胸骨下角,是指左右肋弓在胸骨下端会合处形成的夹角,正常约70°~110°。

9. 皮肤

皮肤检查应注意皮肤颜色、湿度、弹性是否正常,有无皮疹、脱屑、皮下出血、蜘蛛痣、肝掌、水肿、毛发分布异常等。应重点掌握蜘蛛痣、皮肤弹性、水肿的检查,黄疸、发绀、色素沉着很少考到。

(1)蜘蛛痣　是皮肤小动脉末端分支扩张所形成的血管痣,形似蜘蛛。大多出现于上腔静脉分布区域,多见于肝功能减退者,也见于妊娠妇女等。检查时用棉签或火柴杆压迫蜘蛛痣的中心,其放射状小血管消失,去除压迫后蜘蛛痣又复出现。

(2)皮下出血　病理状态下可出现皮肤下出血。皮下出血点的直径<2mm称为瘀点;3~5mm称为紫癜;>5mm称为瘀斑。

(3)皮肤弹性　检查皮肤弹性时,常常取手背或上臂内侧皮肤,用示指和拇指捏起,松手后如皮肤皱褶迅速平复为弹性正常,如皱褶平复缓慢为弹性下降。弹性下降见于老年人、消耗性疾病和严重脱水患者。

(4)水肿　水肿分为可凹性水肿和非可凹性水肿。用拇指指腹轻压胫前皮肤,出现凹痕为可凹性水肿。根据水肿程度分为轻、中、重度。根据病因，分为心源性水肿、肾源性水肿、肝源性水肿等。

考生易犯错误

①检查蜘蛛痣时，忘记用棉签压迫蜘蛛痣的中心，不能回答蜘蛛痣的临床意义。

②不能回答瘀点、紫癜、瘀斑的定义。

③检查皮肤弹性时，检查部位不正确。

典型例题及评分标准

【例8】体格检查考试项目：皮肤弹性和下肢皮肤凹陷性水肿检查（须口述检查部位）。

1. 体格检查（2分）

（1）检查部位（1分）

①皮肤弹性：选择手背或上臂内侧部位（0.5分）。

②下肢凹陷性水肿：选择下肢胫前、足背、踝部（选择其中之一即可）（0.5分）。

（2）检查方法（1分）

①皮肤弹性：以拇指和示指将检查部位皮肤提起，然后松开，观察皮肤恢复情况，检查时注意两侧对比（0.5分）。

②下肢凹陷性水肿：用手指按压检查部位，待手指松开后观察按压部位皮肤有无凹陷和凹陷程度，注意双侧对比（0.5分）。

2. 提问（2分）

①临床上通常将营养状态分为哪几级（1分）？

答：营养不良、营养中等、营养良好。

②说出心前区触及震颤的常见临床意义（1分）？

答：心前区触及震颤是器质性心血管病的特征性体征之一（0.5分），常见于某些先天性心脏病、二尖瓣狭窄、主动脉瓣狭窄、肺动脉瓣狭窄（答出2项得0.5分）。

3. 职业素质（2分）

①体检前能向被检者告知。与被检者沟通时态度和蔼，体检中动作轻柔，能体现爱护被检者的意识。体检结束后能告知，有体现关爱被检者的动作（1分）。

②着装（工作服）整洁，仪表举止大方，语言文明，体检认真细致，表现出良好的职业素质（1分）。

10. 淋巴结

临床上，一般只能检查身体浅表部位的淋巴结。淋巴结的检查主要包括视诊和触诊。

视诊 应注意局部征象（如皮肤是否隆起、颜色有无变化、有无皮疹、瘢痕、瘘管等），还要注意全身状态。

触诊 应注意其大小、硬度、压痛、粘连、窦道等。

检查方法 考生将示指、中指、环指三指并拢，其指腹平放于被检查部位的皮肤上进行滑动触诊。

检查顺序 颌下→颈部→锁骨上→腋窝→滑车上→腹股沟淋巴结（即从上至下）。

（1）颌下淋巴结

①检查颌下淋巴结时，考生站在被检者前面。

②考生用左手扶被检者头部，使头倾向左前下方，用右手指并拢触摸左颌下淋巴结。

③右手扶被检者头部，使头倾向右前下方，用左手指触摸右颌下淋巴结。

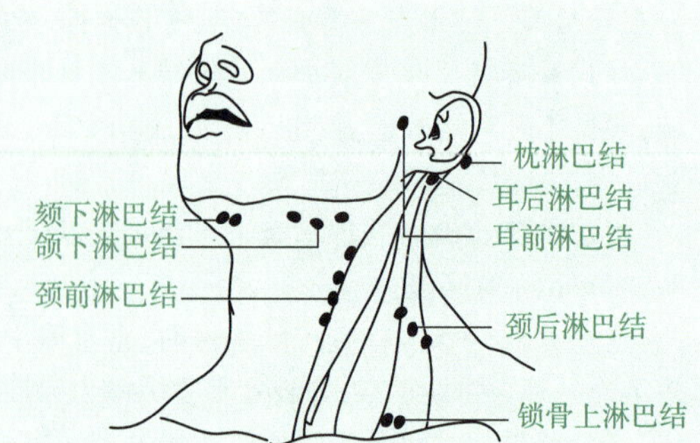

（2）颈部淋巴结 检查颈部淋巴结时，应首先掌握解剖学标志胸锁乳突肌。

①颈部淋巴结以胸锁乳突肌（颞骨的乳突）为界，

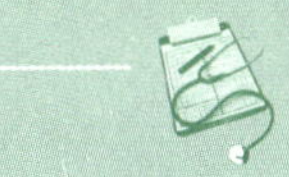

分为前、后两区。应当依次检查。

②检查颈部淋巴结时，考生可站在被检者的前面或后面。搓热双手。

③嘱被检者稍低头，并偏向检查侧。

④考生示指、中指、环指三指并拢，紧贴检查部位，进行滑动触诊。

⑤头颈部淋巴结的检查顺序：

耳前→耳后→乳突区→枕骨下区→颌下→颏下→颈前三角→颈后三角→锁骨上淋巴结。

(3)锁骨上淋巴结

①检查锁骨上淋巴结时，被检者取坐位，考生站在被检者前面。

②被检者头稍向前屈，考生示指、中指、环指三指并拢，其指腹平放于被检查部位的皮肤上，由浅入深进行滑动触诊。左手检查右侧淋巴结，右手检查左侧淋巴结。

(4)腋窝淋巴结

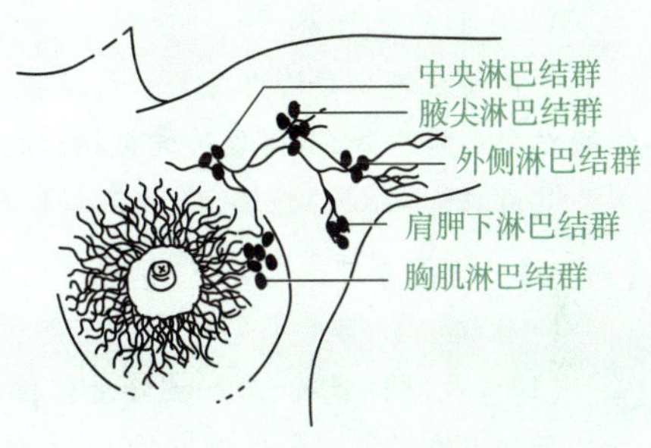

①检查腋窝淋巴结时，被检者取坐位，考生面对被检者。

②检查右侧腋窝淋巴结时，考生右手握被检者右手，使其前臂稍外展，考生示指、中指、环指三指并拢稍弯曲，直达腋窝顶部，自腋窝顶部沿胸壁自上而下进行触摸。

③检查左侧腋窝淋巴结时，用右手进行触摸。

④腋窝淋巴结检查顺序：

腋尖群→中央群→胸肌群→肩胛下群→外侧群。

(5)滑车上淋巴结

①检查滑车上淋巴结时，被检者取坐位，考生面对被检者。

②检查左侧滑车上淋巴结时，考生左手托住被检者左前臂，用右手向滑车上部位由浅入深进行触摸。

③检查右侧滑车上淋巴结时，考生右手托住被检者右前臂，用左手向滑车上部位由浅入深进行触摸。

(6)腹股沟淋巴结

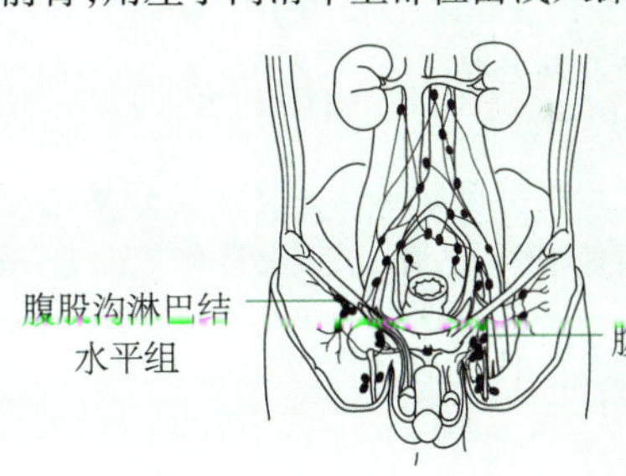

①检查腹股沟淋巴结时，被检者取仰卧位，下肢伸直，考生站在被检者右侧。

②考生示指、中指、环指三指并拢，以指腹触及腹股沟，由浅入深进行滑动触诊。先触摸腹股沟韧带下方的水平组淋巴结，再触摸沿大隐静脉分布的垂直组淋巴结。

③注意左右腹股沟淋巴结对比检查。

考生易犯错误

①检查前后无关爱意识。

②考生及被检者体位不正确。

③触诊顺序错误，不能得分。

④只检查一侧-1分。

典型例题及评分标准

【例9】体格检查考试项目：颈前、后淋巴结检查(须报告检查结果)。

1. 体格检查(4分)

(1)考生站位正确，告知被检者体位、姿势正确(0.5分)

告知被检者取坐位或仰卧位，考生位于被检者前面或右侧，边检查边告知被检者正确姿势。

(2)检查部位(1分)

颈前淋巴结主要位于胸锁乳突肌表面及下颌角区，颈后淋巴结位于斜方肌前缘。

(3)检查方法(1.5分)

①在检查过程中，嘱被检者头稍低或偏向检查侧(0.5分)。

②考生双手三指(示、中、环指)并拢，手指指腹紧贴双侧检查部位皮肤，进行滑动触诊(1.5分)。

(4)报告检查结果(0.5分)

是否触及淋巴结。

2. 提问(2分)

①什么原因导致乳房皮肤"橘皮"样变?

答:多见于癌肿引起的乳房局部皮肤水肿(0.5分)，为癌细胞浸润阻塞皮肤淋巴管所致，因为毛囊和毛孔明显下陷，故局部皮肤外观呈橘皮样改变(0.5分)。

②正常成人脊柱有哪几个生理弯曲? 其凸起方向如何(1分)?

答:正常成人脊柱有颈曲(颈段轻度前凸)、胸曲(胸段轻度后凸)、腰曲(腰段明显前凸)、骶曲(骶椎后凸)。

3. 职业素质(2分)

①体检前能向被检者告知。与被检者沟通时态度和蔼，体检中动作轻柔，能体现爱护被检者的意识。体检结束后能告知，有体现关爱被检者的动作(1分)。

②着装(工作服)整洁，仪表举止大方，语言文明，体检认真细致，表现出良好的职业素质(1分)。

【例10】体格检查考试项目:锁骨上淋巴结检查(须报告检查结果)。

1. 体格检查(4分)

(1)考生站位正确，告知被检者体位、姿势正确(0.5分)

告知被检者取坐位或仰卧位，考生位于被检者前面或右侧，嘱其头部稍向前屈。

(2)检查方法(3分)

①考生三指(示、中、环指)并拢，手指指腹紧贴锁骨上窝检查部位皮肤，由浅入深进行滑动触诊(1分);②左手触诊被检者右锁骨上淋巴结(1分);③右手触诊被检者左锁骨上淋巴结(1分)。

(3)报告检查结果(0.5分)

是否触及淋巴结。

2. 提问(2分)

①请说出腹壁静脉水母头样改变的体征特点及临床意义(1分)。

答:腹壁静脉水母头样改变是指脐部可见到一簇曲张静脉呈四周放射状改变，常见于显著门脉高压。

②消化性溃疡患者呕吐隔夜食物，腹部触诊检查时发现的重要阳性体征可能是什么(1分)?

答:腹部振水音阳性。

3. 职业素质(2分)

①体检前能向被检者告知。与被检者沟通时态度和蔼，体检中动作轻柔，能体现爱护被检者的意识。体检结束后能告知，有体现关爱被检者的动作(1分)。

②着装(工作服)整洁，仪表举止大方，语言文明，体检认真细致，表现出良好的职业素质(1分)。

【例11】体格检查考试项目:腋窝淋巴结检查(须口述检查内容，报告检查结果)。

1. 体格检查(6分)

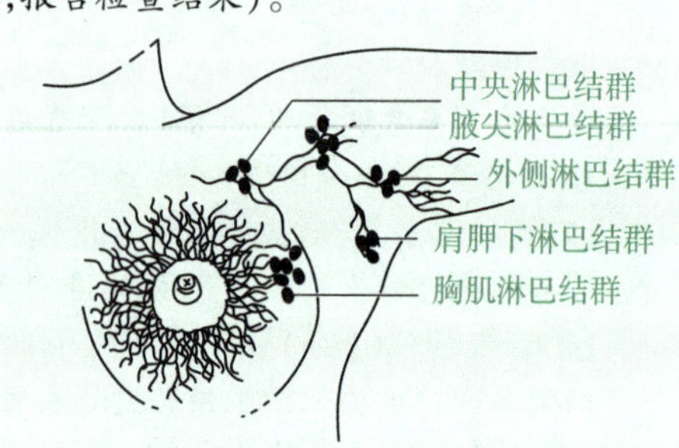

(1)考生站位正确，告知被检者体位正确(0.5分)

告知被检者取坐位或仰卧位，考生位于被检者前面或右侧。

(2)检查内容、部位(2.5分)

腋窝有5组淋巴结群，包括:

①腋尖群:位于腋窝顶部(0.5分)。

②中央群:位于腋窝内侧壁近肋骨及前锯肌处(0.5分)。

③胸肌群:位于胸大肌下缘深部(0.5分)。

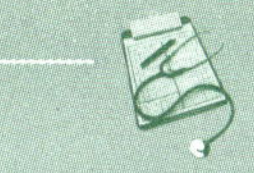

④肩胛下群:位于腋窝后皱襞深部(0.5分)。
⑤外侧群:位于腋窝外侧壁(0.5分)。
(3)检查方法(2.5分)
①检查左侧时,考生左手握被检者左手,将其前臂稍外展(1分)。
②右手三指(示、中、环指)并拢,稍弯曲,由浅入深触诊被检者左侧腋窝淋巴结(0.5分)。
③检查右侧时,以左手检查右腋窝,步骤同左侧(1分)。
(4)报告检查结果(0.5分)
是否触及淋巴结。
2. 提问(2分)
①测量体温的常见方法有哪些(1分)?
答:腋测法、口测法和肛测法。
②体检时发现淋巴结肿大,除注意部位、大小、数目、硬度、活动度外,还应注意哪些内容(1分)?
答:还应注意有无压痛、粘连、局部皮肤红肿、瘢痕、瘘管等(答出3项得0.5分)。同时注意寻找引起淋巴结肿大的原发病灶(0.5分)。
3. 职业素质(2分)
①体检前能向被检者告知。与被检者沟通时态度和蔼,体检中动作轻柔,能体现爱护被检者的意识。体检结束后能告知,有体现关爱被检者的动作(1分)。
②着装(工作服)整洁,仪表举止大方,语言文明,体检认真细致,表现出良好的职业素质(1分)。

【例12】体格检查考试项目:腹股沟淋巴结检查。
1. 体格检查(4分)
(1)考生站位正确,告知被检者体位正确(1分)
告知被检者取仰卧位,下肢自然伸直,考生位于被检者右侧。
(2)检查内容、部位(1分)
主要检查上、下两群:上群位于腹股沟韧带下,与韧带平行排列(0.5分);下群位于大隐静脉的上段,沿静脉走向排列(0.5分)(考生必须找准部位)。
(3)检查方法(2分)
考生以示、中、环指三指并拢(0.5分),手指紧贴检查部位皮肤(0.5分),由浅入深进行滑动触诊(0.5分)。
左右侧腹股沟淋巴结均应进行检查(0.5分)。
2. 提问(2分)
①腹股沟淋巴结肿大且有触痛首先考虑什么?(1分)
答:首先考虑下肢、会阴部炎症的可能。
②在左锁骨上窝发现肿大的无痛性淋巴结的临床意义是什么(1分)?
答:常见于食管或胃部恶性肿瘤的淋巴结转移。
3. 职业素质(2分)
①体检前能向被检者告知。与被检者沟通时态度和蔼,体检中动作轻柔,能体现爱护被检者的意识。体检结束后能告知,有体现关爱被检者的动作(1分)。
②着装(工作服)整洁,仪表举止大方,语言文明,体检认真细致,表现出良好的职业素质(1分)。

常考问题

①腹股沟淋巴结分群及分群依据是什么?
答:腹股沟淋巴结分上、下两群。上群位于腹股沟韧带下方,与韧带平行排列,故称腹股沟淋巴结水平组或横组。下群位于大隐静脉上段,沿静脉走向排列,故称腹股沟淋巴结垂直组或纵组。

②根据身体各部位发育的外观,成年人可分为哪几种体型?

答:无力型、正力型、超力型。

③腋窝淋巴结包括几组,讲出具体名称。

答:5 组淋巴结群,具体名称:外侧、胸肌、肩胛下、中央和腋尖淋巴结群。

二、头颈部检查

1. 眼球运动

动眼神经、滑车神经和展神经共同支配眼外肌群,管理眼球运动,合称眼球运动神经。检查眼球运动的主要目的是检查眼外肌群的运动功能。

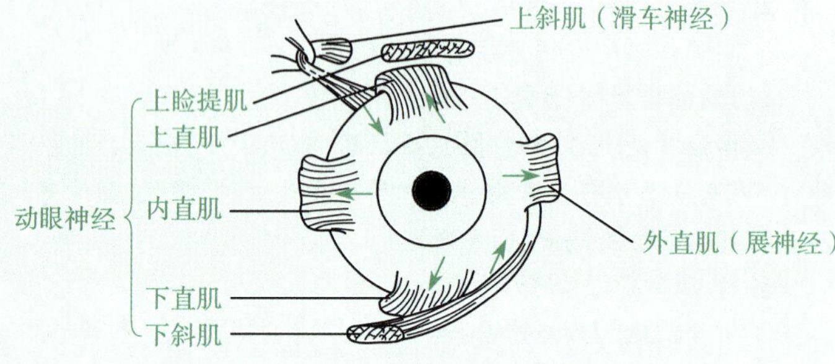

眼外肌群及眼球运动神经

①被检者取坐位,考生站在被检者前面。

②考生伸出右手示指,置于被检者眼前 30~40cm。嘱被检者头部不要转动,注视示指尖。依次将示指移向左侧、左上、左下方,以及右侧、右上、右下方(呈"H"型)。

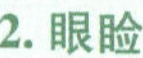

2. 眼睑

检查眼睑时,嘱被检者闭眼、睁眼,注意眼睑有无内翻、水肿及闭合障碍,上睑有无下垂等。

3. 结膜

检查结膜时,应注意有无充血、苍白、出血点和沙眼。

(1)**检查下睑结膜** 考生用拇指按压被检者下睑,嘱被检者向上注视,即可暴露下睑结膜。

(2)**检查上睑结膜** 嘱被检者闭眼、睁眼,考生以示指和拇指捏起上睑中外 1/3 交界处的边缘,嘱被检者向下看,趁机将眼睑轻轻向前下方牵拉,示指向下压睑板上缘,与拇指配合将睑缘向上捻转,即可暴露上睑结膜。同样方法检查另一侧。

4. 巩膜

检查巩膜时,应注意有无黄染。

(1)**检查上方的巩膜** 考生用拇指轻轻向上压住上睑,嘱被检者向下看,即可观察上方的巩膜。

(2)**检查下方的巩膜** 考生再以拇指压住下睑,嘱被检者向上看,即可观察下方的巩膜。

5. 角膜

检查角膜时,应注意角膜的透明度、有无溃疡、白斑、软化、老年环和 Kayser-Fleischer 环等。

角膜边缘出现 Kayser-Fleischer 环,常见于肝豆状核变性(Wilson 病)。

6. 瞳孔

检查瞳孔时,应首先检查瞳孔的大小、形状、两侧是否对称,然后检查瞳孔的对光反射、集合反射。

(1)**瞳孔对光反射** 瞳孔对光反射包括直接对光反射和间接对光反射。

①直接对光反射 检查直接对光反射时,嘱被检者向前看。考生将手电筒光线自侧方迅速照射被检者的瞳孔,观察该侧瞳孔的变化。正常情况下,可以见到双侧瞳孔缩小。同样的方法检测对侧瞳孔。

②间接对光反射 检查间接对光反射时,让被检者用手放在鼻梁上,遮挡光线。用手电筒照射一侧眼睛,观察对侧瞳孔有无缩小。然后,用同样的方法检测对侧瞳孔。

(2)**集合反射** 检查集合反射时,嘱被检者注视考生 1m 外的手指,然后将手指逐渐移动到被检者的眼前,距离眼球约 5~10cm。观察被检者两眼球是否内聚,瞳孔是否缩小。

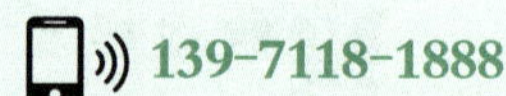

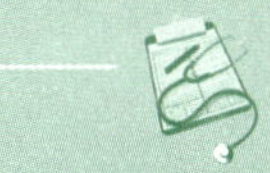

考生易犯错误

①有关数据记忆不清。

检查眼球六向运动时,示指尖距被检者眼前30~40cm。

检查集合反射时,示指尖从1m外移至距眼球5~10cm。

②检查眼球运动时,6个方向的顺序错误。

③检查间接对光反射时,没有用手遮挡光线。

④检查集合反射时,不能口述观察的内容。

典型例题及评分标准

【例13】体格检查考试项目:眼球运动检查。

1. 体格检查(2分)

(1)检查方法(1分)

考生手执目标物(如棉签)或用示指尖,置于被检者眼前30~40cm处(0.5分),告知被检者头不要转动,眼球随目标物或示指尖移动(0.5分)。

(2)检查顺序(0.5分)

目标物(或示指尖)按左、左上、左下,右、右上、右下6个方向的顺序进行移动,观察被检者眼球运动情况。

(3)报告检查结果(0.5分)

双眼球运动是否正常。

2. 提问(2分)

①瞳孔直径正常值是多少?瞳孔缩小常见于哪些临床病症(1分)?

答:正常人瞳孔直径3~4mm。瞳孔缩小常见于有机磷农药中毒、虹膜炎症、吗啡等药物反应。

②脉压减小常见于哪些临床病症(1分)?

答:脉压减小常见于主动脉瓣狭窄、严重心力衰竭、心包积液(答出2项即可得1分)。

3. 职业素质(2分)

①体检前能向被检者告知。与被检者沟通时态度和蔼,体检中动作轻柔,能体现爱护被检者的意识。体检结束后能告知,有体现关爱被检者的动作(1分)。

②着装(工作服)整洁,仪表举止大方,语言文明,体检认真细致,表现出良好的职业素质(1分)。

【例14】体格检查考试项目:眼睑、巩膜、结膜检查(须口述检查内容)。

1. 体格检查(4分)

(1)检查内容(1.5分)

①眼睑有无水肿,上睑有无下垂,有无闭合障碍,有无倒睫(0.5分);②巩膜有无黄染(0.5分);③睑结膜有无苍白或充血,球结膜有无充血或水肿(0.5分)。

(2)检查方法(2.5分)

①考生洗手或消毒手指(可口述)(0.5分)。

②告知被检者闭眼、睁眼(0.5分)。

③以示指和拇指捏起上睑中外1/3交界处的边缘,告知被检者向下看,趁机将眼睑轻轻向前下方牵拉,示指向下压睑板上缘,与拇指配合将睑缘向上捻转,翻开眼睑(0.5分)。

④嘱被检者向上看,以拇指轻压下眼睑下缘,充分暴露巩膜与结膜(0.5分)。

⑤同样方法检查另一侧(0.5分)。

2. 提问(2分)

①哪些颅神经损害可以导致瞳孔对光反射异常?

答:视神经(0.5分)、动眼神经(0.5分)损害可以导致瞳孔对光反射异常。

②脉压增大常见于哪些临床病症(1分)?

答:脉压增大常见于甲状腺功能亢进、主动脉瓣关闭不全和动脉硬化等(答出2项即可得1分)。

3. 职业素质(2分)

①体检前能向被检者告知。与被检者沟通时态度和蔼,体检中动作轻柔,能体现爱护被检者的意识。体检结束后能告知,有体现关爱被检者的动作(1分)。

②着装(工作服)整洁,仪表举止大方,语言文明,体检认真细致,表现出良好的职业素质(1分)。

【例15】体格检查考试项目:瞳孔对光反射检查(须报告检查结果)。

1. 体格检查(4分)

(1)直接对光反射检查方法(1.5分)

①用手电筒自外向内移动,照射被检者一侧瞳孔,观察该侧瞳孔变化(0.5分);②快速移开光源后再次观察该侧瞳孔变化(0.5分);③用上述方法检查另侧瞳孔(0.5分)。

(2)间接对光反射检查方法(1.5分)

①手或遮挡物在被检者鼻梁处遮挡光线,用手电筒自外向内移动,照射一侧瞳孔,观察对侧瞳孔变化(0.5分);②快速移开光源后再次观察对侧瞳孔变化(0.5分);③用上述方法检查另侧瞳孔(0.5分)。

(3)报告检查结果(1分)

被检者双眼对光反射灵敏、迟钝或消失。

2. 提问(2分)

①两侧瞳孔不等大(一侧缩小)有什么临床意义?

答:双侧瞳孔大小不等,常提示有颅内病变,如脑外伤、脑肿瘤、中枢神经系统梅毒、脑疝等(0.5分)。双侧瞳孔不等,且变化不定,可能是中枢神经和虹膜的神经支配障碍(0.5分)。

②请说出巩膜检查的注意事项。

答:检查巩膜时,应注意巩膜是否透明,是否黄染,是否有中老年黄色斑等(1分)。

3. 职业素质(2分)

①体检前能向被检者告知。与被检者沟通时态度和蔼,体检中动作轻柔,能体现爱护被检者的意识。体检结束后能告知,有体现关爱被检者的动作(1分)。

②着装(工作服)整洁,仪表举止大方,语言文明,体检认真细致,表现出良好的职业素质(1分)。

常考问题

①直接和间接角膜反射均消失常见于哪对颅神经损害?

答:常见于三叉神经损害。

②双眼瞳孔对光反射迟钝或消失多见于何种病症?

答:多见于昏迷病人。

7. 咽部及扁桃体

咽部分鼻咽、口咽和喉咽三个部分。

(1)体位　检查咽部时,被检者取坐位,头略后仰。

(2)检查方法　嘱被检者口张大并发"啊"音。考生用压舌板在舌的前2/3与后1/3交界处迅速下压。此时软腭上抬,在照明的配合下,即可见软腭、软腭弓、腭垂、扁桃体、咽后壁等。

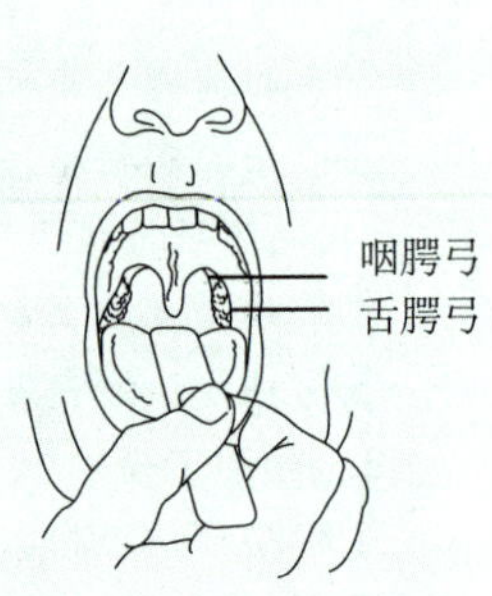

(3)检查内容　检查时,应注意咽部黏膜有无充血、红肿、分泌物,反射是否正常,扁桃体有无肿大,有无腺样体增生,软腭运动是否正常,悬雍垂是否居中,吞咽有无呛咳等。

(4)扁桃体肿大的分度　扁桃体肿大一般分为三度:

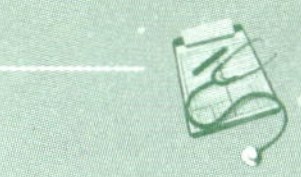

Ⅰ度肿大:不超过咽腭弓。

Ⅱ度肿大:超过咽腭弓。

Ⅲ度肿大:达到或超过咽后壁中线。

(5)扁桃体炎的表现　扁桃体发炎时,腺体红肿、增大。在扁桃体隐窝内有黄白色分泌物或渗出物形成的苔片状假膜,很易剥离。

考生易犯错误

①咽部检查时,体位不正确——应取坐位。

②不能说出主要检查项目内容,如扁桃体肿大的分度等。

典型例题及评分标准

【例16】体格检查考试项目:扁桃体检查(须口述检查内容)。

1. 体格检查(4分)

(1)检查方法(2分)

告知被检者取坐位,头略后仰,嘱其口张大并发长"啊"音(0.5分),此时考生用压舌板在被检者舌前2/3与后1/3交界处迅速下压(1分),在光照的配合下观察扁桃体(0.5分)。

(2)检查内容(2分)

观察扁桃体有无红肿(0.5分),观察扁桃体肿大的程度(0.5分),观察有无分泌物及其颜色、性状(0.5分),观察有无苔片状假膜(0.5分)。

2. 提问(2分)

①指出麦氏(McBurney)点位置及其检查的临床意义(1分)。

答:麦氏点位于脐与右髂前上棘连线中、外1/3交界处,其压痛常见于急性阑尾炎等。

②何谓脉压? 脉压增大常见于哪些临床病症(1分)?

答:收缩压与舒张压之差称脉压,脉压增大常见于甲状腺功能亢进、主动脉瓣关闭不全和动脉硬化等。

3. 职业素质(2分)

①体检前能向被检者告知。与被检者沟通时态度和蔼,体检中动作轻柔,能体现爱护被检者的意识。体检结束后能告知,有体现关爱被检者的动作(1分)。

②着装(工作服)整洁,仪表举止大方,语言文明,体检认真细致,表现出良好的职业素质(1分)。

8. 颈部血管

颈部血管检查包括颈静脉检查和颈动脉检查。

(1)颈静脉检查　检查颈静脉时,被检者取坐位或半坐位,身体呈45°,观察颈静脉有无充盈或怒张。

正常人立位或坐位时,颈静脉常不显露,平卧时可见轻度充盈。

颈静脉明显充盈和怒张,主要见于右心衰竭、缩窄性心包炎、心包积液、上腔静脉阻塞综合征等。

(2)颈动脉检查

①检查颈动脉搏动时,被检者取坐位或仰卧位。

②先视诊有无颈动脉搏动　正常人颈动脉搏动不明显,只有在剧烈活动后才可见颈动脉的微弱搏动。在安静状态下出现颈动脉明显搏动,常见于主动脉瓣关闭不全、高血压、甲亢、严重贫血等。

③再触诊颈动脉　考生以拇指置于甲状软骨水平胸锁乳突肌内侧,触摸颈动脉搏动,比较两侧颈动脉搏动有无差别。

注意:①触诊颈动脉前,首先应了解2个解剖学标志,即甲状软骨、胸锁乳突肌。
②触诊颈动脉时,不能同时触摸按压两侧颈动脉,以免脑部血供中断。

(3)颈部血管杂音　患者取坐位,用钟型听诊器听诊,如在颈部大血管区听到血管杂音,常提示颈动脉狭窄、椎动脉狭窄等。

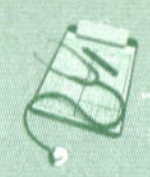

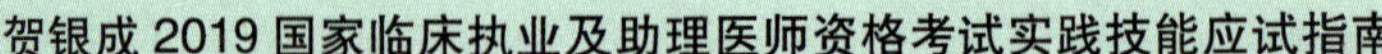

9. 甲状腺

检查甲状腺时，必须了解 3 个解剖学标志，即甲状软骨、胸骨上切迹、胸锁乳突肌。

甲状腺位于环状软骨下方和两侧，2~4 气管环前面。甲状腺由 1 个峡部和两个侧叶组成。因此，甲状腺的检查包括峡部检查和侧叶检查。检查方法包括视诊、触诊和听诊。甲状腺触诊检查包括峡部触诊和侧叶触诊。

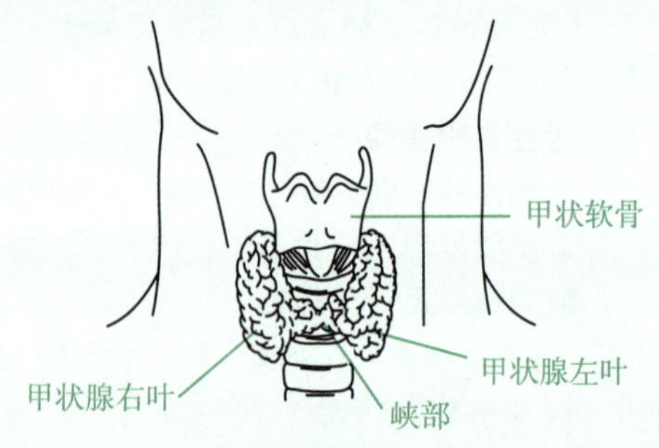

甲状腺部位与分叶

(1) 甲状腺视诊 主要观察甲状腺的大小、形态、两侧是否对称。检查时嘱被检者做吞咽动作，可见甲状腺随吞咽动作上下移动。

(2) 甲状腺峡部的触诊

前面触诊 被检者取坐位，考生位于被检者前面，用拇指从胸骨上切迹向上触摸气管前软组织，判断有无增厚。嘱被检者做吞咽动作，重复检查。

后面触诊 被检者取坐位，考生位于被检者后面，用示指进行检查。

(3) 甲状腺侧叶触诊

前面触诊 被检者取坐位，考生站在被检者前面。考生用一手拇指施压于被检者一侧甲状软骨，将气管推向对侧。另一手示指、中指在对侧胸锁乳突肌后缘向前推挤甲状腺侧叶，拇指在胸锁乳突肌前缘触诊。嘱被检者配合做吞咽动作，重复检查。以判断甲状腺大小、有无结节和震颤。用同样方法检查另一侧甲状腺。在前位检查时，考生拇指应交叉检查对侧，即右拇指检查左侧，左拇指检查右侧。

后面触诊 被检者取坐位，考生站在被检者后面。一手示指、中指施压于一叶甲状软骨，将气管推向对侧。另一手拇指在对侧胸锁乳突肌后缘向前推挤甲状腺，示指、中指在其前缘触诊甲状腺。嘱被检者配合做吞咽动作，重复检查。用同样方法检查另一侧甲状腺。

(4) 甲状腺震颤 检查甲状腺震颤时，用示指和中指轻轻感触。

(5) 甲状腺听诊 检查血管杂音时，用钟型听诊器直接放在肿大的甲状腺上进行听诊。

注意：①甲状腺的检查分为视诊、触诊、听诊。触诊最复杂，按甲状腺部位分为峡部触诊及侧叶触诊，按考生站位分为前面触诊和后面触诊。考试时一定要弄清楚题意，严格按题意进行检查。
②无论视诊还是触诊，无论峡部触诊还是侧叶触诊，均应嘱被检者做吞咽动作再次检查。
③一定要记得双侧对比检查。

考生易犯错误

①考生站位不正确。

②检查时遗漏甲状腺峡部触诊。

③检查甲状腺侧叶时没固定甲状腺腺体，或操作手法错误。

④没有嘱被检者做吞咽动作后，再次检查。

⑤没严格按试题要求做检查。

典型例题及评分标准

【例 17】体格检查考试项目：甲状腺检查(须口述视诊内容，报告检查结果，触诊检查时，前面触诊和后面触诊可任选一)。

1. 体格检查(6 分)

(1)视诊(1 分) 口述内容。

观察甲状腺大小，是否对称(1 分)。

(2)触诊方法(4 分)

①甲状腺侧叶触诊(前面触诊和后面触诊任选一)(3 分)

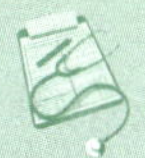

后面触诊 告知被检者取坐位,考生站在其后,一手示、中指施压于甲状软骨一侧,将气管推向对侧(1分)。另一手拇指在对侧胸锁乳突肌后缘向前推挤甲状腺,示、中指在其前缘触诊甲状腺(1分)。检查过程中,嘱被检者做吞咽动作,重复检查。用同样方法检查另一侧甲状腺(1分)。

前面触诊 告知被检者取坐位,考生面对被检者。考生一手拇指施压于甲状软骨一侧,将气管推向对侧(1分)。另一手示、中指在对侧胸锁乳突肌后缘向前推挤甲状腺,拇指在胸锁乳突肌前缘触诊(1分)。嘱被检者做吞咽动作,并随吞咽动作进行触诊。用同样方法检查另一侧甲状腺(1分)。

②甲状腺峡部触诊(1分) 考生面对被检者,用拇指(或站在被检者后面用示指)自胸骨上切迹向上触摸,可触到气管前甲状腺组织,判断有无增厚,嘱被检者做吞咽动作。

(3)听诊方法(0.5分)

考生将听诊器体件放于甲状腺部位听诊,两侧均需检查。

(4)报告检查结果(0.5分)

甲状腺是否肿大,有无结节、震颤,听诊有无杂音。

2. 提问(2分)

①典型甲状腺功能亢进症患者作甲状腺触诊时,除发现甲状腺肿大外,还可能会有什么发现(1分)?

答:可能触到震颤。

②甲状腺听诊时,如听到低音调的连续性静脉"嗡嗡"音有何意义(1分)?

答:常见于甲状腺功能亢进症。

3. 职业素质(2分)

①体检前能向被检者告知。与被检者沟通时态度和蔼,体检中动作轻柔,能体现爱护被检者的意识。体检结束后能告知,有体现关爱被检者的动作(1分)。

②着装(工作服)整洁,仪表举止大方,语言文明,体检认真细致,表现出良好的职业素质(1分)。

常考问题

①女性,20岁。反复发热2周,查血象疑为急性白血病,进行胸壁检查时应检查哪些内容?

答:皮肤有无瘀点、瘀斑,胸骨有无压痛。

②什么是佝偻病胸?

答:佝偻病胸为佝偻病所致胸廓畸形,如佝偻病串珠、漏斗胸和鸡胸。

③何谓甲状腺"冷结节"?其临床意义是什么?

答:甲状腺扫描的结节分为:正常、热结节、温结节、凉结节、冷结节等。

"冷结节"是指甲状腺肿块在扫描图上呈无浓集^{131}碘功能的结节,"冷结节"癌变率较高,建议手术治疗。

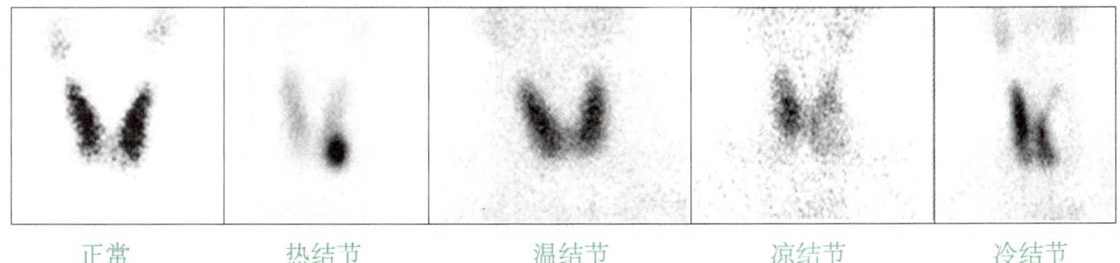

正常　热结节　温结节　凉结节　冷结节

10. 气管

进行气管检查前,首先要掌握4个解剖学标志,即气管、甲状软骨、胸锁关节、胸锁乳突肌。

气管检查主要是检查气管是否居中,检查方法有以下两种。

(1)检查气管是否居中的方法

①被检者取坐位,颈部处于自然直立状态。

②考生将一手示指与环指分别置于两侧胸锁关节上,以中指自甲状软骨向下移动触摸气管,感觉和观察气管是否居中。

③考生将中指置于气管与两侧胸锁乳突肌之间的间隙,通过感觉两侧间隙的宽度判断气管是否居中。

(2)气管移位的临床意义

①气管向健侧移位　见于大量胸腔积液、气胸、一侧甲状腺明显肿大等。

②气管向患侧移位　见于肺不张、胸膜粘连、慢性脓胸等。

考生易犯错误

①被检者体位不正确。

②检查手法不正确。

典型例题及评分标准

【例18】体格检查考试项目:气管位置检查(须报告检查结果)。

1. 体格检查(2分)

(1)考生站位正确,告知被检者体位、姿势正确(0.5分)

告知被检者取坐位或仰卧位,颈部处于自然状态,考生位于被检者前面或右侧。

(2)检查方法(1分)

考生一手示指与环指分别置于被检者两侧胸锁关节上,将中指置于气管之上,观察中指是否在示指与环指中间(或以中指置于气管与两侧胸锁乳头肌之间的间隙,根据两侧间隙是否等宽来判断气管有无偏移)。

(3)报告检查结果(0.5分)

气管位置有无向哪侧偏移(正常人气管位置居中)。

2. 提问(2分)

①潮式呼吸多发生于哪些疾病(1分)?

答:多发生于脑炎、脑膜炎、颅内压增高等严重中枢神经系统疾病(答出2项得1分)。

②男性,50岁。尿量明显减少、明显腹胀15天,伴双下肢水肿。既往有慢性乙型肝炎病史10余年。该患者腹壁静脉曲张明显,其血流方向如何(1分)?

答:脐上的静脉血流方向是由下向上,脐下的静脉血流方向由上向下。

3. 职业素质(2分)

①体检前能向被检者告知。与被检者沟通时态度和蔼,体检中动作轻柔,能体现爱护被检者的意识。体检结束后能告知,有体现关爱被检者的动作(1分)。

②着装(工作服)整洁,仪表举止大方,语言文明,体检认真细致,表现出良好的职业素质(1分)。

三、胸部检查

胸部检查包括胸廓、肺、乳房和心脏的检查。检查应在温暖和光线充足的环境中进行。尽可能暴露全部胸部,可以采取坐位或卧位。按视、触、叩、听的顺序进行检查。

1. 胸部视诊

(1)骨骼标志　胸部视诊时,首先必须掌握胸部的骨性标志。

①胸部后面观的骨性标志

骨性标志	解释或临床意义
肩胛骨	位于后胸壁第2~8肋骨之间
肩胛下角	在被检者直立位双上肢下垂时,两侧肩胛下角的连线一般通过第8胸椎、第7或第8后肋
脊柱棘突	为后正中线标志。让被检者低头,沿颈椎从上而下触摸,所触到的较突出的椎体为第7颈椎
肋脊角	为第12肋与脊柱构成的夹角,其前为肾脏和输尿管上端所在区域

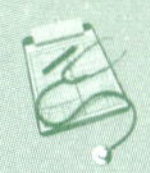

②胸部前面观的骨性标志

骨性标志	解释或临床意义
胸骨上切迹	位于胸骨柄上方。正常情况下,气管位于该切迹正中
胸骨柄	是指胸骨上端略呈六角形的骨块,其上部与左、右锁骨相连
胸骨角	胸骨柄与胸骨体的连接处向前突出,形成胸骨角,也称 Louis 角,其两侧与第 2 肋骨相连
剑突	胸骨体下端的突出部分
肋骨	共 12 对
肋间隙	是指两肋之间的空隙
腹上角	即胸骨下角,指左右肋弓在胸骨下端会合处形成的夹角,相当于横膈的穹隆部,正常约 70°~110°

注意:①前胸部计数肋骨、肋间隙的标志为胸骨角(Louis 角)——其两侧与第 2 肋骨相连。
②后胸部计数肋骨的标志为肩胛下角——平第 7 或第 8 后肋。
③后胸部计数椎体的标志为第 7 颈椎棘突——被检者低头时,最突出的椎体为第 7 颈椎棘突。

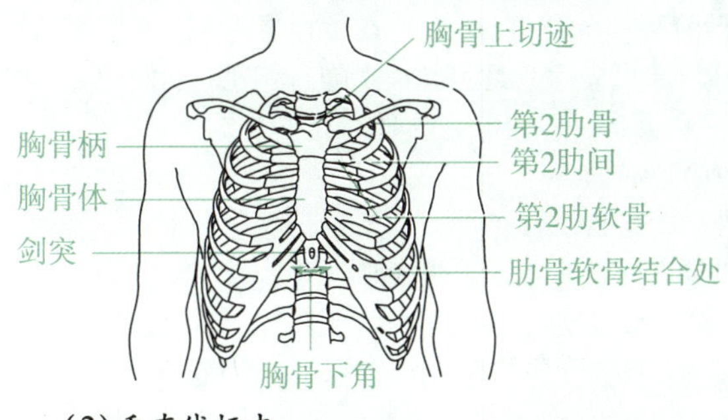

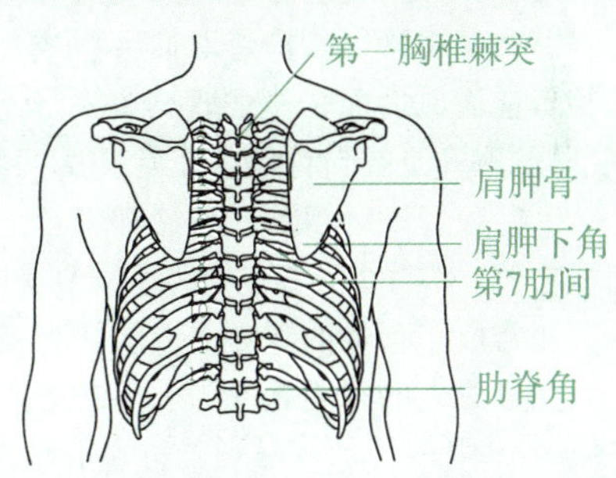

(2)垂直线标志

①正面观　从内向外分别为:

前正中线——通过胸骨正中的垂直线称为前正中线。

胸骨线——沿胸骨边缘与前正中线平行的垂直线。

胸骨旁线——胸骨线与锁骨中线之间的垂直线。

锁骨中线——通过锁骨的肩峰端与胸骨端之间中点与前正中线平行的直线为锁骨中线。

②后面观

肩胛线——通过肩胛下角的垂直线为肩胛线,也称为肩胛下线。

后正中线——通过椎骨棘突的垂直线为后正中线。

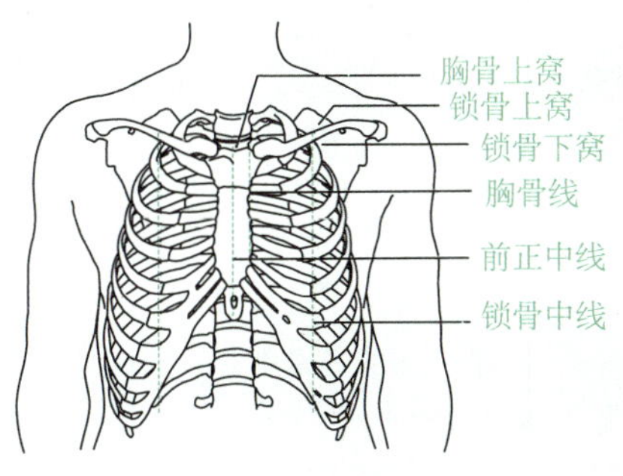

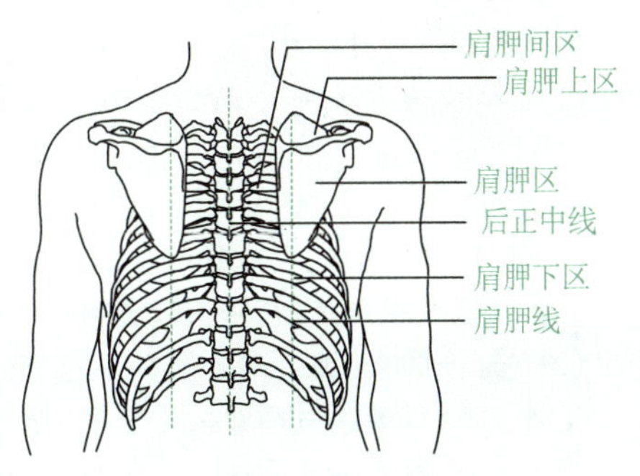

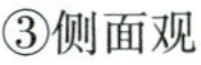
③侧面观

腋前线——通过腋窝前皱襞沿侧胸壁向下的垂直线为腋前线。

腋后线——通过腋窝后皱襞沿侧胸壁向下的垂直线为腋后线。

腋中线——自腋窝顶端与腋前线和腋后线之间向下的垂直线为腋中线。

注意:①考试时,一定要按要求作答,不要将正面观、后面观、侧面观的标志相互混淆。
②在前胸部,心脏大小、肝上界、肺下界的叩诊均在锁骨中线上进行。
③在后胸部,肝下界、肺下界、肺下界移动度的叩诊均在肩胛线上进行。

(3)自然陷窝

锁骨上窝——锁骨上方的凹陷为锁骨上窝。

锁骨下窝——锁骨下方的凹陷为锁骨下窝。

胸骨上窝——胸骨上方的凹陷为胸骨上窝。

腋窝——上肢内侧与胸壁相连的凹陷为腋窝。

(4)胸部视诊 胸部视诊分俯视及侧视,主要包括胸壁、胸廓的视诊和呼吸运动的检查。

①胸壁视诊 被检者取坐位或仰卧位,充分暴露前胸部,考生站在被检者前面或右侧。主要观察有无皮疹、蜘蛛痣、胸壁静脉有无充盈、曲张。

②胸廓视诊 被检者取仰卧位或坐位,充分暴露前胸和胸背部,考生站在被检者右侧(坐位时站在被检者前面或后面),主要观察胸廓形态。视诊胸廓形状时,应注意是否有桶状胸、扁平胸、肋间隙是否饱满、两侧胸廓是否对称等。正常胸廓两侧大致对称,呈椭圆形,前后径:左右径约为1:1.5。

③呼吸运动的视诊 视诊呼吸运动时,被检者取坐位或仰卧位,充分暴露前胸部,考生站在被检者前面或右侧。应注意呼吸频率、呼吸节律以及两侧呼吸运动是否对称等。

正常成年女性的呼吸多以胸式呼吸为主,正常成年男性及儿童多以腹式呼吸为主。

正常成人的呼吸频率为12~20次/分,呼吸节律均匀而整齐。

注意:①考试时,应注意区分胸部视诊、胸壁视诊及胸廓视诊,一字之差,则操作完全不同。
②胸部视诊——包括胸壁视诊、胸廓视诊和呼吸运动的检查。
③肩胛上区——为肩胛冈以上的区域,其外上界为斜方肌的上缘。
④肩胛下区——为两肩胛下角的连线与第12胸椎水平线之间的区域。
⑤肩胛间区——为两肩胛骨内缘之间的区域。

考生易犯错误

①只能指出骨骼标志、主要垂直线及自然陷窝,但不能口述检查内容。

②混淆这些体表标志。

③不能指出第7颈椎棘突。

④遗漏胸廓外形和呼吸运动视诊检查内容。

典型例题及评分标准

【例19】体格检查考试项目:请指出胸骨角、前正中线、腋前线、腋窝、肩胛上区体表位置(须边指点边描述体表位置)。

1. 体格检查(4分)

(1)考生站位正确,告知被检者体位正确(1分)

告知被检者取坐位,充分暴露前胸和背部,考生位于被检者右侧。

(2)视诊检查时指点并描述体表位置(指点正确、描述不正确得一半分;指点不正确不得分)(3分)

①胸骨角:胸骨柄与胸骨体的连接向前突起处,其两侧分别与左右第2肋软骨相连接(1分)。

②前正中线(即胸骨中线):通过胸骨正中的垂直线,其上端位于胸骨柄上缘的中点,向下通过剑突中央的垂直线(0.5分)。

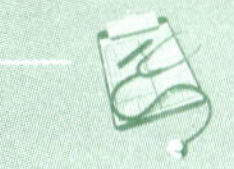

③腋前线(左右):通过腋窝前皱襞,沿前侧胸壁向下的垂直线(0.5分)。

④腋窝(左右):上肢内侧与胸壁相连的凹陷部(0.5分)。

⑤肩胛上区(左右):肩胛冈以上的区域,其外上界为斜方肌的上缘(0.5分)。

2. 提问(2分)

①胸骨左缘第2肋间听到连续性机械样杂音,应首先考虑什么疾病(1分)?

答:先天性心脏病如动脉导管未闭(答先天性心脏病给0.5分,答动脉导管未闭给1分)。

②心尖区抬举性搏动提示什么(1分)?

答:心尖抬举性搏动提示左心室肥大。

3. 职业素质(2分)

①体检前能向被检者告知。与被检者沟通时态度和蔼,体检中动作轻柔,能体现爱护被检者的意识。体检结束后能告知,有体现关爱被检者的动作(1分)。

②着装(工作服)整洁,仪表举止大方,语言文明,体检认真细致,表现出良好的职业素质(1分)。

【例20】体格检查考试项目:请指出第7颈椎棘突、腋后线、锁骨下窝、肩胛下区体表位置(须边指点边描述体表位置)。

1. 体格检查(4分)

(1)考生站位正确,告知被检者体位正确(1分)

告知被检者取坐位,充分暴露前胸和胸背部,考生位于被检者右侧。

(2)视诊检查时指点并描述体表位置(指点正确、描述不正确得一半分;指点不正确不得分)(3分)

①第7颈椎棘突:最明显的颈椎棘突(1分)。

②腋后线(左右):通过腋窝后皱襞,沿后侧胸壁向下的垂直线(0.5分)。

③锁骨下窝(左右):锁骨下方的凹陷部,下界为第3肋骨下缘(0.5分)。

④肩胛下区(左右):为两肩胛下角的连线与第12胸椎水平线之间的区域(1分)。

2. 提问(2分)

①体检时第7颈椎棘突临床定位价值是什么?(1分)

答:第7颈椎棘突作为计数胸椎的标志。

②请问肌张力增高有哪两种类型?(1分)

答:肌张力增高包括折刀样肌张力增高(痉挛状态)和铅管样肌张力增高(铅管样强直)两种。

3. 职业素质(2分)

①体检前能向被检者告知。与被检者沟通时态度和蔼,体检中动作轻柔,能体现爱护被检者的意识。体检结束后能告知,有体现关爱被检者的动作(1分)。

②着装(工作服)整洁,仪表举止大方,语言文明,体检认真细致,表现出良好的职业素质(1分)。

【例21】体格检查考试项目:请指出肩胛下角、胸骨上窝、锁骨中线、腋中线、肩胛间区的体表位置(须边指点边描述体表位置)。

1. 体格检查(4分)

(1)考生站位正确,告知被检者体位正确(1分)

告知被检者取坐位,充分暴露前胸和胸背部,考生位于被检者右侧。

(2)视诊检查时指点并描述体表位置(指点正确、描述不正确得一半分;指点不正确不得分)(3分)

①肩胛下角(左右):被检者直立、双臂自然下垂时肩胛下角的位置。肩胛下角可作为第7或第8肋骨水平的标志,或相当于第8胸椎的水平(1分)。

②胸骨上窝:胸骨上方的凹陷部(0.5分)。

③锁骨中线(左右):通过锁骨胸骨端和肩峰端之间的中点的垂直线,即通过锁骨中点向下的垂直线(0.5分)。

④腋中线(左右):通过腋窝顶点,沿侧胸壁向下的垂直线(0.5分)。

⑤肩胛间区(左右):为两肩胛骨内缘之间的区域(0.5分)。

2. 提问(2分)

①“方肩”体征常见于哪些病症?

答:肩关节脱位(0.5分)、三角肌萎缩(0.5分)时可以见到“方肩”体征。

②肋下触及肝脏,如何规范地表述其大小(1分)?

答:以肝上下径及右锁骨中线肋下多少厘米表示。

3. 职业素质(2分)

①体检前能向被检者告知。与被检者沟通时态度和蔼,体检中动作轻柔,能体现爱护被检者的意识。体检结束后能告知,有体现关爱被检者的动作(1分)。

②着装(工作服)整洁,仪表举止大方,语言文明,体检认真细致,表现出良好的职业素质(1分)。

【例22】体格检查考试项目:请指出肋脊角、胸骨旁线、肩胛线、后正中线、锁骨上窝体表位置(须边指点边描述体表位置)。

1. 体格检查(4分)

(1)考生站位正确,告知被检者体位正确(1分)

告知被检者取坐位,充分暴露前胸和腰背部,考生位于被检者右侧。

(2)视诊检查时指点并表述体表位置(指点正确、描述不正确得一半分;指点不正确不得分)(3分)

①肋脊角(左右):第12肋骨与脊柱构成的夹角(0.5分)。

②胸骨旁线(左右):通过胸骨线和锁骨中线中间的垂直线(0.5分)。

③肩胛线(左右):被检者坐正,双臂自然下垂时通过肩胛下角与后正中线平行的垂直线(0.5分)。

④后正中线:通过椎骨棘突,或沿脊柱正中下行的垂直线(0.5分)。

⑤锁骨上窝(左右):锁骨上方的凹陷部(1分)。

2. 提问(2分)

①说出神经反射弧的五部分组成(1分)。

答:神经反射弧由感受器、传入神经元、中枢、传出神经元、效应器组成。

②近期出现乳头内陷最常见的原因是什么(1分)?

答:近期出现乳头内陷最可能的原因为乳腺癌或炎症。

3. 职业素质(2分)

①体检前能向被检者告知。与被检者沟通时态度和蔼,体检中动作轻柔,能体现爱护被检者的意识。体检结束后能告知,有体现关爱被检者的动作(1分)。

②着装(工作服)整洁,仪表举止大方,语言文明,体检认真细致,表现出良好的职业素质(1分)。

【例23】体格检查考试项目:胸壁视诊检查(须口述检查内容)。

1. 体格检查(2分)

(1)考生站位正确,告知被检者体位正确(0.5分)

告知被检者取坐位或仰卧位,充分暴露胸部,考生位于被检者前面或右侧。

(2)检查内容(1.5分)

观察胸壁有无皮疹、瘢痕、蜘蛛痣(1分),胸壁静脉有无充盈、曲张(0.5分)。

2. 提问(2分)

①意识状态分哪几种(1分)?

答:意识清楚、嗜睡、意识模糊、昏睡、谵妄、昏迷(答出5项得1分)。

②女性,20岁,反复发热2周,查血常规疑为急性白血病,进行胸壁检查时应注意检查哪些内容(1分)?

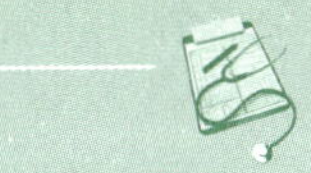

答:皮肤有无瘀点(或出血点)、瘀斑(0.5分),胸骨有无压痛(0.5分)。

3. 职业素质(2分)

①体检前能向被检者告知。与被检者沟通时态度和蔼,体检中动作轻柔,能体现爱护被检者的意识。体检结束后能告知,有体现关爱被检者的动作(1分)。

②着装(工作服)整洁,仪表举止大方,语言文明,体检认真细致,表现出良好的职业素质(1分)。

【例24】体格检查考试项目:胸廓视诊检查(须口述检查内容)。

1. 体格检查(2分)

(1)考生站位正确,告知被检者体位正确(0.5分)

告知被检者取坐位或仰卧位,充分暴露前胸和背部,考生位于被检者前面或右侧。

(2)检查方法(1.5分)

观察胸廓形状,两侧是否对称(0.5分)。有无畸形、局部隆起(0.5分),肋间隙有无异常(0.5分)。

2. 提问(2分)

①Kussmaul呼吸的特征和临床意义是什么(1分)?

答:Kussmaul呼吸即深大呼吸,常见于代谢性酸中毒(0.5分),如糖尿病酮症酸中毒和尿毒症等(0.5分)。

②消化性溃疡患者急性胃穿孔,腹部叩诊检查时发现的最重要阳性体征可能是什么(1分)?

答:肝浊音界缩小或消失。

3. 职业素质(2分)

①体检前能向被检者告知。与被检者沟通时态度和蔼,体检中动作轻柔,能体现爱护被检者的意识。体检结束后能告知,有体现关爱被检者的动作(1分)。

②着装(工作服)整洁,仪表举止大方,语言文明,体检认真细致,表现出良好的职业素质(1分)。

【例25】体格检查考试项目:呼吸运动检查(呼吸运动类型,呼吸频率、节律)(须报告检查结果)。

1. 体格检查(4分)

(1)考生站位正确,告知被检者体位正确(1分)

告知被检者取坐位或仰卧位,充分暴露前胸部,考生位于被检者前面或右侧。

(2)视诊检查(2分)

①呼吸运动类型:正常成年男性和儿童的呼吸以腹式呼吸为主,成年女性以胸式呼吸为主(0.5分)。

②呼吸频率:观察胸部起伏,计数呼吸次数,观察时间至少30秒(0.5分)。观察呼吸深度的变化(0.5分)。

③呼吸节律:节律是否均匀、整齐(0.5分)。

(3)报告检查结果(1分)

被检者为腹(胸)式呼吸,呼吸频率为多少次/分(考生报告实际次数),呼吸深浅度,节律是否规整。

2. 提问(2分)

①什么原因导致乳房皮肤"橘皮"样变(1分)?

答:多见于癌肿引起的乳房局部皮肤水肿,为癌细胞浸润阻塞皮肤淋巴管所致,因为毛囊和毛孔明显下陷,故局部皮肤外观呈橘皮样改变。

②右下腹压痛和反跳痛阳性常见于何种疾病(1分)?

答:常见于急性阑尾炎或女性右侧输卵管炎(0.5分)(答出一个即可得0.5分)伴局限性腹膜炎(0.5分)。

3. 职业素质(2分)

①体检前能向被检者告知。与被检者沟通时态度和蔼,体检中动作轻柔,能体现爱护被检者的意识。体检结束后能告知,有体现关爱被检者的动作(1分)。

②着装(工作服)整洁,仪表举止大方,语言文明,体检认真细致,表现出良好的职业素质(1分)。

常考问题

①胸骨角平第几肋间？

答：第2肋间。

②听诊呼吸音时，呼气相延长的临床意义是什么？

答：常见于支气管哮喘、慢性阻塞性肺疾病等。

③单侧胸肺疾病，气管向健侧移位，有什么临床意义？

答：气管向健侧移位常见于患侧大量胸腔积液、气胸等。

2. 胸部触诊

胸部触诊包括胸廓扩张度、语音震颤和胸膜摩擦感的触诊。

(1)胸廓扩张度

①被检者取坐位，考生位于被检者的前面右侧，充分暴露被检者前胸及背部。

②前胸廓扩张度的检查　考生两手置于被检者胸廓下方的前侧部，两拇指分别沿两侧肋缘指向剑突，拇指尖在前正中线两侧对称部位，手掌和伸展的手指置于两侧前胸壁。嘱被检者作深呼吸，观察比较两手的动度是否一致。

③后胸廓扩张度的检查　考生将两手平置于被检者背部，相当于第10肋骨水平，拇指与中线平行，并将两侧皮肤向中线轻推。嘱被检者进行深呼吸，观察比较两手的动度是否一致。

注意：胸廓扩张度在胸廓前下部检查较易获得，因该处胸廓呼吸时动度较大。

考生易犯错误

①考生双手放置的位置不正确。

②未嘱被检者作深呼吸运动。

③遗漏后胸廓扩张度的检查。

典型例题及评分标准

【例26】体格检查考试项目：胸廓扩张度(前)检查(须报告检查结果)。

1. 体格检查(2分)

(1)考生站位正确，告知被检者体位正确(0.5分)

告知被检者取坐位或仰卧位，充分暴露前胸部，考生位于被检者前面或右侧。

(2)检查方法(1分)

考生双手放在被检者胸廓前侧部，双拇指分别沿两侧肋缘指向剑突，拇指尖在前正中线两侧对称部位，手掌和伸展的手指置于前侧胸壁(0.5分)。嘱被检者作深呼吸运动，利用双手掌感觉并观察双侧呼吸运动强度和一致性(0.5分)。

(3)报告检查结果(0.5分)

报告检查结果：(正常人)两侧胸廓呈对称性的张缩。

2. 提问(2分)

①胸骨左缘第2肋间听到连续性机器样杂音，应首先考虑什么疾病(1分)？

答：动脉导管未闭(仅答先天性心脏病得0.5分)。

②哮喘患者发作时可出现严重呼气性呼吸困难，胸部听诊时有哪些重要的体征(1分)。

答：两肺满布哮鸣音或呼吸音明显减弱。

3. 职业素质(2分)

①体检前能向被检者告知。与被检者沟通时态度和蔼，体检中动作轻柔，能体现爱护被检者的意识。体检结束后能告知，有体现关爱被检者的动作(1分)。

②着装(工作服)整洁，仪表举止大方，语言文明，体检认真细致，表现出良好的职业素质(1分)。

(2)语音震颤

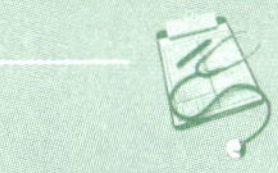

①被检者取仰卧位，充分暴露前胸部。考生位于被检者右侧。

②考生左、右手掌的尺侧缘或掌面轻放于被检者两侧胸壁的对称部位，告知被检者用同等强度重复轻发“yi”长音。

③自上而下，从内到外，两手交叉比较两侧相应部位语音震颤的异同，注意有无增强或减弱。

考生易犯错误

①检查前无关爱意识。

②未嘱被检者发“yi”长音。

③考生手法不对——没有用手掌的尺侧缘或掌面进行检查。

④检查顺序不对——应自上而下，从内到外，两手交叉比较检查。

典型例题及评分标准

【例27】体格检查考试项目：语音震颤检查（须报告检查结果）。

1. 体格检查（2分）

（1）考生站位正确，告知被检者体位正确（0.5分）

告知被检者取坐位或仰卧位，充分暴露前胸和背部，考生位于被检者前面或右侧。

（2）检查方法（1分）

考生双手掌或手掌尺侧缘（小鱼际）平放于被检者前、后胸壁两侧的对称部位，嘱被检者发同等强度的“yi”长音（0.5分），自上而下，由内到外，反复比较左右两侧对应部位语音震颤的异同（0.5分）。

（3）报告检查结果（0.5分）

语音震颤有无增强或减弱。

2. 提问（2分）

①什么是肠鸣音活跃，其临床意义如何（1分）？

答：肠鸣音每分钟达10次以上，但音调不特别高亢称为肠鸣音活跃（0.5分），多见于急性胃肠炎、服泻药后或消化道大量出血（0.5分）。

②男性，50岁。半个月来尿量明显减少，明显腹胀，伴双下肢水肿。既往有慢性乙型肝炎病史10余年，触诊该患者肝脏时可能有什么发现（1分）？

答：触及肝脏时肝质地硬，边缘较薄，表面尚光滑，或不能触及肝脏。

3. 职业素质（2分）

①体检前能向被检者告知。与被检者沟通时态度和蔼，体检中动作轻柔，能体现爱护被检者的意识。体检结束后能告知，有体现关爱被检者的动作（1分）。

②着装（工作服）整洁，仪表举止大方，语言文明，体检认真细致，表现出良好的职业素质（1分）。

（3）胸膜摩擦感

①检查胸膜摩擦感时，被检者取仰卧位，充分暴露前胸部，考生位于被检者右前方。

②考生双手手掌轻贴被检者胸廓的前下侧胸壁，或腋中线第5、6肋间。

③嘱被检者深慢呼吸，注意呼气相和吸气相时是否可触及有如皮革相互摩擦的感觉。

④嘱被检者屏住呼吸，重复上述检查。如屏住呼吸时，仍能触及摩擦感，则可能为心包摩擦感。

典型例题与评分标准

【例28】体格检查考试项目：胸膜摩擦感检查（须口述检查内容）。

1. 体格检查（2分）

（1）考生站位正确，告知被检者体位正确（0.5分）

告知被检者取坐位或仰卧位，充分暴露前胸部，考生位于被检者前面或右侧。

（2）检查方法（须口述检查内容）（1.5分）

考生将手掌平放于被检者前下侧胸部或腋中线第5、6肋间处（0.5分），嘱被检者深慢呼吸，注意吸气相和呼气相时,有无皮革相互摩擦的感觉(0.5分)。嘱被检者屏住呼吸,重复前述检查(0.5分)。

2. 提问(2分)

①扁平胸、桶状胸、鸡胸各见于什么疾病?(1分)

答:扁平胸见于瘦长体型者、慢性消耗性疾病等。桶状胸见于严重肺气肿。鸡胸见于佝偻病。

②正常呼吸频率是多少?呼吸频率增快应考虑什么问题?(1分)

答:正常呼吸频率12~20次/分。呼吸频率增快常见于发热、甲亢、贫血等。

3. 职业素质(2分)

①体检前能向被检者告知。与被检者沟通时态度和蔼,体检中动作轻柔,能体现爱护被检者的意识。体检结束后能告知,有体现关爱被检者的动作(1分)。

②着装(工作服)整洁,仪表举止大方,语言文明,体检认真细致,表现出良好的职业素质(1分)。

3. 胸部叩诊

胸部叩诊包括对比叩诊、定界叩诊及肺下界移动度叩诊。

(1)胸部叩诊方法 分间接叩诊法和直接叩诊法两种,临床上以间接叩诊法最常用。

①间接叩诊法 进行间接叩诊时,考生以左中指的第二指节作为叩诊板指,紧贴于叩击部位表面;以右手中指指端为叩诊锤,垂直叩击左手中指第二指骨的前端或末梢指关节。叩诊时,应以右腕关节和掌指关节活动为主,避免肘关节和肩关节参与运动。叩击后右手中指立即抬起,一般一个部位叩诊2~3次。

②直接叩诊法 是用手指的掌面直接拍击检查部位,适用于检查病变部位广泛者。

(2)胸部对比叩诊 进行肺部叩诊时,应按照"从上到下,从前胸到侧胸,最后为背部"的顺序进行叩诊。

①首先叩诊前胸 叩诊应从锁骨上窝开始,沿肋间隙逐一进行检查。

要做到从上而下,左右对比,内外对比,上下对比。

在进行前胸壁和侧胸壁叩诊时,板指应平行于肋间,并注意避开心脏和肝脏。

②然后叩诊侧胸壁 嘱被检者举起上臂置于头部,自腋窝开始沿腋中线、腋后线向下叩诊至肋缘。

③最后,被检者坐起,进行背部叩诊 嘱被检者向前稍低头,双手交叉抱肘,由上至下进行叩诊。

在肩胛间区叩诊时,板指应平行于后正中线。在肩胛下角以下叩诊时,应平行于肋间,并注意避开肩胛骨。

考生易犯错误

①叩诊手法不正确——叩诊锤不是垂直叩诊于板指,而是使用腕关节和掌指关节活动的力量进行叩诊。

②叩诊时,板指位置放置不正确——正确的方法应为:在前胸及侧胸叩诊时,板指应平行于肋间;在肩胛间区叩诊时,板指应平行于后正中线;在肩胛下角以下叩诊时,板指则平行于肋间。

③叩诊顺序错误,没有遵循胸部叩诊的原则——从上而下,左右对比,内外对比,上下对比。

④在前胸及侧胸叩诊时,没有避开心脏和肝脏;在背部叩诊时,没有避开两侧的肩胛骨。

典型例题与评分标准

【例29】体格检查考试项目:胸(肺)部间接叩诊检查(须报告检查结果)。

1. 体格检查(8分)

(1)考生站位正确,告知被检者体位正确(0.5分)

告知被检者取坐位或仰卧位,充分暴露前胸部和背部,考生位于被检者前面或右侧。

(2)检查方法(7.5分)

①间接叩诊方法(4分)

考生将左手中指第2指节紧贴于叩诊部位,其他手指稍抬起,勿与体表接触(0.5分)。右手手指自然弯曲,用中指指端叩击左手中指第2节指骨的远端(0.5分)。

板指平贴肋间隙,与肋骨平行,逐个肋间进行叩诊(0.5分)。叩肩胛间区时,板指应与脊柱平行(0.5分)。

叩击方向应与叩诊部位的体表垂直,叩诊时以腕关节与掌指关节的活动为主,叩击动作要灵活、短

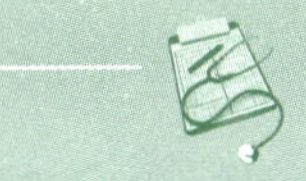

促、富有弹性,叩击后右手中指应立即抬起,以免影响对叩诊音的判断(1分)。

同一部位应连续叩击2~3下(1分)。

②胸(肺)部叩诊顺序(2.5分)

叩诊自锁骨上窝开始,沿锁骨中线、腋前线从上至下,逐一肋间进行叩诊(0.5分)。先检查前胸,其次检查侧胸,最后为背部,背部叩诊时,叩诊肩胛间区、肩胛下区(1分)。叩诊时应左右、上下、内外对比进行(1分)。

③报告检查结果(1分)

正常双肺叩诊为清音。

2. 提问(2分)

①叙述正常胸部叩诊音分布情况(1分)。

答:正常肺野叩诊为清音,心肺和肝肺重叠处叩诊为浊音,肝、心脏部位叩诊是实音。

②正常膝反射的表现是什么(1分)?

答:表现为叩击股四头肌肌腱时引起股四头肌收缩,下肢伸展动作。

3. 职业素质(2分)

①体检前能向被检者告知。与被检者沟通时态度和蔼,体检中动作轻柔,能体现爱护被检者的意识。体检结束后能告知,有体现关爱被检者的动作(1分)。

②着装(工作服)整洁,仪表举止大方,语言文明,体检认真细致,表现出良好的职业素质(1分)。

(3)肺界叩诊

肺界叩诊包括肺上界、肺前界和肺下界的叩诊检查。肺前界叩诊很少考。

肺上界叩诊(肺尖部叩诊)

①进行肺尖部叩诊时,被检者取坐位,考生位于被检者后面。

②首先找到斜方肌,从斜方肌前缘中央部开始,从内向外叩诊,叩诊音由清音变为浊音时,进行标记,此处即为肺上界的外侧终点。

③然后,再由斜方肌前缘中央部开始,从外向内叩诊,叩诊音由清音变为浊音时,即为肺上界的内侧终点。

④测量该清音带的宽度,即为肺尖宽度,又称Kronig峡,正常为4~6cm。

⑤同法测量另一侧肺尖宽度。

肺尖叩诊小技巧:

①行肺上界(肺尖部)叩诊前,应掌握其解剖学标志——斜方肌。

②首先找到斜方肌前缘中央部,向外叩诊2.5cm,作标记;然后向内叩诊2.5cm,再作标记。

③测量两标记点之间的距离,即为肺尖的宽度,正常值为4~6cm。④同法测量另一侧肺尖宽度。

肺下界叩诊

肺下界一般在三条径线上进行叩诊,即锁骨中线、腋中线和肩胛下线。

在锁骨中线和腋中线上叩诊肺下界时,被检者取仰卧位或坐位。

在肩胛下线上叩诊肺下界时,被检者取坐位。

前胸壁肺下界的叩诊

①前胸壁肺下界叩诊时,被检者取仰卧位,充分暴露胸部,考生位于被检者右前方,嘱被检者平静呼吸。

②首先,叩诊右肺下界。

a. 在右锁骨中线上叩诊右肺肺下界。从第2肋间开始,自上而下,逐一肋间向下叩诊,当清音变为浊音时,为肝上界(正常为第5肋间)。继续叩诊,当叩诊音由浊音变为实音时为肺下界(正常为第6肋间)。

b. 在右腋中线上叩诊右肺肺下界。自上而下进行叩诊,当清音变浊时,即为肺下界(正常为第8肋间)。

c. 同样的方法,叩出左肺在腋中线上的肺下界。

注意:①千万不能在左锁骨中线上叩诊左肺肺下界。

②由于心脏的影响,在左侧锁骨中线上,一般不进行肺下界的叩诊。

背部肺下界的叩诊方法

背部肺下界的叩诊在肩胛下线上进行。

①被检者取坐位,平静呼吸。

②首先找到肩胛骨,确定肩胛下线。然后,沿肩胛下线,逐一肋间向下叩诊,当清音变浊时,即为肺下界(正常为第10肋间)。

③采用同样的方法,叩出另一侧肺下界。

正常人,平静呼吸时,在锁骨中线、腋中线和肩胛下线上,肺下界分别位于第6、8、10肋间。

肺下界叩诊小技巧:

①以右侧肺下界为例,进行叩诊。

②找到右侧乳头,平第4肋间,沿右锁骨中线向下叩2个肋间,即为肺下界(正常为第6肋间)。

③在腋中线上叩诊,自上而下叩诊,眼睛余光看着乳头,平第4肋间时,继续向下叩诊4个肋间,即为肺下界(正常为第8肋间)。

④取坐位,在肩胛下线上,向下叩诊。肩胛角平第8肋间,向下叩诊2个肋间,即为肺下界(正常为第10肋间)。

肺前界的叩诊

①进行肺前界叩诊时,被检者取仰卧位,充分暴露胸部,考生位于被检者右前方,嘱被检者平静呼吸。

②先叩诊右肺前界——自右侧第2肋间开始,由外向内叩诊,逐一向下至第6肋间。

③然后叩诊左肺前界——自左侧第2肋间开始,由外向内叩诊,逐一向下至第5或6肋间。

④正常情况下,右肺的肺前界相当于胸骨线的位置,左肺的肺前界相当于胸骨旁线第4~6肋间。

考生易犯错误

①被检者体位、条件错误——应在卧(坐)位,平静呼吸时进行叩诊。

②叩诊顺序错误。

③记不住正常值——考试叩诊时,由于环境吵杂,听不清叩诊音,若不能记住正常值,则偏差很大。如肺下界于锁骨中线平第6肋间,叩到平乳头(第4肋间)后再向下叩2个肋间即为肺下界。

典型例题及评分标准

【例30】体格检查考试项目:肺下界叩诊检查(须报告检查结果)。

1. 体格检查(8分)

(1)考生站位正确,告知被检者体位正确(0.5分)

告知被检者取坐位(双手自然下垂)或仰卧位,充分暴露前胸部和胸背部,考生位于被检者前面或右侧。

(2)检查方法(5.5分)

①间接叩诊方法(3分)

考生将左手中指第2指节紧贴于叩诊部位,其他手指稍抬起,勿与体表接触(0.5分)。右手手指自然弯曲,用中指指端叩击左手中指第2节指骨的远端(0.5分)。

叩击方向应与叩诊部位的体表垂直,叩诊时以腕关节与掌指关节的活动为主,叩击动作要灵活、短促、富有弹性,叩击后右手中指应立即抬起,以免影响对叩诊音的判断(1分)。

同一部位应连续叩击2~3下(1分)。

②肺下界检查方法及位置(2.5分)

告知被检者均匀呼吸,板指平贴肋间隙,与肋骨平行,分别沿右锁骨中线、左右腋中线和左右肩胛线进行叩诊(1分)。自上而下(锁骨中线从第二肋间、左右腋中线从腋窝顶部、左右肩胛线从肩胛下角开始),逐个肋间进行叩诊(1分)。叩诊音由清音变为实音时为肺下界(0.5分)。

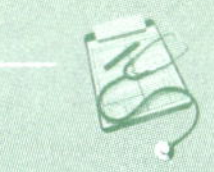

③报告检查结果(2分)

报告被检者肺下界的位置(正常人肺下界在右锁骨中线上位于第6肋间隙,在左、右腋中线上位于第8肋间,在左、右肩胛线上位于第10肋间隙)。

2. 提问(2分)

①请说出腹壁静脉水母头样改变的体征特点及临床意义。

答:腹壁静脉水母头样改变是指脐部可见到一簇曲张静脉呈四周放射状改变(0.5分),常见于显著门脉高压(0.5分)。

②肺部听诊除注意有无语音共振和胸膜摩擦音外,还要听诊哪些内容(1分)?

答:要听诊呼吸音(正常呼吸音、异常呼吸音)和啰音。

3. 职业素质(2分)

①体检前能向被检者告知。与被检者沟通时态度和蔼,体检中动作轻柔,能体现爱护被检者的意识。体检结束后能告知,有体现关爱被检者的动作(1分)。

②着装(工作服)整洁,仪表举止大方,语言文明,体检认真细致,表现出良好的职业素质(1分)。

(4)肺下界移动度的检查　应在肩胛下线上进行叩诊。

平静呼吸时,沿肩胛下线叩出肺下界(中间点)。

当深吸气时,肺膨胀,肺下界下移,叩出一个肺下界(低点)。

当深呼气时,肺萎陷,肺下界上移,再次叩出一个肺下界(高点)。

测量高点与低点之间的距离,即为肺下界移动度。

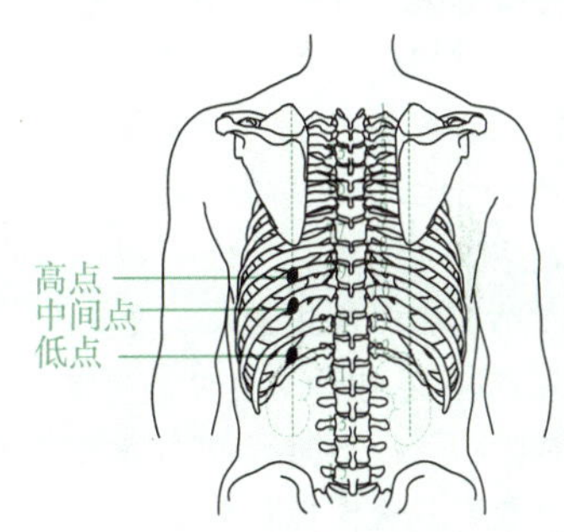

肺下界移动度=高点与低点之间的距离

①检查肺下界移动度时,被检者取坐位,在平静呼吸时,考生首先于肩胛线上叩出肺下界。

②然后,嘱被检者深吸气后屏住呼吸,继续沿肩胛线向下叩诊,当清音变浊时,即为深吸气时肺下界的低点,做标记。

③让被检者恢复平静呼吸,然后再深呼气后屏住呼吸,在肩胛线上从下往上叩诊。当浊音变清时,即为深呼气时肺下界的高点,做标记。

④测量出高点与低点之间的距离,即为肺下界的移动度。

⑤同法,测量另一侧肺下界的移动度。

正常人肺下界移动度为6~8cm。

肺下界移动度叩诊小技巧:

①定位肩胛下线。

②从肩胛下角(即第8肋间)开始,向下叩诊2个肋间,即为平静呼吸时的肺下界,此点轻作标记。

③深吸气时向下叩诊4 cm,作标记。④深呼气时向上叩诊3 cm,作标记。⑤保证后两点之间的距离为6~8cm。

考生易犯错误

①被检者体位错误——应取坐位。

②叩诊位置不正确——应在肩胛线上进行叩诊。

③叩诊条件不正确——平静呼吸时叩出肺下界;深吸气后屏住呼吸,叩出肺下界的最低点;深呼气后屏住呼吸,叩出肺下界的最高点。

④记不住正常值——叩出的结果大相径庭。

典型例题及评分标准

【例31】体格检查考试项目:右肺下界移动度检查(仅在右肩胛线上叩,须报告检查结果)。

1. 体格检查(8分)

(1)考生站位正确,告知被检者体位正确(0.5分)

告知被检者取坐位(双手自然下垂),充分暴露胸背部,考生位于被检者后面。

(2)检查方法(6.5分)

①间接叩诊方法(3分)

考生将左手中指第2指节紧贴于叩诊部位,其他手指稍抬起,勿与体表接触(0.5分)。右手手指自然弯曲,用中指指端叩击左手中指第2节指骨的远端(0.5分)。

叩击方向应与叩诊部位的体表垂直,叩诊时应以腕关节与掌指关节的活动为主,叩击动作要灵活、短促、富有弹性,叩击后右手中指应立即抬起,以免影响对叩诊音的判断(1分)。

同一部位应连续叩击2~3下(1分)。

②右肺下界移动度检查方法(3.5分)

先于平静呼吸时在右肩胛线上叩出肺下界(1分),然后嘱被检者深吸气后屏气,同时向下叩诊,在清音变浊音时做一标记(1分)。嘱被检者恢复平静呼吸,然后再深呼气后屏气,自上(肩胛下角处)而下叩至浊音,做标记(也可由下而上叩诊)(1分)。测量两标记点之间的距离即为肺下界移动度(0.5分)。

③报告检查结果(1分)

被检者右肺下界移动度(正常人为6~8厘米)。

2. 提问(2分)

①肺上界叩诊正常人宽度是多少?肺上界变窄、变宽的临床意义是什么?

答:肺上界叩诊为肺尖的宽度,正常人为4~6cm(1分)。

肺上界变窄常见于肺结核所致肺尖浸润、纤维性变及萎缩(0.5分)。肺上界变宽常见于肺气肿(0.5分)。

②腹部视诊发现局部条形膨隆常见于哪些疾病(1分)?

答:常见于肠梗阻、肠扭转、肠套叠、巨结肠症等。

3. 职业素质(2分)

①体检前能向被检者告知。与被检者沟通时态度和蔼,体检中动作轻柔,能体现爱护被检者的意识。体检结束后能告知,有体现关爱被检者的动作(1分)。

②着装(工作服)整洁,仪表举止大方,语言文明,体检认真细致,表现出良好的职业素质(1分)。

4. 胸部听诊

(1)肺部听诊的一般原则

①肺部听诊时,被检者取坐位或仰卧位。嘱被检者轻微张口作均匀而平静的呼吸,必要时嘱被检者深呼吸、屏气或咳嗽后听诊。

②肺部听诊应从肺尖开始,逐个肋间依次进行。

③听诊时,应注意16字原则,即"肺尖开始,自上而下,左右对比,避开心脏"。

④分别听诊前胸部、侧胸部及背部,每处至少听诊1~2个呼吸周期。听诊前胸部应沿锁骨中线和腋前线进行,听诊侧胸部应沿腋中线和腋后线进行,听诊背部应沿肩胛下线进行。

⑤听诊时应注意:双肺呼吸音是否清晰,有无增强或减弱,有无异常呼吸音,有无啰音,有无胸膜摩擦音,语音共振有无增强或减弱。

考生易犯错误

①手持听诊器体件姿势错误——常错误地用右手拇指与示指捏拿,应为右手拇指与中指捏拿。

②隔衣听诊——不得分。

③听诊顺序错误——应从"肺尖开始,自上而下,左右对比,避开心脏"。

④听诊部位错误——应沿锁骨中线和腋前线听诊前胸部,沿腋中线和腋后线听诊侧胸部,沿肩胛下线听诊背部。

⑤不能回答和指出正常呼吸音的部位。

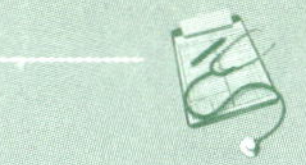

典型例题及评分标准

【例 32】体格检查考试项目：肺部听诊检查（须报告检查结果）。

1. 体格检查（6 分）

（1）考生站位正确，告知被检者体位正确（0.5 分）

告知被检者取坐位或仰卧位，充分暴露前胸部和背部，考生位于被检者前面或右侧。

（2）检查内容和方法（4.5 分）

①呼吸音及啰音检查：考生将听诊器体件置于胸壁，要求被检者均匀而平静的呼吸，必要时嘱被检者深呼吸、屏气或咳嗽（0.5 分）。听诊顺序由肺尖开始，自上而下，由前胸、侧胸到背部（1 分），左右两侧对称部位进行比较（0.5 分），每处至少听 1~2 个呼吸周期（0.5 分）。

②语音共振检查：嘱被检者用一般声音强度重复发"yi"长音（或耳语"1、2、3"）（0.5 分），考生用听诊器体件置于被检者前、后胸壁，由上而下、左右两侧对称部位对比听诊（0.5 分）。

③胸膜摩擦音检查：考生将听诊器体件分别置于被检者两侧前下胸部进行听诊（0.5 分）。嘱被检者深呼吸，注意吸气相和呼气相有无胸膜摩擦的声音。嘱被检者屏气，听诊时摩擦音消失（0.5 分）。

（3）报告检查结果（1 分）　双肺呼吸音是否清晰，有无增强或减弱，有无异常呼吸音，有无啰音，有无胸膜摩擦音，语音共振有无增强或减弱。

2. 提问（2 分）

①双侧瞳孔扩大常见于哪些临床病症（1 分）？

答：双侧瞳孔扩大见于脑外伤、颈交感神经刺激、视神经萎缩、阿托品等药物反应（答出 2 项得 1 分）。

②单侧胸肺疾病，气管向健侧移位，有什么临床意义（1 分）？

答：气管向健侧移位常见于患侧大量胸腔积液（0.5 分）、气胸（0.5 分）等。

3. 职业素质（2 分）

①体检前能向被检者告知。与被检者沟通时态度和蔼，体检中动作轻柔，能体现爱护被检者的意识。体检结束后能告知，有体现关爱被检者的动作（1 分）。

②着装（工作服）整洁，仪表举止大方，语言文明，体检认真细致，表现出良好的职业素质（1 分）。

（2）肺部听诊的内容

肺部听诊内容包括正常呼吸音、异常呼吸音、啰音、语音共振、胸膜摩擦音等。

①正常呼吸音　四种正常呼吸音的特征如下表。

特征	气管呼吸音	支气管呼吸音	支气管肺泡呼吸音	肺泡呼吸音
强度	极响亮	响亮	中等	柔和
音调	极高	高	中等	低
吸气：呼气	1：1	1：3	1：1	3：1
性质	粗糙	管样	沙沙声，但管样	轻柔的沙沙声
正常听诊区域	胸外气管	胸骨柄	主支气管	大部分肺野

②异常呼吸音　包括异常肺泡呼吸音（肺泡呼吸音减弱或增强）、异常支气管呼吸音（在正常肺泡呼吸音部位听到支气管呼吸音）、异常支气管肺泡呼吸音（在正常肺泡呼吸音的区域内听到支气管肺泡呼吸音）。

③啰音　是呼吸音以外的附加音，分为干啰音和湿啰音。

干啰音又分为高调干啰音（哨笛音）和低调干啰音（鼾音）。

湿啰音又分为粗湿啰音（大水泡音）、中湿啰音（中水泡音）、细湿啰音（小水泡音）和捻发音。

（3）语音共振

语音共振的产生方式与语音震颤基本相同。喉部发音产生的振动经气管、支气管、肺泡传至胸壁，由听诊器闻及。语音共振一般在气管和支气管附近听到的声音最强,在肺底则较弱。

语音共振的检查方法详见下面例题。

语音共振减弱常见于支气管阻塞、胸腔积液、胸膜增厚、胸壁水肿、肥胖、肺气肿等。

典型例题及评分标准

【例 33】体格检查考试项目:语音共振检查(须报告检查结果)。

1. 体格检查(2 分)

(1)考生站位正确,告知被检者体位正确(0.5 分)

告知被检者取坐位或仰卧位,充分暴露前胸部和背部,考生位于被检者前面或右侧。

(2)检查方法正确(1 分)

嘱被检者用一般声音强度重复发"yi"长音(或耳语"1、2、3")(0.5 分)。考生用听诊器的体件在被检者前、后胸壁自上而下,左右两侧对称部位对比听诊(0.5 分)。

(3)报告检查结果(0.5 分)

语音共振有无增强或减弱。

2. 提问(2 分)

①心包摩擦音和胸膜摩擦音听诊如何鉴别(1 分)?

答:心包摩擦音可闻及与心搏一致的类似纸张摩擦的声音,屏气时不消失(0.5 分);胸膜摩擦音一般于吸气末或呼气初较为明显,屏气时消失(0.5 分)。

②肝脏肿大,肋下触及肝脏,如何规范地表述其大小(1 分)?

答:以右锁骨中线肋下多少厘米表示。

3. 职业素质(2 分)

①体检前能向被检者告知。与被检者沟通时态度和蔼,体检中动作轻柔,能体现爱护被检者的意识。体检结束后能告知,有体现关爱被检者的动作(1 分)。

②着装(工作服)整洁,仪表举止大方,语言文明,体检认真细致,表现出良好的职业素质(1 分)。

常考问题

①哪些部位听到支气管呼吸音属于正常呼吸音?

答:喉部、胸骨上窝,背部第 6、7 颈椎及第 1、2 胸椎附近。

②直接和间接角膜反射均消失常见于哪对颅神经损害?

答:常见于三叉神经损害。

(4)胸膜摩擦音

胸膜摩擦音是胸膜面由于炎症、纤维素渗出而变得粗糙时,胸膜脏层和壁层之间随着呼吸相互摩擦产生的声音。通常于呼吸两相均可听到,一般于吸气末或呼气初较为明显,屏气时消失。

胸膜摩擦音最常听到的部位是前下侧胸壁,因呼吸时该区域的呼吸动度最大。

胸膜摩擦音常见于纤维素性胸膜炎、肺梗死、胸膜肿瘤、尿毒症等。

胸膜摩擦音的检查方法详见下面例题。

典型例题及评分标准

【例 34】体格检查考试项目:胸膜摩擦音检查(须报告检查结果)。

1. 体格检查(2 分)

(1)考生站位正确,告知被检者体位正确(0.5 分)

告知被检者取坐位或仰卧位,充分暴露前胸部,考生位于被检者前面或右侧。

(2)检查方法(1 分)

考生将听诊器体件置于被检者两侧前下胸部进行听诊(0.5 分)。嘱被检者深呼吸,注意吸气相和呼气相有无胸膜摩擦的声音。嘱被检者屏气,听诊时摩擦音消失(0.5 分)。

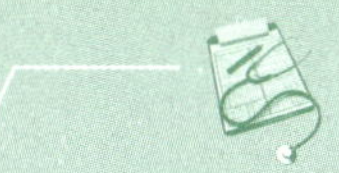

(3)报告检查结果(0.5分)

有无胸膜摩擦音(正常人无胸膜摩擦音)。

2. 提问(2分)

①脉压增大常见于哪些临床病症(1分)?

答:脉压增大常见于甲状腺功能亢进症、主动脉瓣关闭不全和动脉硬化等(答出2项得1分)。

②男性,45岁。2天来进油腻食物后出现右上腹痛,向右肩部放射。既往有胆石病病史3年。该患者腹部触诊检查时可能发现的阳性体征是什么(1分)?

答:右上腹局部压痛(0.5分),Murphy征阳性(0.5分)。

3. 职业素质(2分)

①体检前能向被检者告知。与被检者沟通时态度和蔼,体检中动作轻柔,能体现爱护被检者的意识。体检结束后能告知,有体现关爱被检者的动作(1分)。

②着装(工作服)整洁,仪表举止大方,语言文明,体检认真细致,表现出良好的职业素质(1分)。

(5)肺和胸膜听诊训练

肺部听诊音详见本书配套课件《贺银成2019实践技能名师大讲堂》(需在银成医考APP另行购买,下同)。

在本站考试中要求掌握听诊内容、能够指认听诊部位,在第三站机考中要重点掌握各种听诊音的特点。

■这是支气管呼吸音,正常人于喉部,胸骨上窝,背部第6、7颈椎及第1、2胸椎附近均可听到。

■这是支气管肺泡呼吸音,正常人于胸骨两侧第1、2肋间隙,肺尖前后部、肩胛间区第3、4胸椎水平可以听到。

■这是肺泡呼吸音,正常人于大部分肺野均可听到,但以乳房下部及肩胛下部最强,腋窝下部次之,肺尖较弱。

■这是鼾音,常发生于气管或主支气管。

■这是哮鸣音,常发生于主支气管以上的大气道。

■这是大水泡音,常发生于气管、主支气管或空洞部位。

■这是中水泡音,常发生于中等大小的支气管。

■这是小水泡音,常发生于小支气管。

■这是胸膜摩擦音,于前下侧胸壁最易听到。

5.乳房检查

检查乳房前,必须了解乳房的四个象限。以乳头为交叉点,划纵、横两条垂直线,将乳房分为四个象限,即外上象限、内上象限、内下象限、外下象限。乳腺的检查包括视诊和触诊。

(1)乳房的视诊

①视诊乳房时,考生位于被检者前面或右侧,被检者取坐位或仰卧位,充分暴露胸部。

②视诊时,应注意观察两侧乳房是否对称,表面有无红肿、溃疡、色素沉着及瘢痕,乳房皮肤有无凹陷,乳头有无回缩及溢液。

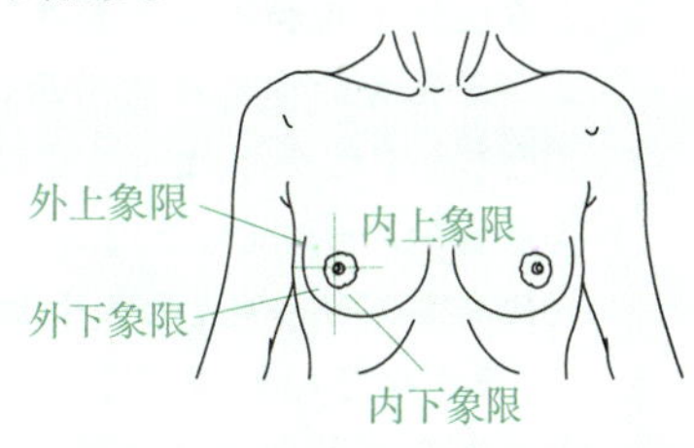

(2)乳房的触诊

①触诊乳房时,被检者取仰卧位,双臂放松平放于身体的两侧。

②考生将一手的手掌和手指平置在乳房上,用指腹轻施压力,以旋转或来回滑动进行触诊。

③双侧乳房触诊时,先检查健侧乳房,后检查患侧乳房。

④检查左侧乳房时,从外上象限开始,按顺时针方向进行触诊。

⑤检查右侧乳房时,也是从外上象限开始,但按逆时针方向进行触诊。

⑥最后检查乳头。

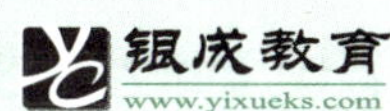

⑦触诊乳房时,应注意有无红肿、触痛和包块,乳头有无硬结及溢液。

⑧如发现乳房包块,应注意其部位、大小、外形、硬度、压痛及活动度。

考生易犯错误

①检查前无关爱意识,被检者体位不正确。

②检查顺序错误。

③手法错误——考生左、右手手法错误。

典型例题及评分标准

【例35】体格检查考试项目:乳房视诊检查(使用女性胸部模具,须口述检查内容)。

1. 体格检查(4分)

(1)考生站位正确(0.5分)

充分暴露前胸部,考生位于其前面或右侧。

(2)检查内容(3分)

两侧乳房是否对称(0.5分);皮肤有无发红、溃疡(0.5分);有无橘皮样改变等(0.5分);乳头的位置、大小、对称性(1分);乳头有无内陷(0.5分);乳头有无分泌物(0.5分)。

2. 提问(2分)

①乳房皮肤呈"橘皮"样变的临床意义是什么(1分)?

答:提示乳腺恶性肿瘤可能。

②营养状态可分为哪几级(1分)?

答:营养不良、营养中等、营养良好。

3. 职业素质(2分)

①体检前能向被检者告知。与被检者沟通时态度和蔼,体检中动作轻柔,能体现爱护被检者的意识。体检结束后能告知,有体现关爱被检者的动作(1分)。

②着装(工作服)整洁,仪表举止大方,语言文明,体检认真细致,表现出良好的职业素质(1分)。

【例36】体格检查考试项目:乳房触诊检查(使用女性胸部模具,须报告检查结果)。

1. 体格检查(6分)

(1)考生站位(0.5分)

充分暴露前胸部,考生位于被检者前面或右侧。

(2)检查方法(4.5分)

①考生的手指和手掌平置在乳房上轻施压力,以旋转或来回滑动进行触诊(1分)。

②双侧乳房触诊先由健侧开始,后检查患侧(0.5分)。

③检查左侧乳房时,由外上象限开始,沿顺时针方向由浅入深进行触诊,直至4个象限检查完毕(1分)。

④最后触诊乳头(1分)。

⑤检查右侧乳房时,也从外上象限开始,沿逆时针方向进行触诊(1分)。

(3)报告检查结果(1分)

①双侧乳房大小、位置、硬度、弹性,有无触(压)痛,有无包块(0.5分)

②乳头有无触痛,有无硬结、弹性消失,挤压有无异常分泌物(0.5分)。

2. 提问(2分)

①男性,45岁。进油腻食物后出现右上腹痛2天,向右肩部放射。既往有胆石病病史3年。该患者腹部触诊检查时可能发现的阳性体征是什么(1分)?

答:右上腹局部压痛(0.5分),Murphy征阳性(0.5分)。

②请说出肾盂和输尿管起始部在人体体表的投影部位(1分)。

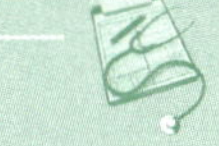

答:相当于肋脊角位置。

3. 职业素质(2分)

①体检前能向被检者告知。与被检者沟通时态度和蔼,体检中动作轻柔,能体现爱护被检者的意识。体检结束后能告知,有体现关爱被检者的动作(1分)。

②着装(工作服)整洁,仪表举止大方,语言文明,体检认真细致,表现出良好的职业素质(1分)。

常考问题

①视诊乳房时主要内容有哪些?

答:观察两侧乳房是否对称,乳头有无溢液。

乳房表面情况:皮肤颜色,皮下浅表静脉,皮肤有无红肿,"橘皮"征,"酒窝"征,溃疡等。

乳头:位置、大小、对称、内陷等。

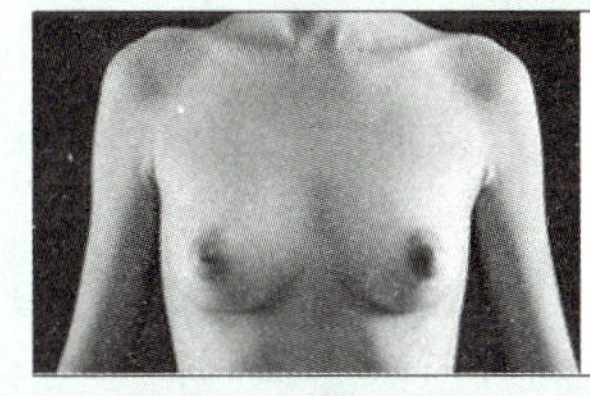

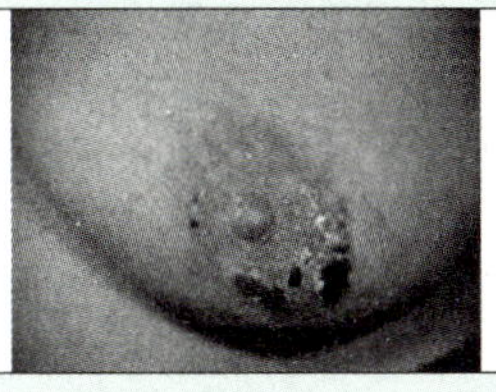

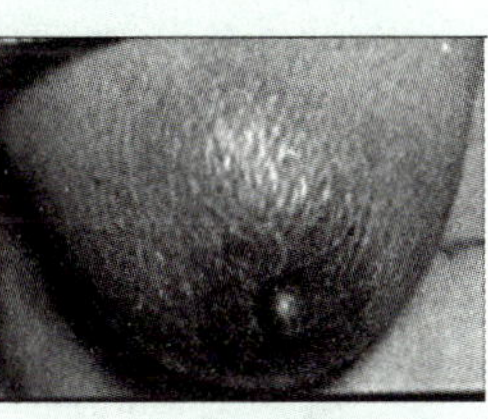

正常乳腺　　炎性乳癌　　Paget病　　橘皮样变

②近期乳头内陷提示什么病?

答:近期乳头内陷提示肿瘤的可能。

③触诊乳房时应注意哪些物理征象?

答:乳房硬度和弹性,有无红肿、热、痛和包块(部位、大小、外形、硬度、压痛、活动度)等。

6. 心脏视诊

心脏视诊包括心前区有无隆起、心尖搏动和心前区的异常搏动。心脏视诊包括侧视和俯视。

(1)体位　心脏视诊时,被检者取仰卧位,充分暴露前胸部,考生位于被检者右侧。

(2)侧视　首先侧视观察,看心前区有无隆起和异常搏动。侧视时,应使双眼视线与胸廓等高。

(3)俯视　然后,考生取坐位,正俯视整个前胸,观察心尖搏动的位置和范围。

注意:①侧视心脏时,考生位于被检者右侧,弯腰低头进行视诊。
②俯视心脏时,考生取坐位,正俯视整个前胸。

考生易犯错误

①考生视线位置不正确,遗漏侧视或俯视。

②不能口述视诊的内容。

典型例题及评分标准

【例37】体格检查考试项目:心前区视诊(仰卧位)检查(须口述检查内容)。

1. 体格检查(2分)

(1)考生站位正确,告知被检者体位正确(0.5分)

告知被检者取仰卧位,充分暴露前胸部,考生位于被检者右侧。

(2)检查内容和方法(1.5分)

考生将视线与胸廓同高,观察心前区有无隆起与凹陷(0.5分),再俯视有无异常搏动(0.5分),观察心尖搏动的位置、强度与范围(0.5分)。

2. 提问(2分)

①说出正常体型者坐位时正常心尖搏动的位置和范围(1分)。

答:坐位时正常心尖搏动位于第5肋间左锁骨中线内0.5~1.0cm处(0.5分),搏动范围直径约2.0~2.5cm(0.5分)。

②男性,46岁。慢性乙型肝炎病史多年,腹胀、尿少1个月,腹部视诊时可能有哪些发现(1分)?

答:腹部膨隆,腹壁静脉曲张,腹式呼吸减弱。

3. 职业素质(2分)

①体检前能向被检者告知。与被检者沟通时态度和蔼,体检中动作轻柔,能体现爱护被检者的意识。体检结束后能告知,有体现关爱被检者的动作(1分)。

②着装(工作服)整洁,仪表举止大方,语言文明,体检认真细致,表现出良好的职业素质(1分)。

7. 心脏触诊

心脏触诊检查包括4个项目,即心尖搏动、心前区搏动、震颤及心包摩擦感。

考试时,考生定位要准确、检查手法要正确、正常值要牢记,因为考生的感觉考官是不知道的。

(1)心脏触诊的内容及检查方法

心脏触诊内容	触诊部位	触诊手法
心尖搏动	左乳头下方	右手全手掌→示指指腹
心前区搏动	心前区	右手全手掌→小鱼际,或示指中指并拢的指腹
震颤	各瓣膜区,胸骨左缘第3、4肋间	右手全手掌→小鱼际,或示指中指并拢的指腹
心包摩擦感	心前区或胸骨左缘第3、4肋间	右手小鱼际

(2)检查方法

①心脏触诊时,被检者取仰卧位,考生位于被检者右侧。

②心尖搏动　检查心尖搏动时,先将右手全手掌放于左乳头下方的心前区,感触心尖搏动;然后用示指指腹准确触诊心尖搏动最强点的位置和范围。

心尖搏动最强点一般位于第5肋间、左锁骨中线内0.5~1.0cm,搏动范围2.0~2.5cm。

③心前区搏动和震颤　触诊心前区搏动和震颤时,先用右手全手掌置于心前区,然后逐渐缩小到用手掌尺侧(小鱼际),或者示指和中指并拢的指腹进行触诊。

④触诊顺序　心脏触诊的顺序与听诊顺序相同,即按照"心尖部→肺动脉瓣区→主动脉瓣区→主动脉瓣第二听诊区→三尖瓣区"的顺序进行触诊。

⑤心包摩擦感　检查心包摩擦感时,用右手小鱼际平贴于心前区、或胸骨左缘第3、4肋间进行触诊,多呈收缩期和舒张期双相的粗糙摩擦感,但以收缩期明显。必要时,可嘱被检者取坐位、稍前倾,于收缩期、呼气末进行触诊,因为这种体位可使心脏靠近胸壁,从而使心包摩擦感更为明显。若触及到了摩擦感,还要区分是心包摩擦感,还是胸膜摩擦感。区分方法是嘱被检者屏气后再进行检查:若屏气后摩擦感消失,则为胸膜摩擦感;若屏气后摩擦感不消失,则为心包摩擦感。

注意:①检查心包摩擦感的最佳条件为坐位、稍前倾、呼气末、收缩期。

②心包摩擦感多呈收缩期和舒张期双相的粗糙摩擦感,但以收缩期明显。

③心包摩擦感的检查部位是心前区,或胸骨左缘第3、4肋间,使用右手小鱼际进行触诊检查。

④胸膜摩擦感的检查部位是前下侧胸壁,或腋中线第5、6肋间,使用双手手掌进行触诊检查。

考生易犯错误

①检查前无关爱意识。

②检查方法错误——正确方法为:心脏触诊检查时,先用右手全手掌开始检查,然后逐渐缩小到用手掌尺侧小鱼际或并拢的示指和中指的指腹进行触诊,也可用单指指腹进行触诊。

③触诊部位不正确。

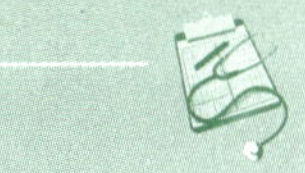

④触诊方法不正确——触诊时不能用力将手掌按压在胸壁上。

⑤不能回答一些热点问题——如触诊心包摩擦感的最佳条件等。

典型例题及评分标准

【例38】体格检查考试项目:心脏触诊检查(须口述检查内容,报告检查结果)。

1. 体格检查(6分)

(1)考生站位正确,告知被检者体位正确(0.5分)

告知被检者取坐位或仰卧位,充分暴露前胸部,考生位于被检者前面或右侧。

(2)检查内容和方法(4.5分)

①心尖搏动及心前区搏动检查:考生用右手全手掌置于心前区(0.5分),用示指、中指指腹并拢触诊心尖搏动(1分)。

②震颤检查:用手掌尺侧(小鱼际)在各瓣膜听诊区触诊(1.5分);用手掌尺侧(小鱼际)在胸骨左缘第2、3、4肋间及胸骨右缘第2肋间触诊(0.5分)。

③心包摩擦感检查:在心前区或胸骨左缘第3、4肋间用小鱼际或并拢四指的掌面触诊。嘱被检者屏住呼吸,检查心包摩擦感有无变化(0.5分)。若被检者取卧位,检查时应请被检者改为坐位前倾,检查摩擦感是否增强(0.5分)。

(3)报告检查结果(1分)

心尖搏动的具体位置(正常成人心尖搏动位于第5肋间,左锁骨中线内侧0.5~1.0cm),有无增强或减弱(0.5分)。心前区有无异常搏动,有无触及震颤和心包摩擦感(0.5分)。

2. 提问(2分)

①心脏听诊除听心率、心律、心音外,还要注意听诊哪些内容(1分)?

答:还应注意听诊有无心脏杂音(0.5分)、额外心音和心包摩擦音(0.5分)。

②咽部检查主要观察哪些内容(1分)?

答:观察咽部黏膜有无充血、水肿,分泌物是否增多(0.5分)及扁桃体有无肿大(0.5分)。

3. 职业素质(2分)

①体检前能向被检者告知。与被检者沟通时态度和蔼,体检中动作轻柔,能体现爱护被检者的意识。体检结束后能告知,有体现关爱被检者的动作(1分)。

②着装(工作服)整洁,仪表举止大方,语言文明,体检认真细致,表现出良好的职业素质(1分)。

【例39】体格检查考试项目:心尖区搏动检查(须口述检查内容)。

1. 体格检查(2分)

(1)考生站位正确,告知被检者体位正确(0.5分)

告知被检者取仰卧位,充分暴露前胸部,考生位于被检者右侧。

(2)检查方法(1.5分)

考生先将右手掌放于左乳头下方的心前区,感知心尖搏动(1分),然后用示指指腹准确触诊心尖搏动最强点的位置和范围(0.5分)。

2. 提问(2分)

①请说出坐位时正常心尖搏动的位置和范围。

答:坐位时正常心尖搏动位于第5肋间左锁骨中线内0.5~1.0cm处(0.5分),搏动范围直径约为2.0~2.5cm(0.5分)。体型瘦长或肥胖者可下移或上移一个肋间。

②男性,46岁。慢性乙型肝炎病史多年,腹胀、尿少1个月,腹部视诊时可能有哪些发现(1分)?

答:可能有腹部膨隆、腹壁静脉曲张。

3. 职业素质(2分)

①体检前能向被检者告知。与被检者沟通时态度和蔼，体检中动作轻柔，能体现爱护被检者的意识。体检结束后能告知，有体现关爱被检者的动作（1分）。

②着装（工作服）整洁，仪表举止大方，语言文明，体检认真细致，表现出良好的职业素质（1分）。

常考问题

①心尖区抬举样搏动见于什么病症？

答：心尖区抬举样搏动是指心尖区徐缓、有力的搏动，可使手指尖端抬起，常见于左心室肥厚。

②心包摩擦感常见于哪种病症？

答：急性纤维素性心包炎。

③何谓鸡胸？鸡胸常见于什么病症？

答：胸廓的前后径略大于左右径，其上下距离较短，胸骨下端常前突，胸骨前侧壁肋骨凹陷，称为鸡胸，常见于佝偻病患儿。

④临床上凡心前区触到震颤即肯定心脏有器质性病变，对不对？为什么？

答：对。凡触及震颤均可认为心脏有器质性病变，因为心脏瓣膜病变，如主动脉瓣狭窄、二尖瓣狭窄、重度二尖瓣闭锁不全、室间隔缺损、动脉导管未闭等，均可引起震颤。

8. 心脏叩诊

心浊音界包括相对浊音界及绝对浊音界两部分，心脏左右缘被肺遮盖的部分，叩诊呈相对浊音，而不被肺遮盖的部分叩诊呈绝对浊音。通常心脏相对浊音界反映心脏的实际大小。心脏叩诊主要是通过确定相对浊音界，来了解心脏的大小和形态。

(1)叩诊方法 采用间接叩诊法。

(2)叩诊原则 先左后右，先下后上，由外向内，逐肋叩诊。

(3)体位 被检者取仰卧位或坐位，考生位于被检者右侧。

(4)左界叩诊 先叩出心脏左界。叩诊心脏左界时，自左侧心尖搏动外2~3cm处（正常从第5肋间）开始，由外向内叩诊，当叩诊音由清变浊时，作出标记。然后，逐一肋间向上叩诊直至第2肋间，将其标记点记录下来。

(5)右界叩诊 叩诊心脏右界时，先叩出肝上界（正常为右锁骨中线第5肋间），自肝上界上一肋间（即第4肋间）叩起，逐肋向上叩诊，方法同上。

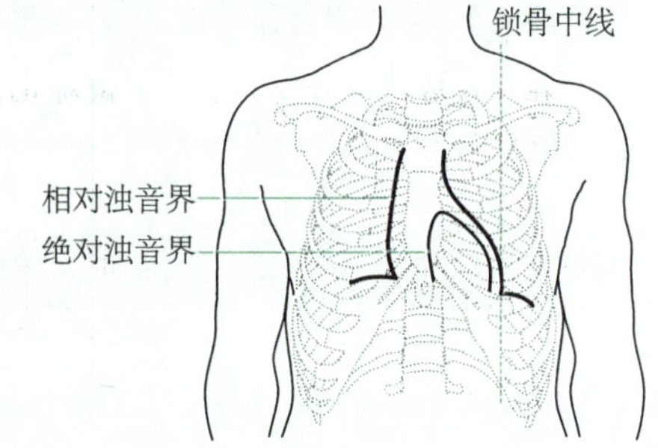

心脏浊音界

(6)测量 先测量各标记点与前正中线的距离，再测量左锁骨中线与前正中线的距离。

(7)正常成人心脏相对浊音界 考试时，正常考生间相互检查的结果应与正常人浊音界基本相符。

右界(cm)	肋间	左界(cm)
2~3	Ⅱ	2~3
2~3	Ⅲ	3.5~4.5
3~4	Ⅳ	5~6
	Ⅴ	7~9

（左锁骨中线距胸骨中线为8~10cm）

考生易犯错误

①被检者体位不正确——应为坐位或仰卧位。

②叩诊顺序不正确——应遵循16字原则：先左后右，先下后上，由外向内，逐肋叩诊。

③叩诊方法不正确——板指每次移动的距离不应超过0.5cm。

④不能记住心脏相对浊音界的正常值——导致结果与正常值相差甚远。

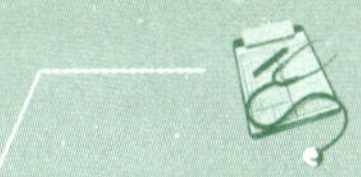

⑤不能记住明显标记的位置——心尖搏动位置、乳头位置、肝上界的位置。

⑥忘记测量左锁骨中线至胸骨中线的距离——正常值为8~10cm。

心脏相对浊音界叩诊小技巧：

①首先记住正常值。

②标记心左界——正常成人第Ⅴ、Ⅳ、Ⅲ、Ⅱ肋间距胸骨中线分别为8、6、4、2cm，标记分别为：第Ⅴ肋间乳头垂直线内约1 cm，然后依肋间向内缩2cm。

③标记心右界——从第Ⅳ肋间叩起，即从右乳头所在的肋间叩起，距胸骨右缘约2.0 cm。第Ⅲ、Ⅱ肋间上即为胸骨右缘。

典型例题及评分标准

【例40】心脏叩诊检查(要求叩出被检者心脏相对浊音界，作标记并测量，报告检查结果)。

1. 体格检查(6分)

(1)考生站位正确，告知被检者体位正确(0.5分)

告知被检者取仰卧位或坐位，充分暴露前胸部，考生位于被检者前面或右侧。

(2)检查方法(5.5分)

①心脏相对浊音界叩诊方法(1.5分)

被检者仰卧位时，考生板指与肋间平行；被检者坐位时，考生板指可与肋间垂直，与心缘平行(两种体位检查任选一种)(0.5分)。

采取轻叩诊法，注意叩诊的力度要适中和均匀，板指每次移动的距离不超过0.5cm(0.5分)。

在叩诊音由清音变为浊音处做标记，为心脏的相对浊音界(0.5分)。

②叩诊顺序(2分)

左侧从心尖搏动最强点所在肋间的外侧2~3cm处开始叩诊，心尖搏动不能触及时，则从左侧第5肋间锁骨中线外2~3cm处开始，其余各肋间从锁骨中线开始，逐肋向上叩诊，直至第2肋间(0.5分)。

右侧先叩出肝上界(0.5分)。再从肝上界的上一肋间开始，向上叩至第2肋间(0.5分)。

叩诊顺序：先左后右，自下而上，由外向内(0.5分)。

③测量方法(1分)

测量胸骨中线至心浊音界(各肋间)界线的垂直距离(0.5分)。

测量胸骨中线与左锁骨中线的距离(0.5分)。

④报告检查结果(1分)

报告实际测量结果，判断心脏相对浊音界是否正常(1分)。正常成人心脏相对浊音界见下表：

右界(cm)	肋间	左界(cm)
2~3	Ⅱ	2~3
2~3	Ⅲ	3.5~4.5
3~4	Ⅳ	5~6
	Ⅴ	7~9

(左锁骨中线距胸骨中线为8~10cm)

2. 提问(2分)

①冬季，男孩，5岁。高热、头痛3天伴呕吐急诊，作为首诊医师，体检时应重点检查哪些内容？

答：生命体征、意识状态、瞳孔大小、脑膜刺激征、病理反射、皮下出血。

②女性，54岁。搬运重物后，出现进行性呼吸困难伴右侧胸痛来医院急诊，在胸部叩诊检查时可能有什么发现(1分)？

答:右侧胸部呈鼓音,左侧胸部叩诊音正常。

3. 职业素质(2分)

①体检前能向被检者告知。与被检者沟通时态度和蔼,体检中动作轻柔,能体现爱护被检者的意识。体检结束后能告知,有体现关爱被检者的动作(1分)。

②着装(工作服)整洁,仪表举止大方,语言文明,体检认真细致,表现出良好的职业素质(1分)。

常考问题

①何谓梨形心?提示什么病变?

答:叩诊时,胸骨左缘第2、3肋间心浊音界增大,心腰丰满或膨出,心浊音界似梨形,提示二尖瓣狭窄。

②肛门指诊检查后,应注意观察指套上有哪些残留物?

答:应观察指套上有无黏液、脓液和血迹等。

9. 心脏听诊

(1)心脏瓣膜听诊区的位置　5个听诊区的位置如下表。

听诊区名称	具体位置
二尖瓣区(又称心尖区)	位于心尖搏动最强点(正常位于第5肋间,左锁骨中线内0.5~1.0cm)
肺动脉瓣区	在胸骨左缘第2肋间
主动脉瓣区	在胸骨右缘第2肋间
主动脉瓣第二听诊区	在胸骨左缘第3肋间
三尖瓣区	在胸骨左缘下端,即胸骨左缘第4、5肋间

(2)听诊方法

①体位　心脏听诊时,被检者取平卧位,考生位于被检者右侧。

②听诊顺序　按照"二尖瓣听诊区→肺动脉瓣听诊区→主动脉瓣听诊区→主动脉瓣第二听诊区→三尖瓣听诊区"的顺序,逆时针方向进行听诊。

③听诊内容　应注意心率、心律、心音,有无心音改变、附加音、心脏杂音和心包摩擦音等。首先要计数心率,同时注意心律是否整齐,如果心律不齐,应计数1分钟。

④向考官报告心脏听诊结果　由于考官不可能知道考生心脏听诊的内容,因此考生在听诊完毕后,应主动报告结果。可面向考官报告:"该被检者心脏听诊正常,心率80次/分,心律整齐,各瓣膜听诊区未闻及杂音"。

心脏瓣膜听诊区

考生易犯错误

①听诊位置不正确,或听诊部位指认错误。

②听诊顺序不正确。

③不能回答相关问题。

典型例题及评分标准

【例41】体格检查考试项目:心脏听诊检查(须指出听诊区部位和名称,报告检查结果)。

1. 体格检查(6分)

(1)考生站位正确,告知被检者体位正确(0.5分)

告知被检者取坐位或仰卧位,充分暴露前胸部,考生位于被检者前面或右侧。

(2)听诊部位、听诊顺序、时间及内容(5.5分)

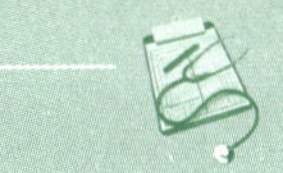

①心脏瓣膜听诊区及心包摩擦音听诊部位(2.5分)

心脏瓣膜听诊区为4个瓣膜5个区:二尖瓣区(心尖区)位于心尖搏动最强点(0.5分),肺动脉瓣区位于胸骨左缘第2肋间(0.5分),主动脉瓣区位于胸骨右缘第2肋间,主动脉瓣第二听诊区位于胸骨左缘第3肋间(0.5分),三尖瓣区位于胸骨左缘第4、5肋间(0.5分)。

心包摩擦音听诊部位:心前区或胸骨左缘第3、4肋间(0.5分)。

②心脏瓣膜听诊区听诊顺序和时间(1分)　　通常按逆时针方向依次听诊:从心尖区(二尖瓣区)开始→肺动脉瓣区→主动脉瓣区→主动脉瓣第二听诊区→三尖瓣区(0.5分)。

心尖区听诊时间不少于30秒,若有心律不齐时,听诊时间不少于1分钟(0.5分)。

③报告检查结果(2分)　　报告每分钟实测心率次数,以多少次/分表示(0.5分)。心律是否规整(0.5分);心音有无异常,有无额外心音(0.5分);有无心脏杂音和心包摩擦音(0.5分)。

2. 提问(2分)

①肠鸣音消失有何临床意义(1分)?

答:多见于急性腹膜炎或麻痹性肠梗阻。

②男性,24岁。工地上淋雨受凉,寒战、高热2天,体温达40℃,体检发现右胸部语音震颤和语音共振明显增强,叩诊为实音,该患者右胸部听诊时可听到什么呼吸音(1分)?

答:可听到支气管呼吸音。

3. 职业素质(2分)

①体检前能向被检者告知。与被检者沟通时态度和蔼,体检中动作轻柔,能体现爱护被检者的意识。体检结束后能告知,有体现关爱被检者的动作(1分)。

②着装(工作服)整洁,仪表举止大方,语言文明,体检认真细致,表现出良好的职业素质(1分)。

常考问题

①板状腹有何临床意义?

答:多见于急性胃肠穿孔或腹腔脏器破裂所致急性弥漫性腹膜炎。

②在左锁骨上窝发现肿大的无痛性淋巴结的临床意义是什么?

答:常见于食管或胃部恶性肿瘤的淋巴转移。

③体检时发现指甲为匙状甲(反甲),有什么临床意义?

答:匙状甲(反甲)常见于缺铁性贫血和高原疾病。

④请简单叙述胸廓扩张度检查的临床意义?

答:正常人的两侧胸廓扩张度应相等,若一侧胸廓的扩张受限,可见于大量胸腔积液、气胸、胸膜增厚、肺不张等。

⑤腹部触及包块时,除注意包块的部位、大小、数目、形态、硬度外,还应注意哪些内容(1分)?

答:应注意有无压痛、搏动、活动度及与腹壁的关系等。

10. 外周血管

外周血管的检查包括脉搏、周围血管征、血管杂音。

(1)脉搏　脉搏的检查一般触诊桡动脉,应注意脉搏的脉率、脉律。

(2)周围血管征

①水冲脉　检查水冲脉时,考生握住被检者手腕的掌面,把上肢举过头顶,示指、中指、环指指腹触于桡动脉上,如感知桡动脉有冲击样搏动,称为水冲脉阳性。主要见于主动脉瓣关闭不全、甲状腺功能亢进症等。同法检查对侧。

②毛细血管搏动征　检查毛细血管搏动征时,考生用手指轻压被检者的指甲末端,可使局部发白,发生有规律的红白交替改变,称为毛细血管搏动征阳性。同法检查对侧。正常人毛细血管搏动征阴性。

③枪击音　检查枪击音时，常选择外周较大的动脉（如股动脉、肱动脉等）进行检查。

下面，以右侧肱动脉为例检查枪击音。检查时，轻放听诊器膜型体件于肱动脉表面，可闻及与心跳一致，短促如射枪的声音，即为阳性，主要见于主动脉瓣关闭不全、甲状腺功能亢进症等。同法检查对侧。

④Duroziez 双重杂音　检查 Duroziez 杂音时，将听诊器钟型体件稍加压，放于股动脉表面，并使体件开口方向稍偏向近心端，若闻及收缩期与舒张期双期吹风样杂音，即为阳性。同法检查对侧。

(3)血管杂音

①静脉杂音　一般不明显。

颈静脉营营声　在颈根部近锁骨处，尤其是右侧，可出现低调、柔和、连续性杂音，坐位及站立时明显。指压颈静脉暂时中断血流，杂音可消失，属于无害性杂音。

腹壁静脉曲张　肝硬化门静脉高压引起腹壁静脉曲张时，可在脐周或上腹部闻及连续性静脉营营声。

②动脉杂音　多见于周围动脉、肺动脉和冠状动脉。

考生易犯错误

①操作不标准——因为这些操作平时很少做，因此考生比较生疏。

②不能回答各检查项目的观察指标。

③没有两侧对比检查。

典型例题及评分标准

【例 42】体格检查考试项目：水冲脉检查（须口述检查结果）。

1. 体格检查(4 分)

(1)考生站位正确，告知被检者体位正确(1 分)

告知被检者取站立位，考生位于被检者右侧。

(2)检查方法(2 分)

考生握紧被检者手腕掌面，示指、中指、环指指腹触于桡动脉上(1 分)，遂将其前臂高举超过头部，感知桡动脉的搏动(1 分)。同样的方法检查对侧，若只检查一侧扣 0.5 分。

(3)报告检查结果(1 分)

若考生明显感知犹如水冲的脉搏，称为水冲脉阳性，正常人为阴性。

2. 提问(2 分)

①请描述中枢性面瘫与周围性面瘫的主要体征区别(1 分)。

答：区别在于有无眼眶上部表情肌瘫痪。中枢性面瘫无眶上表情肌瘫痪，周围性面瘫伴有眶上表情肌瘫痪。

②描述正常肱二头肌反射的表现及其反射中枢定位(1 分)。

答：正常肱二头肌反射表现为叩击肱二头肌肌腱时可使肱二头肌收缩，前臂快速屈曲。反射中枢定位在颈髓 5~6 节。

3. 职业素质(2 分)

①体检前能向被检者告知。与被检者沟通时态度和蔼，体检中动作轻柔，能体现爱护被检者的意识。体检结束后能告知，有体现关爱被检者的动作(1 分)。

②着装（工作服）整洁，仪表举止大方，语言文明，体检认真细致，表现出良好的职业素质(1 分)。

四、腹部检查

(一)腹部视诊

1. 腹部分区

腹部分区包括四区法和九区法，常考的为四区法。

(1)四区法　经脐作一条水平线与一条垂直线，将腹部分为四区，即左上腹部、右上腹部、左下腹部、

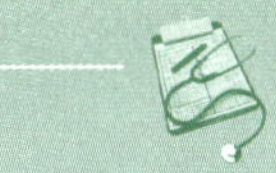

右下腹部。

(2)九区法　以两侧肋弓下缘连线、两侧髂前上棘连线作两条水平线,以左、右髂前上棘至腹中线连线的中点作两条垂直线。四线相交将腹部划分为九区:即左季肋部、左腰部、左髂部,右季肋部、右腰部、右髂部,上腹部、中腹部和下腹部。

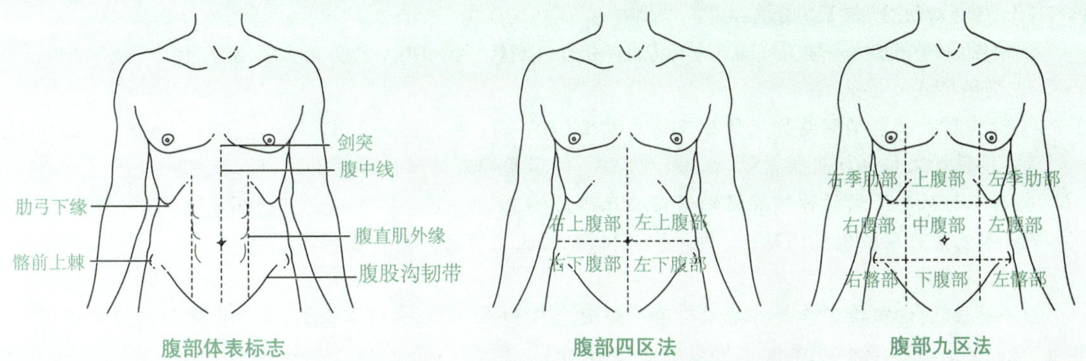

腹部体表标志　　腹部四区法　　腹部九区法

2. 腹部的体表标志

腹部体表标志	位置或组成	临床意义
肋弓下缘	由第8~10肋软骨+第11、12浮肋构成	腹部体表的上界
剑突	是胸骨下端的软骨	腹部体表的上界,肝测量的标志
腹上角	两侧肋弓至剑突根部的交角	常用于判断体型及肝的测量
脐	腹部中心	平 L_3~L_4 之间
腹中线	胸骨中线的延续	腹部四分法的垂直线
髂前上棘	为髂嵴前方突出点	腹部九分法标志,骨髓穿刺部位
腹股沟韧带	腹部体表的下界	寻找股动、静脉的标志
耻骨联合	是两耻骨间的纤维软骨连接	腹部体表下界
腹直肌外缘	相当于锁骨中线的延续	常为手术切口和胆囊点的定位标志
肋脊角	是两侧背部第12肋骨与脊柱的交角	检查肾叩痛的位置

注意:①为避免遗漏,腹部的体表标志从上往下记忆为剑突、脐、耻骨联合。
②从内向外,记忆为腹中线、腹直肌外缘。③腹部背侧的体表标志有肋脊角。
④腹部前侧的体表标志有肋弓下缘、腹上角、髂前上棘、腹股沟韧带。

考生易犯错误

①遗漏体表标志——应按顺序进行记忆,以免遗漏。

②能指认体表标志,但不能口述其临床意义。

典型例题及评分标准

【例43】体格检查考试项目:腹部体表标志及四区分法(应边指点边描述体表标志)。

1. 体格检查(6分)

(1)考生站位正确,告知被检者体位正确(1分)

告知被检者取仰卧位,考生位于被检者右侧。

(2)体表标志(3.5分)

肋弓下缘:由第8~10肋软骨连接形成的肋缘和第11、12浮肋构成(0.5分)。

腹上角:是两侧肋弓至剑突根部的交角(0.5分)。

腹中线:是胸骨中线的延续(0.5分)。

腹直肌外缘:相当于锁骨中线的延续(0.5分)。

髂前上棘:是髂嵴前方突出点(0.5分)。

腹股沟韧带:是腹部体表的下界(0.5分)。

脐:位于腹部中心(0.5分)。

(3)腹部四区分法(1.5分)

通过脐划一水平线与一垂直线(0.5分),将腹部分为四区(0.5分),即:左上腹、右上腹、左下腹、右下腹(0.5分)。

2. 提问(2分)

①腹膜刺激征包括哪些临床体征及临床意义(1分)?

答:腹膜刺激征包括腹肌紧张、压痛、反跳痛,提示局部或弥漫性腹膜炎。

②在安静状态下颈动脉明显搏动有何临床意义(1分)?

答:常见于主动脉瓣关闭不全、高血压、甲状腺功能亢进及严重贫血病人。

3. 职业素质(2分)

①体检前能向被检者告知。与被检者沟通时态度和蔼,体检中动作轻柔,能体现爱护被检者的意识。体检结束后能告知,有体现关爱被检者的动作(1分)。

②着装(工作服)整洁,仪表举止大方,语言文明,体检认真细致,表现出良好的职业素质(1分)。

3. 腹部视诊

腹部视诊时,被检者取仰卧位,充分暴露腹部,考生位于被检者右侧。

首先,考生俯视全腹,从上腹部至下腹部视诊全腹。

然后,视线与被检者腹平面处于同一水平,自侧面沿切线方向观察。

腹部视诊时,应注意腹部外形、腹式呼吸、腹壁静脉、胃肠型、蠕动波、皮疹、色素、手术瘢痕、脐及腹纹等。

注意:腹部视诊——先俯视再侧视; 胸壁视诊——先俯视再侧视; 心脏视诊——先侧视再俯视。

(1)腹部外形

正常人平卧时,前腹壁大致位于肋缘至耻骨联合连线的水平或略低,称为腹部平坦。

明显高于该水平,称为腹部膨隆。明显低于该水平,称为腹部凹陷。

全腹膨隆——见于腹腔积液、腹内积气、腹内巨大肿块等。

全腹凹陷——见于消瘦、脱水,局部凹陷见于术后瘢痕收缩等。

(2)呼吸运动

正常成年男性和儿童以腹式呼吸为主,成年女性则以胸式呼吸为主。

腹式呼吸减弱提示腹部疾病,腹式呼吸增强提示癔症性呼吸、胸腔大量积液等。

(3)腹壁静脉

腹壁静脉一般不能看到,但在消瘦、老人或皮肤白皙者可见静脉显露。病理状态下可见腹壁静脉曲张。

检查腹壁静脉血流方向时,考试中常常要求考生在手背静脉或前臂静脉上模拟操作。为此,我们以手背静脉为例,进行腹壁静脉血流方向的判断。

检查时,选取一段没有分支的手背静脉,考生将一手的示指和中指并拢放在曲张的静脉上,然后一只手指紧压静脉向外滑动,挤出该段静脉内血液大约2~3cm,放松该手指。另一手指紧压不动,看静脉是否充盈,如迅速充盈,则血流方向是从放松的一端流向紧压手指的一端。

再用同样的方法放松另一手指,观察静脉充盈速度,若无明显充盈,则确定上述血流方向的判断。

①门静脉高压时,腹壁静脉曲张常以脐为中心,向四周放射状伸展,如水母头状。

②下腔静脉阻塞时,腹壁静脉血流方向由下向上。

③上腔静脉阻塞时,腹壁静脉血流方向由上向下。

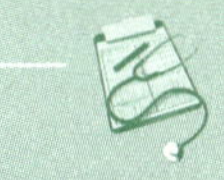

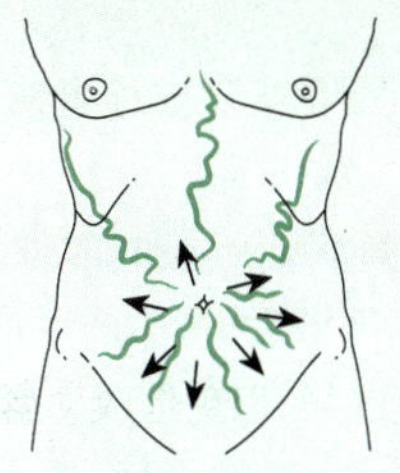
门静脉高压症

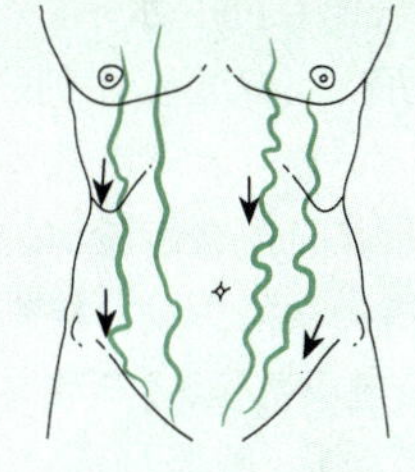
上腔静脉阻塞

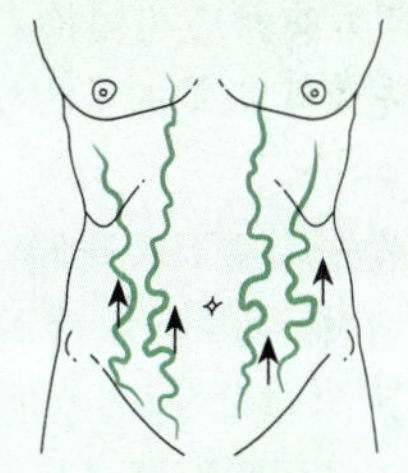
下腔静脉阻塞

(4) **胃肠型及蠕动波**　正常人腹部一般看不到胃和肠的轮廓及蠕动波形。在腹壁菲薄或松弛的老年人、经产妇或极度消瘦者可能见到。胃型和肠型多见于胃肠道梗阻。

(5) **腹围测量**　排尿后，被检者取平卧位，软尺绕脐一周读数，以 cm 表示。在同样的条件下动态测量。

考生易犯错误

①腹部视诊内容回答不全。

②腹部视诊时没有自侧面沿切线方向观察。

③不能回答腹壁静脉曲张的临床意义。

典型例题及评分标准

【例 44】体格检查考试项目：辨别腹壁曲张静脉血流方向(以被检者手背静脉为检查部位，考生边做边口述)。

1. 体格检查(4 分)

(1) 考生站位正确，告知被检者体位正确(1 分)

告知被检者取仰卧位，考生位于被检者右侧。

(2) 检查方法(3 分)

考生将示指和中指并拢放在曲张的腹壁静脉上，一只手指紧压静脉向外滑动，挤出进入静脉内的血液，至一定距离(约 2~3cm)，放松该手指。另一手指紧压不动，看静脉是否充盈。如迅速充盈，则血流方向是从放松手指的一端流向紧压手指的一端(1.5 分)。再用同法放松另一手指，观察静脉充盈速度，若无明显充盈，则确定上述血流方向判断(1.5 分)。

2. 提问(2 分)

①门脉高压症患者腹壁静脉曲张时检查静脉血流方向有何特点？(1 分)

答：脐以上血流方向由下至上，脐以下静脉血流方向由上而下。

②请说出肾盂和输尿管起始部在人体体表的投影部位(1 分)。

答：相当于肋脊角位置。

3. 职业素质(2 分)

①体检前能向被检者告知。与被检者沟通时态度和蔼，体检中动作轻柔，能体现爱护被检者的意识。体检结束后能告知，有体现关爱被检者的动作(1 分)。

②着装(工作服)整洁，仪表举止大方，语言文明，体检认真细致，表现出良好的职业素质(1 分)。

常考问题

①病理性全腹膨隆常见于什么病症？

答：腹腔大量积液、腹内积气(气腹)、肠积气(如肠梗阻)、腹内巨大包块等。

②腹部粗锁状膨胀见于何种疾病？

答：腹部粗锁状膨胀见于肠梗阻、结肠肿瘤等。

(二) 腹部触诊

1. 腹部触诊方法

(1) 体位　腹部触诊时，被检者取仰卧位，双腿屈曲，充分暴露腹部，腹部放松。考生位于被检者右侧，面对被检者。考生前臂应与被检者腹部表面在同一水平。

(2)手法　首先以全手掌放于腹壁上，使被检者适应片刻。此时，可感受被检者腹壁紧张程度，然后以轻柔的动作开始触诊。

(3)顺序　一般先从左下腹开始，逆时针方向进行触诊，最后检查病灶所在的部位。

(4)注意事项　在触诊过程中，应避免用指尖猛戳腹壁。检查每个区域后，考生的手应提起并离开腹壁，再以上述手法检查下一区域。原则上是先触诊健康部位，逐渐移向病变区域，以免造成患者感受的错觉。

(5)触诊内容　包括腹壁紧张度、压痛反跳痛、脏器触诊、腹部肿块、液波震颤、振水音等。

(6)分类　腹部触诊可采用浅部触诊法和深部触诊法。

①浅部触诊法　是指腹部触诊时使腹壁压陷约1cm，主要用于检查腹肌紧张度、表浅的压痛、肿块、搏动和腹壁上的肿物等。

②深部触诊法　是指腹部触诊时使腹壁压陷至少2cm以上，主要用于了解腹腔内脏器情况，检查压痛、反跳痛和腹腔内肿物等。

2. 腹壁紧张度

(1)检查手法　检查腹壁紧张度时，应采用浅部触诊法。

(2)腹壁柔软　正常人腹壁有一定张力，但触之柔软，较易压陷，称为腹壁柔软。

(3)腹壁紧张度增加　触诊时腹壁有明显紧张，使考生手指不易下压，称为腹壁紧张度增加，见于肠胀气、气腹、急性腹膜炎等。有时强直硬如木板，称板状腹，见于急性胃肠穿孔。腹壁揉面感或柔韧感见于结核性腹膜炎、癌性腹膜炎。

(4)腹部紧张度减低　触诊腹部，手指按压时感腹壁松软无力，失去弹性，称为腹部紧张度减低。

3. 压痛及反跳痛

(1)检查手法　检查压痛反跳痛时，考生用手指指腹触诊腹部，观察被检者有无疼痛反应。出现压痛后，用并拢的示指和中指按压于原处停留片刻，然后突然抬起，若被检者腹痛骤然加重，表情痛苦，称为反跳痛。

(2)腹膜刺激征　正常人腹部没有压痛反跳痛。腹膜炎患者常有腹肌紧张、压痛与反跳痛，称腹膜刺激征。

(3)阑尾炎压痛反跳痛的检查　首先找到麦氏点(Mc Burney Point)。麦氏点位于脐与右侧髂前上棘连线的中、外1/3交点处。找到麦氏点后，用示指和中指按压此处，并停留片刻，然后突然抬起，被检者腹痛骤然加重，表情痛苦，称为反跳痛。

考生易犯错误

①不能区分浅部触诊和深部触诊。

②腹壁紧张度较少考——万一考到，许多考生无从下手。

③反跳痛操作错误。

典型例题及评分标准

【例45】体格检查考试项目：腹壁紧张度和腹部压痛、反跳痛检查(须报告检查结果)(6分)。

1. 体格检查(6分)

(1)考生站位正确，告知被检者体位正确(0.5分)

告知被检者取仰卧位，双腿屈曲，暴露腹部，腹部放松，考生位于被检者右侧。

(2)检查方法正确(5分)

①腹壁紧张度(2分)

考生先将全手掌放于被检者腹壁上，让被检者适应片刻，此时可感受被检者腹壁紧张程度，然后以轻柔动作开始触诊(1分)。检查完一个区域后，考生的手应抬起并离开腹壁，再以上述手法检查下一区域(0.5分)。一般先从左下腹开始，逆时针方向进行触诊，最后检查病痛部位(0.5分)。

②腹部压痛、反跳痛(3分)

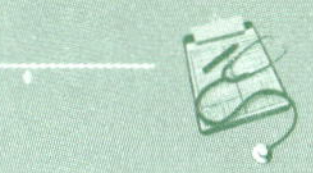

考生先以全手掌放于被检者腹壁上，让被检者适应片刻，然后用手指指腹压于腹壁，观察被检者有无疼痛反应(1分)。当出现疼痛时，手指在原处停留片刻(1分)，然后迅速将手指抬起，观察被检者疼痛有无骤然加重(1分)。

(3)报告检查结果(0.5分)

有无腹壁紧张和压痛、反跳痛(正常人腹软，无腹部压痛和反跳痛)。

2. 提问(2分)

①请说出潮式呼吸的临床意义。

答：由于呼吸中枢兴奋性降低使调节呼吸的反馈系统失常(0.5分)，多发生于严重中枢神经系统疾病(如脑炎、脑膜炎、颅内压增高)及中毒等(0.5分)。

②什么是肠鸣音消失(1分)？

答：持续听诊3~5分钟未听到肠鸣音，用手指轻叩或搔弹腹部，仍未听到肠鸣音为肠鸣音消失。

3. 职业素质(2分)

①体检前能向被检者告知。与被检者沟通时态度和蔼，体检中动作轻柔，能体现爱护被检者的意识。体检结束后能告知，有体现关爱被检者的动作(1分)。

②着装(工作服)整洁，仪表举止大方，语言文明，体检认真细致，表现出良好的职业素质(1分)。

常考问题

①腹壁紧张度如何诊断？

答：用腹部触诊的方法来判断腹壁紧张度。正常人腹壁有一定张力，但腹壁柔软。病理情况下，腹壁紧张度可表现为增加或降低。

②体检腹部出现肌紧张与反跳痛，其临床意义是什么？

答：说明腹腔内脏器有炎症，例如阑尾炎或胃肠穿孔，腹膜壁层已受炎症累及。

4. 肝脏触诊

触诊肝脏时，既可采用单手触诊法，也可采用双手触诊法。

(1)单手触诊　肝脏单手触诊时，被检者取仰卧位，双腿屈曲，充分暴露腹部。

考生位于被检者右侧，将右手三指并拢，掌指关节伸直，与肋缘大致平行地放在被检者右上腹部之估计肝下缘的下方，用示、中指末端桡侧进行触诊。随被检者呼气时，手指压向腹深部，吸气时，手指向前上迎触下移的肝脏。如此反复进行，手指不能离开腹壁，并逐渐向肋缘方向滑动，直到触及肝缘或肋缘为止。

需在右锁骨中线及前正中线上，分别触诊肝缘，并测量其与肋缘或剑突根部的距离，以cm表示。

(2)双手触诊　肝脏双手触诊时，考生右手位置同单手触诊手法，左手托住被检者右腰部，拇指张开置于季肋部，触诊时左手向上托推，右手触诊方法与单手触诊相同。

(3)检查内容　当触到肝脏后，应注意其大小、硬度、表面情况、压痛、边缘情况、搏动、摩擦感及震颤等。

考生易犯错误

①没有注意肝脏触诊需在右锁骨中线和前正中线上进行。

②没有按试题要求做肝脏的单手触诊和(或)双手触诊——应严格按要求操作。

③触诊过程中，手指离开腹壁——不应离开腹壁，逐渐向肝缘方向滑动。

典型例题及评分标准

【例46】体格检查考试项目：肝脏触诊(单手触诊)(须报告检查结果)。

1. 体格检查(6分)

(1)考生站位正确，告知被检者体位正确(0.5分)

告知被检者取仰卧位，双腿屈曲，暴露腹部，腹部放松，做腹式呼吸，考生位于被检者右侧。

(2)检查方法(5分)

考生将右手三指并拢,掌指关节伸直,示指和中指末端与肋缘平行,放置于被检者脐右侧,用示指、中指末端桡侧进行触诊(1分)。嘱做腹式呼吸,当被检者呼气时,手指压向腹深部(1分),吸气时,手指向前上迎触下移的肝下缘(1分)。如此反复进行,并逐渐向肋缘方向滑动,直至触及肝下缘或右肋缘(2分)。

(3)报告检查结果(0.5分)

肝脏肋下是否触及。

2. 提问(2分)

①右下腹压痛反跳痛,考虑什么病(1分)?

答:急性阑尾炎伴腹膜炎。

②触及肝脏时除描述大小、质地外,还应注意哪些内容(1分)?

答:还应注意肝脏有无压痛以及边缘和表面状态、搏动、肝区摩擦感、肝震颤等(答出2项得0.5分)。

3. 职业素质(2分)

①体检前能向被检者告知。与被检者沟通时态度和蔼,体检中动作轻柔,能体现爱护被检者的意识。体检结束后能告知,有体现关爱被检者的动作(1分)。

②着装(工作服)整洁,仪表举止大方,语言文明,体检认真细致,表现出良好的职业素质(1分)。

【例47】体格检查考试项目:右肋下肝脏触诊(单、双手触诊)(须报告检查结果)。

1. 体格检查(8分)

(1)考生站位正确,告知被检者体位、姿势正确(0.5分)

告知被检者取仰卧位,暴露腹部,腹部放松,双腿屈曲,做腹式呼吸,考生位于被检者右侧。

(2)检查方法(7分)

①单手触诊(4分)

考生将右手指并拢,示指和中指末端与肋缘大致平行置于被检者平脐处,用示、中指末端桡侧进行触诊(1分)。嘱被检者做腹式呼吸,当被检者呼气时,手指压向腹深部(1分)。当被检者吸气时,手指向前上迎触下移的肝下缘(1分)。如此反复,并逐渐向肋缘方向滑动,直至触及肝下缘或右肋缘(2分)。

②双手触诊(2分)

考生右手位置同单手触诊(0.5分),左手托住被检者右腰部,拇指张开置于季肋部,触诊时左手向上托(0.5分),右手触诊方法同单手触诊(1分)。

(3)报告检查结果(0.5分)

肝脏肋下是否触及。

2. 提问(2分)

①测量脉搏可选择哪些部位(1分)?

答:桡动脉、肱动脉、颈动脉、股动脉和足背动脉(答出3项得1分)。

②甲状腺肿大分几度?何谓甲状腺Ⅰ度肿大(1分)?

答:甲状腺肿大分三度,甲状腺不能看到但能触及为Ⅰ度。

3. 职业素质(2分)

①体检前能向被检者告知。与被检者沟通时态度和蔼,体检中动作轻柔,能体现爱护被检者的意识。体检结束后能告知,有体现关爱被检者的动作(1分)。

②着装(工作服)整洁,仪表举止大方,语言文明,体检认真细致,表现出良好的职业素质(1分)。

常考问题

①请简单描述肝脏触诊的注意事项。

答:应注意肝脏是否肿大、肝脏质地、有无结节或肿块。当触到肝脏后,应注意其大小、硬度、表面情况、压痛、边缘情况、搏动、摩擦感及震颤等。

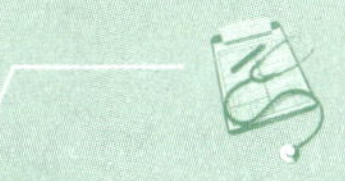

②请指出体检时正常成人肝脏大小的判断标准。

答:体检时正常成人的肝脏,一般在肋缘下触不到,但腹壁松软的病人于深吸气时可于肋弓下触及肝下缘,但在1cm以内;在剑突下可触及3cm之内的肝下缘;腹上角较锐的瘦高者在剑突根部下可达5cm。

③扁桃体检查主要观察内容是什么?

答:观察扁桃体有无红肿、肿大程度、分泌物颜色及性状、是否形成假膜。

④扁桃体肿大如何分度(1分)?

答:扁桃体不超过咽腭弓为Ⅰ度肿大,超过咽腭弓为Ⅱ度肿大,达到或超过咽后壁中线为Ⅲ度肿大。

5. 脾脏触诊

脾脏触诊包括仰卧位触诊和侧卧位触诊。一般采用双手触诊,仅在脾脏明显肿大而位置又较表浅(巨脾)时,采用右手单手触诊。

(1)仰卧位触诊　仰卧位触诊脾脏时,被检者取仰卧位,双腿屈曲,充分暴露腹部。考生位于被检者右侧,左手绕过腹前方,手掌置于左腰部第9~11肋处,试将脾脏从后向前托起,右手掌平放于脐部,右手三指(示、中、环指)伸直并拢,与左侧肋弓大致成垂直方向,从脐水平开始,配合被检者腹式呼吸,用示指、中指末端桡侧进行触诊,以手指弯曲的力量下压腹壁,直至触及脾缘或左肋缘。

(2)侧卧位触诊　当脾脏较小,仰卧位触诊不到脾脏时,可采用侧卧位触诊。被检者取右侧卧位,右下肢伸直,左下肢屈曲,用双手触诊法进行操作。考生左手掌置于被检者左腰部第9~11肋处,试将脾脏从腰背部向腹部紧推,右手三指(示、中、环指)伸直并拢,与左侧肋弓大致成垂直方向,配合被检者腹式呼吸,用示指、中指末端桡侧进行触诊,直至触及脾缘或左肋缘。

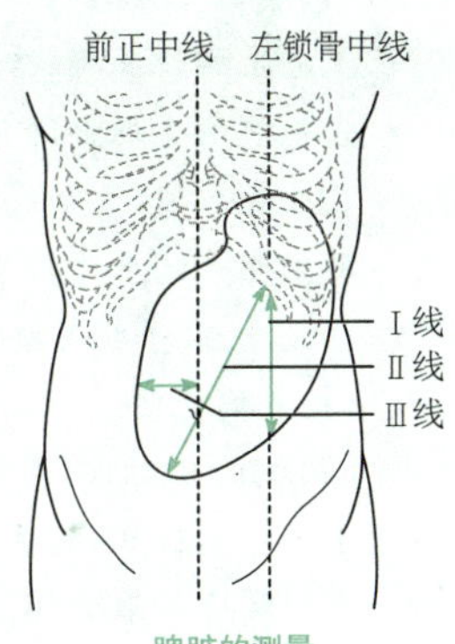

脾脏的测量

(3)检查内容　正常情况下,脾脏不能触及。触到脾脏后,要注意其大小、硬度、表面情况、压痛、摩擦感等,并测量脾脏大小。

(4)脾脏测量　如右图。

第Ⅰ线测量　左锁骨中线上,肋缘至脾脏下缘之间的距离。

第Ⅱ线测量　左锁骨中线与肋缘交点至脾脏最远点之间的距离。

第Ⅲ线测量　脾脏右缘距前正中线之间的距离。脾脏向右越过前正中线测量为正值,反之为负值。

(5)脾肿大的分度　脾肿大分轻、中、高三度。

①轻度肿大　是指脾缘不超过肋下2cm者。

②中度肿大　是指脾缘超过肋下2cm,但在脐水平线以上者。

③高度肿大　是指脾缘超过脐水平线或前正中线,即巨脾。

考生易犯错误

①触诊手法错误,主要是左手位置放置错误。

②不能回答脾脏的测量方法及分度。

③没有按试题要求操作,没有区分单手触诊与双手触诊、仰卧位触诊与侧卧位触诊的区别。

典型例题及评分标准

【例48】体格检查考试项目:脾脏触诊(仰卧位触诊)。

1. 体格检查(6分)

(1)考生站位正确,告知被检者体位正确(1分)

告知被检者取仰卧位,双腿屈曲,腹部放松,做腹式呼吸,考生位于被检者右侧。

(2)检查方法(5分)

考生左手掌置于被检者左腰部第9~11肋处,将其脾从后向前托起(1分),右手掌平放于脐部(1

分)，右手三指(示、中、环指)伸直并拢，与肋缘大致呈垂直方向(1分)，从脐水平开始，配合被检者腹式呼吸，用示、中指末端桡侧进行触诊，直至触及脾缘或左肋缘(2分)。

2. 提问(2分)

①脾脏肿大如何分度(1分)?

答：脾脏肿大可分为轻、中、高三度。脾缘不超过肋下 2cm 为轻度肿大；超过 2cm，在脐水平线以上为中度肿大；超过脐水平线或前正中线为高度肿大。

②请说出上腹部振水音检查的临床意义(1分)。

答：振水音阳性常提示幽门梗阻或急性胃扩张。

3. 职业素质(2分)

①体检前能向被检者告知。与被检者沟通时态度和蔼，体检中动作轻柔，能体现爱护被检者的意识。体检结束后能告知，有体现关爱被检者的动作(1分)。

②着装(工作服)整洁，仪表举止大方，语言文明，体检认真细致，表现出良好的职业素质(1分)。

【例 49】体格检查考试项目：脾脏触诊(须报告检查结果)。

1. 体格检查(8分)

(1)仰卧位触诊(3.5分)

①考生站位正确，告知被检者体位、姿势正确(0.5分)

告知被检者取仰卧位，双腿屈曲，暴露腹部，腹部放松，做腹式呼吸，考生位于被检者右侧。

②检查方法(3分)

考生左手掌置于被检者左胸下部第 9~11 肋处，将其脾脏从后向前托起(0.5分)，右手掌平放于脐部(0.5分)，右手指并拢，与左侧肋缘大致呈垂直方向(1分)，从脐水平开始，配合被检者腹式呼吸，用示、中指末端桡侧进行触诊，直至触及脾下缘或左肋缘(1分)。

(2)侧卧位触诊(4分)

①考生站位正确，告知被检者体位、姿势正确(1分)

告知被检者取右侧卧位，右下肢伸直，左下肢屈曲(或双下肢屈曲)。

②检查方法(3分)

考生左手掌置于被检者左胸下部第 9~11 肋处，将其脾脏从腰背部向腹部推(0.5分)，右手掌平放于脐部(0.5分)，右手指并拢，与左侧肋缘大致呈垂直方向(1分)，配合被检者腹式呼吸，用示、中指末端桡侧进行触诊，直至触及脾下缘或左肋缘(1分)。

(3)报告检查结果(0.5分)

脾脏肋下是否触及。

2. 提问(2分)

①瞳孔直径正常值是多少(1分)?

答：正常人瞳孔直径 3~4mm。

②男性，26岁。午饭后觉上腹部不适，傍晚出现右下腹隐痛，来院急诊。腹部触诊时应重点注意哪些内容(1分)?

答：腹部有无压痛，右下腹有无反跳痛和肌紧张。

3. 职业素质(2分)

①体检前能向被检者告知。与被检者沟通时态度和蔼，体检中动作轻柔，能体现爱护被检者的意识。体检结束后能告知，有体现关爱被检者的动作(1分)。

②着装(工作服)整洁，仪表举止大方，语言文明，体检认真细致，表现出良好的职业素质(1分)。

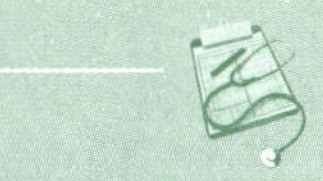

注意:①肝脏触诊,既可采用单手触诊,也可采用双手触诊;但脾脏触诊(除非巨脾),一般采用双手触诊。
②触诊脾脏时,既可采用仰卧位,也可采用侧卧位;但肝脏触诊只能采用仰卧位。
③考试时应严格审题,然后按要求去做,如脾脏触诊包括仰卧位触诊及侧卧位触诊。

常考问题

①何谓甲状腺Ⅱ度肿大?

答:甲状腺肿大既能看到又能触及,但未超过胸锁乳突肌后缘为Ⅱ度。

②夏季,女孩,7岁,发热4天伴嗜睡来急诊,无胸痛、咳嗽、无腹痛、腹泻。体检时重点检查哪些项目?

答:生命体征、意识状态、脑膜刺激征、病理反射。

③双手触诊脾脏时可以用什么体位?

答:脾脏触诊既可采用仰卧位,也可采用右侧卧位。

6. 胆囊触诊

胆囊触诊检查前,首先应了解胆囊点的定位。胆囊点位于右腹直肌外缘与肋缘交界处或右锁骨中线与肋缘交界处(如图)。

(1)单手滑行触诊法　采用单手滑行触诊胆囊时,被检者取仰卧位,双腿屈曲,充分暴露腹部。

考生位于被检者右侧,右手四指并拢,掌指关节伸直,与右侧肋缘大致平行地放在被检者右上腹部。嘱被检者缓慢深呼吸,当被检者深呼气时,考生手指压向腹部深处。当被检者深吸气时,手指向前向上在胆囊点下方滑行触诊下移的胆囊。

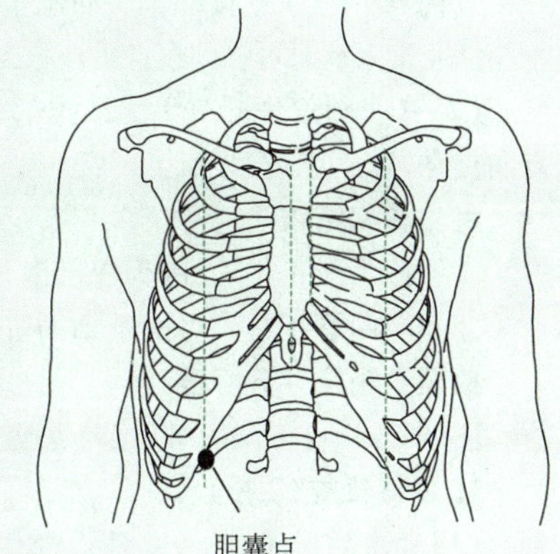
胆囊点

(2)墨菲(Murphy)征　检查墨菲征多采用钩指触诊法进行。考生左手掌平放于被检者右胸下部,以拇指指腹勾压于右肋缘下胆囊点处,然后嘱被检者缓慢深吸气。在吸气过程中,发炎的胆囊下移时,碰到用力按压的拇指,即可引起剧烈触痛或因疼痛而屏住呼吸,此为Murphy征阳性,主要见于急性胆囊炎。

注意:①胆囊压痛点——位于右锁骨中线与肋缘交界处。
②胆囊触诊点——胆囊肿大时,可在右肋缘下、腹直肌的外侧缘处触到。

考生易犯错误

①胆囊触诊及墨菲征的检查,虽然大纲不作要求,但有题。

②很多考生平时没有复习到该知识点,考试时难以正确操作。

典型例题及评分标准

【例50】体格检查考试项目:Murphy征检查。

1. 体格检查(4分)

(1)考生站位正确,告知被检者体位正确(1分)

告知被检者取仰卧位,双腿屈曲,腹部放松,考生位于被检者右侧。

(2)检查方法(3分)

考生左手掌平放于被检者右下胸部,拇指指腹勾压于腹直肌外缘和肋缘交界处,或右锁骨中线与肋缘交界处(胆囊点)(1分),告知其缓慢做深吸气(1分)。若突然出现胆囊点剧烈触痛或因疼痛而屏住呼吸,为Murphy征阳性(1分)。

2. 提问(2分)

①指出Murphy征检查位置及其检查的临床意义。

答:Murphy征检查位置在右锁骨中线与肋缘交界处,或者右腹直肌外缘与肋缘交界处(1分),阳性多见于急性胆囊炎等(1分)。

②夏季,女孩,7岁。发热4天伴嗜睡来急诊。体检时重点检查哪些项目(1分)?

答:生命体征、意识状态、心肺听诊,脑膜刺激征、病理反射。

3. 职业素质(2分)

①体检前能向被检者告知。与被检者沟通时态度和蔼,体检中动作轻柔,能体现爱护被检者的意识。体检结束后能告知,有体现关爱被检者的动作(1分)。

②着装(工作服)整洁,仪表举止大方,语言文明,体检认真细致,表现出良好的职业素质(1分)。

7. 腹部包块

(1)深部滑行触诊法 检查腹部包块时,常采用深部滑行触诊。

①体位 被检者取仰卧位,双腿屈曲,充分暴露腹部,考生位于被检者右侧。

②手法 考生右手示指、中指、环指三指并拢,将腹壁压陷至少2cm以上,进行深部滑行触诊。然后,指端逐渐触向腹部包块,并做滑行触摸,滑动方向应与包块长轴垂直。

③内容 应注意腹部包块的位置、大小、形态、硬度、移动度、触痛、有无搏动等。

④正常人有时可触到腹直肌外缘、4、5腰椎椎体、骶骨岬、乙状结肠及右肾下极等,不要误认为腹部肿块。

(2)双手触诊法 双手触诊腹部包块时,考生将左手置于被检查包块的后部,并将被检部位向右手方向推动,以助于右手触诊。

考生易犯错误

①触诊手法不正确,因为深部滑行触诊法平时很少使用。

②不能回答正常人可触及到的脏器。

典型例题及评分标准

【例51】体格检查考试项目:腹部包块(假定包块位于左下腹)检查(深部触诊法)。

1. 体格检查(2分)

(1)考生站位正确,告知被检者体位、姿势正确(0.5分)

告知被检者取仰卧位,双腿屈曲,腹部放松,考生位于被检者右侧。

(2)检查方法(1.5分)

考生右手指并拢(0.5分)。将被检者腹壁下压至少2cm,以了解包块情况,然后将指端逐渐触向包块(0.5分)。进行滑动触诊,滑动方向应与包块长轴垂直(0.5分)。

2. 提问(2分)

①腹部触诊时炎症性包块和肿瘤性包块有什么区别(1分)?

答:炎症性包块常有腹部压痛和腹肌紧张,不易推动;肿瘤性包块一般情况下触痛不重,与肝、脾、肾脏有关者可随呼吸移动。

②体检时第7颈椎棘突临床定位价值是什么(1分)?

答:第7颈椎棘突常作为计数胸椎的标志。

3. 职业素质(2分)

①体检前能向被检者告知。与被检者沟通时态度和蔼,体检中动作轻柔,能体现爱护被检者的意识。体检结束后能告知,有体现关爱被检者的动作(1分)。

②着装(工作服)整洁,仪表举止大方,语言文明,体检认真细致,表现出良好的职业素质(1分)。

8. 液波震颤

(1)体位 检查液波震颤时,被检者取仰卧位,双腿屈曲,充分暴露腹部,考生位于被检者右侧。

(2)手法 让被检者将右手掌尺侧缘压于腹中线上协助检查。考生以左手掌面贴于被检者右侧腹壁,右手四指并拢稍屈曲,用指端叩击被检者左侧腹壁。

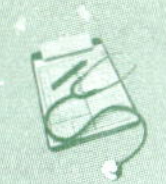

(3)临床意义　如有大量腹腔积液，则贴于腹壁的左手掌面有被液体波动冲击的感觉，即为液波震颤阳性。液波震颤阳性提示腹水量>3000~4000ml。

注意：①腹部叩诊浊音提示大量腹水、腹部隆起。水坑征提示腹水量>120ml。
②移动性浊音阳性提示腹水量>1000ml，液波震颤阳性提示腹水量>3000~4000ml。

考生易犯错误

①忘了让被检者将右手掌放置于腹中线上。

②考生不是用右手四指指端叩击被检者左侧腹壁，而是用右手手掌拍击。

典型例题及评分标准

【例52】体格检查考试项目：腹部液波震颤触诊检查。

1. 体格检查(4分)

(1)考生站位正确，告知被检者体位正确(1分)

告知被检者取仰卧位，双腿屈曲，腹部放松，考生位于被检者右侧。

(2)检查方法(3分)

考生以一手掌掌面贴于被检者一侧腹壁，另一手四指并拢稍屈曲，用指端叩击对侧腹壁或用指端冲击对侧腹壁(1分)。如有大量液体存在，则贴于腹壁的手掌有被液体波动冲击的感觉(1分)。为防止腹壁本身的震动传至对侧，应请另一人用手掌尺侧缘压于腹中线上协助检查(1分)。

2. 提问(2分)

①腹部触到包块应注意什么(1分)？

答：应注意腹部包块的位置、大小、形态、硬度、移动度、触痛、有无搏动等。

②请指出行侧卧位脾脏触诊的指征。

答：脾脏较小，仰卧位触诊不到脾脏时，可采用右侧卧位触诊脾脏。

3. 职业素质(2分)

①体检前能向被检者告知。与被检者沟通时态度和蔼，体检中动作轻柔，能体现爱护被检者的意识。体检结束后能告知，有体现关爱被检者的动作(1分)。

②着装(工作服)整洁，仪表举止大方，语言文明，体检认真细致，表现出良好的职业素质(1分)。

9. 振水音

(1)体位　检查振水音时，被检者取仰卧位，双腿屈曲，充分暴露腹部，考生位于被检者右侧。

(2)手法　考生以一耳凑近上腹部，同时右手四指并拢于上腹部腹壁向下冲击振动胃部。如果在空腹情况下听到气、液撞击的声音，为振水音阳性。也可用听诊器膜型体件置于上腹部进行听诊。

(3)临床意义　振水音阳性常见于胃扩张或幽门梗阻。

典型例题及评分标准

【例53】体格检查考试项目：振水音检查(须报告检查结果)。

1. 体格检查(4分)

(1)考生站位正确，告知被检者体位、姿势正确(0.5分)

告知被检者取仰卧位，暴露腹部，考生位于被检者右侧。

(2)检查方法(3分)

考生将听诊器体件置于被检者上腹部(1分)，同时，右手四指并拢于上腹部腹壁向下冲击振动胃部(1分)。听诊有无气、液相撞的声音(1分)。

(3)报告检查结果(0.5分)

是否闻及振水音。

2. 提问(2分)

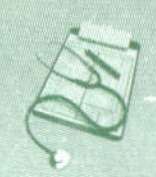

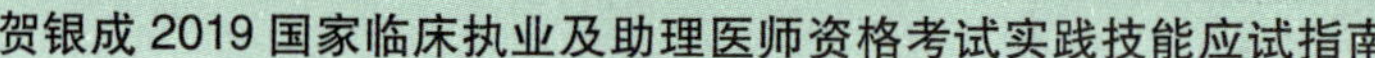

①正常人腹部能触到哪些脏器(1分)?

答:肝脏、肾脏、充盈的膀胱及乙状结肠。

②双手触诊常用于检查腹部哪些内容(1分)?

答:常用于肝、脾、肾和腹腔内包块的检查(答出3项得1分)。

3. 职业素质(2分)

①体检前能向被检者告知。与被检者沟通时态度和蔼,体检中动作轻柔,能体现爱护被检者的意识。体检结束后能告知,有体现关爱被检者的动作(1分)。

②着装(工作服)整洁,仪表举止大方,语言文明,体检认真细致,表现出良好的职业素质(1分)。

(三)腹部叩诊

腹部叩诊内容包括腹部叩诊音、肝浊音界、移动性浊音、肝脏叩击痛、肋脊角叩击痛、膀胱叩诊等。

1. 腹部叩诊音

(1)体位　检查腹部叩诊音时,被检者取仰卧位,双腿屈曲,充分暴露腹部,考生位于被检者右侧。

(2)方法　采用间接叩诊法进行检查。从左下腹开始,沿逆时针方向行全腹叩诊,最后以脐正中结束。

(3)临床意义　正常腹部叩诊音大部分区域为鼓音,只有肝脾所在部位、增大的子宫和膀胱占据的部位、两侧腹部近腰肌处叩诊为浊音。

2. 肝脏的叩诊

(1)肝浊音界

进行肝脏叩诊前,首先应了解相关的解剖学知识。从右图可以看出,在右锁骨中线上,肝脏和右肺有部分重叠。这就是叩诊时肝浊音界的解剖学基础。肝浊音界分相对浊音界和绝对浊音界两种。

沿右锁骨中线,由上向下叩诊时,当叩诊音由清变浊时,即为肝上界。此处相当于被肺遮盖的肝顶部,称为肝相对浊音界。如继续向下叩诊1~2肋间,则叩诊音由浊音变为实音,此处的肝脏不再被肺所遮盖,称为肝绝对浊音界,即为肺下界。

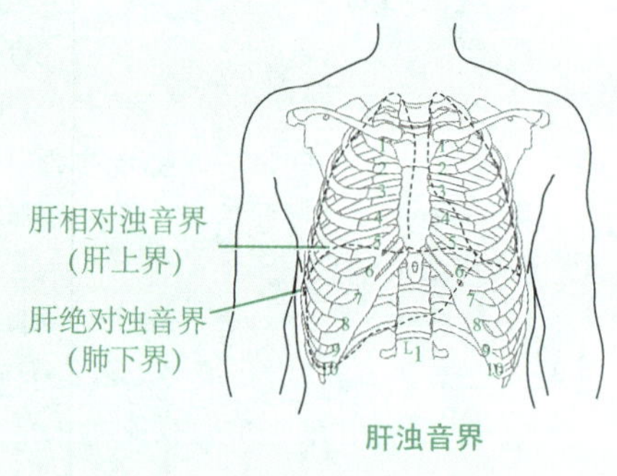

肝浊音界

正常人右锁骨中线上,肝上界和肺下界分别平第5、第6肋间。

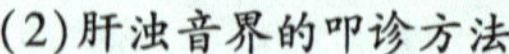

(2)肝浊音界的叩诊方法

①体位　叩诊肝浊音界时,被检者取仰卧位,双腿屈曲,充分暴露腹部,考生位于被检者右侧。

②肝上界叩诊　首先,在右锁骨中线上叩出肝上界。自第2肋间开始,由上而下逐肋叩诊,当清音变浊时,即为肝上界。正常人一般位于右锁骨中线与第5肋间的交点处。

③肝下界叩诊　叩诊肝下界时,一般在右锁骨中线及前正中线上,自下往上叩诊,当叩诊音由鼓音变为浊音时,即为肝下界。临床上,由于肝下界与胃、结肠等重叠,很难叩准,故多用触诊法确定肝下界。

(3)肝上下径的测量

①肝上界定位　测量肝脏上下径时,首先应沿右锁骨中线,叩出肝上界(正常人为第5肋间)。自第2肋间开始,由上而下逐肋叩诊,当叩诊音由清音转为浊音时即为肝上界,并作标记。

②肝下缘定位　触诊肝下缘可采用单手触诊法,于右锁骨中线触诊肝下缘的位置,并作标记。

③测量肝上下径　用直尺测量肝上界至肝下缘的垂直距离,即为肝上下径。

④正常值　正常人肝上下径为9~11cm。

考生易犯错误

①不能严格按试题要求去操作——如试题只要求做肝上界叩诊,而有些考生将肝上下界均做。

②测量肝上下径时,肝上下界均为叩诊所得——应该是肝上界为叩诊所得,肝下界为触诊所得。

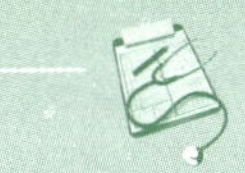

③记不住正常值,导致叩诊结果与正确答案大相径庭。一些重要的正常值,请大家牢记。

	肝上界	肝下界	肺下界	肺上界
右锁骨中线	第5肋间	右季肋下缘	第6肋间	肺尖
右腋中线	第7肋间	第10肋骨水平	第8肋间	—
右肩胛线	第10肋间	—	第10肋骨水平	—

肝浊音界叩诊小技巧:

①正常情况下,在右锁骨中线上:男性乳头平第4肋间,肝上界位于第5肋间,肺下界位于第6肋间。因此,在右锁骨中线上,肝上界位于乳头下1肋间,肺下界位于乳头下2个肋间。

②在右锁骨中线上,肝下界位于右肋缘下。

典型例题及评分标准

【例54】体格检查考试项目:肝上界叩诊(须报告检查结果)。

1. 体格检查(2分)

(1)考生站位正确,告知被检者体位正确(0.5分)

告知被检者取仰卧位,暴露胸部、上腹部,平静呼吸,考生位于被检者右侧。

(2)检查方法(1分)

①考生沿右锁骨中线,自第2肋间起从上而下逐个肋间进行叩诊(0.5分)。

②当叩诊音由清音转为相对浊音时,即为肝上界(0.5分)。

(3)报告检查结果(0.5分)

被检者肝上界的位置(正常人肝上界位于右锁骨中线第5肋间)。

2. 提问(2分)

①请指出体格检查时如何鉴别肝肿大与肝下垂(1分)?

答:肝肿大与肝下垂的区别在于肝上下径是否超过正常值(9~11cm)。

②哪些颅神经损伤可以导致瞳孔对光反射异常(1分)?

答:视神经(0.5分)、动眼神经(0.5分)损伤可以导致瞳孔对光反射异常。

3. 职业素质(2分)

①体检前能向被检者告知。与被检者沟通时态度和蔼,体检中动作轻柔,能体现爱护被检者的意识。体检结束后能告知,有体现关爱被检者的动作(1分)。

②着装(工作服)整洁,仪表举止大方,语言文明,体检认真细致,表现出良好的职业素质(1分)。

【例55】体格检查考试项目:测量肝上下径(须报告检查结果)。

1. 体格检查(8分)

(1)考生站位正确,告知被检者体位正确(1分)

告知被检者取仰卧位,双腿屈曲,腹部放松,做腹式呼吸,考生位于被检者右侧。

(2)检查方法(6分)

①叩诊法确定肝上界　考生沿右锁骨中线,自上而下逐个肋间进行叩诊。当叩诊音由清音转为浊音时,即为肝上界,作标记(1分)。

②单手触诊法确定肝下缘　考生将右手四指并拢,掌指关节伸直,平行地放在被检者腹部脐水平线与右锁骨中线交点上,用示、中指末端桡侧进行触诊(1分)。被检者呼气时,手指压向腹深部(1分),吸气时,手指向前上迎触下移的肝脏(1分)。如此反复进行,手指不能离开腹壁,并逐渐向肋缘方向滑动,直至触及肝缘或肋缘(1分),即为肝下缘,作标记。

③测量肝上下径　用尺测量肝上界至肝下缘的垂直距离即为肝上下径(1分)。

(3)报告检查结果(1分)

向考官报告被检者肝上下径,以厘米表示(正常成人肝上下径为9~11cm)。

2. 提问(2分)

①扁桃体肿大如何分度(1分)?

答:扁桃体不超过咽腭弓为Ⅰ度,超过咽腭弓为Ⅱ度,达到或超过咽后壁中线为Ⅲ度。

②匙状甲(反甲)常见于哪些疾病(1分)?

答:匙状甲(反甲)常见于缺铁性贫血、高原疾病。

3. 职业素质(2分)

①体检前能向被检者告知。与被检者沟通时态度和蔼,体检中动作轻柔,能体现爱护被检者的意识。体检结束后能告知,有体现关爱被检者的动作(1分)。

②着装(工作服)整洁,仪表举止大方,语言文明,体检认真细致,表现出良好的职业素质(1分)。

3.移动性浊音

(1)检查原理 移动性浊音的检查原理详见本书配套课件《贺银成 2019 实践技能名师大讲堂》。

(2)体位 叩诊移动性浊音时,被检者取仰卧位,双腿屈曲,充分暴露腹部,考生位于被检者右侧。

(3)方法 考生首先从腹中部(即脐部)开始,向左侧腹部叩诊,当叩诊音由鼓音变为浊音时,左手板指不离开腹壁。嘱被检者右侧卧位,继续向左侧叩诊,直至叩诊音由浊音变为鼓音。从此处开始再往回叩(即往腹下侧叩诊),当叩诊音由鼓音再次变浊时,嘱被检者左侧卧位。继续叩诊,则原来的浊音再次变鼓。这种因体位不同而出现的浊音区变动现象称移动性浊音。

(4)临床意义 移动性浊音阳性提示腹腔内游离腹水>1000ml。

考生易犯错误

①被检者体位错误——正确体位为“平卧→右侧卧位→左侧卧位”。可见,中间没有平卧位。

②考生叩诊方法错误——正确方法为“腹中部→左侧腹→右侧腹→腹中部→左侧腹”。

③叩诊过程中,左手板指离开了腹壁——左手板指始终不能离开腹壁。

典型例题及评分标准

【例 56】体格检查考试项目:腹部移动性浊音检查(须报告检查结果)。

1. 体格检查(6分)

(1)考生站位正确,告知被检者体位、姿势正确(0.5分)

告知被检者取仰卧位,双腿屈曲,暴露腹部,腹部放松,考生位于被检者右侧。

(2)检查方法(5分)

考生自被检者腹中部脐水平向左侧腹部叩诊,直至出现浊音。左手板指不离开腹壁(1分),请被检者右侧卧位(1分),再继续叩诊,若叩诊音呈鼓音,则为移动性浊音阳性(1分)。自该处继续向右侧腹叩诊,直至再度出现浊音(1分)。再请被检者左侧卧,同样方法叩诊(1分)。

(3)报告检查结果(0.5分)

移动性浊音阳性或阴性(正常人移动性浊音检查为阴性)。

2. 提问(2分)

①被检者坐位时颈静脉明显充盈或颈静脉怒张,有什么临床意义(1分)?

答;常见于右心功能不全,上腔静脉阻塞综合征及心包积液等(答出2项得1分)。

②胸骨角的主要临床意义是什么(1分)?

答:胸骨角是计数肋骨和肋间隙顺序的重要标志。

3. 职业素质(2分)

①体检前能向被检者告知。与被检者沟通时态度和蔼,体检中动作轻柔,能体现爱护被检者的意识。

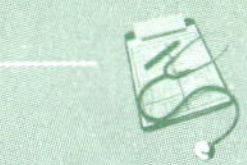

体检结束后能告知,有体现关爱被检者的动作(1分)。

②着装(工作服)整洁,仪表举止大方,语言文明,体检认真细致,表现出良好的职业素质(1分)。

4.肋脊角叩击痛

(1)肋脊角的定义 肋脊角是指两侧背部第12肋骨与脊柱之间的夹角。肋脊角的深面有肾脏存在,因此,肋脊角叩击痛主要用于检查肾脏病变。

(2)体位 检查肋脊角叩击痛时,被检者取坐位,充分暴露背部。

(3)手法 考生沿背部第12肋触摸,找到第12肋与脊柱夹角的顶点,即为肋脊角。考生用左手掌平放在被检者脊肋角处,右手握拳,用由轻到中等的力量叩击左手背。每部位叩1~2下,停一停,重复2~3次,同时询问被检者感觉。同样的方法,叩击另一侧肋脊角。两侧对比叩诊。叩诊过程中,用力要适当。

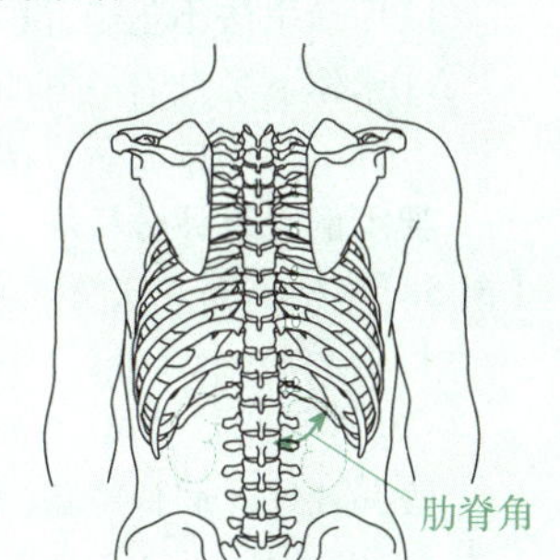

典型例题及评分标准

【例57】体格检查考试项目:肋脊角叩击痛检查(须报告检查结果)。

1. 体格检查(4分)

(1)考生站位正确,告知被检者体位、姿势正确(0.5分)

告知被检者取坐位或侧卧位,考生位于被检者后方或右侧。

(2)检查方法(3分)

①肋脊角部位(1分)

肋脊角是第12肋与脊柱之间的夹角。

②叩击方法(2分)

考生左手掌平放在被检者肋脊角处,右手握拳,用由轻至中等的力量叩击左手背,每叩1~2下,停一停,反复2~3次,同时询问被检者感觉(1分)。两侧进行对比叩击(1分)。

(3)报告检查结果(0.5分)

肋脊角叩击痛阳性或阴性(正常人肋脊角叩击痛为阴性)。

2. 提问(2分)

①心包摩擦音和胸膜摩擦音听诊如何鉴别(1分)?

答:心包摩擦音可闻及与心搏一致的类似纸张摩擦的声音,屏气时不消失(0.5分);胸膜摩擦音一般于吸气末或呼气初较为明显,屏气时消失(0.5分)。

②舟状腹常见于哪些疾病(1分)?

答:常见于结核病、恶性肿瘤等慢性消耗性疾病导致的恶病质。

3. 职业素质(2分)

①体检前能向被检者告知。与被检者沟通时态度和蔼,体检中动作轻柔,能体现爱护被检者的意识。体检结束后能告知,有体现关爱被检者的动作(1分)。

②着装(工作服)整洁,仪表举止大方,语言文明,体检认真细致,表现出良好的职业素质(1分)。

5.膀胱叩诊

(1)体位 膀胱叩诊检查时,被检者取仰卧位,双腿屈曲,充分暴露腹部,考生位于被检者右侧。

(2)手法

①考生首先视诊耻骨联合上方腹部有无膨隆,以右手自脐部向耻骨联合方向触诊下腹部有无饱满感。

②然后,在腹中线上,自脐部开始,逐渐叩向耻骨联合,直至鼓音变为浊音,即可能为充盈膀胱的上界。叩诊时,扳指与腹中线垂直,边叩边向下移动。

③以同样的方法叩诊下腹左右两侧,叩出凸面向上的半圆形浊音区。

④膀胱叩诊的浊音区,常常需与巨大卵巢囊肿的浊音区相鉴别。如需鉴别,可在排尿后再行叩诊检

查，如浊音区变为鼓音，则为尿潴留所致膀胱增大。如仍为浊音区，则为卵巢囊肿所致。

注意：①膀胱叩诊的主要目的是检查有无尿潴留，叩诊前应首先视诊，然后再触诊下腹部膀胱区。
②若膀胱触诊不满意，则再进行叩诊。若膀胱触诊已确诊尿潴留，则无须行膀胱叩诊。

考生易犯错误

①未口述视诊内容。

②只做膀胱叩诊，未先做膀胱触诊——叩诊前应先做膀胱触诊，只有在触诊不满意时，才做膀胱叩诊。

③叩诊手法不正确，没有沿腹中线自脐向下叩诊。

④未作下腹左右两侧叩诊。

⑤忘了口述排尿后再次叩诊，以鉴别充盈膀胱和巨大卵巢囊肿。

典型例题及评分标准

【例58】体格检查考试项目：膀胱检查（须口述检查内容）。

1. 体格检查（4分）

（1）考生站位正确，告知被检者体位、姿势正确（0.5分）

告知被检者取仰卧位，双腿屈曲，暴露腹部，腹部放松，考生位于被检者右侧。

（2）检查方法（3.5分）

①视诊：耻骨联合上方或下腹部有无膨隆（1分）。

②触诊：右手自脐部向耻骨联合方向触诊下腹部有无饱满感或包块（1分）。

③叩诊：自脐部开始，沿腹中线向下叩诊，板指与腹中线垂直（0.5分），逐渐向耻骨联合方向移动（边叩边移），直至叩诊音由鼓音变为浊音，即可能为充盈膀胱之上界（1分）。

2. 提问（2分）

①Cullen征阳性的临床意义是什么（1分）？

答：Cullen征阳性常见于重症急性胰腺炎。

②桶状胸的特点是什么？常见于何种疾病（1分）？

答：桶状胸特点是胸廓前后径与左右径之比≥1（0.5分），常见于肺气肿（0.5分）。

3. 职业素质（2分）

①体检前能向被检者告知。与被检者沟通时态度和蔼，体检中动作轻柔，能体现爱护被检者的意识。体检结束后能告知，有体现关爱被检者的动作（1分）。

②着装（工作服）整洁，仪表举止大方，语言文明，体检认真细致，表现出良好的职业素质（1分）。

（四）腹部听诊

1. 腹部的听诊

（1）体位　腹部听诊时，被检者取仰卧位，双腿屈曲，充分暴露腹部。

（2）手法　考生将听诊器体件置于被检者腹壁上，全面地听诊腹部各区。

（3）听诊顺序　从上至下，从左至右。

（4）主要听诊部位　上腹部、脐部、下腹部、脾区听诊、左腹部、左下腹部、肝区听诊、右腹部、右下腹部（在做听诊演示时，应指出各听诊部位的名称）。

2. 肠鸣音

（1）体位　听诊肠鸣音时，被检者取仰卧位，双腿屈曲，充分暴露腹部。考生站在被检者右侧。

（2）手法　考生握热听诊器体件后，放置于右下腹腹壁上，听诊时间不少于1分钟。

（3）临床意义　正常肠鸣音4~5次/分。肠鸣音>10次/分且响亮、高亢，称为肠鸣音亢进。若连续3~5分钟听不到肠鸣音，则称为肠鸣音消失（此数据为医考中心的标答，而8版诊断学P192：连续听诊2分钟以上未听到肠鸣音，称为肠鸣音消失）。

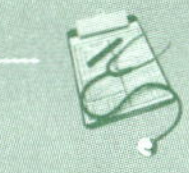

■这就是正常肠鸣音，详见本书配套课件《贺银成 2019 实践技能名师大讲堂》。

考生易犯错误

①听诊部位不正确——正确听诊部位应在脐周或右下腹。

②肠鸣音计数不正确——如有的考生报告肠鸣音 40 次/分，显然是错误的。

③检查完毕，不主动报告检查结果。

典型例题及评分标准

【例 59】体格检查考试项目：肠鸣音听诊（须报告检查结果）。

1. 体格检查（4 分）

（1）考生站位正确，告知被检者体位正确（0.5 分）

告知被检者取仰卧位，暴露腹部，腹部放松，考生位于被检者右侧。

（2）检查方法（1 分）

考生将听诊器体件置于被检者右下腹或脐周（0.5 分），听诊时间不少于 1 分钟（0.5 分）。

（3）报告检查结果（0.5 分）

被检者肠鸣音是否存在，每分钟测到的肠鸣音次数，以每分钟多少次表示（正常为 4~5 次/分），判断肠鸣音是活跃、亢进或消失。

2. 提问（2 分）

①何谓肠鸣音亢进？何谓肠鸣音消失（1 分）？

答：正常肠鸣音 4~5 次/分。肠鸣音>10 次/分且响亮、高亢，称为肠鸣音亢进。连续 3~5 分钟听不到肠鸣音，称为肠鸣音消失。

②瞳孔扩大常见于哪些临床病症（1 分）？

答：瞳孔扩大常见于脑疝、视神经萎缩、阿托品等药物反应（答出 2 项即可得 1 分）。

3. 职业素质（2 分）

①体检前能向被检者告知。与被检者沟通时态度和蔼，体检中动作轻柔，能体现爱护被检者的意识。体检结束后能告知，有体现关爱被检者的动作（1 分）。

②着装（工作服）整洁，仪表举止大方，语言文明，体检认真细致，表现出良好的职业素质（1 分）。

注意：肠鸣音听诊时间不能少于 1 分钟，正常人肠鸣音约为 4~5 次/分。

3.腹部血管杂音

腹部血管杂音包括动脉性杂音和静脉性杂音。

（1）体位　听诊腹部血管杂音时，被检者取仰卧位，双腿屈曲，充分暴露腹部，考生位于被检者右侧。

（2）手法　考生将听诊器体件置于被检者腹壁上进行听诊。

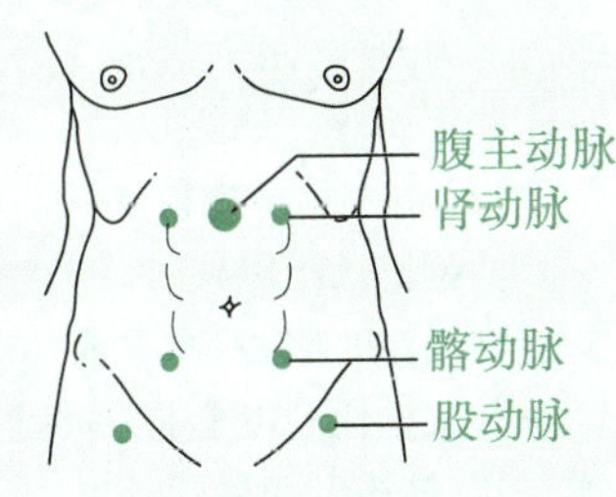

（3）临床意义

在腹中部听到收缩期血管杂音，常提示腹主动脉瘤或腹主动脉狭窄。

在上腹两侧听到收缩期血管杂音，常提示肾动脉狭窄。

在下腹两侧听到收缩期血管杂音，常提示髂动脉狭窄。

在脐周或上腹部听到连续性潺潺声，常提示静脉性杂音，如门脉高压引起的克-鲍综合征。

考生易犯错误

不能记住各血管杂音的正确听诊部位。

典型例题及评分标准

【例 60】体格检查考试项目：腹部动脉血管杂音听诊（须报告检查结果）。

1. 体格检查（2 分）

(1)考生站位正确,告知被检者体位正确(0.5分)

告知被检者取仰卧位,暴露腹部,腹部放松,考生位于被检者右侧。

(2)检查方法(1分)

考生将听诊器体件分别置于被检者上腹部、脐周或腹部两侧上下部位进行听诊(1分)。

(3)报告检查结果(0.5分)

有无腹主动脉、肾动脉及髂动脉血管杂音(答出2项即可)。

2. 提问(2分)

①听诊时如何区分腹部血管的动脉性杂音和静脉性杂音(1分)?

答:动脉性杂音常在腹中部或腹部两侧,与心搏一致,常为收缩期杂音。静脉性杂音常在脐周或上腹部,为连续性潺潺声,无收缩期与舒张期之分。

②需要除外哪些情况,才能认定颈强直为脑膜刺激征(1分)?

答:需要除外颈椎、颈部肌肉局部病变后才能确认颈强直为脑膜刺激征。

3. 职业素质(2分)

①体检前能向被检者告知。与被检者沟通时态度和蔼,体检中动作轻柔,能体现爱护被检者的意识。体检结束后能告知,有体现关爱被检者的动作(1分)。

②着装(工作服)整洁,仪表举止大方,语言文明,体检认真细致,表现出良好的职业素质(1分)。

注意:①腹部血管杂音的听诊部位,此处标准答案与诊断学不同,考试时请按标答操作。

②门脉高压症合并严重腹壁静脉曲张时,可于脐周或上腹部闻及静脉性杂音,称为克-鲍综合征。

五、脊柱、四肢与肛门检查

1. 脊柱检查

脊柱检查包括生理弯曲、脊柱活动度、脊柱压痛及叩击痛检查。

(1)体位　脊柱检查时,被检者取站立位或坐位,充分暴露躯干,双上肢自然下垂,考生位于被检者后面。

(2)脊柱弯曲度检查

①视诊检查　考生从侧位和后位观察脊柱的4个生理弯曲是否存在,有无脊柱侧弯、病理性前凸和后凸畸形。

正常人脊柱有四个生理性弯曲,即颈椎稍向前凸,胸椎稍向后凸,腰椎有较明显前凸,骶椎有较大幅度后凸。

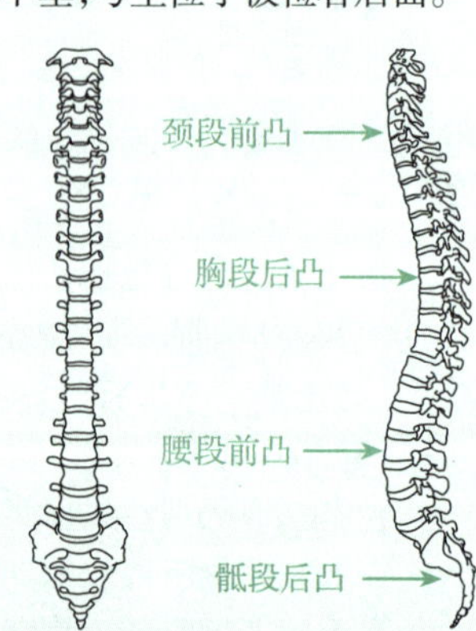

②侧弯检查　检查脊柱侧弯时,考生可用示指、中指沿脊椎棘突,以适当压力,自上而下划过,划压后皮肤上出现一条充血的红线,以此观察脊柱有无侧弯。

(3)脊柱活动度检查

①颈椎活动度检查　考生双手固定被检者双肩,嘱被检者作颈部前屈、后伸、左右侧屈、左右旋转运动,观察被检者颈椎活动度。

②腰椎活动度检查　考生双手固定被检者骨盆,嘱被检者作腰部前屈、后伸、左右侧屈、左右旋转运动,观察被检者腰椎活动度。

(4)脊柱压痛检查

检查脊柱压痛时,被检者取坐位,身体略向前倾。考生以右手拇指或示指指腹自上而下,依次按压颈椎、胸椎、腰骶椎棘突和椎旁肌肉,看有无压痛。发现压痛点时,需重复检查确认。

(5)脊柱叩击痛检查　可以选用直接叩击法或间接叩击法。叩痛部位以第7颈椎棘突作为骨性标志,计数病变椎体的位置。

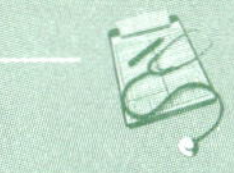

①直接叩击法　考生以叩诊锤或单一指端依次轻叩各个脊椎棘突。

②间接叩击法　考生将左手掌置于被检者头部，右手半握拳以小鱼际肌部位叩击左手背，了解被检者脊柱各部位有无疼痛。

考生易犯错误

①体位错误，没有按规定的体位进行检查。

②遗漏检查项目——脊柱检查应包括4个检查项目，即弯曲度、活动度、压痛、叩击痛。

典型例题及评分标准

【例61】体格检查考试项目：脊柱检查（须口述检查内容）。

1. 体格检查（8分）

（1）考生站位正确，告知被检者体位正确（1分）

告知被检者取坐位或站立位，充分暴露躯干，考生位于被检者后面。

（2）检查内容和方法（7分）

①脊柱弯曲度视诊检查（1分）：

观察脊柱生理弯曲是否存在（0.5分）；有无脊柱侧弯、病理性前凸和后凸畸形（0.5分）。

②脊柱活动度检查（4分）：

a. 颈椎活动度检查（2分）：考生双手固定被检者双肩（0.5分）；嘱被检者作颈部前屈、后伸、左右侧屈，观察被检者颈椎活动度（1分）；嘱被检者作颈部左右旋转运动，观察被检者颈椎活动度（0.5分）。

b. 腰椎活动度检查（2分）：考生双手固定被检者骨盆（0.5分）；嘱被检者作腰部前屈、后伸、左右侧屈，观察被检者腰椎活动度（1分）；嘱被检者作腰部左右旋转运动，观察被检者腰椎活动度（0.5分）。

（3）脊柱压痛和叩击痛检查（2分）

①脊柱压痛检查（1分）：考生用拇指或示指指腹自上而下依次按压脊椎棘突和椎旁肌肉，发现压痛点时须重复检查确认。

②脊柱叩击痛检查（1分）

直接叩击法：考生以中指或叩诊锤依次轻叩各个椎体棘突，了解各部位有无疼痛（0.5分）。

间接叩击法：考生将左手置于被检者头部，右手半握拳以小鱼际部位叩击左手背，了解各部位有无疼痛（0.5分）。

2. 提问（2分）

①脉搏触诊检查主要检查哪些内容（1分）？

答：主要检查脉率、节律、强弱和脉波。

②左侧大量胸腔积液患者在胸部视诊检查时，可发现哪些异常体征（1分）。

答：呼吸浅快，左侧呼吸运动减弱，左侧胸廓饱满。

3. 职业素质（2分）

①体检前能向被检者告知。与被检者沟通时态度和蔼，体检中动作轻柔，能体现爱护被检者的意识。体检结束后能告知，有体现关爱被检者的动作（1分）。

②着装（工作服）整洁，仪表举止大方，语言文明，体检认真细致，表现出良好的职业素质（1分）。

常考问题

①颈椎前屈后伸的最大角度是多少？

答：颈椎前屈和后伸的最大角度均为35°~45°。

②浮髌试验阳性提示什么？

答：提示膝关节积液。

2. 手部检查

（1）体位　被检者取立位、坐位或仰卧位，双手自然放松并充分暴露，考生位于被检者前面或右侧。

(2)视诊 应注意被检者双手有无红肿、皮肤破溃、皮下出血;有无肌萎缩;双手指关节有无畸形、肿胀、活动受限;手指末端有无发绀、苍白;有无杵状指、反甲(匙状甲)等。

(3)触诊 触诊被检者皮温是否正常,局部有无压痛点、肿块,骨与关节正常解剖标志是否改变、肌腱与滑囊是否增粗、有无肿块等。

(4)手的功能位 腕背伸30°并稍偏尺侧,拇指于外展时掌屈曲位,其余各指屈曲,呈握茶杯姿势。

(5)手的休息位 是手内在肌、外在肌、关节囊、韧带张力处于相对平衡的状态,即手自然静止的状态,表现为腕关节背伸10°~15°,轻度尺偏;掌指关节、指间关节半屈曲位;拇指轻度外展,指腹正对示指远侧指间关节桡侧。

典型例题及评分标准

【例62】体格检查考试项目:手部及其关节视诊检查(须口述视诊内容)。

1. 体格检查(2分)

(1)考生站位正确,告知被检者体位正确(0.5分)

告知被检者取立位、坐位或仰卧位,双手自然放松并充分暴露,考生位于被检者前面或右侧。

(2)视诊并口述检查内容,报告检查结果(1.5分)

视诊被检者双手有无红肿、皮肤破溃、皮下出血、有无肌萎缩等(0.5分)。

手指末端有无发绀、苍白,有无杵状指、反甲(匙状甲)等(0.5分)。

双手指关节有无畸形、肿胀、活动受限等(0.5分)。

2. 提问(2分)

①简单描述髌阵挛的阳性反应及其临床意义(1分)。

答:阳性反应为股四头肌发生节律性收缩,使髌骨上下移动。为膝反射极度亢进、锥体束受损的表现。

②体检时发现指甲为匙状甲(反甲),有什么临床意义(1分)?

答:匙状甲(反甲)常见于缺铁性贫血和高原疾病。

3. 职业素质(2分)

①体检前能向被检者告知。与被检者沟通时态度和蔼,体检中动作轻柔,能体现爱护被检者的意识。体检结束后能告知,有体现关爱被检者的动作(1分)。

②着装(工作服)整洁,仪表举止大方,语言文明,体检认真细致,表现出良好的职业素质(1分)。

3. 四肢关节检查

(1)四肢检查

①体位 进行四肢检查时,被检者肢体应处于功能位或手的休息位。

②视诊 考生首先视诊观察两侧肢体的长短、粗细、形态是否对称,肢体有无畸形、静脉曲张、红肿、肌肉萎缩、杵状指、反甲等。

③触诊 触诊被检者皮温是否正常,四肢有无压痛点、肿块、骨与关节正常解剖标志是否改变、肌腱与滑囊是否增粗、有无肿块。考生按压胫前皮肤,观察有无肿胀和凹陷。

④运动功能检查 观察被检者姿势、活动、步态,以及活动时是否引起疼痛。四肢和关节通常作被动活动检查,若怀疑神经肌肉疾患,则主动活动和被动活动均须检查。

(2)膝关节检查

①体位 检查膝关节时,被检者取立位、坐位或仰卧位,暴露双膝关节,考生位于被检者前面或右侧。

②视诊 观察是否膝内翻、膝外翻,局部有无肿胀及肌萎缩等。

③触诊 考生按压膝关节,观察膝关节有无压痛、肿胀、肿块、摩擦感等。

④膝关节活动度检查 屈曲被检者膝关节,观察小腿后部与大腿后部能否相贴,关节能否伸直。正常人膝关节屈曲可达120~150°,伸5~10°,内旋10°,外旋20°。

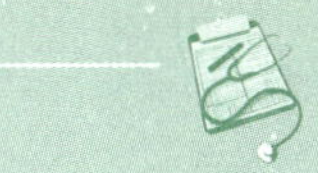

⑤特殊检查　有时,还需做一些特殊检查,如浮髌试验等。

(3)浮髌试验

①解剖学标志　做浮髌试验时,首先应了解其解剖学标志,即髌骨。

②体位　做浮髌试验时,被检者取平卧位,下肢伸直放松,膝伸直。

③手法　考生左手虎口卡于被检者膝关节髌骨上极,并加压压迫髌上囊,使关节液集中于髌骨底面。右手示指垂直按压髌骨并迅速抬起。按压时,若髌骨与关节面有碰触感,松手时髌骨浮起,称为浮髌试验阳性,提示有中等量以上关节积液(>50ml)。

考生易犯错误

①检查体位不正确——肢体应处于功能位。

②遗漏检查项目——应包括视诊、触诊、运动功能检查三项。

③不能口述各项目的内容,或内容叙述不全。

④不能回答浮髌试验的临床意义。

典型例题及评分标准

【例63】体格检查考试项目:小腿和膝关节检查(包括浮髌试验,须口述检查内容及浮髌试验阳性表现)。

1. 体格检查(6分)

(1)考生站位正确,告知被检者体位、姿势正确(0.5分)

告知被检者取坐位或仰卧位,双侧下肢自然放松并充分暴露,考生位于被检者前面或右侧。

(2)检查内容和方法正确(5.5分)

①双小腿和膝关节视诊(2分)

观察被检者双侧小腿有无皮损或溃烂、皮下出血、表浅静脉曲张、水肿,有无粗细不等、肿胀等(1分)。双膝关节有无畸形、肿胀、活动受限等(1分)。

②双侧小腿和膝关节触诊(2.5分)

a. 按压被检查者胫前皮肤,观察有无凹陷。按压膝关节,观察膝关节有无压痛,周围有无包块(1分)。

b. 浮髌试验(1.5分):考生左手拇指和其余手指分别固定在被检者膝关节上方两侧(0.5分),右手拇指和其余手指分别固定在被检者膝关节下方两侧,以一手示指按压髌骨,了解髌骨有无浮动感(0.5分)。髌骨若有浮动感,则为浮髌试验阳性(0.5分)。

③膝关节活动度检查(1分)

被检者膝关节屈曲,观察小腿后部与大腿后部能否相贴(0.5分),关节能否伸直(0.5分)。

2. 提问(2分)

①何为"O形腿"?常见于什么疾病(1分)?

答:患者并腿直立时,双股骨内髁间距增大,小腿向内偏斜,膝关节向内形成角度,双下肢成"O"状,称O形腿。常见于小儿佝偻病。

②何为"X形腿",常见于什么疾病(1分)?

答:患者并腿直立时,双股骨内髁及两胫骨内髁可同时接触,两踝距离增宽,小腿向外偏斜,双下肢成"X"状,称X形腿。常见于佝偻病。

3. 职业素质(2分)

①体检前能向被检者告知。与被检者沟通时态度和蔼,体检中动作轻柔,能体现爱护被检者的意识。体检结束后能告知,有体现关爱被检者的动作(1分)。

②着装(工作服)整洁,仪表举止大方,语言文明,体检认真细致,表现出良好的职业素质(1分)。

4. 肛门指诊

(1)职业素质　行肛门指检前,应告知被检者检查的目的、要求、取得合作。

(2)体位　检查时,被检者取肘膝位或左侧卧位,保持肌肉松弛,避免肛门括约肌紧张。考生位于被检者后面或右侧。

(3)检查方法　考生右手戴手套,示指涂以润滑油。嘱被检者深呼吸,先以示指指腹轻轻按摩肛门外口,待被检者肛门括约肌适应放松后,再轻柔、缓慢地插入肛门、直肠内触诊。

先检查肛门及括约肌的紧张度,再检查肛管及直肠内壁。注意直肠黏膜是否光滑,有无狭窄、触痛、肿块及搏动感。男性被检者还可触及前列腺及精囊,女性被检者则可检查子宫及输卵管等。

检查完毕后,取出指套,观察指套上有无分泌物及血迹,必要时送检。

考生易犯错误

①体位错误——应为肘膝位、左侧卧位或截石位。

②不能口述检查内容。

典型例题及评分标准

【例64】体格检查考试项目:肛门指诊(使用模具,须口述检查结果)。

1. 体格检查(6分)

(1)考生站位正确,告知被检者体位正确(2分)

告知被检者取左侧卧位、肘(胸)膝位或截石位。取左侧卧位或肘(胸)膝位时,考生位于被检者右侧或后面。取截石位时,考生位于被检者前面。

(2)检查方法(2分)

考生戴手套或指套(0.5分),涂以润滑油(0.5分),以右手示指轻轻按摩肛门边缘,并嘱被检者深呼吸,使肛门括约肌松弛(1分),然后轻柔地插入肛门、直肠内触诊。

(3)报告检查结果(2分)

肛周和直肠周壁有无触痛、肿块和狭窄,手套或指套上有无分泌物及血迹等。

2. 提问(2分)

①简单描述马蹄足的形态,常见于什么病症(1分)?

答:马蹄足是指踝关节跖屈,前半足着地,形似马蹄,常见于跟腱挛缩或腓总神经麻痹。

②什么情况下应该避免脊柱活动(1分)?

答:脊柱可疑骨折或关节脱位时,应避免脊柱活动。

3. 职业素质(2分)

①体检前能向被检者告知。与被检者沟通时态度和蔼,体检中动作轻柔,能体现爱护被检者的意识。体检结束后能告知,有体现关爱被检者的动作(1分)。

②着装(工作服)整洁,仪表举止大方,语言文明,体检认真细致,表现出良好的职业素质(1分)。

六、神经系统检查

1. 神经反射

神经反射包括浅反射和深反射。其中,浅反射要求掌握腹壁反射,深反射要求掌握肱二头肌反射、膝反射及跟腱反射。

(1)腹壁反射

①检查腹壁反射时,被检者取仰卧位,双上肢自然伸直置于躯干两旁,双下肢屈曲,放松腹部。考生位于被检者右侧。

②考生用钝头竹签分别沿左右两侧肋缘下、脐水平及腹股沟上方的平行方向,由外向内轻划腹壁皮肤,分别称为上、中、下腹壁反射。正常反应是局部腹肌收缩。

③应两侧对比进行检查。

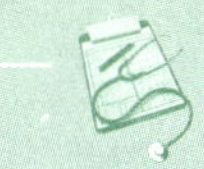

④腹壁反射的反射中枢分别位于上腹壁反射 $T_{7\sim8}$、中腹壁反射 $T_{9\sim10}$、下腹壁反射 $T_{11\sim12}$。

(2)肱二头肌反射

①检查肱二头肌反射时,被检者取坐位,双上肢自然悬垂于躯干两侧,考生站在被检者右侧。

②考生左手托起被检者肘部并使被检者屈肘,前臂稍内旋置于考生前臂上,考生左手拇指置于被检者肘部肱二头肌肌腱上,然后右手持叩诊锤叩击考生拇指末端指节。被检者出现肱二头肌收缩,引出前臂屈曲动作。

③两侧要对比检查。

④肱二头肌反射的反射中枢位于颈髓5~6节。

(3)膝反射

①检查膝反射时,被检者取坐位或仰卧位,考生站在被检者右侧。

②取坐位检查时,让被检者坐于床边,使小腿完全松弛下垂而不着地,膝关节自然屈曲成90°左右。考生左手置于被检者腘窝处,轻轻托起被检者膝关节,右手持叩诊锤,叩击髌骨下缘和胫骨粗隆之间的股四头肌肌腱,被检者出现小腿伸展。

③取仰卧位检查时,考生左手置于被检者腘窝处,托起被检者膝关节,使之屈曲120~130°。右手持叩诊锤,叩击髌骨下缘和胫骨粗隆之间的股四头肌肌腱,被检者出现小腿伸展。

④无论采用哪种体位进行检查,均需两侧对比检查。

⑤膝反射的反射中枢位于腰髓2~4节。

(4)跟腱反射(踝反射)

①检查跟腱反射时,被检者取仰卧位,下肢外展,屈髋,屈膝,考生位于被检者右侧。

②考生左手推压被检者足掌,使其踝关节过伸,右手持叩诊锤叩击跟腱,被检者出现腓肠肌收缩,足向跖面屈曲。

③两侧应对比检查。

④跟腱反射的反射中枢位于骶髓1~2节。

考生易犯错误

①腹壁反射检查时体位错误——没让被检者双下肢稍屈曲,没使腹壁松弛。

②腹壁反射检查时,竹签轻划部位和顺序错误,且由内向外轻划——应由外向内轻划皮肤。

③没两侧对比检查——做以上4种检查,均应两侧对比检查。

④做深反射检查时,叩诊锤没叩准地方,反射效应没有引出。

⑤不能回答相应问题,尤其是各反射中枢的所在部位。

注意:①上腹壁反射 $T_{7\sim8}$　　中腹壁反射 $T_{9\sim10}$　　下腹壁反射 $T_{11\sim12}$。
②肱二头肌反射 $C_{5\sim6}$　　膝反射——$L_{2\sim4}$　　踝反射(跟腱反射)$S_{1\sim2}$。

典型例题及评分标准

【例65】体格检查考试项目:腹壁反射检查(须报告检查结果)。

1. 体格检查(4分)

(1)考生站位正确,告知被检者体位、姿势正确(0.5分)

告知被检者取仰卧位,暴露腹部,腹部放松,双上肢自然伸直置于躯干两旁,双下肢屈曲。考生位于被检者右侧。

(2)检查方法(3分)

考生用钝针或木签等钝性器具,分别沿左右腹壁肋缘下方,由外向内,轻划皮肤(上腹壁反射)(1分)。沿左右脐水平,由外向内,轻划皮肤(中腹壁反射)(1分)。沿左右腹股沟上方,由外向内,轻划皮肤(下腹壁反射)(1分)。

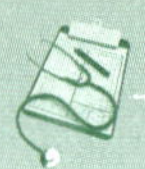

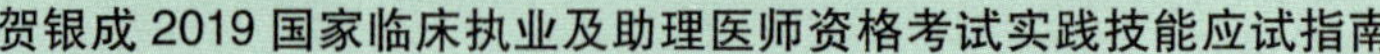

(3)报告检查结果(0.5 分)

两侧上、中、下腹壁反射是否存在、减弱或消失。

2. 提问(2 分)

①一侧中腹壁反射消失的临床意义是什么(1 分)?

答:显示平脐水平(胸髓 9~10 水平)同侧锥体束损害。

②舟状腹常见于哪些疾病(1 分)?

答:常见于结核病、恶性肿瘤等慢性消耗性疾病导致的恶病质。

3. 职业素质(2 分)

①体检前能向被检者告知。与被检者沟通时态度和蔼,体检中动作轻柔,能体现爱护被检者的意识。体检结束后能告知,有体现关爱被检者的动作(1 分)。

②着装(工作服)整洁,仪表举止大方,语言文明,体检认真细致,表现出良好的职业素质(1 分)。

【例 66】体格检查考试项目:肱二头肌反射(坐位、仰卧位两种检查方法任选一种,须报告正常表现和检查结果)。

1. 体格检查(2 分)

(1)检查方法(1 分)

①坐位检查:告知被检者取坐位,双上肢自然悬垂于躯干两侧,考生左手托起被检者肘部使其屈肘,前臂稍内旋置于考生前臂上(0.5 分),考生左手拇指置于肱二头肌肌腱上,右手持叩诊锤叩击考生拇指(0.5 分)。

②卧位检查:考生左手托起被检者肘部并使被检者屈肘,前臂稍内旋置于被检者腹部(0.5 分),考生左手拇指置于肱二头肌肌腱上,右手持叩诊锤叩击考生拇指(0.5 分)。

(考生须检查双侧反射,若只查一侧扣 0.5 分)

(2)报告正常表现和检查结果正确(1 分)

肱二头肌反射正常表现为叩击肱二头肌肌腱时引发肱二头肌收缩,前臂屈曲动作(0.5 分)。

报告检查结果:双侧肱二头肌反射对称引出(0.5 分)。

2. 提问(2 分)

①出现腹膜刺激征有何临床意义(1 分)?

答:提示局部或弥漫性腹膜炎。

②请描述偏瘫的常见体检发现。

答:一侧肢体肌力减退,肌张力增高或/和深反射亢进,病理反射阳性,常伴同侧面部肌肉瘫痪。

3. 职业素质(2 分)

①体检前能向被检者告知。与被检者沟通时态度和蔼,体检中动作轻柔,能体现爱护被检者的意识。体检结束后能告知,有体现关爱被检者的动作(1 分)。

②着装(工作服)整洁,仪表举止大方,语言文明,体检认真细致,表现出良好的职业素质(1 分)。

【例 67】体格检查考试项目:膝反射(仰卧位、坐位姿势 1、坐位姿势 2,三种检查方法任选一种,须口述正常表现,报告检查结果)。

1. 体格检查(4 分)

(1)体位和检查方法(三种检查方法任选一种,须检查双侧反射,若只检查一侧扣 1 分)(3 分)

①仰卧位检查

a. 考生站位正确,告知被检者体位正确(1 分)

告知被检者取仰卧位,考生位于被检者右侧。

b. 检查方法(2 分)

考生左手置于被检者腘窝处,托起被检者膝关节,并使之屈曲 120~135°(1 分);右手持叩诊锤叩击髌骨下缘和胫骨粗隆之间的股四头肌肌腱(1 分)。

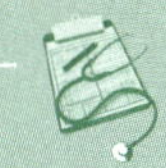

②坐位姿势1检查

a. 考生站位正确,告知被检者体位、姿势正确(1分)

告知被检者取坐位,坐于床边并自然放松,屈曲膝关节成90°左右,考生位于被检者右侧。

b. 检查方法(2分)

考生左手置于被检者髌骨上方(1分);右手持叩诊锤叩击髌骨下缘和胫骨粗隆之间的股四头肌肌腱(1分)。

③坐位姿势2检查

a. 考生站位正确,告知被检者体位、姿势正确(1.5分)

告知被检者取坐位,自然屈曲膝关节成90°左右,将一侧下肢架于另一侧下肢之上,放松(架二郎腿姿势),考生位于被检者右侧。

b. 检查方法(1.5分)

考生右手持叩诊锤叩击髌骨下缘和胫骨粗隆之间的股四头肌肌腱(1.5分)。

(2)口述正常表现,报告检查结果(1分)

①膝反射正常表现为叩击股四头肌肌腱时,引发股四头肌收缩,小腿伸展动作(0.5分)。

②报告检查结果:双侧膝反射是否存在、对称,有无亢进、减弱或消失(0.5分)。

2. 提问(2分)

①何谓嗜睡(1分)?

答:嗜睡就是患者处于病理性睡眠状态,可被唤醒并正确回答问题,能做出各种反应,但当刺激去除后又很快再入睡。

②如何区分尿潴留和巨大卵巢囊肿所致的耻骨上浊音区?

答:排尿后再作叩诊检查,如浊音区转变为鼓音区,则可确诊为尿潴留所致膀胱增大。

3. 职业素质(2分)

①体检前能向被检者告知。与被检者沟通时态度和蔼,体检中动作轻柔,能体现爱护被检者的意识。体检结束后能告知,有体现关爱被检者的动作(1分)。

②着装(工作服)整洁,仪表举止大方,语言文明,体检认真细致,表现出良好的职业素质(1分)。

【例68】体格检查考试项目:跟腱反射(卧位姿势、跪位姿势两种检查方法任选一种,须报告正常表现和检查结果)。

1. 体格检查(2分)

(1)检查方法

①跪位姿势检查(1.5分)

a. 告知被检者体位正确(0.5分)　告知被检者双膝跪位并背对考生,臀部上抬,双侧踝关节自然悬垂。

b. 检查方法(1分)　考生右手持叩诊锤叩击跟腱。

②卧位姿势(1.5分)

a. 告知被检者体位正确(0.5分)　告知被检者取仰卧位,外展下肢并屈曲髋、膝关节。

b. 检查方法(1分)　考生左手推压被检者足部,使其踝关节背屈成直角,右手持叩诊锤叩击跟腱。

(考生须检查双侧反射,若只检查一侧扣0.5分)

(2)报告正常表现和检查结果(0.5分)

跟腱反射正常表现为叩击跟腱时,引发腓肠肌收缩,足向跖面屈曲(0.5分)。

报告检查结果:双侧跟腱反射对称引出(0.5分)。

2. 提问(2分)

①“三凹征”为哪三个凹?机理是什么(1分)?

答:大气道梗阻患者吸气时,当胸腔内负压明显增高(0.5分)可引起胸骨上窝、锁骨上窝、肋间隙向内凹陷(0.5 分)。

②女性,54 岁。搬运重物后出现进行性呼吸困难、右侧胸痛。在进行胸部叩诊检查时,可能主要有什么发现(1 分)?

答:右侧胸部叩诊呈鼓音(0.5 分),左侧胸部叩诊音正常(0.5 分)。

3. 职业素质(2 分)

①体检前能向被检者告知。与被检者沟通时态度和蔼,体检中动作轻柔,能体现爱护被检者的意识。体检结束后能告知,有体现关爱被检者的动作(1 分)。

②着装(工作服)整洁,仪表举止大方,语言文明,体检认真细致,表现出良好的职业素质(1 分)。

常考问题

①上、中、下腹壁反射的反射中枢分别位于什么地方?

答:上、中、下腹壁反射的反射中枢分别位于 $T_{7\sim8}$、$T_{9\sim10}$、$T_{11\sim12}$。

②膝反射的正常表现是什么?

答:引起小腿伸展。

③膝反射的大致反射过程是什么?引发什么肌肉收缩?

答:膝反射中枢位于 $L_{2\sim4}$,经股神经传导,可引起股四头肌收缩,小腿伸展。

④请指出检查神经反射时的注意事项。

答:要使被检者肢体放松,考生叩击力量要均等,两侧要对比检查。

⑤角膜反射、提睾反射属于何种反射?

答:浅反射。

⑥什么叫下运动神经元?受损时体检有什么发现?

答:下运动神经元由脊髓前角细胞、脑运动神经核及其发出的神经轴突组成。受损时体检表现为:肌张力下降,腱反射不能引出,锥体征及病理反射均为阴性。

⑦咽部检查主要观察哪些内容?

答:观察咽部黏膜有无充血、水肿,分泌物是否增多及扁桃体大小,有无红肿、分泌物等。

⑧昏睡与嗜睡有何区别?

答:昏睡是患者处于深度睡眠状态不易唤醒,醒时答话含糊或答非所问。嗜睡可被唤醒并正确回答问题和做出各种反应。

2. 病理反射

病理反射包括巴氏征(Babinski 征)、奥本海姆征(Oppenheim 征)及戈登征(Gordon 征),大纲只要求掌握 Babinski 征。病理反射阳性提示锥体束受损。1 岁半以内的婴幼儿由于神经系统发育尚未完善,也可出现病理反射阳性。

①检查 Babinski 征时,被检者取仰卧位,双下肢自然伸直,嘱被检者放松,考生位于被检者右侧。

②考生左手扶持被检者踝关节,右手用棉签沿足底外侧缘,由后向前,划至小趾跖趾关节处转向踇趾侧。

③Babinski 征阳性表现为踇趾背伸,其余四趾向背部呈扇形张开。Babinski 征阴性表现为足趾屈曲。

④同法检查另一侧。

典型例题及评分标准

【例 69】体格检查考试项目:病理反射(Babinski 征)检查(须口述阳性表现,报告检查结果)。

1. 体格检查(4 分)

(1)考生站位正确,告知被检者体位、姿势正确(1 分)

告知被检者取仰卧位,双上肢自然伸直置于躯干两旁,双下肢自然伸直放松。考生位于被检者右侧。

(2)检查方法(须检查双侧反射,若只查一侧扣 1 分)(2 分)

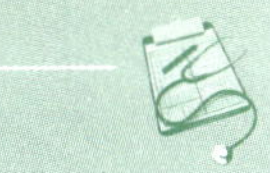

①考生左手扶持被检者踝关节(1分)。

②右手用钝针或棉签等钝性器具沿足底外侧缘由后向前划至小趾跖趾关节处转向踇趾侧(1分)。

(3)口述阳性表现,报告检查结果(1分)

①Babinski征阳性表现为踇趾背伸,其余四趾呈扇形张开(0.5分)。

②报告检查结果:正常成人Babinski征阴性(0.5分)。

2. 提问(2分)

①请说出胸膜摩擦音最常听到的部位。

答:最常听到的部位是前下侧胸部。

②请指出腹部叩诊移动性浊音阳性的临床意义。

答:提示腹腔内游离液体>1000ml。

3. 职业素质(2分)

①体检前能向被检者告知。与被检者沟通时态度和蔼,体检中动作轻柔,能体现爱护被检者的意识。体检结束后能告知,有体现关爱被检者的动作(1分)。

②着装(工作服)整洁,仪表举止大方,语言文明,体检认真细致,表现出良好的职业素质(1分)。

3. 脑膜刺激征

脑膜刺激征包括颈强直、Kernig征和Brudzinski征。

(1)颈强直

①检查颈强直时,被检者取仰卧位,抽去枕头,双上肢自然伸直置于躯干两旁,双下肢自然伸直,考生位于被检者右侧,嘱被检者放松。

②考生左手置于被检者枕部,托扶并左右转动被检者头部,通过观察或感觉被动运动时的阻力和询问有无疼痛,以了解被检者是否有颈部肌肉或椎体病变。

③考生右手轻按被检者胸前,左手托扶被检者枕部,作屈颈动作,重复1~2次,体会被检者颈部有无抵抗感及其程度。

(2)Kernig征

①检查Kernig征时,被检者取仰卧位,双下肢自然伸直放松,考生位于被检者右侧。

②考生左手固定被检者右侧或左侧膝关节,右手托持于被检者右侧或左侧足跟部,屈曲髋、膝关节使之均呈90°屈曲。然后右手抬高被检者小腿并使之伸膝。

③正常人膝关节可伸达135°,Kernig征阳性者表现为伸膝受阻,并伴有疼痛或下肢屈肌牵拉痉挛。

④同法检查另一侧。

(3)Brudzinski征

①检查Brudzinski征时,被检者取仰卧位,双下肢自然伸直放松,考生位于被检者右侧。

②考生右手轻按被检者胸前,左手托持被检者枕部并作屈颈动作,观察被检者髋、膝关节有无屈曲动作。

③阳性表现为双侧膝关节和髋关节屈曲。

考生易犯错误

①将病理反射与脑膜刺激征混淆——应将各种体征牢记。

②操作时,不能回答阳性表现及临床意义。

③只检查一侧,漏掉另一侧。

典型例题及评分标准

【例70】体格检查考试项目:脑膜刺激征检查(须口述阳性表现,报告检查结果)。

1. 体格检查(8分)

(1)考生站位正确,告知被检者体位、姿势正确(1分)

告知被检者取去枕仰卧位,双上肢自然伸直置于躯干两旁,双下肢自然伸直,放松,考生位于被检者右侧。

(2)检查内容及方法(4.5分)

①颈强直　考生左手置于被检者枕部,托扶并左右转动被检者头部,通过观察或感觉被动运动时的阻力和询问有无疼痛,以了解被检者是否有颈部肌肉或椎体病变(1分)。考生右手轻按被检者胸前,左手托扶被检者枕部并作屈颈动作,体会被检者颈部有无抵抗感及其程度(1分)。

②Kernig 征　考生左手固定被检者右侧或左侧膝关节,右手托持于被检者右侧或左侧足跟部,屈曲髋、膝关节使之均呈90°(1分),右手抬高被检者小腿并使之伸膝达135°以上(0.5分)。

(须检查双侧,若只查一侧扣0.5分)。

③Brudzinski 征　考生右手轻按被检者胸前,左手托持被检者枕部并作屈颈动作(0.5分)。观察被检者髋、膝关节有无屈曲动作(0.5分)。

(3)口述阳性表现,报告检查结果(2.5分)

颈强直阳性表现为被动屈颈时抵抗力增强(0.5分)。

Kernig 征阳性表现为伸膝受阻伴有疼痛或下肢屈肌牵拉痉挛(0.5分)。

Brudzinski 征阳性表现为双侧膝关节和髋关节屈曲(0.5分)。

报告检查结果:脑膜刺激征为阳性或阴性(正常人脑膜刺激征为阴性)(1分)。

2. 提问(2分)

①说出板状腹的体征特点及其临床意义(1分)

答:板状腹是指腹壁明显紧张,甚至强直僵硬如木板状(0.5分),常见于急性胃肠穿孔或腹腔脏器破裂所致急性弥漫性腹膜炎(0.5分)。

②女性,20岁。反复发热2周,查血常规疑为急性白血病,进行胸壁检查时应注意检查哪些内容(1分)?

答:皮肤有无瘀点(或出血点)、瘀斑(0.5分)、胸骨有无压痛(0.5分)。

3. 职业素质(2分)

①体检前能向被检者告知。与被检者沟通时态度和蔼,体检中动作轻柔,能体现爱护被检者的意识。体检结束后能告知,有体现关爱被检者的动作(1分)。

②着装(工作服)整洁,仪表举止大方,语言文明,体检认真细致,表现出良好的职业素质(1分)。

常考问题

①脑膜刺激征阴性时,在写病历的时候如何描述?

答:颈软,无抵抗,脑膜刺激征(-)。

②请指出布氏征的阳性表现。

答:布氏征(Brudzinski 征)阳性表现为双侧膝关节和髋关节屈曲。

③请指出脑膜刺激征的检查项目。

答:脑膜刺激征包括颈强直、Kernig 征和 Brudzinski 征。

④慢性阻塞性肺气肿的胸部叩诊可出现哪些阳性体征?

答:过清音,肺下界下移,肺下界移动范围缩小。

⑤何谓甲状腺Ⅲ度肿大?

答:甲状腺肿大超过胸锁乳突肌后缘为Ⅲ度。

⑥心脏听诊的内容包括哪些?

答:心率、心律、心音、心脏杂音、额外心音和心包摩擦音。

⑦心前区隆起常见于什么疾病?

答:先天性心脏病,儿童期风湿性二尖瓣狭窄、主动脉弓动脉瘤或升主动脉扩张。

⑧男性,17岁。打篮球时突发左侧胸痛伴憋气2小时来急诊,体检时应重点检查哪些内容?

答:气管是否居中,胸部视诊、触诊、叩诊、听诊。

⑨弛张热常见于哪些疾病?

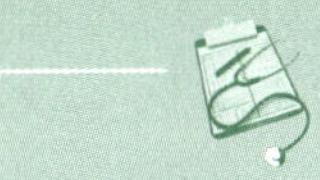

答:常见于败血症、风湿热,重症肺结核、化脓性炎症。

⑩男性,48岁。晨起出现颈部活动受限,予以针灸治疗,半小时后,突然感觉右侧胸痛,进行性呼吸困难,口唇发绀。在进行胸部视诊检查时,可有哪些异常?

答:右侧胸廓饱满、呼吸动度减弱。

⑪一侧肋脊角叩击痛考虑什么病症?双侧肋脊角叩击痛考虑什么病症?

答:一侧肋脊角叩痛提示肾结石、肾结核及肾周围炎症。两侧叩痛提示肾炎、双侧多囊肾等。

⑫肝脾触诊检查时应注意哪些内容?

答:脾脏触诊时应注意脾脏肿大程度、质地。

肝脏触诊时应注意肝脏大小、质地、有无结节、触痛。

⑬负性心尖搏动多见于哪些疾病?

答:常见于缩窄性心包炎、右心室明显肥大。

⑭请说出心前区触及连续性震颤的临床意义。

答:见于动脉导管未闭。

⑮气管右侧偏移有何临床意义?

答:气管右偏可见于左侧胸腔大量积液、积气,左侧甲状腺肿大或右侧肺不张、肺硬化、右侧胸膜粘连。

⑯请说出触诊乳房时的注意事项。

答:触诊乳房时,应着重注意有无红肿、热、痛和包块,乳头有无硬结、弹性有无消失。

⑰肺癌、胃癌及乳腺癌最易转移至何处浅表淋巴结?

答:肺癌常向锁骨上或腋窝淋巴结群转移,尤以向右锁骨上淋巴结转移多见。

胃癌多见于向左锁骨上淋巴结转移,乳腺癌多转移至腋窝淋巴结。

⑱请说出坐位时正常心尖搏动的位置和范围。

答:坐位时,正常心尖搏动位于第5肋间左锁骨中线内0.5~1.0cm处,搏动范围直径约2.0~2.5cm。体型瘦长或肥胖者可下移或上移一个肋间。

⑲简单描述膝内翻和膝外翻时下肢的形态。

答:膝内翻患者并腿直立时,小腿内旋偏斜(向内偏斜)、膝关节向内形成角度,双下肢(小腿)成“O”形。

膝外翻患者并腿直立时,小腿外旋偏斜(向外偏斜)、膝关节向外形成角度,双下肢成“X”形。

以下为2018年真题(第20~68题)

⑳两侧肺泡呼吸音减弱,常见的腹部疾病有哪些?

答:大量腹水,腹腔巨大肿瘤。

㉑查体时患者面色晦暗,双颊紫红,口唇轻度发绀,为何种面容,有何临床意义?

答:二尖瓣面容,见于二尖瓣狭窄。

㉒体格检查时,生命体征应包括那些内容?

答:休温、脉搏、呼吸、血压。

㉓检查脉搏时,两侧明显不同可见于哪些疾病?

答:缩窄性大动脉炎或无脉症。

㉔正常下肢血压比上肢高多少?

答:20~40mmHg。

㉕全腹弥漫性膨隆之腹部呈球形或椭圆形常见于哪些病理情况?(答出其中2个)

答:大量腹水、腹内积气、腹腔内巨大肿瘤。

㉖简述腹膜炎检查时可出现典型的三联体征?

答:腹壁肌肉紧张、腹部压痛、反跳痛。

㉗患者呼吸时呼出烂苹果气味有何临床意义?

答:见于糖尿病酮症酸中毒。
㉘患者呼吸时呼出氨味有何临床意义?
答:见于重症尿毒症。
㉙瞳孔对光反射迟钝或消失有何临床意义?
答:见于昏迷患者。
㉚患者呼吸时呼出浓烈酒精气味有何临床意义?
答:见于饮酒后或酒精中毒。
㉛双侧瞳孔大小不等常提示哪些疾病?
答:颅内病变(脑外伤、脑部肿瘤、脑疝等)。
㉜正常人坐位或立位时颈外静脉常不显露,平卧位时可稍见充盈,但充盈的水平仅限于什么范围?
答:锁骨上缘至下颌角距离的下2/3以内。
㉝舒张晚期奔马律的出现常提示哪些心脏疾病?(答出其中2个)
答:高血压性心脏病、肥厚型心肌病、主动脉瓣狭窄。
㉞颈静脉怒张时伴颈静脉搏动有何临床意义?
答:见于三尖瓣关闭不全。
㉟触诊检查甲状腺应查哪几个部位?
答:甲状腺峡部、甲状腺侧叶。
㊱深大呼吸可见于哪些疾病?
答:尿毒症酸中毒、糖尿病酮症酸中毒。
㊲呼吸减慢(呼吸频率<12次/分)常见于哪些疾病?
答:见于麻醉药或镇静药过量、颅内压增高。
㊳脾脏浊音界缩小常见于哪些疾病?(答出其中2个)
答:左侧气胸、胃扩张、肠胀气。
㊴有哪几种情况易误为腹水,应需要鉴别?
答:肠梗阻时肠管内有大量液体潴留、巨大卵巢囊肿。
㊵在耻骨联合上方叩诊时如何判断是否尿潴留所致膀胱胀大?
答:叩诊呈浊音,排尿或导尿后为鼓音。
㊶肛诊检查时触及柔软、光滑而有弹性的包块常见于哪种病变?
答:直肠息肉。
㊷一侧上、中、下腹壁反射均消失常见于哪些病变?
答:同侧锥体束受损。
㊸简述肱二头肌反射正常反应?
答:肱二头肌收缩、前臂快速屈曲。
㊹肛诊检查时触及凹凸不平的包块常见于哪些病变?
答:直肠癌。
㊺双侧腹壁反射均消失常见于哪些病变?
答:昏迷、急性腹膜炎。
㊻蜘蛛痣的发生有何临床意义?
答:常见于急、慢性肝炎或肝硬化。
㊼蹒跚步态有何临床意义?(请说出2个)
答:见于佝偻病、大骨节病、进行性肌营养不良、先天性双侧髋关节脱位。
㊽查体时患者面容呈惊愕状,眼裂增大、眼球凸出、目光炯炯、兴奋易怒,为何种面容,有何临床意义?

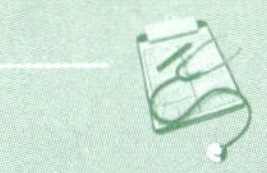

答:甲亢面容,见于甲状腺功能亢进症。

㊾查体时患者出现颈部动作受限有何临床意义?(答出其中2个)

答:见于颈部肌纤维组织炎及韧带受损,颈椎病,结核或肿瘤浸润,颈椎外伤、骨折或关节脱位。

㊿全身性淋巴结肿大常见的血液系统疾病有哪些?

答:白血病、淋巴瘤。

51哪些疾病可以可起瞳孔缩小?(请说出2个)

答:虹膜睫状体炎,有机磷农药中毒,药物反应(吗啡、毛果芸香碱、氯丙嗪)。

52心尖区(二尖瓣区)听到舒张中晚期隆隆样杂音,常提示心脏何种病变?

答:二尖瓣狭窄。

53肛诊和直肠指诊时患者应采取哪几种体位?(答出其中2个)

答:肘膝位、左侧卧位、仰卧位或截石位、蹲位。

54肠鸣音亢进常见于哪些情况?

答:机械性肠梗阻。

55如肩关节弧形轮廓消失,肩峰突出呈“方肩”可见于哪些病变?

答:肩关节脱位、三角肌萎缩。

56在心脏听诊时第一心音强弱不等可见于哪些心律失常?

答:心房颤动、完全性房室传导阻滞。

57心脏浊音界向两侧扩大呈“烧瓶形”,随体位改变而变化,是临床哪种疾病的特征?

答:心包积液

58简述心脏叩诊的通常顺序?

答:先叩左心界、后叩右心界。

59大量胸腔积液时,胸部叩诊和听诊可有哪些体征?

答:叩诊呈浊音或实音、听诊呼吸音减弱或消失。

60心前区常指的部位是何处?

答:胸骨下段及胸骨左缘3、4、5肋间。

61胸骨左缘第3~4肋间触及收缩期和舒张期双相粗糙摩擦感有何临床意义?

答:提示急性纤维素性心包炎。

62正常人心尖搏动的最强点位于何处?

答:胸骨左缘第5肋间锁骨中线内0.5~1.0cm处。

63若双上肢血压相差>10mmHg,常见于哪些疾病?

答:多发性大动脉炎、先天性动脉畸形。

64 浅表呼吸表现为呼吸浅而快,多发生于哪些情况?(答出其中2个)

答:呼吸肌麻痹、严重鼓肠、腹水、肥胖、肺部疾病(肺炎、胸膜炎、胸腔积液、气胸)。

65肺上界(即肺尖)变宽,叩诊稍呈过清音,常见于哪种疾病?

答:慢性阻塞性肺疾病。

66哪些疾病肺部听诊可以听到断续性呼吸音(齿轮呼吸音)?

答:肺结核、肺炎。

67肺部可以听到局限性干啰音,常见于哪些疾病?

答:支气管结核、支气管肿瘤。

68肺部叩诊时呈过清音可见于哪种病变?

答:肺气肿。

第2章 基本操作

考纲要求

①手术区消毒、铺巾。②手术刷手法。③穿、脱手术衣。④戴无菌手套。⑤手术基本操作:切开、缝合、结扎、止血。⑥清创术。⑦开放性伤口的止血包扎。⑧脓肿切开术。⑨换药与拆线。⑩吸氧术。⑪吸痰术。⑫胃管置入术。⑬三腔二囊管止血法(助理不考)。⑭导尿术。⑮动、静脉穿刺术(助理医师不考动脉穿刺术)。⑯胸腔穿刺术。⑰腹腔穿刺术。⑱腰椎穿刺术(助理不考)。⑲骨髓穿刺术(助理不考)。⑳脊柱损伤的搬运。㉑四肢骨折现场急救外固定技术。㉒心肺复苏。㉓简易呼吸器的使用。㉔穿、脱隔离衣。

复习要点

一、手术区消毒、铺巾

1. 皮肤消毒

(1)物品准备 模拟人、卵圆钳2把、弯盘1个、无菌纱布块若干、2%碘酊、70%酒精、碘伏、无菌巾4块、巾钳4把、中单2条、大单1条。

(2)皮肤消毒范围 手术区皮肤消毒范围应包括手术切口周围15cm的区域。经常考到的是胃大部切除术、甲状腺手术、结肠癌根治术、阑尾切除术等的皮肤消毒范围。

①颈部手术(如甲状腺手术) 上至下唇,下至乳头连线,两侧至斜方肌前缘。

②上腹部手术(如胃大部切除术) 上自乳头连线,下自耻骨联合,左至腋后线,右至腋前线。

③下腹部手术(如阑尾切除术) 上自剑突水平或乳头连线水平,下至大腿中、上1/3交界处,左至腋前线,右至腋后线。

④腹股沟部手术 上至脐水平,下至大腿上1/3,两侧至腋中线。

⑤会阴部手术 耻骨联合、肛门周围及臀,大腿上1/3内侧。

2. 各种手术皮肤消毒的共同操作规律

(1)严格无菌操作 全过程中任何步骤违反无菌操作原则,一处扣2分。

(2)皮肤消毒过程

①戴帽子、口罩(头发、鼻孔不外露)。

②考生站在患者右侧,一手端盛有碘伏棉球的换药碗,另一手持卵圆钳。

③皮肤消毒过程中,一直保持卵圆钳头端低于握持端。

④以手术切口为中心,由内向外,自上而下,消毒皮肤2~3遍。

⑤消毒中每一次涂擦之间不留空白区。

⑥后一遍消毒均不超过前一遍的消毒范围。

(3)皮肤消毒范围 手术方式不同,消毒范围也不相同,应牢记。

注意:①试题中经常出现的皮肤消毒范围,详见下面例题。
②普通部位的皮肤消毒顺序——以手术切口为中心,由内向外,自上而下。
一些特殊部位(感染伤口、造瘘口、肛门)的消毒顺序——以切口为中心,由外向内。

3. 胃大部切除术手术区的皮肤消毒

①手术者常规洗手,进入手术室。左手接过巡回护士递过来的无菌换药碗,右手接过卵圆钳。

②将碘伏倒入肚脐少许,右手持卵圆钳,夹持碘伏棉球或小纱布块。由腹中线开始涂擦,绕过肚脐。涂擦时,应由内向外,不留空隙。涂擦范围:上至两乳头连线,下至大腿中、上1/3交界处,两侧至腋中线。

③第二、三遍的涂擦,不能超过第一遍的涂擦范围。

④第三遍涂擦完毕,翻过卵圆钳,用小纱布块的另一侧,将肚脐的消毒液蘸干。

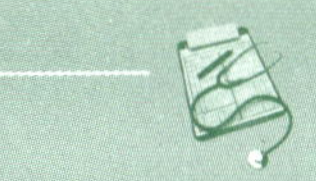

4. 铺巾

①用四块无菌巾,内折少许,铺盖在拟定切口四周,反折部靠近切口。铺巾后手术野皮肤暴露不要过于宽大。

②先铺考生对侧或患者会阴侧无菌巾,最后铺靠近考生侧的无菌巾。用四把巾钳固定。

③铺中单(考官协助):在拟定切口上下方各铺一块中单。

④铺大单(考官协助):铺大单时先将洞口对准拟定切口,然后将大单头端盖过麻醉架,两侧和足端下垂超过手术台边30cm。

考生易犯错误

①消毒范围错误——应牢记几种常考手术的消毒范围。

②消毒顺序错误——尤其是感染伤口、造瘘口、肛门等特殊部位的消毒,应由外向内。

③操作步骤错误——考试时,若考场提供的消毒液为碘酊和酒精,而不是碘伏,则消毒程序改为“碘酊涂擦1遍→晾干1分钟→酒精脱碘2遍”。

④第二、三遍涂擦碘伏时,超过了上一遍的涂擦范围,未遵守无菌操作规程。

⑤碘伏涂擦之间留有空白区——不能留有空白区,否则应重新涂擦。

典型例题及评分标准

【例1】临床情景:张女士,30岁。转移性右下腹痛8小时,诊断为急性阑尾炎,准备经麦氏切口行阑尾切除术。患者现已麻醉,平卧于手术台上,术前未作脐部清洁护理。

要求:请用碘伏为患者(医学模拟人)进行手术区域皮肤消毒,并铺手术巾、手术单。

评分标准(总分20分)(全过程中任何步骤违反无菌操作原则,一处扣2分)

1. 消毒前准备(2分)

(1)戴帽子、口罩(头发、鼻孔不外露)(0.5分)。

(2)手术野皮肤暴露范围正确:上自乳头连线水平以上,下至大腿中段,两侧至腋后线(1分)。

(3)考生手臂消毒(可口述)(0.5分)。

2. 消毒操作过程(8分)

(1)考生一手端盛有碘伏纱布/棉球的消毒碗,另一手持卵圆钳,站立于患者右侧(1分)。

(2)碘伏涂擦手术区域:首先将碘伏滴入脐孔内,消毒皮肤时绕过脐孔。皮肤消毒完毕,翻过卵圆钳用棉球的另一侧将脐孔内的消毒液蘸干(第2、3遍消毒时可与第1遍相同,也可不再作脐孔的专门处理)(1分)。

(3)消毒过程中,一直保持卵圆钳前端低于握持端(1分)。

(4)以麦氏切口为中心,自上而下、由内及外消毒皮肤(1分)。

(5)消毒范围上自乳头水平或剑突水平,下至大腿中、上三分之一交界处,右侧至腋后线,左侧至腋前线(2分)。

(6)共消毒2~3遍,每遍均不超过前一遍范围(1分)。

(7)每一次涂擦过程不留空白区域,如果有空白区需要更换消毒棉球补充消毒(1分)。

3. 铺巾操作过程(6分)

(1)用四块无菌巾,部分反折,铺盖在拟定切口四周,反折部朝下并靠近切口。铺巾后手术野皮肤暴露不宜过于宽大(2分)。

(2)先铺患者会阴侧或考生对侧无菌巾,最后铺考生侧的无菌巾(1分)。

(3)用四把巾钳固定,固定方法规范(1分)。

(4)铺中单(考官协助):在拟定切口上下方各铺一块中单(1分)。

(5)铺大单(考官协助):铺大单时先将洞口对准拟定切口,然后将大单头端盖过麻醉架,两侧和足端下垂超过手术台边30cm(1分)。

4. 提问(2分)

①肛门手术区域的消毒顺序是怎样的？(1分)

答：从外周向内。

②如果铺好的无菌巾位置离计划切口太远，皮肤暴露过多，应如何处理(1分)？

答：应更换无菌巾，取新的无菌巾铺在恰当的位置。

5. 职业素质(2分)

①在操作过程中，无菌观念强，动作规范，体现爱护患者的意识(1分)。

②着装整洁，仪表端庄，举止大方，语言文明，认真细致，表现出良好的职业素质(1分)。

【例2】临床情景：赵先生，55岁。诊断为回盲部肿瘤，准备经右侧旁正中切口行剖腹探查术。患者进入手术室前已作好脐部清洁，现已麻醉，平卧在手术台上。

要求：请用碘酊和酒精为患者(医学模拟人)进行手术区域皮肤消毒，并铺手术巾、手术单。

评分标准(总分20分)(全过程中任何步骤违反无菌操作原则，一处扣2分)

1. 消毒前准备(2分)

(1)戴帽子、口罩(头发、鼻孔不外漏)(0.5分)。

(2)手术野皮肤暴露范围正确：上自乳头连线水平以上，下至大腿中段，两侧至腋后线。(1分)。

(3)考生手臂消毒(口述)(0.5分)。

2. 消毒操作过程(8分)

(1)考生一手端盛有2%碘酊或酒精纱布块/棉球的消毒碗，一手持卵圆钳，站立于患者右侧(1分)。

(2)第1遍用碘酊涂擦(1分)。

(3)待晾干后，用酒精进行两次脱碘消毒(1分)。

(4)每一遍脱碘消毒不超过前次范围，最后一次脱碘需将边缘碘酊脱尽(1分)。

(5)消毒过程中，一直保持卵圆钳前端低于握持端(1分)。

(6)以右侧旁正中切口为中心，自上而下，由内及外消毒皮肤(1分)。

(7)每一次涂擦过程不留空白区域，如果有空白区需更换消毒棉球补充消毒(1分)。

(8)消毒范围上自乳头连线，下至大腿中、上三分之一交界处，两侧至腋中线(1分)。

3. 铺巾操作过程(6分)

(1)用四块手术巾，部分反折，铺盖在拟定切口四周，反折部朝下并靠近切口。铺巾后手术野皮肤暴露不宜过于宽大(2分)。

(2)先铺患者会阴侧或考生对侧手术巾，最后铺考生侧的手术巾(1分)。

(3)用四把巾钳固定，固定方法规范(1分)。

(4)铺中单(考官协助)：在拟定切口上下方各铺一块中单(1分)。

(5)铺大单(考官协助)：铺大单时先将洞口对准拟定切口，然后将大单头端盖过麻醉架，两侧和足端下垂超过手术台边30cm(1分)。

4. 提问(2分)

①在成人脐部消毒时，可选择什么消毒液？

答：可以用碘伏，也可以选用碘酊、酒精等消毒液。

②如果铺无菌巾时位置不适当，如何调整(1分)？

答：无菌巾不能随意移动，只能由手术区向外适当移动，不能向内移动。

5. 职业素质(2分)

①在操作过程中，无菌观念强，动作规范，体现爱护患者的意识(1分)。

②着装整洁，仪表端庄，举止大方，语言文明，认真细致，表现出良好的职业素质(1分)。

【例3】临床情景：赵先生，40岁。诊断为胃癌，准备经中上腹正中切口行胃大部切除术，术前已作好脐部

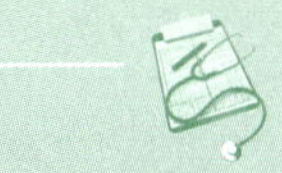

清洁，患者现已麻醉，平卧在手术台上。

要求：请用碘伏为患者（医学模拟人）进行手术区域皮肤消毒，并铺手术巾、手术单。

评分标准（总分20分）（全过程中任何步骤违反无菌操作原则，一处扣2分）

1. 消毒前准备（2分）

①戴帽子、口罩（头发、鼻孔不外露）（0.5分）。

②手术野皮肤暴露范围正确：上自乳头连线水平以上，下至大腿中段，两侧至腋后线（1分）。

③考生手臂消毒（口述）（0.5分）。

2. 消毒操作过程（8分）

（1）考生一手端盛有碘伏纱布块/棉球的消毒碗，一手持卵圆钳，站立于患者右侧（1分）。

（2）消毒过程中，一直保持卵圆钳前端低于握持端（1分）。

（3）以中上腹正中切口为中心，自上而下、由内及外消毒皮肤（1分）。

（4）消毒范围上自乳头连线，下至大腿中、上三分之一交界处，两侧至腋中线（2分）。

（5）共消毒2~3遍，每遍均不超过前一遍消毒范围（1分）。

（6）每一次涂擦过程不留空白区域，如果有空白区需更换消毒棉球补充消毒（2分）。

3. 铺巾操作过程（6分）

（1）用四块手术巾，部分反折，铺盖在拟定切口四周，反折部朝下并靠近切口。铺巾后手术野皮肤暴露不宜过于宽大（2分）。

（2）先铺患者会阴侧或考生对侧手术巾，最后铺考生侧的手术巾（1分）。

（3）用四把巾钳固定，固定方法规范（1分）。

（4）铺中单（考官协助）：在拟定切口上下方各铺一块中单（1分）。

（5）铺大单（考官协助）：铺大单时先将洞口对准拟定切口，然后将大单头端盖过麻醉架，两侧和足端下垂超过手术台边30cm（1分）。

4. 提问（2分）

①如果手术者已经穿好无菌手术衣再进行切口铺巾，应先铺哪块消毒巾？（1分）

答：应先铺靠近自己一侧的手术巾。

②会阴消毒时常用的消毒剂是什么？（1分）

答：碘伏或0.1%新洁尔灭（1:1000苯扎溴铵溶液）。

5. 职业素质（2分）

①在操作过程中，无菌观念强，动作规范，体现爱护患者的意识（1分）。

②着装整洁，仪表端庄，举止大方，语言文明，认真细致，表现出良好的职业素质（1分）。

常考问题

①阑尾切除后，换药时最主要的观察内容是什么？

答：切口有无红肿、压痛、渗出物等切口感染的表现。

②感染切口与清洁切口的皮肤消毒方法有何不同？

答：感染切口皮肤消毒的方向是从外向内，清洁切口的皮肤消毒方向是从内向外。

③腹部手术术前准备工作中，备皮工作主要包括哪些？

答：消毒范围内的皮肤清洗、毛发剃除以及肚脐内的清洁、消毒。

④如果用碘酒消毒皮肤，两遍消毒之间应当间隔多长时间？

答：应当间隔1~2分钟，或者等到前一次消毒液干燥之后。

⑤手术区皮肤消毒范围的基本要求是什么？

答：以手术切口为中心，周围至少15cm的范围。

⑥碘伏消毒的优点是什么？

答:优点是不需要脱碘,刺激性小,适用于各个部位的消毒。

⑦请问用2%~3%碘酊和0.5%的碘伏消毒,在操作上有什么不同?

答:碘酊消毒后需要用70%酒精脱碘2遍,而使用碘伏消毒则不需要用70%酒精脱碘。

⑧应用2%碘酊进行皮肤消毒后,为什么要用70%酒精脱碘(1分)?

答:为了避免碘在皮肤表面滞留时间过长而损伤表皮。

⑨穿刷手衣裤时,上衣应系在裤子里面,还是放在裤子外面(1分)?

答:上衣应系在裤子里面。

⑩手术区域皮肤有感染,消毒时为什么采用由外向内方式消毒(1分)?

答:为了防止感染区域细菌污染周围正常皮肤。

二、手术刷手法

1. 物品准备

普通肥皂、消毒毛刷3个、肥皂液、无菌小方巾、手臂酒精(或0.1%苯扎溴铵)浸泡桶。

1. 刷手前的准备工作

(1)**换鞋穿衣** 手术人员进入手术室后,必须更换手术室的专用鞋、洗手衣裤,以免将外部灰尘带入手术室。洗手衣下襟应放在裤内,防止衣着宽大影响消毒隔离。

(2)**戴帽子口罩** 戴好手术室专用的帽子、口罩,帽子应完全遮住头发,口罩必须遮住口鼻。

(3)**挽袖过肘** 将刷手衣衣袖挽至肘上10cm处。

2. 肥皂刷手法步骤

(1)**普通刷手** 先用普通肥皂按六步洗手法洗手。

(2)**肥皂水刷手** 用消毒毛刷蘸肥皂水依次刷手指尖、手、腕、前臂至肘上10cm处(由远及近,沿一个方向顺序刷洗),两上肢交替进行刷洗。刷完一次后用清水将肥皂水冲去(手指向上,肘部屈曲朝下,先冲手部,再冲前臂,最后冲上臂,使水流自手部流向肘部。按上述方法共刷洗3遍,时间共10分钟。冲洗后保持拱手姿势(以双手勿低于肘高于肩为标准)。

(3)**擦手** 用无菌小方巾,先擦干双手,之后对角折叠成三角形(底边向里,尖向外,平放于一只手背上,另一只手持方巾底边两角对合),由手腕向前臂、肘部到上臂(肘上10cm处)顺序擦干,先擦干一侧,翻转手巾再擦另一侧,擦过肘部的手巾不能再接触手和前臂。

(4)**泡手** 将手、前臂到肘上6cm处浸泡在70%酒精或0.1%苯扎溴铵(新洁尔灭)内,共5分钟。

(5)**姿势** 手臂浸泡后保持拱手姿势,待其自然晾干。刷手后,不可再触及非无菌的任何物品,若不慎碰触非无菌的物品时,应重新刷手。

记忆:应将刷手衣衣袖挽至肘上10cm;肥皂液洗手时,刷手至肘上10cm,泡手至肘上6cm。

【例4】临床情景:作为外科住院医师,准备参加手术。现已完成更衣、戴好帽子、口罩,需要作进一步的术前准备。

要求:请用肥皂水刷手法进行手术前手臂消毒。

评分标准(总分20分)(全过程中任何步骤违反无菌操作原则,一处扣2分)

1. 刷手前的准备(1分)

将刷手衣衣袖挽至肘上10cm以上。

2. 刷手及擦干操作过程(11分)

(1)刷手:考生用消毒毛刷蘸消毒肥皂水刷手,按手、前臂和肘上顺序左右交替刷洗两上肢至肘上10cm(2分)。

(2)特别要注意甲缘、甲沟和指间等处(1分)。

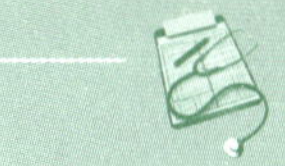

(3)刷完一遍后用清水将肥皂水冲去(1分)。
(4)冲洗时保持拱手姿势(1分)。
(5)刷洗3遍,每遍3分钟(可口述)(1分)。
(6)每一遍刷洗不超过前一遍的高度(可口述)(1分)。
(7)用无菌小毛巾擦干双手:折叠小毛巾成三角形,尖端朝下,由手部向上臂顺序擦干(2分)。
(8)先擦干一只手臂,翻转毛巾或更换毛巾再擦干另一只手臂(1分)。
(9)擦过肘部的毛巾不能再接触手和前臂(1分)。
3. 浸泡及晾干过程(4分)
(1)将手臂浸泡在70%酒精内,至少到肘上6cm处(2分)。
(2)浸泡时间5分钟(可口述)(1分)。
(3)手臂浸泡后保持拱手姿势,待其自然晾干(可口述)(1分)。
4. 提问(2分)
①如果术者刷手时衣裤明显溅湿,怎么办?(1分)
答:需要更换洗手衣,重新刷手。
②如果前一台手术为污染手术,参加下一台手术前为什么需要再次刷手(1分)?
答:污染手术中手部有可能被污染,所以必须再次刷手消毒。
5. 职业素质(2分)
(1)在操作过程中,无菌观念强,动作规范(1分)。
(2)着装整洁,仪表端庄,举止大方,语言文明,认真细致,表现出良好的职业素质(1分)。

三、穿脱手术衣与戴无菌手套

1. 穿无菌手术衣

(1)物品准备　前交叉式手术衣(或包背式手术衣)、无菌手套。
(2)操作步骤
①考生穿衣前应常规洗手、消毒。巡回护士打开无菌手术包。
②考生从器械台上拿取叠放着的无菌手术衣,一手抓住手术衣中部,拿起,注意不要污染下面的手术衣。远离胸前、手术台和其他人员,辨认手术衣的前后及上下。
③用双手分别提起手术衣衣领的两端,轻轻抖开手术衣,有腰带的一面向外,手术衣的内侧面面向自己。
④将手术衣略向上抛起,顺势双手同时插入袖筒,手伸向前平举伸直,不可高举过肩。
⑤系领带:巡回护士在考生背后抓住衣领内面,往后轻拉协助穿衣,使双手伸出袖口,并系住衣领后带。
⑥系腰带:对开式手术衣的操作方法与包背式手术衣不同。

前交叉式手术衣　考生身体略向前倾,使腰带悬垂离开手术衣,双手交叉提起左右腰带略向后送,递给巡回护士在身后系紧。

包背式手术衣　考生待巡回护士协助系好衣领后带后,需先戴无菌手套,自行解开腰部系带,并将系带一端递给巡回护士,由巡回护士用无菌持物钳夹住腰带。考生转身一周,手术衣包围其背部,考生接住腰部系带,并自行在腰间打结。

注意:①取衣时应一次整件地拿起手术衣,不能只抓衣领将手术衣拖出无菌手术包。
②穿衣时,双手不能高举过头或伸向两侧,否则手部超出视野范围,容易碰触未消毒物品。
③未戴手套的手不能触及手术衣的正面,更不能将手插入胸前衣兜里。
④传递腰带时,不能与协助穿衣人员的手相接触。
⑤手术衣穿好后的无菌区域——肩部以下至腰部以上的胸前,两侧腋中线之间以及双手、双臂。
⑥包背式手术衣是在对开式手术衣的背部增加了一块三角巾,穿好后可包裹术者背部,以减少术中污染机会。
⑦穿前交叉式手术衣——先穿手术衣→再系腰带(别人系)→最后戴手套。
⑧穿包背式手术衣——先穿手术衣→再戴手套→最后系腰带(自己系)。

考生易犯错误

①穿手术衣前，提起的不是衣领——应先看准，再提起衣领。

②个子矮的考生，抖开手术衣时，使衣服接触地面。

③腰带系结错误——穿对开式手术衣时，腰带应由巡回护士系结。递腰带时考生双手交叉，腰带不交叉。

2. 戴无菌手套

(1) 操作步骤

①选取手套　穿好无菌手术衣后，选取合适尺码的手套。男生一般选取7码手套，手大一点的，可选取7.5码手套。女生手小，可选取6.5码或6码手套。

②打开手套包装　打开手套内包装，取出手套，检查两只手套的拇指是否相对。注意：没有戴手套的手只允许接触手套套口向外翻折的部分，不允许碰到手套的外面。

③戴手套　左手捏住手套翻折处，右手对准手套五指插入戴好，暂时不处理右手手套的翻折部。已戴手套的右手，除拇指外，其余四指插入左手手套翻折部的内侧面，左手插入手套内。先将左手手套翻折部翻回手术衣袖口上，然后用戴好手套的左手指插入右手手套的翻折部，将翻折部翻回右手手术衣袖口上。

④戴手套后　双手应放于胸前，防止污染。

(2) 注意事项

①顺序　考试时，一般要求考生戴干手套。因此一定是先穿无菌手术衣，再戴无菌手套。

②手套的选取　若考试时，只要求你戴无菌手套，无任何无菌操作，可以选择稍微大一点的手套，这样容易戴上去。但若戴手套后还要进行无菌操作，则要选择大小合适的手套，这样有利于后面的操作。因为手套太大，会严重影响无菌操作。

③严格无菌操作　在戴手套过程中，如手套被污染则会被扣2分。

④应熟练掌握　戴无菌手套，常常是许多无菌操作的准备工作之一，如胸腔穿刺、腹腔穿刺、腰椎穿刺、骨髓穿刺等操作前，均应常规戴手套，因此，应熟练掌握，以节约时间进行后续的操作。

考生易犯错误

①打开手套内包装时，手套被污染。

②没有戴无菌手套的手，碰到手套的外面。

③带手套前，手部多汗，导致手套难以戴上，甚至撕破手套。

3. 脱无菌手术衣和手套

(1) 先脱衣后脱手套　如果前一台手术是无菌手术，手术完毕后还有接台手术，应先脱手术衣，后脱手套。

(2) 脱手术衣　巡回护士从背部解开领带和腰带（若为包背式手术衣，考生应先自行解开腰前的活结），然后请巡回护士面对自己，将手术衣自背部向前反折脱下，小心使手套的腕口随之翻转于手上。

(3) 脱手套　先用右手将左手手套脱至左手掌指部，再以左手指脱去右手手套，最后用右手指在左手掌部脱下左手手套。全过程应防止手部皮肤接触到手套的外面。

考生易犯错误

①顺序错误——先脱手套，后脱手术衣。

②手指接触到手套的外面。

典型例题及评分标准

【例5】临床情景：你作为外科住院医师，准备参与手术。已经换好刷手衣，戴好帽子、口罩，完成手臂消毒，进入手术室，来到已经打开的无菌手术衣包前。

要求：请穿无菌手术衣（前交叉式），戴无菌手套。

评分标准（总分20分）（全过程中任何步骤违反无菌操作原则，一处扣2分）

1. 穿无菌手术衣过程（10分）

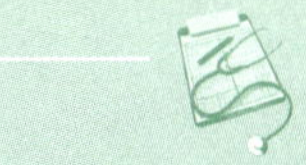

(1)拿起叠放着的手术衣,双手不能接触下面的手术衣(2分)。

(2)双手分别提起手术衣的衣领两端,有腰带的一面向外,抖开手术衣(2分)。

(3)将手术衣略向上抛起,双手顺势向前上方同时插入袖筒,请助手(考官)在身后协助穿手术衣,使双手伸出袖口(2分)。

(4)身体略向前倾,使腰带悬垂离开手术衣(1分)。

(5)双手交叉提起左右腰带向后递,腰带不能交叉,由助手在身后接住并打结,考生提腰带的双手不能触碰助手的双手(1分)。

(6)穿手术衣过程中,手及前臂不能高过双肩(1分)。

(7)穿手术衣过程中,手及前臂不能低于腰部(1分)。

2. 戴无菌手套过程(6分)

(1)左手自手套袋内捏住手套翻折部,取出手套;确认手套方向后,右手插入右手手套内(2分)。

(2)已戴手套的右手四指(除拇指外)插入左手手套翻折部,左手插入手套内(1分)。

(3)将左手手套翻折部翻至手术衣袖口上(1分)。

(4)用戴好手套的左手四指插入右手手套的翻折部,将翻折部翻至右手手术衣袖口上(2分)。

3. 提问(2分)

①完成污染手术后接台手术,是否需要重新刷(洗)手?(1分)

答:需要重新刷(洗)手。

②穿无菌手术衣时,术者发现衣袖有一小破口,应如何处理?(1分)

答:更换一件手术衣,或戴无菌手套后加一无菌袖套。

4. 职业素质(2分)

①在穿手术衣、戴手套的过程中,无菌观念强,动作规范(1分)。

②着装整洁,仪表端庄,举止大方,语言文明,表现出良好的职业素质(1分)。

【例6】临床情景:你作为外科住院医师,准备参与手术。已经换好刷手衣,戴好帽子、口罩,完成手臂消毒,进入手术室,来到已经打开的无菌手术衣包前。

要求:请穿无菌手术衣(包背式),戴无菌手套。

评分标准(总分20分)(全过程中任何步骤违反无菌操作原则,一处扣2分)

1. 穿无菌手术衣、戴无菌手套过程(16分)

(1)拿起叠放着的手术衣,双手不能接触下面的手术衣(1分)。

(2)双手分别提起手术衣的衣领两端,有腰带的一面向外,抖开手术衣(2分)。

(3)将手术衣略向上抛起,双手顺势向前上方同时插入袖筒,请助手(考官)在身后协助穿手术衣,使双手伸出袖口(2分)。

(4)戴无菌手套过程

①左手自手套袋内捏住手套翻折部,取出手套;确认手套方向后,右手插入右手手套内(2分)。

②已戴手套的右手四指(除拇指外)插入左手手套翻折部,左手插入手套内(2分)。

③将左手手套翻折部翻至手术衣袖口上(1分)。

④用戴好手套的左手四指插入右手手套的翻折部,将翻折部翻至右手手术衣袖口上(1分)。

(5)解开打结的腰带,将一侧腰带递给助手(1分)。

(6)请助手用无菌钳夹住,考生转身一周,接住助手夹持的腰带,自行打结在腰间(2分)。

(7)穿手术衣过程中,手及前臂不能高过双肩(1分)。

(8)穿手术衣过程中,手及前臂不能低于腰部(1分)。

2. 提问(2分)

①刷手冲水时,为什么要保持手高肘低位?(1分)

答:为了防止手臂的水流到手部,污染已刷过的手。

②手术刷手时,是否需要应用无菌生理盐水冲洗?为什么?(1分)

答:不需要。刷手过程主要是为了清洁消毒手臂,而不是达到无菌要求。

3. 职业素质(2分)

①在穿手术衣、戴手套的过程中,无菌观念强,动作规范(1分)。

②着装整洁,仪表端庄,举止大方,语言文明,表现出良好的职业素质(1分)。

【例7】临床情景:你作为一位外科住院医师,今天需要参加两台手术。第一台是甲状腺肿瘤切除术,第二台是阑尾切除术。现已经完成手臂消毒,进入手术室。

要求:请穿无菌手术衣(前交叉式),戴无菌手套。然后,为了免刷手接台参加第二台手术,请脱去手术衣、手套,准备接台手术。

评分标准(总分20分)(全过程中任何步骤违反无菌操作原则,一处扣2分)

1. 穿无菌手术衣过程(6分)

(1)拿起叠放着的手术衣,双手不能接触下面的手术衣(1分)。

(2)双手分别提起手术衣的衣领两端,抖开手术衣,有腰带的一面向外(1分)。

(3)将手术衣略向上抛起,双手顺势向前上方同时插入袖筒,请助手(考官)在身后协助穿手术衣,使双手伸出袖口(1分)。

(4)身体略向前倾,使腰带悬垂离开手术衣(1分)。

(5)双手交叉提起左右腰带向后递,腰带不能交叉,由助手在身后接住并打结,考生提腰带的双手不能触碰助手的双手(1分)。

(6)穿手术衣过程中,手及前臂不能高过双肩,不能低于腰部(1分)。

2. 戴无菌手套过程(4分)

(1)左手自手套袋内捏住手套翻折部,取出手套;确认手套方向后,右手插入右手手套内(1分)。

(2)已戴手套的右手四指(除拇指外)插入左手手套翻折部,左手插入手套内(1分)。

(3)将左手手套翻折部翻至手术衣袖口上(1分)。

(4)用戴好手套的左手四指插入右手手套的翻折部,将翻折部翻至右手手术衣袖口上(1分)。

3. 脱手术衣、手套的过程(6分)

(1)嘱助手在背后解开衣结及腰带(1分)。

(2)嘱助手面对考生,拉住考生手术衣衣领,向前翻转拉下手术衣,使手套套口翻转于手腕部(2分)。

(3)考生一手插入另一手手套的翻转部,扯下手套;已脱掉手套的手捏住另一手套的接触皮肤侧(内面),扯下第二只手套(2分)。

(4)双手不能接触手套的外侧面(1分)。

4. 提问(2分)

①穿包背式手术衣时,应该先系腰带还是先戴无菌手套?为什么(1分)?

答:应先戴无菌手套,因为腰带系于腰前,是绝对无菌区域。

②手术中,术者肘部外侧接触到手术观摩者,如何处理(1分)?

答:需要更换手术衣,或者套上无菌袖套。

5. 职业素质(2分)

①在操作过程中,无菌观念强,动作规范(1分)。

②着装整洁,仪表端庄,举止大方,语言文明,认真细致,表现出良好的职业素质(1分)。

【例8】临床情景:你作为一位外科住院医师,今天需要参加两台手术。第一台是甲状腺肿瘤切除术,第二

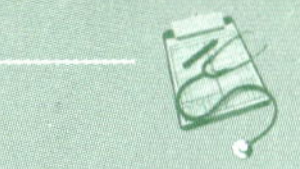

台是阑尾切除术。现已经完成手臂消毒,进入手术室。

要求:请穿无菌手术衣(包背式),戴无菌手套。然后,为了免刷手接台参加第二台手术,请脱去手术衣、手套,准备接台手术。

评分标准(总分 20 分)(全过程中任何步骤违反无菌操作原则,一处扣 2 分)

1. 穿无菌手术衣、戴无菌手套过程(10 分)

(1)拿起叠放着的手术衣,双手不能触及下面的手术衣(1 分)。

(2)双手分别提起手术衣的衣领两端,抖开手术衣,有腰带的一面向外(1 分)。

(3)将手术衣略向上抛起,双手顺势向前上方同时插入袖筒,请助手(考官)在身后协助穿手术衣,使双手伸出袖口(1 分)。

(4)戴无菌手套

①左手自手套袋内捏住手套翻折部,取出手套;确认手套方向后,右手插入右手手套内(1 分)。

②已戴手套的右手四指(除拇指外)插入左手手套翻折部,左手插入手套内(1 分)。

③将左手手套翻折部翻至手术衣袖口上(1 分)。

④用戴好手套的左手四指插入右手手套的翻折部,将翻折部翻至右手手术衣袖口上(1 分)。

(5)解开打结的腰带,将一侧腰带递给助手(1 分)。

(6)请助手用无菌钳夹住,考生转身一周,接住助手夹持的腰带,自行打结在腰间(1 分)。

(7)穿手术衣过程中,手及前臂不能高过双肩,也不能低于腰部(1 分)。

2. 脱手术衣、脱手套过程(6 分)

(1)考生自行解开腰带,由助手在背后解开衣结(1 分)。

(2)嘱助手面对考生,拉住考生手术衣衣领,向前翻转拉下手术衣,使手套套口翻转于手腕部(2 分)。

(3)考生一手插入另一手手套的翻转部,扯下手套;已脱掉手套的手捏住另一手套的接触皮肤侧(内面),扯下第二只手套(2 分)。

(4)双手不能接触手套的外侧面(1 分)。

3. 提问(2 分)

①穿传统(前交叉式)手术衣,双手交叉捏住腰带前为什么要前倾上身?

答:因为此时双手尚未戴手套,接触手术衣会造成污染。

②为什么消毒过的手仍不能接触手套外面(1 分)?

答:因为即使消毒过,皮肤毛囊深部仍可能存在细菌。

4. 职业素质(2 分)

①在操作过程中,无菌观念强,动作规范(1 分)。

②着装整洁,仪表端庄,举止大方,语言文明,认真细致,表现出良好的职业素质(1 分)。

常考问题

①手术操作前,为什么要戴无菌手套?

答:尽管已经洗手,但不可能绝对无菌,且手术过程中可能有出汗污染手术野,戴手套有很好的隔菌作用。

②手术切口铺无菌布单的原则是什么?

答:除手术野外,至少要有 2 层无菌布单遮盖。

③简述大单巾的覆盖范围。

答:大单巾头侧应盖过麻醉架,两侧和足端都应垂下超过手术台边 30cm。

④肥皂水刷手时,特别要注意哪些部位的刷洗?

答:特别要注意甲缘、甲沟、指缝及肘部的刷洗。

⑤穿手术衣后,手术衣哪些区域要确保无菌无污染?

答:从肩部到腰部的前面,两侧腋中线之间以及双手、双臂的区域。

⑥如果手套带有滑石粉，手术开始前是否应先冲洗手套？为什么？

答：应当冲洗，因为滑石粉会刺激手术野组织，加重炎症反应。

⑦为什么消毒时应保持卵圆钳头端向下？

答：为了避免卵圆钳头端的液体流至手持部再返流，造成污染。

四、外科手术基本操作

1.物品准备

医用皮肤模具、缝线、无菌手术包（刀柄、镊子、持针器、止血钳、手术剪）、一次性洞巾、纱布、5ml 注射器、无菌手套、手术刀片、碘伏、缝针、利多卡因。

2.切开

(1)**执刀方法** 临床上常用的执刀方法主要有执弓法、执笔法、反挑法和抓持法（如下图）。

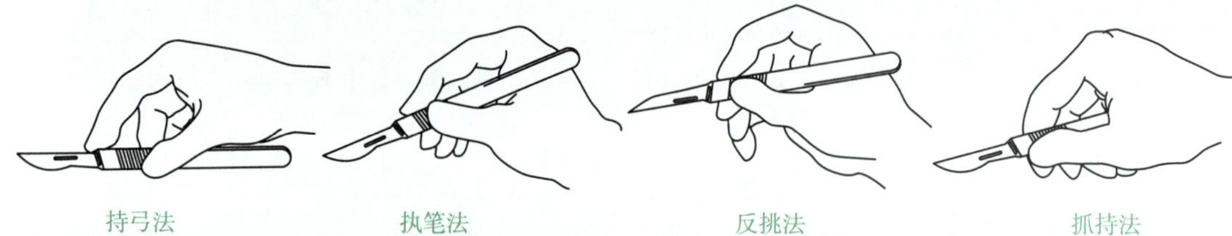

持弓法　执笔法　反挑法　抓持法

(2)**安装和取下刀片** 详见本书配套课件《贺银成2019实践技能名师大讲堂》。

(3)**切开方法** 左手拇指和示指在切口两侧固定皮肤。切开皮肤时，一般应垂直进刀、水平走刀、垂直出刀（如右下图），要求用力均匀，皮肤和皮下组织一次切开，避免多次切割和斜切，详见本书配套课件《贺银成2019实践技能名师大讲堂》。

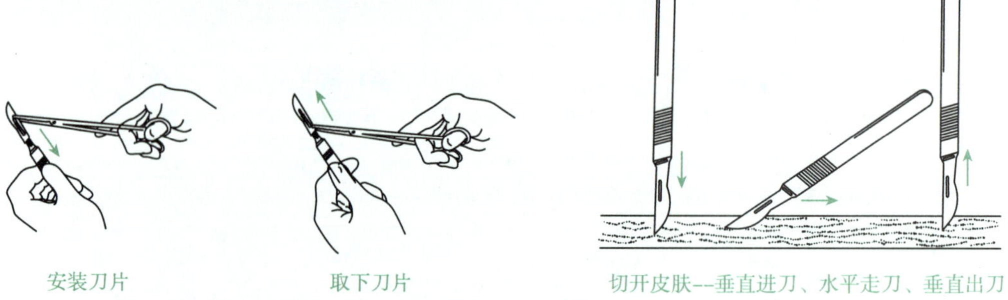

安装刀片　取下刀片　切开皮肤--垂直进刀、水平走刀、垂直出刀

3.结扎

常用打结方法包括单手打结、双手打结、器械打结。详见本书配套课件《贺银成2019实践技能名师大讲堂》。

4.止血

止血方法有压迫止血、结扎止血、电凝止血、缝合止血等。

5.缝合

缝合方法种类繁多，如单纯缝合、内翻缝合和外翻缝合等。

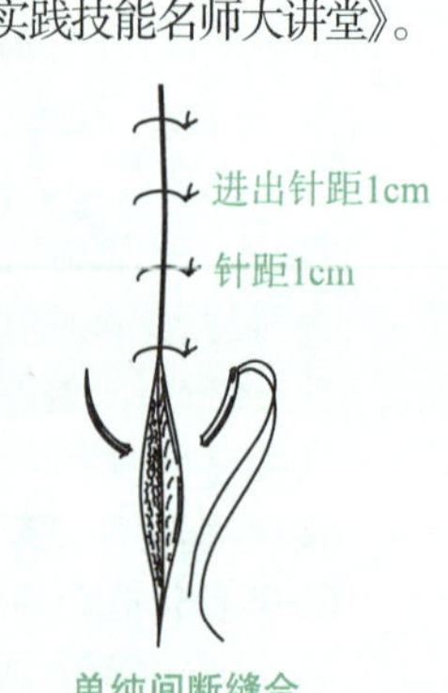

单纯间断缝合

(1)**单纯缝合** 包括间断缝合、8字缝合、连续缝合、锁边缝合等。

单纯间断缝合最常考，详见本书配套课件《贺银成2019实践技能名师大讲堂》。

①缝合步骤 进针→拔针→出针→夹针→…→对皮。

②缝合要求 距皮肤切缘0.5cm进针，针与针之间的间距为1cm。

(2)**内翻缝合** 包括连续内翻缝合、间断内翻缝合等，多用于胃肠道吻合。

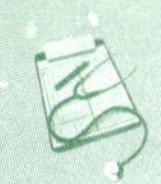

(3)外翻缝合 在血管吻合中常用。

注意:①单纯间断缝合记忆为——进针出针时,针眼之间的距离为1cm,针距也为1cm。
②切开、缝合、打结,常常一并考试,平时应多加训练,尤其是戴上手套后,也要能熟练缝合打结,而且不能是滑结。缝合的方法很多,应熟练掌握单纯间断缝合,考试时一般要求缝合3~5针。

考生易犯错误

①戴手套打结困难——因此平时训练时应多带手套打结以适应考试。

②打滑结——应注意打结时两手的交叉方向。

典型例题及评分标准

【例9】临床情景:张先生,54岁。发现背部皮下肿块2年,考虑为脂肪瘤,拟手术切除。患者俯卧在手术台上,已经完成手术区域皮肤消毒。

要求:请上台为患者(医学模拟人或模具)行切开、缝合的操作(切口长4cm,间断缝合3针,用单手打结法打结,不做肿瘤切除)。

评分标准(总分20分)(全过程中任何步骤违反无菌操作原则,一处扣2分;未能完成3针缝合、打结扣2分)

1.操作前准备(1分)

(1)告知患者手术的目的并取得患者的配合(0.5分)。

(2)戴帽子、口罩(头发、鼻孔不外露);考生手臂消毒(口述)(0.5分)。

2.切开、缝合操作过程(15分)

(1)戴无菌手套(0.5分)。

(2)手术区铺洞巾(0.5分)。

(3)用利多卡因注射液行局部浸润麻醉(0.5分)。

(4)正确安装刀片(0.5分)。

(5)用拇指和示指在切口两侧固定皮肤(0.5分)。

(6)在模具上作皮肤切开,执刀方法正确(1分)。

(7)切开的手法正确(垂直下刀,水平走刀,垂直出刀)(1分)。

(8)切口长度适中,切口整齐,深度均匀(1分)。

(9)选择三角针,穿好合适的缝线(1分)。

(10)持针钳夹针位置正确(于缝针的中后1/3~1/4处)(1分)。

(11)一手持有齿镊,另一手持持针钳,握持方法正确(1分)。

(12)缝合切口:

①缝合手法正确(垂直进针,沿缝针弧度挽出),不留死腔(1分)。

②用单手打结法打结,手法正确,两个单结方向相反,松紧适度(2分)。

③剪线手法正确,线头长0.5~1cm(1分)。

(13)针距、边距适当(通常针距为1cm,边距为0.5cm)(1分)。

(14)皮肤对合整齐(1分)。

(15)操作结束后告知患者相关注意事项(0.5分)。

3.提问(2分)

①手术时刀片不慎折断,若未对患者造成损伤,应如何处置折刀事件(1分)?

答:应立即寻找断端,将其拼合,查找是否有缺损。若有缺损而难以找到,应拍摄术中X线平片,确认没有进入患者体内。

②为什么缝合伤口时不能过浅(1分)?

答:缝合过浅会留下组织间空隙,造成积血、积液,不利于伤口愈合。

4. 职业素质(2分)

①操作前能以和蔼的态度告知患者手术的目的,取得患者的配合。操作时注意无菌观念,动作规范,体现爱护患者的意识。操作结束后告知患者相关注意事项(1分)。

②着装整洁,仪表端庄,举止大方,语言文明,认真细致,表现出良好的职业素质(1分)。

【例10】临床情景:赵先生,42岁。左小腿皮下肿块半年,考虑为脂肪瘤,拟手术切除。患者平卧在手术台上,已经完成手术区域皮肤消毒。

要求:请上台为患者(医学模拟人或模具)行切开、缝合的操作(切口长4cm,间断缝合3针,用持钳打结法打结,不做肿瘤切除)。

评分标准(总分20分)(全过程中任何步骤违反无菌操作原则,一处扣2分;未完成3针缝合、打结扣2分)

1. 操作前准备(1分)

(1)告知患者手术的目的并取得患者的配合(0.5分)。

(2)戴帽子、口罩(头发、鼻孔不外露);考生手臂消毒(口述)(0.5分)。

2. 切开、缝合操作过程(15分)

(1)戴无菌手套(0.5分)。

(2)手术区铺洞巾(0.5分)。

(3)用利多卡因注射液行局部浸润麻醉(0.5分)。

(4)正确安装刀片(0.5分)。

(5)用拇指和示指在切口两侧固定皮肤(0.5分)。

(6)在模具上作皮肤切开,执刀方法正确(1分)。

(7)切开的手法正确(垂直下刀,水平走刀,垂直出刀)(1分)。

(8)切口长度适中,切口整齐,深度均匀(1分)。

(9)选择三角针,穿好合适的缝线(1分)。

(10)持针钳夹针位置正确(于缝针的中后1/3~1/4处)(1分)。

(11)一手持有齿镊,另一手持持针钳,握持方法正确(1分)。

(12)缝合切口:

①缝合手法正确(垂直进针,沿缝针弧度挽出),不留死腔(1分)。

②用持钳打结法打结,手法正确,两个单结方向相反,松紧适度(2分)。

③剪线手法正确,线头长0.5~1cm(1分)。

(13)针距、边距适当(通常针距为1cm,边距为0.5cm)(1分)。

(14)皮肤对合整齐(1分)。

(15)操作结束后告知患者相关注意事项(0.5分)。

3. 提问(2分)

①手术结束后刀片及针等锐利医用废弃物应如何处理?(1分)

答:应与纱布等废弃物分开,放在锐利废弃物容器内,统一处理。

②较长切口切开时,一般采用什么执刀法?(1分)

答:一般采用执弓式。

4. 职业素质(2分)

①操作前能以和蔼的态度告知患者操作的目的,取得患者的配合。操作时注意无菌观念,动作规范,体现爱护患者的意识。操作结束后告知患者相关注意事项(1分)。

②着装整洁,仪表端庄,举止大方,语言文明,认真细致,表现出良好的职业素质(1分)。

【例11】临床情景:你作为外科住院医师,来到急诊手术室,受手术医师委托参与手术。

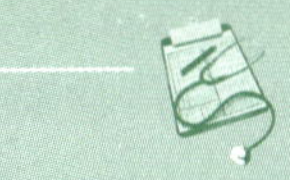

要求:请完成患者(医学模拟人或模具)切口皮肤的缝合(单纯间断缝合5针,用持钳打结法打结)。

评分标准(总分20分)(全过程中任何步骤违反无菌操作原则,一处扣2分;未能完成5针缝合、打结扣2分)

1. 操作前准备(4分)

(1)戴帽子、口罩(头发、鼻孔不外露),完成手臂消毒(口述)(1分)

(2)戴无菌手套(1分)。

(3)选择三角针,穿好合适的缝线(1分)。

(4)用酒精棉球消毒切口皮肤(1分)。

2. 缝合、打结操作过程(12分)

(1)持有齿镊方法正确,提起缝合处皮缘(1分)。

(2)持针钳握持方法正确,持针钳夹针位置正确(于缝针的中后1/3~1/4处)(2分)。

(3)缝合切口:缝合手法正确(垂直进针,沿缝针弧度挽出),不留死腔(2分)。

(4)用持钳打结法打结:两个单结绕线方向相反,拉线用力均匀(2分)。

(5)结扣牢固可靠,松紧适度(2分)。

(6)剪线手法正确,线头长0.5~1cm(1分)。

(7)针距、边距适当(通常针距为1cm,边距为0.5cm)(1分)。

(8)皮肤对合整齐(1分)。

3. 提问(2分)

①常用的外翻缝合法有哪几种(1分)?

答:间断垂直褥式外翻缝合法、间断水平褥式外翻缝合法以及连续外翻缝合法(答出任意两项得1分)。

②结扎时打出假结的原因是什么(1分)?

答:假结的原因是两个单结的打结手法和方向一致。

4. 职业素质(2分)

①操作前能以和蔼的态度告知患者操作的目的,取得患者的配合。操作时注意无菌观念,动作规范,体现爱护患者的意识。操作结束后告知患者相关注意事项(1分)。

②着装整洁,仪表端庄,举止大方,语言文明,认真细致,表现出良好的职业素质(1分)。

【例12】临床情景:你作为住院医师,来到急诊手术室,在上级医师指导下参与左下肢切割伤的缝合。

要求:请上台完成患者(医学模拟人或模具)伤口皮肤的缝合(单纯间断缝合5针,用单手打结法打结)。

评分标准(总分20分)(全过程任何步骤违反无菌操作原则,一处扣2分;未能完成5针缝合、打结,扣2分)

1. 操作前准备(4分)

(1)戴帽子、口罩(头发、鼻孔不外露),完成手臂消毒(口述)(1分)。

(2)戴无菌手套(1分)。

(3)告知患者手术的目的并取得患者的配合(0.5分)。

(4)选择三角针,穿好合适的缝线(0.5分)。

(5)用酒精棉球消毒切口皮肤(1分)。

2. 缝合、打结操作过程(12分)

(1)持有齿镊方法正确,提起缝合处皮缘(1分)。

(2)持针钳握持方法正确,持针钳夹针位置正确(于缝针的中后1/3~1/4处)(2分)。

(3)缝合切口:缝合手法正确(垂直进针,沿缝针弧度挽出),不留死腔(2分)。

(4)用单手打结法打结:两个单结绕线方向相反,拉线用力均匀(2分)。

(5)结扣牢固可靠,松紧适度(1.5分)。

(6)剪线手法正确,线头长0.5~1cm(1分)。

(7)针距、边距恰当(通常针距为1cm,边距为0.5cm)(1分)。

(8)皮肤对合整齐(1分)。

(9)操作结束后告知患者相关注意事项(0.5分)。

3. 提问(2分)

①执笔法常用于切开哪类切口?(1分)

答:较小切口。

②能否使用电刀切开皮肤?为什么?(1分)

答:不推荐(0.5分),因为电刀的电损伤可能会使小血管凝固致皮肤坏死或影响愈合,也增加切口疤痕的发生(0.5分)。

4. 职业素质(2分)

①操作前能以和蔼的态度告知患者操作的目的,取得患者的配合。操作时注意无菌观念,动作规范,体现爱护患者的意识。操作结束后告知患者相关注意事项(1分)。

②着装整洁,仪表端庄,举止大方,语言文明,认真细致,表现出良好的职业素质(1分)。

五、清创术

1. 物品准备

医用清创模具、生理盐水、缝线、无菌手术包(刀柄、镊子、持针器、止血钳、手术剪)、一次性洞巾、肥皂液、3%双氧水、纱布、毛刷、5ml注射器、无菌手套、手术刀片、碘伏、缝针、利多卡因、止血带、绷带、引流条。

2. 操作步骤

(1)戴帽子、口罩、无菌手套

①戴帽子、口罩。

②戴无菌手套。

(2)初步处理伤口

③初步清洗伤口周围皮肤:无菌纱布覆盖伤口后,用肥皂水和无菌毛刷刷洗伤口周围的皮肤3遍,每遍均用生理盐水冲洗,注意勿使冲洗液流入伤口内。

④初步清洗伤口——操作者不摘无菌手套。

a. 移去覆盖伤口的无菌纱布,以生理盐水冲洗伤口。

b. 用3%双氧水冲洗伤口,直至出现泡沫。

c. 再用生理盐水冲洗伤口。

d. 擦干伤口,初步检查伤口内有无活动性出血、异物,有无合并神经、血管、肌腱损伤等。

(3)再次处理伤口

⑤脱手套,洗手,并消毒术者自己的手臂　考生洗手后,不戴手套。

⑥消毒铺巾　用碘伏消毒伤口周围皮肤2~3遍(注意勿使消毒液流入伤口),铺无菌巾。

⑦戴无菌手套。

⑧局部麻醉　用2%利多卡因沿伤口外周,距伤口边缘约1~2cm,作局部浸润麻醉。

⑨清理伤口　修剪创缘皮肤,结扎活动性出血点,去除异物和凝血块,切除失活组织,3%双氧水及生理盐水再次冲洗伤口。

记忆:①初次处理伤口——只戴手套→刷洗外周→清洗伤口(生理盐水→双氧水→生理盐水)→检查伤口。
②再次处理伤口与正规手术程序相同——洗手→消毒→铺巾→穿衣→戴手套→局麻→正式手术。

(4)清创后伤口处理

⑩根据伤口情况决定是否放置引流物。

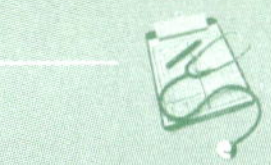

⑪若无一期缝合的指征,则消毒皮肤,覆盖敷料,胶布固定,手术完毕。

⑫若有一期缝合的指征,则继续行一期缝合。

a. 缝合伤口(间断缝合皮肤)。

b. 缝合后处理:消毒皮肤,覆盖敷料,胶布固定,手术完毕。

注意:开放性伤口一期缝合的指征——①伤后 6~8 小时以内;②伤口污染较轻,且不超过 8~12 小时;③头面部的伤口,一般在伤后 24~48 小时以内。若不能满足以上条件,则只清创不缝合。

考生易犯错误

①操作步骤太多,头脑发晕,记不清是否该洗手还是戴手套——其记忆方法如前所述。

②考试时,虽然不要求操作,但考生需口述洗手、穿手术衣等步骤,这些都是得分点。

典型例题及评分标准

【例 13】于先生,29 岁。左前臂前外侧挫裂伤 2 小时,受伤后立刻送至医院急诊。你作为接诊医师,发现伤口污染严重、边缘不整,需要立刻进行清创。

要求:请为患者(医学模拟人或模具)进行清创(无需缝合)。

评分标准(总分 20 分)(全过程中任何步骤违反无菌操作原则,一处扣 2 分)

1. 操作前准备(2 分)

(1)戴帽子、口罩(头发、鼻孔不外露),洗手(口述)(0.5 分)。

(2)戴无菌手套(1 分)。

(3)告知患者手术目的,取得患者的配合(0.5 分)。

2. 清创操作过程(14 分)

(1)用无菌纱布覆盖伤口,用肥皂水刷洗伤口周围皮肤 3 遍,每遍均用生理盐水冲净(2 分)。

(2)移去伤口纱布,用 3%双氧水及生理盐水反复清洗伤口,初步检查伤口(2 分)。

(3)脱手套,消毒手臂(口述)(0.5 分)。

(4)伤口周围皮肤消毒 2~3 遍,消毒顺序、范围正确,操作规范(1 分)。

(5)铺洞巾(1 分)。

(6)戴无菌手套(1 分)。

(7)用利多卡因注射液沿伤口行局部浸润麻醉(1 分)。

(8)修剪不健康的创缘皮肤(可口述)(1 分)。

(9)去除可能存在的异物及失活组织(1 分)。

(10)用 3%双氧水和生理盐水再次冲洗伤口(1 分)。

(11)视伤口情况用无菌凡士林纱布/引流物填塞创口(可口述)(1 分)。

(12)用无菌纱布或棉垫覆盖伤口,胶布固定(1 分)。

(13)操作结束后告知患者相关注意事项(0.5 分)。

3. 提问(2 分)

①头面部开放性损伤的伤口具备什么条件可以一期缝合?(1 分)

答:头面部的伤口,一般在伤后 24~48 小时以内经清创后可行一期缝合。

②清创时什么情况下需要放置引流物?(1 分)

答:伤口深长,污染严重或损伤时间长的伤口应放置引流物。

4. 职业素质(2 分)

①操作前能以和蔼的态度告知患者手术的目的,取得患者的配合。操作时注意无菌观念,动作规范,体现爱护患者的意识。操作结束后告知患者相关注意事项(1 分)。

②着装整洁,仪表端庄,举止大方,语言文明,认真细致,表现出良好的职业素质(1 分)。

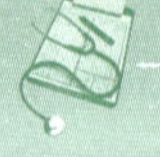
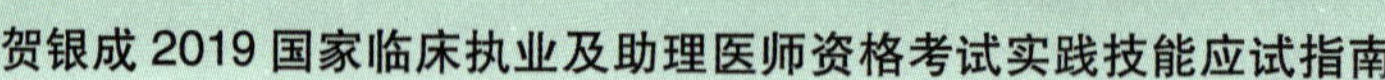

常考问题

①清创手术中,清理伤口时应尽可能保留哪些组织?

答:清创时应尽可能保留重要的血管、神经和肌腱。

②清创的目的是什么?

答:最大程度减少伤口的污染,为组织愈合创造良好条件。

③清创时如何判断肌肉组织失去活力?

答:凡夹捏不收缩、紫黑色不改变或切开不出血的肌肉,应考虑已经失去活力。

④常用的单纯缝合除单纯间断缝合法外,还有哪几种?

答:单纯连续缝合法、“8”字形缝合法、连续锁扣缝合法(锁边缝合法)(答出任意两项得1分)。

⑤当结扎区域张力较大时,可选用哪种结扎方法?

答:有张力时可选用打外科结的方法。

⑥腹腔内丝线结扎后,剪线线头应保留多长?

答:丝线线头应保留2mm。

⑦常用的内翻缝合法有哪几种?

答:垂直褥式内翻缝合法、水平褥式内翻缝合法、荷包内翻缝合法、全层内翻缝合法、浆肌层内翻缝合法。

⑧在胸、腹腔内行深部打结,主要应用哪一种打结方法?为什么?

答:主要用双手打结法,因为这种方法结扎更可靠。

⑨非头面部开放性损伤的伤口具备什么条件可以一期缝合?

答:通常伤后6~8小时内的伤口,清创后多可一期缝合。如果伤口污染较轻且不超过8~12小时,经彻底清创后可考虑一期缝合。

⑩清创时应用双氧水冲洗伤口的主要作用是什么?

答:可以形成伤口内有氧环境,从而防止厌氧菌感染。

⑪清创时如何处理断裂血管?

答:不重要的血管可以结扎,重要血管应尽可能予以修剪后吻合。

六、开放性伤口的止血包扎

1. 物品准备

开放性伤口模具、碘伏、棉垫、无菌纱布、三角巾、绷带、止血带、记录牌、笔。

2. 止血方法

(1)**加压包扎法** 用敷料盖住伤口,再用绷带加压包扎,这种方法急救中最常用。

(2)**填塞止血法** 用消毒的纱布、棉垫等敷料填塞在伤口内,再用绷带、三角巾等加压包扎,常用于颈部、臀部等较深的伤口。

(3)**指压止血法** 适用于头面颈部及四肢的动脉出血的急救。

(4)**止血带止血法** 适用于四肢大血管破裂出血,常选用1m长的橡皮管作止血带。

①上止血带前,应先将患肢抬高2~3分钟,以增加回心血量。

②止血带位置:应在靠近伤口的近心端上止血带,上肢在上臂上1/3处,下肢一般在大腿中上1/3处,手指在指根部。

③绕扎止血带:在上止血带处置衬垫物,将橡皮止血带适当拉紧、拉长,缠绕肢体2~3周。绕扎松紧程度以控制出血,远端表浅动脉触摸不到为宜。橡皮管末端紧压在橡皮管的另一端下。

④在标志牌上记录使用止血带的开始时间。

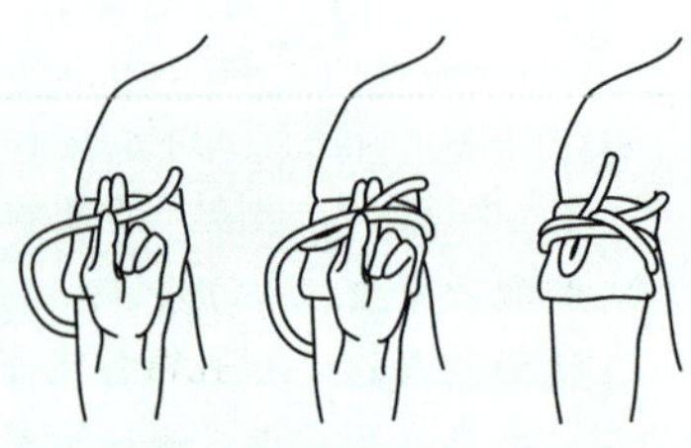

上肢橡皮管止血带止血

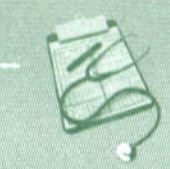

⑤每间隔 60 分钟应放松止血带 1 次，每次放松止血带的时间为 3 分钟，松开止血带之前应用手压迫住出血动脉的近端。

注意：①不可使用电线、铁丝等替代橡皮管用作止血带。
②止血带每隔 1 小时放松 3 分钟(7 版外科学 P173 为 1~2 分钟)，且使用时间不应超过 4 小时。
③绕扎止血带松紧度要适宜，以出血停止、远端摸不到表浅动脉搏动为宜。

3.包扎方法

包扎在急救中应用广泛，其主要目的是压迫止血、保护伤口、固定敷料、减少污染、固定骨折与关节、减少疼痛。常用材料有绷带、三角巾、多头带等，现场急救时也可使用毛巾、布单、衣物等替代。

(1)**绷带加压包扎** 一般应自远心端向近心端包扎，包括环形包扎法、螺旋形包扎法、螺旋反折法、"8"字形包扎法、帽式包扎法(回返包扎法)等。操作步骤详见本书配套课件《贺银成 2019 实践技能名师大讲堂》。

①了解病情，检测生命体征(血压、心率、脉搏、呼吸和意识状态等)，应遵循"抢救生命第一"的原则。

②先用无菌纱布叠加后，敷在开放性伤口上，然后用绷带略施压力，按以下方法缠绕固定，最后用胶布固定绷带头。

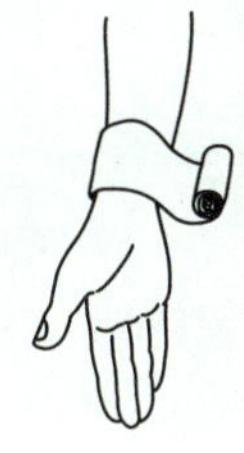

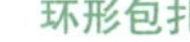

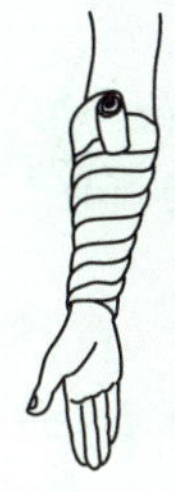

螺旋形包扎

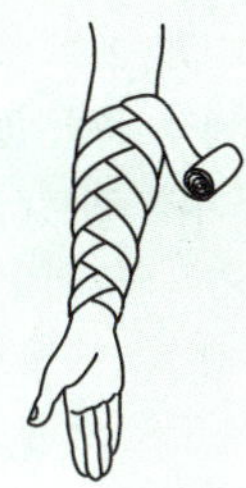

螺旋反折包扎

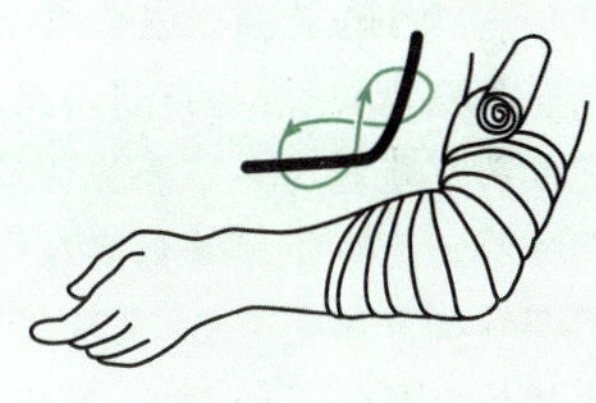

"8" 字形包扎

帽式包扎法主要用于头顶、指端和肢体残端，为一系列左右或前后回返包扎，将被包扎部位全部遮盖后，再作环形包扎 2 周(如下图)。

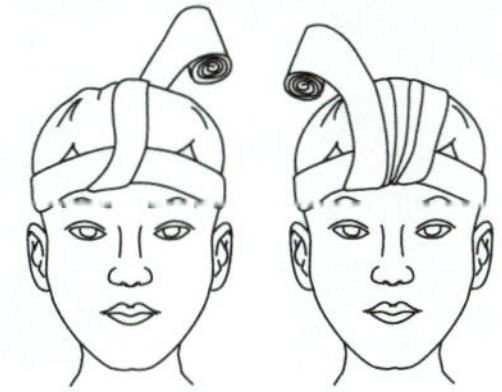

帽式包扎

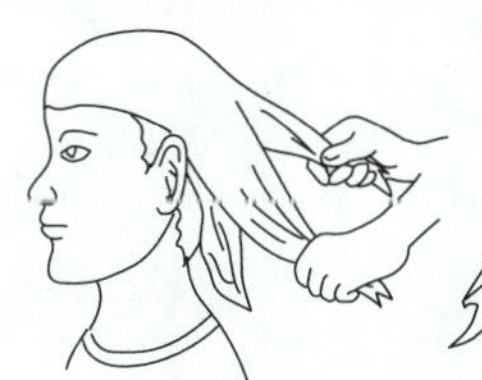

三角巾头顶部包扎

(2)**头顶部三角巾包扎** 头顶部伤口多采用三角巾帽式包扎法。将三角巾底边折叠约 3cm 宽，底边正中放在眉间上部，顶尖拉向枕部，底边经耳上向后在枕部交叉并压住顶角，再经耳上绕到额部拉紧打结，顶角向上反折至底边内或用别针固定。

(3)**头部三角巾"十"字包扎** 适用于下颌、耳部、前额、颞部小范围伤口。将三角巾叠成 3 指宽带状，放于下颌伤口敷料处。两手将带巾两底角分别经耳部向上提，长的一端绕头顶与短的一端在颞部交叉成十字。然后两端水平环绕头部，经额、颞、耳上、枕部，与另一端打结固定(如右图)。

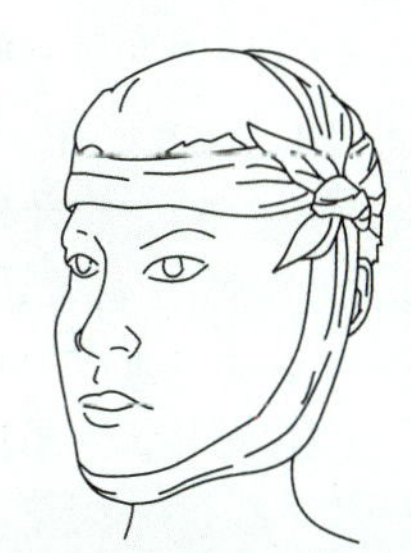

头部三角巾十字包扎

考生易犯错误

①特殊部位的包扎常是考生失败的滑铁卢——0 分多见。

②包扎太紧或太松——应松紧合适。

典型例题及评分标准

【例14】临床情景：张先生，34岁。发生车祸受伤1小时。你随急救车至车祸现场参与急救处理。查体发现右前臂有一长约3cm的伤口，有活动性出血，局部畸形，反常活动。

要求：请用橡皮止血带、夹板等为患者（医学模拟人）行止血、固定处理。

评分标准（总分20分）

1. 操作前准备（3分）

（1）快速检测患者的主要生命体征（口述）（1分）。

（2）检查患肢：暴露右臂，了解伤口及畸形情况（1分）。

（3）准备止血带、敷料、夹板等（0.5分）。

（4）告知患者操作的目的并取得患者的配合，关注患者的疼痛程度并给予适当的处理，缓解焦虑紧张情绪（0.5分）。

2. 止血、固定操作过程（13分）

（1）止血带位置选择：右上臂上1/3处（1分）。

（2）绕扎止血带：先在扎止血带处置衬垫物（1分）。

（3）绕扎松紧程度以控制出血、右侧桡动脉摸不到搏动为宜（1分）。

（4）在标志牌上记录使用止血带的开始时间（2分）。

（5）充分暴露右前臂，伤口创面用无菌纱布或棉垫覆盖并固定（1分）。

（6）夹板长度超过肘关节和腕关节，置于前臂两侧（可请考官协助）（2分）。

（7）固定前用毛巾等软物铺垫在夹板与肢体间（1分）。

（8）用绷带捆扎固定夹板，上端固定至肘部，下端固定至手掌（1分）。

（9）先捆扎骨折的下部，然后捆扎上部，松紧度以绷带上下可移动1cm为宜（1.5分）。

（10）用绷带或三角巾悬吊于胸前（1分）。

（11）操作结束后告知患者相关注意事项（0.5分）。

3. 提问（2分）

①四肢骨折用绷带固定夹板时，为何先从骨折的远端开始？（1分）

答：可以减少患肢充血肿胀。

②如何现场判断肢体有无骨折？（1分）

答：有明显畸形，异常活动，或有骨擦音、骨擦感，可考虑骨折（答出2项得1分）。

4. 职业素质（2分）

①操作前能以和蔼的态度告知患者操作的目的，取得患者的配合。关注患者的疼痛程度并给予适当的处理，缓解焦虑紧张情绪。操作时动作规范，体现爱护患者的意识。操作结束后告知患者相关注意事项（1分）。

②着装整洁，仪表端庄，举止大方，语言文明，认真细致，表现出良好的职业素质（1分）。

【例15】临床情景：王女士，46岁。车祸受伤半小时。查体右上臂中段肿胀、畸形，可见创面有活动性渗血。你作为急救医师随救护车赶到现场。

要求：请用填塞止血法及三角巾进行现场急救（使用医学模拟人或模具）。

评分标准（总分20分）

1. 操作前准备（4分）

（1）快速检测患者的主要生命体征（口述）（1分）。

（2）检查患肢：暴露右上臂，了解伤口及畸形情况（1.5分）。

（3）准备无菌敷料、绷带、三角巾等（1分）。

（4）告知患者操作的目的并取得患者的配合，关注患者的疼痛程度并给予适当的处理；缓解焦虑紧张情绪（0.5分）。

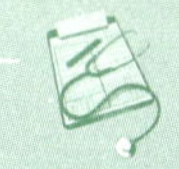

2. 伤口填塞止血及三角巾固定操作过程(12分)

(1)充分暴露伤口,除去伤口周围污物(0.5分)。

(2)检查伤口出血情况(1分)。

(3)用无菌敷料填塞出血伤口(1分)。

(4)用绷带加压包扎,松紧度以达到止血为宜(2分)。

(5)三角巾折叠成燕尾式(2分)。

(6)三角巾中央放在右前臂的中下1/3处(2分)。

(7)三角巾两端在颈后打结,将前臂悬吊于胸前(2分)。

(8)另用一条三角巾围绕右上臂于左腋下打结,固定右侧肩、肘关节于胸壁(1分)。

(9)操作结束后告知患者相关注意事项(0.5分)。

3. 提问(2分)

①现场急救开放性骨折,应用包扎术的目的是什么?(1分)

答:现场包扎伤口的主要目的是避免或者减轻伤口污染(0.5分)。另外有止血作用(0.5分)。

②应用止血带止血时一般每隔多长时间放松一次?为什么要放松(1分)?

答:一般每隔60分钟放松止血带一次。为了暂时提供止血远端组织的灌注,降低缺血造成的损伤。

4. 职业素质(2分)

①操作前能以和蔼的态度告知患者操作的目的,取得患者的配合。关注患者的疼痛程度并给予适当的处理,缓解焦虑紧张情绪。操作时动作规范,体现爱护患者的意识。操作结束后告知患者相关注意事项(1分)。

②着装整洁,仪表端庄,举止大方,语言文明,认真细致,表现出良好的职业素质(1分)。

常考问题

①伤口处理结束后,如何预防破伤风?

答:主要方法是注射破伤风抗毒素。

②压迫止血有哪些方法?

答:指压止血法、加压包扎止血法、填塞止血法以及止血带止血法(答出任意两项得1分)。

③加压包扎止血法有什么禁忌?

答:伤口内有碎骨片或主要神经干暴露于伤口内,禁用此法,以免加重损伤。

④手指外伤出血,用指压法压迫哪条血管可止血?并模拟演示?

答:压迫伤指的指动脉。演示正确:用拇指和食指压迫患指根部两侧。

⑤请问四肢外伤时动脉出血有什么特点?

答:多呈喷射状出血,速度快,量大,色鲜红,出血频率与脉搏一致。

⑥急救时什么伤口考虑应用填塞止血法进行止血?

答:颈部、臀部等处较深伤口。

⑦急救时,哪些部位出血可考虑应用指压法进行止血?

答:头、面、颈部及四肢的动脉出血急救时可以应用。

⑧应用止血带前为什么要抬高患肢2~3分钟?

答:为了增加患肢静脉血回流,减少结扎后的瘀血。

七、脓肿切开术

1. 物品准备

医用脓肿切开模具、凡士林纱布、无菌手术包(刀柄、镊子、持针器、止血钳、手术剪)、一次性洞巾、引流条、换药碗2个、生理盐水、无菌镊2把、无菌棉球、尖头刀片、纱布、5ml注射器、碘伏、3%双氧水、利多卡因、针头。

2. 适应证

表浅脓肿已成熟,有波动感者,应行脓肿切开引流。

3. 术前准备

(1)全身准备 ①合理应用抗菌药物;②多发性脓肿,全身情况较差者,应注意改善全身状况。

(2)物品准备 脓肿切开包(手术刀、穿刺用5ml注射器、止血钳)、无菌棉签、消毒剂、手套、洞巾、纱布、胶布、凡士林纱条、2%利多卡因1支,10ml注射器1具等。

4. 操作步骤

(1)操作前准备

①体位:根据手术部位不同,病人取适当体位。

②考生准备所需物品,核对病人,向病人解释操作目的,取得病人配合。

③戴帽子、口罩(头发、鼻孔不外露)。

(2)消毒、铺巾、局部麻醉

①以预定切口为中心,行手术区域的常规消毒3遍,戴无菌手套,铺无菌洞巾。

②2%利多卡因5ml局部浸润麻醉。

(3)证实脓肿部位 取5ml注射器于波动感最明显处,诊断性穿刺抽出脓液,证实脓肿部位。

(4)脓肿切开

①于波动感最明显处,以小尖刀切开皮肤、皮下约1cm,达脓腔壁。

②然后刀锋翻转,使刀刃朝上,由里向外挑开脓肿壁,适当延长切口,排出脓液,用注射器抽取适量脓液送检。

③用止血钳撑开脓腔,放出脓液。

④手指探查脓腔大小,分开脓肿间隔。

⑤根据脓肿大小,在止血钳引导下,向两端延长切口,达到脓腔边缘,完全切开脓肿。如脓肿较大,或因局部解剖关系,不宜作大切口者,可以作对口引流,使引流通畅。

⑥3%双氧水冲洗脓腔,再用无菌生理盐水冲净双氧水。

(5)放置引流条、包扎

用止血钳将凡士林纱条送到脓腔底部,填埋脓腔,另一端留在脓腔外,垫放干纱布包扎,胶布固定。

典型例题及评分标准

【例16】临床情景:赵女士,50岁。发热,右大腿内侧红肿、疼痛1周。诊断为右大腿脓肿。目前患者已给予麻醉,平卧于手术台上。

要求:请为患者(医学模拟人或模具)行脓肿切开术。

评分标准(总分20分)

1. 操作前准备(1.5分)

(1)戴帽子、口罩(头发、鼻孔不外露)(0.5分)。

(2)手臂消毒(口述)(0.5分)。

(3)告知患者手术的目的并取得患者的配合(0.5分)。

2. 脓肿切开操作过程(14.5分)

(1)以预定切口为中心,行手术区域的常规消毒2~3遍,范围正确(1分)。

(2)戴无菌手套(1分)。

(3)手术区铺洞巾(1分)。

(4)正确安装尖头刀片(1分)。

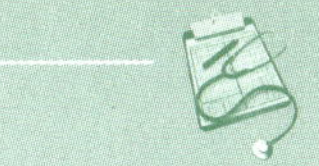

(5)用注射器穿刺脓肿中央,确定脓腔(1分)。

(6)留取脓液做细菌学检查(1分)。

(7)在脓肿中央用反挑式执刀法作皮肤切开(2分)。

(8)排出脓液,用手指伸入脓腔,探查其形状及大小(1分)。

(9)根据探查结果用刀延长切口至脓肿边界,以引流通畅为原则(2分)。

(10)3%双氧水冲洗脓腔,再用无菌生理盐水冲洗(1分)。

(11)脓腔内填塞凡士林纱布,松紧度以不出血为宜(1分)。

(12)无菌纱布覆盖伤口,胶布固定(1分)。

(13)操作结束后告知患者相关注意事项(0.5分)。

3. 提问(2分)

①为什么脓肿切开引流时,要记录填塞的凡士林纱布块数?(1分)

答:为了防止换药时遗漏凡士林纱布在脓腔内,使创面难以愈合。

②如何判断深部感染时脓肿已经形成?(1分)

答:穿刺抽出脓液(0.5分)或影像学检查发现脓肿形成(0.5分)。

4. 职业素质(2分)

①操作前能以和蔼的态度告知患者手术的目的,取得患者的配合。操作时注意无菌观念,动作规范,体现爱护患者的意识。操作结束后告知患者相关注意事项(1分)。

②着装整洁,仪表端庄,举止大方,语言文明,认真细致,表现出良好的职业素质(1分)。

常考问题

①经过关节的脓肿切开时一般采用什么切口,为什么?

答:一般采用横行切口,因为纵行切口瘢痕挛缩会影响关节活动。

②应在何时取出脓肿切口内填塞的凡士林纱布?

答:应在手术后24~48小时取出凡士林纱布,更换放置引流物引流。

③脓肿切开引流后,填塞凡士林纱布的目的是什么?

答:是为了局部压迫止血。

④脓肿切开原则是什么?

答:切口要足够大,要考虑患者站立及仰卧时的最低位引流。

⑤反挑式常用于哪类手术切开?

答:脓肿切开。

⑥为什么浅表脓肿切开时要求采用反挑式执刀法?

答:为了避免损伤脓肿深部的正常组织、神经和血管。

⑦浅表感染的脓肿形成时,一般会出现什么特异性体征?

答:触诊时有波动感。

⑧脓肿切开术时,由于原本就有很多脓液,因此并不需要执行无菌原则,对吗?为什么?

答:不对,仍然需要执行无菌操作原则。为了避免混合感染。

八、换药与拆线

1. 换药

(1)**物品准备**　医用换药模具、生理盐水、换药包(换药碗2个,有齿镊无齿镊各一把)、无菌盐水棉球、引流条、手术剪、无菌纱布、棉签、碘伏。

(2)操作步骤

①换药前操作者洗手，戴好帽子、口罩(头发、鼻孔不外露)。

②揭开胶布。用手移去外层敷料，将污染敷料内面向上，放在弯盘内。

③一只镊子直接用于接触伤口，另一只镊子专门用于传递换药碗中的物品。两把镊子不能混用。

④用镊子轻轻揭去内层敷料。如分泌物干结粘着，可用生理盐水润湿后揭去。

⑤然后用 70%酒精棉球由内向外消毒伤口周围皮肤 2 遍，用生理盐水棉球轻拭去伤口内分泌物。

⑥用无菌敷料覆盖伤口。

⑦贴胶布，固定敷料。贴胶布方向应与肢体或躯干长轴垂直。

⑧协助病人取舒适卧位，整理床面。

⑨将换药污物放入污物桶内。

注意：①用手移去外层敷料，用镊子揭去内层敷料。

②两把镊子不能混用，操作过程中镊子头部应始终低于手持部，以免污染。

③换药操作前，首先应明确是清洁伤口、普通感染伤口，还是特异性感染伤口，因为不同类型伤口的处理方式是不一样的。考生尤其应注意特殊伤口的处理。

④酒精棉球只能擦拭皮肤，不能擦拭伤口，因为刺激性太大。擦拭伤口常使用生理盐水棉球。

考生易犯错误

①忘了口述换药前的洗手。

②换药过程中，将两把镊子混用——不注意无菌操作。

③将普通感染伤口、特异性感染伤口的换药当成了清洁伤口进行处理。

④胶布粘贴得不正确。

2. 拆线

①考生洗手，揭开胶布，充分暴露伤口。

②用手移去外层敷料，用镊子移去内层敷料。如内层敷料与组织粘连紧密，可用生理盐水润湿后揭去。

③皮肤消毒：用碘伏棉球自缝合的伤口开始，由内向外消毒皮肤 2~3 遍。消毒范围包括切口周围 3~5cm。

④考生左手用无齿镊轻提缝线的线头，使埋于皮肤的缝线露出少许，右手用线剪紧贴皮肤将新露出的缝线剪断，左手顺原缝线方向轻轻抽出缝线。剪线部位不应在缝合线的中间。

⑤缝线拆完后，检查伤口愈合情况，用碘伏棉球再次消毒皮肤 1 遍。覆盖无菌敷料，胶布固定。

考生易犯错误

拆线时将缝线从中间剪断——不符合无菌原则。

典型例题及评分标准

【例 17】临床情景：黄女士，35 岁。2 天前因背部皮下脂肪瘤，行手术切除治疗。现来门诊换药。

要求：请为患者(医学模拟人或模具)换药。

评分标准(总分 20 分)(全过程中任何步骤违反无菌操作原则，一处扣 2 分)

1. 操作前准备(4 分)

(1)戴帽子、口罩(头发、鼻孔不外露)(1 分)。

(2)患者取俯卧位，充分暴露手术切口部位(1 分)。

(3)洗手(口述)(0.5 分)。

(4)材料准备：两只换药碗(盘)、两把镊子、适量的酒精棉球和敷料等(1 分)。

(5)告知患者换药的目的并取得患者的配合(0.5 分)。

2. 换药过程(12 分)

(1)用手移去外层敷料，将敷料内面向上放置(1 分)。

(2)内层敷料用镊子夹起(1 分)。

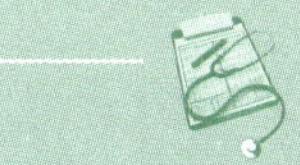

(3)将更换下来的敷料放置在盛污物的换药碗(盘)内(1分)。
(4)一把镊子接触切口,另一把镊子传递换药碗中的清洁物品(1.5分)。
(5)操作过程中,镊子前端应低于手持端,以避免污染(1分)。
(6)观察切口的情况(口述)(1分)。
(7)用酒精棉球自内向外消毒切口周围皮肤2~3遍(1分)。
(8)消毒范围距切口3~5cm(1分)。
(9)无菌纱布覆盖切口并用胶布固定,纱布层数合理,纱布边缘超过切口3cm(1分)。
(10)粘贴胶布的方向应与躯干长轴垂直,长短适宜(1分)。
(11)将换下的污染敷料置入医用垃圾袋内(1分)。
(12)操作结束后告知患者相关注意事项(0.5分)。

3.提问(2分)

①健康肉芽组织的特点有哪些?(1分)

答:肉芽组织呈现新鲜粉红或红色,颗粒细小、均匀,分泌物少,触之易出血。

②换药中发现伤口的肉芽过度生长,应如何处理(1分)?

答:可将其剪除,再用生理盐水棉球擦拭,压迫止血(0.5分)。也可用硝酸银溶液烧灼,再用生理盐水擦拭(0.5分)。

4.职业素质(2分)

①操作前能以和蔼的态度告知患者换药的目的,取得患者的配合。操作中无菌观念强,动作规范,体现爱护患者的意识。操作结束后告知患者相关注意事项(1分)。

②着装整洁,仪表端庄,举止大方,语言文明,认真细致,表现出良好的职业素质(1分)。

【例18】临床情景:张女士,60岁。背部脓肿切开引流术后第3天。每天换药一次,今日再次来到门诊换药,伤口脓性渗出不多。

要求:请为患者(医学模拟人或模具)换药。

评分标准(总分20分)(全过程中任何步骤违反无菌操作原则,一处扣2分)

1.操作前准备(3分)

(1)戴帽子、口罩(头发、鼻孔不外露)(0.5分)。
(2)患者取俯卧位,充分暴露手术切口部位,洗手(口述)(1分)。
(3)材料准备:两只换药碗(盘)、两把镊子、适量酒精棉球、盐水棉球、引流物、敷料等(1分)。
(4)告知患者换药的目的并取得患者的配合(0.5分)。

2.换药过程(13分)

(1)用手移去外层敷料,将敷料内面向上放置(1分)。
(2)内层敷料用镊子夹起(0.5分)。
(3)将更换下来的敷料放置在盛污物的换药碗(盘)内(1分)。
(4)一把镊子接触切口,另一把镊子传递换药碗中的清洁物品(1分)。
(5)操作过程中,镊子前端应低于手持端,以避免污染(1分)。
(6)用酒精棉球自内向外消毒切口周围皮肤2~3遍(1分)。
(7)消毒范围距切口3~5cm(1分)。
(8)观察切口肉芽及分泌物状况(0.5分)。
(9)用盐水棉球蘸去切口内分泌物(1.5分)。
(10)用生理盐水纱条填塞敞开的创面(1分)。
(11)敷以无菌纱布,纱布层数合理,纱布边缘超过切口3cm(1分)。

(12)粘贴胶布的方向应与躯干长轴垂直,长短适宜(1分)。

(13)将换下的污染敷料置入医用垃圾袋内(1分)。

(14)操作结束后告知患者相关注意事项(0.5分)。

3.提问(2分)

①气性坏疽切口换药,需要注意什么?(1分)

答:换药时要注意隔离(0.5分),换药后必须焚毁污物,器械特殊消毒(0.5分)。

②肥胖患者手术切口出现渗液,可能原因是什么?(1分)

答:可能是切口感染或脂肪液化。

4.职业素质(2分)

①操作前能以和蔼的态度告知患者换药的目的,取得患者的配合。操作中无菌观念强,动作规范,体现爱护患者的意识。操作结束后告知患者相关注意事项(1分)。

②着装整洁,仪表端庄,举止大方,语言文明,认真细致,表现出良好的职业素质(1分)。

【例19】临床情景:何先生,40岁。阑尾切除术后第6天。目前患者已经正常进食,下地活动,切口无红肿,无明显疼痛。

要求:请为患者(医学模拟人或模具)切口拆线。

评分标准(总分20分)(全过程中任何步骤违反无菌操作原则,一处扣2分)

1.操作前准备(3分)

(1)戴帽子、口罩(头发、鼻孔不外露),洗手(口述)(0.5分)。

(2)材料准备:两只换药碗(盘)、两把镊子、线剪、适量酒精棉球和敷料等(1分)。

(3)告知患者操作的目的并取得患者的配合(0.5分)。

(4)嘱患者取仰卧位,充分暴露手术切口部位(1分)。

2.拆线过程(13分)

(1)揭开胶布,用手移去切口敷料(1分)。

(2)将敷料放置入盛污物的换药碗(盘)内(1分)。

(3)一把镊子接触切口,另一把镊子传递换药碗中的清洁物品(1分)。

(4)操作过程中,镊子前端应低于手持端以避免污染(1分)。

(5)观察切口的情况(口述),用酒精棉球自内向外消毒切口周围皮肤2~3遍,距切口3~5cm(1分)。

(6)用镊子轻轻提起线结,使原来在皮下的一小段缝线露出(1.5分)。

(7)另一手持线剪,贴着皮肤剪断新露出的缝线段(1分)。

(8)持镊将缝线抽出,抽线的方向朝向切口侧(2分)。

(9)拆线后检查切口愈合情况,用酒精棉球重新消毒切口1次(1分)。

(10)无菌敷料覆盖切口并用胶布固定,粘贴胶布的方向应与躯干长轴垂直,长短适宜(1分)。

(11)将换下的污染敷料置入医用垃圾袋内(1分)。

(12)操作结束后告知患者相关注意事项(0.5分)。

3.提问(2分)

①一般腋下、下腹部、会阴部切口术后第几天拆线?(1分)

答:术后第5~7天拆线。

②换药的目的是什么(1分)?

答:换药的目的是为了观察并处理伤口,促使伤口更好愈合。

4.职业素质(2分)

①操作前能以和蔼的态度告知患者换药的目的,取得患者的配合。操作中无菌观念强,动作规范,体

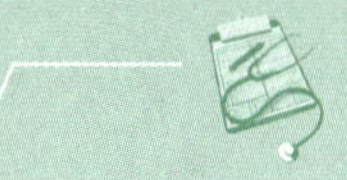

现爱护患者的意识。操作结束后告知患者相关注意事项(1分)。

②着装整洁,仪表端庄,举止大方,语言文明,认真细致,表现出良好的职业素质(1分)。

常考问题

①下肢手术切口一般术后第几天拆线?

答:术后第10~12天拆线。

②什么情况时,切口拆线时间需要延后(1分)?

答:当患者高龄、存在糖尿病、肝功能不全、低蛋白血症、恶病质、应用糖皮质激素时,拆线时间应适当延后。

③术中创面内剪线时线头应保留多长?

答:丝线线头应保留2mm,可吸收缝线线头应保留3~4mm,血管缝线线头应保留5~8mm。

④换药中发现伤口肉芽水肿,应该如何处理?

答:可用3~5%的高渗氯化钠溶液局部湿敷。

⑤伤口的减张缝线一般术后第几天拆线?

答:术后第14天拆线。

⑥阑尾切除术的麦氏切口,正常情况下应该术后第几天拆线?

答:应该在术后第5~7天拆线。

⑦换药时发现伤口周围皮肤轻度红肿,可以用70%的酒精纱布湿敷吗?

答:可以。

⑧拆线时为什么要提起线结,剪断新露出的缝线段?

答:皮肤表面的缝线可能有细菌污染,这样抽线时可避免细菌污染线道。

⑨手术缝线常分为哪两大类?

答:常分为可吸收缝线和不可吸收缝线。

⑩换药中发现伤口的肉芽老化,应如何处理?

答:应修剪老化的肉芽,暴露新鲜组织,并适当应用促进肉芽生长的药物。

⑪换药及拆线操作完毕后应注意什么问题?

答:向患者反馈伤口情况;按规定放置医疗废弃物;清洁自己双手;及时在病历中对换药及拆线的局部情况进行记录。

⑫头颈部切口一般术后第几天拆线(1分)?

答:术后第4~5天拆线。

⑬手术结束后刀片及针等锋利医用废弃物应如何处理(1分)?

答:应与纱布等废弃物分开,放在锐利废弃物容器内,统一处理。

九、吸氧术

1. 吸氧方法

吸氧方法包括面罩吸氧、鼻导管吸氧、鼻塞法吸氧、氧气枕法吸氧等,以前三者考得最多。

2. 物品准备

医用模拟人、无菌棉签、中心供氧装置(氧气瓶)、一次性吸氧管、吸氧面罩、鼻导管、湿化瓶、鼻塞、蒸馏水、用氧记录单、治疗碗、弯盘、手电筒、笔(不同的吸氧方法所需物品略有差异)。

3. 面罩吸氧的操作步骤(以氧气瓶供氧为例)

(1)操作前准备

①将治疗台携至床旁,核对病人,向病人解释吸氧目的,协助病人取舒适卧位。戴帽子、口罩,洗手。

②用手电筒检查患者鼻腔,用湿棉签清洁两侧鼻孔。

③检查氧气表，确定氧气瓶内的氧气量。

④将生理盐水倒入湿化瓶，安装湿化瓶，连接氧气管。

(2)吸氧操作

①打开氧气瓶总开关，打开流量表开关，检查氧气管是否通畅。

②调节氧流量，一般为6~8L/min。

③将氧气管连接于面罩的进气孔上。

④将氧气面罩置于患者口鼻部。调整好位置，松紧带固定，松紧适度。看面罩安装是否与患者面部吻合。

⑤观察吸氧情况，视病情调节氧流量。

⑥向病人及家属交代注意事项。

⑦记录给氧时间及氧流量。

4.单侧鼻导管吸氧的操作步骤(以氧气瓶供氧为例)

(1)操作前准备

①将治疗台携至床旁，核对病人，向病人解释吸氧目的，协助病人取舒适卧位。戴帽子、口罩，洗手。

②用手电筒检查患者鼻腔，用湿棉签清洁两侧鼻孔。

③检查氧气表，确定氧气瓶内的氧气量。

④将生理盐水倒入湿化瓶，安装湿化瓶，将湿化瓶连接到吸氧管。

⑤连接氧气管及鼻导管。

(2)吸氧操作

①打开氧气瓶　打开氧气瓶总开关，打开流量表开关。

②检查鼻导管是否通畅　将鼻导管末端插入盛水的治疗碗内，观察有无气泡逸出。若有气泡逸出说明鼻导管通畅，反之为不通畅。

③插管　蘸水润滑鼻导管前端，将鼻导管插入一侧鼻孔内，其深度为鼻尖至耳垂距离的2/3长度。

④固定　若无咳嗽，可用胶布将鼻导管固定于鼻翼和面颊部。

⑤清洁患者面部。

⑥观察吸氧情况，视病情调节氧流量。

⑦向病人及家属交代注意事项。

⑧记录给氧时间及氧流量。

记忆：①给氧：连接输氧装置→开总开关→开流量表→检查鼻导管通畅→调节流量→蘸水插管→固定→观察→记录。
②停氧：取下鼻导管→关流量表→关总开关→重开流量表放余气→关流量开关→清洁面颊部→记录停氧时间。

5.鼻塞法吸氧的操作步骤(以氧气瓶供氧为例)

(1)操作前准备

①将治疗台携至床旁，核对病人，向病人解释吸氧目的，协助病人取舒适卧位。戴帽子、口罩，洗手。

②用手电筒检查患者鼻腔，用湿棉签清洁两侧鼻孔。

③检查氧气表，确定氧气瓶内的氧气量。

④将生理盐水倒入湿化瓶，安装湿化瓶，将湿化瓶连接到吸氧管。

⑤连接氧气管及鼻塞。

(2)吸氧操作

①打开氧气瓶　打开氧气瓶总开关，打开流量表开关，视病情调节适宜的氧流量。

②检查鼻塞是否通畅　将鼻塞插入盛水的治疗碗内，观察有无气泡逸出。若有气泡逸出说明鼻导管通畅，反之为不通畅。

③将鼻塞置于一侧鼻前庭内，鼻塞大小以恰能塞住鼻孔为宜，固定鼻塞。

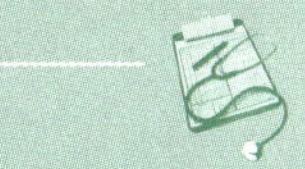

④观察吸氧情况。

⑤向病人及家属交代注意事项,清洁病人面部。

⑥记录给氧时间及氧流量。

考生易犯错误

①调节氧流量错误——吸氧过程中,若需调节氧流量,应先将患者鼻导管或鼻塞取下,调节好流量后,再与患者连接。

②顺序错误——停止吸氧时,应先取下鼻导管或鼻塞,再关流量表→关闭总开关→开流量表放出余气→关闭流量表。

③不能回答相关问题。

吸氧术小技巧——无论哪种吸氧方法,其操作的共同点为:

①操作前应洗手,解释操作目的。　②检查病人鼻腔,清洁两侧鼻孔。

③检查吸氧装置是否通畅。　④调节氧流量,记录给氧时间、氧流量。

⑤操作完毕后,向病人及家属交代注意事项,清洁病人面部。

典型例题及评分标准

【例20】临床情景:张女士,67岁。活动后呼吸困难1周,加重不能平卧6小时入院,需要给予吸氧治疗。

要求:请为患者(医学模拟人)行面罩吸氧。

评分标准(总分20分)

1. 操作前准备(3分)

(1)将治疗台(盘)置于床旁,向患者解释吸氧目的并取得患者配合(1分)。

(2)戴帽子、口罩(头发、鼻孔不外露);洗手(口述)(1分)。

(3)用手电筒检查患者鼻腔,用湿棉签清洁两侧鼻孔(1分)。

2. 面罩吸氧操作过程(13分)

(1)查看氧气表,确定氧气瓶内的氧气量,安装流量表及湿化瓶于氧气瓶或中心供氧装置上(2分)。

(2)氧气管与湿化瓶的氧气输出开口连接(1分)。

(3)打开氧气瓶及流量表开关(如为中心供氧装置,则只需打开流量表开关)(1分)。

(4)调节氧流量(1分)。

(5)将氧气管置于水杯中,检查是否通畅(1分)。

(6)将氧气管连接于面罩的进气孔上(2分)。

(7)置面罩于患者口鼻部,调整好位置,松紧带固定,松紧适度(2分)。

(8)观察吸氧情况,视病情调节氧流量(1分)。

(9)记录开始给氧时间及氧流量(1.5分)。

(10)操作结束后告知患者相关注意事项(0.5分)。

3. 提问(2分)

①应用面罩吸氧有哪些优缺点(1分)?

答:面罩吸氧主要优点是吸氧浓度相对稳定,可按需调节,对鼻黏膜的刺激小(0.5分)。缺点是在一定程度上影响患者的咳痰、进食(0.5分)。

②在鼻导管和鼻塞吸氧的时候,氧流量不能大于7L/min,为什么?(1分)。

答:过大的流量会对局部黏膜产生刺激。

4. 职业素质(2分)

①操作前能以和蔼的态度告知患者配合的方法。操作中无菌观念强,动作规范,体现爱护患者的意识。操作结束后能告知患者相关注意事项(1分)。

②着装整洁，仪表端庄，举止大方，语言文明，认真细致，表现出良好的职业素质（1分）。

【例21】临床情景：周先生，68岁。胃癌根治术后送回病房，拟给予吸氧治疗。

要求：请为患者（医学模拟人）行单侧鼻导管吸氧。

评分标准（总分20分）

1. 操作前准备（3分）

（1）将治疗台（盘）置于床旁，向患者解释吸氧目的并取得患者配合（1分）。

（2）戴帽子、口罩（头发、鼻孔不外露）；洗手（口述）（1分）。

（3）用手电筒检查患者鼻腔，用湿棉签清洁两侧鼻孔（1分）。

2. 单侧鼻导管吸氧操作过程（13分）

（1）查看氧气表，确定氧气瓶内的氧气量，安装流量表及湿化瓶于氧气瓶或中心供氧装置上（2分）。

（2）氧气管及鼻导管与湿化瓶的氧气输出开口连接（1分）。

（3）打开氧气瓶及流量表开关（如为中心供氧装置，则只需打开流量表开关）（1分）。

（4）调节氧流量（1分）。

（5）将鼻导管插入水杯中，检查导管是否通畅（1分）。

（6）用少量石蜡油润滑鼻导管（1分）。

（7）将鼻导管插入一侧鼻孔内，其深度为鼻尖至耳垂或外耳道口距离的2/3（2分）。

（8）用胶布将鼻导管固定于鼻翼和面颊部，清洁患者面部（1分）。

（9）观察吸氧情况，视病情调节氧流量（1分）。

（10）记录开始给氧时间及氧流量（1.5分）。

（11）操作结束后告知患者相关注意事项（0.5分）。

3. 提问（2分）

①常用吸氧方法有哪些？（1分）

答：单侧鼻导管法、双侧鼻导管法、鼻塞法及面罩法（答出2项得1分）

②停止吸氧时，先取下鼻塞，再关流量表，对吗？为什么？（1分）

答：对（0.5分）。这样可以避免由于关闭流量表操作不当造成患者的不适（0.5分）。

4. 职业素质（2分）

①操作前能以和蔼的态度告知患者配合的方法。操作中无菌观念强，动作规范，体现爱护患者的意识。操作结束后告知患者相关注意事项（1分）。

②着装整洁，仪表端庄，举止大方，语言文明，认真细致，表现出良好的职业素质（1分）。

【例22】临床情景：张先生，21岁。突发胸闷8小时入院，诊断为自发性气胸，需要给予吸氧治疗。

要求：请为患者（医学模拟人）行双侧鼻导管吸氧。

评分标准（总分20分）

1. 操作前准备（3分）

（1）将治疗台（盘）置于床旁，向患者解释吸氧目的并取得患者配合（1分）。

（2）戴帽子、口罩（头发、鼻孔不外露）；洗手（口述）（1分）。

（3）用手电筒检查患者鼻腔，用湿棉签清洁两侧鼻孔（1分）。

2. 双侧鼻导管吸氧操作过程（13分）

（1）查看氧气表，确定氧气瓶内的氧气量，安装流量表及湿化瓶于氧气瓶或中心供氧装置上（2分）。

（2）氧气管及双侧鼻导管与湿化瓶的氧气输出开口连接（1分）。

（3）打开氧气瓶及流量表开关（如为中心供氧装置，则只需打开流量表开关）（1分）。

（4）调节氧流量（1分）。

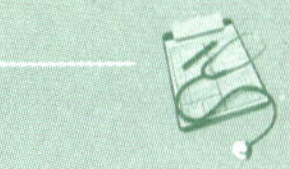

(5)将鼻导管插入水杯中,检查导管是否通畅(2分)。
(6)将鼻导管插入双侧鼻前庭内(2分)。
(7)将鼻导管绕挂于双侧耳廓,并在颏下固定;清洁患者面部(1分)。
(8)观察吸氧情况,视病情调节氧流量(1分)。
(9)记录开始给氧时间及氧流量(1.5分)。
(10)操作结束后告知患者相关注意事项(0.5分)。
3. 提问(2分)
①应用面罩法吸氧时一般氧流量为多少?(1分)
答:调节氧流量至6~8L/min。
②慢性呼吸衰竭的患者吸氧治疗时,吸氧的原则是什么?(1分)
答:原则上给予低浓度吸氧。
4. 职业素质(2分)
①操作前能以和蔼的态度告知患者配合的方法。操作中无菌观念强,动作规范,体现爱护患者的意识。操作结束后能告知患者相关注意事项(1分)。
②着装整洁,仪表端庄,举止大方,语言文明,认真细致,表现出良好的职业素质(1分)。

【例23】临床情景:张先生,75岁。间断咳嗽、咳痰、喘息20年,加重3天入院,需要吸氧治疗。
要求:请为患者(医学模拟人)行鼻塞法吸氧。
评分标准(总分20分)
1. 操作前准备(3分)
(1)将治疗台(盘)置于床旁,向患者解释吸氧目的并取得患者配合(1分)。
(2)戴帽子、口罩(头发、鼻孔不外露);洗手(口述)(1分)。
(3)用手电筒检查患者鼻腔,用湿棉签清洁两侧鼻孔(1分)。
2. 鼻塞法吸氧操作过程(13分)
(1)查看氧气表,确定氧气瓶内的氧气量,安装流量表及湿化瓶于氧气瓶或中心供氧装置上(2分)。
(2)湿化瓶的氧气输出开口连接氧气管及鼻塞(1分)。
(3)打开氧气瓶及流量表开关(如为中心供氧装置,则只需打开流量表开关)(1分)。
(4)调节氧流量(1分)。
(5)检查鼻塞是否通畅(2分)。
(6)将鼻塞置于一侧鼻前庭内,鼻塞大小以恰能塞住鼻孔为宜(2分)。
(7)用胶布固定鼻塞,清洁患者面部(1分)。
(8)观察吸氧情况,视病情调节氧流量(2分)。
(9)记录开始给氧时间及氧流量(1.5分)。
(10)操作结束后告知患者相关注意事项(0.5分)。
3. 提问(2分)
①请问吸氧术后,需要立即记录哪些具体内容(1分)?
答:需要记录给氧时间和氧流量。
②吸氧时患者鼻腔干燥可如何处理(1分)?
答:用棉签蘸温水擦拭鼻腔或用甘油湿润鼻腔。
4. 职业素质(2分)
①操作前能以和蔼的态度告知患者配合的方法。操作中无菌观念强,动作规范,体现爱护患者的意识。操作结束后能告知患者相关注意事项(1分)。

②着装整洁，仪表端庄，举止大方，语言文明，认真细致，表现出良好的职业素质(1分)。

常考问题

①为什么大手术之后常给予吸氧？

答：通常情况下，麻醉及疼痛等容易造成呼吸幅度受限，导致患者缺氧。

②从用氧安全的角度考虑，对氧气设备要注意采取哪些防护措施？

答：防火、防热、防油、防震等。

③应用鼻塞吸氧，有什么优缺点？

答：鼻塞吸氧主要的优点是简单、方便，不影响咳痰和进食。缺点为氧浓度不恒定，易受患者呼吸的影响。

④吸氧时为什么要应用湿化瓶？

答：为了保持患者吸入的气体湿度，防止气道干燥引起不适及黏膜损伤。

⑤吸氧后，如何观测患者的吸氧状况？

答：可以观测患者的神态、精神状态、呼吸节律、心率、血压、有无紫绀等。

十、吸痰术

1. 物品准备

医用模拟人、一次性吸痰管、治疗碗、无菌棉签、治疗巾、纱布、电动吸引器或中心吸引器、弯盘、手电筒。

2. 操作步骤

(1)一般准备

①操作者戴好帽子、口罩，洗手，将治疗盘携至床旁，向病人解释操作目的，征得病人同意。

②协助病人取半卧位或平卧位。检查病人口鼻腔，如有活动性义齿应取下。铺治疗巾，将患者头偏向一侧。

(2)吸痰器的准备

③打开吸痰器电源，检查吸引器性能是否良好，吸引管道是否畅通，调节负压在40~53.3kPa。

④撕开吸痰管包装，戴一次性手套。取出吸痰管，连接吸痰管与负压吸引器。试吸少量生理盐水，检查吸痰管是否通畅，并湿润导管。

(3)咽喉部吸痰的操作

⑤一手反折吸痰管末端(使用控制侧孔装置的，打开侧孔)，另一手持吸痰管前端，经口腔将吸痰管插入病人咽喉部。

⑥然后，放松吸痰管末端反折(使用控制侧孔装置的，按压侧孔)，吸尽口腔及咽喉部分泌物。

⑦吸痰过程中，应左右旋转，向上提拉，动作轻柔，操作流畅。每次抽吸时间<15秒，一次未吸尽时，间隔3~5分钟后再吸。

(4)气管深部吸痰的操作

⑧更换吸痰管。

⑨再次反折吸痰管末端(使用控制侧孔装置的，打开侧孔)，另一手持吸痰管前端，在无负压的状态下，经一侧鼻孔在患者吸气时插入至气管深部。

⑩吸痰时以轻巧的动作左右旋转、上下提插，以便吸尽气管内的痰液。

(5)吸痰后的操作

⑪吸痰后抽吸生理盐水冲洗管道，关闭吸引器开关。丢弃吸痰管，脱下手套。

⑫检查病人鼻腔有无出血及鼻黏膜损伤。擦拭病人脸部分泌物，取下治疗巾。

⑬询问患者感受，协助病人取舒适卧位。整理操作器械。

考生易犯错误

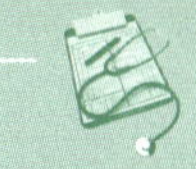

①吸痰前后没有检查病人的鼻腔。

②吸痰前没有检查吸痰管是否通畅。

③吸痰动作不轻柔，一次吸痰时间>15秒。

④吸痰完毕，无关爱意识。

吸痰术小技巧——整个吸痰过程中：

①吸痰前——检查病人鼻腔、吸痰器、吸痰管。　②吸痰后——检查病人鼻腔。

③咽喉部吸痰——经口腔插入吸痰管。　④气管深部吸痰——经鼻腔插入吸痰管。

典型例题及评分标准

【例24】临床情景：刘女士，68岁。咳嗽、咳痰、气喘、发热5天，痰黏稠不易咳出，呼吸困难加重2小时。现需要吸痰处理。

要求：请为患者（医学模拟人）吸痰。

评分标准（总分20分）

1. 操作前准备（4分）

（1）告知患者操作的目的，取得患者的配合（0.5分）。

（2）将治疗台（盘）放置床旁，患者取半卧位或仰卧位（1分）。

（3）吸痰器接通电源，检查吸引器性能是否良好，吸引管是否通畅，调节负压在40~53.3kPa（300~400mmHg）（2分）。

（4）戴帽子、口罩（头发、鼻孔不外露）和手套，铺治疗巾（0.5分）。

2. 吸痰操作过程（12分）

（1）连接吸痰管，试吸少量生理盐水确定其通畅并湿润导管（1分）。

（2）一手反折吸痰管末端（使用控制侧孔装置的，打开侧孔），另一手持其前端，向口腔插入吸痰管至咽喉部（2分）。

（3）松开吸痰管末端反折（使用控制侧孔装置的，按压侧孔），吸尽口腔和咽喉部的分泌物（2分）。

（4）更换吸痰管进行气管深部吸痰（1分）。

（5）一手反折吸痰管末端（使用控制侧孔装置的，打开侧孔），另一手持其前端，在无负压的状态下，经一侧鼻孔在患者吸气时插入至气管深部（2分）。

（6）吸痰时以轻巧的动作左右旋转、上下提插，以使吸尽气管内痰液（1.5分）。

（7）吸痰后抽吸生理盐水冲洗管道，关闭吸引器开关（1分）。

（8）处理吸痰管，脱手套，整理操作器械（1分）。

（9）操作结束后能告知患者相关注意事项（0.5分）。

3. 提问（2分）

①吸痰时，为什么口咽部吸痰后要更换吸痰管再行气道深部吸痰？（1分）

答：为了避免口腔细菌污染深部气道。

②年轻患者受凉后出现咳嗽、痰多，除用药治疗外，是否需要吸痰辅助治疗？为什么？（1分）

答：不需要（0.5分）。患者可以通过咳嗽自主排痰。吸痰只是针对一些呼吸机能不全而且自己不能咳出分泌物的患者（0.5分）。

4. 职业素质（2分）

①操作前能以和蔼的态度告知患者操作的目的，取得患者的配合。操作中无菌观念强，动作规范，体现爱护患者的意识。操作结束后能告知患者相关注意事项（1分）。

②着装整洁，仪表端庄，举止大方，语言文明，认真细致，表现出良好的职业素质（1分）。

常考问题

①吸痰操作中，每次抽吸时间多长？两次操作间隔多长时间为宜？

答：每次抽吸时间不大于15秒，间隔3~5分钟再吸。

②吸痰时为什么要向上提拉，而不能向下？

答：吸痰时应先吸尽气道内的痰液，再吸出口腔、鼻腔内的痰液及分泌物。

③吸痰时患者恶心、咳嗽，无紫绀等缺氧症状时，该如何处理？

答：如无紫绀等缺氧症状，可以调整吸痰管的深度，减少对咽喉部的刺激，在患者吸气时插到气管深部抽吸。

④吸痰时插入吸痰管时，为什么要反折吸痰管？

答：为了关闭负压，以防造成不适或损伤气道黏膜。

十一、胃管置入术

1. 物品准备

医用模拟人、一次性胃管包、治疗碗、无菌棉签、手套、纱布、治疗巾、弯盘、手电筒、别针、听诊器。

2. 操作步骤

(1)一般准备 备齐用物，携至病人床旁，核对病人姓名，向病人解释操作目的及配合方法。考生戴帽子、口罩，洗手。

(2)病人准备

①考生协助病人取半卧位，戴手套，于病人一侧铺治疗巾，放置弯盘于病人口角旁。

②检查病人鼻腔，用湿棉签清洗鼻孔。

(3)准备胃管

③打开胃管包，取出胃管，抽吸少量生理盐水检查胃管是否通畅。

④测量胃管插入深度(或看清刻度)，成人插入长度为45~55cm，测量方法有以下两种，可任选一种：

a. 用胃管测量从前额发际至胸骨剑突的距离。

b. 由鼻尖至耳垂再到胸骨剑突的距离。

⑤用石蜡油纱布或石蜡油棉球涂抹需要插入的胃管部分。

(4)插入胃管

⑥沿选定的鼻孔缓慢轻轻地插入胃管，当插入14~16cm(咽喉部)时，嘱病人做吞咽动作。当病人吞咽时顺势将胃管向前推进，直至预定长度(约45~55cm)。

⑦检查胃管是否盘曲在口中。

(5)确定胃管是否在胃内

⑧通常有以下三种方法，可任选一种。

a. 抽取胃液法：经胃管抽出胃液，这是确定胃管是否在胃内最可靠的方法。

b. 气过水声法：将听诊器放在患者上腹部，快速经胃管向胃内注入10ml空气，可听到气过水声。

c. 气泡逸出法：胃管末端置于盛水的治疗碗内，如无气泡逸出，可排除误插入气管。

(6)固定胃管

⑨确定胃管在胃内后，用纱布拭净口角分泌物，撤弯盘，脱手套，用胶布将胃管固定于鼻翼及面颊部。

⑩将胃管末端反折，用纱布包好，撤治疗巾，并用别针固定于枕旁或患者衣领处(也可按试题要求将胃管接负压引流壶或引流袋)。

考生易犯错误

①备用物品准备不全，操作中途再次向考官申请增加器械。

②模拟人体位不正确——应半卧位或平卧位。

③直接插胃管，而没有预测胃管插入长度。

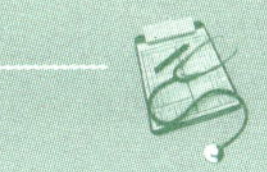

④胃管达咽喉部时,未嘱病人作吞咽动作。

⑤未检查胃管是否盘曲在口中。

注意:成人胃管插入长度为 45~55cm。当插入 14~16cm 达咽喉部时,嘱病人做吞咽动作,顺势推进胃管。

典型例题及评分标准

【例 25】临床情景:庄先生,49 岁。因急性胰腺炎入院,目前需要给患者行胃肠减压。

要求:请为患者(医学模拟人)插胃管并行胃肠减压。

评分标准(总分 20 分)

1. 操作前准备(4 分)

(1)戴帽子、口罩(头发、鼻孔不外露),洗手(口述)(0.5 分)。

(2)物品准备:盛水的治疗碗、胃管、手套、棉签、纱布、治疗巾、20ml 注射器、石蜡油、弯盘、别针、听诊器、胶布、负压引流器等(1 分)。

(3)告知患者操作的目的并取得患者的配合(0.5 分)。

(4)协助患者取半卧位,戴手套,铺治疗巾,置弯盘于患者口角旁(1 分)。

(5)检查患者鼻腔,用湿棉签清洁鼻孔(1 分)。

2. 插胃管操作过程(12 分)

(1)取出胃管,测量需要插入的长度(或看清刻度)(1 分)。

(2)用石蜡油涂抹需要插入的胃管部分(1 分)。

(3)沿选定的鼻孔插入胃管,插入 14~16cm(咽喉部)时,嘱患者做吞咽动作,并在吞咽时顺势将胃管向前推进,直至预定长度(约 45~55cm)(2 分)。

(4)检查胃管是否盘曲在口中(2 分)。

(5)确定胃管是否在胃腔内(选用以下 3 种方法之一即可)(2 分):

①抽取胃液法:经胃管抽出胃液。

②气过水声法:将听诊器放在患者上腹部,快速经胃管向胃内注入 10ml 左右空气,听到气过水声。

③气泡逸出法:胃管末端置于盛水的治疗碗内,如无气泡逸出,可排除误插入气管。

(6)确定胃管在胃内后,擦去口鼻处分泌物,脱手套(1 分)。

(7)用胶布将胃管固定于鼻翼及面颊部,用别针将胃管固定于枕旁或衣领处(1 分)。

(8)将胃管末端接负压引流器(1 分)。

(9)撤治疗巾,清洁患者面部(0.5 分)。

(10)操作结束后告知患者相关注意事项(0.5 分)。

3. 提问(2 分)

①昏迷的患者插胃管时,如何调整患者头位配合操作?(1 分)

答:先使患者头部后仰,当胃管插入会厌部(约 15cm)时,左手托起患者头部,使其下颌靠近胸骨柄,这样可加大咽部通道的弧度,使胃管沿后壁滑行插入。

②应用胃管引流时,是否引流的负压越大引流效果越好?为什么?(1 分)

答:不是。因为过大的负压可能会使胃黏膜堵塞引流管入口,进而影响引流,甚至损伤胃黏膜。

4. 职业素质(2 分)

①操作前能以和蔼的态度告知患者操作的目的,取得患者的配合。操作中无菌观念强,动作规范,体现爱护患者的意识。操作结束后能告知患者相关注意事项(1 分)。

②着装整洁,仪表端庄,举止大方,语言文明,认真细致,表现出良好的职业素质(1 分)。

【例 26】临床情景:王女士,35 岁。半小时前误服农药送至急诊,目前生命体征平稳,拟给予洗胃处理。

要求:请为患者(医学模拟人)插胃管(不包括洗胃操作)。

评分标准(总分20分)

1. 操作前准备(5分)

(1)告知患者及家属操作的目的并取得患者的配合(0.5分)。

(2)戴帽子、口罩(头发、鼻孔不外露),洗手(口述)(0.5分)。

(3)物品准备:盛水的治疗碗、胃管、手套、棉签、纱布、治疗巾、20ml注射器、石蜡油、弯盘、别针、听诊器、胶布等(1分)。

(4)协助患者取半卧位,戴手套,铺治疗巾,置弯盘于患者口角旁(2分)。

(5)检查患者鼻腔,用湿棉签清洁鼻孔(1分)。

2. 插胃管操作过程(11分)

(1)取出胃管,测量需要插入的长度(或看清刻度)(1分)。

(2)用石蜡油涂抹需要插入的胃管部分(1分)。

(3)沿选定的鼻孔插入胃管,插入14~16cm(咽喉部)时,嘱患者做吞咽动作,并在吞咽时顺势将胃管向前推进,直至预定长度(约45~55cm)(2分)。

(4)检查胃管是否盘曲在口中(2分)。

(5)确定胃管是否在胃腔内(选用以下3种方法之一即可)(2分):

①抽取胃液法:经胃管抽出胃液。

②气过水声法:将听诊器放在患者上腹部,快速经胃管向胃内注入10ml左右空气,听到气过水声。

③气泡逸出法:胃管末端置于盛水的治疗碗内,如无气泡逸出,可排除误插入气管。

(6)确定胃管在胃内后,擦去口鼻处分泌物,脱手套(1分)。

(7)用胶布将胃管固定于鼻翼及面颊部,用别针将胃管固定于枕旁或衣领处(1分)。

(8)撤治疗巾,清洁患者面部(0.5分)。

(9)操作结束后告知患者相关注意事项(0.5分)。

3. 提问(2分)

①有哪些方法可判断胃管插入胃内?(1分)

答:用注射器抽吸出胃液;向胃管内注入空气,同时用听诊器于上腹部听诊有无气过水声;将胃管末端置于盛水碗内,观察无气泡逸出,以排除误插入气管内。

②插胃管时如果胃管盘曲在口腔内怎么办?(1分)

答:应拔出胃管,重新插入。

4. 职业素质(2分)

①操作前能以和蔼的态度告知患者操作的目的,取得患者的配合。操作中无菌观念强,动作规范,体现爱护患者的意识。操作结束后能告知患者相关注意事项(1分)。

②着装整洁,仪表端庄,举止大方,语言文明,认真细致,表现出良好的职业素质(1分)。

常考问题

①如果插胃管时患者出现呛咳及呼吸困难,提示什么情况?

答:提示胃管可能误插入气道。

②如果插胃管时患者出现呛咳及呼吸困难怎么办?

答:应立即拔出胃管,让患者休息后再插。

③插胃管时如果几乎完全插入,是否引流效果更好?

答:不是。胃管几乎完全插入,往往会在胃内盘曲,影响引流效果。

④如果插胃管后胃管内抽出液体很少,怎么办?

答:需要缓慢提插,调整胃管位置,找到引流畅通的位置。

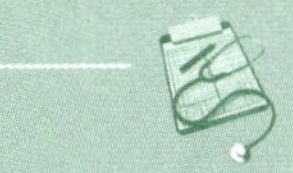

十二、三腔二囊管止血法

1. 三腔二囊管的结构

应牢记三腔二囊管的结构特点:

3个腔——胃管腔、食管气囊腔、胃气囊腔。

2个囊——胃气囊、食管气囊。

3个标记——远端45、60、65cm处三个标记分别至贲门、胃、幽门。

2个数据——食管囊充气量100~150ml,胃气囊充气量150~200ml(8版外科学数据)。

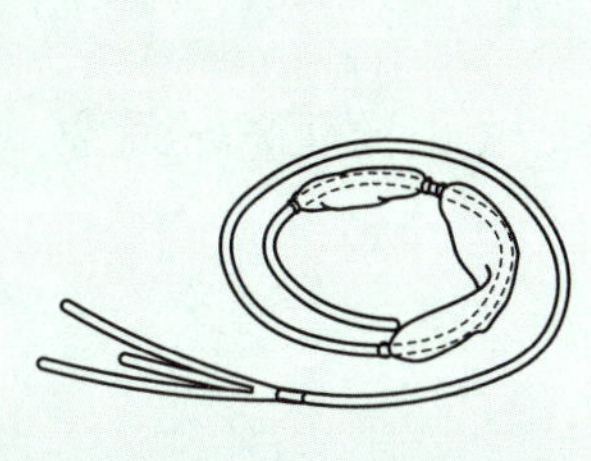

三腔二囊管

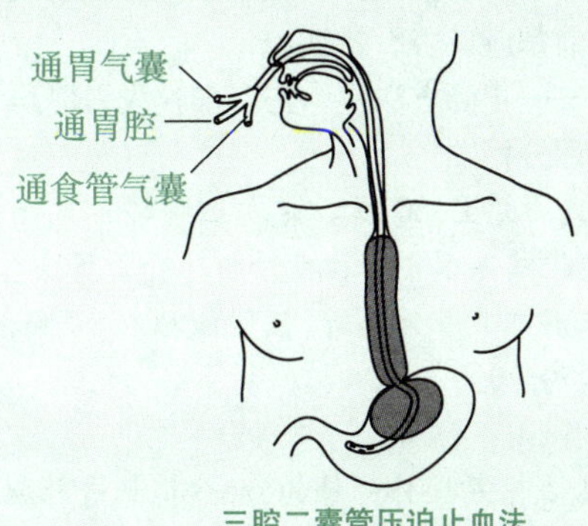

三腔二囊管压迫止血法

2. 物品准备

三腔二囊管、50ml注射器、止血钳3把、治疗盘、无菌纱布、液体石蜡、0.5kg重沙袋(或盐水瓶)、血压表、绷带、宽胶布。

3. 操作步骤

(1)一般准备

①考生携带准备好的器械物品,至病床旁。

②了解病人是否有严重冠心病、高血压和心力衰竭,向病人及家属解释操作目的和配合方法。

③戴帽子、口罩、洗手,戴手套。检查病人鼻腔,用湿棉签清洗鼻孔。

(2)准备三腔二囊管

④撕开包装袋,取出三腔二囊管。充气检查三腔二囊管是否通畅,气囊有无漏气及偏移。

⑤检查合格后,抽尽双囊内气体,以液体石蜡涂抹三腔管前端和气囊表面。

⑥预估三腔管插入深度,即用三腔二囊管测量从前额发际至胸骨剑突的距离。

(3)插入三腔二囊管及气囊充气

⑦将三腔二囊管从选定的鼻孔缓慢插入,当插入14~16cm,到达咽喉部时,嘱病人做吞咽动作,使三腔二囊管顺势插入,直至达预定插入深度,一般为50~65cm。

⑧用注射器从胃管内抽吸胃液,抽出胃液证明三腔二囊管已插入胃内。

⑨再用注射器向胃气囊内注入空气150~200ml,使胃囊充气,随即用止血钳夹闭此管腔。然后,将三腔二囊管轻轻向外牵拉,感到有中等弹性阻力时,表示胃囊已成功压迫于胃底部。

⑩适度拉紧三腔二囊管,在三腔二囊管末端系上牵引绳,通过滑车固定于床头架上进行牵引,以便充分压迫胃底部。牵引重量为0.5kg,牵引角度为45°左右(顺着鼻腔方向)。

⑪经观察仍未能止血者,再向食管气囊内注入空气100~150ml,然后用止血钳夹闭此管腔,以充分压迫食管下段的曲张静脉。一般先将胃囊充气压迫观察止血效果,如无活动性出血,则食管囊不必充气。

⑫术后严密监护,用作保守治疗或作术前准备。

⑬拔管时,如为双囊压迫,应先抽出食管囊的气体,再抽出胃囊的气体。

注意：①胃管的插入深度为45~55cm，三腔二囊管的插入深度为50~65cm。
②食管囊的充气量为100~150ml，胃囊的充气量为150~200ml，管端牵引重量为0.5kg。
③充气时——先充胃气囊→再充食管气囊(若胃囊充气压迫后经观察已止血，可不充食管气囊)。
④拔管时——先放食管气囊→再放胃气囊。

考生易犯错误

①很多考生从未操作过三腔二囊管，甚至从未见过。抽到该项操作时，无法动手，甚至得0分。
②未检查三腔二囊管是否通畅、漏气。
③此操作步骤太多，容易忘记或混淆一些关键步骤，故复习时应牢记。
④所有操作前都应口服石蜡油。
⑤顺序错误——正确方法应为：充气时，先胃囊再食管囊；拔管时放气，先食管囊后胃囊。

典型例题及评分标准

【例27】临床情景：黄先生，60岁。突发上腹部不适1小时，随之呕血，呕吐量约800ml，其中混有食物。乙肝肝硬化病史6年。初步诊断为食管胃底静脉曲张破裂出血。

要求：请用三腔二囊管为患者(医学模拟人)止血。

评分标准(总分20分)

1. 操作前准备(4分)
(1)告知患者及家属操作的目的，并取得患者的配合(0.5分)。
(2)戴帽子、口罩(头发、鼻孔不外露)，洗手(口述)(1分)。
(3)物品准备：三腔二囊管、50ml注射器、血管钳3把、石蜡油、无菌纱布、沙袋或盐水瓶等(1.5分)。
(4)戴手套，检查患者鼻腔，用湿棉签清洁鼻孔(1分)。

2. 插管操作过程(12分)
(1)检查三腔二囊管有无漏气，充气后气囊是否偏移(1分)。
(2)抽尽双囊中的气体，用血管钳夹闭(0.5分)。
(3)用石蜡油涂抹三腔二囊管(1分)。
(4)将前端自患者一侧鼻孔插入，到达咽部时嘱患者吞咽配合，插入至50~65cm，确定胃囊已在胃内(2分)。
(5)用注射器向胃囊注入空气150~200ml，使胃囊充气，即用血管钳将此管腔夹闭(2分)。
(6)将三腔二囊管向外牵拉，末端系上牵引绳，再以0.5kg重的沙袋(或盐水瓶)通过固定于床架上的滑轮牵引(2分)。

考官提示：经观察仍未能止血。

(7)再向食管囊内注入空气100~150ml(或参照产品说明书)，随即夹闭此管腔(2分)。
(8)记录气囊充气压迫的开始时间(1分)。
(9)操作结束后告知患者及家属相关注意事项(0.5分)。

3. 提问(2分)
①三腔二囊管拔管前为何要给患者口服石蜡油？(1分)
答：可以减轻食管黏膜、胃黏膜与气囊的粘连，避免拔管时引起出血。
②三腔二囊管置管后，牵引过程中为避免黏膜糜烂、损伤，请问要采取哪些措施？(1分)
答：要定期放气减压(0.5分)，要避免牵引力过大(0.5分)。

4. 职业素质(2分)
①操作前能以和蔼的态度告知患者本次治疗的目的及患者的配合方法。操作中无菌观念强，动作规范，体现爱护患者的意识。操作结束后能告知患者相关注意事项(1分)。
②着装整洁，仪表端庄，举止大方，语言文明，认真细致，表现出良好的职业素质(1分)。

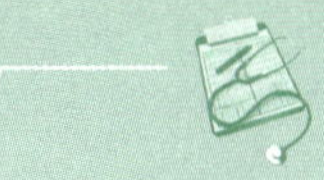

常考问题

①在三腔二囊管充气压迫后，如胃管通畅，如何判断止血效果？

答：可以抽吸胃内容物，若无鲜血抽出，则说明出血已控制。

②三腔二囊管充气压迫止血过程中，为什么气囊要定期放气？

答：避免气囊长时间压迫食管下端或胃底黏膜，导致其糜烂、缺血坏死。

③使用三腔二囊管时为什么先在胃囊内注气？

答：胃囊内注气后牵拉可以控制胃底部的出血，另外，可避免食管气囊充气滑脱，造成呼吸道梗阻。

④患者首次应用三腔二囊管时，可以持续压迫多长时间？

答：首次可以持续压迫24小时。

⑤置入三腔二囊管，胃囊充气后，应当先牵引并固定还是先给食道囊充气？

答：应当先牵引固定。

⑥使用三腔二囊管止血，什么情况下需要给食管囊充气？

答：胃囊内注气压迫止血效果不佳时，应给食管囊充气压迫止血。

十三、导尿术

1. 常用导尿管、导尿包的类型

考试时，应严格按试题要求去操作。尤其要注意区分导尿管的类型、病人性别以及是否需要接引流袋。

（1）**普通导尿管**　前端无气囊，插入膀胱后无需充气或注水，但需用胶布将导尿管固定于阴茎（女性为外阴）及周围皮肤上。

（2）**弗雷氏（Foley）导尿管**　即气囊导尿管，前端有气囊，插入膀胱后需向气囊内充气或注水用于固定，而无需使用胶布固定导尿管。

（3）**导尿包的类型**　考场上，可能出现不同类型的导尿包，如老式导尿包、一次性导尿包等。有些条件简陋的考场甚至没有准备成套的导尿包，而要求考生在一堆任意摆放的器械中自己寻找所需要的物品，这就要求考生熟悉导尿包内的所有物品。操作前，对导尿包内的物品要做到心中有数，因为考场上有时提供的是一次性导尿包，与考生临考前背诵的老式传统导尿包可能不完全相同，因此操作前应格外注意。

考场上，由于病人性别、导尿管、导尿包的类型不同，操作时略有差异，请注意。

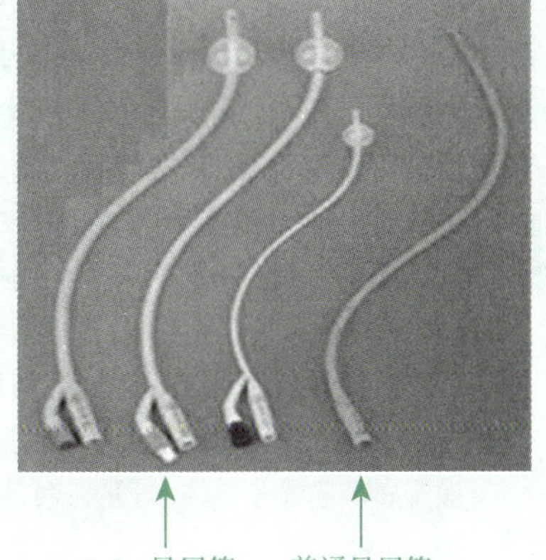

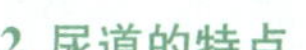

2. 尿道的特点

（1）**男性尿道特点**　成年男性尿道长约16～22cm，有3个狭窄（分别位于尿道内口、尿道膜部和尿道外口）、2个弯曲（即耻骨下弯和耻骨前弯）。

（2）**女性尿道特点**　女性尿道长约3～5cm，较男性尿道短、宽而直。

记忆：①普通导尿管男病人——插入尿道约15～20cm，松止血钳，见尿后退出至无尿再插入约2cm。
②Foley导尿管男病人——插入尿道约15～20cm，松止血钳，见尿后再插入约7～10cm，球囊注水15～20ml。
③普通导尿管女病人——插入尿道约6～8cm，松止血钳，见尿后退出至无尿再插入约2cm。
④Foley导尿管女病人——插入尿道约6～8cm，松止血钳，见尿后再插入约7～10cm，球囊注水15～20ml。

3. 物品准备

男女性导尿模具、一次性导尿包、生理盐水、手套、垫单。

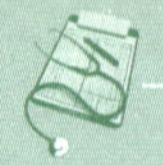

4. 男性病人导尿的操作步骤

(1)操作前准备

①病人取仰卧位。

②考生准备必需物品，核对病人，向病人交代操作目的，取得病人配合。戴帽子、口罩、洗手。

(2)清洁外阴

③考生将中单置于病人臀下，打开一次性导尿包上层，取出消毒盘，将消毒盘和污物盘置于外阴旁。

④将消毒用的碘伏棉球挤入消毒盘。

⑤左手戴手套，右手夹取碘伏棉球，自上而下、由外向内，消毒阴阜、阴茎和阴囊。

然后，左手以无菌纱布裹住阴茎，翻开包皮，暴露尿道口。自尿道口向外旋转擦拭尿道口、龟头及冠状沟。

⑥消毒完毕，撤走污物盘和消毒盘，脱去手套。

(3)消毒外阴、戴手套、铺巾

⑦打开一次性导尿包下层，戴无菌手套。

⑧将碘伏棉球挤入消毒盘，再次消毒外阴。

消毒时，考生以无菌纱布裹住阴茎，翻开包皮，暴露尿道口。

依次向外旋转擦拭尿道口、龟头、冠状沟、阴茎和阴囊。最后再次消毒尿道口。

铺无菌洞巾，仅暴露阴茎。

(4)插导尿管 应注意普通导尿管与气囊导尿管的操作步骤不同。

⑨插普通导尿管：打开导尿管包装袋，检查导尿管是否通畅。

⑨插气囊导尿管：打开导尿管包装袋，取出导尿管，检查导尿管是否通畅，球囊是否漏气。

⑩以石蜡油棉球润滑导尿管前端，以止血钳夹闭导尿管末端。将导尿管末端置于消毒弯盘内。

⑪以左手拇指、示指提起阴茎，右手持镊子夹住导尿管前端，缓慢插入尿道约15~20cm。

⑫普通导尿管：松开导尿管夹闭钳，见尿液流出。缓慢退出至无尿液流出时，再插入约2cm，即为留置导尿管的最佳位置。

⑫气囊导尿管：松开导尿管夹闭钳，见尿液流出再插入导尿管7~10cm（以保证球囊完全进入膀胱）。

(5)固定导尿管 应注意普通导尿管与气囊导尿管的操作步骤不同。

⑬普通导尿管采用胶布固定：用两条蝶形胶布固定在阴茎背侧，再用细长胶布环形固定在阴茎上，切不可使胶布两端重叠，开口处应在阴茎背侧，以免阴茎水肿。

⑬气囊导尿管采用注水固定：向导尿管球囊内注入生理盐水15~20ml，向外轻拉导尿管有阻力感即可。

(6)后期处理

⑭根据导尿的目的不同，导出尿液或于导尿管末端连接引流袋。

⑮收拾操作用物，协助病人穿好衣服，摆好体位。

5. 女性病人导尿的操作步骤

(1)操作前准备

①病人取仰卧位，两腿外展并屈髋屈膝，暴露外阴。

②考生准备必需物品，核对病人，向病人交代操作目的，取得病人配合。戴帽子、口罩、洗手。

(2)清洁外阴

③考生将中单置于病人臀下，打开一次性导尿包上层，取出消毒盘，将消毒盘和污物盘置于外阴旁。

④将碘伏棉球挤入消毒盘内。

⑤左手戴手套，右手夹取碘伏棉球，自上而下，由外向内，消毒阴阜和大阴唇。

然后，以左手分开大阴唇，同样顺序消毒小阴唇和尿道外口。最后一个棉球从尿道外口消毒至肛门部。

⑥消毒完毕，撤走污物盘和消毒盘，脱去手套。

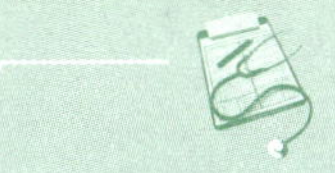

(3)消毒外阴、戴手套、铺巾

⑦打开一次性导尿包下层,戴无菌手套。

⑧将碘伏棉球挤入消毒盘,再次消毒外阴。

以左手拇指、示指翻开小阴唇,暴露尿道口,自尿道外口开始,自上而下,由内向外,依次消毒尿道口和小阴唇,最后再次消毒尿道口。铺无菌洞巾。

(4)插导尿管 应注意普通导尿管与气囊导尿管的操作步骤不同。

⑨插普通导尿管:打开导尿管包装袋,检查尿管是否通畅。

⑨插气囊导尿管:打开导尿管包装袋,取出导尿管,检查导尿管是否通畅,球囊是否漏气。

⑩以石蜡油棉球润滑导尿管前端,以止血钳夹闭导尿管末端,将导尿管末端置于消毒弯盘内。

⑪以左手拇指、示指分开小阴唇,右手持镊子夹住导尿管前端,缓慢插入尿道约6~8cm。

⑫普通导尿管:松开导尿管夹闭钳,见尿液流出,缓慢退出至无尿液流出时,再插入约2cm。

⑫气囊导尿管:松开导尿管夹闭钳,见尿液流出后再插入导尿管7~10cm(以保证球囊完全进入膀胱)。

(5)固定导尿管 应注意普通导尿管与气囊导尿管的操作步骤不同。

⑬普通导尿管采用胶布固定:用胶布固定导尿管于外阴周围皮肤上。

⑬气囊导尿管采用注水固定:向球囊内注入生理盐水15~20ml,缓慢向外牵引导尿管至遇到阻力时为止。

(6)后期处理

⑭根据导尿的目的不同,导出尿液或于导尿管末端连接引流袋。

⑮收拾操作用物,协助病人穿好衣服,摆好体位。

考生易犯错误

①对导尿包内物品心中无数——考场上有时提供的是一次性导尿包,与考生临考前背诵的不完全相同。

②没严格按试题要求操作——尤其应注意区分是男病人还是女病人,是普通导尿管还是气囊导尿管。

③消毒次数不正确——应为2次消毒:1次为清洁外阴,1次为消毒外阴。

④消毒顺序不正确——第1次清洁外阴为自上而下、由外向内,第2次消毒外阴为自上而下、由内向外。

记忆:①导尿管插入深度——男性为15~20cm,女性为6~8cm(无论何种类型的导尿管)。

②普通导尿管——见尿后退出至无尿时,再插入2cm(无论男病人还是女病人)。

③Foley导尿管——见尿后再插入7~10cm,球囊注水15~20ml(无论男病人还是女病人)。

典型例题及评分标准

【例28】临床情景:郑先生,72岁。排尿困难1年,夜间小便5~6次,症状逐渐加重。近5小时下腹胀痛,尿意强但排不出尿,到急诊诊治。

要求:请用普通导尿管为患者(医学模拟人)留置导尿。

评分标准(总分20分)(全过程中任何步骤违反无菌操作原则,一处扣2分)

1.操作前准备(3分)

(1)告知患者及家属留置导尿的目的并取得患者配合(0.5分)。

(2)嘱患者取仰卧位,臀下垫中单(0.5分)。

(3)戴帽子、口罩(头发、鼻孔不外露);洗手(口述),戴手套(1分)。

(4)清洗患者阴茎及阴囊,需翻开包皮清洗(1分)。

2.留置导尿操作过程(13分)

(1)用消毒棉球自尿道口向外旋转擦拭,消毒至阴茎根部及其周围,消毒2~3遍(2分)。

(2)更换无菌手套(1分)。

(3)铺洞巾,仅暴露阴茎(1分)。

(4)用无菌润滑油涂抹导尿管(1分)。

(5)导尿管末端用血管钳夹闭,置于消毒弯盘中(1分)。

(6)无菌纱布裹住阴茎并提起,用消毒棉球再次擦拭尿道口(1.5分)。

(7)右手持镊子将导尿管慢慢插入尿道约 15~20cm(2分)。

(8)松开血管钳,见尿液流出(1分)。

(9)缓慢退出导尿管至无尿液流出,再插入约 2cm(1分)。

(10)用胶布固定导尿管于阴茎及周围皮肤上,导尿管末端接引流袋(1分)。

(11)操作结束后告知患者相关注意事项(0.5分)。

3. 提问(2分)

①使用球囊导尿管时,为什么见尿后要再插入 7~10cm?(1分)

答:为了避免导尿管头端的球囊注水时损伤尿道。

②严重尿潴留导尿时,第一次放尿液不应超过多少?为什么?(1分)

答:第一次放尿液不应超过 1000ml(0.5分),以免导致晕厥和血尿(0.5分)。

4. 职业素质(2分)

①操作前能以和蔼的态度告知患者留置导尿的目的,以便取得患者配合。操作时注意无菌观念,动作规范,体现爱护患者的意识。操作结束后告知患者相关注意事项(1分)。

②着装整洁,仪表端庄,举止大方,语言文明,认真细致,表现出良好的职业素质(1分)。

【例 29】临床情景:郑先生,72岁。排尿困难1年,夜间小便5~6次,症状逐渐加重。近5小时感下腹胀痛,尿意强但排不出尿,到急诊诊治。

要求:请用 Foley 导尿管为患者(医学模拟人)留置导尿。

评分标准(总分20分)(全过程中任何步骤违反无菌操作原则,一处扣2分)

1. 操作前准备(3分)

(1)告知患者及家属留置导尿的目的并取得患者配合(0.5分)。

(2)嘱患者取仰卧位,臀下垫中单(0.5分)。

(3)戴帽子、口罩(头发、鼻孔不外露);洗手(口述),戴手套(1分)。

(4)清洗患者阴茎及阴囊,需翻开包皮清洗(1分)。

2. 留置导尿操作过程(13分)

(1)用消毒棉球自尿道口向外旋转擦拭,消毒至阴茎根部及其周围,消毒 2~3 遍(2分)。

(2)更换无菌手套(0.5分)。

(3)铺洞巾,仅暴露阴茎(1分)。

(4)用注射器检查导尿管气囊是否漏气(1分)。

(5)用无菌润滑油涂抹导尿管(1分)。

(6)导尿管末端用血管钳夹闭,置于消毒弯盘中(1分)。

(7)无菌纱布裹住阴茎并提起,用消毒棉球再次擦拭尿道口(1分)。

(8)右手持镊子将导尿管慢慢插入尿道约 15~20cm,松开血管钳,见尿液流出(1分)。

(9)将导尿管再插入 7~10cm,保证球囊完整进入膀胱(2分)。

(10)经导尿管侧管注入生理盐水 15~20ml 于球囊内(1分)。

(11)缓慢向外牵引导尿管至遇到阻力时为止,导尿管末端接引流袋(1分)。

(12)操作结束后告知患者及家属相关注意事项(0.5分)。

3. 提问(2分)

①男性导尿时,为什么要将阴茎提起(1分)?

答:为了减少后尿道弯曲弧度,便于导尿管插入。

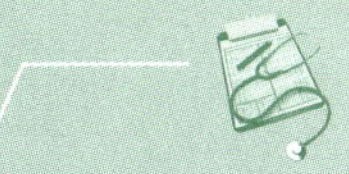

②长期留置导尿的患者,如何训练保持膀胱的功能(1分)?

答:应间歇夹闭导尿管,每3~4小时开放一次,保持膀胱充盈,训练膀胱功能。

4.职业素质(2分)

①操作前能以和蔼的态度告知患者留置导尿的目的,以便取得患者配合。操作时注意无菌观念,动作规范,体现爱护患者的意识。操作结束后告知患者相关注意事项(1分)。

②着装整洁,仪表端庄,举止大方,语言文明,认真细致,表现出良好的职业素质(1分)。

【例30】临床情景:王女士,50岁。因消化性溃疡伴幽门梗阻拟行胃大部切除术治疗,术前留置导尿。

要求:请用普通导尿管为患者(医学模拟人)留置导尿。

评分标准(总分20分)(全过程中任何步骤违反无菌操作原则,一处扣2分)

1.操作前准备(3分)

(1)告知患者及家属留置导尿的目的并取得患者配合(0.5分)。

(2)患者取仰卧位,两腿屈膝外展,臀下垫无纺布或中单(1分)。

(3)戴帽子、口罩(头发、鼻孔不外露);洗手(口述),戴手套(0.5分)。

(4)清洁外阴(1分)。

2.留置导尿操作过程(13分)

(1)用消毒棉球,由内及外,自上而下,消毒外阴2~3遍,先后顺序为阴阜、两侧大小阴唇,最后消毒肛门部(2分)。

(2)更换无菌手套(0.5分)。

(3)铺洞巾,露出尿道口(1分)。

(4)用无菌润滑油涂抹导尿管(1分)。

(5)导尿管末端用血管钳夹闭,置于消毒弯盘中(1分)。

(6)以左手拇指、示指翻开小阴唇,暴露尿道口,由内而外,自上而下,消毒尿道口和小阴唇(2分)。

(7)右手持镊子将导尿管慢慢插入尿道约6~8cm,松开血管钳,见尿液流出(2分)。

(8)缓慢退出导尿管至无尿液流出,再插入约2cm(2分)。

(9)用胶布固定导尿管于外阴周围皮肤上,导尿管末端接引流袋(1分)。

(10)操作结束后告知患者相关注意事项(0.5分)。

3.提问(2分)

①女性导尿时,要注意避免误插入哪个部位(1分)?

答:要避免误插入阴道。

②长时间留置导尿管,需多长时间更换一次导尿管?(1分)

答:一般5~7天更换一次。

4.职业素质(2分)

①操作前能以和蔼的态度告知患者留置导尿的目的,以便取得患者配合。操作时注意无菌观念,动作规范,体现爱护患者的意识。操作结束后告知患者相关注意事项(1分)。

②着装整洁,仪表端庄,举止大方,语言文明,认真细致,表现出良好的职业素质(1分)。

【例31】临床情景:王女士,50岁。因消化性溃疡伴幽门梗阻拟行胃大部切除术治疗,术前留置导尿。

要求:请用Foley导尿管为患者(医学模拟人)留置导尿。

评分标准(总分20分)(全过程中任何步骤违反无菌操作原则,一处扣2分)

1.操作前准备(3分)

(1)告知患者及家属留置导尿的目的并取得患者配合(0.5分)。

(2)患者取仰卧位,两腿屈膝外展,臀下垫无纺布或中单(1分)。

(3)戴帽子、口罩(头发、鼻孔不外露);洗手(口述),戴手套(0.5分)。

(4)清洁外阴(1分)。

2.留置导尿操作过程(13分)

(1)用消毒棉球,由内及外,自上而下,消毒外阴2~3遍,先后顺序为阴阜、两侧大小阴唇,最后消毒肛门部(2分)。

(2)更换无菌手套(1分)。

(3)铺洞巾,露出尿道口(1分)。

(4)用注射器检查导尿管球囊是否漏气(1分)。

(5)用无菌润滑油涂抹导尿管,导尿管末端用血管钳夹闭,置于消毒弯盘中(1分)。

(6)以左手拇指、示指翻开小阴唇,暴露尿道口,由内而外,自上而下,消毒尿道口和小阴唇(2分)。

(7)右手持镊子将导尿管慢慢插入尿道约6~8cm,松开血管钳,见尿液流出(1.5分)。

(8)将导尿管再插入7~10cm,保证球囊完整进入膀胱(1分)。

(9)经导尿管侧管注入生理盐水15~20ml于球囊内(1分)。

(10)缓缓向外牵引导尿管至遇到阻力时为止,导尿管末端接引流袋(1分)。

(11)操作结束后告知患者相关注意事项(0.5分)。

3.提问(2分)

①如果用Foley导尿管导尿,在给球囊注水前需要特别注意什么问题(1分)?

答:一定要保证球囊已经完全位于膀胱内,以免注水时损伤尿道。

②导尿术的适应证有哪些(1分)?

答:尿潴留、泌尿系统手术后、急性肾衰竭记录尿量、不明原因少尿无尿并可疑尿路梗阻者、膀胱冲洗、盆腔器官术前准备等(答出1项得0.25分,答出4项即可)。

4.职业素质(2分)

①操作前能以和蔼的态度告知患者留置导尿的目的,以便取得患者配合。操作时注意无菌观念,动作规范,体现爱护患者的意识。操作结束后告知患者相关注意事项(1分)。

②着装整洁,仪表端庄,举止大方,语言文明,认真细致,表现出良好的职业素质(1分)。

十四、动、静脉穿刺术

1.动脉穿刺术(助理不考)

(1)物品准备 医用动脉穿刺模型、肝素、治疗盘、生理盐水、穿刺针、无菌棉签、5ml注射器、碘伏、止血带、手套。

(2)操作步骤 以桡动脉穿刺为例的操作步骤如下。

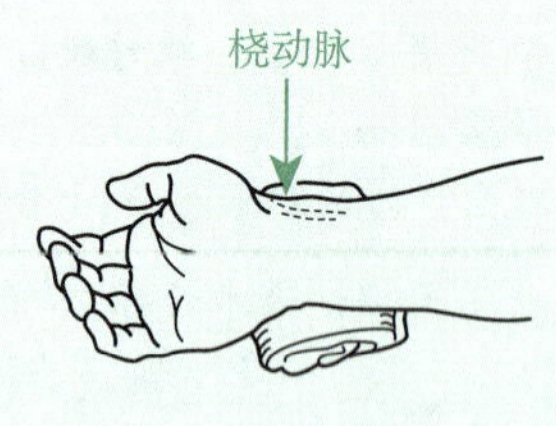

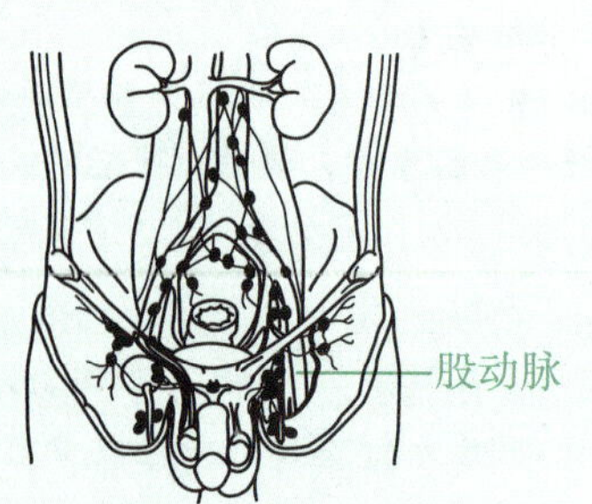

①考生准备必需物品,核对病人,向病人交代操作目的,取得病人配合。戴帽子、口罩。

②病人取仰卧位,暴露局部肢体,选取准备穿刺的桡动脉,腕下垫纱布卷,背伸位。

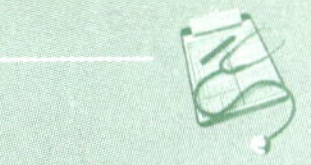

③用肝素生理盐水冲洗注射器。常规消毒皮肤2~3遍。

④戴无菌手套(或左手指消毒:用消毒棉球消毒左手示指、中指末端指节)。

⑤穿刺点定位:左手示指和中指在桡侧腕关节上2cm动脉搏动明显处,固定欲穿刺的动脉。

⑥右手持注射器,在左手示指和中指间垂直或与动脉走向呈40°角刺入。如见鲜红色血液直升入注射器,表示穿刺成功。

⑦抽取所需用量的动脉血,快速拔出注射器,确认没有气泡后立即将注射器针头插入软木塞或橡皮塞。

⑧局部压迫穿刺点不得少于5分钟,穿刺点覆盖敷料,标本送检。

⑨收拾操作用物,帮助病人穿好衣服,取舒适体位。

注意:①股动脉穿刺抽血与桡动脉类似,不过穿刺点的位置不同。
②股动脉穿刺点的定位——腹股沟区股动脉搏动明显处(腹股沟韧带中点下方)。
③桡动脉穿刺点的定位——桡侧腕关节上2cm动脉搏动明显处。

2. 静脉穿刺术

(1)**物品准备** 医用静脉穿刺模型、治疗盘、生理盐水、穿刺针、无菌棉签、5ml注射器、碘伏、止血带、手套。

(2)**操作步骤** 以肘部静脉穿刺为例的操作步骤如下。

①考生准备必需物品,核对病人,向病人解释操作目的,取得病人配合。戴帽子、口罩。

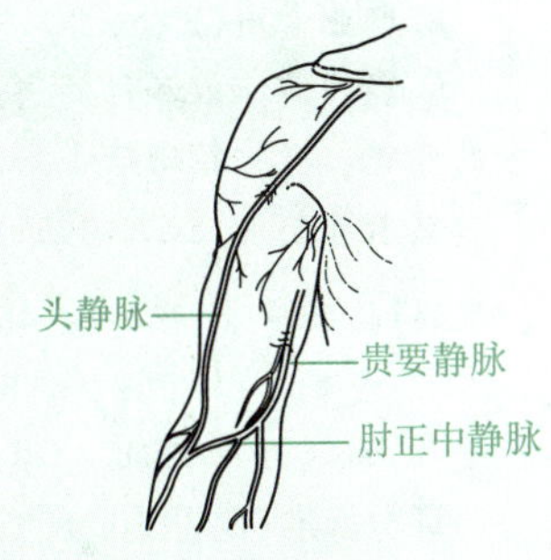

②肢位:局部肢体放置妥当,暴露采血部位。

③扎止血带:选择穿刺部位,在穿刺点的近心端扎止血带,一般是肘横纹上方约6cm处,嘱患者握拳。

④消毒:用消毒棉球对静脉穿刺区域由内向外消毒2~3遍。

⑤左手固定穿刺部位皮肤,右手持注射器,食指固定针栓。

⑥在预定穿刺点穿刺,针头斜面向上,穿刺针向静脉近心端呈30~45°角缓慢刺入,沿静脉走向滑向静脉。见到回血后,再沿静脉方向进针少许。

⑦固定针头,抽取所需血液。

⑧左手松开止血带,嘱患者松拳,迅速拔针,消毒棉球压迫止血3~5min,穿刺点覆盖敷料。

⑨然后,将静脉血标本送检。

⑩收拾操作用物,帮助病人穿好衣服,取舒适体位。

考生易犯错误

①止血带上错——动脉穿刺不上止血带,只有静脉穿刺上止血带。

②静脉穿刺完毕,忘记松开止血带。

典型例题及评分标准

【例32】临床情景:李先生,82岁。确诊肺心病20年,发热、咳嗽、喘息2天。需做动脉血气分析检查。

要求:请为患者(医学模拟人或模具)行股动脉穿刺采血。

评分标准(总分20分)(全过程中任何步骤违反无菌操作原则,一处扣2分)

1. 操作前准备(3分)

(1)告知患者及家属操作的目的并取得患者配合(0.5分)。

(2)戴帽子、口罩(头发、鼻孔不外露),洗手(口述)(0.5分)。

(3)患者取仰卧位,穿刺侧下肢外展外旋位(1分)。

(4)用肝素生理盐水或枸橼酸钠生理盐水处理注射器(1分)。

2. 动脉穿刺操作过程(13分)

(1)用消毒棉球在腹股沟区股动脉处由内向外消毒 2~3 遍(2 分)。
(2)戴无菌手套(或左手手指消毒:用消毒棉球消毒左手示指、中指末端指节)(0.5 分)。
(3)穿刺点定位:左手示指、中指在腹股沟区股动脉搏动明显处(腹股沟韧带中点下方)定位(2 分)。
(4)右手持注射器,在两指间垂直刺入(2 分)。
(5)见鲜红色血液直升入注射器(1 分)。
(6)抽取需用量的动脉血(1 分)。
(7)快速拔出注射器,立即插入软木塞或橡皮塞(2 分)。
(8)压迫穿刺点至少 5 分钟(口述),穿刺点覆盖敷料并固定(1 分)。
(9)标本立即送检(1 分)。
(10)操作结束后告知患者及家属相关注意事项(0.5 分)。

3. 提问(2 分)

①抽动脉血行血气分析前,为什么要用肝素冲洗注射器?(1 分)
答:为了防止血液凝固,影响血气分析的结果。
②抽动脉血行血气分析时,为什么穿刺后要立即将针头插入软木塞?(1 分)
答:为了防止空气进入注射器,影响血气分析结果。

4. 职业素质(2 分)

①操作前能以和蔼的态度告知患者动脉穿刺的目的。操作时注意无菌观念,动作规范,体现爱护患者的意识。操作结束后告知患者相关注意事项(1 分)。
②着装整洁,仪表端庄,举止大方,语言文明,认真细致,表现出良好的职业素质(1 分)。

【例 33】临床情景:张先生,46 岁。因急性阑尾炎准备手术治疗,术前需行血常规、肝、肾功能、凝血功能等检查。

要求:请为患者(医学模拟人或模具)行四肢浅静脉穿刺采血。

评分标准(总分 20 分)(全过程中任何步骤违反无菌操作原则,一处扣 2 分)

1. 操作前准备(2 分)

(1)告知患者操作的目的并取得患者配合(0.5 分)。
(2)戴帽子、口罩(头发、鼻孔不外露),洗手(口述)(0.5 分)。
(3)局部肢体放置妥当,暴露采血部位(1 分)。

2. 静脉穿刺操作过程(14 分)

(1)在采血部位近心端用止血带绕扎肢体(2 分)。
(2)用消毒棉球在静脉穿刺区域由内向外消毒 2~3 遍(2 分)。
(3)用左手固定好肢体及穿刺部位(1 分)。
(4)右手持注射器,在预定穿刺点穿刺,穿刺针向静脉近心端与皮肤呈 30~45 度角缓慢刺入(2 分)。
(5)抽出暗红色血液(1 分)。
(6)抽取需用量血液(1 分)。
(7)左手放松止血带(1.5 分)。
(8)迅速拔出穿刺针,压迫穿刺点止血(2 分)。
(9)静脉血注入标本管送检(1 分)。
(10)操作结束后告知患者及家属相关注意事项(0.5 分)。

3. 提问(2 分)

①静脉穿刺时,如果抽出鲜红色血液说明什么情况?此时应当如何处理?(1 分)
答:说明可能穿刺到伴行的动脉(0.5 分),应立即拔出穿刺针,并压迫穿刺点 5 分钟止血(0.5 分)。

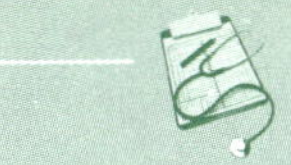

②股静脉穿刺时，为什么建议斜行穿刺？（1分）

答：为了减少穿刺后局部渗血。

4. 职业素质（2分）

①操作前以和蔼的态度告知患者静脉穿刺的目的，取得患者的配合，操作时注意无菌观念，动作规范，体现爱护患者的意识。操作结束后应告知患者相关注意事项（1分）。

②着装整洁，仪表端庄，举止大方，语言文明，认真细致，表现出良好的职业素质（1分）。

常考问题

①动脉穿刺术常用的动脉有哪些？

答：常用的动脉是桡动脉和股动脉。

②浅静脉炎有哪些表现？

答：局部红肿热痛，沿静脉走行，呈条索状硬化改变。

③除四肢浅静脉可供穿刺取血外，还可以在哪些部位穿刺取血？

答：还可以在股静脉、颈外静脉、颈内静脉等处穿刺取血。

④肘部外伤大出血，止血带结扎的适当部位在哪里？

答：上臂的上1/3处。

⑤抽动脉血行血气分析前，为什么要把注射器内空气排净？

答：为了防止注射器内空气影响血气分析的结果。

⑥静脉穿刺前，为什么要用止血带（1分）？

答：止血带阻断静脉回流，可以使静脉扩张，提高穿刺的成功率。

十五、胸腔穿刺术

1. 物品准备

胸穿模型、碘伏、一次性胸穿包、利多卡因、棉签。

2. 操作步骤

（1）操作前准备

①考生准备必需物品，核对病人，向病人解释操作目的，取得病人配合。

②病人取坐位，面向椅背，两前臂置于椅背上，前额伏于前臂上。

③戴帽子、口罩。

（2）穿刺点选择　在下列常用穿刺点中任选一个，并在体表定位，考试时一般选择肩胛下角线穿刺点。

④根据试题要求，沿左侧或右侧肩胛下角线行胸部叩诊，穿刺点选定在叩诊实音最明显的部位，一般位于肩胛下角线第7~8肋间，并做上标记。

注意：①胸穿抽液常用穿刺点——肩胛下角线或腋后线第7~8肋间、腋中线第6~7肋间、腋前线第5肋间。

②胸穿抽气常用穿刺点——锁骨中线第2肋间或腋中线第4~5肋间（适用于气胸病人）。

③考试时，应根据试题要求选择左、右侧，很多考生将左侧胸腔积液选在右侧穿刺抽液，冤枉丢分。

④穿刺点的选择必须结合病人体位：

选肩胛下角线穿刺点病人只能取坐位；选腋中线、腋前线、锁骨中线穿刺点，病人只能取半卧位。

（3）消毒、铺巾、局麻

⑤以穿刺点为中心，常规消毒皮肤2~3遍，直径至少15cm。

⑥打开胸腔穿刺包。

⑦戴无菌手套，铺无菌洞巾。

⑧一般选取下肋的上缘作为穿刺点，用2%利多卡因局部麻醉，针头先斜形进针，形成皮丘。再垂直

进针，直至胸膜层，逐层麻醉。并注意回抽有无鲜血，以免误入血管。

(4)穿刺操作

⑨考生先将胸穿针末端的橡皮管用止血钳夹闭，然后进行穿刺。

⑩以左手示指和中指固定穿刺部位的皮肤，右手持穿刺针在穿刺点缓慢垂直进针。当穿刺针有落空感时，表明已穿入胸膜腔。

⑪助手用止血钳协助固定穿刺针，以防刺入过深损伤肺组织。

⑫连接50ml注射器，松开橡皮管止血钳，抽取胸腔积液，留取标本。若为治疗性胸穿，则按要求抽液。

⑬抽液结束后，先夹闭止血钳，再拔出穿刺针，按压穿刺点，局部消毒，覆盖无菌纱布，移去洞巾，胶布固定，标本送检。

⑭搀扶病人上床休息，测量血压，严密观察，交代注意事项。

考生易犯错误

①病人体位错误——在肩胛下角线上穿刺，应取坐位，面向椅背，两前臂置于椅背上，前额伏于前臂上。

②穿刺点定位错误——应在肩胛下角线上平第7~8肋间，相当于肩胛下角下1个肋间。

③不能牢记抽液量——首次穿刺抽液≤600ml(8版内科学P121为700ml)，以后每次≤1000ml。诊断性胸穿50~100ml。

典型例题及评分标准

【例34】临床情景：周先生，65岁。低热、胸闷、胸痛20天。胸部X线片示右侧中等量胸腔积液。现需明确胸腔积液的性质。

要求：请为患者(医学模拟人)行诊断性胸腔穿刺。

评分标准(总分20分)(全过程中任何步骤违反无菌操作原则，一处扣2分)

1.操作前准备(2分)

(1)告知患者及家属操作的目的及注意事项，并取得患者配合(0.5分)。

(2)戴帽子、口罩(头发、鼻孔不外露)，洗手(口述)(0.5分)。

(3)患者取坐位，面向椅背，两前臂置于椅背上，前额伏于前臂上(1分)。

2.胸腔穿刺操作过程(14分)

(1)选择常用的穿刺点之一，并在体表定位(右侧肩胛下角线或腋后线第7~8肋间，腋中线第6~7肋间，腋前线第5肋间的下一肋骨上缘)(2分)。

(2)常规消毒皮肤：以穿刺点为中心，消毒2~3遍，范围正确(1分)。

(3)戴无菌手套(0.5分)。

(4)铺洞巾(1分)。

(5)用利多卡因注射液，自穿刺点皮肤至胸膜壁层，进行逐层浸润麻醉(1分)。

(6)用血管钳夹闭与穿刺针针座连接的橡皮管(1分)。

(7)以左手示指与中指固定穿刺部位的皮肤(1分)。

(8)右手持穿刺针，在局麻部位缓慢垂直进针。有突破感后，先让助手在橡皮管尾端接上注射器，之后松开血管钳，用血管钳协助固定穿刺针(2分)。

(9)用注射器缓慢抽取积液(1分)。

(10)抽取适量胸腔积液留取标本后，嘱助手用血管钳夹闭橡皮管(1分)。

(11)拔出穿刺针，按压穿刺点(1分)。

(12)穿刺点消毒，无菌纱布覆盖，胶布固定，标本送检(1分)。

(13)操作结束后告知患者及家属相关注意事项(0.5分)。

3.提问(2分)

①胸腔穿刺时胸膜反应的表现有哪些？(1分)

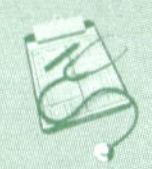

答:穿刺中患者出现头晕、心慌、胸闷、出汗、面色苍白,甚至晕厥(答出4项得1分)。

②因脓胸行胸腔抽液,一般抽取多少脓性胸水?(1分)

答:脓胸时需尽可能抽净脓性胸水。

4. 职业素质(2分)

①操作前能以和蔼的态度告知患者胸腔穿刺的目的,取得患者的配合。操作时注意无菌观念,动作规范,体现爱护患者的意识。操作结束后应告知患者相关注意事项(1分)。

②着装整洁,仪表端庄,举止大方,语言文明,认真细致,表现出良好的职业素质(1分)。

注意:该病人为右侧胸腔积液,不要将穿刺点定位到左侧。考试中,很多考生没注意到这一点而冤枉丢分。

【例35】临床情景:赵女士,56岁。活动时突发左胸部疼痛、呼吸困难2小时。胸部X线片示左胸腔内大量积气,左肺压缩约90%。

要求:请为患者(医学模拟人)行治疗性胸腔穿刺。

评分标准(总分20分)(全过程中任何步骤违反无菌操作原则,一处扣2分)

1. 操作前准备(2分)

(1)告知患者及家属操作的目的及注意事项,并取得患者配合(0.5分)。

(2)戴帽子、口罩(头发、鼻孔不外露),洗手(口述)(0.5分)。

(3)患者取半坐位或半卧位(1分)。

2. 胸腔穿刺操作过程(14分)

(1)选择常用的穿刺点之一,并在体表定位(左锁骨中线第2肋间,左腋中线第4~5肋间的下一肋骨上缘)(2分)。

(2)常规消毒皮肤:以穿刺点为中心,消毒2~3遍,范围正确(1分)。

(3)戴无菌手套(0.5分)。

(4)铺洞巾(1分)。

(5)用利多卡因注射液,自穿刺点皮肤至胸膜壁层,进行逐层浸润麻醉(1分)。

(6)用血管钳夹闭与穿刺针针座连接的橡皮管(1分)。

(7)以左手示指与中指固定穿刺部位的皮肤(1分)。

(8)右手持穿刺针,在局麻部位缓慢垂直进针。有突破感后,先让助手在橡皮管尾端接上注射器,之后松开血管钳,用血管钳协助固定穿刺针(2分)。

(9)用注射器缓慢抽取积气(1分)。

(10)抽取适量积气后,嘱助手用血管钳夹闭橡皮管(1分)。

(11)拔出穿刺针,按压穿刺点(1分)。

(12)穿刺点消毒,无菌纱布覆盖,胶布固定(1分)。

(13)操作结束后告知患者及家属相关注意事项(0.5分)。

3. 提问(2分)

①胸腔穿刺时为什么要选用肋骨的上缘?(1分)

答:因肋骨下缘有神经、血管通过,肋间动脉常沿上一肋骨的下缘走行(如图),从肋骨上缘进针可以避免损伤神经、血管。

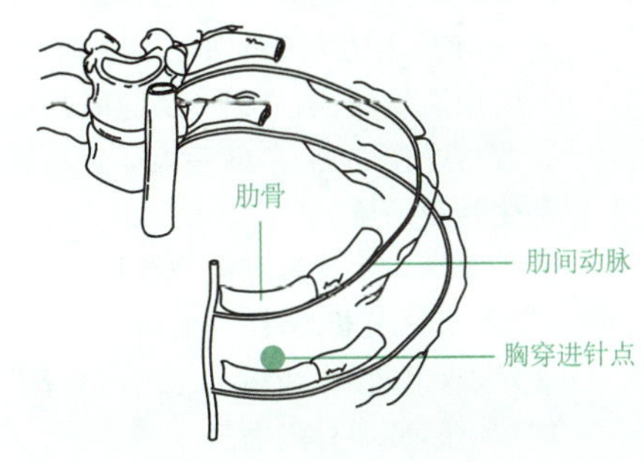

②作诊断性胸腔穿刺时,通常应抽取多少胸水?(1分)

答:诊断性胸腔穿刺通常抽取50~100ml胸水。

4. 职业素质(2分)

①操作前能以和蔼的态度告知患者胸腔穿刺的目的,取得患者的配合。操作时注意无菌观念,动作规范,体现爱护患者的意识。操作结束后应告知患者相关注意事项(1分)。

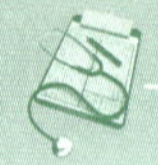

②着装整洁,仪表端庄,举止大方,语言文明,认真细致,表现出良好的职业素质(1分)。

常考问题

①气胸患者的穿刺点选什么部位(1分)?

答:患侧锁骨中线第2肋间或腋中线第4~5肋间的下一肋骨上缘。

②胸腔穿刺术常见的适应证是什么(1分)?

答:用于诊断胸腔积液性质的诊断性穿刺;用于治疗大量胸腔积液、气胸及脓胸等。

十六、腹腔穿刺术

1. 物品准备

腹穿模型、碘伏、一次性腹穿包、利多卡因、腹带。

2. 操作步骤

(1)操作前准备

①操作前嘱病人排尿。准备必需物品,核对病人,向病人解释操作目的,取得病人配合,请病人排尿。

②戴帽子、口罩,病人取平卧位,叩诊移动性浊音。

(2)穿刺点选择 选择下列常用的穿刺点之一,并在体表定位。

③一般选择脐与左髂前上棘连线的中、外1/3交点处,作为穿刺点,并做上标记。

(3)消毒、铺巾、局麻

④皮肤消毒:定位后,以穿刺点为中心,皮肤常规消毒2~3遍,直径15cm。

⑤打开腹穿包,戴无菌手套,铺无菌洞巾。

⑥以2%利多卡因自皮肤至壁层腹膜作局部浸润麻醉。

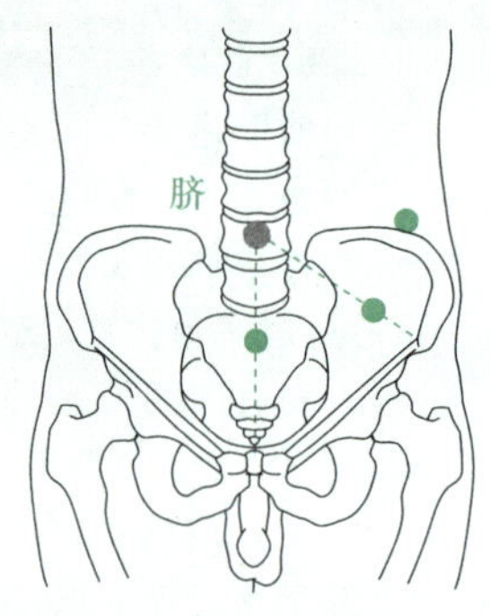

腹腔穿刺点

注意:①平卧位腹腔穿刺点——左下腹部的脐与左髂前上棘连线的中、外1/3交点处。
②平卧位腹腔穿刺点——脐与耻骨联合连线中点上方1cm、偏左或偏右1.5cm处。
③侧卧位腹腔穿刺点——脐水平线与腋前线或腋中线之延长线相交处。

(4)穿刺操作

⑦夹闭穿刺针橡皮管末端,置于消毒弯盘中。考生左手固定穿刺部位皮肤,右手持接有橡皮管的腹穿针,自穿刺点垂直进针,然后倾斜45°~60°进针1~2cm,再垂直进针达腹膜层。当出现落空感时,表明穿刺成功。

⑧穿刺成功后,由助手用止血钳夹持固定穿刺针。放开腹穿针夹闭器,用50ml注射器抽取腹腔积液送检。

⑨根据腹腔穿刺目的不同,抽取所需量的腹腔积液,或将橡皮管末端接引流袋,用输液夹调节放液速度。

⑩放液后,拔出穿刺针,按压穿刺点。消毒穿刺点,局部覆盖无菌纱布,并用胶布固定。

⑪若放液量较大,应以多头腹带加压包扎腹部。

⑫收拾操作用品,帮助病人穿好衣服,整理床铺,嘱病人平卧1~2小时,尽量保持穿刺点向上。

考生易犯错误

①不清楚一次性腹穿包与常规腹穿包的区别——前者穿刺针自带关闭器,抽液前一定要记得打开关闭器;后者无关闭器,需用止血钳关闭。

②对于大量腹水的病人,没有斜行进针。

典型例题及评分标准

【例36】临床情景:赵女士,65岁。乙型肝炎肝硬化病史10年,渐进性腹胀1个月入院。查体:腹部膨隆,移动性浊音阳性。需放腹水缓解症状。

要求:请为患者(医学模拟人)行腹腔穿刺放腹水治疗。

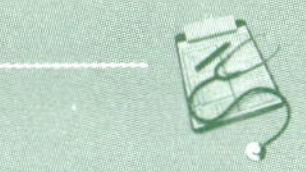

评分标准(总分20分)(全过程中任何步骤违反无菌操作原则,一处扣2分)

1. 操作前准备(2分)

(1)操作前嘱患者排尿,告知患者及家属操作的目的,并取得患者配合(0.5分)。

(2)戴帽子、口罩(头发、鼻孔不外露),洗手(口述)(0.5分)。

(3)患者取仰卧位或侧卧位(1分)。

2. 腹腔穿刺操作过程(14分)

(1)选择常用的穿刺点之一,并在体表定位(1分):

①仰卧位:脐与左髂前上棘连线中、外1/3交点;脐与耻骨联合连线中点上方1cm、偏左或偏右1.5cm处。

②侧卧位:脐水平线与腋前线或腋中线交点。

(2)常规消毒皮肤:以穿刺点为中心,消毒2~3遍,范围正确(1分)。

(3)戴无菌手套(0.5分)。

(4)铺洞巾(1分)。

(5)用利多卡因注射液,自皮肤至壁层腹膜,作局部浸润麻醉(1分)。

(6)穿刺针橡皮管末端用血管钳夹闭,置于消毒盘中,左手固定穿刺部位皮肤,右手持穿刺针,经麻醉处刺入皮肤后,以45~60度角斜刺入皮下(2分)。

(7)再呈垂直角度缓慢刺入腹腔,此时针尖抵抗感消失,放开橡皮管末端的血管钳,见腹水流出(2分)。

(8)助手用血管钳固定针头,将橡皮管末端接引流袋或引流瓶,用输液夹调节放液速度(2分)。

(9)放液后,拔出穿刺针,按压穿刺点(1分)。

(10)穿刺点消毒,无菌纱布覆盖,胶布固定(1分)。

(11)用腹带加压包扎腹部(1分)。

(12)操作结束后告知患者及家属相关注意事项(0.5分)。

3. 提问(2分)

①大量腹腔放液后,为什么要用腹带束紧腹部?(1分)

答:防止腹腔压力降低过快,以控制腹腔容量,防止内脏血管扩张引起休克。

②大量腹腔积液可以一次性把腹水抽净吗?为什么?(1分)

答:不可以(0.5分),过多放液可引起电解质紊乱,以及腹压突然下降导致血液重新分布,肝硬化患者还会诱发肝性脑病(0.5分)。

4. 职业素质(2分)

①操作前能以和蔼的态度告知患者操作的目的,取得患者的配合。操作时注意无菌观念,动作规范,体现爱护患者的意识。操作结束后告知患者相关注意事项(1分)。

②着装整洁,仪表端庄,举止大方,语言文明,认真细致,表现出良好的职业素质(1分)。

【例37】临床情景:赵先生,39岁。突发性上腹痛8小时,进行性加重。查体:全腹压痛、反跳痛。为明确诊断,准备行诊断性腹腔穿刺。

要求:请为患者(医学模拟人)行诊断性腹腔穿刺。

评分标准(总分20分)(全过程中任何步骤违反无菌操作原则,一处扣2分)

1. 操作前准备(2分)

(1)操作前嘱患者排尿,告知患者及家属操作的目的,并取得患者配合(0.5分)。

(2)戴帽子、口罩(头发、鼻孔不外露),洗手(口述)(0.5分)。

(3)患者取仰卧位或侧卧位(1分)。

2. 腹腔穿刺操作过程(14分)

(1)选择常用的穿刺点之一,并在体表定位(1分):

①仰卧位:脐与左髂前上棘连线中、外1/3交点;脐与耻骨联合连线中点上方1cm、偏左或偏右1.5cm处。

②侧卧位:脐水平线与腋前线或腋中线交点。

(2)常规消毒皮肤:以穿刺点为中心,消毒2~3遍,范围正确(1分)。

(3)戴无菌手套(0.5分)。

(4)铺洞巾(1分)。

(5)用利多卡因注射液,自皮肤至壁层腹膜,作局部浸润麻醉(1分)。

(6)备好穿刺用针管和针头,置于消毒盘中(1分)。

(7)左手固定穿刺部位皮肤,右手持穿刺针,经麻醉处刺入皮肤后,以45~60度角斜刺入皮下(1分)。

(8)再呈垂直角度缓慢刺入腹腔(2分)。

(9)此时针尖抵抗感消失,用空针管抽吸,观察针管内是否有液体(1分)。

(10)若抽出液体,则观察其性状;若未抽出,可嘱患者向穿刺侧方向慢慢转动,继续抽吸,观察有无抽出液体(2分)。

(11)取液后,拔出穿刺针,按压穿刺点,穿刺点消毒,无菌纱布覆盖,胶布固定(1分)。

(12)穿刺液送检(1分)。

(13)操作结束后告知患者相关注意事项(0.5分)。

3. 提问(2分)

腹腔穿刺常可选用哪些部位(2分)?

答:平卧时脐与左髂前上棘连线中外1/3交点处;脐与耻骨联合连线中点上方1cm,偏左或偏右1.5cm处。侧卧位脐水平线与腋前线或腋中线之交点。对少量或包裹性腹水,常需在B超指导下定位穿刺。

4. 职业素质(2分)

①操作前能以和蔼的态度告知患者操作的目的,取得患者的配合。操作时注意无菌观念,动作规范,体现爱护患者的意识。操作结束后告知患者相关注意事项(1分)。

②着装整洁,仪表端庄,举止大方,语言文明,认真细致,表现出良好的职业素质(1分)。

常考问题

①腹腔穿刺前为什么要排空膀胱?

答:腹穿前让患者排尿,排空膀胱,可避免穿刺时损伤充盈的膀胱。

②对于肝硬化患者,一次放液量不应超过多少?为什么?

答:一次放液量不应超过3000ml,因为过多放液可诱发肝性脑病和电解质紊乱等。

③腹腔大量放液时,如何操作才能避免腹水漏出?

答:穿刺时,进针要倾斜,穿过腹壁各层时穿刺位置不同,可减少腹水漏出。

④腹腔穿刺后穿刺处出现腹水漏出怎么办?

答:可用蝶形胶布局部加压或者用纱布、绷带加压包扎。

⑤诊断性腹腔穿刺抽出的腹水应进一步作哪些检查?

答:立即送检腹水常规、生化、细菌培养等。如为血性腹水,还需送脱落细胞学检查。

⑥腹腔穿刺放腹水时,为什么穿刺时要斜行穿刺?

答:这样穿过腹壁各层时穿刺位置不同,可减少腹水漏出。

⑦腹腔大量放液时,如何操作才能避免发生休克?

答:放液不能过快,穿刺后应将预先放置好的腹带束紧,以防内脏血管扩张引起休克。

⑧腹部外伤后诊断性腹腔穿刺,如何判断腹腔内有出血?

答:腹腔穿刺可以抽出不能凝固的血液。

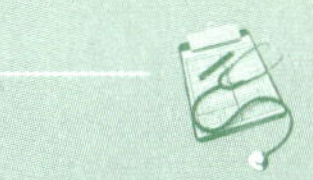

十七、腰椎穿刺术(助理不考)

1. 解剖学知识

(1)腰穿定位　正常成人脊髓平 L_1 下缘，故腰穿时应在 L_1 以下的部位，以免损伤脊髓。临床上常常选择腰$_{3\sim4}$椎间隙。侧卧位时，两侧髂嵴最高点连线与后正中线的交汇点，相当于腰$_{3\sim4}$椎间隙。

(2)腰穿层次　皮肤皮下→棘上韧带→棘间韧带→黄韧带→硬膜外腔→硬脊膜、蛛网膜→蛛网膜下腔→软膜→脊髓。一般从皮肤进针 4~6cm，即可达到蛛网膜下腔。

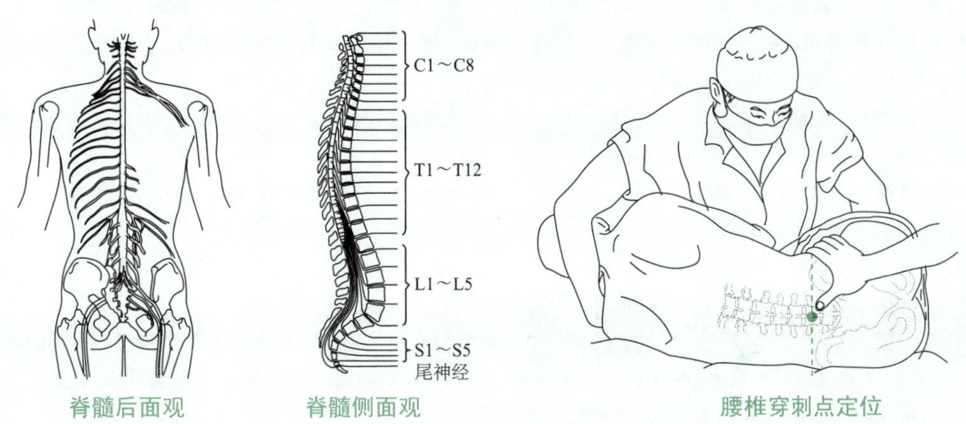

脊髓后面观　脊髓侧面观　腰椎穿刺点定位

2. 物品准备

腰穿模型、碘伏、一次性腰穿包、利多卡因、棉签。

3. 操作步骤

(1)操作前准备

①体位：病人侧卧于硬板床上，背部与床面垂直。头向前胸部屈曲，双手抱膝紧贴腹部，使躯干呈弓形。

②考生准备必需物品，核对病人，向病人解释操作目的，取得病人配合。戴帽子、口罩、洗手。

(2)穿刺点选择　选择穿刺点，并在体表定位。

③以腰$_{3\sim4}$棘突间隙为穿刺点，即左右髂嵴最高点连线与后正中线的交会处，也可上移或下移一个腰椎间隙。

(3)消毒、铺巾、局麻

④定位以后，以穿刺点为中心，直径 15cm，由内向外，皮肤消毒 2~3 遍。

⑤戴无菌手套，铺无菌洞巾。

⑥以 2%利多卡因，自皮肤到椎间韧带作局部浸润麻醉。

(4)腰椎穿刺

⑦左手固定穿刺点皮肤，右手持腰穿针，垂直进针。一般进针 4~6cm，即可有落空感，表明针头已穿过黄韧带与硬脊膜。此时将腰穿针针芯慢慢拔出，可见脑脊液流出。

⑧测压：由助手连接测压管，测量脑脊液压力并记录。正常情况下，一般为 70~180mmH_2O。

⑨放液：撤去测压管，根据试题要求用试管收集适量脑脊液送检。

⑩收集脑脊液后将针芯插入，缓慢拔出穿刺针。穿刺点消毒，覆盖无菌纱布，按压穿刺点，并用胶布固定。

⑪帮助病人去枕平卧休息 4~6h，多喝水，以免引起低颅压性头痛。测量血压，严密观察。

考生易犯错误

①体位错误——只要求病人取侧卧位，而没要求病人背部呈弓形。

②忘记口述测量脑脊液压力。

③直接拔出穿刺针，未插入针芯。

④穿刺结束后，未让病人去枕平卧休息4~6h。

典型例题及评分标准

【例38】临床情景：男孩，12岁，春季发病。头痛、发热、呕吐2天。为明确诊断，需行脑脊液检查。

要求：请为患儿（医学模拟人）行腰椎穿刺并测脑脊液压力。

评分标准（总分20分）（全过程中任何步骤违反无菌操作原则，一处扣2分）

1. 操作前准备（2分）

（1）告知患儿及家属操作的目的及注意事项，并取得患儿的配合（0.5分）。

（2）戴帽子、口罩（头发、鼻孔不外露），洗手（口述）（0.5分）。

（3）患儿取侧卧位，背部与床面垂直，头向前胸屈曲，两手抱膝紧贴腹部（1分）。

2. 腰椎穿刺及测脑脊液压力操作过程（14分）

（1）选择穿刺点，并在体表定位（一般以第3~4腰椎棘突间隙为穿刺点，即左右髂嵴最高点连线与后正中线的交会处，也可上移或下移一个腰椎间隙）（2分）

（2）常规消毒皮肤：以穿刺点为中心，由内及外，消毒2~3遍，范围正确（1分）。

（3）戴无菌手套（0.5分）。

（4）铺洞巾（1分）。

（5）用利多卡因注射液，自皮肤至椎间各韧带，作局部浸润麻醉（1分）。

（6）左手固定穿刺点皮肤，右手持穿刺针，以垂直背部或针尖稍斜向头部的方向缓慢刺入（1分）。

（7）当感到穿刺阻力突然消失（即针头穿过韧带与硬脊膜），此时将针芯慢慢抽出，见有脑脊液流出（2分）。

（8）测压：接测压管测量脑脊液压力并记录（1分）。

（9）撤去测压管，用试管收集适量脑脊液送检（1分）。

（10）收集脑脊液后将针芯插入，缓慢拔出穿刺针，按压穿刺点（1分）。

（11）消毒穿刺点，无菌纱布覆盖，胶布固定（1分）。

（12）嘱患者去枕平卧4~6小时（1分）。

（13）操作结束后告知患者及家属相关注意事项（0.5分）。

3. 提问（2分）

①腰椎穿刺术后去枕平卧的目的是什么？（1分）

答：避免引起低颅压性头痛。

②腰椎穿刺时，患者感到一条腿放电样疼痛说明什么？（1分）

答：穿刺时过于偏向放射痛一侧，刺激了同侧的神经。

4. 职业素质（2分）

①操作前能以和蔼的态度告知患者腰椎穿刺的目的，取得患者的配合。操作时注意无菌观念，动作规范，体现爱护患者的意识。操作结束后告知患者相关注意事项（1分）。

②着装整洁，仪表端庄，举止大方，语言文明，认真细致，表现出良好的职业素质（1分）。

常考问题

①腰椎穿刺术的禁忌证有哪些？

答：可疑颅高压、脑疝，可疑颅内占位病变，休克患者，穿刺部位有炎症。

②腰椎穿刺时为什么让患者尽量抱膝使后背弯曲？

答：为了使腰椎棘突之间的间隙扩大，利于穿刺。

③若腰椎穿刺时患者感到一条腿放电样疼痛，如何处理？

答：拔出穿刺针，调整方向重新穿刺。

④儿童腰椎穿刺的进针深度大概是多少？

答：儿童的进针深度约为2~4cm。

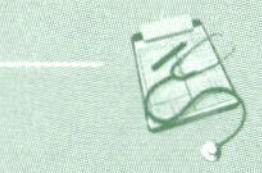

⑤正常侧卧位脑脊液压力是多少?

答:正常侧卧位脑脊液压力是70~180mmH_2O,或腰椎穿刺处放液速度40~50滴/分。

⑥腰椎穿刺鞘内注药时,需要先放出多少量的脑脊液?为什么?

答:应该放出与注入药物等量的脑脊液,为了避免注入药物后颅内压升高。

十八、骨髓穿刺术(助理不考)

1. 物品准备

骨穿模型、碘伏、一次性骨穿包、利多卡因、棉签。

2. 操作步骤

(1)操作前准备

①体位:病人取仰卧位。

②考生准备必需物品,核对病人,向病人解释操作目的,取得病人配合。戴帽子、口罩。

(2)穿刺点选择

可以从下列穿刺点中任选一个,在体表定位并作标记,应注意穿刺点与体位的关系。

③考试时一般选择髂前上棘作为穿刺点,因为让医学模拟人取仰卧位要比取侧卧位简单得多。

注意:①髂前上棘穿刺点——病人取仰卧位,于髂前上棘后1~2cm的髂嵴,取骨面较宽、平处。
②髂后上棘穿刺点——病人取侧卧位,取髂后上棘突出的部位。
③胸骨穿刺点——病人取仰卧位,取胸骨中线第2肋间水平。

(3)消毒、铺巾、局麻

④定位穿刺点后,以穿刺点为中心,直径15cm,由内向外,皮肤消毒2~3遍。

⑤考生戴无菌手套,铺无菌洞巾。

⑥以2%利多卡因,自皮肤到骨膜作局部浸润麻醉,以穿刺点为中心,对骨膜进行多点麻醉,以达到麻醉一个面,而非一个点。

(4)骨髓穿刺

⑦取出骨穿针,将骨穿针限位器调整于距针尖1.5cm左右。

⑧左手拇指和示指固定穿刺部位皮肤,右手持骨穿针垂直进针,刺入骨面。针尖接触骨质后,左右旋转针体,缓慢钻刺骨质。当感到阻力消失、穿刺针在骨质内固定时,表示穿刺成功。

⑨拔出骨穿针针芯,放在无菌盘内,接上10ml无菌干燥注射器,用适当力量抽吸0.1~0.2ml骨髓液。

⑩将抽取的骨髓液滴于载玻片上,速作骨髓液推片2张,以备作形态学及细胞化学染色检查。

⑪抽吸完毕,将针芯重新插入,左手取无菌纱布置于针孔处,右手将穿刺针连同针芯一起拔出,无菌纱布覆盖并按压穿刺点,用胶布固定。

⑫询问病人感受,帮助病人穿好衣服,取舒适体位休息。

考生易犯错误

①不知一次性骨穿包与普通骨穿包的区别,不能熟练操作。

②穿刺点定位错误。

③拔出骨穿针前,未将针芯插入。

典型例题及评分标准

【例39】临床情景:庄先生,62岁。颈部淋巴结肿大,发热、乏力1个月。经局部淋巴结穿刺诊断为非霍奇金淋巴瘤。为明确疾病分期,需做骨髓检查。

要求:请为患者(医学模拟人)行骨髓穿刺术并涂片。

评分标准(总分20分)(全过程中任何步骤违反无菌操作原则,一处扣2分)

1. 操作前准备(2分)

(1)告知患者及家属操作的目的,并取得患者配合(0.5分)。

(2)戴帽子、口罩(头发、鼻孔不外露),洗手(口述)(0.5分)。

(3)患者取仰卧位或侧卧位(1分)。

2. 骨髓穿刺及涂片操作过程(14分)

(1)选择常用的穿刺点之一,并在体表定位(任选1个)(2分):

①髂后上棘穿刺点:患者侧卧位或俯卧位,取髂后上棘突出的部位。

②髂前上棘穿刺点:患者仰卧位,取髂前上棘骨面较宽、平处。

③胸骨穿刺点:患者仰卧位,胸骨柄、胸骨体相当于第1、2肋间隙的部位。

(2)常规消毒皮肤:以穿刺点为中心,由内及外,消毒2~3遍,范围正确(1分)。

(3)戴无菌手套(0.5分)。

(4)铺洞巾(1分)。

(5)用利多卡因注射液,自皮肤至骨膜,作局部浸润麻醉(1分)。

(6)将骨髓穿刺针固定器固定在适当的长度上(髂骨穿刺约1.5cm,胸骨穿刺约1.0cm),用左手的拇指和示指固定穿刺部位(1分)。

(7)以右手持针,向骨面垂直刺入(胸骨穿刺时,应保持针体与胸骨成30°~40°角),当针尖接触骨质时,将穿刺针围绕针体长轴左右旋转,缓缓钻刺骨质,直至穿刺针阻力消失,且穿刺针已固定在骨内,提示穿刺成功(2分)。

(8)拔出针芯,放于无菌盘内;接上干燥的10ml或20ml注射器,适当用力抽吸0.1~0.2ml骨髓液(2分)。

(9)将抽取的骨髓液滴于载玻片上,速作骨髓液涂片2张(1分)。

(10)抽吸完毕,将针芯重新插入,将穿刺针连同针芯一起拔出,按压穿刺点1~2分钟(可口述)(1分)。

(11)消毒穿刺点,无菌纱布覆盖,胶布固定(1分)。

(12)操作结束后告知患者及家属相关注意事项(0.5分)。

3. 提问(2分)

①骨髓穿刺常见部位有哪些?(1分)

答:髂前上棘、髂后上棘、腰椎棘突、胸骨(答出2项得1分)

②疑血友病,是否可以做骨髓穿刺检查以明确诊断?(1分)

答:不能。

4. 职业素质(2分)

①操作前能以和蔼的态度告知患者骨髓穿刺的目的,取得患者的配合。操作时注意无菌观念,动作规范,体现爱护患者的意识,操作结束后告知患者相关注意事项(1分)。

②着装整洁,仪表端庄,举止大方,语言文明,认真细致,表现出良好的职业素质(1分)。

常考问题

①骨髓穿刺术的禁忌证有哪些?

答:凝血功能障碍者,特别是血友病患者。

②骨髓培养时,需抽取多少骨髓标本?

答:骨髓培养时,骨髓抽取量以1~2ml为宜。

③做骨髓穿刺检查是否需要同时做一个外周血涂片检查?为什么?

答:需要常规做外周血涂片检查,目的是做对照检查。

④骨髓穿刺术的适应证有哪些?

答:各种白血病的诊断,治疗效果评价;其他血液系统疾病的诊断。

⑤骨髓穿刺时,如何判断已穿入骨髓?

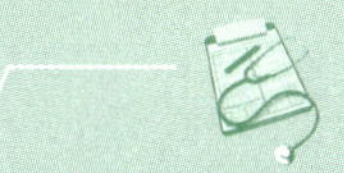

答:穿刺时感到突破感,同时穿刺针可以固定不倒。

十九、脊髓损伤的搬运

1. 物品准备

医用模拟人、担架、颈托、固定带、棉垫。

2. 操作步骤

(1)检测患者的生命体征　快速检测病人的呼吸、心率、脉搏、意识等生命体征。

(2)搬运工具　脊髓损伤的伤员可使用木板、门板或硬质担架等进行搬运。

(3)搬运操作方法

①先将伤者两下肢伸直,两手相握放在身前,以便保持脊柱伸直位,不能屈曲或扭转。

②现场选择搬运工具,准备硬质担架、木板或门板等进行搬运。

③三人(或四人)站在患者同一侧,同时用手平托患者的头颈、躯干及下肢,使伤员成一整体平直托至担架上。注意不要使躯干扭转。

④对颈椎损伤的伤员,还要另有一人专门托扶头部,并沿纵轴向上略加牵引。

⑤固定伤员:在伤处垫一薄枕,使此处脊柱稍向上突,然后用4条带子把伤员固定在硬质担架上,使伤员不能左右转动、移动。一般用4条带子固定:胸、上臂水平,腰、前臂水平,大腿水平,小腿水平各1条带子将伤员绑在硬质担架上。

考生易犯错误

①简单,不得满分者极其罕见。

②背、搂抱伤员——0分。

典型例题及评分标准

【例40】临床情景:郑先生,45岁。不慎从2楼坠落。伤后腰背部疼痛,双下肢感觉及运动功能障碍,急需送医院治疗。

要求:请(组织人员)将患者(医学模拟人)搬运并固定至担架上。

评分标准(总分20分)

1. 操作前准备(3分)

(1)检测患者生命体征(口述)(1分)。

(2)告知患者搬运、固定的目的,并取得患者的配合,缓解焦虑紧张情绪(0.5分)。

(3)现场选择搬运用具:准备硬质担架(1.5分)。

2. 搬运、固定操作过程(整个过程中考生应主动指挥,考官给予搬运配合)(13分)

(1)三人(或四人)站在患者同一侧(0.5分)。

(2)另一人站在患者头端,托扶患者头颈部,并沿躯干纵轴向上方略加牵引(2分)。

(3)施以平托法将患者平稳移到担架上(3分)。

(4)搬运时考生主动指挥,数人同时用力(1分)。

(5)搬运时保持患者脊柱伸直位(不能屈曲或扭转)(2分)。

禁用搂抱或一人抬头、一人抬足搬运,若发现此种情况,以上五项均不能得分。

(6)固定:用带子将患者固定在担架上(一般用4条带子:胸、上臂水平,腰、前臂水平,大腿水平,小腿水平,各用1条带子将患者绑在担架上)(2分)。

(7)用沙袋或衣物等置于颈部两侧以固定头颈部(2分)。

(8)固定结束后告知患者相关注意事项(0.5分)。

3. 提问(2分)

①搬运脊柱损伤患者时,为什么要三人双手平托并同时用力?(1分)

答:脊柱损伤的患者,在搬运过程中不能使脊柱弯曲和扭动。

②颈椎损伤患者搬运时,为什么要专人托扶患者头部并向外牵引?(1分)

答:为了避免加重颈椎损伤处脊髓的损伤,减轻疼痛。

4.职业素质(2分)

①搬运前能以和蔼的态度告知患者搬运、固定的目的,取得患者的配合,缓解焦虑紧张情绪。搬运时动作规范,体现爱护患者的意识。固定结束后告知患者相关注意事项(1分)。

②着装整洁,仪表端庄,举止大方,语言文明,认真细致,表现出良好的职业素质(1分)。

常考问题

①搬运颈椎损伤患者时应注意什么?

答:需要有一人专门托扶头部,并沿纵轴向上略加牵引,用沙袋或衣物等置于颈部两侧以固定头颈部。

②脊柱损伤的患者在搬运过程中,如何保证搬运者操作的一致性?

答:需要有人喊口令,保证搬运者操作的一致性。

二十、四肢骨折现场急救外固定技术

1.物品准备

医用模拟人、绷带、夹板、三角巾、棉垫或纱布。

2.上臂骨折的现场急救外固定

(1)检测患者的生命体征　如血压、心率、脉搏、呼吸、意识状态等。

(2)检查患肢　暴露上臂,了解伤口及患肢有无畸形等情况。

(3)伤口处理

①除去伤口周围污垢、脏物。

②伤口处覆盖无菌纱布或棉垫,并包扎。

(4)三角巾固定　操作步骤详见本书配套课件《贺银成2019实践技能名师大讲堂》。

①三角巾折叠成燕尾式。

②三角巾中央放在伤侧前臂的中、下1/3处。

③三角巾两端在颈后打结,将前臂悬吊于胸前,保持肘部90度。

④固定伤侧肩肘关节于胸壁:另用一条三角巾围绕患侧上臂于健侧腋下打结。

3.前臂骨折的现场急救外固定

(1)检测患者的生命体征　在急救处理前,要检测患者的主要生命体征。

(2)止血　若有活动性出血,可使用止血带止血。

(3)伤口处理　①除去伤口周围污垢、脏物;②伤口处覆盖无菌纱布或棉垫,并包扎。

(4)夹板固定

①固定前用毛巾等软物铺垫在夹板与肢体间。

②将夹板放在骨折前臂的外侧,夹板长度超过肘关节和手腕。上端固定至上臂,下端固定至手掌。

③用绷带捆扎固定夹板,应先固定远折端,再固定近折端,以减少患肢充血水肿。松紧度以绷带可上下移动1cm为宜。

(5)操作结束后告知患者相关注意事项。

4.胫腓骨骨折的现场急救外固定

(1)检测患者的生命体征　在急救处理前,要检测患者的主要生命体征。

(2)检查患肢　暴露患侧小腿,了解伤口及患肢有无畸形等情况。

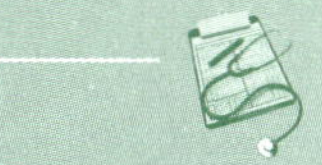

(3)止血　若有活动性出血,可使用止血带止血。

(4)伤口处理　①除去伤口周围污垢、脏物;②伤口处覆盖无菌纱布或棉垫,并包扎。

(5)夹板固定

①将2块夹板放在小腿内、外侧,所选夹板长度超过膝关节及踝关节,夹板上端固定至大腿,下端固定至踝关节及足底。

②固定前用毛巾等软物铺垫在夹板与肢体之间。

③先固定远折端,再固定近折端。绷带捆扎,松紧度以绷带可上下移动1cm为宜。

考生易犯错误

①固定时,小夹板未超过骨折部位上下两个关节。

②没有先固定远折端,后固定近折端。

典型例题及评分标准

【例41】临床情景:丁先生,24岁。右小腿被重物砸伤。右小腿剧痛,局部可见一长约5cm伤口,有反常活动。

要求:请为患者(医学模拟人)行现场伤口包扎并用夹板行骨折外固定。

评分标准(总分20分)

1.操作前准备(4分)

(1)告知患者及家属操作的目的,并取得患者的配合(0.5分)。

(2)检测患者生命体征(口述)(1.5分)

(3)检查患肢:暴露右下肢,了解伤口及右足的血运和感觉等情况(2分)。

2.伤口包扎及夹板外固定操作过程(12分)

(1)充分暴露伤口,除去伤口周围污物及异物(2分)。

(2)伤口处覆盖无菌纱布或棉垫并包扎(2分)。

(3)选用2块夹板,其长度超过膝关节及踝关节,置于右小腿两侧(2分)。

(4)固定前用毛巾等软物铺垫在夹板与肢体间(2分)。

(5)夹板上端固定至大腿,下端固定至踝关节及足底(2分)。

(6)绷带捆扎,松紧度以绷带上下可移动1cm为宜(1.5分)。

(7)操作结束后告知患者相关注意事项(0.5分)。

3.提问(2分)

①四肢骨折现场急救外固定的目的是什么(1分)?

答:主要是对骨折临时固定,防止骨折断端活动刺伤血管、神经等周围组织造成继发性损伤(0.5分),并减少疼痛,便于抢救和搬运(0.5分)。

②四肢骨折现场急救外固定常用方法有哪些?(1分)

答:常用夹板(0.5分)、三角巾固定(0.5分)。

4.职业素质(2分)

①操作前能以和蔼的态度告知患者包扎固定的目的,取得患者的配合,缓解焦虑紧张情绪。操作时动作规范,体现爱护患者的意识。操作结束后告知患者相关注意事项(1分)。

②着装整洁,仪表端庄,举止大方,语言文明,认真细致,表现出良好的职业素质(1分)。

【例42】临床情景:周女士,74岁。摔倒后左上臂剧痛,局部肿胀、畸形、反常活动,有少量出血,可见左手腕下垂。你作为急救医师,随急救车来到现场。

要求:请为患者(医学模拟人)行现场伤口包扎并用三角巾固定。

评分标准(总分20分)

1. 操作前准备(4分)

(1)告知患者包扎固定的目的和注意事项,并取得患者配合,缓解焦虑紧张情绪(0.5分)。

(2)检测患者生命体征(口述)(1.5分)

(3)检查患肢:暴露左上臂,了解伤口及左手血运和功能状况(2分)。

2. 伤口包扎及三角巾固定操作过程(12分)

(1)充分暴露伤口,除去伤口周围污物及异物(2分)。

(2)伤口处覆盖无菌纱布或棉垫,并包扎(2分)。

(3)三角巾折叠成燕尾式(2分)。

(4)三角巾中央放在左前臂的中下1/3处(2分)。

(5)三角巾两端在颈后打结,将前臂悬吊于胸前,保持肘部90度(1.5分)。

(6)另用一条三角巾围绕左上臂于右腋下打结,固定左侧肩、肘关节于胸壁(2分)。

(7)操作结束后告知患者相关注意事项(0.5分)。

3. 提问(2分)

①如何现场判断肢体有无骨折?(1分)

答:有明显畸形,异常活动,或有骨擦音、骨擦感,可考虑骨折(答出2项得1分)。

②开放性骨折现场包扎伤口的主要目的是什么?(1分)

答:现场包扎伤口的主要目的是避免或者减轻伤口感染(0.5分),另外有止血作用(0.5分)。

4. 职业素质(2分)

①操作前能以和蔼的态度告知患者包扎固定的目的,取得患者的配合,缓解焦虑紧张情绪。操作时动作规范,体现爱护患者的意识。操作结束后告知患者相关注意事项(1分)。

②着装整洁,仪表端庄,举止大方,语言文明,认真细致,表现出良好的职业素质(1分)。

注意:“四肢开放性骨折”的急救常考,应熟练掌握,其处理原则如下:

检测生命体征(口述)→检查患肢→有活动性出血时应上止血带→伤口处理→外固定。

若试题给定的条件无活动性出血,则无需上止血带。外固定根据试题要求使用三角巾或小夹板。

常考问题

①如果四肢开放性伤口出血活跃,急救现场如何控制出血?

答:应在出血点近心端使用止血带止血。

②考虑为静脉出血时,应该在患肢的何处应用止血带?

答:应在出血灶的远端应用止血带。

③四肢骨折用绷带固定夹板时,为何应从骨折的远折端缠起?

答:可以减少患肢充血水肿。

④急救时股骨骨折常用哪些固定方法?

答:常用健肢固定法和躯干固定法。

⑤急救时小腿骨折常用哪些固定方法?

答:常用夹板固定法和健肢固定法。

⑥绷带固定夹板时,如何减少患肢充血肿胀?

答:绷带缠绕力量要适度,方向是从骨折远端向近端缠绕。

⑦骨折处夹板固定前,为什么要先用毛巾、布料等软物包裹患处?

答:为了避免皮肤损伤,保证夹板固定的牢固度。

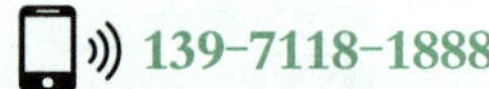

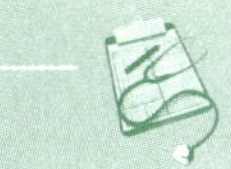

二十一、心肺复苏

1. 物品准备

心肺复苏模拟人、纱布。

2. 国际通用的心肺脑复苏纲要

8版内、外科学已将心肺复苏顺序更改为C→A→B,即胸外心脏按压→开放气道→人工呼吸。

代号	英文助记	操作要求	心肺脑复苏的阶段
A	Airway	开放气道,清除分泌物,压额抬颏	现场急救
B	Breathing	口对口人工呼吸	
C	Circulation	胸外心脏按压	
D	Drugs	药物治疗	进一步生命支持
E	ECG	心电监测	
F	Fibrillation	除颤	
G	Gauge	评估判断病情	维持生命支持
H	Hypothermia	低温治疗	
I	ICU	加强治疗	

3. 心肺复苏的操作方法

考试时,常常要求考生将人工呼吸和胸外心脏按压(心肺复苏)合并在一起操作,且要求连续做5个周期以上,因此应熟练掌握心肺复苏的方法。

(1)判断呼吸心跳停止

①考生站在或跪在患者身体右侧,低头观察患者胸廓无呼吸起伏动作,口鼻无气息吐出,触摸颈动脉搏动消失,判断其呼吸心跳停止。

②考生使患者仰卧位,背下垫硬板。

③解开衣扣,松解腰带。

(2)胸外心脏按压

④考生站或跪在患者右侧,两手掌根部重叠置于胸骨中、下1/3交界处,手指抬起不触及胸壁。肘关节伸直,借助身体重力垂直向下按压,按压力度使胸骨下陷5~6cm,立刻放松,按压和放松的时间相等,放松时手掌不离开按压部位。按压频率100~120次/分。

(3)保持呼吸道通畅

⑤检查并保持患者呼吸道通畅,清除口鼻分泌物及异物。

(4)人工呼吸

⑥采用压额抬颏法,开放气道。考生右手抬起患者下颌,使其头部后仰,左手按压患者前额保持其头部后仰位置,使患者下颌和耳垂连线与地面垂直,右手将患者的下颏向上提起,考生左手以拇指和示指捏紧患者的鼻孔。

⑦考生平静吸气后,将口唇紧贴患者口唇,把患者口部完全包住,深而快地向患者口内吹气,应持续1秒钟以上,直至患者胸廓向上抬起。吹气量每次500~600ml。吹气频率维持在10~12次/分。

⑧然后使患者的口张开,并松开捏鼻的手指,观察胸部恢复状况,再进行下一次人工呼吸。

(5)胸外按压与人工呼吸交替进行

⑨单人抢救时,每胸外按压30次,俯下做口对口人工呼吸2次(30:2)。

(6)判断复苏效果　观察颈动脉搏动、瞳孔对光反射、意识、自主呼吸、皮肤颜色。

考生易犯错误

①考生神态没有紧张感,给考官第一印象不佳。

②没有交代将模拟人置于硬板床上。

③没有解开衣领,抽去枕头。

④没有清除气道分泌物。

⑤按压时手指触及胸壁,按压后手掌离开胸壁——按压过程中,手掌不应离开胸壁,而手指不能触及胸壁。

典型例题及评分标准

【例 43】临床情景:孙先生,76 岁。晨练时突然倒地,呼之不应,口唇发绀,颈动脉搏动消失。

要求:请立即为患者(医学模拟人)行单人徒手心肺复苏(完成 5 个循环)。

评分标准(总分 20 分)

1. 操作前准备(2 分)

使患者仰卧于平地上。

2. 心肺复苏操作过程(14 分)

(1)考生跪在患者身体右侧。两手掌根部重叠置于胸骨中、下 1/3 交界处,手指抬起不触及胸壁(2 分)。

(2)考生肘关节伸直,借助身体重力垂直向下按压,按压力度使胸骨下陷 5~6cm,立刻放松,按压和放松时间一致,放松时手掌不离开按压部位。按压频率 100~120 次/分钟(2 分)。

(3)清除口、鼻腔分泌物、异物等,保持呼吸道通畅(1 分)。

(4)右手抬起患者下颌,使其头部后仰,左手按压患者前额保持其头部后仰位置,使患者下颌和耳垂连线与地面垂直,右手将患者的下颏向上提起,左手以拇指和示指捏紧患者的鼻孔(1.5 分)。

(5)考生吸气后,将口唇紧贴患者口唇,把患者口部完全包住,深而快地向患者口内吹气,应持续 1 秒钟以上,直至患者胸廓向上抬起。吹气量每次 500~600ml(2 分)。

(6)使患者的口张开,并松开捏鼻的手指,观察胸部恢复状况,再进行下一次人工呼吸(1 分)。

(7)每胸外按压 30 次进行 2 次人工呼吸(2 分)。

(8)完成 5 个循环(1 分)。

(9)判断复苏效果(观察颈动脉搏动、瞳孔对光反射、意识、自主呼吸、皮肤颜色 5 个指标中的任何 2 个即可)(1 分)。

(10)操作结束后,根据病情向患者家属告知急救结果以及下一步处理意见(0.5 分)。

3. 提问(2)

①为什么胸外心脏按压不能过轻?(1 分)

答:胸外心脏按压过轻不能起到按压心脏的效果。

②人工呼吸时,患者取什么头位呼吸道最通畅(1 分)?

答:头部后仰,下颏向上提起,下颌和耳垂连线与床面垂直。

4. 职业素质(2 分)

①操作时动作迅速准确,不慌乱,操作结束后向患者家属告知急救结果以及下一步处理意见(1 分)。

②着装整洁,仪表端庄,举止大方,语言文明,认真细致,表现出良好的职业素质(1 分)。

常考问题

①心肺复苏过程中,怎样判断患者生命体征的恢复情况?

答:按压 5 个循环周期(约 2 分钟)对病人作一次判断,包括触摸颈动脉有无搏动(不超过 5 秒)、观察自主呼吸有无恢复(3~5 秒)。

②胸外心脏按压时,应使胸骨下陷多少厘米?

答:按压应使胸骨下陷至少 5cm。

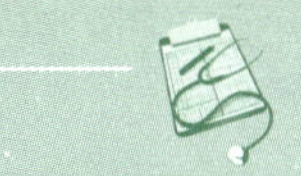

③婴幼儿胸外心脏按压的按压深度是多少？

答:按压深度应结合患儿的大小:胸部前后径的1/3或3~5cm。

④人工呼吸时,吹气量是多少？如何简单判断效果？

答:每次吹气量500~600ml,以见到胸廓有起伏为准。

⑤为什么胸外心脏按压力度不能过大？

答:胸外心脏按压力度过大可导致肋骨骨折,造成继发性损伤。

⑥人工呼吸时,为什么患者要取头部后仰位？

答:人工呼吸时,使患者取头后仰位可以减少呼吸道曲度,便于通气。

⑦心肺复苏前,为什么不强调先系统检查生命体征？

答:对于被抢救的患者来说时间宝贵,抢救者应在最快的时间内开始复苏操作以增强心肺复苏的效果。

⑧人工呼吸吹气时,为什么要捏住患者鼻孔？

答:为了关闭鼻腔,避免气体外漏,使吹入的气体都进入肺内。

⑨心肺复苏时,为什么要将患者平置于硬板或硬地上？

答:为了保证胸外心脏按压时按压的力量没有损失,保证按压效果。

二十二、电除颤

1.物品准备

医学模拟人、简易呼吸器。

2.电除颤仪简介

电除颤仪简介及操作步骤详见本书配套课件《贺银成2019实践技能名师大讲堂》。

(1)**能量除颤面板**　根据要求调节能量大小,一般首次除颤,单相波电除颤选择360J,双相波电除颤选择150~200J。

(2)**充电按钮**　每次除颤后,可按此按钮给除颤电极充电。

(3)**监视按钮**　按下该按钮,可打开监视器。

(4)**监视面板**　可实时监测患者心电活动情况。

(5)**除颤手柄**　两个除颤手柄上,都可看到放电按钮,除颤时,需按此按钮。

3.操作步骤

①当监测到心室颤动时,应立即行电除颤。

②暴露患者胸壁。

③首先接通电源,选择按非同步按钮,将能量调节按钮调节至200J,打开监视器。

④取下除颤电极板,均匀涂抹导电糊。

⑤将两个电极板,一个置于胸骨右缘第2~3肋间,一个置于胸前心尖区。准备除颤。

⑥按下充电(Charge)按钮,充电到指定功率(单相波电除颤充电360J,双相波电除颤充电150~200J)。

⑦确认无人与患者及病床接触后,同时按压两个电极板的放电电钮。

⑧此时患者身躯和四肢抽动一下,立即听诊心脏并观察心电监测,观察患者的心律是否转为窦性。

考生易犯错误

①多数考场没有除颤仪——只能口述除颤操作步骤。

②不同医院、不同考场,除颤仪差别很大——操作前应仔细看好。

③非急诊科医生,应用较少,很生疏,考试时,不知所措。

④常常按错按钮。

典型例题及评分标准

【例44】临床情景：张女士，70岁。急性心肌梗死后5天，突然出现心跳骤停，心电监护示心室颤动。

要求：请为患者（医学模拟人）进行电除颤模拟操作。

注：从安全角度考虑，最后的放电步骤，仅口述，不施行放电操作！

评分标准（总分20分）

1.操作前准备（2分）

患者取仰卧位（1分），考生立于患者右侧（1分）。

2.电除颤操作过程（14分）

（1）暴露患者胸壁，将电极板涂导电糊或在电击部位垫以生理盐水湿纱布（2分）。

（2）将电极板分别置于胸骨右缘第2~3肋间和心尖区（2分）。

（3）选择非同步放电按钮（2分）。

（4）按充电按钮充电（单相波电除颤充电360J，双相波电除颤充电150~200J）（2分）。

（5）明确无人与患者及病床接触（2分）。

（6）同时按压两个电极板的放电按钮（口述）（1.5分）。

（7）放电后（患者躯干和四肢抽动后），立即听诊心脏并观察心电监护，观察患者的心律是否转为窦性（口述）（2分）。

（8）操作结束后向患者家属告知抢救结果以及下一步处理意见（0.5分）。

3.提问（2分）

①为什么除颤电极板要涂导电糊或垫湿纱布？（1分）

答：为了电除颤的电流能全部传导入患者体内，并避免皮肤灼烧。

②同步电复律与非同步电除颤各用在哪些心律失常？（1分）

答：同步电复律用于除室颤以外的快速型心律失常（0.5分）。非同步电除颤仅用于心室颤动（0.5分）。

4.职业素质（2分）

①操作时动作迅速准确，不慌张，操作结束后向患者家属告知急救结果以及下一步处理意见（1分）。

②着装整洁，仪表端庄，举止大方，语言文明，认真细致，表现出良好的职业素质（1分）。

常考问题

①患者发生心跳骤停后，现场无法做心电图检查，能否直接进行电击除颤？

答：可以。

②如果心电图显示为细颤怎么办？

答：这时应坚持胸外心脏按压或应用肾上腺素等药物，待细颤波转为粗颤波时再行电除颤。

③电除颤时要求电极与皮肤充分接触，为什么？

答：因为只有充分接触皮肤才能减少电量损失，达到抢救的目的，同时减少皮肤烧灼伤。

二十三、简易呼吸器的使用

1.简易呼吸器简介

详见本书配套课件《贺银成2019实践技能名师大讲堂》。

2.操作步骤

①考生站在病人头顶侧，观察病人胸廓无呼吸起伏动作、口鼻无气息吐出、呼叫无应答，判定病人呼吸停止。

②检查病人呼吸道是否通畅。清除口鼻分泌物及异物。采用压额抬颏法，开放气道。

③抽去患者枕头，托起患者下颌，使头后仰。

④将简易呼吸器连接面罩。

⑤一手以“EC”手法固定面罩（即拇指和示指按压面罩，其余三指提起下颌），另一手有规律地

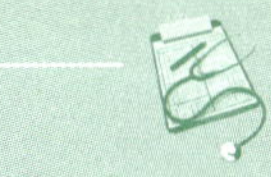

挤压呼吸囊。挤压频率为每分钟16~20次,每次送气500~600ml。

⑥嘱助手将简易呼吸器连接输氧管,调节氧流量8~10L/min。

⑦观察胸廓是否随捏、松呼吸囊的操作而相应起伏。

⑧每按压5个循环周期(约2分钟)后,听诊两肺,以了解两肺呼吸音情况。

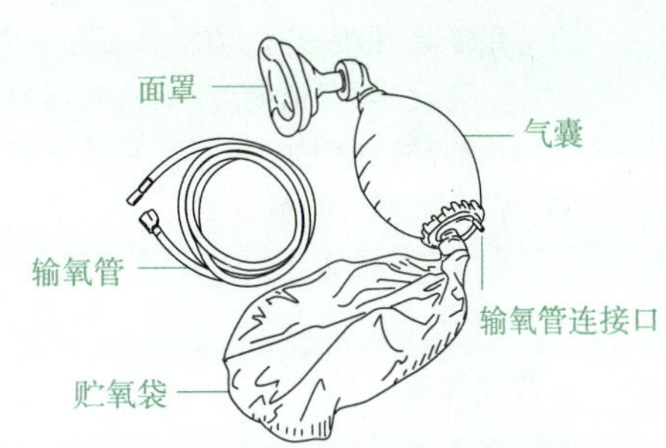

考生易犯错误

①有些考场将简易呼吸器的各组件分开放置,考生不会组装、连接面罩-气囊-贮氧袋-输氧管。

②未抽去枕头、压额抬颏开放气道。

③"EC"手法错误。

④未听诊肺部呼吸音。

典型例题及评分标准

【例45】临床情景:张先生,68岁。晨练过程中突发胸闷、晕厥,你作为急救医师随急救车来到现场,查体无自主呼吸,可听到规律心跳。

要求:请用简易呼吸器配合氧气为患者(医学模拟人)行辅助呼吸。

评分标准(总分20分)

1. 操作前准备(3分)

(1)将呼吸囊连接面罩(1分)。

(2)将呼吸囊连接输氧管,氧流量8~10L/min(2分)。

2. 简易呼吸器操作过程(13分)

(1)患者取仰卧位,考生位于患者头顶侧(2分)。

(2)清除口、鼻腔的分泌物及异物,保持呼吸道通畅(1分)。

(3)托起患者下颌,使头后仰(2分)。

(4)将面罩扣在患者口鼻处(1.5分)。

(5)一手以"EC"手法(拇指和示指按压面罩,其余三指提起下颌)固定面罩,另一手有规律地捏放呼吸囊(3分)。

(6)每次送气500~600ml,捏放呼吸囊频率为每分钟16~20次(2分)。

(7)随捏放呼吸囊观察胸廓起伏情况(1分)。

(8)操作结束后向患者家属告知抢救结果及注意事项(0.5分)。

3. 提问(2分)

①简易呼吸器呼吸囊挤压的频率是16~20次/分,有气胸的患者是否应适当加快?为什么?(1分)

答:不正确(0.5分)。气胸是使用简易呼吸器的禁忌证(0.5分)。

②急救时应用简易呼吸器,看到患者有自主呼吸后,是否随即停止?为什么?(1分)

答:不应马上停止(0.5分)。此时尚未达到有效的正常供氧(0.5分)。

4. 职业素质(2分)

①在操作过程中,动作规范,体现爱护患者的意识(1分)。

②着装整洁,仪表端庄,举止大方,语言文明,认真细致,表现出良好的职业素质(1分)。

常考问题

①患者有自主呼吸时,如何挤压呼吸囊使之与患者呼吸同步?

答:在患者吸气之初顺势挤压呼吸囊,达到一定潮气量便完全松开呼吸囊,让患者自行完成呼气动作。

②应用简易呼吸器时,为什么要尽量托起患者下颌使头后仰?

答:为了减少呼吸道曲度,保持呼吸道通畅。

③使用简易呼吸器的禁忌证是什么?

答:有气胸者为禁忌。

二十四、穿、脱隔离衣

1. 穿隔离衣

①穿隔离衣前要戴好帽子、口罩,取下手表,卷袖过肘,洗手。

②手持衣领,从衣钩上取下隔离衣,将清洁面朝向自己,有腰带的一面向外。

③将衣服向外折,对齐肩缝,露出肩袖内口。

④一手持衣领,另一手伸入袖内并向上抖,注意勿触及面部,拉衣领使手露出。换手持衣领,同法穿好另一袖。

⑤两手持衣领顺边缘由前向后,在领后扣好领扣,然后扣好袖口或系上袖带。

⑥解开腰带,从腰部向下约5cm处,自一侧衣缝处,将隔离衣后身部分向前拉,见到衣边捏住,依同法将另一侧衣边捏住,两手在背后将两侧衣边对齐,向一侧按压折叠,以一手按住,另一手将腰带拉至背后压住折叠处,在背后交叉,回到前面打一活结,系好腰带。

2. 脱隔离衣

①解开腰带,将腰带牵至身前,在前面打一活结。

②解开袖口,在肘部将部分袖管塞入袖内,暴露前臂。

③消毒双手,从前臂至指尖顺序刷洗两分钟,清水冲洗,擦干。

④解开衣领。

⑤一手伸入另一侧袖口内,拉下衣袖过手(用清洁手拉袖口内的清洁面)。再用遮盖着的手在外面拉下另一衣袖。

⑥两手在袖内使袖子对齐,双臂逐渐退出。

⑦双手持衣领,将隔离衣两边对齐,挂在衣钩上。

如隔离衣挂在半污染区,则清洁面向外。如隔离衣挂在污染区,则污染面向外。

注意:①穿隔离衣——扣领扣→扣袖口→系腰带。　②脱隔离衣——解腰带→解袖口→解衣领。

考生易犯错误

①穿隔离衣时,应避免接触清洁物。系领扣时,勿使衣袖触及面部、衣领及工作帽。

②隔离衣内面及衣领为清洁区——穿脱时,应避免污染。

③脱隔离衣时,一手直接伸入另一侧袖口内拉下衣袖——未口述洗手后。

④挂隔离衣时,不使衣袖露出或衣边污染面盖过清洁面。

典型例题及评分标准

【例46】临床情景:你准备从医生办公室进入传染病隔离病房检查患者病情。

要求:请完成穿、脱隔离衣的操作,并将脱下的隔离衣挂置在半污染区。

评分标准(总分20分)

1. 穿隔离衣过程(10分)

(1)准备工作:戴帽子、口罩(头发、鼻孔不外露),洗手(口述)。手持衣领从衣钩上取下隔离衣,清洁面朝向自己将衣服展开,露出肩袖内口(2分)。

(2)一手持衣领,另一手伸入袖内并向上抖,拉衣领使手露出。同法穿好另一袖管(2分)。

(3)两手沿衣领边缘由前向后,在颈后系好领扣,然后扣好袖口或系上袖带(2分)。

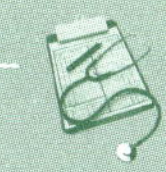

(4)从腰下5cm一侧衣缝处将隔离衣后身部分向前拉并触及衣边,捏住。同法将另一侧衣边捏住(2分)。

(5)两手在背后将两侧衣边对齐,向一侧按压折叠,以一手按住,另一手将腰带拉至背后压住折叠处,在背后交叉,回到前面打一活结,系好腰带(2分)。

2.脱隔离衣过程(6分)

(1)解开腰带,将腰带牵至身前,并打一活结(1分)。

(2)解开袖口,在肘部将部分袖管塞入袖内,暴露前臂(1分)。

(3)消毒双手,从前臂至指尖刷洗两分钟,清水冲洗,擦干(口述)(1分)。

(4)解开衣领(1分)。

(5)一手伸入另一侧袖口内清洁面,拉下衣袖过手。再用衣袖遮盖着的手在外面拉下另一衣袖。两手在袖内使袖子对齐,双臂逐渐退出(1分)。

(6)双手持衣领,将隔离衣清洁面向外两边对齐,挂在钩上(2分)。

3.提问(2分)

①隔离衣的哪些部位是清洁区?(1分)

答:隔离衣的内面及衣领为清洁区。

②为什么在穿隔离衣颈后系结时要求两肘部外展?(1分)

答:为了避免隔离衣袖口触及脸颊,造成污染。

4.职业素质(2分)

①在穿脱隔离衣的过程中,动作规范,预防意识强(1分)。

②着装整洁,仪表端庄,举止大方,语言文明,认真细致,表现出良好的职业素质(1分)。

注意:根据本题给定的临床情景,本次操作在半污染区完成,因此脱下的隔离衣挂在衣钩上时清洁面应向外。

常考问题

①脱隔离衣时,如果衣袖触及到面部怎么办?

答:应当立刻用肥皂水清洗面部。

②隔离衣一般多长时间更换?

答:应当每天更换。如有潮湿或被污染,应立即更换。

③脱隔离衣时,能否先解开衣领再洗手?为什么?

答:不能。因为衣领为清洁区,手部未清洁前接触会污染衣领。

④在半污染区和污染区挂隔离衣有何不同(1分)?

答:在半污染区挂隔离衣时清洁面应向外,在污染区挂隔离衣时污染面应向外。

第三站　多媒体机考

第 1 章　心肺听诊

▶▶考纲要求

①肺部听诊：正常呼吸音（支气管呼吸音、支气管肺泡呼吸音、肺泡呼吸音），异常呼吸音（呼吸音减弱、增强），啰音（干啰音、湿啰音），胸膜摩擦音。②心脏听诊：心脏瓣膜听诊区（5 个听诊区），心律（窦性心律不齐），心律失常（早搏、二联律、三联律、房颤），杂音（收缩期、舒张期、连续性杂音），杂音性质（吹风样、隆隆样、机械样杂音），额外心音（奔马律），心包摩擦音。

▶▶复习要点

一、肺部听诊

1.正常呼吸音

特征	支气管呼吸音	支气管-肺泡呼吸音	肺泡呼吸音
强度	响亮	中等	柔和
音调	高	中等	低
吸气：呼气	1：3	1：1	3：1
性质	管样	沙沙声，但管样	轻柔的沙沙声
正常听诊区域	喉部、胸骨上窝 背部 6、7 颈椎 第 1、2 胸椎附近	胸骨两侧 1、2 肋间 肩胛间区 3、4 胸椎 肺尖前后部	大部分肺野 乳房下部及肩胛下部最强

应该熟练掌握这些正常呼吸音，且能在人体上快速正确指出这些听诊部位。有关呼吸音类型的鉴别技巧详见本书配套课件《贺银成 2019 实践技能名师大讲堂》。

2.异常呼吸音

尽管诊断学上讲到的异常呼吸音内容很多，但考试中经常考到的还是肺泡呼吸增强或减弱，因此要加强这方面的练习。听诊技巧详见本书配套课件《贺银成 2019 实践技能名师大讲堂》。

3.啰音

啰音是呼吸音以外的附加音，分为湿啰音和干啰音。湿啰音分又为粗湿啰音、中湿啰音、细湿啰音和捻发音。干啰音又分为高调干啰音（哨笛音）、低调干啰音（鼾音）。

平常练习时，应注意区分湿啰音和干啰音，是吸气性还是呼气性。

4.胸膜摩擦音

胸膜摩擦音是胸膜面由于炎症、纤维素渗出而变得粗糙时，其脏层和壁层之间相互摩擦出现的声音。最常听到的部位是前下侧胸壁。胸膜摩擦音常见于纤维素性胸膜炎、肺梗死、胸膜肿瘤、尿毒症等。

【例 1】男，25 岁。咳嗽、胸痛、发热 5 天，体温 38.2℃。右肺听诊可有何异常发现？

（听诊音频详见本书配套课件《贺银成 2019 实践技能名师大讲堂》）

A. 支气管肺泡呼吸音+干啰音

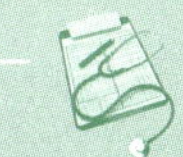

B. 支气管肺泡呼吸音+湿啰音
C. 支气管呼吸音+湿啰音
D. 支气管肺泡呼吸音

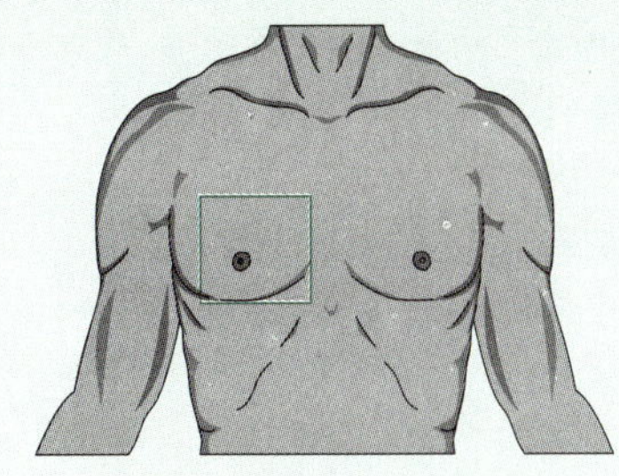

【例2】男,30岁。咳嗽、胸痛、发热3天,体温39.2℃。右下肺听诊有何异常发现?

A. 支气管肺泡呼吸音
B. 肺泡呼吸音+哮鸣音
C. 支气管呼吸音
D. 肺泡呼吸音+湿啰音

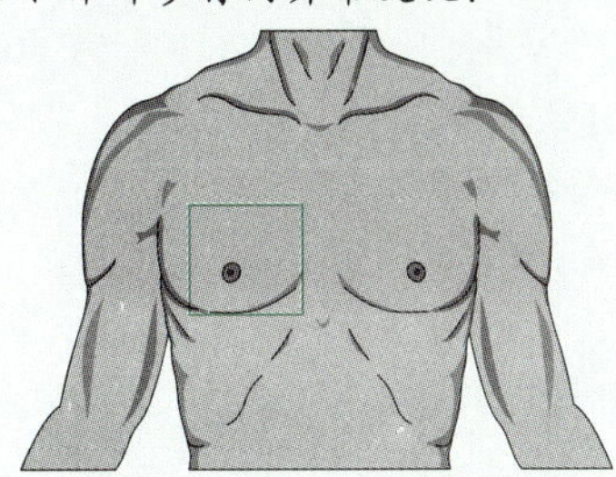

【例3】男,78岁。间断咳嗽咳痰15年,多于冬春季发病。1周前咳嗽加重,咳白色黏痰。右下肺听诊有何异常发现?

A. 肺泡呼吸音增强
B. 支气管呼吸音+哮鸣音
C. 哮鸣音
D. 湿啰音

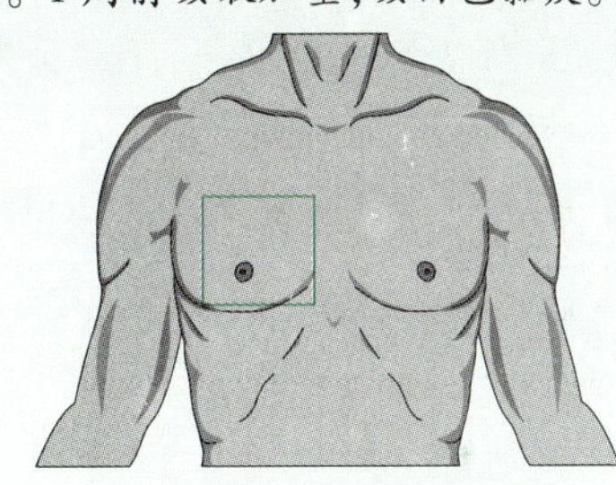

【例4】男,40岁。咳嗽咳痰伴畏寒发热3天,体温38.8℃。右下肺听诊有何异常发现?

A. 肺泡呼吸音增强
B. 支气管呼吸音+湿啰音
C. 肺泡呼吸音+湿啰音
D. 支气管肺泡呼吸音+湿啰音

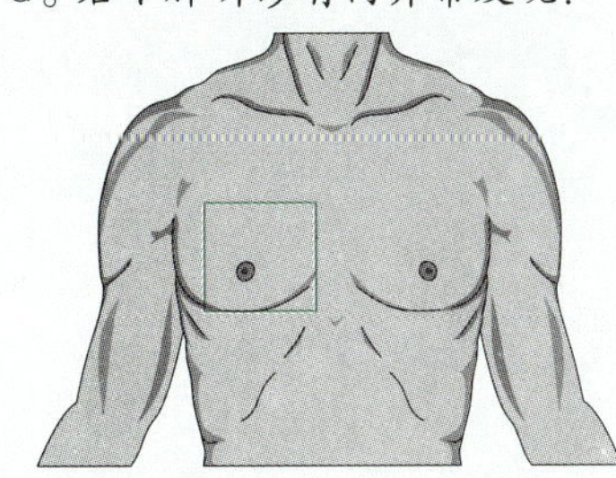

【例5】男,50岁。间断发作咳嗽、气喘5年,每年秋冬季频发。3天前再发,患者肺部听诊可闻及何种异常?

A. 支气管肺泡呼吸音
B. 吸气性哮鸣音
C. 呼气性哮鸣音
D. 支气管呼吸音+湿啰音

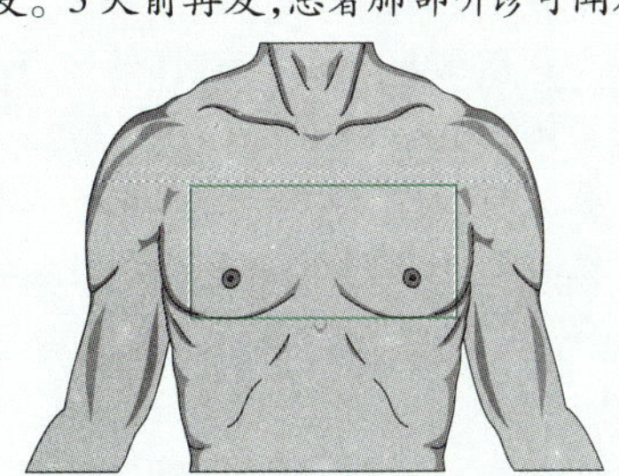

【例 6】男，20 岁。10 分钟前进食时突然呛咳，气喘不能平卧。胸部上方听诊可闻及何种异常？

A. 吸气性哮鸣音
B. 呼气性哮鸣音
C. 肺泡呼吸音增强
D. 支气管呼吸音增强

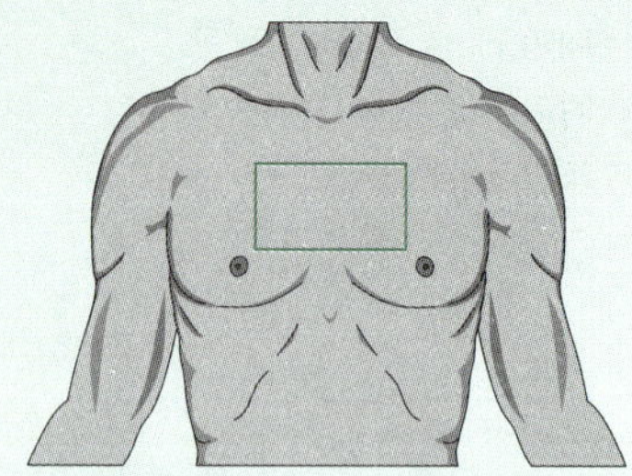

【例 7】男，30 岁。胸痛咳嗽 1 周，伴发热，T38.5℃，10 年前曾患肺结核“治愈”。肺部听诊有何异常发现？

A. 右下肺呼吸音增强
B. 右下肺呼吸音减低
C. 右下肺湿啰音
D. 右下肺哮鸣音

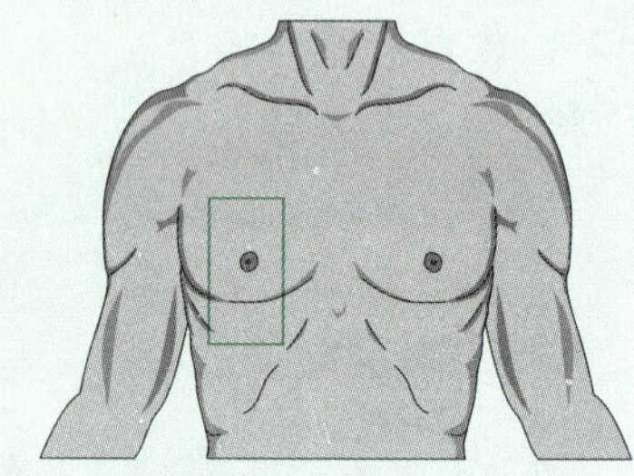

【例 8】男性，55 岁。间断咳嗽咳痰 20 年。1 周前受凉后咳嗽、气喘加重，伴发热，T38.6℃。肺部听诊有何异常发现？

A. 两肺散在哮鸣音
B. 两肺散在湿啰音
C. 两肺散在哮鸣音+湿啰音
D. 两肺肺泡呼吸音+胸膜摩擦音

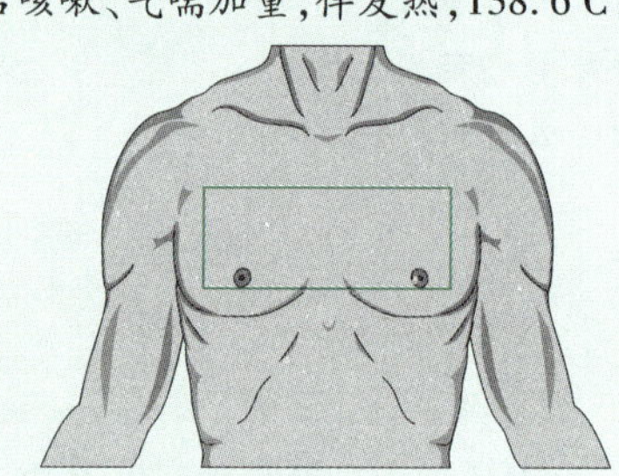

【例 9】男，58 岁。咳嗽伴低热 3 个月，偶有血丝痰，T37.8℃，消瘦体型。肺部听诊有何异常？

A. 右下肺干啰音
B. 右下肺湿啰音
C. 右肺肺泡呼吸音+干啰音
D. 右肺局限性干啰音+湿啰音

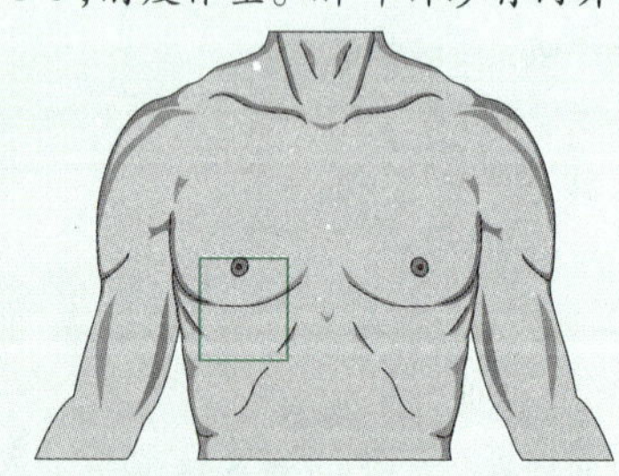

【例 10】男，35 岁。间断咳嗽咳痰 2 年，伴低热，夜间盗汗，消瘦。两肺尖听诊有何异常发现？

A. 支气管肺泡呼吸音
B. 湿啰音
C. 支气管呼吸音+湿啰音
D. 支气管呼吸音

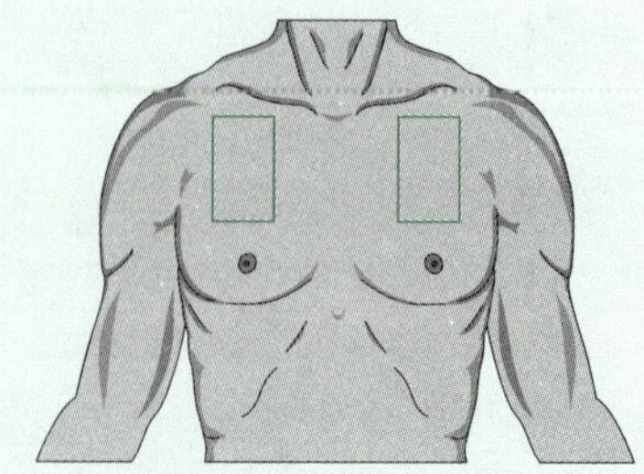

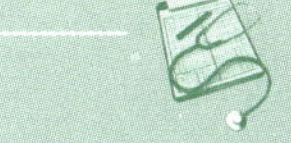

【例 11】男,35岁。4年曾患肺结核,半月来咳嗽、低热、消瘦。左下肺听诊有何异常发现?

A. 左下肺闻及湿啰音

B. 左下肺闻及支气管肺泡呼吸音

C. 左下肺闻及哮鸣音

D. 左下肺闻及胸膜摩擦音

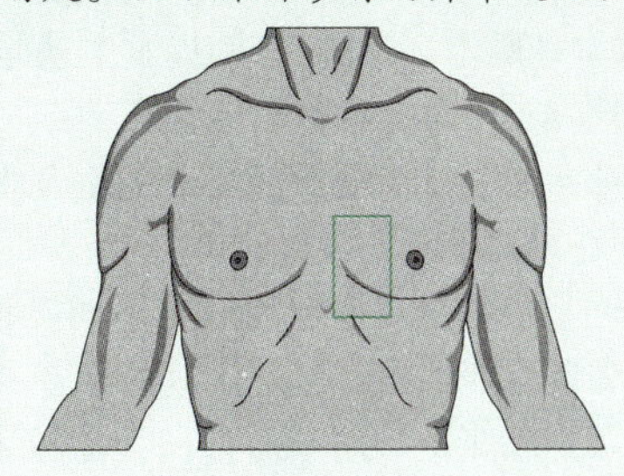

二、心脏听诊

1. 心脏瓣膜听诊区及基本概念

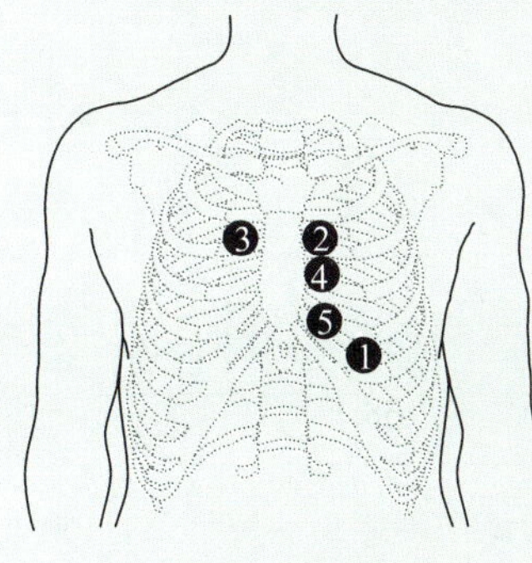

①二尖瓣听诊区：心尖搏动最强点，即第5肋间、左锁骨中线内0.5～1.0cm

②肺动脉瓣听诊区：位于胸骨左缘第2肋间

③主动脉瓣听诊区：位于胸骨右缘第2肋间

④主动脉瓣第二听诊区：位于胸骨左缘第3肋间

⑤三尖瓣听诊区：位于胸骨下端左缘，即胸骨左缘第4～5肋间

心脏瓣膜听诊区

(1)**心率**　正常人60~100次/分。

(2)**心律**　正常人心律基本规则。部分青年人可出现随呼吸改变的心律,表现为吸气时心率增快,呼气时减慢,称为窦性心律不齐,一般无临床意义。

(3)**期前收缩(早搏)**　是指在规则心律基础上,突然出现一次心跳,其后有一较长间歇。

①二联律　每一次窦性搏动后均出现一次期前收缩,称为二联律。

②三联律　每两次窦性搏动后出现一次期前收缩,称为三联律。

(4)**房颤**　听诊特点为:心律绝对不规则、第一心音强弱不等、脉搏短绌(脉率小于心率)。

2. 心音

通常情况下,只能听到第一心音(S_1)和第二心音(S_2),在部分青少年中可闻及第三心音。如听到第四心音,则属病理性。有关各种心音的听诊特点及鉴别、心音的改变及临床意义、额外心音等内容,请参阅《贺银成2019国家执业(助理)医师资格考试辅导讲义》。

3. 额外心音

额外心音是指在正常 S_1、S_2 之外听到的病理性附加音,与心脏杂音不同。额外心音多数为病理性,大部分出现在 S_2 之后即舒张期,与原有的 S_1、S_2 构成三音律,如奔马律、开瓣音和心包叩击音等。大纲只要求掌握奔马律。

奔马律是一种额外心音发生在舒张期的三音心律。由于同时存在心率增快,额外心音与原有的 S_1、S_2 组成类似马奔跑的蹄声,故称为奔马律。奔马律是心肌严重损害的体征之一。

4. 心脏杂音

心脏杂音是指心音和额外心音之外,在心脏收缩或舒张过程中的异常声音。听到心脏杂音,应注意杂音的最响部位、传导方向、时相、性质、强度等。应重点掌握杂音时相、杂音性质。

(1)**杂音最响部位** 杂音最响部位常与病变部位有关。杂音在心尖部最响,提示二尖瓣病变。杂音在主动脉瓣区或肺动脉瓣区最响,分别提示主动脉瓣或肺动脉瓣病变。如在胸骨左缘第 3、4 肋间闻及响亮而粗糙的收缩期杂音,常提示室间隔缺损。

(2)**杂音传导方向** 二尖瓣关闭不全的杂音多向左腋下传导。主动脉瓣狭窄的杂音多向颈部传导。二尖瓣狭窄的杂音多局限于心尖区。

(3)**杂音时相** 根据杂音出现的时相不同,可将杂音分为收缩期杂音、舒张期杂音、连续性杂音、双期杂音(收缩期和舒张期均出现但不连续的杂音)。

(4)**杂音性质** 临床上常用于形容杂音音调的词为柔和或粗糙。杂音性质常形容为吹风样、隆隆样(雷鸣样)、机器样、喷射样、叹息样(哈气样)、乐音样、鸟鸣样等。

(5)**杂音强度分级** 收缩期杂音一般采用 Levine 法分为 6 级。

级别	响度	听诊特点	震颤
1	最轻	很弱,易被初学者或缺少心脏听诊经验者所忽视	无
2	轻度	能被初学者或缺少心脏听诊经验者听到	无
3	中度	明显的杂音	无
4	响亮	明显的杂音	有
5	很响	杂音很响	明显
6	最响	杂音很响,即使听诊器稍离开胸壁也能听到	明显

(6)**常考心脏杂音** 有些杂音,常常考到,应熟练掌握。万一考生在考试中不能正确辨听杂音,则可根据图示上杂音出现的部位,加上杂音出现的时相,进行解题。注意:心包摩擦音不属于心脏杂音。

听诊部位	杂音时相	听诊特点	临床意义
二尖瓣听诊区	收缩期	全收缩期,高调,吹风样,一贯性,向左腋下传导	二尖瓣关闭不全
二尖瓣听诊区	舒张期	舒张中晚期,低调,隆隆样,递增型	二尖瓣狭窄
主动脉瓣听诊区	收缩期	粗糙喷射性,递增递减型,向颈部传导	主动脉瓣狭窄
主动脉瓣第二听诊区	舒张期	叹息样,递减型,向胸骨左下方和心尖区传导	主动脉瓣关闭不全
胸骨左缘第 2 肋间	连续性	响亮粗糙,似机器转动样,常伴震颤	动脉导管未闭
胸骨左缘 3、4 肋间	收缩期	响亮,粗糙	室间隔缺损
胸骨左缘 3、4 肋间	双期	高调粗糙,搔抓样,类似纸张摩擦的声音	心包摩擦音

5.心包摩擦音

心包摩擦音是指心包脏层和壁层由于纤维素沉积而粗糙,以致在心脏搏动时产生摩擦而出现的声音。在心前区或胸骨左缘 3、4 肋间最响亮,多为心室收缩-舒张的双期杂音,与心搏一致,屏气时摩擦音仍存在,据此可与胸膜摩擦音鉴别。

【例 12】请指出圆圈所示部位为何听诊区?(听诊音频详见本书配套课件《贺银成 2019 实践技能名师大讲堂》)

A. 二尖瓣区

B. 肺动脉瓣区

C. 主动脉瓣区

D. 主动脉瓣第二听诊区

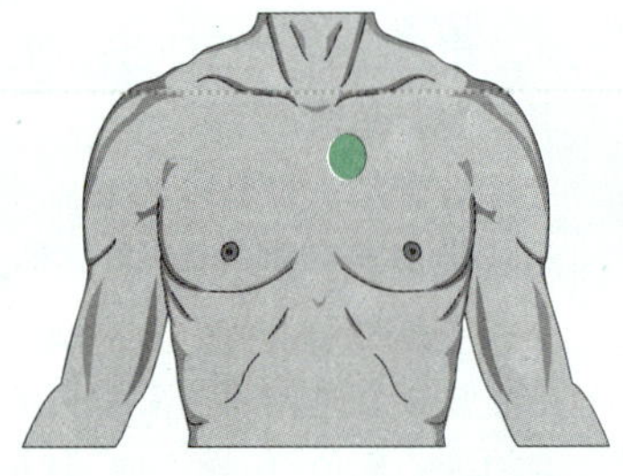

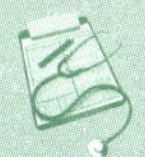

【例13】男，20岁。心尖区听到的心律性质类型为

A. 早搏
B. 窦性心律不齐
C. 心房颤动
D. 二联律

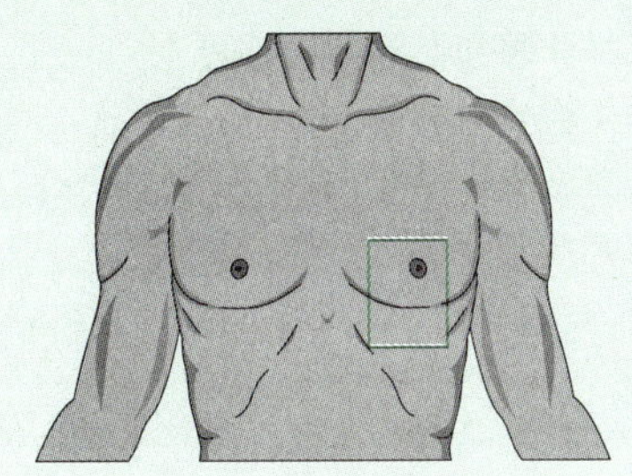

【例14】男，35岁。阵发性胸闷心悸3天，脉搏70次/分。心尖区听到的心律类型为

A. 二联律
B. 奔马律
C. 心房颤动
D. 早搏

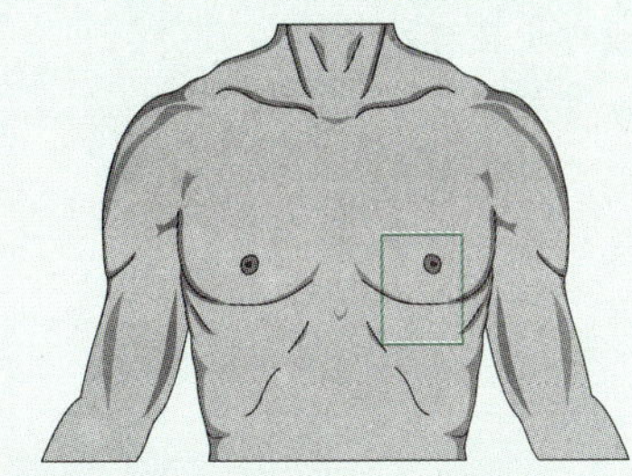

【例15】男性，35岁。偶有胸闷，心率72次/分。心尖区听到的心律类型为

A. 二联律
B. 三联律
C. 早搏
D. 心房颤动

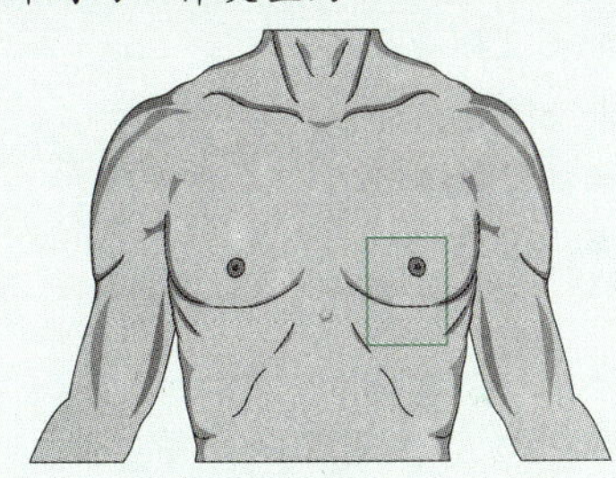

【例16】男性，30岁。间断胸闷，心率70次/分。心尖区听到的心律类型为

A. 二联律
B. 三联律
C. 早搏
D. 心房颤动

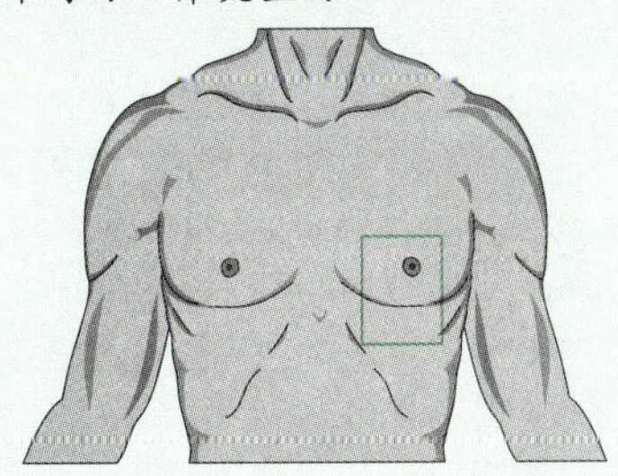

【例17】男性，45岁，心前区闷痛不适1周，曾有心脏瓣膜病病史。心尖区听诊有何异常？

A. 舒张早期奔马律
B. 连续性机器样杂音
C. 吹风样收缩期杂音
D. 舒张期叹气样杂音

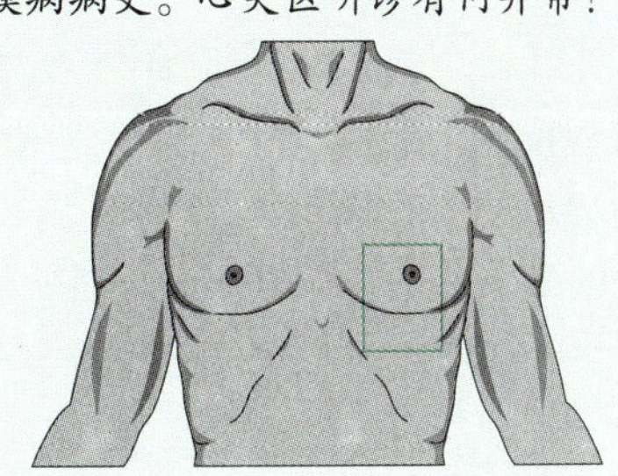

【例 18】男性，50 岁。气促、胸闷 1 年余。心尖区听诊有何异常？

A. 吹风样收缩期杂音，不传导
B. 吹风样收缩期杂音，向左腋下传导
C. 舒张期隆隆样杂音，不传导
D. 舒张期隆隆样杂音，向左腋下传导

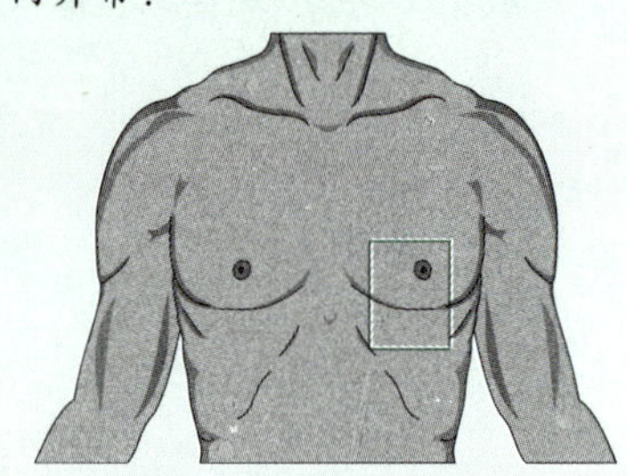

【例 19】男，16 岁。反复发生肺炎，活动后心悸、气短。胸骨左缘第 2 肋间听诊有何异常？

A. 全收缩期吹风样杂音
B. 收缩期喷射样杂音
C. 舒张期叹气样杂音
D. 连续性机器样杂音

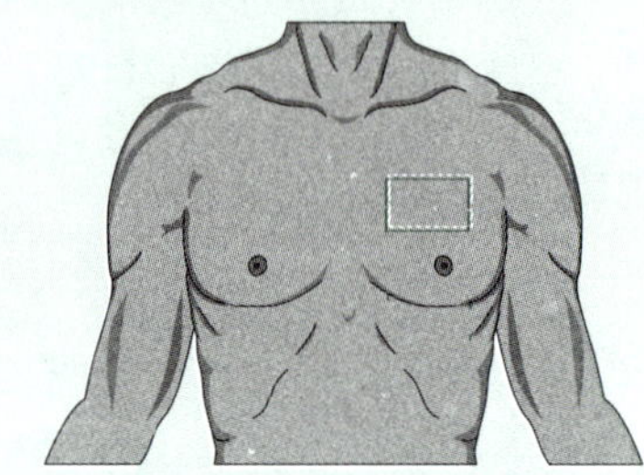

【例 20】男，78 岁，高血压病史 30 年，咳嗽、呼吸困难、不能平卧 2 天。心尖区听诊有何异常？

A. 收缩期吹风样杂音
B. 舒张期隆隆样杂音
C. 连续性机器样杂音
D. 舒张早期奔马律

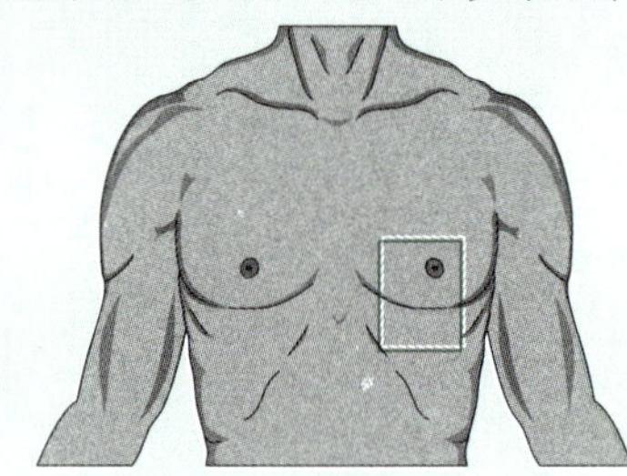

【例 21】男，78 岁，心慌气短心悸 10 天。心前区听诊发现的异常为

A. 胸膜摩擦音
B. 心包摩擦音
C. 哮鸣音
D. 全收缩期杂音

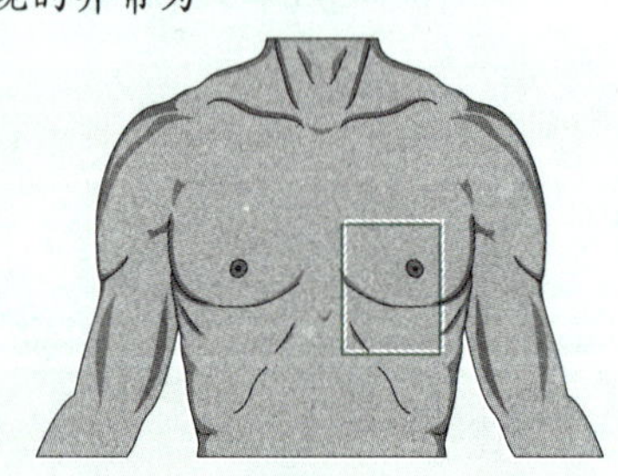

参考答案（正确答案为绿色的选项）

1. ABCD	2. ABCD	3. ABCD	4. ABCD	5. ABCD	6. ABCD	7. ABCD
8. ABCD	9. ABCD	10. ABCD	11. ABCD	12. ABCD	13. ABCD	14. ABCD
15. ABCD	16. ABCD	17. ABCD	18. ABCD	19. ABCD	20. ABCD	21. ABCD

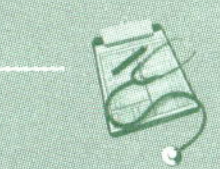

第2章 心 电 图

考纲要求

①正常心电图。②窦性心动过速。③窦性心动过缓。④房性期前收缩。⑤心房颤动。⑥阵发性室上性心动过速。⑦室性期前收缩。⑧室性心动过速。⑨心室颤动。⑩房室传导阻滞。⑪左右束支传导阻滞(助理不考)。⑫左、右心室肥厚(助理不考)。⑬急性心肌梗死。

复习要点

一、心电图的基础知识

心电图既是考试的重点,也是难点,容易失分。尽管心电图阅读在实践技能考试中仅占7分,但对于综合笔试《循环系统》的复习具有重要意义。

在进行心电图阅读时,考生应了解一些有关心电图的基本知识,牢记一些重要的正常值,应用我们教给大家的公式进行解题,一般都会获得满分。

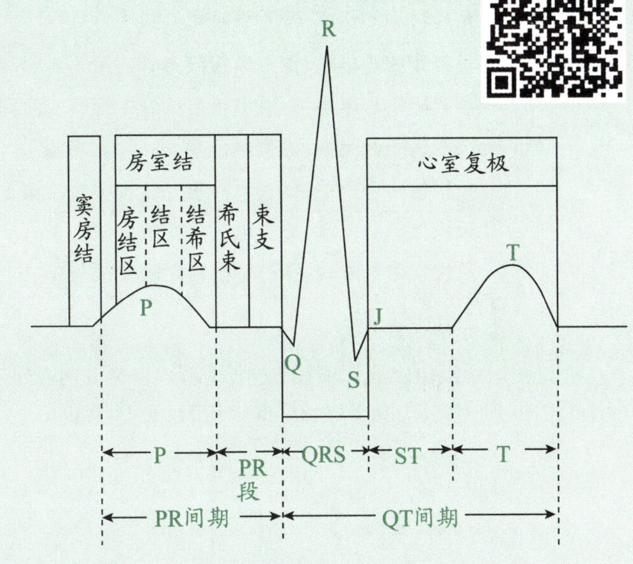

1. 心脏的特殊传导系统

心脏的传导系统由窦房结、结间束(分为前、中、后结间束)、房间束(起自前结间束)、房室交界区(房室结、希氏束)、左右束支及普肯耶纤维构成。

心脏的传导系统与每一心动周期顺序出现的心电变化密切相关。

2. 心电图各波段组成、命名和正常值

波形	代表的意义	临床正常值
P波	心房肌去极的电位变化	≤0.11s,<0.25/0.20mV(肢/胸导联)
P形态	Ⅰ、Ⅱ、aVF、V_4~V_6导联向上,aVR导联向下	—
PR间期	心房开始去极到心室开始去极	0.12~0.20s
QRS波群	心室肌去极全过程	0.06~0.11s
QRS波形	没有电轴偏移的情况下,Ⅰ、Ⅱ、Ⅲ主波向上	—
QRS振幅	6个肢体导联≥0.5mV,6个胸导联≥0.8mV	否则为低电压
ST段	心室缓慢复极过程	任何导联下移≤0.05mV V_1~V_2上移≤0.3mV;V_3上移≤0.5mV V_4~V_6上移≤0.1mV
T波	心室快速复极的电位变化	振幅≥同导联R波的1/10
QT间期	心室肌去极和复极全过程,长短与心率快慢有关	0.32~0.44s

3. 心电图导联体系

目前临床上广泛采用由Einthoven创设的十二导联体系,因此考试中出现的心电图,基本上都是完整的十二导联心电图。考生在复习时,要大致了解心电图各导联的连接方法及含义。

导联	电极放置位置
Ⅰ	左臂接心电图机正极(黄色),右臂接心电图机负极(红色)
Ⅱ	左腿接心电图机正极(绿色),右臂接心电图机负极
Ⅲ	左腿接心电图机正极(绿色),左臂接心电图机负极
aVR	负极接中心电端,探查电极接右臂
aVL	负极接中心电端,探查电极接左臂
aVF	负极接中心电端,探查电极接左腿
V_1	负极接中心电端,探查电极接胸骨右缘第 4 肋间
V_2	负极接中心电端,探查电极接胸骨左缘第 4 肋间
V_3	负极接中心电端,探查电极接 V_2、V_4 之中点
V_4	负极接中心电端,探查电极接左锁骨中线与第 5 肋间相交点
V_5	负极接中心电端,探查电极接左腋前线与 V_4 同一水平相交线
V_6	负极接中心电端,探查电极接左腋中线与 V_4 同一水平相交线

4. 心电图测量

心电图记录纸由纵线和横线划分成各为 $1mm^2$ 的小方格。当走纸速度为 25mm/s 时,每两条横线间(1mm)表示 0.04s(即 40ms),当标准电压为 1mV = 10mm 时,两条纵线间(1mm)表示 0.1mV。

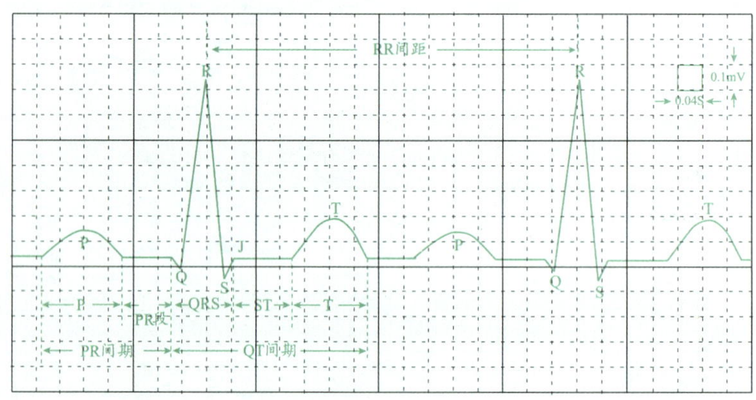

5. 牢记一些基本的正常值

	时间(s)	振幅(mV)	正常值记忆法
P 波	<0.12s	<0.25mV(Ⅱ导联)	3×2.5 小格(3 小格×半大格)
QRS 波	<0.12s	<1.0/2.5mV (V_1/V_5)	3×10/25 小格 (3 小格×2/5 个大格)
RR 间距	RR = 0.04×横格数	心率 = 1500/RR 横格数	15~25 横格(心率 = 100~60 次/分)

记忆:①心电图的坐标纸,每大格(粗实线)含有 5 小格(细虚线),每小格的横格为 0.04s,纵格为 0.1mV。

②P 波正常大小<3×2.5 小格。

③QRS 波群正常大小<3×10/25 小格(V_1 导联为<3×10 小格,V_5 导联为<3×25 小格)。

④正常 RR 间距为 15~25 横格,对应心率为 100~60 次/分。

⑤RR<15 横格(即 HR>100 次/分),为心动过速。RR>25 横格(即 HR<60 次/分),为心动过缓。

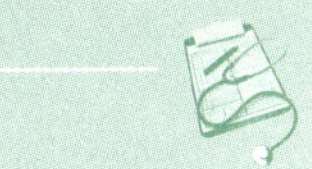

二、心电图的阅读

因为绝大多数考生都不是心内科专科医师，因此对心电图的诊断感到无从下手。事实上，在执业（助理）医师资格考试时，考生可以按照以下步骤进行心电图阅读，即可轻松解题获得满分。如果你还是觉得看不太懂，可以参阅本书的配套课件《贺银成2019实践技能名师大讲堂》，我会给大家详细讲解，听过讲解之后，你就会豁然开朗，并且感叹：心电图原来如此简单！

1.牢记正常值

复习时，应牢记我们前面反复强调的几个正常值，如P波、QRS波、RR间距（心率）的正常值。

2.牢记考试大纲要求

执医（助理）考试试题，很少超纲。因此平时复习时，应牢记大纲要求，考试时从大纲中选取符合试题要求的诊断作为答案项即可，千万不要将一些超纲的干扰项作为正确答案项。

（1）执业医师要求掌握13种心电图诊断 正常心电图，窦性（窦速、窦缓），房性（房早、房颤），室上速，室性（室早、室速、室颤），传导阻滞（房室传导阻滞、左右束支传导阻滞），心肌（心室肥厚、急性心梗）。

（2）执业助理医师要求掌握11种心电图诊断 正常心电图，窦性（窦速、窦缓），房性（房早、房颤），室上速，室性（室早、室速、室颤），传导阻滞（房室传导阻滞），心肌（急性心梗）。

3.判断心律是否整齐

通读各导联心电图，看心律是否整齐。判断方法为同一导联内RR间距是否相等，若RR间距相等，则心律整齐；若RR间距不等，则为心律不齐。

（1）心律整齐 包括正常心电图、窦速、窦缓、室上速、心室肥厚、急性心肌梗死、左右束支传导阻滞、一三度房室传导阻滞。

（2）心律不齐 包括房性（房早、房颤）、室上速、室性（室早、室速、室颤）、二度房室传导阻滞。

4.选用合适的口诀解题

注意：应用以下口诀解题时，每一题都必须对照心电图图形，将口诀背完。当有阳性发现时，即可作出诊断。口诀背完后，若无阳性发现，才能诊断为正常心电图。

（1）心律整齐者 应用口诀1解题。

口诀1：小三大五窦速缓，三五之间无异变。一度三度阻滞剂，缺血梗死ST。
P波缺如室上速，心律整齐难不住。
V_1和V_5区分右和左；V_1上为右，V_5上为左；宽大是完束，高尖为室肥。

口诀说明：

①小三大五窦速缓——同一导联RR间距<3个大格为窦速，RR间距>5个大格为窦缓。

②三五之间无异变——同一导联RR间距在3~5个大格之间为正常。

③一度三度阻滞剂——Ⅰ和Ⅲ度房室传导阻滞常表现为心律整齐，即RR间距相等（详见后）。

④缺血梗死ST——心肌缺血常表现为ST段压低，急性心梗常表现为ST段抬高、病理性Q波。

⑤P波缺如室上速，心律整齐难不住——室上速常常表现为P波缺如，少数交界性早搏表现为P波倒置。

⑥V_1和V_5区分右和左——区分左、右束支阻滞及左、右心室肥大的右和左，分别看V_1和V_5导联的QRS波。

⑦V_1上为右，V_5上为左——V_1R波向上，为右束支阻滞或右室肥大；V_5R波向上，为左束支阻滞或左室肥大。

⑧宽大是完束——V_1或V_5导联的QRS波宽大，R波呈M型，为完全性束支传导阻滞。

⑨高尖为室肥——V_1或V_5导联的R波高尖，为心室肥大。

V_1的R波高尖>1.0mV（2大格）为右心室肥大；V_5的R波高尖>2.5mV（5大格）为左心室肥大。

【例1】心电图诊断为

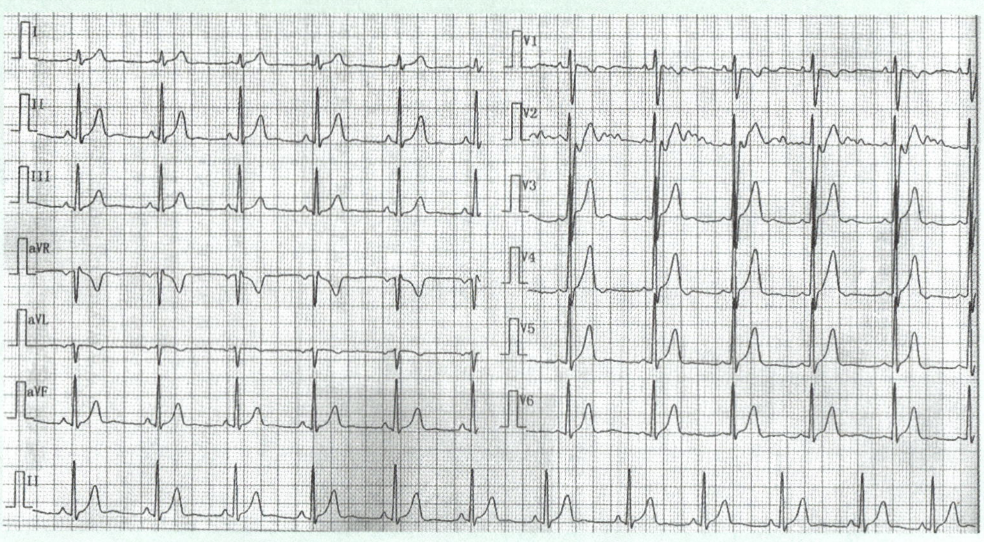

【例 2】心电图诊断为

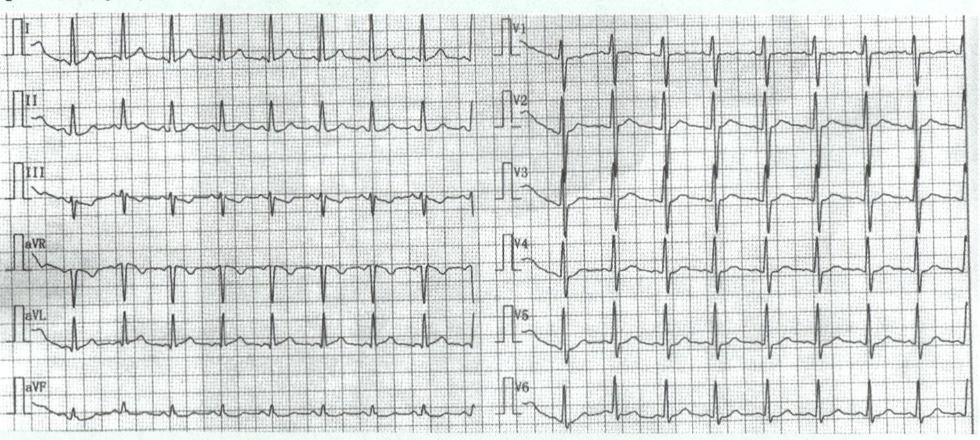

【例 3】心电图诊断为

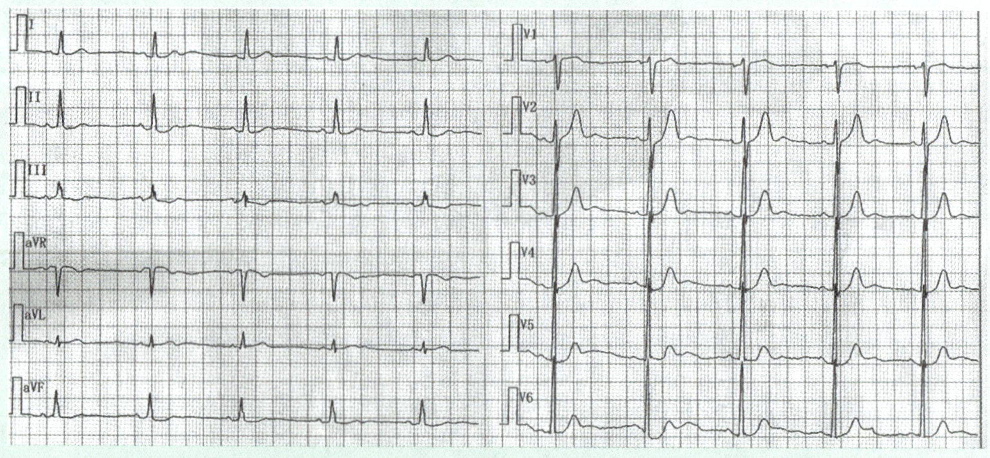

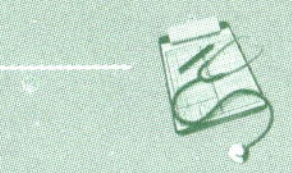

【例 4】心电图诊断为

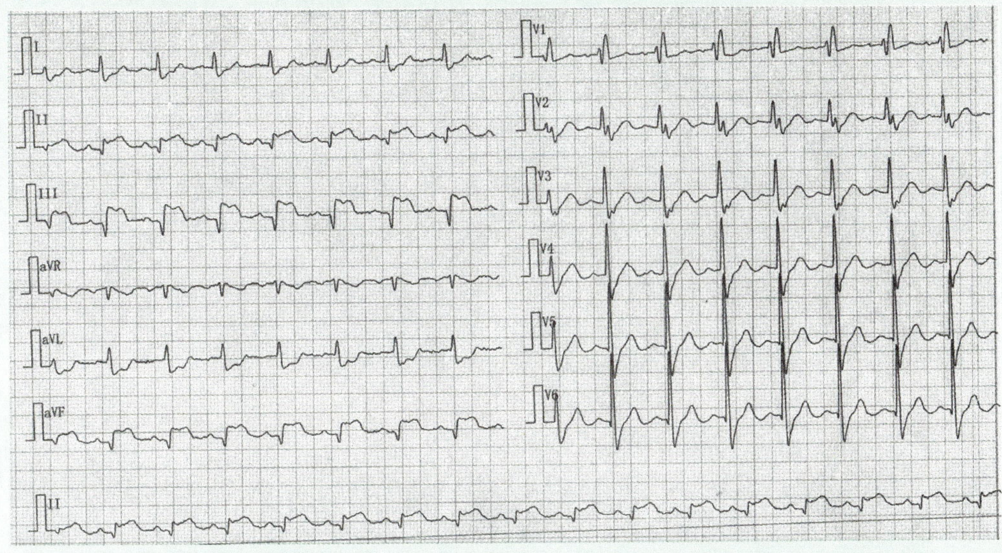

【例 5】心电图诊断为

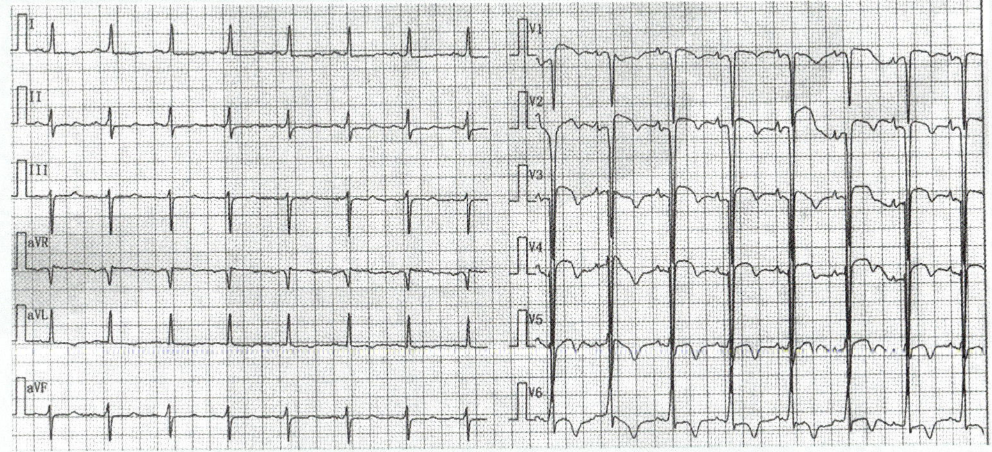

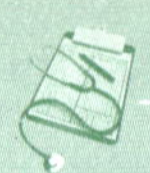

【例 6】心电图诊断为

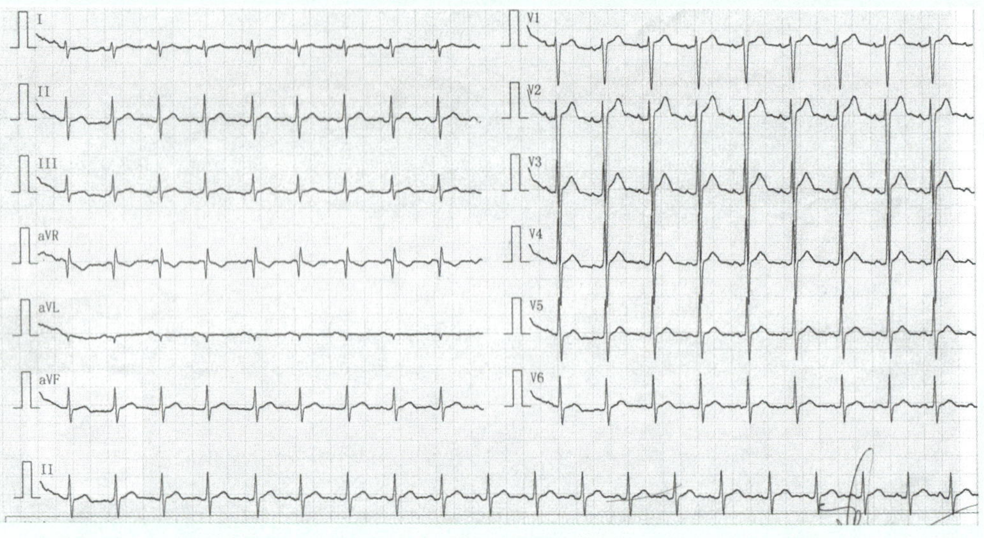

(2)室上性心动过速(室上速)　室上速包括房性心动过速和交界性心动过速。若心率很快,则很难从心电图上看到完整清晰的 P 波,难以区分房速和交界速,故统称为室上速,试题中以这种情况最常见。但在少数情况下,若出现倒置 P 波,则可确诊为交界性心动过速。

【例 7】心电图诊断为

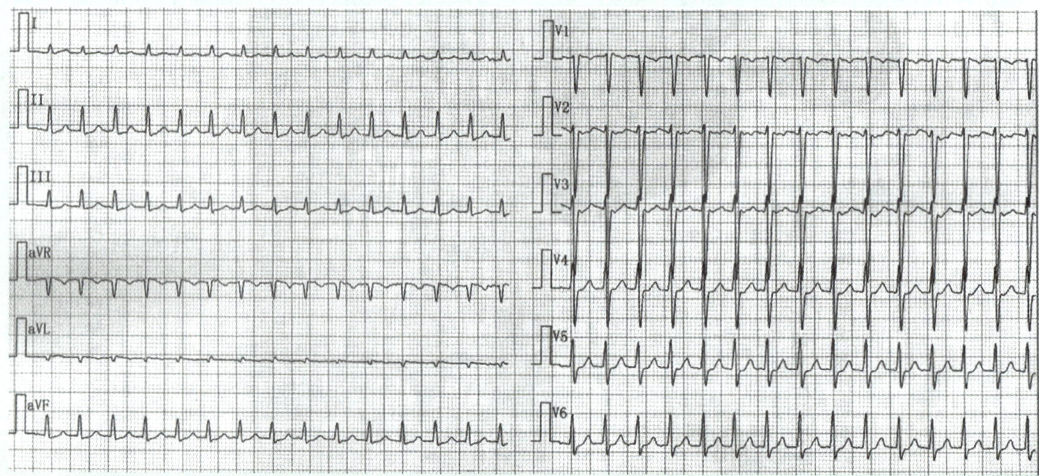

(3)左、右束支传导阻滞

	左束支传导阻滞	右束支传导阻滞
M 型	V_5 导联的 R 波呈"M 型",可继发 ST-T 改变	V_1 导联的 R 波呈"M"型,可继发 ST-T 改变
完全性阻滞	V_5 导联 QRS 时限≥0. 12s(即≥3 小格)	V_1 导联 QRS 时限≥0. 12s (即≥3 小格)
不完全性阻滞	V_5 导联 QRS 时限<0. 12s(即<3 小格)	V_1 导联 QRS 时限<0. 12s(即<3 小格)
心电轴偏移	左偏	右偏
心电轴偏移口诀	口对口,向左走(Ⅰ、Ⅲ导联)	尖对尖,向右偏(Ⅰ、Ⅲ导联)

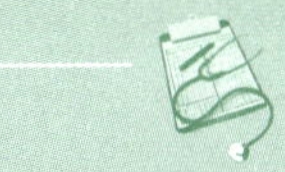

注意:①V_1 或 V_5 导联的 R 波呈“M 型”(即 R 波顶端“分叉”),为束支传导阻滞的特征性表现。

②诊断左束支传导阻滞的依据——V_5 导联的 R 波呈 M 型+心电轴左偏。

诊断右束支传导阻滞的依据——V_1 导联的 R 波呈 M 型+心电轴右偏。

③诊断心电轴偏移——看Ⅰ导联和Ⅲ导联 QRS 波群的主波方向:若Ⅰ导联向上、Ⅲ导联向下,即“口对口,向左走”,为心电轴左偏;若Ⅰ导联向下、Ⅲ导联向上,即“尖对尖,向右偏”,为心电轴右偏。

④心电轴是否左偏或右偏、R 波是否呈 M 型,并不是诊断束支传导阻滞的必要条件。

【例 8】心电图诊断为

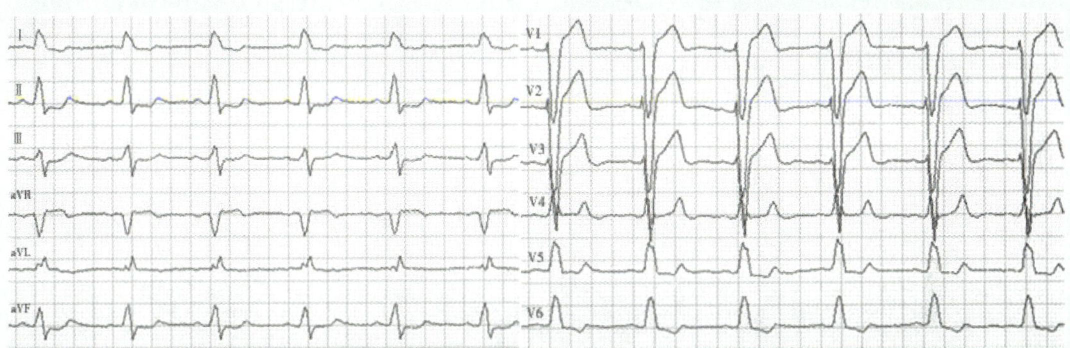

【例 9】心电图诊断为

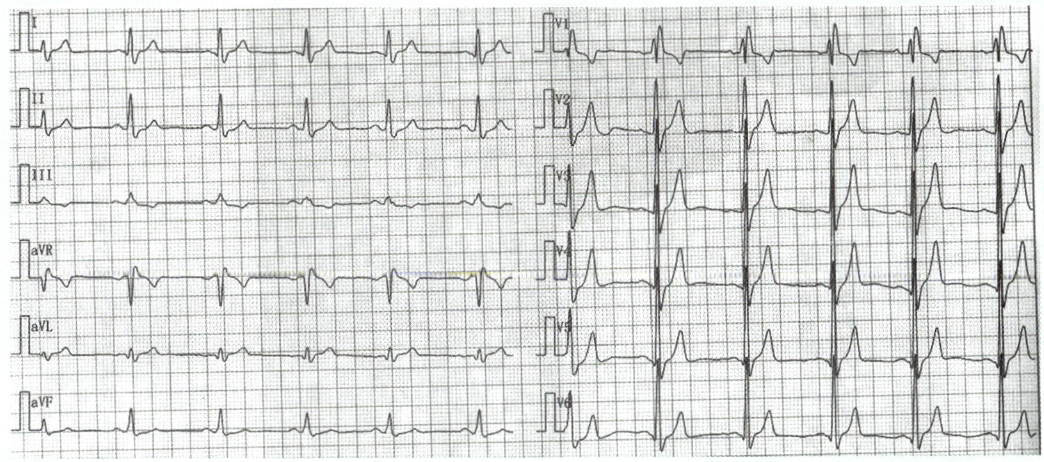

(4)左、右心室肥大

	左心室肥大	右心室肥大
R 波高尖	V_5 的 R 波高尖>2.5mV(即>5 大格)	V_1 的 R 波高尖>1.0mV(即>2 大格)
QRS 波群	V_5 导联 QRS 波宽<0.12s(即<3 小格)	V_1 导联 QRS 波宽<0.12s(即<3 小格)
心电轴	左偏	右偏
心电轴口诀	口对口,向左走(Ⅰ、Ⅲ导联)	尖对尖,向右偏(Ⅰ、Ⅲ导联)

注意:①V_5、V_1 导联的 R 波高尖,分别为左、右心室肥大的主要诊断依据,心电轴偏移为次要诊断依据。

②诊断心电轴偏移的方法同前。

以上为典型左、右心室肥大的诊断标准。若不典型，可参考下列诊断标准进行诊断。

	左心室肥大	右心室肥大
QRS 电压	R_{V5} 或 R_{V6}>2.5mV R_{V5}+ S_{V1}>4.0mV(男)或 3.5mV(女) R_{I}>1.5mV;R_{aVL}>1.2mV R_{aVF}>2.0mV; R_{I}+ S_{III}>2.5mV	V_1 的 R/S≥1;V_5 的 R/S≤1 或 S 波比正常加深 aVR 以 R 波为主,R/q 或 R/S≥1 R_{V1}+ S_{V5}>1.05mV(重症>1.2mV) R_{aVR}>0.5mV
心电轴	左偏(一般≤-30°)	右偏≥+90°(重症可>110°)
ST-T	并存 ST-T 改变(左室肥大伴劳损)	右胸导联(V_1、V_2) ST 压低、T 波倒置(右室肥大伴劳损)

【例 10】心电图诊断为

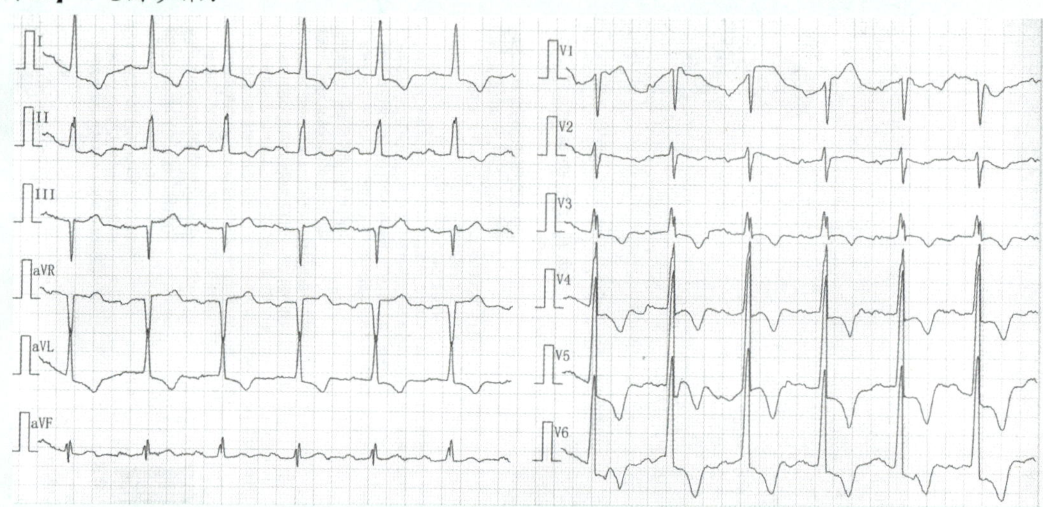

【例 11】心电图诊断为

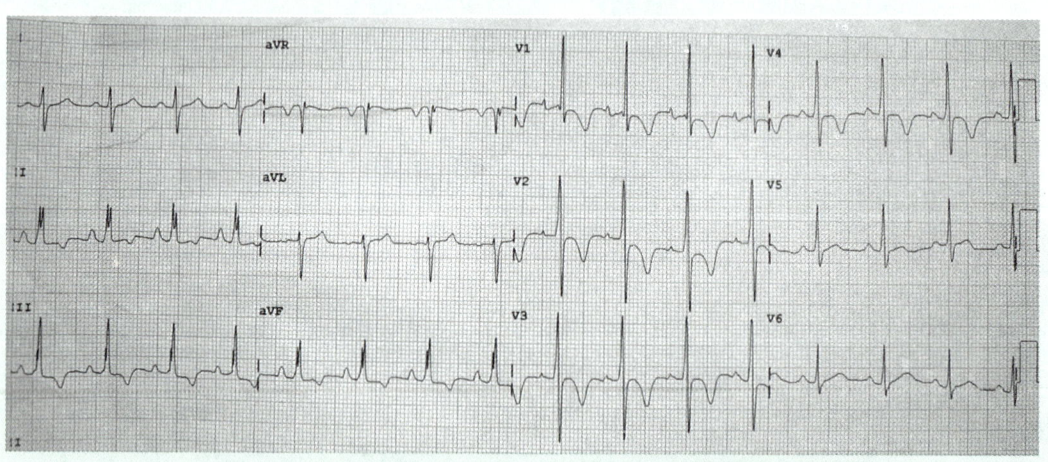

(5)心律不齐　若同一导联 RR 间距不等，则心律不齐，应选用口诀 2 解题。

口诀 2: 房早室早瞥一眼，室速室颤怪简单。房颤 P 波月亮弯，二度阻滞不难看。

口诀说明:

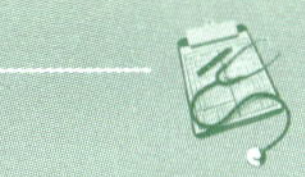

①房早室早瞥一眼——意思是说房早、室早的诊断非常简单，一眼就可看出，其特点见后。

②室速室颤怪简单——意思是说室速、室颤的诊断非常简单。

③房颤P波月亮弯——房颤的P波被月亮弯弯似的f波（颤动波）所替代。

④二度阻滞不难看——房室传导阻滞的心电图特点详见后。

(6)房性早搏(房早) 房早的主要心电图表现为提早出现的P′波，后跟随QRS波群，多为不完全性代偿间歇，表现为发生早搏的P′P(或RR)间距较正常PP(或RR)间距缩短。P波一般在Ⅱ、V_1导联最清楚。

(7)室性早搏(室早) 室早的主要心电图表现为提早出现的QRS宽大畸形(宽度>3小格)，常单发。

(8)室性心动过速(室速) 主要表现为提早出现的QRS宽大畸形(宽度>3小格)，连续出现3次或3次以上。

(9)心房颤动(房颤) 房颤的主要心电图表现为正常窦性P波消失，代之出现的f波（房颤波）大小不等、形态各异，似月亮弯弯的锯齿状；RR间距不等；QRS波群一般不增宽。

(10)心室颤动(室颤) 室颤是心跳骤停的先兆，其主要心电图表现为QRS-T波完全消失，出现大小不等、极不均齐的低小波，频率200~500次/分。

(11)房室传导阻滞 分一度、二度和三度房室传导阻滞，二度传导阻滞又分为二度Ⅰ型（Morbiz Ⅰ型或Wenckebach现象）、二度Ⅱ型（Morbiz Ⅱ型）。其心电图特点为：

	PR间期	QRS波群
一度房室传导阻滞	延长(>5小横格)，但每个PR间期相等	无脱落（每个P波后紧跟QRS波）
二度Ⅰ型房室传导阻滞	渐进性延长，直至P波后脱落1个QRS波	有脱落，循环往复
二度Ⅱ型房室传导阻滞	恒定（正常或延长）	成比例脱落
三度房室传导阻滞	不固定	P与QRS各自为政，心房率>心室率 QRS波群形态可正常或宽大畸形

注意：①PR间期正常值为0.12~0.20s（即3~5小横格），PR间期>5小横格为PR间期延长。

②PR间期≠PR段，PR间期=P波+PR段。PR间期为P波起点至QRS波群起点的时间。

【例12】心电图诊断为

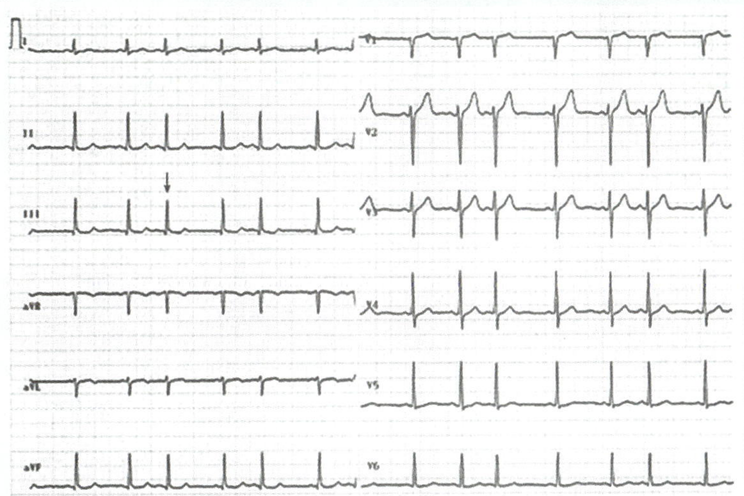

【例 13】心电图诊断为

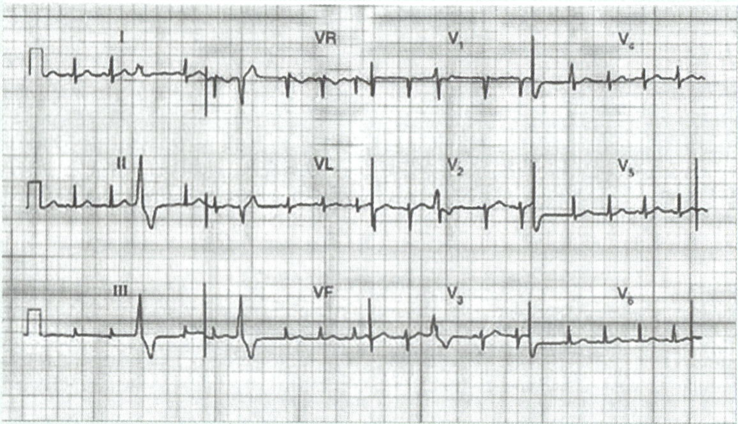

【例 14】心电图诊断为

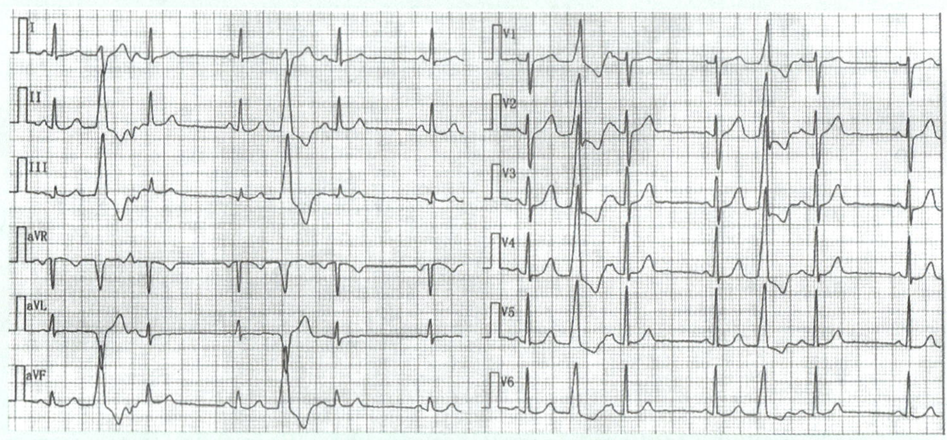

【例 15】心电图诊断为

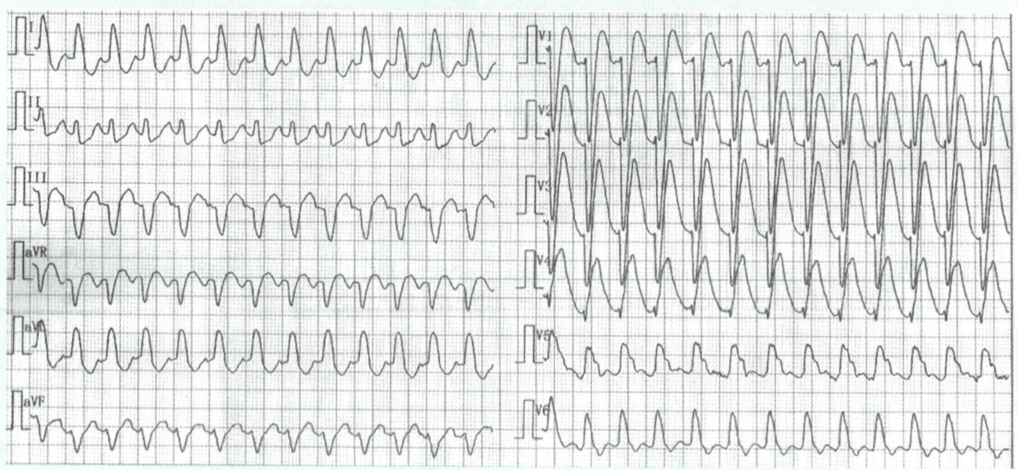

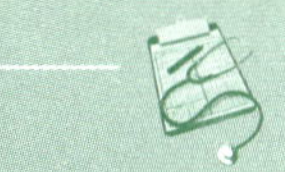

【例 16】心电图诊断为

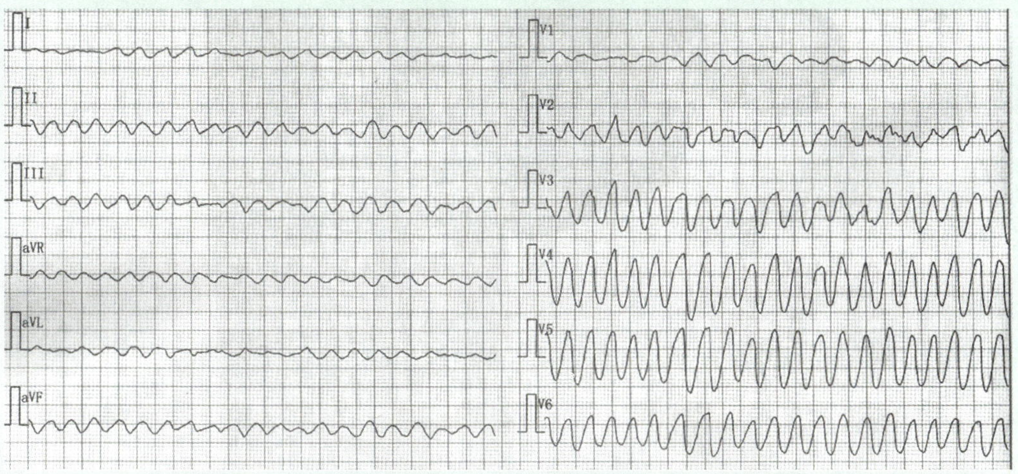

【例 17】心电图诊断为

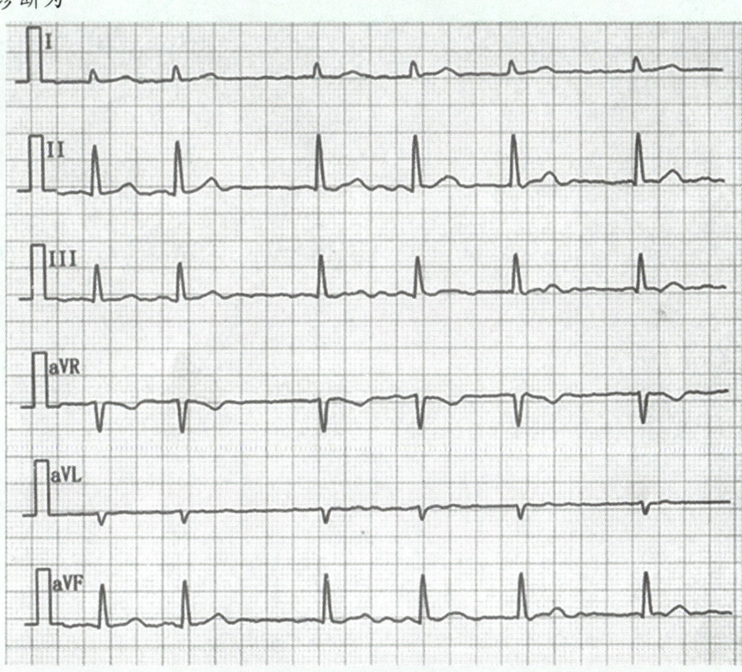

【例 18】心电图诊断为

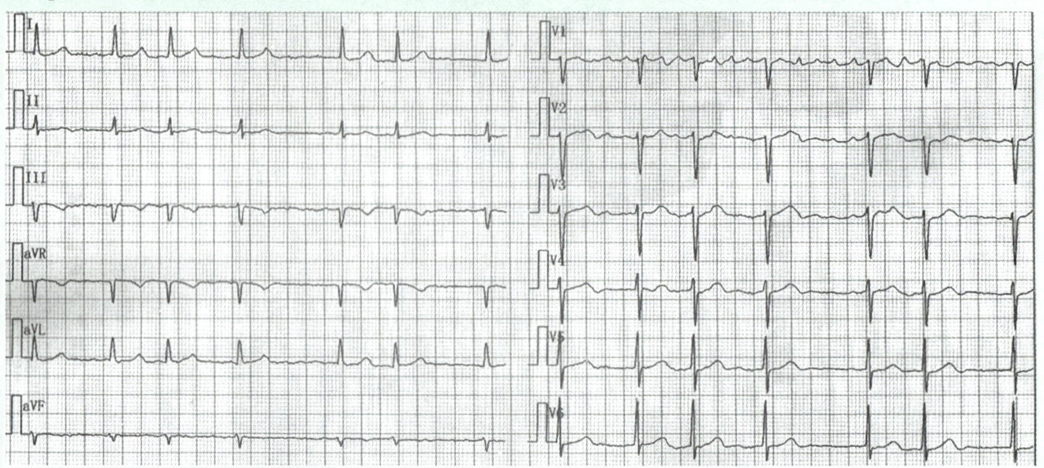

【例 19】心电图诊断为

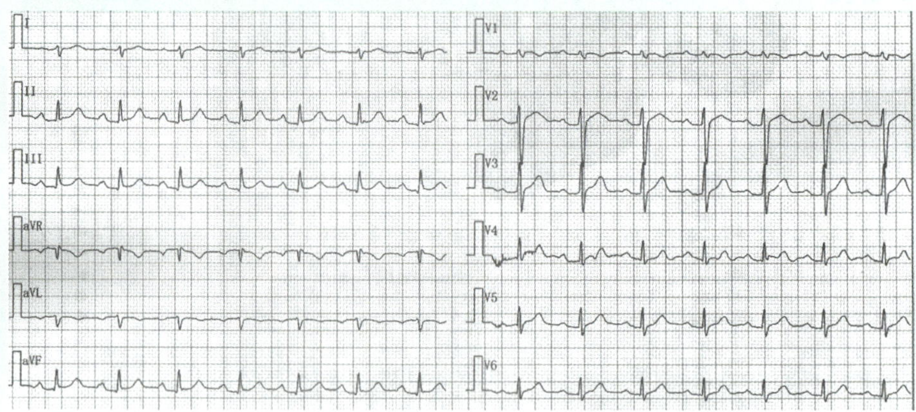

【例 20】心电图诊断为

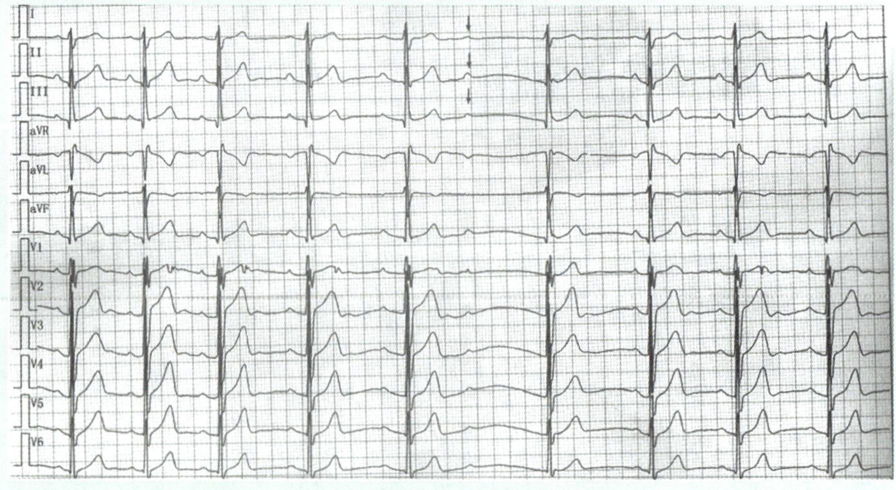

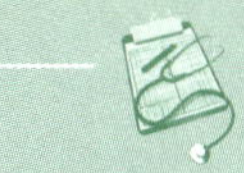

【例 21】心电图诊断为

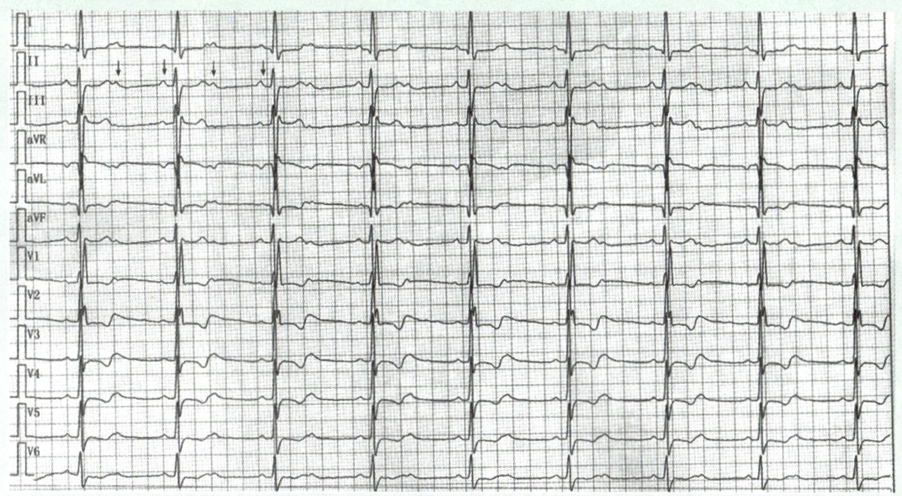

【例 22】心电图诊断为

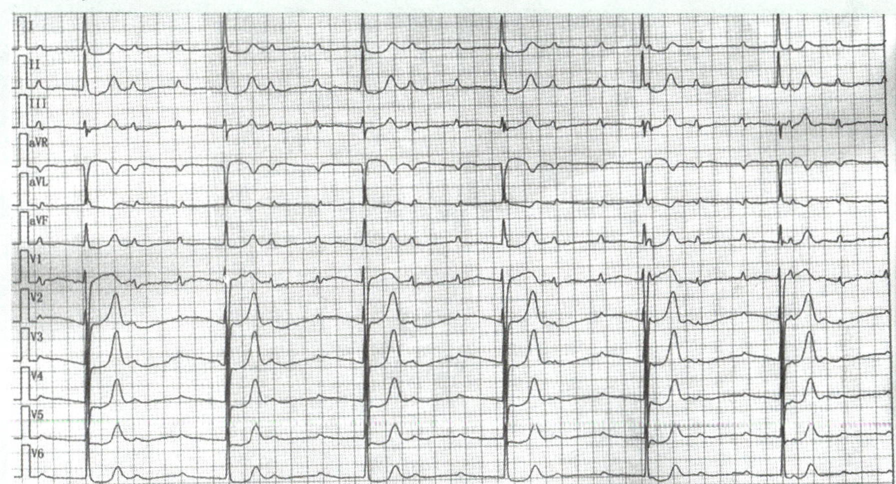

参考答案

口诀 1:小三大五窦速缓,三五之间无异变。一度三度阻滞剂,缺血梗死 ST。

P 波缺如室上速,心律整齐难不住。

V_1 和 V_5 区分右和左;V_1 上为右,V_5 上为左;宽大是完束,高尖为室肥。

口诀 2:房早室早瞥一眼,室速室颤怪简单。房颤 P 波月亮弯,二度阻滞不难看。

1. 正常心电图。

①Ⅱ导联 RR 间距基本相等,故本例心律整齐,选用口诀 1 解题。②Ⅱ导联 RR = 24 小格,即 4.8 大格,RR 间距在 3~5 个大格之间,属于正常范围。其心率 = 1500/RR 横格数 = 1500/24 = 63 次/分。

2. 窦性心动过速。

①Ⅱ导联 RR 间距基本相等,故本例心律整齐,选用口诀 1 解题。②Ⅱ导联 RR = 13 小格,即 2.6 大格,RR 间距<3 个大格,故属于窦性心动过速。其心率 = 1500/RR 横格数 = 1500/13 = 115 次/分。

3. 窦性心动过缓。

①RR 间距基本相等,故本例心律整齐,选用口诀 1 解题。②Ⅱ导联 RR = 27 小格,即 5.4 大格,RR 间距>5 大格,故为窦性心动过缓。其心率 = 1500/RR 横格数 = 1500/27 = 56 次/分。

4. 急性下壁心肌梗死。

①RR 间距基本相等,故本例心律整齐,选用口诀 1 解题。②Ⅰ导联 RR = 17 小格,即 3.4 大格,位于 3~5个大格之间,为正常心率。HR = 1500/RR 横格数 = 1500/17 = 88 次/分。③Ⅱ、Ⅲ、aVF 导联 ST 段抬高,应诊断为急性下壁心肌梗死。④急性心肌梗死快速定位诊断的记忆方法,详见本书配套课件《贺银成 2019 实践技能名师大讲堂》。

5. 急性前间壁心肌梗死。

①RR 间距基本相等,故本例心律整齐,选用口诀 1 解题。②Ⅱ导联 RR = 17 小格(即 3.4 大格),为正常心率。HR = 1500/RR 横格数 = 1500/17 = 88 次/分。③V_1、V_2、V_3 导联 ST 段抬高,应诊断为急性前间壁心肌梗死。

6. 窦性心动过速。

①RR 间距基本相等,故本例心律整齐,选用口诀 1 解题。②Ⅱ导联 RR = 13 小格(即 2.6 大格),RR 间距<3 个大格,应诊断为窦性心动过速。HR = 1500/RR 横格数 = 1500/13 = 115 次/分。

7. 室上性心动过速。

①同一导联 RR 间距基本相等,故本例心律整齐,选用口诀 1 解题。②Ⅱ导联 RR = 9 小格(即 1.8 大格),RR 间距<3 个大格,应诊断为心动过速。心率(HR) = 1500/RR 横格数 = 1500/9 = 167 次/分。③各导联未见完整清晰的 P 波,故应诊断为室上性心动过速。

8. 左束支传导阻滞。

①RR 间距基本相等,故本例心律整齐,选用口诀 1 解题。②V_5 导联的 QRS 波增宽>0.12s,R 波分叉不典型,应诊断为左束支传导阻滞。

9. 完全性右束支传导阻滞。

①RR 间距基本相等,故本例心律整齐,选用口诀 1 解题。②V_1 导联的 R 波分叉呈 M 型,QRS 波时限>0.12s(3 小格),应诊断为完全性右束支传导阻滞。

10. 左心室肥大伴劳损,Ⅰ度房室传导阻滞。

①RR 间距基本相等,故本例心律整齐,选用口诀 1 解题。②V_5 导联 R 波为 28 小格即 5.6 大格,即 V_5 导联的 R 波高尖(>5 大格);Ⅰ、Ⅲ导联 QRS 波群的主波"口对口,向左走",提示心电轴左偏;故应考虑左心室肥大。③V_5 导联 ST 段下移,故应考虑合并心肌劳损。④从Ⅱ导联可见 PR 间期延长(>5 小格),无 QRS 波脱落,故应诊断为Ⅰ度房室传导阻滞。

11. 右心室肥大。

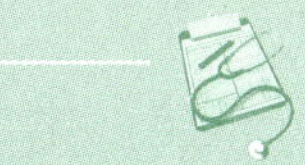

①RR 间距基本相等，故本例心律整齐，选用口诀 1 解题。②V_1 导联 R 波为 19 小格即 3.8 大格，V_1 导联 R 波高尖>1.0mV（即 2 大格）。V_5 导联的 R 波正常。应应诊断为右心室肥大。

12. 房性早搏。

①RR 间距不等，故本例心律不齐，选用口诀 2 解题。②Ⅱ导联第 3、第 5 个 QRS 波提前出现，其前有正立的 P 波。请注意，大多数情况下由于 P 波很小，很难看清，考试时应仔细辨认，实在看不清楚时可借助 QRS 波反推 P 波。本例不能误认为 QRS 波提前出现而诊断为室早，因为室早的 QRS 波群一般宽大畸形，而本例正常。③发生早搏的 RR 间距较正常 RR 间距缩短，此为不完全性代偿间歇。

13. 室性早搏。

①RR 间距不等，故本例心律不齐，选用口诀 2 解题。②Ⅱ、Ⅲ导联第 3 个 QRS 波群宽大畸形、提早出现，前无 P 波，应诊断为室性早搏。

14. 频发室性早搏。

①RR 间距不等，故本例心律不齐，选用口诀 2 解题。②多个导联第 2、5 个 QRS 波群宽大畸形、提早出现，前无 P 波，应诊断为频发室性早搏。

15. 阵发性室性心动过速。

①宽大畸形的 QRS 波连续出现 3 个以上，为室性心动过速的特点。②本例做心电图当时正处于室速发作期，心电图上表现为 RR 间距几乎相等。室速一般阵发性发作，假如将该患者心电监测时间延长，则可发现其 RR 间距不等，心律不齐，因此不能将这种情况误认为心律整齐。

16. 心室颤动。

①RR 间距不等，故本例心律不齐，选用口诀 2 解题。②QRS-T 波群消失，波形大小不等，振幅和频率均极不规则。

17. 心房颤动。

①RR 间距不等，故本例心律不齐，选用口诀 2 解题。②P 波消失，RR 绝对不齐，QRS 波不增宽。

18. 心房颤动。

①RR 间距不等，故本例心律不齐，选用口诀 2 解题。②P 波消失，RR 绝对不齐，QRS 波不增宽。

19. 一度房室传导阻滞。

①RR 间距基本相等，故本例心律整齐，选用口诀 1 解题。②Ⅱ、Ⅲ导联 PR 间期恒定为 0.24s（>0.20s，即 5 小横格），每个 P 波后紧跟 QRS 波，无 QRS 波脱落。

20. 二度Ⅰ型房室传导阻滞（文氏阻滞）。

①RR 间距不等，故本例心律不齐，选用口诀 2 解题。②PR 间期进行性延长，直至第 6 个 P 波（箭头所指）后脱落 1 个 QRS 波群，循环往复。

21. 二度Ⅱ型房室传导阻滞（莫氏阻滞）。

①RR 间距不等，故本例心律不齐，选用口诀 2 解题。②Ⅱ导联中，4 个箭头所指的 P 波，其中第 1、3 个箭头所指的 P 波未下传，其后无 QRS 波，第 2、4 个箭头所指的 P 波各下传 1 个 QRS 波，呈 2∶1 房室阻滞。下传搏动的 PR 间期正常。

22. 三度房室传导阻滞。

①RR 间距基本相等，故本例心律整齐，选用口诀 1 解题。②P 波与 QRS 波无关，呈“夫妻离婚”状态。

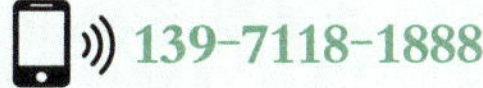

第3章　普通X线影像诊断

考纲要求

①正常胸片。②肺炎。③气胸。④胸腔积液。⑤浸润性肺结核。⑥肺癌。⑦心脏增大:二尖瓣型,主动脉型和普大型。⑧正常腹平片。⑨肠梗阻。⑩消化道穿孔。⑪泌尿系统阳性结石。⑫X线胃肠道造影影像诊断(助理不考):食管静脉曲张,食管癌,消化性溃疡,胃癌,结肠癌。⑬骨折:肋骨骨折(助理不考),长骨骨折。

复习要点

一、正常X线影像

1. 正常胸片

胸部X线片是胸部疾病首选的检查方法。正常胸片常见于正常人,也可见于某些疾病的早期。

(1)肺野　正位胸片上自纵隔、肺门向外的透光区域。正常时双肺野透亮度相同。沿第2、4前肋下缘向胸廓划一水平线,可将肺野分为上、中、下三部分,即上肺野、中肺野和下肺野;同时,又将一侧肺野纵行均分为内、中、外带三部分。

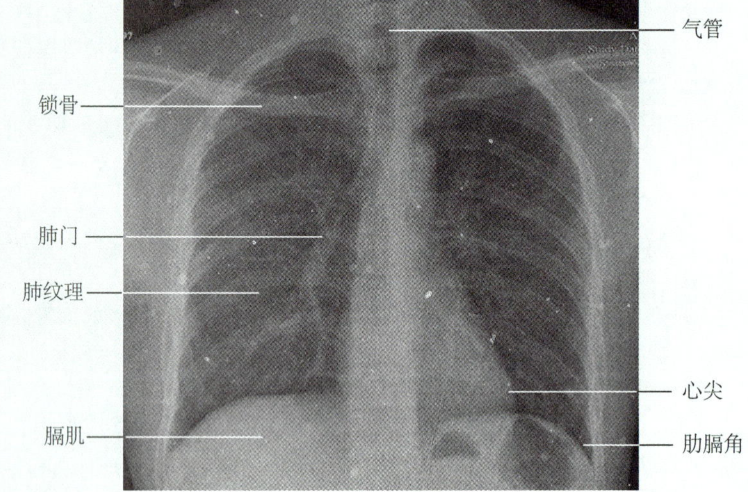

(2)肺门　正位胸片上肺门阴影位于两肺野内带,左侧略高,由肺动脉、肺静脉、支气管和淋巴组织等组成,主要成分为肺动脉和肺静脉。

(3)肺纹理　自肺门向外周放射状分布的树枝状影,逐渐变细,是肺动脉、肺静脉和支气管的投影。

(4)肺叶　左肺分为上、下两叶,右肺分为上、中、下三叶。肺叶由叶间胸膜分割而成。

(5)肺段　左肺分为8段,右肺分为10段,肺段的名称与相应的段支气管一致。胸片上不能显示肺段的界限,但可确定其大致位置。

(6)纵隔　为胸骨之后、胸椎之前、两肺之间的区域,上为胸廓入口,下为横膈。主要由心脏、大血管、气管、支气管、食管、胸腺等构成。胸片上仅能显示气管、主支气管及与肺邻接的纵隔轮廓。

(7)横膈　介于胸腹腔之间,呈圆顶状,右膈顶一般在第5~6前肋间水平,较左膈略高。横膈与胸壁之间形成的夹角称为肋膈角,横膈与心脏之间形成的夹角称为心膈角。

(8)骨骼　胸片能显示肋骨、肩胛骨、锁骨、部分胸骨和胸椎等。与考试有关的解剖学标志为锁骨。

(9)心尖　有些胸片没有标记左(L)、右侧(R),根据心尖指向左下方的原则,可以判断左、右肺野。

注意:①不要将肺门影误认为肺部肿块影。
②沿肺纹理消失的边缘找到肺压缩线,即可明确气胸的诊断。
③判断纵隔移位的标志即为气管是否居中。气胸、胸腔积液等均可导致气管(纵隔)向健侧移位。
④正常时肋膈角锐利,肋膈角消失提示少量胸腔积液。膈下游离气体提示急性消化道穿孔。
⑤锁骨上下区(即肺尖处)斑片状浸润阴影,常提示浸润性肺结核。

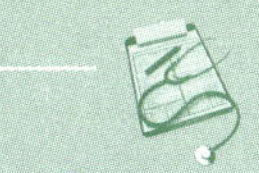

2. 正常腹部平片

腹部平片对腹部疾病的诊断有一定局限性,常用于急腹症的筛查和泌尿系统阳性结石的诊断。腹部平片可以显示腹部及盆腔的骨性结构及腹壁软组织。

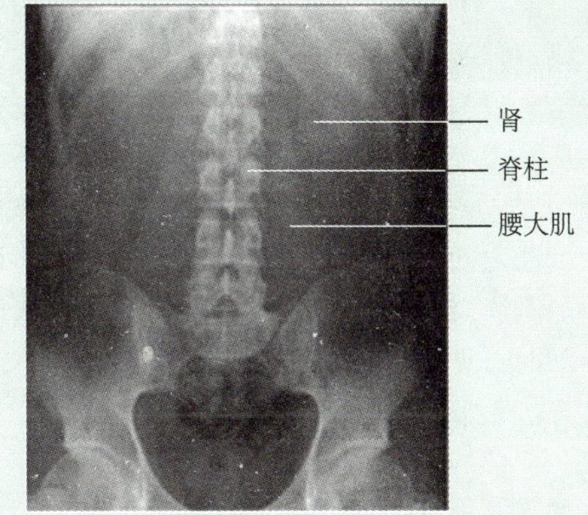

正常腹部平片

(1)**空腔脏器**　胃肠道等空腔脏器的X线表现取决于其内容物的种类及多少。胃、十二指肠球部及结肠内可含有气体,腹部平片可显示部分内腔。小肠除婴幼儿可有积气外,一般充满食糜和消化液,与肠壁同属中等密度,因缺乏对比而不能显示。若胃内储存有较多固体食物,结肠或直肠内有较多粪便,由于这些内容物周围有气体衬托,故可显示软组织密度斑片或团块影。

(2)**实质脏器**　腹部的实质脏器,如肝脏、脾脏、肾脏等,呈中等密度,借助其周围或邻近脂肪组织和相邻含气消化道的对比,在腹部平片上可显示其大小、形态、位置。正位片上两肾沿腰大肌上部两侧排列。肾结石阴影可在脊柱两旁、腰大肌上部两侧寻找。

(3)**腰大肌**　由于肌鞘内脂肪的对比,在摄片条件较好的腹部平片上,可显示腰大肌边缘。

(4)**腹膜外器官或组织**　腹膜外间隙器官及器官周围的脂肪组织,在平片上为灰黑影。

3. 正常成人长骨X线表现

考试阅片时,应准确区分股骨、胫骨、腓骨、内踝、外踝等骨性标志,否则难以正确答题。股骨位于膝关节上方,一根,易于辨认;胫骨和腓骨为两根,较细小者为腓骨,下为外踝;较粗大者为胫骨,下为内踝。

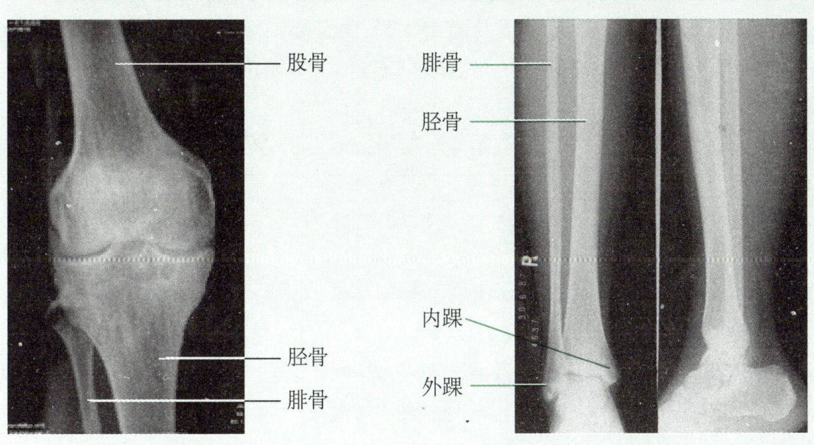

膝关节正侧位片　　胫腓骨正侧位片

二、疾病X线影像诊断

1. 肺炎

(1)**大叶性肺炎**　分为充血期、红色肝样变期、灰色肝样变期、消散期四期。

①充血期　X线胸片常无异常征象,或仅表现为肺纹理增多、增重。

②红色肝样变期和灰色肝样变期　胸片显示肺内大片实变,实变范围多与肺叶或肺段一致,呈密度均匀的高密度影,内可见透亮支气管影,即“含气支气管征”。若炎症累及肺段,则表现为片状或三角形高密度影。若炎症累及整个肺叶,则表现为以叶间裂为界的大片高密度影,边界清晰,叶间裂无移位。

③消散期　胸片显示肺内阴影密度逐渐减低，且密度不均匀，常表现为散在不规则的斑片状影。炎症最终可完全吸收，或只残留少量索条状影。

(2)小叶性肺炎　病变常位于双肺中下野的内、中带。多表现为散在斑片状影，密度不均，边缘模糊，可融合成较大的片状高密度影。

(3)间质性肺炎　病变分布较为广泛，好发于两肺中下野的内、中带，呈网状或小结节状影。

2. 气胸

①胸部X线片显示肺体积缩小，受压肺组织密度高于正常肺组织，并向肺门方向回缩，壁层与脏层胸膜之间形成无肺纹理区。②少量气胸时，无肺纹理区表现为线状或带状，其内侧被压缩肺的边缘为脏层胸膜线，呼气时显示更为清晰。③大量气胸时，被压缩的肺组织在肺门区可形成密度均一的软组织影，同时可见横膈下降，纵隔向健侧移位。

3. 胸腔积液

(1)少量胸腔积液　随积液量的增多，胸片可依次显示患侧肋膈角变钝，膈顶模糊，膈面以上呈均匀的致密影，其上缘在第4前肋水平以下，呈外高内低的弧形凹面。

(2)中量胸腔积液　积液的上缘在第4前肋水平以上，第2前肋水平以下，中下肺野呈均匀致密影，患侧心缘、膈面、肋膈角消失，纵隔向健侧轻度移位。

(3)大量胸腔积液　积液的上缘达第2前肋水平以上，患侧肺野呈均匀致密阴影，肋间隙增宽，纵隔向健侧明显移位。

4. 浸润性肺结核

胸部X线征象多种多样，可以一种征象为主，也可多种征象并存。

(1)局限性斑片状模糊影　好发于肺尖部，可单发或多发，可见于肺的一侧或双侧。

(2)干酪性肺炎　肺段或肺叶实变，呈大片高密度影，边缘模糊，密度不均，急性空洞表现为“虫蚀样”。

(3)结核性空洞　多数空洞壁较薄，洞壁内、外缘较光滑，空洞内一般无液平，空洞周围常有卫星灶。可见引流支气管与空洞相连。

(4)支气管播散病变　胸片显示沿支气管分布的斑点状、斑片状阴影，病变可相互融合。

(5)增殖性病变　呈斑点状高密度影，常排列成“花瓣样”，边界清楚，无融合趋势。

(6)结核球　为边缘清楚的类圆形阴影，密度较高，内常有钙化，周围可见卫星灶。

5. 肺癌

(1)中央型肺癌　①早期胸片可无异常表现，或仅有局限性肺气肿、阻塞性肺炎表现。②中晚期主要表现为肺门肿块、支气管阻塞改变。肿块多位于肺门附近，突向肺野，呈分叶状，边缘不规则。阻塞性肺炎常表现为局限于某一肺叶或肺段的斑片状模糊影或肺叶、肺段高密度影，病变不易吸收，或吸收后很快复发。阻塞性肺不张多表现为肺叶或肺段的体积缩小，密度增高，周围结构向病变处移位。

(2)周围型肺癌　①早期胸片多表现为肺内结节影，有分叶，边缘模糊。②中晚期主要表现为肺内类圆形、不规则形肿块，有分叶，细短毛刺，胸膜凹陷征，钙化少见。较大肿瘤内部发生坏死，经支气管引流后可形成厚壁空洞。空洞内缘凹凸不平，有时可见壁结节。

(3)弥漫型肺癌　胸片显示两肺弥漫分布的小结节、斑片状阴影或大片肺炎样改变。病灶进一步发生有融合趋势，融合病灶呈肿块状，甚至发生为整个肺叶的实变。

6. 心脏增大

(1)二尖瓣型　以肺动脉高压、右心室增大为主。胸片示主动脉结缩小或正常，肺动脉段凸出，心尖圆隆抬高，心脏外形如梨状，常见于二尖瓣病变、房间隔缺损、肺动脉瓣狭窄、肺心病等。

(2)主动脉型　以主动脉高压、左心室增大为主。胸片示主动脉结增宽，肺动脉段凹陷，左心缘下段向左下延长，心尖下移，常见于主动脉瓣病变、高心病、冠心病等。

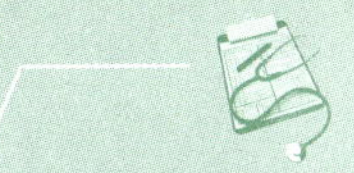

(3)普大型 胸片示心脏较均匀地向两侧增大,常见于心力衰竭、心肌病等。

7. 肠梗阻

(1)单纯性小肠梗阻 立位腹部X线平片显示梗阻近端小肠扩张,积液积气呈“弓状”,肠腔内有多个气液平面,呈阶梯状分布。梗阻远端肠管内仅有少量气体或无气体。

(2)绞窄性小肠梗阻 除单纯性小肠梗阻的X线征象外,还可出现特殊征象:“假肿瘤征”、“咖啡豆征”。

(3)单纯性结肠梗阻 立位腹部X线平片示结肠内宽大气液平面,积气扩大的结肠可显示出结肠袋。

(4)麻痹性肠梗阻 立位腹部X线平片显示小肠、结肠均等性扩张和积气,可见气液平面。

8. 消化道穿孔

(1)新月征 胃肠道穿孔立位腹部X线平片表现有气腹征、腹腔积液、腹脂线异常、麻痹性肠积气等,其中以游离气腹最重要且出现较早。腹腔内游离气体可上浮到横膈与肝、胃之间,形成“新月形”气体影。

(2)其他气腹征 胃肠道穿孔后,气体可进入小网膜囊,在中腹部腰1椎体右侧可见气腔或气液腔。气体也可进入腹膜后间隙,衬托出肾脏的外形轮廓。

9. 泌尿系统阳性结石

(1)肾结石 常表现为单侧或双侧肾轮廓内类圆形、不规则形高密度影,密度均匀或不均匀。当结石充满全部肾盂肾盏时,称为“鹿角状”结石。侧位片上肾结石与脊柱重叠,而胆囊结石位于脊柱前方。

(2)输尿管结石 常表现为脊柱两侧输尿管走行区类圆形致密影,长轴与输尿管走行相平行。

(3)膀胱结石 常表现为耻骨联合上方单发或多发高密度影,可为圆形、椭圆形或不规则形,大小不等,边缘光滑或毛糙,密度不均,变换体位后结石位置常发生变化。

10. 食管静脉曲张

(1)早期 上消化道钡餐造影常表现为食管下段黏膜皱襞稍增粗或略有迂曲,管壁边缘稍不整齐。

(2)中期 常表现为中下段食管黏膜皱襞粗大、蜿蜒扭曲,呈“串珠状”,管壁边缘呈锯齿状,管腔稍扩张。

(3)晚期 病变范围扩大,可累及食管全长,曲张所形成的充盈缺损更明显,呈“虫蚀状”,管腔明显扩张,蠕动减弱,钡剂排空延迟。

11. 食管癌

上消化道钡餐造影可表现为腔内充盈缺损、不规则龛影,管腔狭窄,黏膜皱襞中断破坏,管壁僵硬。

12. 消化性溃疡

(1)胃溃疡 上消化道钡餐造影显示龛影,为其直接征象。此外还可出现黏膜线、项圈征、狭颈征、痉挛性收缩、胃液分泌增多、胃蠕动增强或减弱等。

(2)十二指肠溃疡 龛影是十二指肠溃疡的直接征象,还可表现为十二指肠球部变形、激惹等。

13. 胃癌

(1)蕈伞型胃癌 上消化道钡餐造影显示胃腔内不规则充盈缺损,表面呈菜花样。

(2)浸润型胃癌 常表现为胃腔环形不规则变窄,胃壁僵硬。

(3)溃疡型胃癌 常表现为龛影,位于胃轮廓之内,形态不规则;龛影周围有宽窄不等的透明带,称为环堤;环堤内可见结节状、指压状充盈缺损,以上统称为“半月综合征”。

(4)其他表现 胃黏膜皱襞破坏、中断、消失,病变区胃蠕动消失。

14. 结肠癌

(1)增生型结肠癌 钡剂灌肠造影显示肠腔内充盈缺损,轮廓不规则,肠壁僵硬,结肠袋消失。

(2)浸润型结肠癌 多表现为肠腔狭窄,肠壁僵硬,黏膜中断,极易造成肠梗阻。

(3)溃疡型结肠癌 肠腔肿块内出现不规则龛影,周围有宽窄不等的环堤,黏膜皱襞紊乱破坏。

15. 长骨骨折

(1)骨质连续性中断 长骨骨折的X线片常表现为骨皮质、骨小梁断裂。

（2）骨折线　细微或不完全性骨折的骨折线可不明显，仅出现骨皮质皱褶、成角、凹陷，在骨松质有骨小梁扭曲、错位。嵌入性或压缩性骨折可导致骨小梁紊乱，甚至局部骨密度增高，可能不显示骨折线。

（3）移位　严重骨折可有断端错位、成角、旋转、分离、重叠、碎骨片脱落。

16. 肋骨骨折

肋骨骨折的 X 线表现为肋骨骨质断裂，断端可有错位，骨折形态多为横形，也有斜形，可单发或多发，多为一侧性。可伴发气胸、血胸、皮下气肿、肺挫裂伤等。

三、X 线影像试题的解题技巧

X 线片的阅读，相对来说比较简单，只要按照正确的思路去解题，一般均可获得满分。

1. 牢记考试大纲要求

只在考试大纲所要求掌握的病名中选择答案项，这样考试时即使不会作答，猜中答案的几率也非常大。

2. 辨别是什么部位的 X 线片

根据 X 线片所描述的部位，进一步划定答案范围。按大纲要求，考生只需掌握下列三个部位的 X 线片。

（1）胸部 X 线片　若为胸片，则答案可能为正常胸片、肺炎、气胸、胸腔积液、浸润性肺结核、肺癌、心脏增大。

（2）腹部 X 线片　若为腹部 X 线片，则答案可能为正常腹部平片、肠梗阻、消化道穿孔、泌尿系阳性结石、消化道造影（助理不考）。

（3）骨折 X 线片　若为骨折片，则答案可能为长骨骨折、肋骨骨折。

3. 胸部 X 线片的阅读

阅读胸片时，应重点观察肺野、心脏和肋骨，不必重视脊柱等，因为大纲不要求掌握胸椎骨折。

（1）肺野　观察肺野时，应注意有无肺纹理、有无肺部阴影及阴影部位、肋膈角是否锐利等。

肺野无阴影的诊断公式：

正常胸片＝两肺纹理存在且对称+两侧肋膈角锐利+肺野无阴影+心脏大小外形正常。

气胸＝外侧（或一侧）肺野无肺纹理、变黑+纵隔或气管向健侧移位。

肺野有阴影的诊断公式：

胸腔积液＝内低外高弧状阴影~2/3 肺野大片状致密阴影（变白）+纵隔向健侧移位。

肺癌＝老年+不规则的块状阴影。

浸润性肺结核＝肺尖部（锁骨上下区）斑片状、云雾状阴影。

肺炎＝斑片状阴影位于肺尖以外的肺野。

注意：①胸腔积液——少量积液表现为肋膈角变钝；中量积液表现为外高内低弧形向上的积液影。大量积液表现为大片肺野致密阴影+纵隔向健侧移位。

②中央型肺癌——主要表现为肺门肿块影，也可有远段肺叶的肺不张。

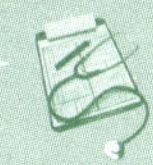

【例1】患者,女性,35岁。咳嗽、咳痰1天。胸片的可能诊断为

A. 正常胸片
B. 两上肺炎
C. 二尖瓣型心
D. 浸润性肺结核

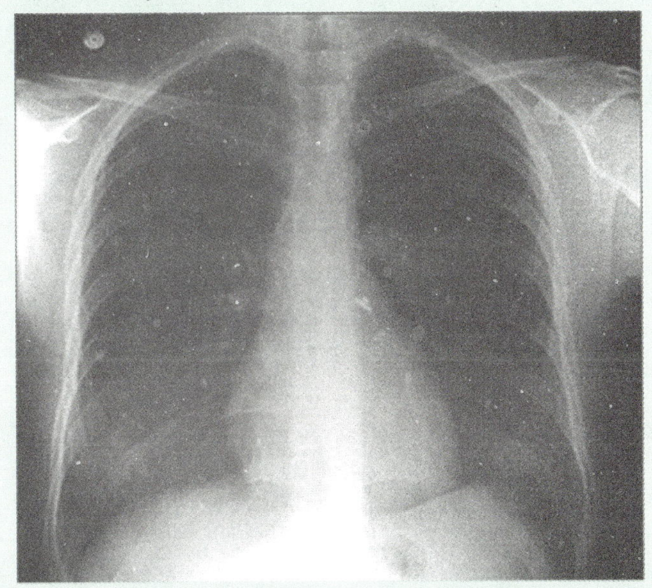

解题:①辨认这是一张胸片,看胸片的重点在肺野及心脏。
②两肺纹理存在、对称,两肋膈角锐利,两肺野无阴影。
③心脏大小外形正常。结论为正常胸片。
④注意不要将肺门纹理误认为是肺部阴影,特别是一些年龄较大的患者,常常肺门纹理"很重",不要误诊。鉴别时,可两侧肺野作对比,肺门纹理一般两侧对称分布。

【例2】患者,男性,35岁。发热2天,伴咳嗽、咳痰。胸片的可能诊断为

A. 右肺癌
B. 右叶肺炎
C. 右侧胸腔积液
D. 浸润性肺结核

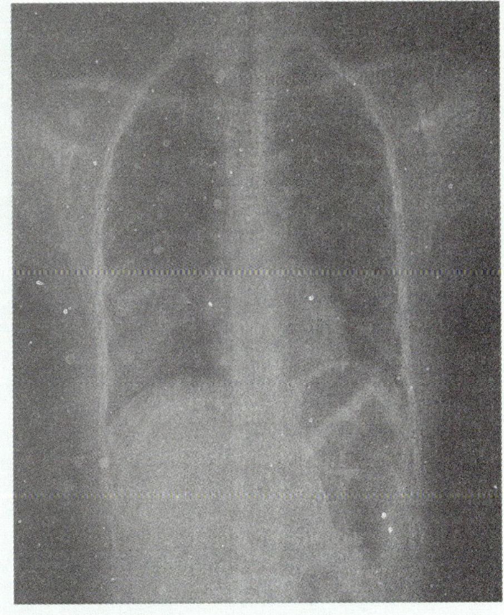

解题:①辨认这是一张胸片,看胸片的重点在肺野及心脏。
②区分左、右肺野,本例胸片未标明左、右,可根据心尖指向左下方的原则来区分左、右肺野。
③左肺纹理存在,肋膈角锐利,肺野无阴影。
④右下肺大片阴影,诊断为右肺肺炎。右肺阴影不呈块状,不位于右肺门,可排除中央型肺癌。右肺阴影不呈斑片状或云雾状,不位于肺尖,可排除浸润性肺结核。右肺阴影不呈高密度致密影,纵隔居中,可排除胸腔积液。
⑤心脏大小外形正常。

【例3】患者,女性,55岁。间断胸痛1周。胸片的最可能诊断为

A. 肺癌

B. 肺炎

C. 胸腔积液

D. 浸润性肺结核

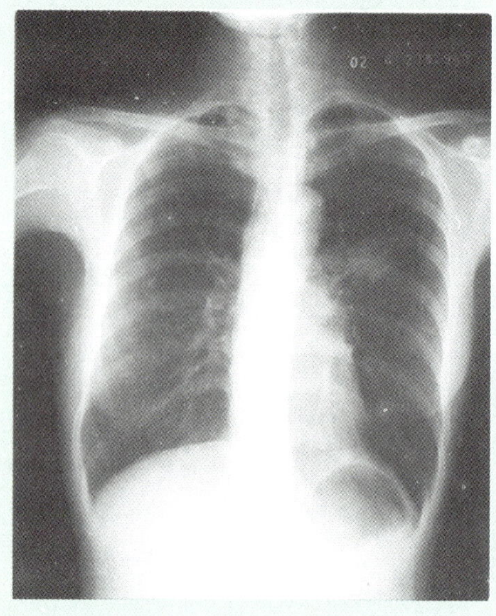

解题:①辨认这是一张胸片,看胸片的重点在肺野及心脏。

②区分左、右肺野,本例胸片未标明左、右,可根据心尖指向左下方的原则来区分左、右肺野。

③左肺纹理存在,肋膈角锐利,可排除胸腔积液。左肺门处圆形块状阴影,中央型肺癌可能性大。

④右肺纹理存在,肋膈角锐利,无阴影。

⑤心脏大小外形正常。

【例4】患者,女性,56岁。右侧胸痛3周,诊断为

A. 右肺癌

B. 右侧气胸

C. 右侧胸腔积液

D. 右浸润性肺结核

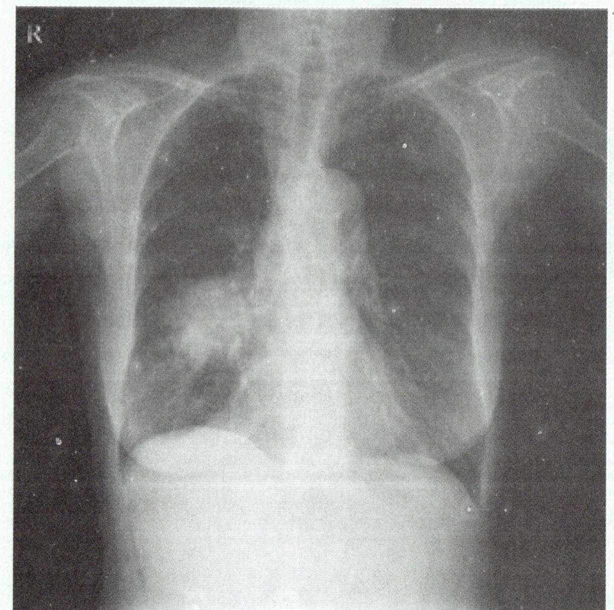

解题:①辨认这是一张胸片,看胸片的重点在肺野及心脏。

②区分左、右肺野,本例胸片已标明(R为右,L为左)。

③左肺纹理清晰,肋膈角锐利,无阴影。

④右肺肺门处圆形块状致密影,中央型肺癌可能性大。右肺野纹理清晰,肋膈角锐利,无肺组织压缩影,可排除气胸和胸腔积液。阴影不呈斑片状,也不位于肺尖,故可排除浸润性肺结核的可能。

⑤心脏大小外形正常。

⑥不要将女性病人的乳房影误认为肺部阴影,乳房影呈乳房特有的弧形,两侧对称。

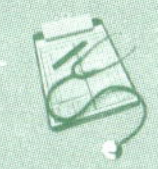

【例5】患者，男性，23岁。咳嗽2周，伴间断发热、咯血1天。最可能的诊断为

A. 中心型肺癌
B. 气胸
C. 胸腔积液
D. 浸润性肺结核

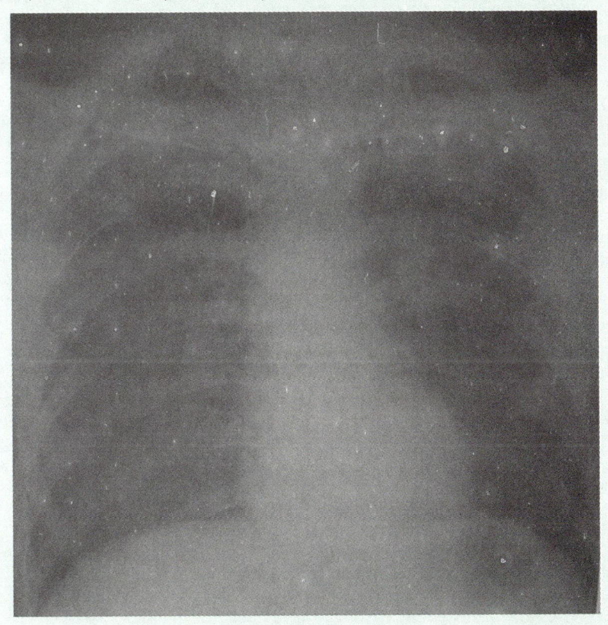

解题：①辨认这是一张胸片，看胸片的重点在肺野及心脏。
②区分左、右肺野，本例胸片未标明左、右，可根据心尖指向左下方的原则来区分左、右肺野。
③男性青年，双肺上野锁骨上下区见浓密斑片状阴影，为典型的活动性浸润性肺结核。
④双肺肋膈角锐利，可排除胸腔积液。双肺组织无压缩，可排除气胸。
⑤心脏大小外形正常。

【例6】女性，55岁，胸闷、气短5天，加重1天。最可能的诊断为

A. 右叶肺炎
B. 右肺不张
C. 右侧胸腔积液
D. 右下肺癌

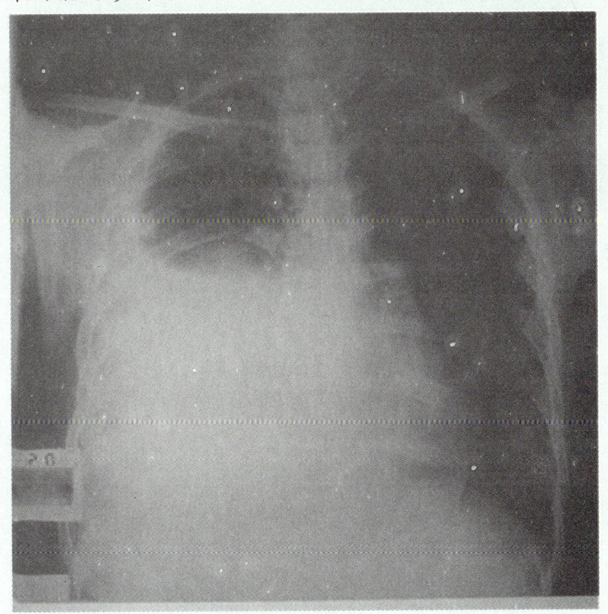

解题：①辨认这是一张胸片，看胸片的重点在肺野及心脏。
②区分左、右肺野，本例胸片未标明左、右，可根据心尖指向左下方的原则来区分左、右肺野。
③左肺纹理存在，无肺组织压缩线，肋膈角锐利，无阴影，可排除胸腔积液、气胸、肺癌、肺不张。
④右肺中下野大片致密阴影，弧形向上，纵隔左移，为胸腔大量积液之典型表现。
⑤心脏大小外形正常。

【例7】女性，34岁，右侧胸痛、胸闷1小时。诊断为

A. 右下肺炎

B. 右侧气胸

C. 右下胸腔积液

D. 右下肺结核

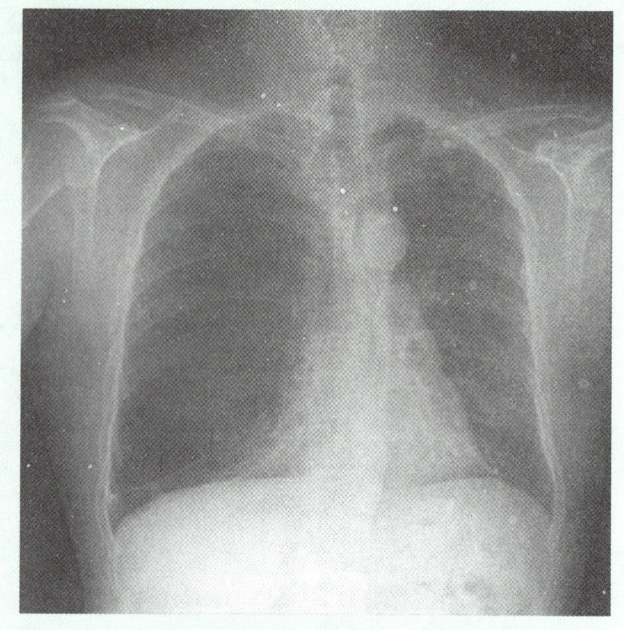

解题：①辨认这是一张胸片，看胸片的重点在肺野及心脏。

②区分左、右肺野，有些片子已经标明左、右，但本例未标明左右，可从心尖指向左下方的原则来区分左、右肺野。

③左肺纹理存在，肋膈角锐利，肺野无阴影，可排除气胸、胸腔积液、肺结核、肺炎。

④右肺纹理压缩约90%，纵隔向左侧移位，应诊断为右侧气胸。

⑤心脏大小外形正常。

(2)心脏　观察心脏时，主要看心脏的外形是否正常。

心脏增大的诊断公式：

梨形心(二尖瓣型)=左心房增大→多见于二尖瓣狭窄。

靴形心(主动脉型)=左心室扩大→多见于主动脉瓣关闭不全。

普大型心(三角形烧瓶状)=心界向两侧扩大→多见于心包积液。

考试时，看看胸片上心脏的外形，即可轻松搞定。如右图，A为正常心脏，B为梨形心，C为靴形心，D为普大型心。

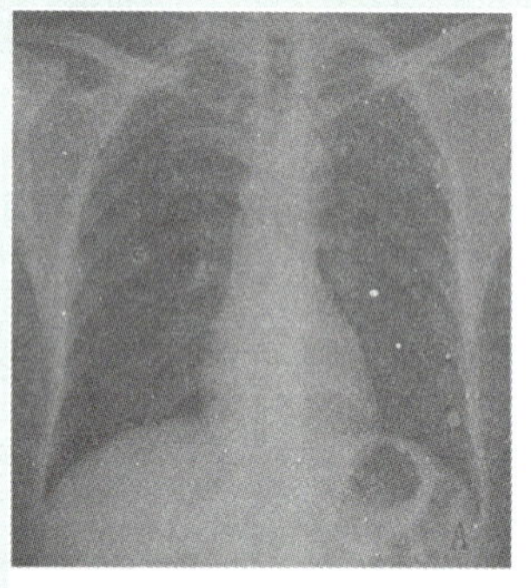

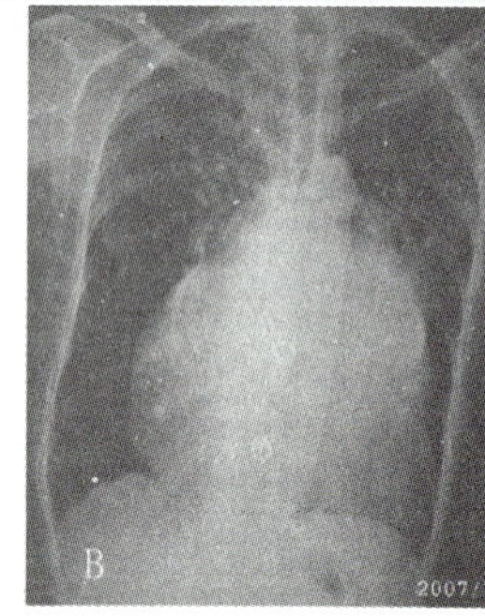

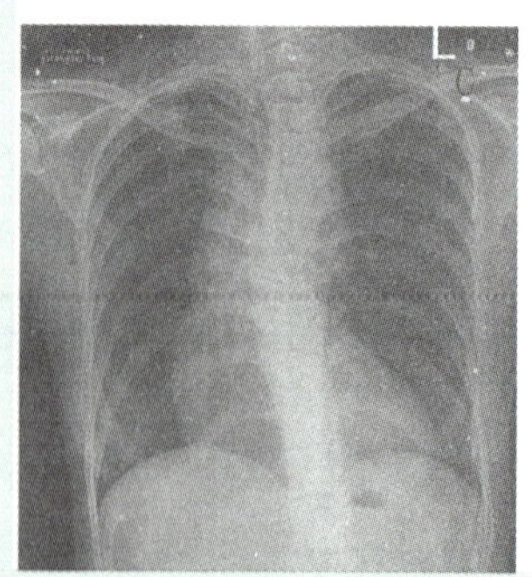

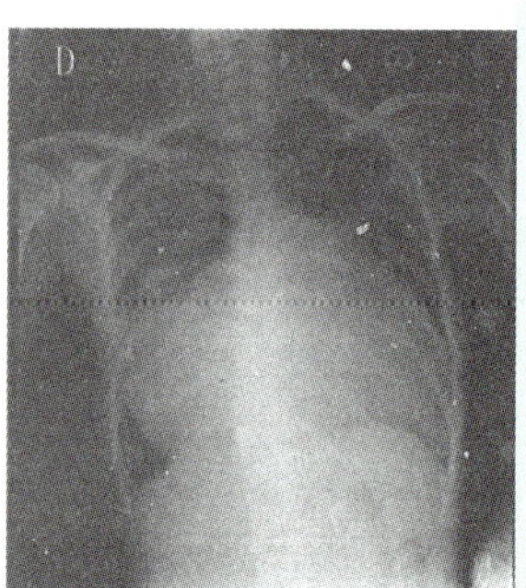

4. 腹部X线片的阅读

(1)明确X线片类型　阅读腹部X线片时，应首先区分是腹部平片，还是消化道造影片。区分的方法是前者无造影剂影像，后者有造影剂(稀钡或碘油)影像。

(2)腹部X线平片　应重点观察膈下有无月牙形游离气体、阶梯状液平及泌尿系阳性结石。

腹部X线平片的诊断公式：

消化道穿孔=膈下月牙形游离气体。

急性肠梗阻=多个阶梯状液平。

泌尿系阳性结石=泌尿系路径上有高密度阴影(亮点)。

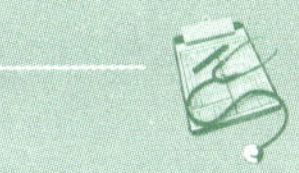

正常腹部平片=无以上阳性征象。

注意: ①诊断消化道穿孔时,不要将胃泡影、靠近膈肌下的阶梯状液平等误认为膈下游离气体。阅片时首先找到膈肌,其下的黑色月牙形阴影即为膈下游离气体,此为消化道穿孔的特征性X线表现。膈下游离气体常以右侧明显,左侧被胃掩盖,常不明显。

②正常人也可有少量液平面,因此不能发现液平就诊断为急性肠梗阻,而应结合病史。

③诊断泌尿系阳性结石时,应沿"肾脏→输尿管→膀胱"的径路,在脊柱两旁观察有无高密度亮点。

④因考纲只要求掌握这三种疾病的X线征象,故排除上述三种疾病后,即可诊断为正常腹部平片。

【例8】男性,33岁,持续性上腹部不适1月。诊断为

A. 正常腹部平片
B. 急性肠梗阻
C. 消化道穿孔
D. 泌尿系阳性结石

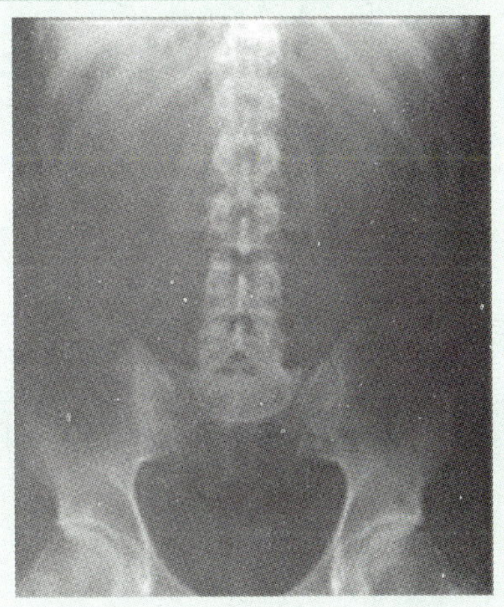

解题:①辨认这是一张腹部平片,无造影剂影像。

②两侧膈下无游离气体可排除消化道穿孔,腹部无阶梯状液平可排除肠梗阻,脊柱两侧沿"肾脏→输尿管→膀胱"无高密度亮点可排除泌尿系阳性结石。此为正常腹部平片。

【例9】男性,32岁,持续性上腹疼痛2小时。诊断为

A. 泌尿系阳性结石
B. 急性肠梗阻
C. 消化道穿孔
D. 肠结核

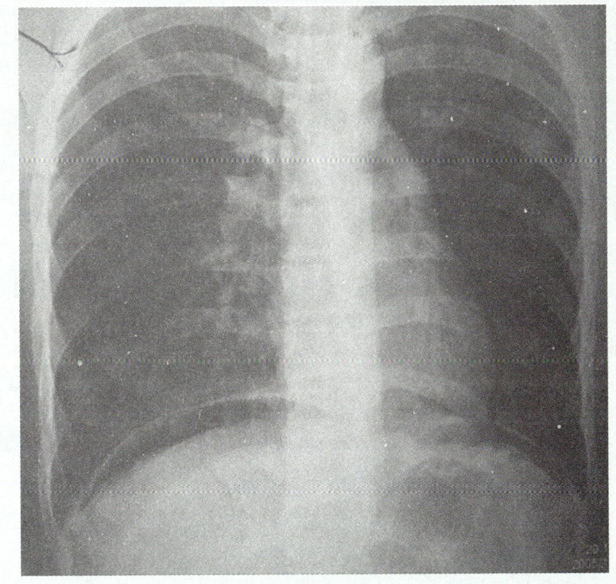

解题:①这是一张腹部平片,无造影剂影像。

②右侧膈下可见月牙形游离气体,应诊断为消化道穿孔。

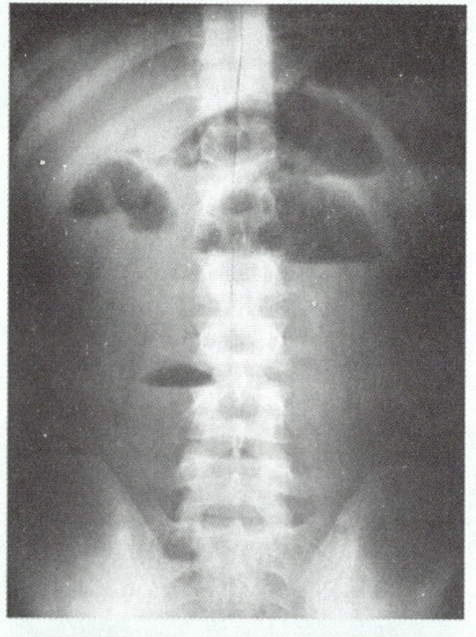

【例 10】男性，25 岁，间断中腹疼痛 6 小时，伴呕吐。诊断为

A. 泌尿系阳性结石

B. 急性肠梗阻

C. 消化道穿孔

D. 急性胰腺炎

解题：①辨认这是一张腹部平片，无造影剂影像。

②腹部见多个阶梯状液平，可诊断为急性肠梗阻。

③膈下无游离气体，可排除消化道穿孔。

④泌尿系路径上无高密度亮点，可排除阳性结石。

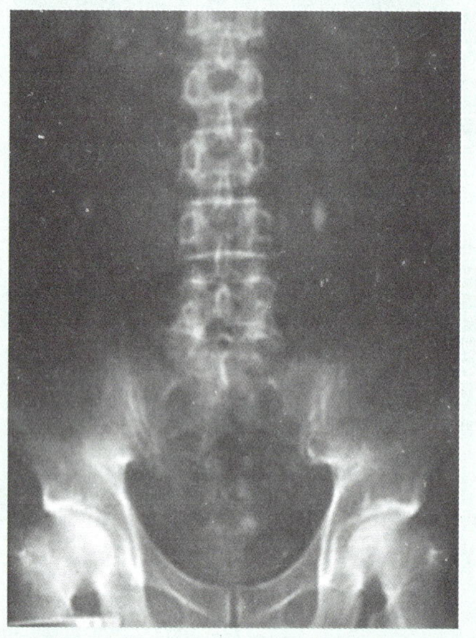

【例 11】男性，20 岁，间断左中腹疼痛 6 小时。应诊断为

A. 左侧输尿管结石

B. 急性肠梗阻

C. 消化道穿孔

D. 急性胆囊炎

解题：①辨认这是一张腹部平片，无造影剂影像。

②脊柱左侧可见高密度蚕豆大小亮点（阴影），应诊断为左侧输尿管结石。

③腹部无多个阶梯状液平，可排除急性肠梗阻。

④膈下无游离气体，可排除消化道穿孔。

（3）消化道造影 包括上消化道造影和下消化道造影。

上消化道造影主要涉及食道静脉曲张、食管癌、消化性溃疡、胃癌等，下消化道造影主要涉及结肠癌。总的来说，考得较少。解题思路为：

①首先明确是消化道造影 X 线片　其依据为 X 线片上有造影剂（稀钡或碘油）显像。

②弄清楚 X 线片所涉及的部位　是食管、胃、十二指肠，还是结肠？

③根据部位和诊断公式得出结论　若异常部位为食管，则可能为食道静脉曲张或食管癌；若异常部位是胃，则可能为胃癌或胃溃疡；若异常部位为十二指肠，则可能为球溃；若异常部位为结肠，则可能为结肠癌。

消化道造影的诊断公式：

食道静脉曲张 = 食管黏膜呈“串珠状”或“蚯蚓”状充盈缺损（典型改变）。

食管癌 = 食管腔内充盈缺损、管腔狭窄 + 病变区黏膜中断 + 管壁僵硬 + 腔内不规则龛影。

胃溃疡 = 胃小弯龛影位于胃轮廓之外 + 龛影周围黏膜纠集呈放射状。

胃癌 = 胃窦部龛影位于胃轮廓之内 + 黏膜皱襞中断破坏。

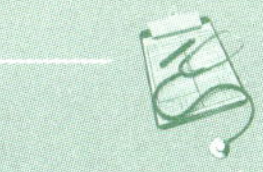

十二指肠球部溃疡=十二指肠球部龛影(直接征象)+激惹征(间接征象)+球部变形。

结肠癌=钡剂灌肠提示结肠腔内充盈缺损、钡剂受阻+管腔狭窄+管壁僵硬+肠腔肿块内不规则龛影。

注意:①食道静脉曲张多由门脉高压所致,早期表现为食管下段黏膜皱襞稍增粗或迂曲,管壁边缘不整齐。

②十二指肠球溃的激惹征是指钡剂不在球部停留,迅即通过,表现为球部不能完全充盈。

③结肠癌的诊断较简单,考试中只要辨认出结肠钡剂灌肠图片即可正确答题。

【例 12】男性,40 岁,胸骨后隐痛 2 年,最可能的诊断为

A. 食管癌

B. 食道静脉曲张

C. 食管憩室

D. 贲门失迟缓征

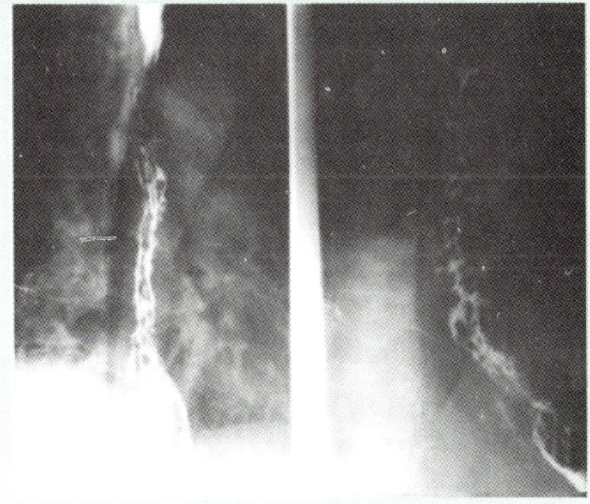

解题:①辨认这是一张消化道造影 X 线片,因为有造影剂影像。

②这张图片描述的是食管病变,因有食管形状,故答案可能为食道静脉曲张或食管癌。

③食管中下段黏膜呈"串珠状"改变,故应诊断为食道静脉曲张。

④食管腔内无充盈缺损、管腔狭窄及不规则龛影,故可排除食管癌。

【例 13】女性,48 岁,吞咽不适半年,最可能的诊断为

A. 食管癌

B. 食道静脉曲张

C. 食管狭窄

D. 食道贲门失弛缓征

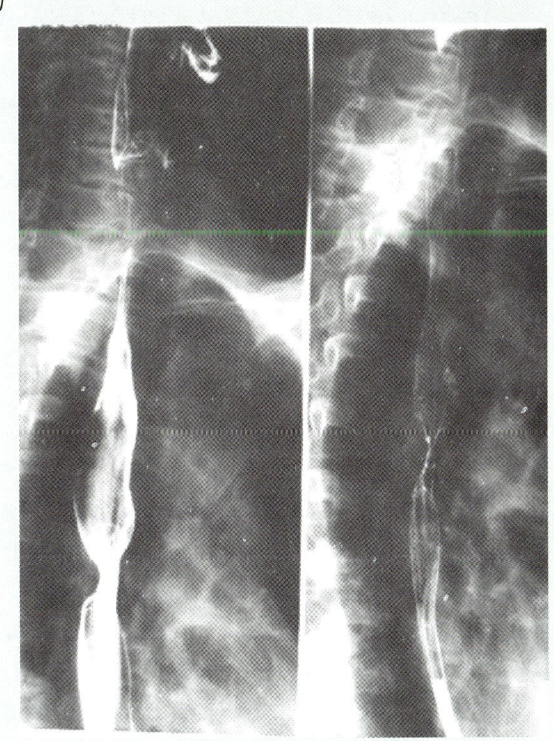

解题:①辨认这是一张消化道造影 X 线片,因为有造影剂影像。

②这张图片描述的是食管病变,因有食管形状。故答案可能为食道静脉曲张或食管癌。

③食管中段局限性不规则狭窄,狭窄处管壁中断、破坏,应诊断为食管癌。

④食管黏膜无增粗、迂曲、"串珠状"改变,可排除食道静脉曲张。

⑤不要误诊为食管狭窄(大纲不要求掌握),也不要将食管的生理性狭窄误诊为食管癌。

【例14】男性，48岁，上腹隐痛5年，最可能的诊断为

A. 胃癌

B. 胃溃疡

C. 十二指肠溃疡

D. 十二指肠癌

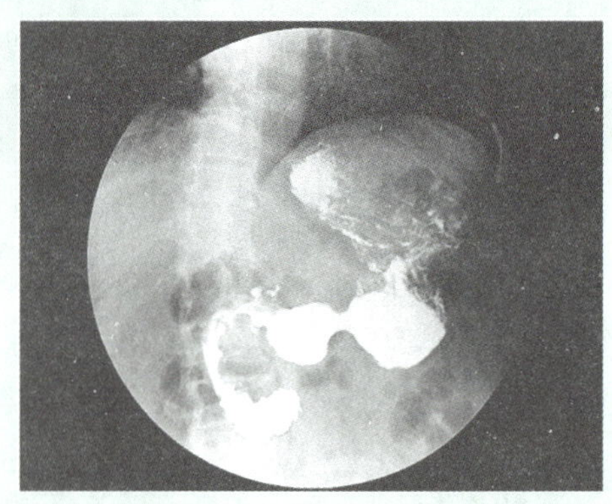

解题：①这是一张消化道造影X线片，因为有造影剂影像。

②这张图片描述的是胃十二指肠，故答案可能为胃溃疡、十二指肠溃疡或胃癌。

③十二指肠球部有一个小龛影，位于十二指肠轮廓之外，故应诊断为十二指肠溃疡。

④胃黏膜完整，无龛影，故可排除胃溃疡和胃癌。

【例15】男性，50岁，上腹无规律隐痛5年余，最可能的诊断为

A. 胃癌

B. 胃溃疡

C. 十二指肠溃疡

D. 食管癌

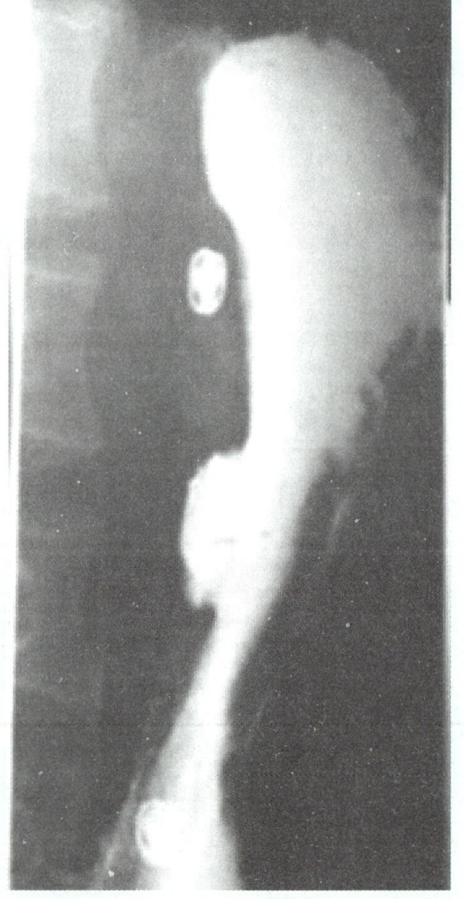

解题：①这是一张消化道造影X线片，因为有造影剂影像。

②这张图片描述的是胃部病变，故答案可能为胃溃疡或胃癌。

③图中可见胃小弯龛影，位于胃轮廓之外，故应诊断为胃小弯溃疡。

④若龛影位于胃轮廓之内，则诊断为胃癌。

⑤图片中，左上方及下方两处高密度影为病人衣服上的扣子显影，不要误诊为病变影像。

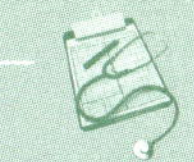

【例16】男性患者,44岁,剑突下疼痛伴呕吐半年余,加重1周,检查见下图,最可能的诊断是

A. 胃癌
B. 胃溃疡
C. 十二指肠溃疡
D. 幽门梗阻

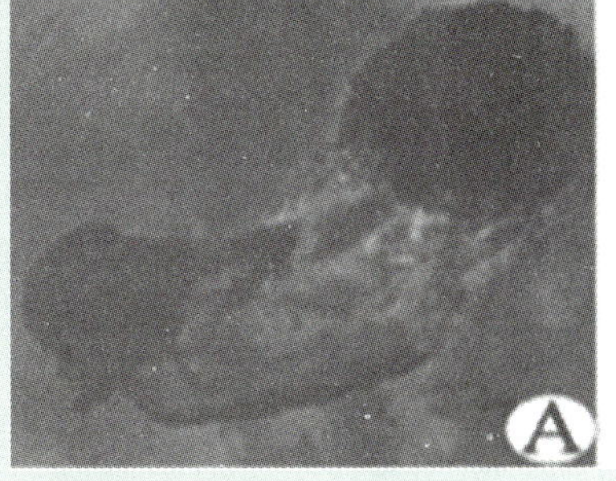

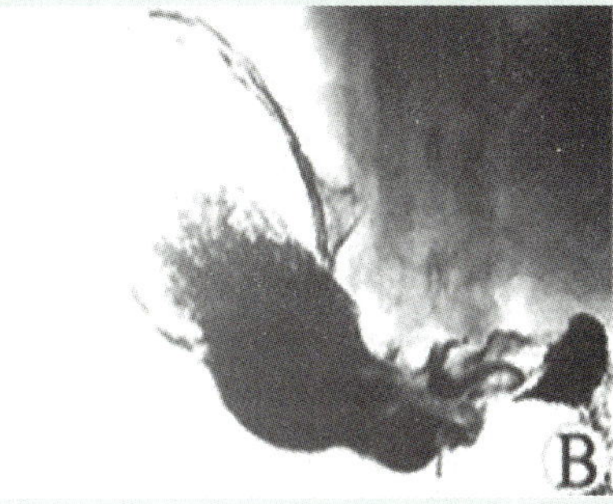

解题:①这是上消化道造影X线片。
②这张图片描述的是胃部病变,故答案可能为胃溃疡或胃癌。
③钡餐见胃腔内龛影(图A),并可见“半月综合征”(图B),故应诊断为胃癌。

【例17】女性,50岁。腹痛黑便1个月。应诊断为

A. 溃疡性结肠炎
B. 克罗恩病
C. 肠结核
D. 结肠癌

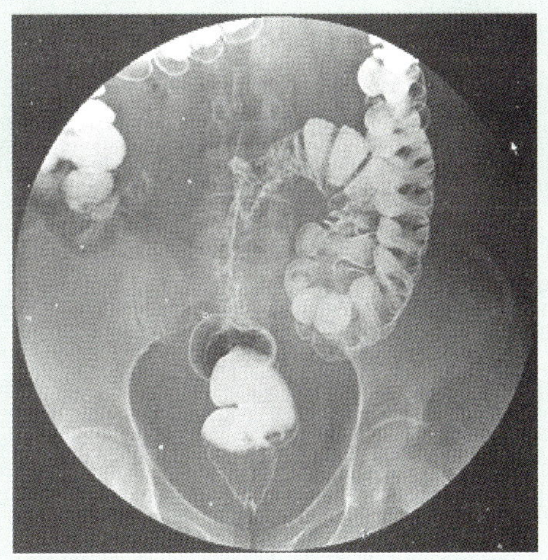

解题:①这是一张下消化道钡剂灌肠检查的X线片,因为有造影剂影像。
②这张图片描述的是结肠病变,故答案可能为结肠癌。
③钡剂灌肠见乙状结肠起始部有不规则充盈缺损,黏膜皱襞紊乱,破坏,应诊断为乙状结肠癌。

【例18】男,64岁。大便性状改变伴便后带血7月。应诊断为

A. 溃疡性结肠炎　B. 克罗恩病　C. 直肠癌　D. 结肠癌

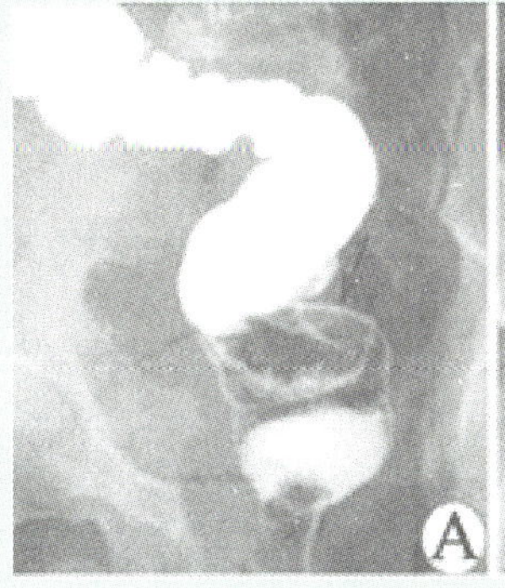

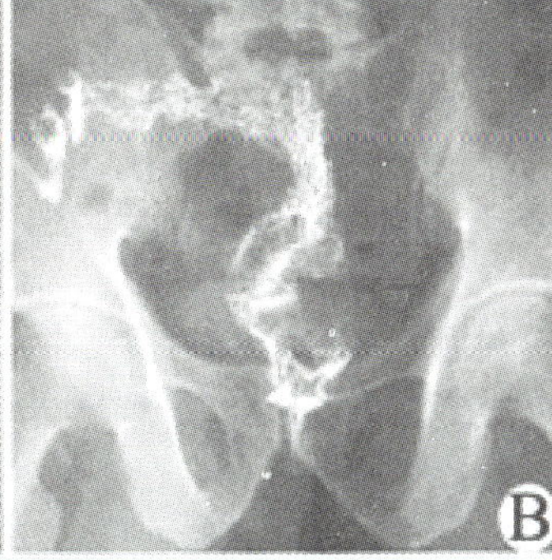

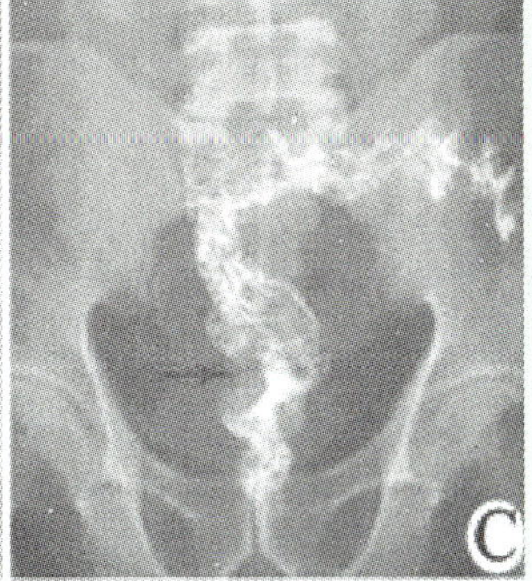

解题:①辨认这是一张下消化道钡剂灌肠检查的X线片,因为有造影剂影像。

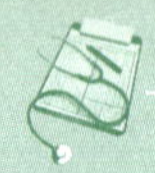

②这张图片描述的是结肠、直肠病变，故答案可能为结肠癌或直肠癌。

③钡灌肠见直肠与乙状结肠起始部有不规则充盈缺损(图A)，肠管见偏心性狭窄，黏膜皱襞紊乱，破坏(图B、C)，应诊断为直肠癌。

5. 骨折

(1)长骨骨折

经常考到的骨折包括肱骨骨折、尺骨骨折、桡骨骨折、尺桡骨骨折、肩胛骨骨折、髋骨骨折、右股骨颈骨折、股骨干骨折、胫骨骨折、腓骨骨折、胫腓骨骨折、内踝或外踝骨折等。长骨骨折的诊断思路如下。

①明确这是一张长骨骨折的X线片　此步一般比较简单。

②明确图片所描述的部位　有些特殊部位，不易辨认，需掌握一定的解题技巧。有时由于出题者有意掩盖一些明显的解剖学标志，致使辨认困难。

③区分左、右侧　有些特殊部位的左、右侧，实在难以辨认，考试时应仔细再仔细。

④找到骨折线　有些片子骨折线一眼就可看出，但有些裂缝骨折、青枝骨折不容易确定，应仔细辨认。

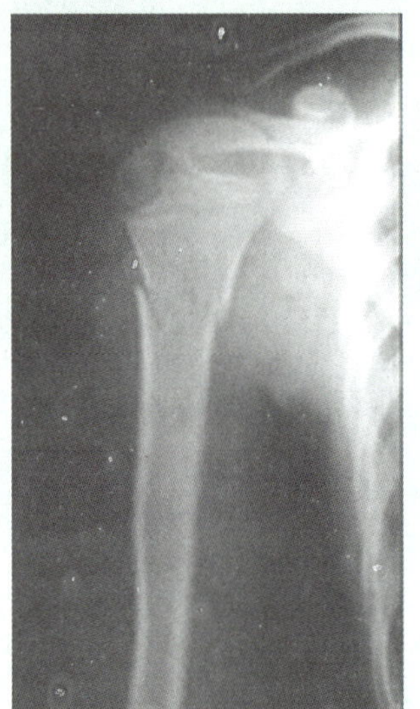

【例19】男，45岁，摔伤40分钟。应诊断为

A. 右尺骨骨折

B. 右桡骨骨折

C. 右肱骨骨折

D. 左肱骨骨折

解题：①辨认这是一张肩胛骨-肱骨X线正位片(后前位片)。

②肱骨上段骨折线明显，应诊断为肱骨骨折。

③本片未标明左、右侧，后前位片上肩胛骨在后方，按肩胛骨与肩关节的关系，判断为右侧，故答案为C。

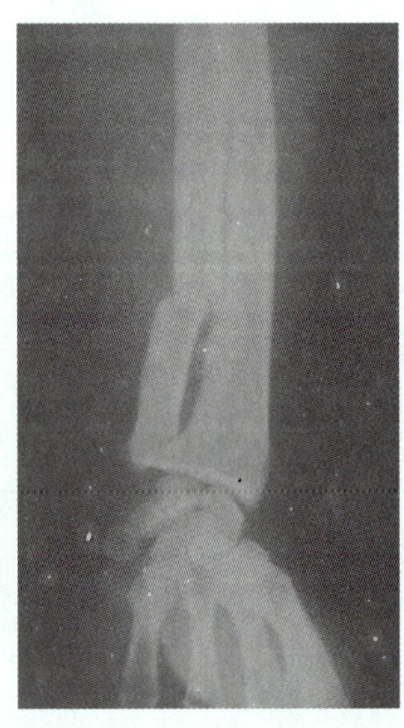

【例20】男，25岁，摔伤30分钟。应诊断为

A. 左胫骨骨折

B. 左尺骨下端骨折

C. 左尺桡骨双骨折

D. 左桡骨骨折

解题：①辨认这是一张前臂远端(包括腕关节)的X线片，注意不要误诊为踝关节片。

②由于在前臂远端，桡骨要比尺骨粗大，故具有清晰骨折线的为尺骨，应诊断为尺骨下端骨折。

③本片未标明左、右侧，按图片中前臂与手背的关系辨认，应判定为左侧，故应诊断为左侧尺骨下端骨折。

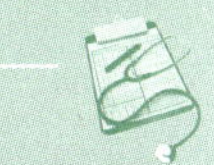

【例21】男，10岁，摔伤半小时。诊断为

A. 右胫腓骨骨折

B. 左胫腓骨骨折

C. 右尺桡骨双骨折

D. 左尺桡骨双骨折

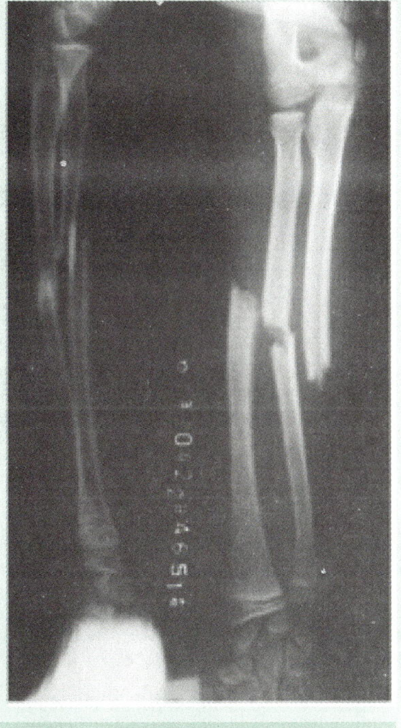

解题：①辨认这是一张前臂远端的X线片，注意不要误诊为小腿的X线片，小腿X线片无鹰嘴窝。

②尺桡骨中段可见清晰骨折线。

③本片已标明为右侧，应诊断为右尺桡骨中段双骨折。

注意：①前臂的尺桡骨与小腿的胫腓骨有时难以区分，尤其在儿童或拍片视野未完全包括上下两个关节时。

②前臂的尺桡骨——近端有肘关节窝、内外上髁、鹰嘴，远端有腕关节的8块小骨。

③小腿的胫腓骨——近端有胫骨平台，远端有内踝、外踝，可助辨认。

【例22】男性，30岁，外伤30分钟。应诊断为

A. 右胫骨骨折

B. 右髋关节脱位

C. 右股骨骨折

D. 右股骨颈骨折

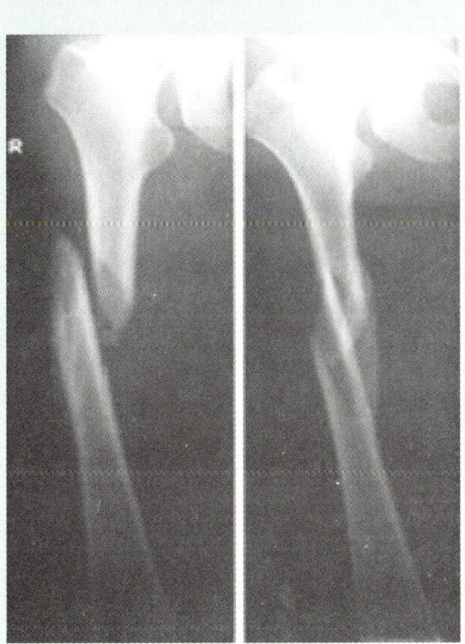

解题：①辨认这是一张股骨的X线片。

②股骨干中上段可见清晰骨折线。

③本片已标明为右侧，应诊断为右股骨干骨折。

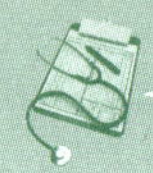

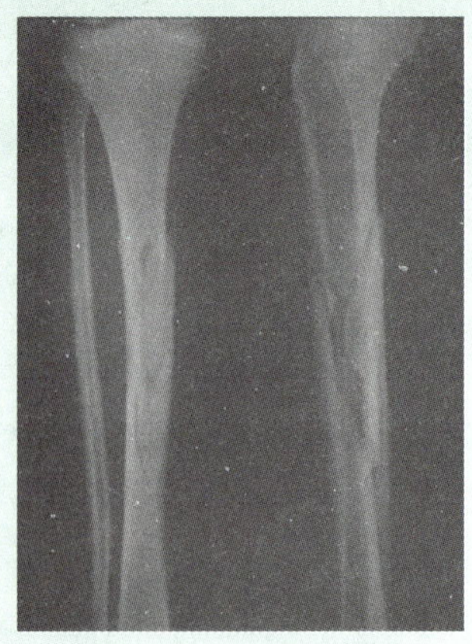

【例 23】男性,20 岁,摔伤半小时。应诊断为

A. 右胫骨骨折

B. 右腓骨骨折

C. 左胫骨骨折

D. 左腓骨骨折

解题:①这是一张胫腓骨的 X 线片,不要误认为尺桡骨,可从近端胫骨平台的特点加以区分。

②胫骨要比腓骨粗大得多,因此可见清晰骨折线者为胫骨。

③腓骨无骨折线。

④本片未标明左、右侧,从胫骨平台及腓骨位于胫骨外侧的特点可知,此为右侧下肢,应诊断为右胫骨骨折。

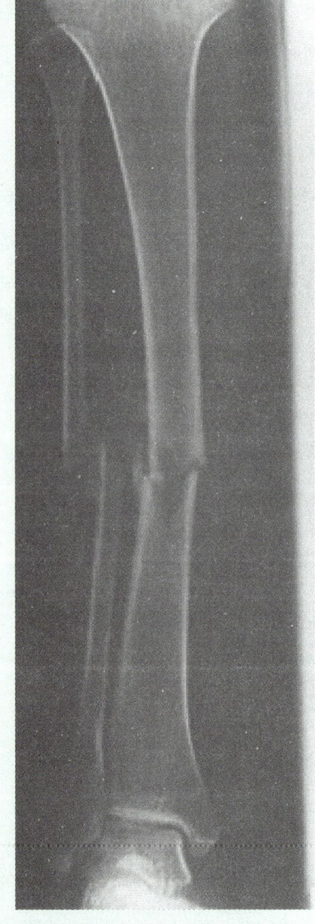

【例 24】男性,25 岁,摔伤半小时。诊断为

A. 右胫骨骨折

B. 右尺桡骨骨折

C. 左胫腓骨骨折

D. 右胫腓骨骨折

解题:①这是一张胫腓骨的 X 线片,不要误认为尺桡骨,可从踝关节的特点加以区分。

②可见胫腓骨骨折的清晰骨折线,图中粗大者为胫骨,细小者为腓骨。

③本片未标明左、右侧,从胫骨平台及腓骨位于胫骨外侧的特点可知,此为右侧下肢,应诊断为右胫腓骨骨折。

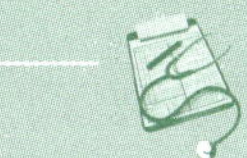

【例25】男性,30岁,摔伤半小时。应诊断为

A. 胫骨骨折
B. 腓骨骨折
C. 胫腓骨骨折
D. 内踝骨折

解题:①这是一张胫腓骨的X线片。

②胫骨粗大,腓骨细小,可见胫骨清晰骨折线,应诊断为胫骨骨折。

③本片已标明右侧,故应诊断为右侧胫骨骨折。本例无腓骨骨折及内外踝骨折。

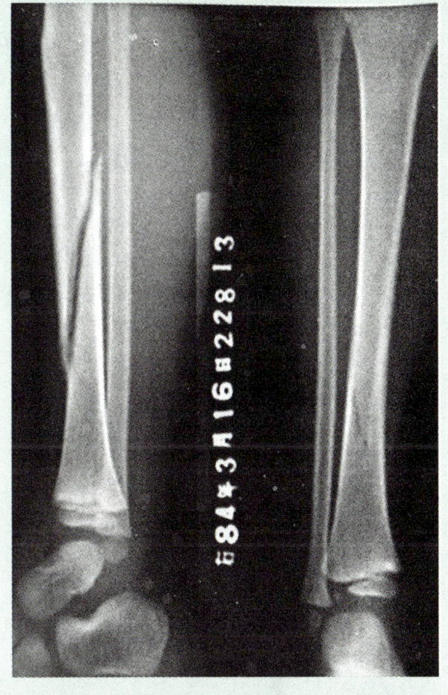

(2)肋骨骨折

肋骨左右对称,共12对。胸片上多能见到10对,第11、12肋骨不易显示。肋骨自内、上、后方,向外、下、前方走形。阅片时,应注意肋骨的骨皮质是否连续,如有中断,应诊断为肋骨骨折。

【例26】男性,44岁,胸部跌伤1小时。应诊断为

A. 气胸
B. 血气胸
C. 肋骨骨折
D. 心包积液

解题:①这是一张胸部的X线片。

②左侧第2~6肋骨皮质中断,其中第3、4、5肋断端移位明显,故应诊断为肋骨骨折。

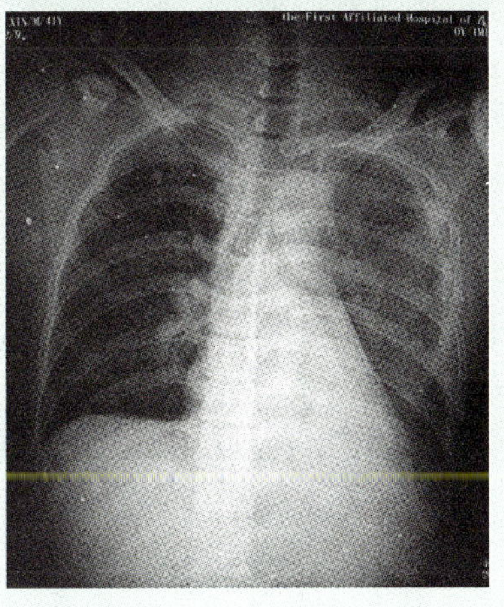

参考答案(正确答案为绿色的选项)

1. ABCD	2. ABCD	3. ABCD	4. ABCD	5. ABCD	6. ABCD	7. ABCD
8. ABCD	9. ABCD	10. ABCD	11. ABCD	12. ABCD	13. ABCD	14. ABCD
15. ABCD	16. ABCD	17. ABCD	18. ABCD	19. ABCD	20. ABCD	21. ABCD
22. ABCD	23. ABCD	24. ABCD	25. ABCD	26. ABCD		

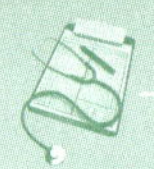

第4章　超声诊断(助理不考)

▶▶考纲要求

①肝硬化。②急性胆囊炎。③胆囊结石。④肾结石。

▶▶复习要点

一、超声影像特点

1. 肝硬化

(1)二维超声特点

①外形　轻度肝硬化外形无变化,中重度肝硬化左、右肝叶不对称,晚期可有全肝萎缩及腹腔积液。

②表面　肝脏表面高低不平,呈细粒状、锯齿状、结节状改变。在肝前腹腔积液时易于观察。

③实质　肝实质回声粗糙,变亮成粗点、短线、网状或结节状,反映出肝内纤维化程度。强回声结节周边毛糙,低回声结节外形规则有包膜。

④脾脏　体积增大,长径>13cm,厚>4.0cm。吸气时左肋缘下可见。明显肿大时可达脐水平,甚至达盆腔。常伴副脾,在脾的脏面,外形呈半圆形,包膜清楚,直径1~1.5cm,内回声同脾脏。脾静脉内径增宽>1.0cm。肠系膜上静脉扩张,内径>0.8cm。

⑤其他改变　胆囊壁增厚,呈"双边征";可有腹腔积液。

(2)彩色多普勒超声(CDFI)

①肝静脉　变化最早,管径变细,行程迂曲或消失。CDFI间断显示,流道狭窄,有时呈点状。

②门静脉　肝内段无明显变化,肝外段多扩张,内径>1.4cm,清晰显示,流量增宽,有时有反向色彩。门脉高压时,常在肝内外出现侧支(脐静脉开放,静脉导管重开,冠状静脉及胃左静脉扩张,胃短静脉扩张,贲门静脉曲张,脾、肾静脉自发性吻合、脐周静脉扩张)。在门静脉中见"双向血流",呼气时倒流。频谱图中A波变低或消失。

③肝动脉　较正常人易于发现,是门脉高压后的代偿性改变,呈细小彩色支。

④肝管　变化不明显。

注意:①不要将肝硬化与急性胆囊炎的B超图像相混淆——有时两者均可同时出现肝脏、胆囊图像。
②肝硬化——胆囊液性暗区黑色较均匀,胆囊壁不厚,胆囊内无强回声(无结石影),肝内有结节。
③急性胆囊炎——胆囊液性暗区黑色不均匀,胆囊壁增厚,可有强回声,肝内无结节。

2. 急性胆囊炎

(1)胆囊大小　表现为胆囊肿大,以短轴增加为主。

(2)胆囊壁　表现为胆囊壁毛糙,弥漫性增厚,呈"双边征"。双边影为黏膜水肿、出血、炎症浸润所致。

(3)胆囊腔内　腔内透声差,内可见稀疏或致密的细小或粗大的弱回声点,不形成沉积带,为胆囊积脓的表现,部分患者胆汁可无异常。

(4)胆囊结石　大多数患者伴有胆囊结石或胆囊颈部结石嵌顿。

(5)胆囊穿孔　急性胆囊炎发生穿孔时,可见胆囊壁局部外膨或回声缺损,胆囊窝局限性积液以及包裹的大网膜强回声。

(6)胆囊壁动脉　胆囊壁内动脉血流明显减少。

(7)墨菲征　超声墨菲征阳性。

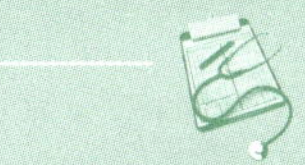

注意:①急性胆囊炎的典型超声图像为胆囊肿大+胆囊壁毛糙增厚(呈双边征)。
②胆囊正常大小为(3~5)cm×(5~8)cm,胆囊壁的正常厚度<3mm。
③急性胆囊炎若不合并胆囊结石,则不会出现强回声光团,后伴声影。

3. 胆囊结石

(1)**典型表现**　胆囊腔内形态各异、规则的强回声团,如圆形、半圆形或新月形,后伴声影(条状无回声暗带);强回声随体位改变而移动。

(2)**非典型结石表现**

①填满型结石　胆囊内充满结石,腔内缺乏胆汁,正常胆囊影像消失。胆囊轮廓的前壁呈弧形中、强回声带,后方见声影,即胆囊壁、结石、声影"三合征"。

②胆囊泥沙样结石　结石颗粒细小,超声表现为胆囊后壁增厚,欠光滑,后方声影不典型,随体位改变而移动。

③胆囊颈部结石　结石嵌顿于胆囊颈部,紧贴胆囊壁,局部缺少胆汁衬托,使结石强回声不典型,只表现为胆囊张力高或局部声影。

④胆囊壁内结石　胆囊壁增厚毛糙,内见单个或数个强回声,后伴彗星尾征(强回声后伴间隔相等、逐渐衰减的多次反射回声线段)。

注意:①不要将胆囊结石和肾结石并积水相混淆——两者均有强回声光团后伴声影及液性暗区。可仔细辨认胆囊和肾脏结构——胆囊液性暗区内无组织结构,而肾内液性暗区中有肾盂、肾盏。
②不要将胆囊填满型结石与肾结石相混淆——两者均有强回声光团后伴声影。可根据病史、胆囊及肾脏外形加以区分。

4. 肾结石

(1)**典型表现**　肾结石的典型超声表现为强回声光团后伴声影,肾结石伴肾积水者还可有液性暗区。

(2)**草酸钙结石**　表面光滑,仅显示表面一条强回声后伴典型声影。

(3)**尿酸结石**　表面毛糙,显示为圆形、椭圆形强回声后伴典型声影。

(4)**鹿角形结石**　显示为上、中、下盏几个弧形强回声后伴声影,常与多发结石相混淆。

(5)**微小结石**　约0.3cm,可不显示声影,需多方动态扫描证实。

注意:①胆囊结石和肾结石的典型超声表现均为强回声光团,后伴声影。
②胆囊结石为强回声后伴声影,随体位改变而移动。胆囊息肉为强回声后伴声影,不随体位改变而移动。
③强回声在超声图上表现为亮光团,后伴声影是指亮光团后条索状无回声暗带。

二、超声试题的解题技巧

1. 牢记大纲要求的四种疾病

即肝硬化、急性胆囊炎、胆囊结石和肾结石(助理不考)。

2. 辨认出超声图像描述的部位

只要能从超声图像中区分出肝、胆、肾,则答案基本就确定了,可根据超声图像所示器官的外形进行分辨。

肝脏和胆囊的扇形扫描图容易混淆,应予注意。在这种情况下,可看肝脏实质有无结节。若有结节,可诊断为肝硬化;若无结节,则诊断为胆囊结石或急性胆囊炎。

3. 根据器官得出答案

若超声图像描述的是肝脏,则答案可能为肝硬化。若超声图像描述的是肾脏,则答案为肾结石。若超声图像描述的是胆囊,则答案为胆囊结石或急性胆囊炎。

4. 区分胆囊结石和急性胆囊炎

胆囊结石的超声影像为胆囊内强回声后伴声影，急性胆囊炎为胆囊肿大、壁增厚（>3mm），但应注意胆囊结石合并胆囊炎的可能。

【例 1】女性患者，35 岁，有乙肝病史 5 年，腹胀、右上腹不适 2 个月。B 超检查结果如下图，应诊断为

A. 肝癌

B. 肝硬化并腹水

C. 胆囊结石

D. 急性胆囊炎

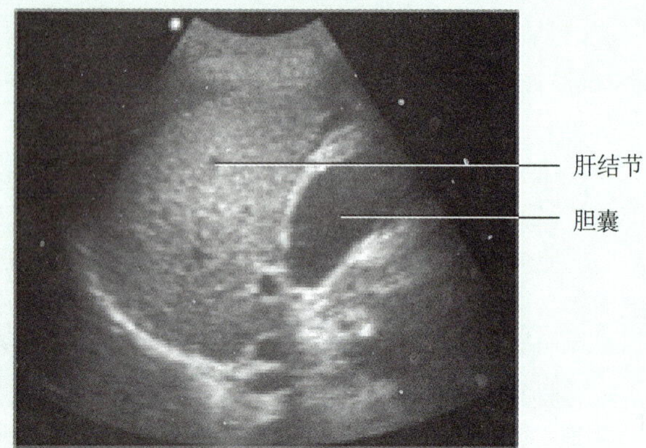

解题：①这是一张肝胆 B 超图像，故答案可能为肝硬化、胆囊结石或急性胆囊炎。

②胆囊内为均匀的液性暗区（胆汁），无高亮度的强回声光团，故可排除胆囊结石。胆囊壁不增厚，未见双边征，故也可排除急性胆囊炎。

③肝区可见多个不规则结节影，故应诊断为肝硬化。

【例 2】患者，女性，50 岁。间断上腹隐痛半年。应诊断为

A. 肝癌

B. 肝硬化

C. 胆囊结石

D. 急性胆囊炎

强回声

后伴声影

解题：①这是一张肝胆 B 超图像，故答案可能为肝硬化、胆囊结石或急性胆囊炎。

②胆囊内为液性暗区（胆汁），有高亮度的强回声光团后伴声影（亮光团后条索状无回声暗带），故应诊断为胆囊结石。胆囊壁不增厚，未见双边征，故不合并急性胆囊炎。

③肝区回声均匀，无结节影，故可排除肝硬化。

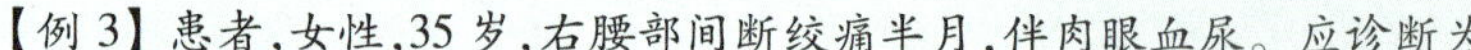

【例 3】患者，女性，35 岁，右腰部间断绞痛半月，伴肉眼血尿。应诊断为

A. 肝癌　　B. 肝硬化

C. 胆囊结石　　D. 肾结石

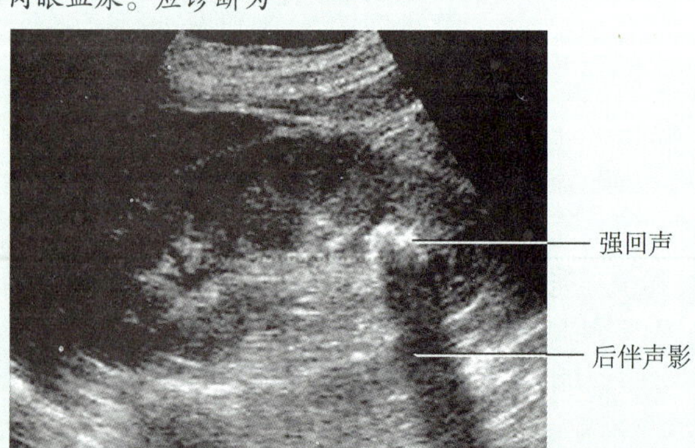

解题：①这是一张肾脏的 B 超图像，故答案可能为肾结石。

②肾区内有高亮度的强回声光团后伴声影（亮光团后条索状无回声暗带），故诊断为肾结石。

③从病史来看，肾结石可能性也大。

参考答案（正确答案为绿色的选项）

1. ABCD　　2. ABCD　　3. ABCD

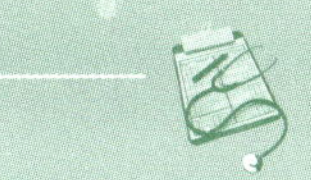

第5章　CT影像诊断

考纲要求

①肺炎，肺结核，肺癌(助理均不考)。②肝癌，肝血管瘤，肝囊肿(助理均不考)。③急性胰腺炎(助理不考)。④腹部外伤：肝损伤，脾损伤，肾损伤(助理均不考)。⑤颅脑外伤：颅骨骨折，急性硬膜外血肿，急性硬膜下血肿。⑥脑出血。⑦脑梗死。

复习要点

一、正常CT影像

正常CT影像，对于非CT专业的考生来说很难掌握，为了应付执医考试，大家只要能从CT片上认出与考试有关的脏器，即可正确解答试题。

1. 头颅

头颅CT常规扫描的层厚与层距一般为10mm，扫描方式为连续扫描。扫描层面不同，则CT影像不同，如下图，应重点掌握丘脑平面、基底节平面的CT影像。

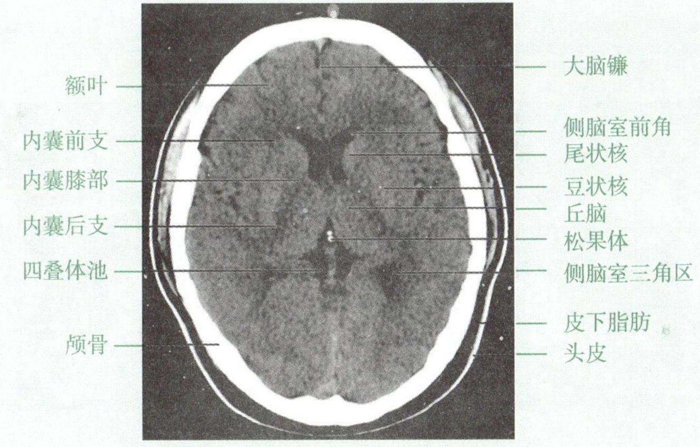

正常基底节平面CT表现

2. 肺部

肺组织含有丰富的气体，使肺与邻近组织形成良好的天然对比，因而胸部CT横断面平扫，可发现肺、气管、支气管及肺间质病变。高分辨CT(HRCT)、增强扫描，可发现一些微小病灶。

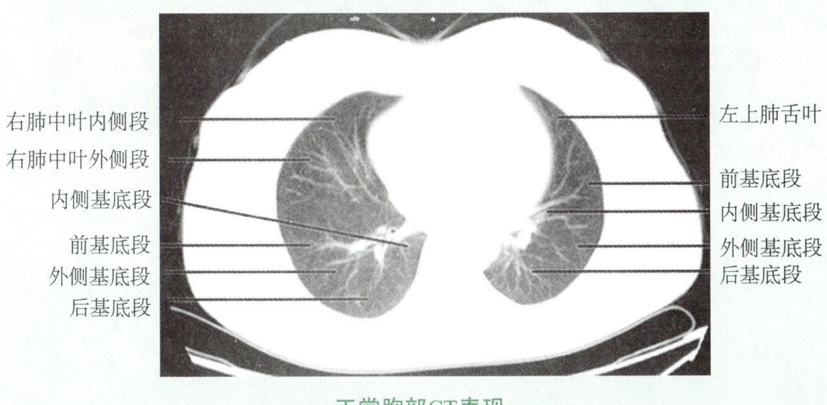

正常胸部CT表现

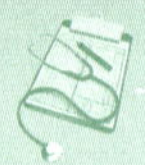

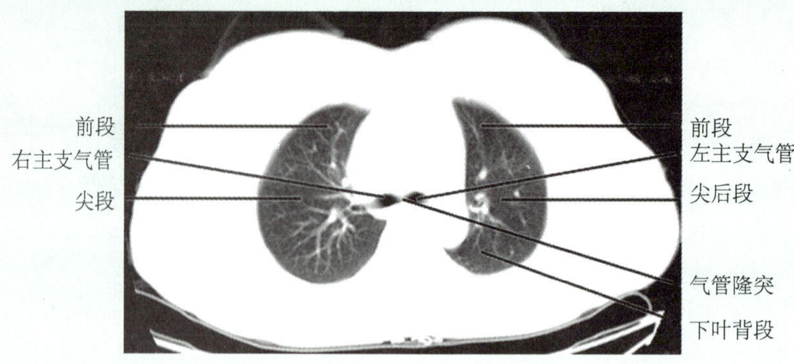

正常胸部CT表现

3. 腹部脏器

CT图像为腹部某一横断面的截图，可以根据各脏器的解剖部位及形状，来辨认与考试有关的脏器。

(1)**肝脏**　CT可显示肝脏轮廓、大小、密度和内部结构。正常肝脏密度均匀，CT值为40～70H，比脾脏高。不同层面上，所显示的肝脏各叶、段的大小、形状有所不同。

(2)**脾脏**　呈新月状。脾脏密度均匀，CT值低于肝脏，与胰腺近似。大小、长度不超过5个肋单元(一肋单元等于一个肋间或肋骨断面)。

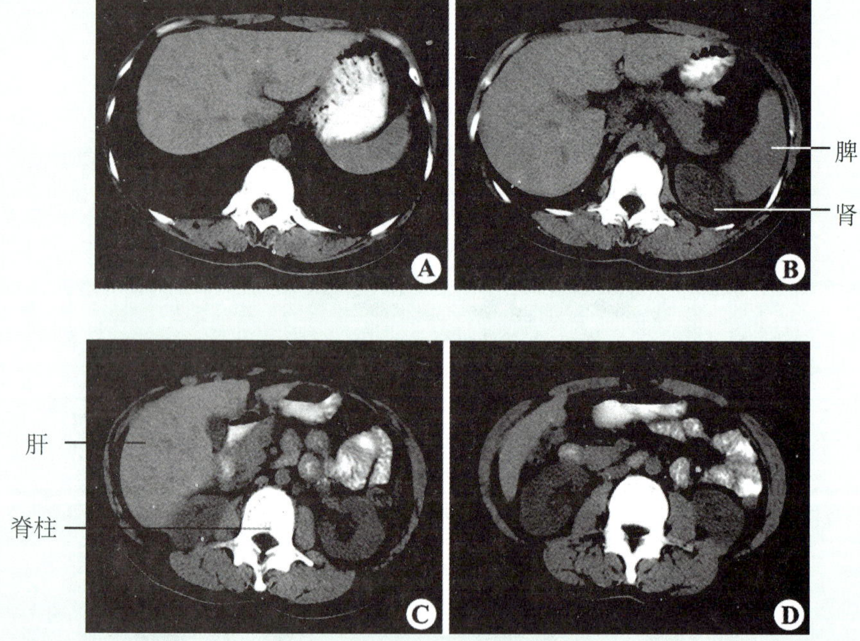

正常上腹部CT表现

(3)**肾脏**　肾位于脊柱两侧，在不同层面上可呈椭圆形、马蹄形，马蹄形开口指向内前方，为肾盏肾盂低密度所致。肾实质密度均匀。

(4)**胰腺**　CT可显示胰腺的轮廓、密度、形状和大小。正常胰腺密度均匀，CT值为40～50H，略低于周围脏器。胰腺形似卧蚕状，分为头、体和尾三部分。前后径：头部3cm，体部2.5cm、尾部2cm。

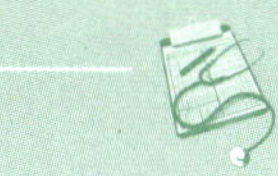

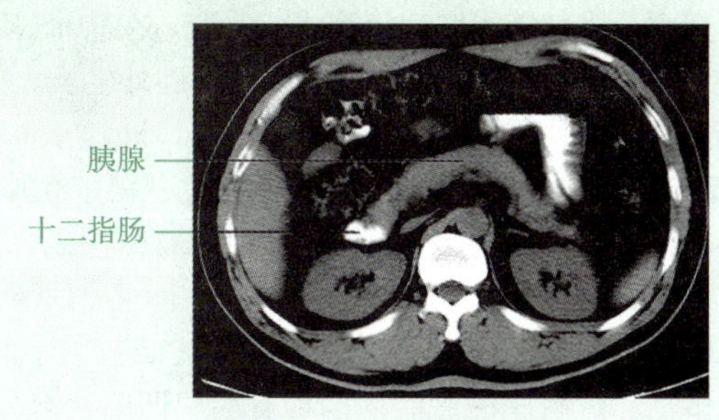

正常胰腺CT

二、疾病的CT影像特点

1. 肺炎

(1)大叶性肺炎　早期表现为毛玻璃样阴影,密度略高于含气肺组织,病灶边界不清,边缘模糊。②实变期表现为肺叶实质呈大叶性或肺段性分布的密度增高影,肺纹理消失。由于含气支气管和实变肺构成对照,在实变区内可见透亮的支气管阴影,称为支气管充气征。③消散期表现为实变阴影的密度逐渐减低,使病灶呈散在的、大小不一和分布不规则的斑片状阴影。

(2)小叶性肺炎　平扫表现为双肺中、下肺野的内、中带肺纹理增粗、模糊,肺内出现散在斑片影,密度不均,边缘较模糊,或呈小片状影或融合成大片状影,病灶内有时可见小空洞。小叶支气管阻塞时,可形成阻塞性肺气肿或小叶性肺不张。病变治疗后可完全吸收或仅残留少量索条影。

(3)间质性肺炎　平扫表现为双侧肺纹理增粗,双肺弥漫分布的网状影,以下肺野多见。也可表现为两肺内多发弥漫分布的小片状或结节状影。可伴有肺门及纵隔淋巴结增大,少数病例可有少量胸腔积液。

2. 肺结核

浸润性肺结核是继发型肺结核最常见的临床类型,多见于成人,好发于肺上叶尖后段、下叶背段。

(1)浸润为主的病变　多表现为不规则斑片状阴影,边缘模糊,密度欠均匀,有时病灶内可见小空洞。随着病变发展,多个斑片状影可融合成不规则的大片状影。

(2)干酪性肺炎　常表现为按肺叶或肺段分布的实变影,轮廓清晰,其内可见大小不一的不规则空洞,同侧或对侧可见沿支气管分布的播散病灶。

(3)结核性空洞　急性空洞常表现为形态大小不一的透光区,内壁凹凸不平,壁较厚,空洞内一般无液平。慢性空洞常表现为薄壁空洞,内壁光滑,边界清楚,空洞周围可有索条状致密影。

(4)支气管播散病变　常表现为沿支气管分布的斑点状、斑片状阴影,病变可相互融合。

(5)增殖性病变　病灶密度较高,病灶内或周围可见不规则钙化灶,边缘清楚。邻近肺野的肺纹理可见增粗、紊乱、扭曲。

(6)结核球　病灶多呈圆形、类圆形,部分边缘可呈浅分叶状,边缘清楚,密度多不均匀,病灶周围或中央常可见钙化。病灶中有时可见低密度影,为小空洞。少数病灶近胸膜侧可见与胸膜粘连。病灶周围常有卫星灶。增强扫描病灶不强化或仅轻度强化。

3. 肺癌

根据发生部位不同,肺癌可分为中央型、周围型和弥漫型肺癌三型。

(1)中央型肺癌

①早期肺癌　CT平扫可显示病变局部支气管管壁增厚,或由管腔内结节引起的支气管管腔狭窄。肺内可有支气管阻塞改变,但程度较轻。

②中晚期肺癌　CT扫描可有直接征象和间接征象。

直接征象　主要为支气管异常及肺门肿块。支气管异常包括狭窄、阻塞、管腔内结节、管壁增厚。支气管狭窄范围较局限，管腔不规则。支气管阻塞为管腔戒断改变。在狭窄、阻塞的部位常有支气管壁不规则增厚。支气管内软组织结节常合并管壁增厚，其结节可向管腔外生长。支气管管壁增厚与管腔外的肿块或合并淋巴结肿大，可形成肺门肿块，肿块边缘较清楚。

间接征象 主要为支气管阻塞征，如阻塞性肺气肿、阻塞性肺炎、阻塞性肺不张、阻塞性支气管扩张等。

其他征象 可表现为纵隔受累，纵隔、肺门淋巴结转移、肋骨破坏等。

(2)**周围型肺癌** CT 表现多种多样。

①早期 多表现为肺内实性结节影，部分结节可见空泡征，为结节内小的透光区。结节内很少有钙化。肿瘤边缘毛糙，分叶征较多见。近胸膜的肿瘤周围可有胸膜凹陷。部分肿瘤周围的血管向肿瘤集中，可到达肿瘤的边缘或贯穿肿瘤。增强扫描显示均一强化。

②中晚期 常表现为肺内类圆形、不规则形软组织肿块，肿瘤坏死后可形成空洞，多为厚壁空洞，洞壁厚薄不均，内壁有结节。较大的肿瘤可伴有钙化。多数肿瘤边缘有分叶、毛刺、边缘毛糙，但也可边缘清楚，部分可见胸膜凹陷。肿瘤在肺内转移可形成多发小结节影。转移到胸内淋巴结可引起肺门、纵隔淋巴结肿大，肿瘤还可直接侵犯胸膜或发生胸膜、肋骨、椎体转移。

(3)**弥漫型肺癌** 常表现为两肺弥漫分布的结节影或斑片状影，病变可融合成大片肺炎样实变影，可伴有肺门、纵隔淋巴转移。

4. 肝癌

(1)**平扫** 肝实质内见单发或多发不均匀低密度肿块影，类圆形或不规则形，边界清楚或模糊。部分肿块边缘出现线样更低密度影(假包膜征)。巨块型肝癌中央可有密度更低的坏死灶。

(2)**增强扫描**

①动脉期：肿块呈现明显的斑片状、结节状增强，密度高于正常肝实质。

②门静脉期和平衡期：肿块密度迅速下降，正常肝实质密度迅速升高，肿块密度明显低于正常肝实质。

③肿块内对比剂呈"快进快出"的特征。

④"假包膜"显示为高密度环影。

⑤肿瘤可侵犯胆道系统，引起胆管扩张。门、腔静脉内瘤栓形成时，可见充盈缺损。

⑥发生肝外转移时，可见肝内或腹膜后淋巴结肿大。

5. 肝血管瘤

(1)**CT 平扫** 表现为圆形或类圆形低密度影，密度较均匀，与周围肝实质分界清楚，无移行带。

(2)**CT 增强扫描** 具有特征性表现。

①动脉期 病灶边缘出现斑块状、结节状强化灶，密度接近同层大血管的密度。

②门静脉期 增强病灶相互融合，逐渐向病灶中心蔓延。

③延迟期 整个肿瘤强化，密度可高于或等同于周围正常肝实质密度。肿块内对比剂呈"快进慢出"的特征。部分海绵状血管瘤，延迟扫描时病变中心可有无强化的不规则低密度区，代表瘤内血栓或纤维化，然而病变边缘部分仍显示"快进慢出"的特征。

6. 肝囊肿

(1)**CT 平扫** 表现为肝实质内圆形或类圆形低密度影，边缘光滑，境界清楚，囊壁极薄如线状，病灶内密度均匀，CT 值近于 0。

(2)**CT 增强扫描** 病灶无增强，病灶壁一般不显示。

7. 急性胰腺炎

(1)**急性水肿型胰腺炎** 表现为胰腺局部或弥漫性肿大，密度稍减低。胰周常有液性渗出，胰腺边缘模糊。邻近肾前间隙积液。增强扫描胰腺强化均匀。

(2)**出血坏死型胰腺炎** 胰腺明显肿大，密度不均匀，可见更低密度坏死灶和高密度出血灶。胰周积液增

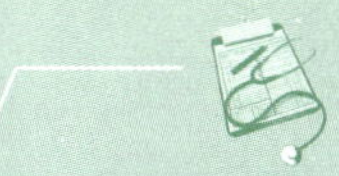

多,并向小网膜囊、脾周、胃周、肾前间隙、结肠旁沟、肠系膜旁及盆腔扩散。增强扫描胰腺内坏死灶不强化。

8. 腹部实质脏器损伤

(1)实质脏器包膜下血肿　受损脏器包膜完整,CT平扫见包膜下新月形或双凸透镜形高密度或等密度影,边缘清楚。脏器局限性受压或凹陷。

(2)实质脏器内血肿　受损脏器内可见密度较高的血肿影。若出血较久,血肿可呈等密度影。

(3)实质脏器破裂　受损脏器包膜不完整。平扫实质脏器内可见血肿,腹腔内或腹膜后间隙可见积血或积液。增强扫描可清楚显示包膜下血肿、实质内血肿和脏器挫裂伤、血液进入邻近间隙等征象。

9. 颅脑外伤

(1)颅骨骨折

①线形骨折　颞顶部多见,骨窗图像显示颅骨全层断裂,骨折线宽窄不一,可伴骨膜下血肿或硬膜外血肿。

②凹陷性骨折　顶部多见,骨窗图像显示颅骨全层凹陷,骨片可移至颅内,常刺破硬脑膜造成局部出血。

③粉碎性骨折　额部多见,骨窗图像显示骨折部位多个骨碎片,常伴有骨片移位和颅骨局部凹陷,骨碎片可刺破硬脑膜致局部血肿形成。

④穿通性骨折或开放性骨折　多由火器伤或锐器伤所致。受伤局部头皮全层裂伤,骨窗图像显示颅骨损伤和骨折片移位,有时可见异物存留颅内、脑组织损伤、颅内血肿等。

⑤颅缝分离　多见于儿童和青年,常见于人字缝,也可合并颅骨骨折。CT扫描骨窗图像显示颅缝宽度>1.5mm,或两侧不对称,相差>1.0mm。需与线样骨折相鉴别。

(2)急性硬膜外血肿　是指颅脑外伤导致脑膜血管破裂,血液聚集于硬膜外腔形成血肿。CT平扫显示颅骨内板下梭形或双凸透镜形均匀一致高密度区,边缘光滑锐利,多位于骨折部位附近,一般不跨越颅缝,极少越过大脑中线,可伴脑中线结构向对侧移位。

(3)急性硬膜下血肿　是指位于硬脑膜与蛛网膜之间的血肿,多由于严重脑挫裂伤引起矢状窦旁桥静脉破裂或静脉窦损伤所致。CT扫描表现为颅骨内板下新月形或弧形高密度影,血肿范围广泛,可超越颅缝,常伴有脑挫裂伤或脑内血肿。脑水肿和占位效应明显,即脑中线结构向对侧移位,同侧侧脑室受压。

(4)亚急性硬膜下血肿　早期表现与急性期相似,中晚期表现为等密度、混杂密度影。增强扫描可见远离颅骨内板的皮层血管强化,血肿包膜呈连续或断续线样强化。

(5)慢性硬膜下血肿　早期表现与亚急性期相似。中晚期为低密度影,增强扫描血肿包膜可有强化。

10. 脑出血

脑出血是指原发性脑实质出血,最常见原因是高血压和动脉粥样硬化。出血常见部位是基底节区,其次为丘脑、脑桥和小脑等,表现为脑内血肿。CT扫描脑内血肿演变分为急性期、吸收期、囊变期三期。

	急性期	吸收期	囊变期
定义	发病1周内	发病1周~2个月	发病2个月后
血肿影	均匀高密度影,边界清楚 肾形、圆形或不规则形	血肿缩小,密度减低,边缘模糊	血肿影最终形成低密度囊腔,边缘模糊
血肿周围	为环形薄层低密度水肿带	周围水肿带增宽	逐渐正常
占位效应	占位效应明显,表现为中线移位、脑室受压、脑疝形成	于2周最明显,而后逐渐消失	无
其他表现	脑出血可破裂进入脑室、蛛网膜下腔	增强扫描血肿周围可有环状强化	邻近脑室或脑沟增宽 增强扫描环状强化消失

11. 脑梗死

脑梗死包括脑动脉闭塞性脑梗死、腔隙性脑梗死和脑栓塞等,CT表现分为三期。

Ⅰ期　发病24小时内。CT检查可无阳性发现,或仅有局部模糊低密度影,CT灌注成像可发现异常。

Ⅱ期　发病2天~2个月。CT平扫为低密度灶,病变部位、范围与闭塞血管供血区一致,可呈扇形、圆形、椭圆形等。占位效应无或相对较轻。第 2~3 周时出现模糊效应期，病灶变为等密度，增强扫描呈脑回状强化。第 4 周~2 个月，梗死灶边界清晰，密度均匀降低。

Ⅲ期 发病 2 个月后。梗死区形成边界清晰锐利的低密度影，病灶无强化，伴有局限性脑萎缩，可见邻近脑室及脑沟扩大，中线结构向健侧移位。

注意：①脑出血主要表现为高密度影，脑梗死主要表现为低密度影。
②无论脑出血，还是脑梗死，早期病灶边界清晰，晚期变得模糊，最后变为正常。
③无论脑出血，还是脑梗死，随着时间的推移，病灶都会向正常脑组织的密度方向发展。

三、CT 试题的解题技巧

1. 牢记大纲要求（如前所述）

2. 辨认 CT 图片所描述的部位

如为胸部 CT 图片，则答案可能为肺炎、肺结核、肺癌。

如为腹部 CT 图片，则答案可能为肝癌、急性胰腺炎或肝、脾、肾损伤。

如为头颅 CT 图片，则答案可能为颅脑外伤（颅骨骨折、急性硬膜外或硬膜下血肿）、脑出血或脑梗死。

3. 胸部 CT 片的阅读

大纲只要求掌握肺炎、肺结核和肺癌。

（1）**首先应辨认出胸部 CT 片**

（2）**得出答案** 若为斑片状浸润阴影，位于肺尖，诊断为肺结核；若位于其他部位，多为肺炎。若为块状阴影，则应诊断为肺癌。

4. 腹部 CT 片的阅读

按大纲要求，重点看肝、脾、肾、胰腺四种脏器有无病变影像。

（1）**肝** 若肝实质内有低密度肿块影（巨块型肝癌可有密度更低的坏死灶），应诊断为肝癌。若肝包膜下、实质内有高密度影，表明有出血征象，应诊断为肝破裂。

（2）**脾、肾** 若包膜完整、包膜下有高密度影，诊断为包膜下血肿。若包膜不完整，实质内或脏器周围有高密度影，应诊断为脾、肾破裂。

（3）**胰腺** 若胰腺实质肿大，边界不清，有高密度的出血灶，低密度的坏死灶；胰周积液、积血，应诊断为急性胰腺炎。

注意：①腹部 CT 片一般考生都能辨认出来，然后只要能辨认出病变部位，则答案跃然纸上。
②在阅读腹部 CT 片时，应重点看肝、脾、肾、胰腺有无病变影像。
③实质脏器的出血灶在 CT 片上表现为高密度影；坏死灶由于血运障碍，在 CT 片上表现为低密度影。
④高密度影或低密度影是相对于脏器本身密度而言的，高密度影表现为亮白色，低密度影表现为暗黑色。
⑤答案项一般不会是"正常腹部 CT 片"，因大纲不要求掌握。

5. 头颅 CT 片的阅读

（1）**辨认出这是一张头颅 CT 片** 绝大多数考生均可准确辨认。

（2）**观察颅骨是否连续** 沿颅骨仔细观察一圈，若连续性遭到破坏，则诊断为颅骨骨折。有时还可看到骨碎片、头皮血肿等。

（3）**观察脑内病变** 若为高密度影，诊断为出血。若为低密度影，诊断为脑梗死。出血又分为三种情况：

①急性硬膜外血肿 表现为紧贴颅骨内板下的梭形高密度影，范围较小，不跨越颅缝，可有中线移位。

②急性硬膜下血肿 表现为颅骨内板下的新月形高密度影，范围较广，可跨越颅缝，中线移位明显。

③脑出血 表现为脑实质内的高密度影，常伴中线移位。

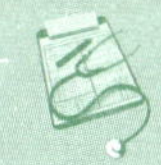

注意:①颅骨骨折表现为颅骨连续性破坏——记忆为鸡蛋上有裂缝。
②若实在不能区分硬膜外血肿和硬膜下血肿时,可结合病史:前者有中间清醒期,后者无中间清醒期。

【例1】患者,男,28岁。3天前受凉后咳嗽咳痰,胸部CT平扫如右图。应诊断为

A. 大叶性肺炎
B. 小叶性肺炎
C. 肺结核
D. 肺癌

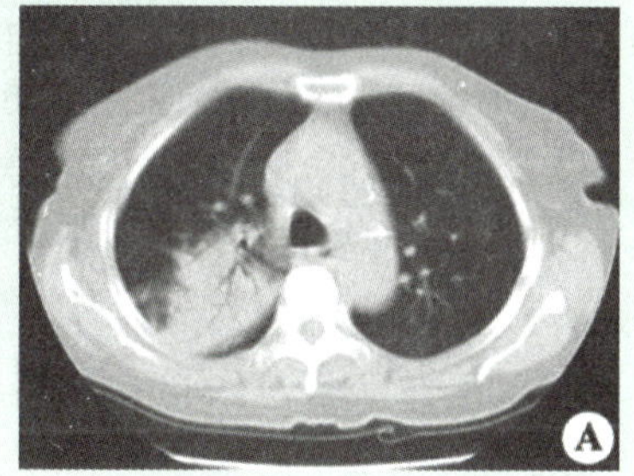

解题:①这是一张胸部的CT平扫图片,故答案可能为肺炎、肺结核或肺癌。
②可见右肺上野大片密度增高影,无局限性肿块影,结合病史仅3天,故应诊断为大叶性肺炎,而不是肺结核和肺癌。

【例2】患者,男,56岁。咳嗽咳痰,胸部CT扫描如下图。应诊断为

A. 大叶性肺炎　B. 支气管肺炎　C. 肺结核　D. 肺癌

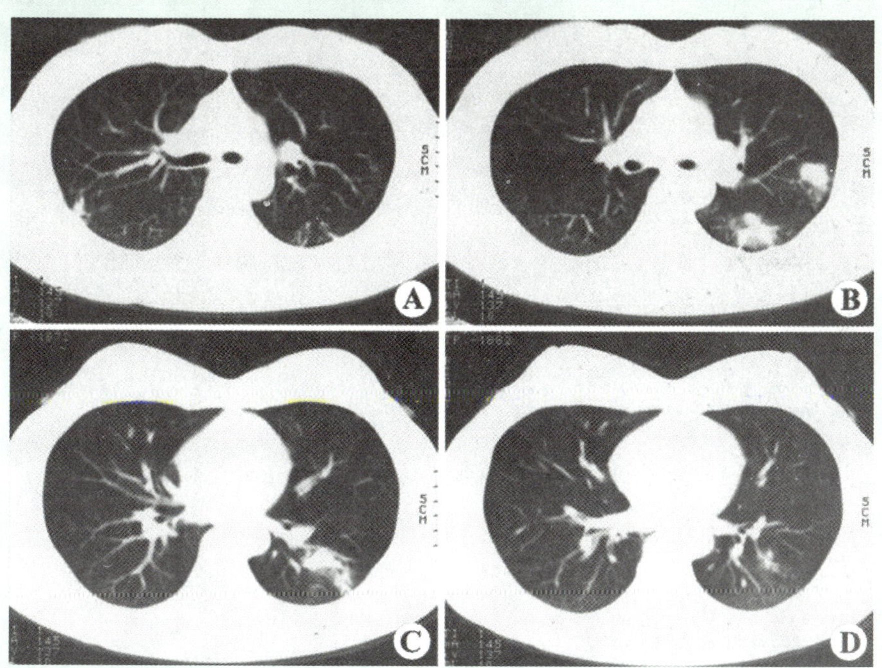

解题:①这是一张胸部的CT平扫图片,故答案可能为肺炎、肺结核或肺癌。
②双肺可见多发斑片状密度增高影,无局限性肿块影,故应诊断为支气管肺炎。

【例3】患者,男,30岁。高热、咳嗽咳痰,胸部CT扫描如下图。应诊断为

A. 大叶性肺炎
B. 支气管肺炎
C. 肺结核
D. 肺癌

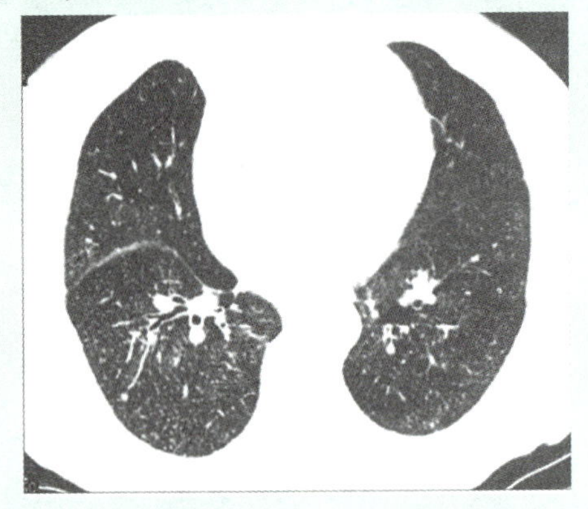

解题:①这是一张胸部的CT平扫图片,故答案可能为肺炎、肺结核或肺癌。

②可见HRCT平扫示双肺弥漫均匀分布大小一致的粟粒状结节影,故应诊断为急性血行播散型肺结核。

【例4】患者,男,48岁。咳嗽,痰中带血,胸部CT扫描如下图。应诊断为

A. 大叶性肺炎
B. 支气管肺炎
C. 肺结核
D. 肺癌

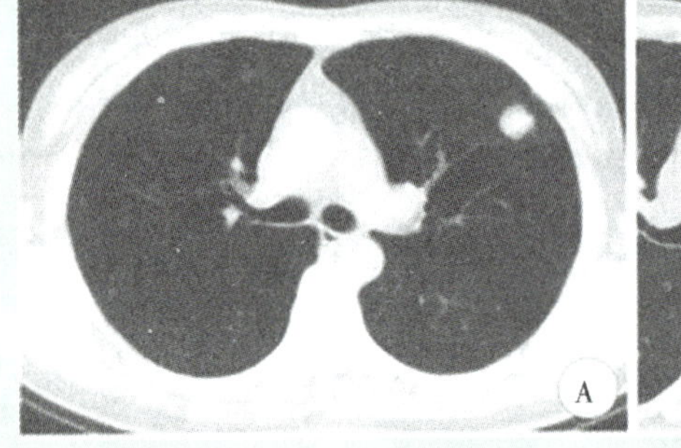

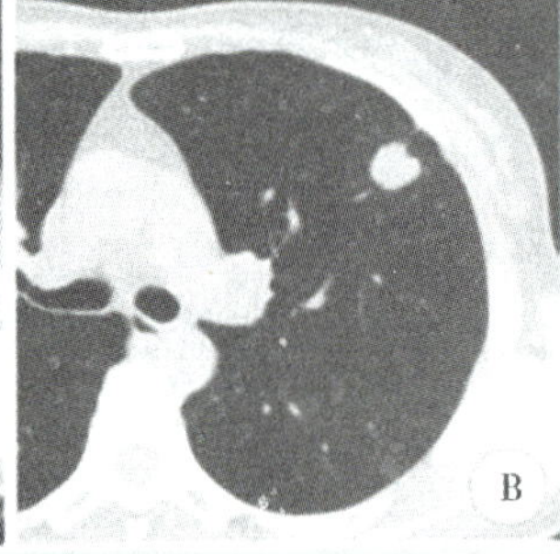

解题:①这是胸部CT平扫图片,故答案可能为肺炎、肺结核或肺癌。

②胸部CT平扫可见左上叶结节,隐约可见毛刺征和胸膜凹陷征(A);薄层CT扫描显示结节周围典型毛刺征和胸膜凹陷征(B),故应诊断为周围型肺癌。

【例5】患者,男,60岁。右上腹胀痛半月。CT扫描如下图,应诊断为

A. 肝癌
B. 肝硬化
C. 肝脓肿
D. 肝破裂

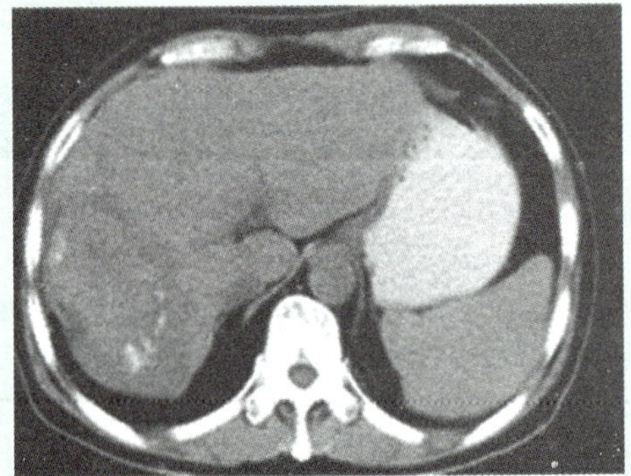

解题:①这是一张肝脏CT平扫图片,无外伤史,可以排除肝外伤性破裂,故肝癌可能性极大。

②CT平扫可见肝右叶巨大类圆形肿块影,肿块周边假包膜征,应诊断为巨块型肝癌。

③肝硬化、肝脓肿均不属于大纲要求掌握的内容。肝、脾包膜完整,肝脾包膜下及肝脾实质内均无高密度的出血征象,故排除肝、脾破裂。

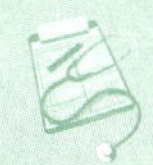

【例6】患者,男,50岁。右上腹胀痛1月,CT扫描如下图。应诊断为

A. 肝癌
B. 肝硬化
C. 肝脓肿
D. 肝破裂

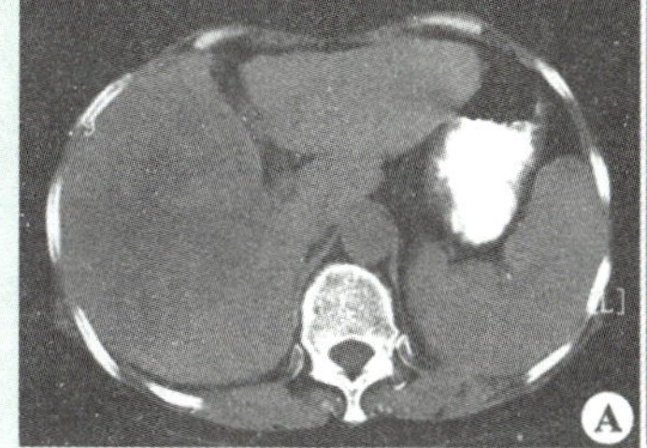
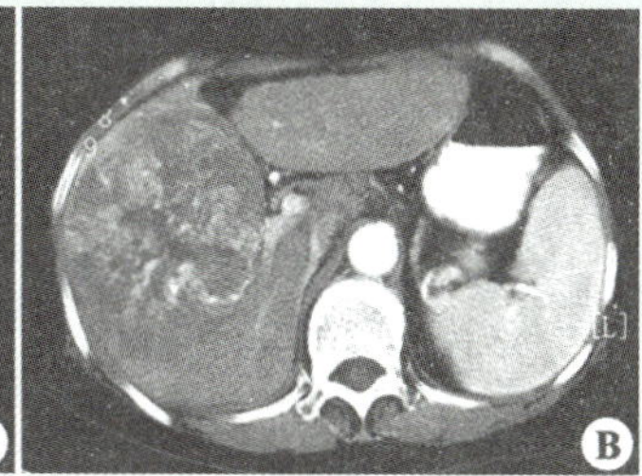

解题:①这是肝脏CT图片,无外伤史,可以排除外伤性肝破裂。
②CT扫描示肝右叶一类圆形巨大占位性病变,平扫呈不均匀低密度影(A),增强扫描动脉期病灶斑片状强化(B),应诊断为巨块型肝癌。

【例7】患者,女,40岁。体检时发现肝脏占位性病变,CT扫描如下图。应诊断为

A. 肝癌
B. 肝破裂
C. 肝血管瘤
D. 肝囊肿

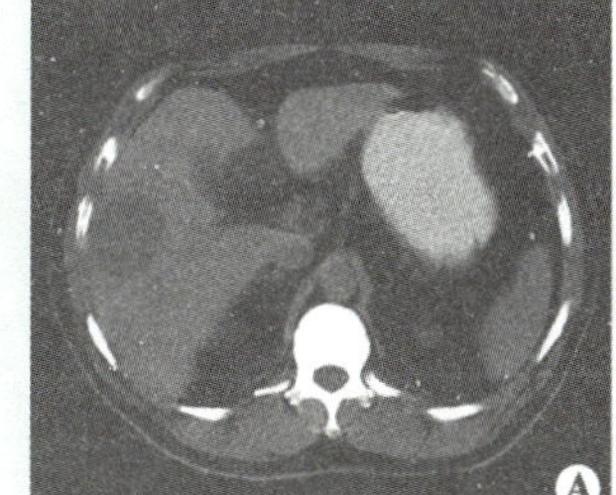
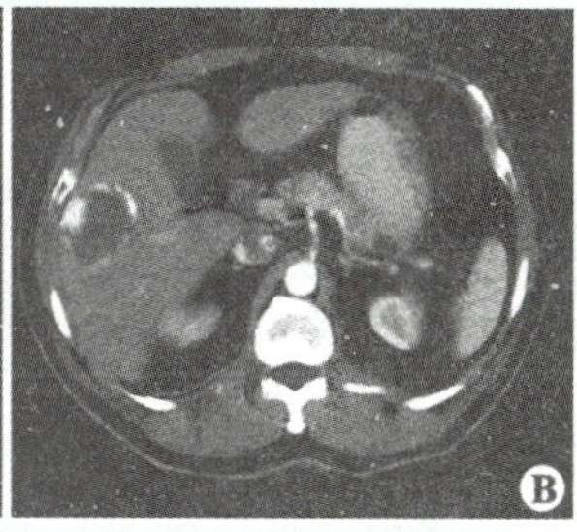

解题:①这是肝脏CT扫描图片,无外伤史,可以排除外伤性肝破裂。
②CT扫描示肝右叶实质有一片状低密度区,边界尚清晰(A),增强扫描动脉期呈边缘乳头状强化(B),应诊断为肝右叶血管瘤。

【例8】患者,女,45岁。CT扫描如下图,应诊断为

A. 肝癌
B. 肝破裂
C. 肝血管瘤
D. 肝囊肿

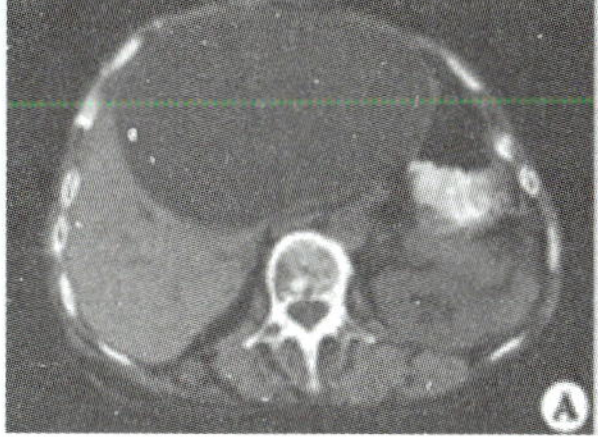
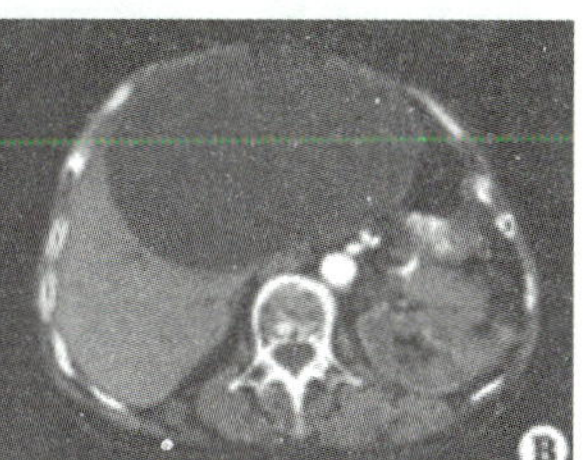

解题:①这是肝脏CT扫描图片,无外伤史,可排除外伤性肝破裂。
②CT扫描示肝左叶囊性占位,边界清楚(A),增强扫描病变无强化(B),应诊断为肝左叶囊肿。

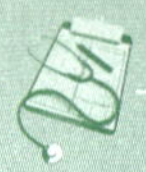

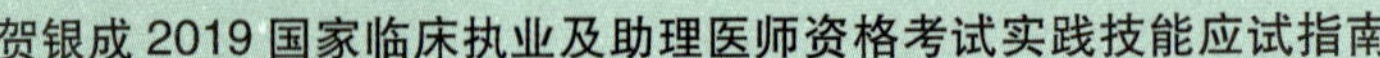

【例9】患者,男,35岁。饮酒后上腹痛8小时。CT平扫如下图,应诊断为

A. 肝癌

B. 肝破裂

C. 脾破裂

D. 急性胰腺炎

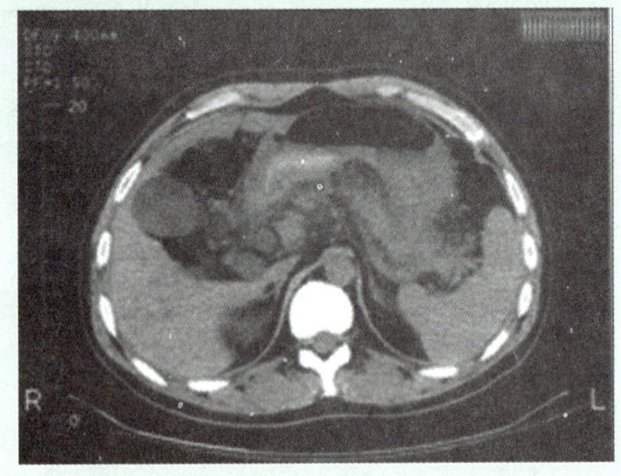

解题:①这是一张肝脏-胰腺-脾脏的CT平扫图片,无外伤史,可以排除外伤性肝脾破裂。

②CT平扫显示胰腺头、体尾部体积增大,轮廓模糊,胰腺实质密度减低,周围可见多量液体渗出,应诊断为急性胰腺炎。

③肝脾包膜下及肝脾实质内均无高密度的出血征象,故可排除肝、脾破裂。

④肝内无低密度不规则结节影,可排除肝癌可能。

【例10】患者,女性,20岁。胸腹部被车撞伤5小时,CT扫描如下图,应诊断为

A. 肝破裂

B. 脾破裂

C. 肝脾破裂

D. 肝肾挫裂伤

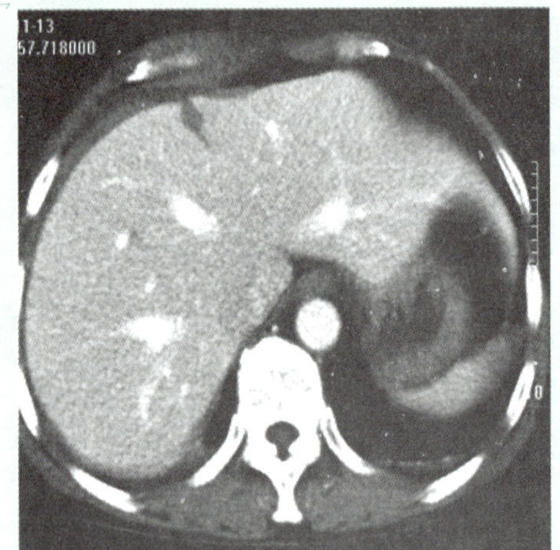

解题:①这是一张肝脏CT扫描图片,有外伤史。

②CT扫描示肝包膜完整,包膜下新月形低密度影,边缘清楚,应诊断为肝破裂。

③本片显示部分脾脏未见异常。

【例11】男,35岁,跌倒致左上腹疼痛半小时,CT扫描如下图,应诊断为

A. 肋骨骨折

B. 肾结石

C. 脾脏破裂

D. 肝破裂

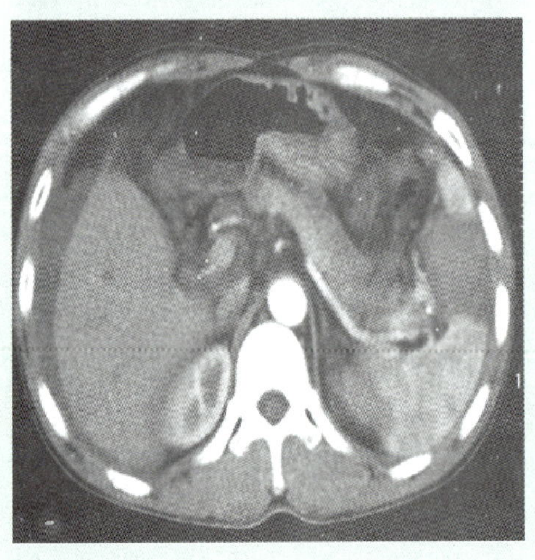

解题:①这是一张肝脏-脾脏CT平扫图片,有外伤史。

②CT扫描示脾体积增大,实质密度不均,脾边缘模糊,脾周、肝周腹腔见积血征,应诊断为脾破裂。

③肝周可见积血征,但肝包膜完整,肝实质无出血征,不能误诊为肝破裂。肝周积血征为脾破裂出血积聚所致。

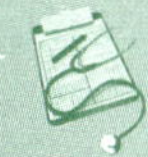

【例 12】男,35 岁,头部摔伤 1 小时,无昏迷。头部 CT 平扫如下图,应诊断为

A. 硬膜下血肿
B. 右颞骨骨折伴硬膜外血肿
C. 右颞骨骨折伴硬膜下血肿
D. 硬膜外血肿

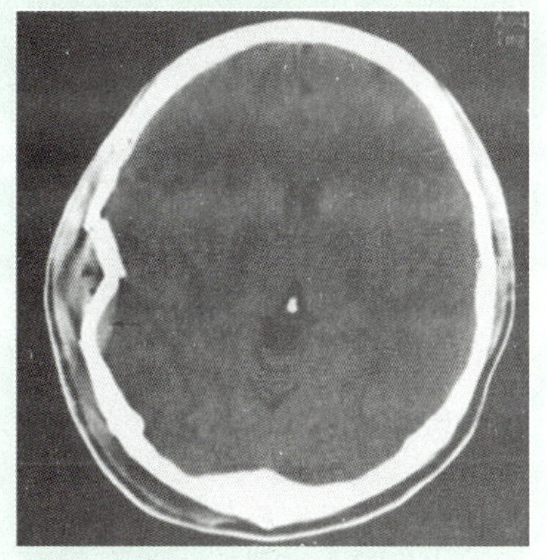

解题:①这是一张头颅 CT 平扫图片,有外伤史。

②CT 平扫示右颞骨粉碎性凹陷性骨折伴硬膜外血肿(←),呈片状高密度影。

③本例血肿范围较小,不跨越颅缝,应诊断为硬膜外血肿,而不是硬膜下血肿。

【例 13】男,40 岁,头部摔伤 2 小时,头部 CT 平扫结果如下图,应诊断为

A. 右侧额叶硬膜下血肿
B. 右侧额叶硬膜外血肿
C. 基底节出血
D. 颅骨骨折

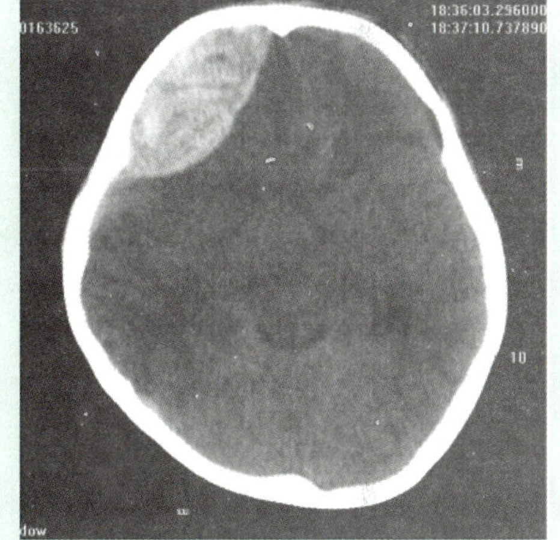

解题:①这是一张头颅 CT 平扫图片,有外伤史。

②CT 平扫示右额叶内板下梭形高密度影,范围较小,中线向对侧明显移位,应诊断为右侧额叶硬膜外血肿。

③本例血肿范围较小,不跨越颅缝,应诊断为硬膜外血肿,而不是硬膜下血肿。

【例 14】男,30 岁,头部摔伤 3 小时,头部 CT 平扫结果如下图,应诊断为

A. 左侧颞叶硬膜下血肿
B. 左侧颞叶硬膜外血肿
C. 基底节出血
D. 颅骨骨折

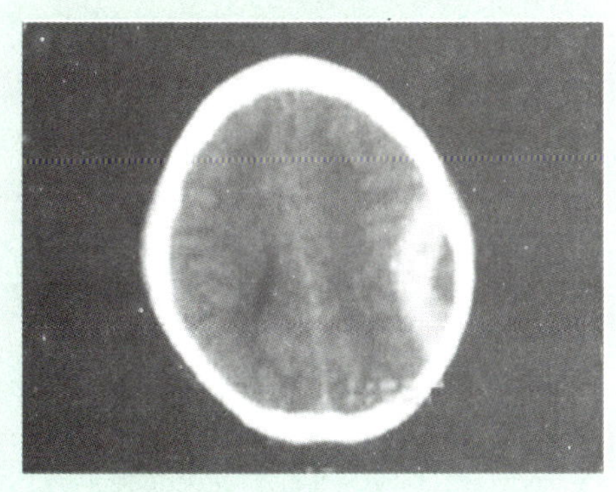

解题:①这是一张头颅 CT 平扫图片,有外伤史。

②CT 平扫示左颞叶内板下方梭形高密度影,且高密度影与内板之间有脑组织间隙,中线向对侧明显移位。应诊断为左侧颞叶硬膜下血肿,而不是硬膜外血肿。

【例 15】男，70 岁，头部外伤约 2 天，头部 CT 平扫结果如下图，应诊断为

A. 左额、颞部急性硬膜下血肿

B. 左额、颞部急性硬膜外血肿

C. 基底节出血

D. 颅骨骨折

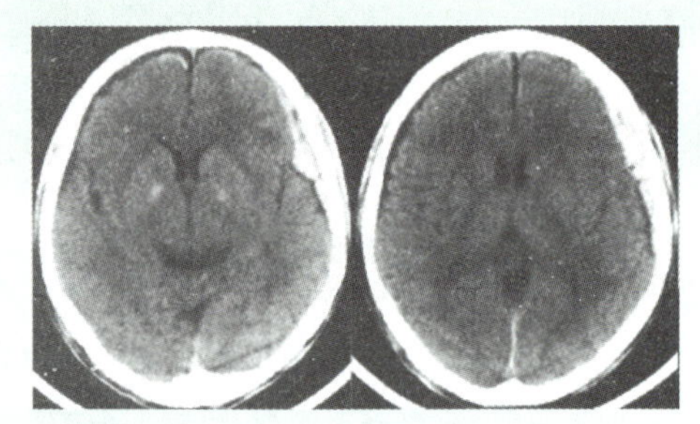

解题：①这是一张头颅 CT 平扫图片，有外伤史。

②CT 平扫示左额、颞部颅骨内板下有新月形高密度影，邻近组织受压，并向中线移位。血肿范围广，占位性强，应诊断为左额、颞部急性硬膜下血肿，而不是硬膜外血肿。

【例 16】男，55 岁，左侧肢体偏瘫 4 小时，有高血压史，急诊头部 CT 平扫结果如下图，应诊断为

A. 急性硬膜下血肿

B. 急性硬膜外血肿

C. 急性脑出血

D. 急性脑梗死

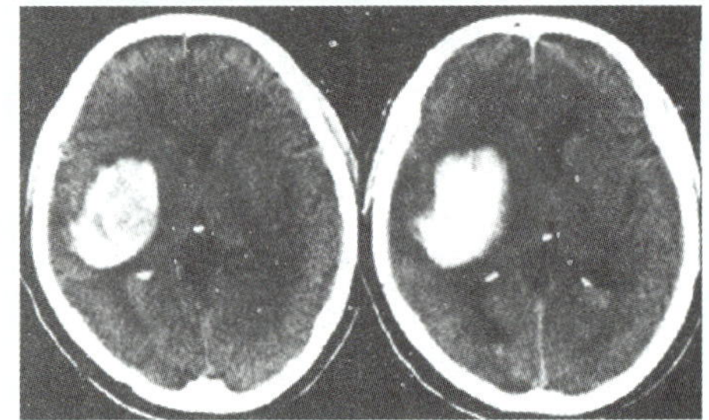

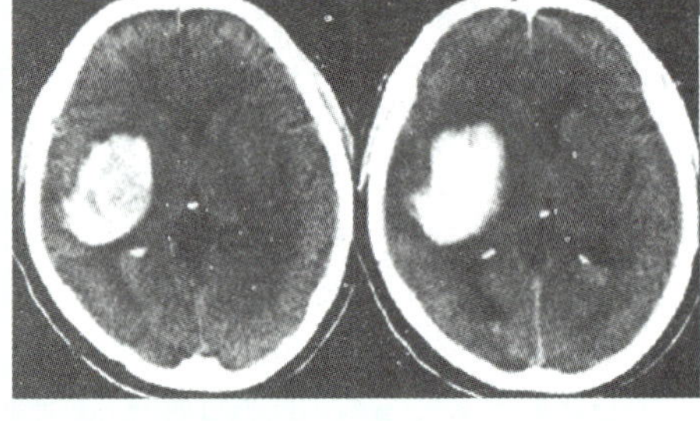

解题：①这是一张头颅 CT 平扫图片，有高血压病史。

②CT 平扫示右侧外囊区有肾形高密度区，边界规则，内有低密度条状影，周围出现水肿，中线轻度左移，高血压性脑出血好发于中老年人，应诊断为急性脑出血。

③由于病史短，病灶为肾形高密度影，因此为脑出血，而不是脑梗死。

④由于高密度影远离颅骨内板，位于脑实质，故应诊断为脑出血，而不是硬膜下血肿或硬膜外血肿。

【例 17】男，70 岁，左侧肢体活动障碍 3 小时，诊断为

A. 急性硬膜下血肿

B. 急性硬膜外血肿

C. 急性脑出血

D. 急性脑梗死

解题：①这是一张头颅 CT 平扫图片，无外伤史。

②CT 平扫示右侧丘脑有一椭圆形、密度均匀和边界规则的高密度影。右侧脑室与第四脑室出现相同密度影，两侧基底核区见斑点状低密度影，第三脑室左移，中线无移位，诊断为右侧脑室急性出血，破溃进入脑室系统。

③由于病灶为高密度影，而不是低密度影，因此应为脑出血，而不是脑梗死。

④由于高密度影远离颅骨内板，位于脑实质，因此诊断为脑出血，而不是硬膜下血肿或硬膜外血肿。

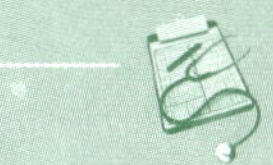

【例18】男，70岁，突然肢体乏力、跌倒伴语言不清1周，诊断为

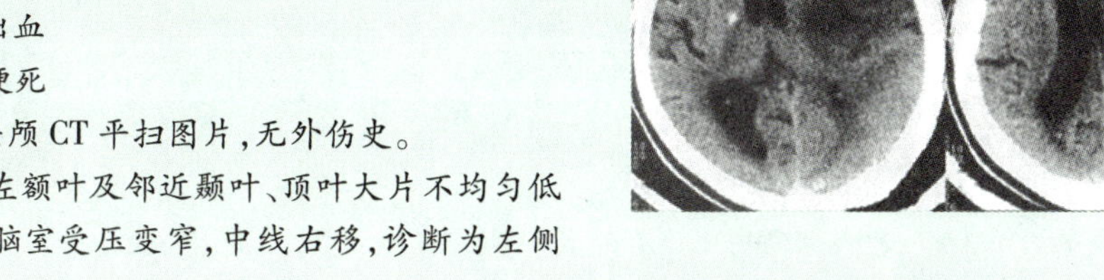

A. 急性硬膜下血肿
B. 急性硬膜外血肿
C. 急性脑出血
D. 急性脑梗死

解题：①这是一张头颅CT平扫图片，无外伤史。

②CT平扫示左额叶及邻近颞叶、顶叶大片不均匀低密度区，左侧脑室受压变窄，中线右移，诊断为左侧脑梗死。

③由于病史较长，病灶为低密度影，而不是高密度影，因此应为脑梗死，而不是脑出血。

参考答案（正确答案为绿色的选项）

1. **A**BCD	2. A**B**CD	3. AB**C**D	4. ABC**D**	5. **A**BCD	6. **A**BCD	7. AB**C**D
8. ABC**D**	9. ABC**D**	10. **A**BCD	11. AB**C**D	12. A**B**CD	13. A**B**CD	14. **A**BCD
15. **A**BCD	16. AB**C**D	17. AB**C**D	18. ABC**D**			

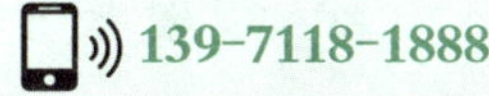

第6章　职业素质

考纲要求

①医德医风。②沟通能力。③人文关怀。

复习要点

一、医德医风

1. 定义

医德医风是指执业医师应具有的医学道德风尚，它属于医学职业道德的范畴。

2. 执业要求

医学职业道德是从事医学职业的人们在医疗卫生保健工作中应遵循的行为准则和规范的总和。因此，执业医师要达到医德医风的优良，必须接受医学道德教育，进行自我道德修养，并且要求做到：

(1)坚持医德基本原则　提高对医学道德基本原则(即不伤害原则、有利原则、尊重原则、公正原则)的认识和理解，并用这些基本原则指导自己的职业活动。同时提高对医疗卫生保健实践中伦理问题的敏感性，运用这些基本原则分析和解决伦理问题，把医疗技术和医学伦理统一起来。

(2)认真履行卫生部制定的医学道德规范　①救死扶伤，施行社会主义的人道主义；②尊重患者的人格和权利，对待患者不分民族、性别、职业、地位、财产状况，都应一视同仁；③文明礼貌服务；④廉洁奉公，自觉遵纪守法，不以医谋私；⑤为患者保守医密，施行保护性医疗，不泄露患者隐私与私密；⑥互学互尊，团结协作，正确处理同行同事之间的关系；⑦严谨求实，奋发进取，钻研医术，精益求精。

(3)提高自觉性　在执业活动中，要不断提高履行医学道德基本原则和规范的自觉性和责任感，逐渐形成良好的医学道德信念，养成良好的医学道德行为、习惯和风尚。

(4)促进医学科学的发展　随着生物医学的进步，医学技术的迅速发展，出现了不少医学道德难题，这些难题不解决，就会影响医学的进一步发展。因此，执业医师应结合自己的专业，增强对本专业中出现的医学道德难题的敏感性，进而去分析和研究解决的办法，以保障或促进医学科学的发展。

二、沟通能力

在医患沟通中，除要求双方要建立在平等、尊重、诚实、互信的基础上外，还要求执业医师做到：

1. 语言沟通

在进行语言沟通时，执业医师要使用科学、通俗、易于被患者理解的语言；使用亲切、温暖、礼貌的语言。同时，对那些在诊治中有疑惑的患者使用解释性语言；对那些由于疾病缠身，常有不安、焦虑、烦躁、忧虑等不良心理因素的患者使用安慰性语言，使其安心地配合治疗；对那些长期住院、治疗效果不显著而着急、信心不足的患者，要使用鼓励性语言，使其树立战胜疾病的信心等。

2. 非语言沟通

在非语言沟通时，执业医师一方面要善于观察患者的非语言信息，并消除患者的顾虑而鼓励其用语言表达出来，以便更准确地了解患者的真实想法；另一方面执业医师也要注意自己的仪表、仪态、手势、眼神、情绪、声音等对患者的影响，即要通过无声的语言传递对患者的关怀和照顾，使患者增强战胜疾病的信心。

三、人文关怀

执业医师对患者实施人文关怀，应该做到以下几点：

1. 具备一定的医学人文素质

执业医师应该具备一定的医学人文素质，在此基础上逐渐培养医学人文精神的理念，开展医学人文

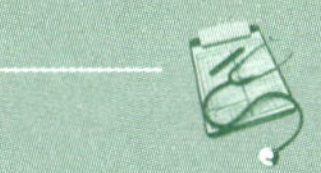

精神的实践，即医学人文关怀的实践。

2. 树立医学人文精神的理念

执业医师要树立医学人文精神的理念，即对患者健康和生命权利的敬畏，关爱患者的生命价值，尊重患者的人格和尊严，维护患者的自主性。

3. 进行医学人文精神的实践

执业医师要进行医学人文精神的实践，即医学人文关怀的实践。

【例1】男性，67岁，知识分子。医生以肺部肿物待查收入院。住院后确诊为肺癌，但尚未告诉患者和家属，而患者告诉医生自己无儿无女，仅与66岁的老伴相依为命，如果是肺癌，不要将病情告诉他的老伴，以免她冠心病发作。如果手术，可以自己签字。医生此时怎样告知病情在医学伦理道德上最佳

A. 告知患者家属　　B. 告知患者本人

C. 对患者和家属都告知　　D. 对患者和家属都不告知

【例2】某患者三次腹痛来就诊不能缓解，第四次来看你的门诊，情绪激动，你认为哪一项不正确？

A. 需要进一步检查寻找证据　　B. 态度和蔼，耐心解释疾病的诊断要一个过程

C. 担心处理不好，告其转诊　　D. 告知下一步要做的诊疗措施，让病人心中有数

【例3】患者，女，25岁，便血半月来医院就诊。你作为男医生，在给患者体检时，哪项是不对的？

A. 检查时应注意遮蔽　　B. 不得和女病人过分攀谈、聊天

C. 不得进行不必要的检查　　D. 涉及敏感部位的检查，应推迟到适当时间，请女医生进行

注意：男医生对女病人进行肛门等敏感部位检查时，应有第三者在场，最好是女医生或女护士陪同。

【例4】一位医师在为其患者进行角膜移植手术的前一夜，发现备用的眼球已经失效，于是到太平间看是否有尸体能供角膜移植之用，恰巧有一尸体。考虑到征求死者家属意见很可能会遭到拒绝，而且时间也紧迫，于是便取出了死者的一侧眼球，然后用义眼代替。尸体火化前，死者家属发现此事，便把医师告上法庭。经调查，医师完全是为了患者的利益，并没有任何与治疗无关的动机，对此案例的分析正确的是

A. 此案例说明我国器官移植来源的缺乏

B. 此案例说明我国器官捐赠上观念陈旧

C. 此案例说明医师为了患者的利益而摘取眼球在伦理学上是可以得到辩护的

D. 此案例说明首先征得家属的知情同意是一个最基本的伦理原则

【例5】(一段视频显示)一位急性胃穿孔的病人，需要急诊手术。但病人及家属就是不同意手术，怎么说也不签手术同意书。如果你是短片中的医生，你将如何去做？

A. 医生应果断性很强，从救治病人出发，不必征得病人同意

B. 应尽快说服病人，实在病人不同意，也应让家属表示同意，否则强行手术是违规的

C. 病人或家属实在不同意，可以上报院领导批准后手术

D. 病人不同意，可以夸大病情，把他吓住就同意了

【例6】王医生和病人家属为一点小事发生口角，第二天病人家属提出换病房，不要王医生做主管医生。你认为该如何处理？

A. 同意换病房，并让其他医生管床　　B. 不同意换医生换病床，向病人解释

C. 直接换病房　　D. 王医生道歉，并同意换病房

【例7】(一段视频显示)一位病人家属于手术前在办公室给主刀医生送了一个红包。如果你是短片中的医生，你将如何去做？

A. 应说服病人家属，讲清道理，不收红包

B. 收了这个红包，上缴领导，再告病人家属“行贿”

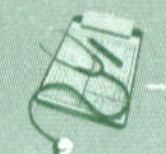

C. 红包是病人的真心感激,不收下会伤害病人家属的自尊心

D. 当场严厉批评病人家属,并且向病房里的病友公布,通报批评

【例 8】(一段视频显示)在门诊大厅,A 医生向 B 医生绘声绘色地指名道姓讲了一个真实的病例:夫妻两个打架,引起外生殖器损伤。如果你是短片中的医生,你将如何去做?

A. 了解和交流一些病人的隐私问题是现代医生的特点

B. 医生应尊重病人,保护病人的隐私

C. 场景中两位医生交流的是病史,不是隐私

D. 医生没有保护病人隐私的必要,这也是教育病人的一种手段

【例 9】(一段视频显示)李医生在给一位农村老年男性病人进行问诊和体检的过程中,病人对病史的叙述杂乱不清,重点不明确,许多细节问题反复唠叨。李医生给病人反复解释多遍,病人也听不懂,因此开了一张化验单,让他立刻去检查。病人对此很不满意。如果你是短片中的医生,你将如何去做?

A. 医生应耐心地进行病情解释,听不懂可以说话通俗一点

B. 病情复杂说不清楚,只要对病人高度负责就可以了,不必再解释病情

C. 处理完其他病人后再耐心听这位病人的叙述

D. 病人对病情知道的越多,事越多,不必解释

【例 10】(一段视频显示)一位病人因为咳嗽到医院就诊,诊断为“感冒”。接诊医生给病人开了 2000 多元钱的口服药,病人很不满意,说医生为了拿回扣开了大处方。如果你是短片中的医生,你将如何去做?

A. 多劳多得,多开药,收回扣是现代经济市场的产物

B. 医生应从病情需要出发,不应乱用药,不应该收回扣

C. 医生给病人开药,可开可不开的应该开,何况还有回扣

D. 目前医生收入低,以回扣增补收入是可以理解的

【例 11】王医生接诊了一位农村来的肝癌病人,经济非常困难。王医生就将该病人介绍到一个收费廉价的小医院去,还亲自给病人做了手术。你认为该医生的行为

A. 医生见病人钱不够,将病人介绍到别的医院去治,还亲自去做手术,说明一切从病人出发,应该表扬

B. 医生见病人钱不够,将病人介绍到别的医院去治,还亲自去做手术,扶持了小医院的发展

C. 医生见病人钱不够,将病人介绍到别的医院去治,还亲自去做手术,这是倒卖病人的行为,应该严肃处理

D. 医生见病人钱不够,将病人介绍到别的医院去治,还亲自去做手术,医生能增加一点收入,应该理解

【例 12】张医生接诊了一位急性上腹疼痛的病人,经体检后考虑为急性胃穿孔,准备让病人去做腹部透视检查以明确诊断。但由于病人疼痛难忍,病人不愿去做任何检查。你认为下列哪项正确?

A. 医生为病人做某些检查时,应该事前向病人做适当解释,让病人了解检查目的,以便很好配合

B. 由于时间紧迫,在做某些检查前可以不必向病人解释,命令病人服从即可

C. 只要是检查项目合理,对病人解释不解释无关大局,因为解释也说不清楚

D. 在为病人做检查前,最好先对病人家属解释,之后再让家属去动员病人,一般不允许直接对病人解释

【例 13】某医生在门诊接诊了一位腹部隐痛多年的病人,他给病人做了多种检查,包括心电图、腹部平片、B 超、CT、磁共振、肝肾功能等。病人提出疑义,医生说这是为病人负责,为了明确腹痛的病因。对此事的看法,你同意哪一种?

A. 做全面检查对病人有好处

B. 对于长期不能确诊的病人,不得已而为之

C. 检查项目多,可以为医院创收

D. 根据需要做检查是行医的基本规则,尽量减轻病人负担

【例 14】张医生和住院病人是熟人,病人享有“医保”。张医生未经病人同意就用病人的名字开药给自己用。此事被别人知道后,张医生说:“这是我们朋友之间的事,别人无权过问”。对此事的看法,你同意哪一种?

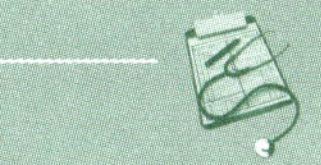

A. 医生搭车开药，是工作便利，何况医生和病人还是朋友
B. "医保"是病人的特有权利，有制度规定，其他人不能代用
C. 医疗保险公司有钱，用工作之便花他几个钱，无所谓
D. 应该先征得病人的同意，再搭车开药，免得病人有意见

【例 15】张医生中午下班后喝酒略多，下午上班时他主管的一个病人突然喊腹痛，让他去看看。张医生不想去。对此事的看法，你同意哪一种？
A. 张医生喝酒略多，可以求其他医生去处理，应该谅解
B. 自己主管病人的病情发生变化，应立即查看，不能以喝酒略多为由让其他医生代替
C. 因为张医生喝酒略多，可以拖延一段时间后再去看病人
D. 张医生喝酒略多，如果到病房去看病人，影响不好，还是他人去为佳

【例 16】某医科大学附属医院的一位主治医师为了锻炼实习生的实践操作能力，让实习生单独去给病人做腹腔穿刺，虽然操作顺利，但病人家属意见很大。对此事的看法，你同意哪一种？
A. 附属医院就是培养医学生的地方，不愿让实习生操作，就不应该来院
B. 操作过程一切顺利，病人家属是无理取闹
C. 实习生应该先征得病人或家属同意后再进行操作
D. 实习生没有执业医师资格，单独进行医疗操作属于非法行医

【例 17】张某带着怀孕的妻子到医院找他的老同学王医生，求他帮助检查一下是不是男孩。王医生无奈地做了 B 超检查，并对张某说"看不清"。张某回家把孩子做掉了。对此事的看法，你认为哪一种正确？
A. 王医生的做法很聪明，既没告知孩子的性别，又没有得罪朋友
B. 王医生已经犯法，应以过失杀人罪被起诉
C. 不论如何，做妊娠妇女体内胎儿性别鉴定是犯法的
D. 王医生应该婉言谢绝老同学的相求，并介绍他到私人医院做 B 超

【例 18】一位老医生在门诊看病时，每遇到呼吸系统疾病的病人，都不厌其烦地耐心地劝病人要戒烟。因而减慢了看病的速度，导致后面排队看病的病人非常不满意。对此事的看法，你同意哪一种？
A. 病人戒烟是家庭教育的内容，医生的劝告是多余的
B. 戒烟属于健康教育范畴，归属社会健康教育部门负责
C. 健康教育是医生义不容辞的责任，应该尽一切可能进行
D. 医生开展健康教育是对的，可是目前时间紧张，以后再说

【例 19】女病人，28 岁。因胃溃疡长期药物治疗无效，进行择期手术。进入手术室后，进行皮肤消毒时医生发现该病人正处于月经期，不能做手术。对此，病人家属意见很大。对于这件事，你怎么看？
A. 病人自己没主动讲明处于月经期，责任在病人自己
B. 病人家属没有提醒医生注意，责任在病人家属
C. 对于女性病人，医生应该常规询问月经史，这是医生没有遵守医疗原则
D. 即使处于月经期，只要病人同意仍可以继续手术

【例 20】王医生在门诊接诊了一位头部外伤的急诊病人，需做头部 CT 检查，但病人没钱交检查费。你认为王医生应该怎么做？
A. 等病人家属筹钱交足费用后再做 CT 检查
B. 医生自己借钱给病人交钱后做 CT 检查
C. 医生签字担保后给病人做 CT 检查
D. 向医院总值班请示缓缴费用，先做 CT 检查

【例 21】李医生给一位慢性心衰的病人做心界叩诊检查，在病人胸前区皮肤上做了很多标记，病人很不

满意。对此事的看法,你认为哪一种正确?

A. 做心界叩诊检查时,本来就应该在皮肤上做标记,这是医生正常的检查操作

B. 医生可以在病人身上做标记,这是医生正常的检查操作

C. 医生可以在病人身上做标记,但应该征得病人的知情同意

D. 只要病情需要,医生可以在病人身上做标记,无论病人是否同意

【例22】一位外伤性脾破裂的病人,来院时已合并出血性休克,血压50/30mmHg,HR140次/分。入院后即给予补液、输血、急诊手术治疗,当时由于病人病情危重,时间紧迫,输血时没有让病人签字。对此事的看法,你认为哪一种正确?

A. 对于危重病人,为抓紧时间抢救,无需谈话签署输血治疗同意书

B. 在病人当时休克的情况下,即使医生想签署输血治疗同意书,也不可能做到,因此不用签署

C. 输血应征得病人及家属同意,并签署输血治疗同意书

D. 无家属签字的无自主意识患者的紧急输血,需报院长签字

【例23】(一段视频)一个护士进病房,叫病人们自己数脉搏,然后将数值告诉自己作记录,医生正好在病房。对此事的看法,你认为哪一种正确?

A. 让病情较轻的病人做一些力所能及的事情,是可以的

B. 病情较轻的病人本来就应该自己动手做这些力所能及的事情

C. 病人的医学知识欠缺,不能完全相信他们所报告的数值

D. 数脉搏是护士的职责,应当由护士完成,医生没有制止护士是不对的

参考答案(正确答案为绿色的选项)

1. ABCD	2. ABCD	3. ABCD	4. ABCD	5. ABCD	6. ABCD	7. ABCD
8. ABCD	9. ABCD	10. ABCD	11. ABCD	12. ABCD	13. ABCD	14. ABCD
15. ABCD	16. ABCD	17. ABCD	18. ABCD	19. ABCD	20. ABCD	21. ABCD
22. ABCD	23. ABCD					

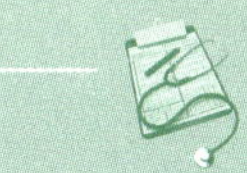

第7章　实验室检查结果判读

▶▶考纲要求

①血、尿、粪常规。②血沉。③骨髓常规检查(助理不考)。④凝血功能及纤溶活性检查:PT、APTT、血浆纤维蛋白原、D-二聚体(助理不考D-二聚体)。⑤痰液病原学检验。⑥脑脊液常规及生化检查。⑦胸水常规及生化检查。⑧腹水常规及生化检查。⑨肝功能。⑩肾功能。⑪血清电解质。⑫血糖及糖化血红蛋白(助理不考糖化血红蛋白)。⑬血脂。⑭心肌损伤标志物:CK、CK-MB、肌钙蛋白(助理不考CK)。⑮血、尿淀粉酶。⑯血清铁、铁蛋白、总铁结合力。⑰甲状腺功能(助理不考)。⑱乙肝病毒免疫标志物。⑲自身抗体:ANA、RF、抗环瓜氨酸多肽抗体、抗双链DNA抗体(助理均不考)。⑳血气分析。㉑肿瘤标志物:AFP、CEA、CA19-9、CA125(助理不考CA19-9)。㉒血、尿hCG检测。

▶▶复习要点

本章内容不会专门出题,但在病例分析题及《医学综合笔试》中会涉及,可参阅配套的《贺银成2019国家临床执业(助理)医师资格考试辅导讲义》相关章节,重点在正常值及其临床意义的记忆。